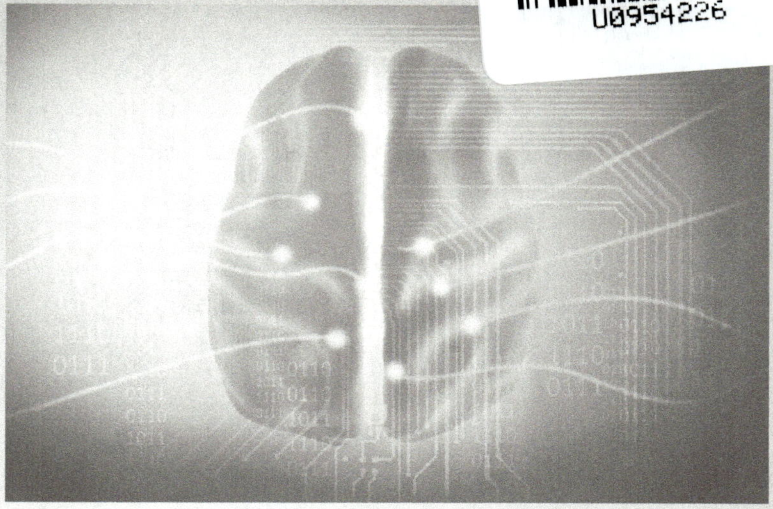

中枢神经影像诊断学

ZHONGSHU SHENJING YINGXIANG ZHENDUANXUE

主编◎荆彦平　骆　宾

郑州大学出版社
郑州

图书在版编目(CIP)数据

中枢神经影像诊断学/荆彦平,骆宾主编.—郑州:郑州大学出版社,2020.9

ISBN 978-7-5645-6943-3

Ⅰ.①中… Ⅱ.①荆… ②骆… Ⅲ.①中枢神经系统疾病-影像诊断 Ⅳ.①R816.1

中国版本图书馆 CIP 数据核字(2020)第 057241 号

郑州大学出版社出版发行
郑州市大学路 40 号　　邮政编码:450052
出版人:孙保营　　发行部电话:0371-66966070
全国新华书店经销
广东虎彩云印刷有限公司印制
开本:850 mm×1 168 mm　1/16
印张:29.75
字数:452 千字
版次:2020 年 9 月第 1 版　　印次:2020 年 9 月第 1 次印刷

书号:ISBN 978-7-5645-6943-3　　定价:235.00 元

作者名单

主　审　程敬亮

主　编　荆彦平　骆　宾

副主编　张　勇　张　俊　王朝艳　崔　恒

编　委　（以姓氏首字笔画为序）

兀瑞俭　马丽珍　王　静　王　磊　王　熹　王天佑
王岸飞　王茹茹　王晓艳　王朝艳　牛晓源　牛智祥
邓　海　卢　坤　付　超　令狐玲珍　吕志军　任　博
刘世福　刘东源　刘泽云　许亚军　许家栋　孙刚庆
孙新峰　杜　坤　李　新　李贞旭　李佳普　李宗民
李建宏　李晓宇　李雪玲　李景刚　杨　杰　杨阿曼
杨慧远　肖　荣　吴连强　辛　欣　张　俊　张　勇
张　焱　张　磊　张风光　张学尧　张建军　张保山
张海娟　陈丽微　陈青霞　范起立　林志军　荆彦平
胡　瑛　南晓东　姚立东　骆　帅　骆　宾　夏　斌
夏耀峰　徐新峰　高峥嵘　郭乃厚　郭瑞群　席俊峰
席艳萍　席海涛　曹建华　曹振东　曹菊亚　龚海龙
崔　恒　梁　琰　寇占峰　程　涛　程海波　程敬亮
强孔俊　裴晓红　薛生琦　冀晓楠

前　言

影像学发展日新月异,影像学检查在临床工作中起“侦察兵”作用,特别是磁共振成像技术,具有良好的软组织分辨率,多方位、多参数成像特点,在中枢神经系统疾病诊断中起重要作用。中枢神经系统包括脑和脊髓,本书主要从解剖、先天发育、脱髓鞘变性、肿瘤、感染、外伤、血管性病变以及中枢神经的先进检查技术(SWI、PWI、MRS)等方面分三十三章较为详细地进行介绍,希望对读者的日常工作有益。

本书具有如下特点。①实用性:本书密切联系临床,内容全面,重点突出,通俗易懂。②生动性:本书简明扼要,附有大量图片,使读者一目了然。③全面性:本书涵盖了中枢神经影像诊断常用的解剖基础、诊断技术、疾病诊断及鉴别诊断等,使读者便于理解,融会贯通。

本书适用于各级临床医生和影像科医生,可作为神经内科、神经外科、肿瘤科、影像科医师以及实习生、进修生和研究生的参考书。

本书在编写过程中,得到郑州大学第一附属医院程敬亮教授的指导及审校,在此表示衷心的感谢!同时得到郑州大学第一附属医院张勇教授、王朝艳博士,浙江大学医学院附属第一医院崔恒教授的大力支持与帮助,在此表示衷心的感谢!

由于编写工作时间紧促,本书疏漏不妥之处在所难免,望广大读者批评指教,以便改正,致谢!本书有部分图片来自国内外文献及专家课件,特此声明并一并致谢!

荆彦平　骆　宾

2020 年 5 月

目　录

第一章　中枢神经系统解剖

第一节　大体解剖

大体解剖见图 1–1 ~ 图 1–9。

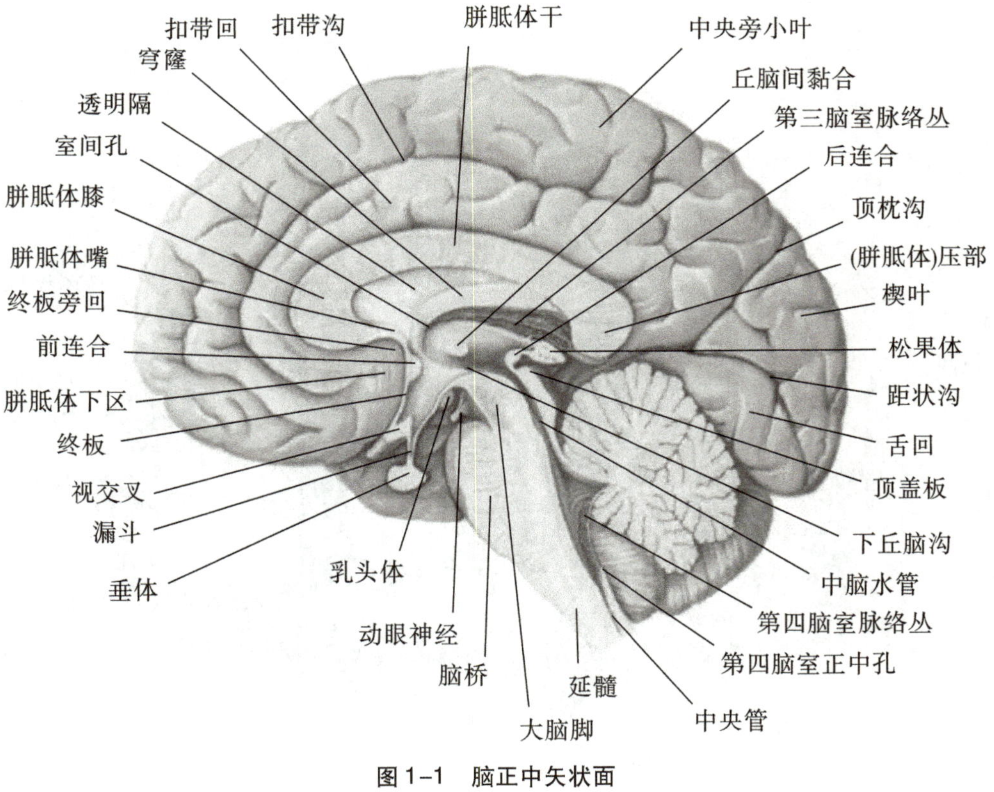

图 1–1　脑正中矢状面

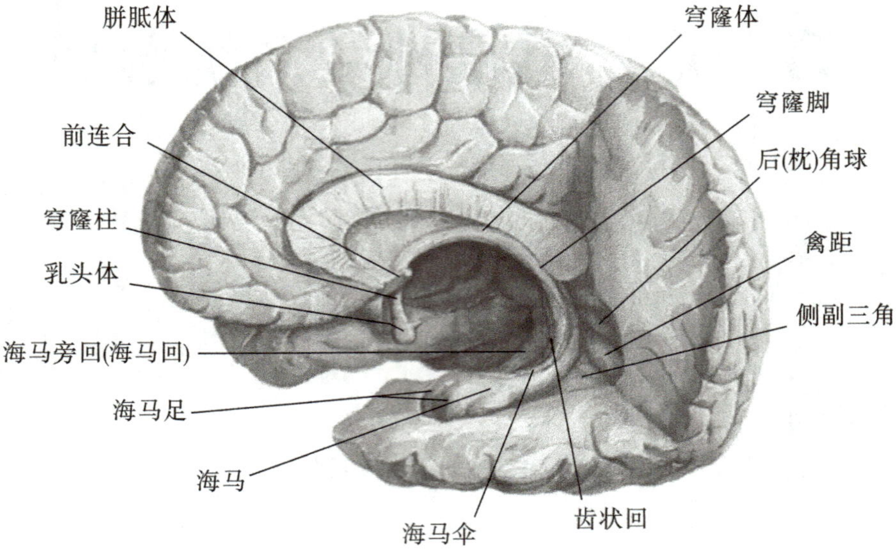

图 1–2　海马和穹窿

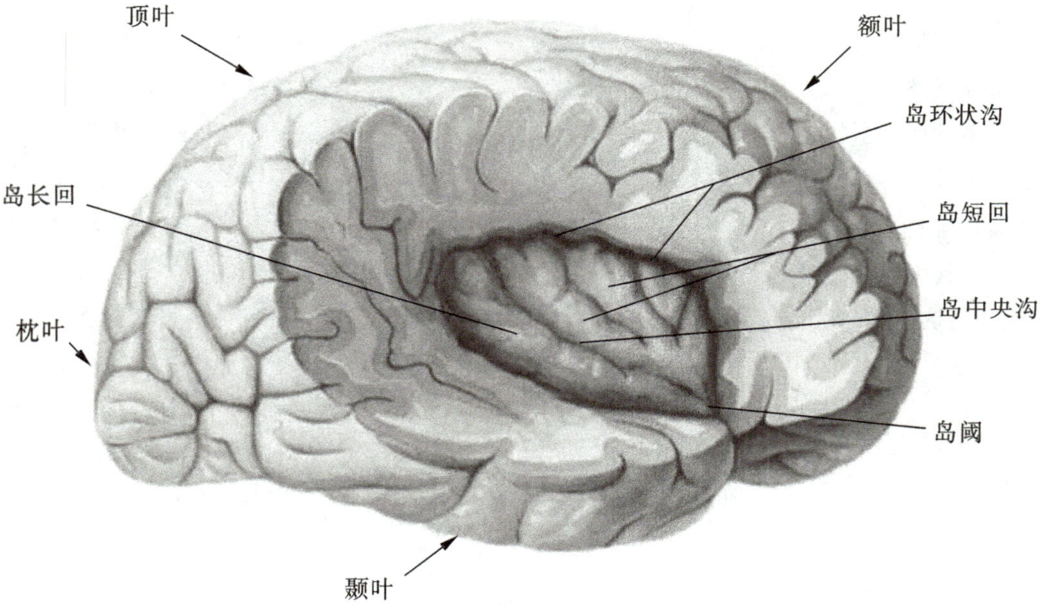

图 1–3　脑岛

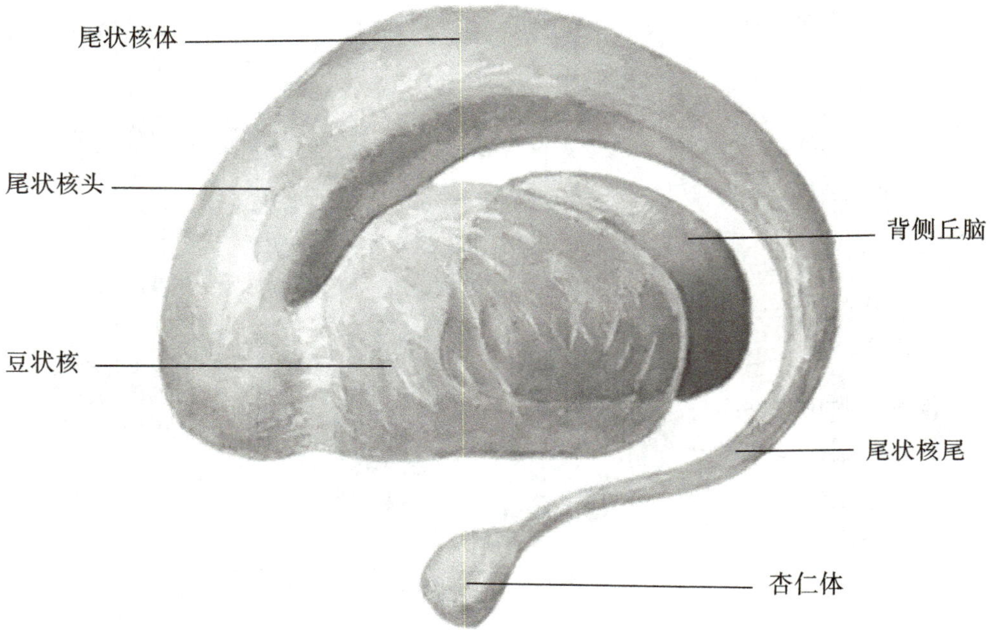

图 1-4　基底核

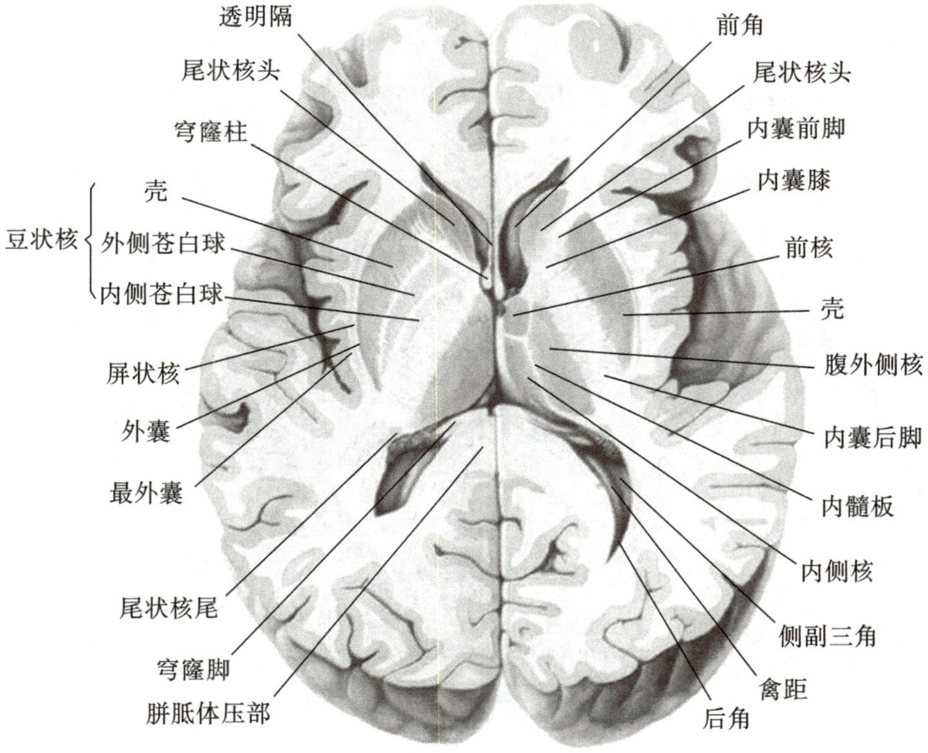

图 1-5　基底节区解剖

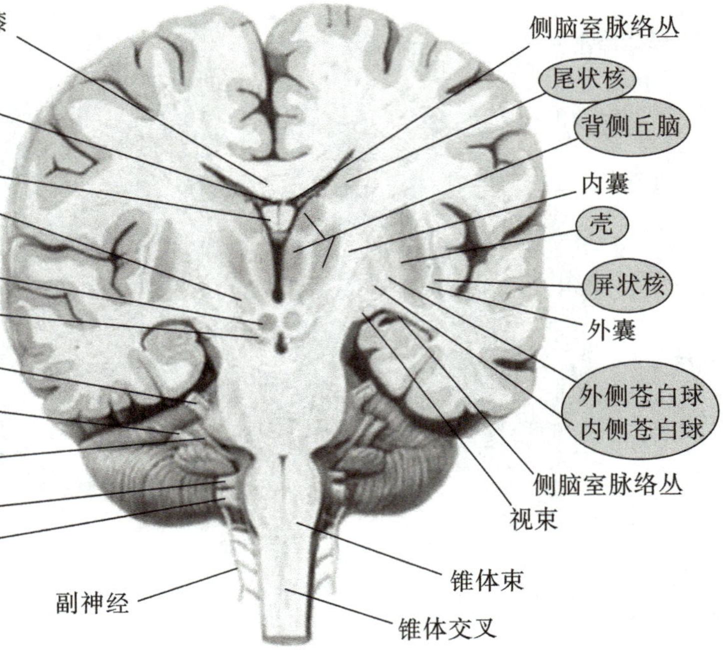

图1-6　基底节区冠状面及穹窿、透明隔

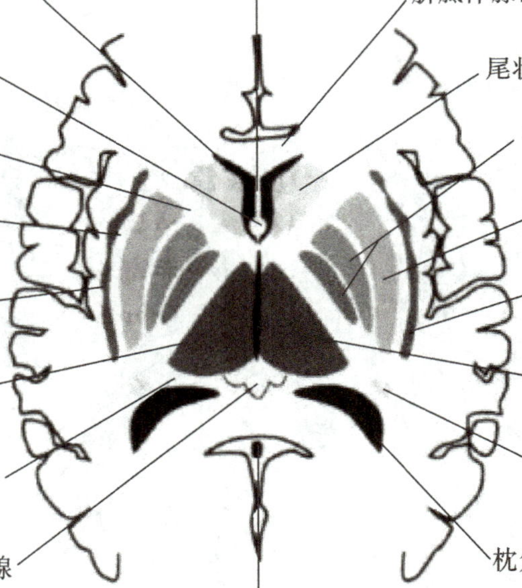

图1-7　经第三脑室轴面观

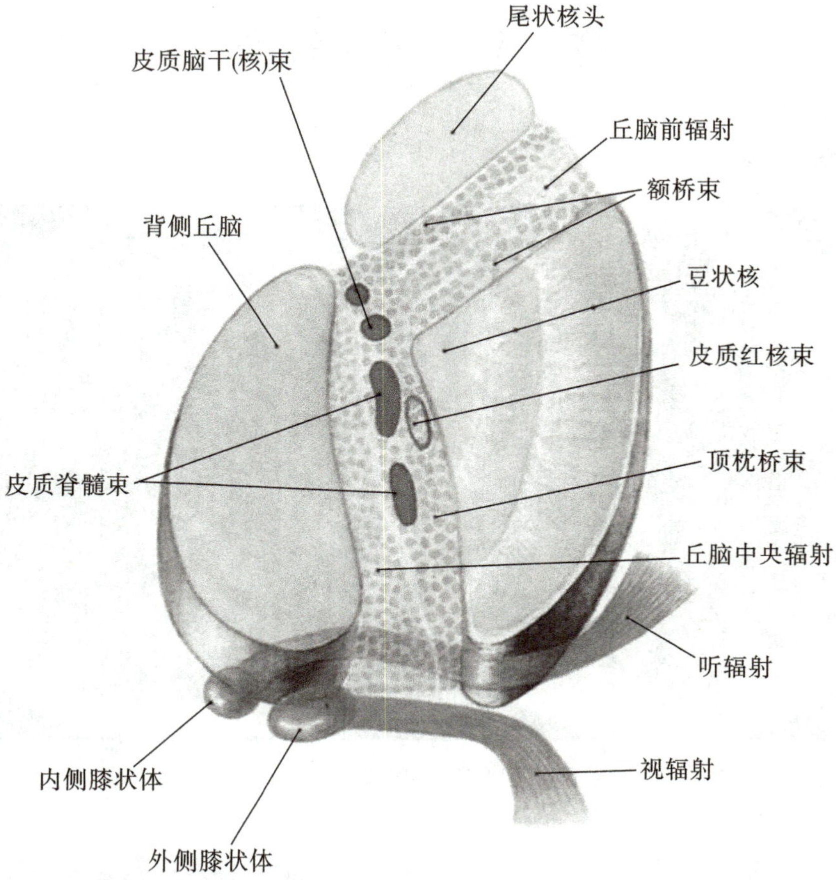

图 1-8　内囊主要结构模式

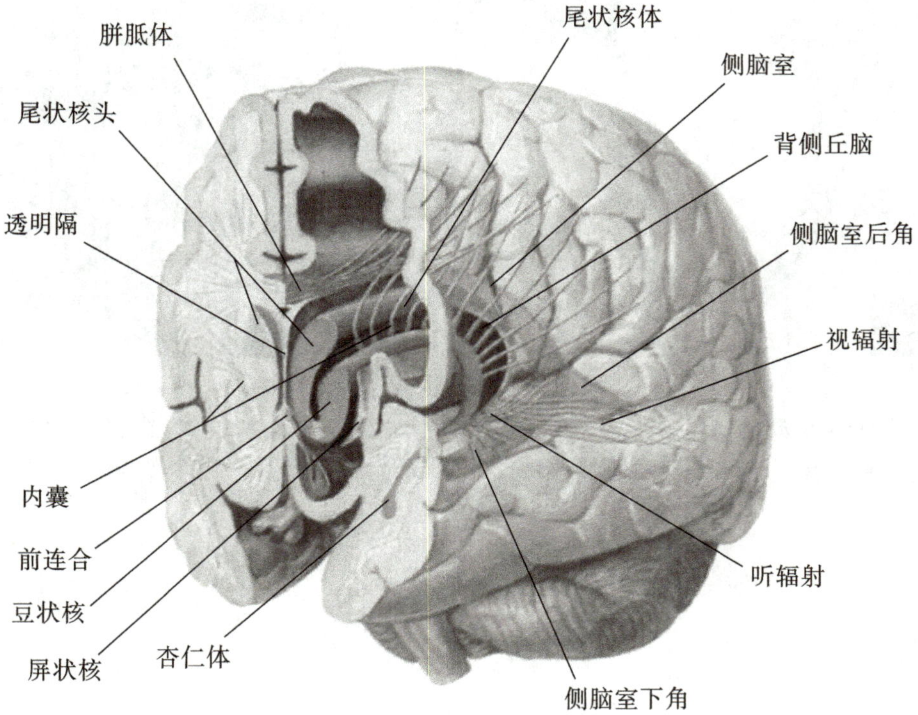

图 1-9　纹状体与内囊

第二节 影像解剖

影像解剖见图 1-10 ~ 图 1-13。

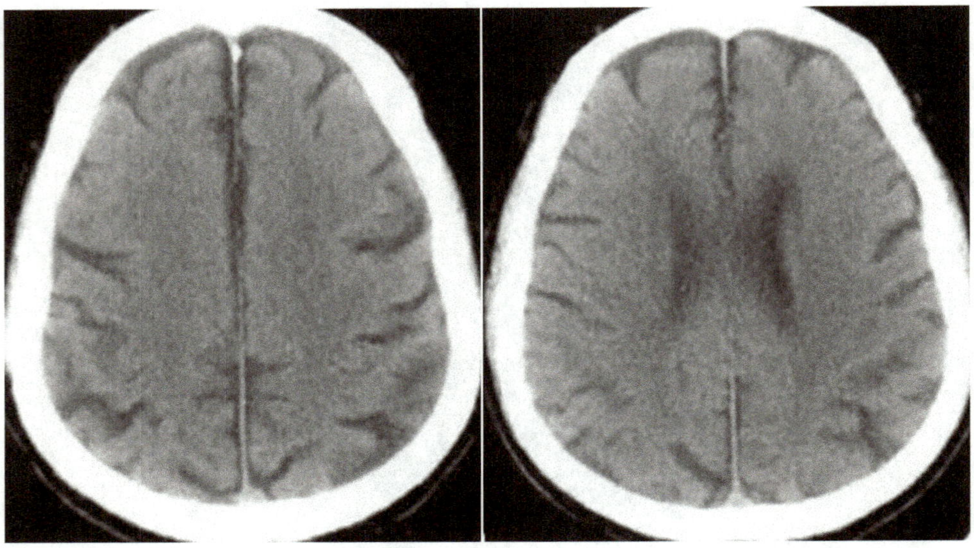

图 1-10 半卵圆中心及放射冠

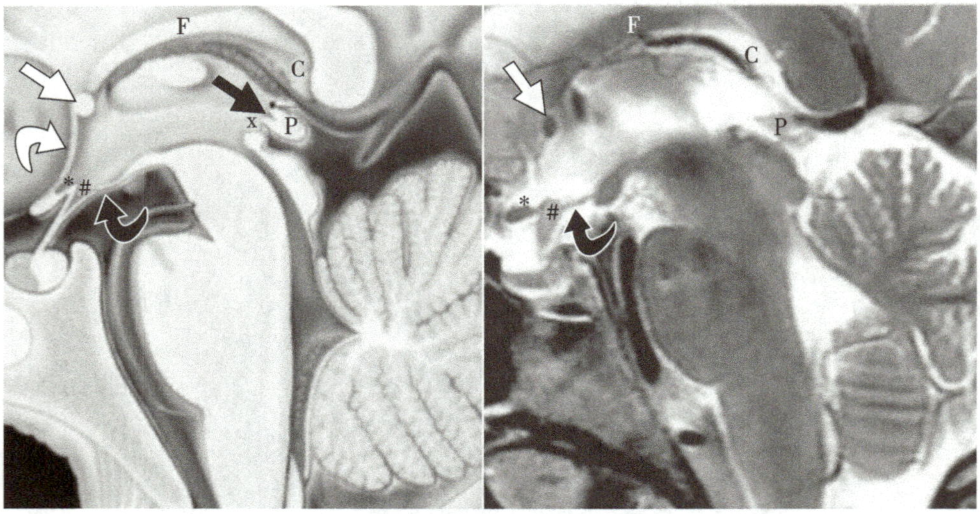

图 1-11 前后连合精细解剖

弯黑箭头. 灰结节 #. 漏斗隐窝 *. 视隐窝 前图弯白箭头. 终板 直白箭头. 前连合 F. 穹窿 C. 前髓帆间隙 P. 松果体 前图黑点. 缰连合 前图直黑箭头. 松果体隐窝 前图 x. 后连合

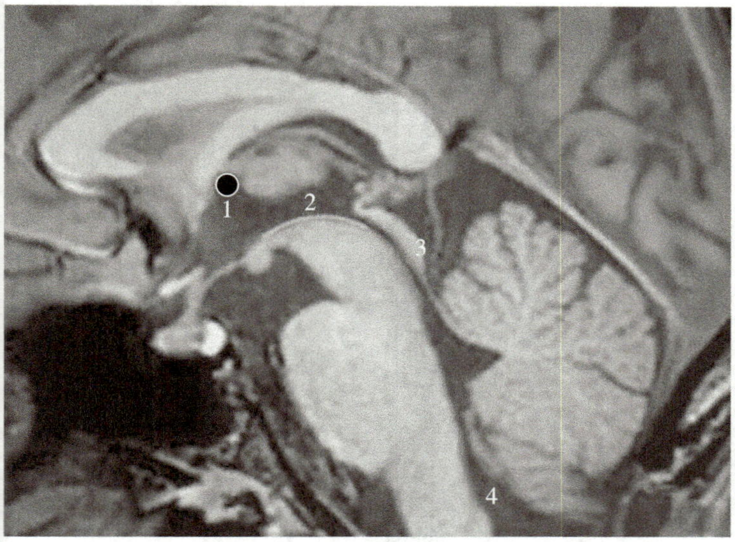

图 1-12　脑脊液循环的通道

1. 孟氏孔　2. 第三脑室后壁　3. 中脑导水管　4. 第四脑室正中孔

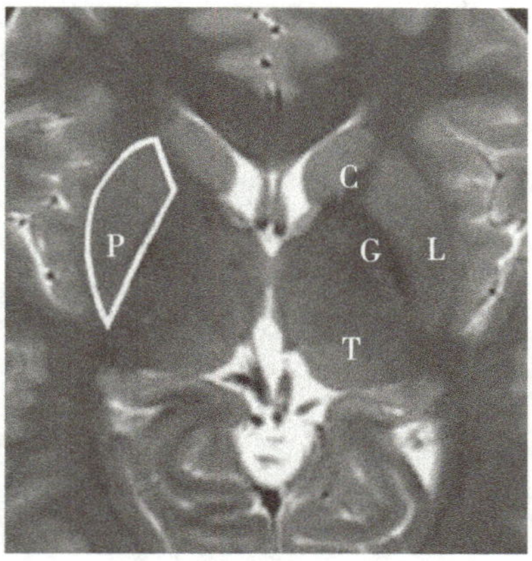

图 1-13　脑深部灰质结构的正常解剖

C. 尾状核　L. 壳核　G. 苍白球　T. 丘脑　P. 豆状核

第三节　动脉解剖

动脉解剖见图 1-14 ~ 图 1-27。

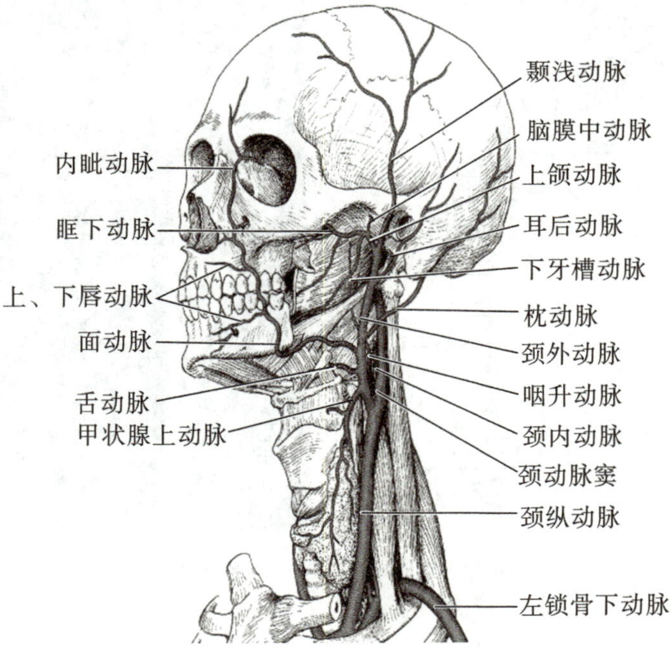

图 1-14　头颈部动脉

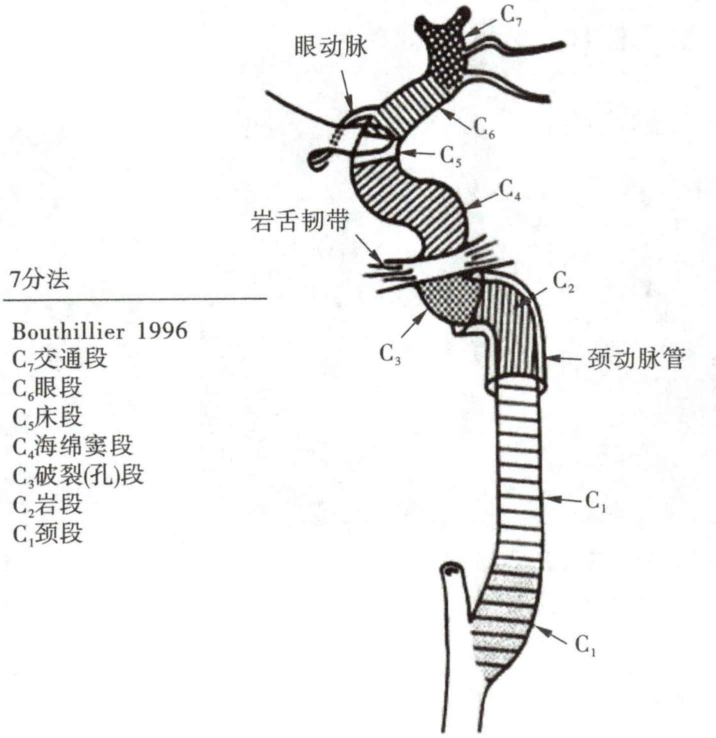

图 1-15　颈内动脉(ICA)7 分法

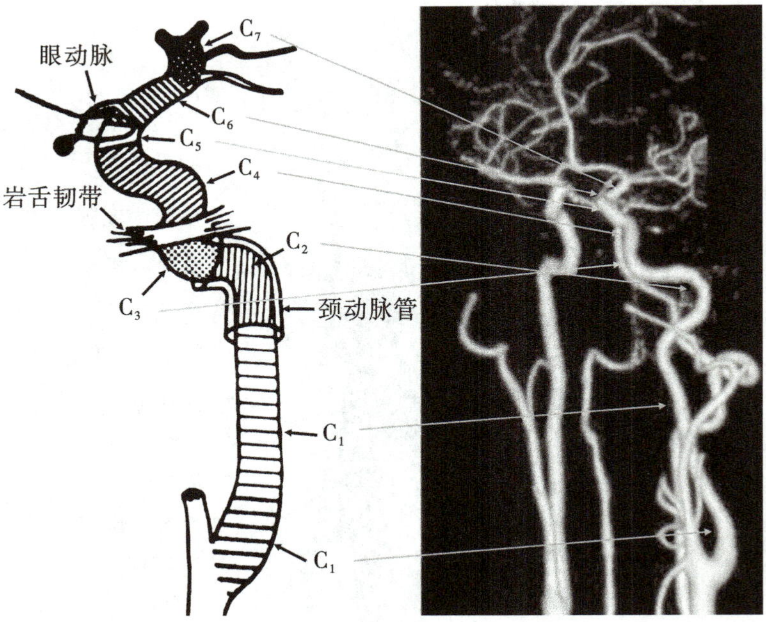

图 1-16　Bouthillier 七分法对照

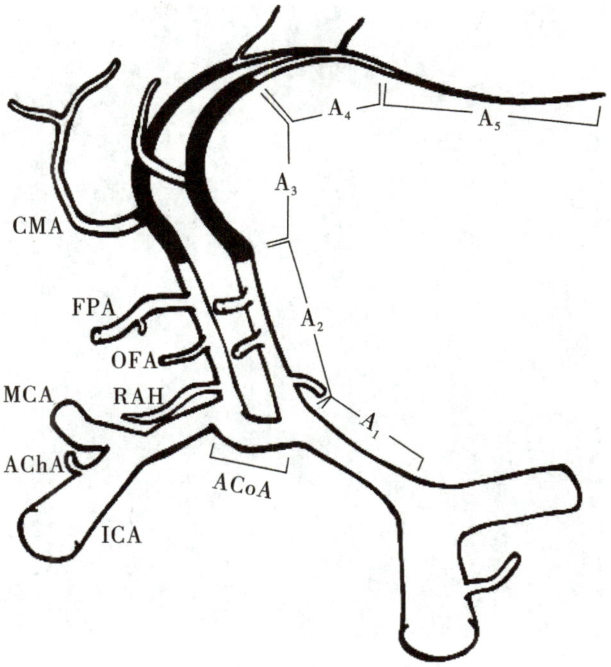

图 1–17　大脑前动脉分段

A_1. 水平段　A_2. 上行段　A_3. 膝段　A_4. 胼周段　A_5. 终段

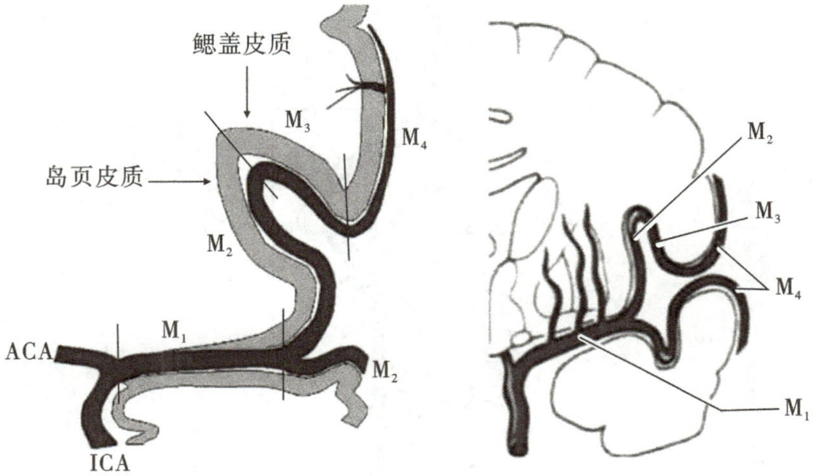

图 1–18　大脑中动脉分段

M_1. 水平段　M_2. 回旋段　M_3. 侧裂段　M_4. 分叉段　M_5. 终段

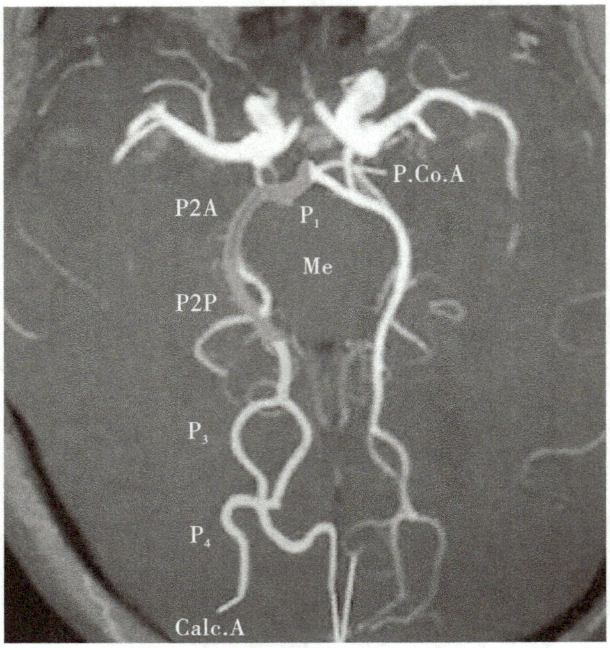

图 1–19　大脑后动脉分段

P_1. 交通前段　P_2. 环池段　P_3. 四叠体段　P_4. 距裂段

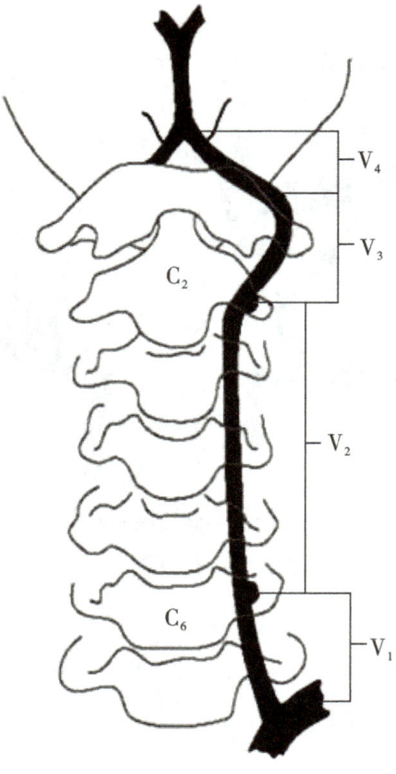

图 1–20　椎动脉分段

V_1. 骨外段　V_2. 椎间孔段　V_3. 脊椎外段　V_4. 硬膜内段

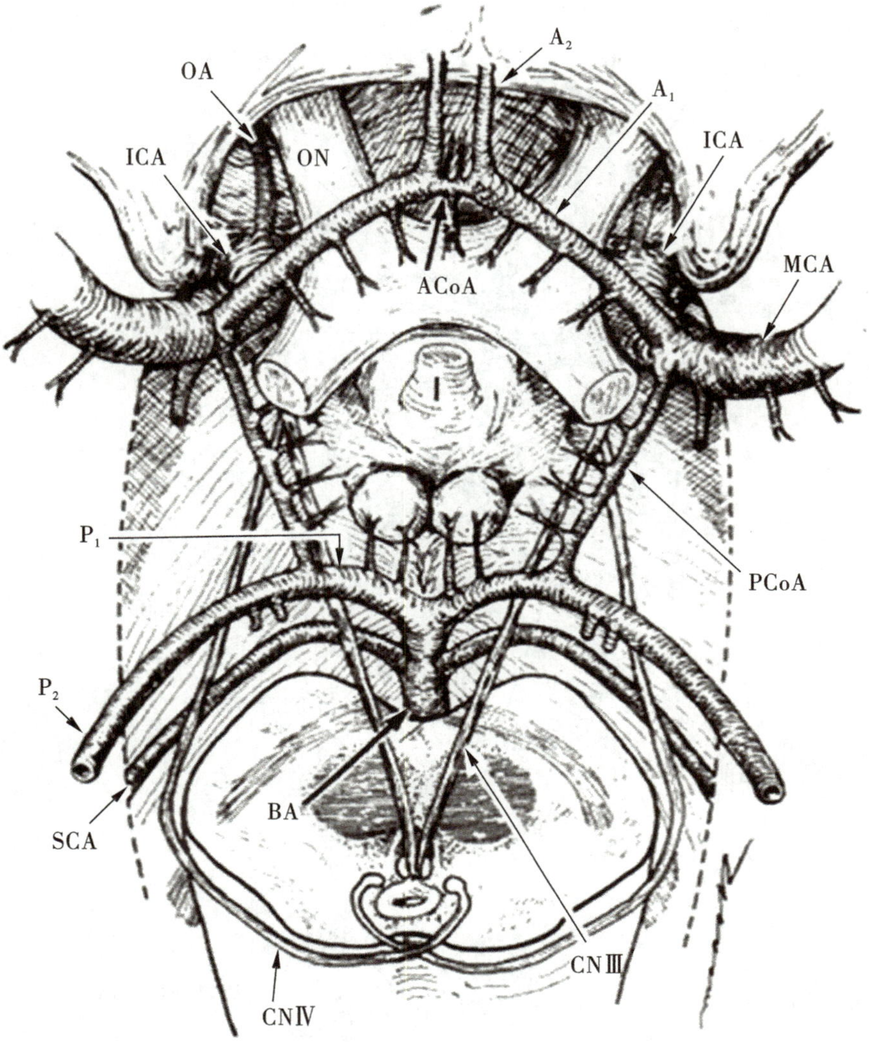

图 1–21　Willis 环

A_1. 大脑前动脉水平段（交通前段）　A_2. 大脑前动脉垂直段（交通后段）　P_1. 大脑后动脉水平段（交通前段）　P_2. PCA 环池段　SCA. 小脑上动脉　OA. 眼动脉　ON. 视神经　CN Ⅲ. 动眼神经　CN Ⅳ. 滑车神经

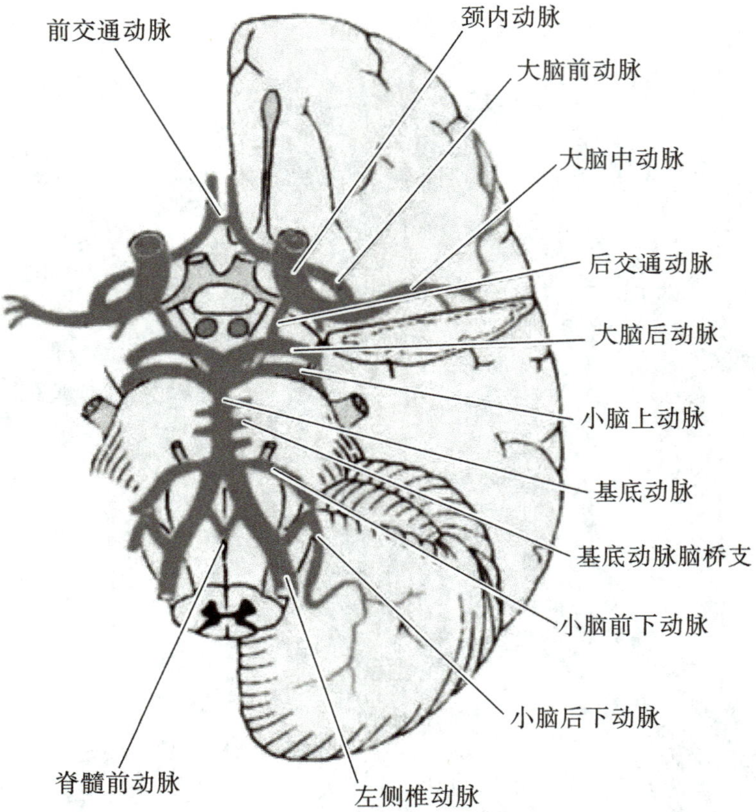

图 1-22 小脑动脉

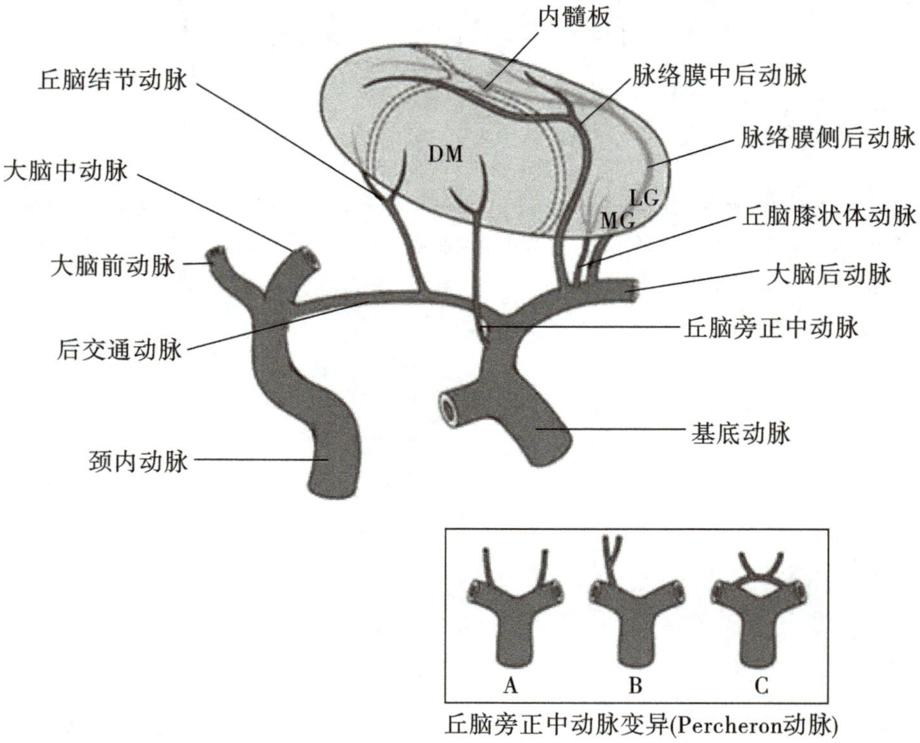

图 1-23 丘脑的血供及丘脑旁正中动脉

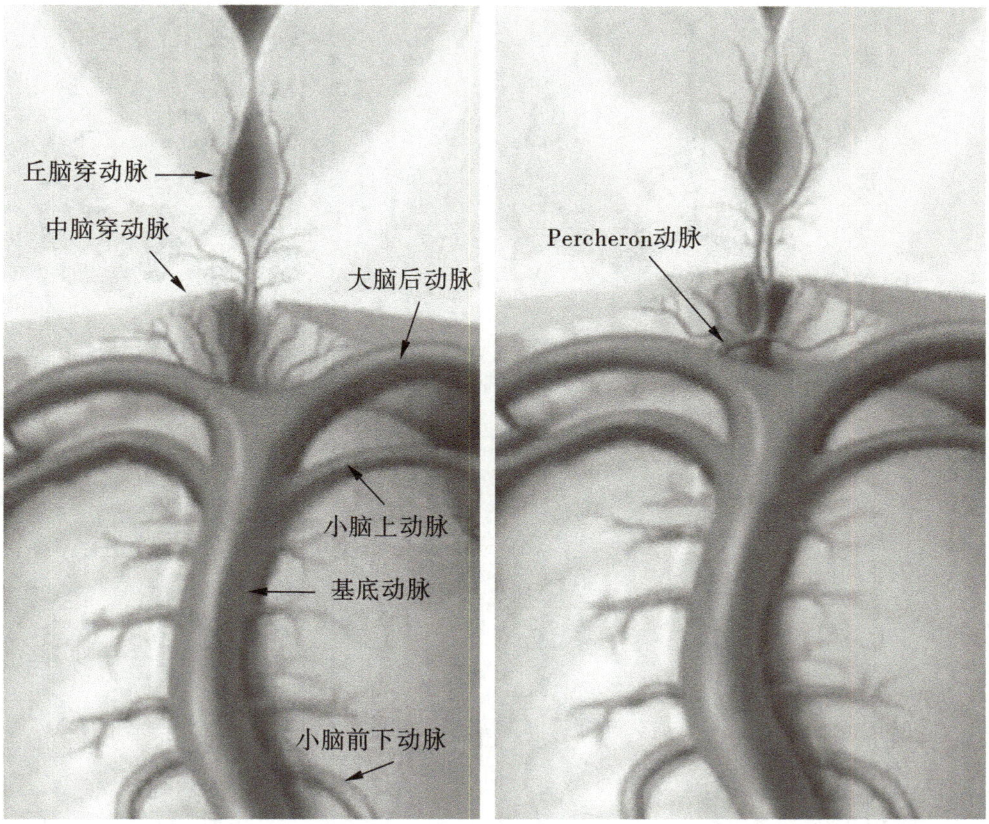

图 1-24　正常的丘脑旁正中动脉(丘脑穿通动脉)及变异的 Percheron 动脉

丘脑主要有 4 条供血动脉:丘脑结节动脉(起源于后交通动脉)、旁正中动脉(又称丘脑穿通动脉,起源于大脑后动脉 P_1 段)、丘脑膝状体动脉和脉络膜后动脉(二者均起源于大脑后动脉 P_2 段)。丘脑穿通动脉主要供应中脑上部和丘脑旁中央部分,一般情况下穿通动脉从大脑后动脉 P_1 段或基底动脉顶端各发出 1 支,但常见有 3 种丘脑穿通动脉的解剖变异,其中 1 种少见的类型是 2 支丘脑穿通动脉共干起源于一侧大脑后动脉 P_1 段或基底动脉顶端,然后发出很多细小分支供应双侧丘脑旁正中部;后颅窝区域供血血管易发生变异,当两支丘脑穿动脉共干起源于一侧大脑后动脉 P_1 段或基底动脉顶端时,即称为 Percheron 动脉。Percheron 动脉梗死典型临床表现为"意识障碍、记忆力减退、垂直注视麻痹"三联征,常急性起病,有神经功能缺损后遗症

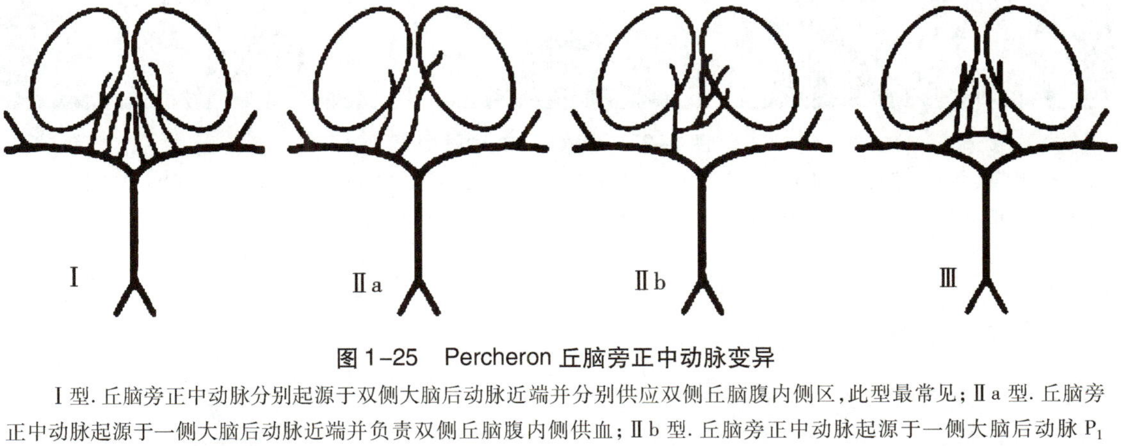

图 1-25　Percheron 丘脑旁正中动脉变异

Ⅰ型. 丘脑旁正中动脉分别起源于双侧大脑后动脉近端并分别供应双侧丘脑腹内侧区,此型最常见;Ⅱa 型. 丘脑旁正中动脉起源于一侧大脑后动脉近端并负责双侧丘脑腹内侧供血;Ⅱb 型. 丘脑旁正中动脉起源于一侧大脑后动脉 P_1 段,分支后供应双侧腹内侧丘脑及中脑上部;Ⅲ型. 丘脑旁正中动脉起源于一个连接双侧大脑后动脉的弓状血管。Percheron 动脉供血区域包括双侧丘脑及中脑上部,当该动脉出现狭窄或闭塞后可引起相应供血区域的梗死

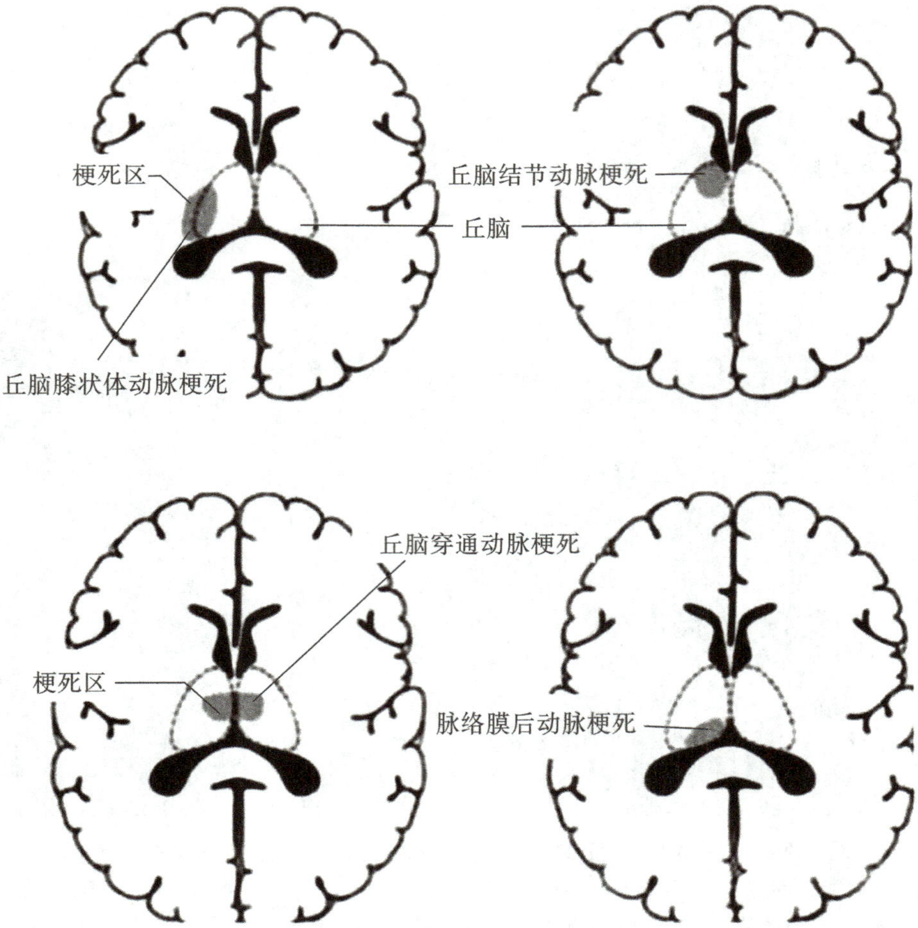

图 1-26 丘脑梗死模式

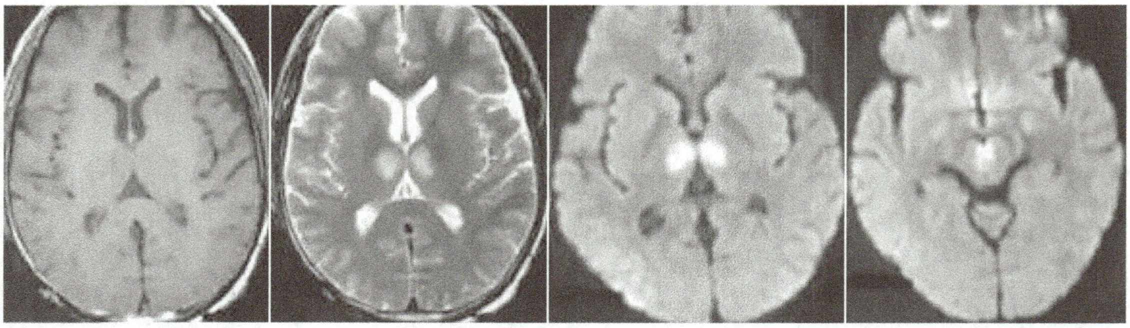

图 1-27 Percheron 动脉梗死

双侧丘脑旁正中成对的蝶形长 T1、长 T2 信号，急性期 DWI 高信号为本病主要影像特征，Flair 和 DWI 序列上的“V”字征见于 67% 的 Percheron 动脉梗死合并中脑梗死的患者，故中脑“V”字征更有助于诊断

第四节　静脉解剖

静脉解剖见图 1-28 ~ 图 1-36。

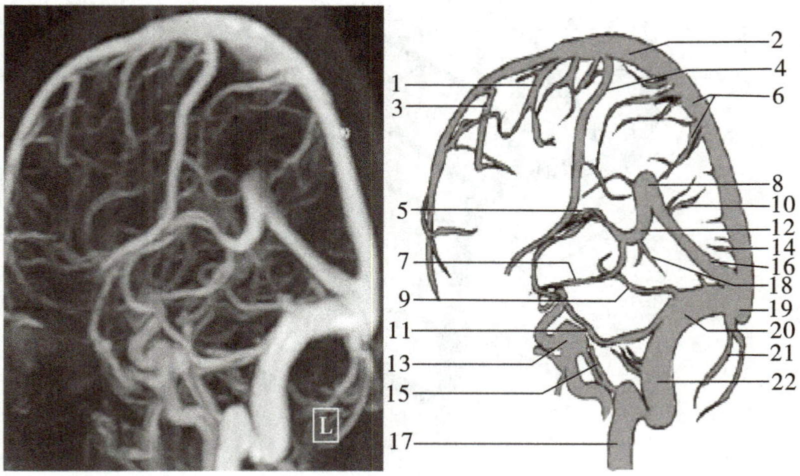

图 1-28　静脉窦矢状面解剖

1. 小脑中央前静脉　2. 上矢状窦　3. 额叶静脉　4. 大脑上静脉　5. 大脑内静脉　6. 顶叶静脉　7. 基底静脉　8. 镰幕窦复合　9. 下吻合静脉　10. 枕内静脉　11. 岩上窦　12. 大脑大静脉　13. 海绵窦　14. 大脑后静脉　15. 岩下窦　16. 直窦　17. 颈内静脉　18. 小脑半球上静脉　19. 窦汇　20. 横窦　21. 小脑半球下静脉　22. 乙状窦

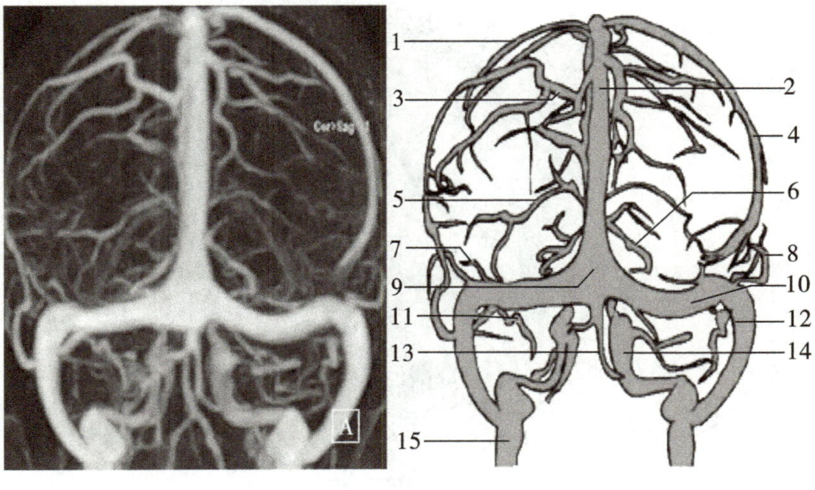

图 1-29　静脉窦冠状面解剖

1. 大脑上静脉　2. 上矢状窦　3. 顶叶静脉　4. 上吻合静脉　5. 额叶静脉　6. 基底静脉　7. 大脑中静脉(深部和表面)　8. 蝶顶窦　9. 窦汇　10. 横窦　11. 小脑半球上静脉　12. 乙状窦　13. 小脑半球下静脉　14. 海绵窦　15. 颈内静脉

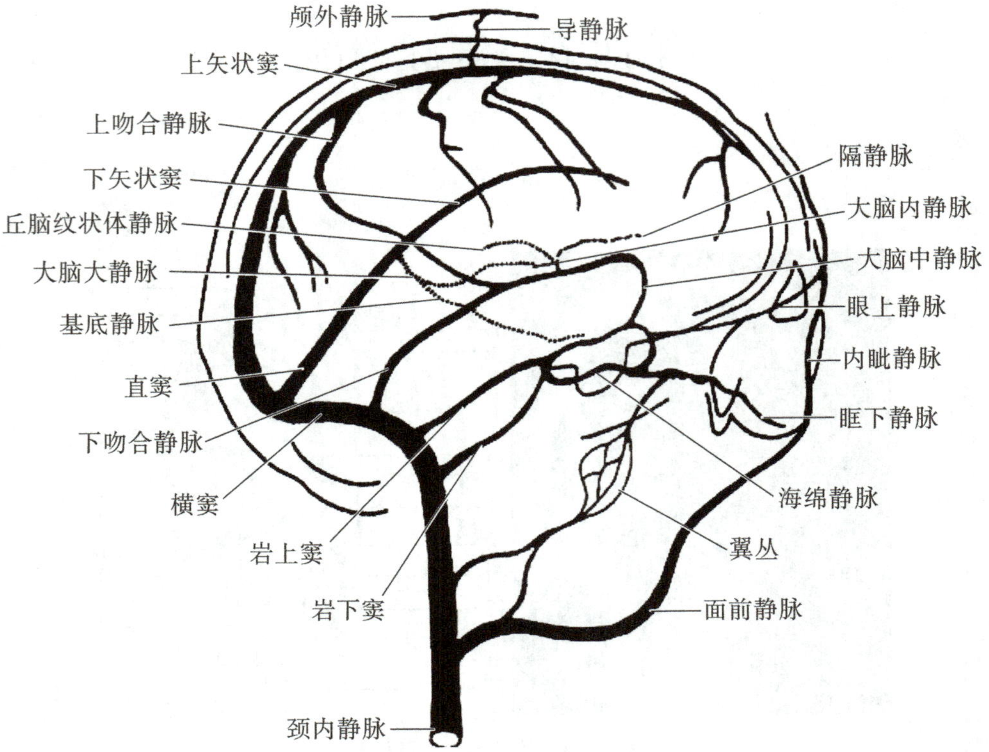

图 1–30　脑部静脉

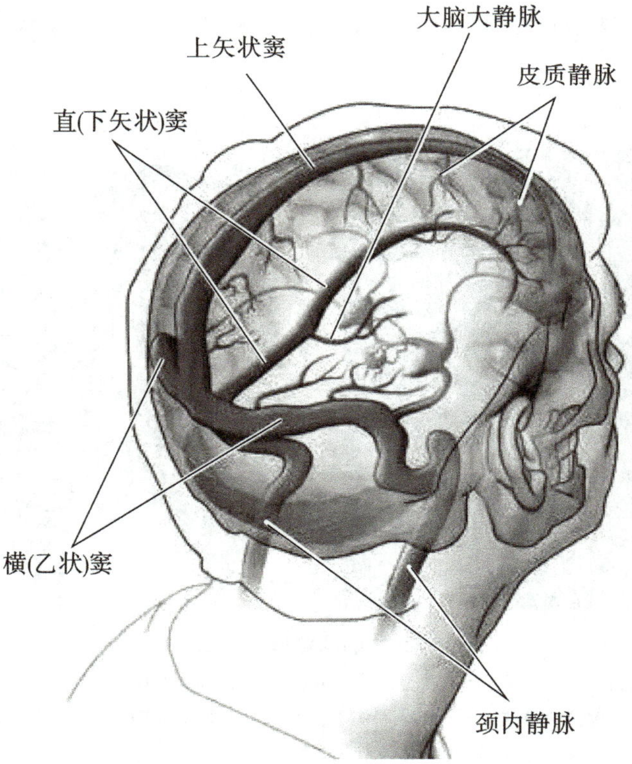

图 1–31　皮质静脉

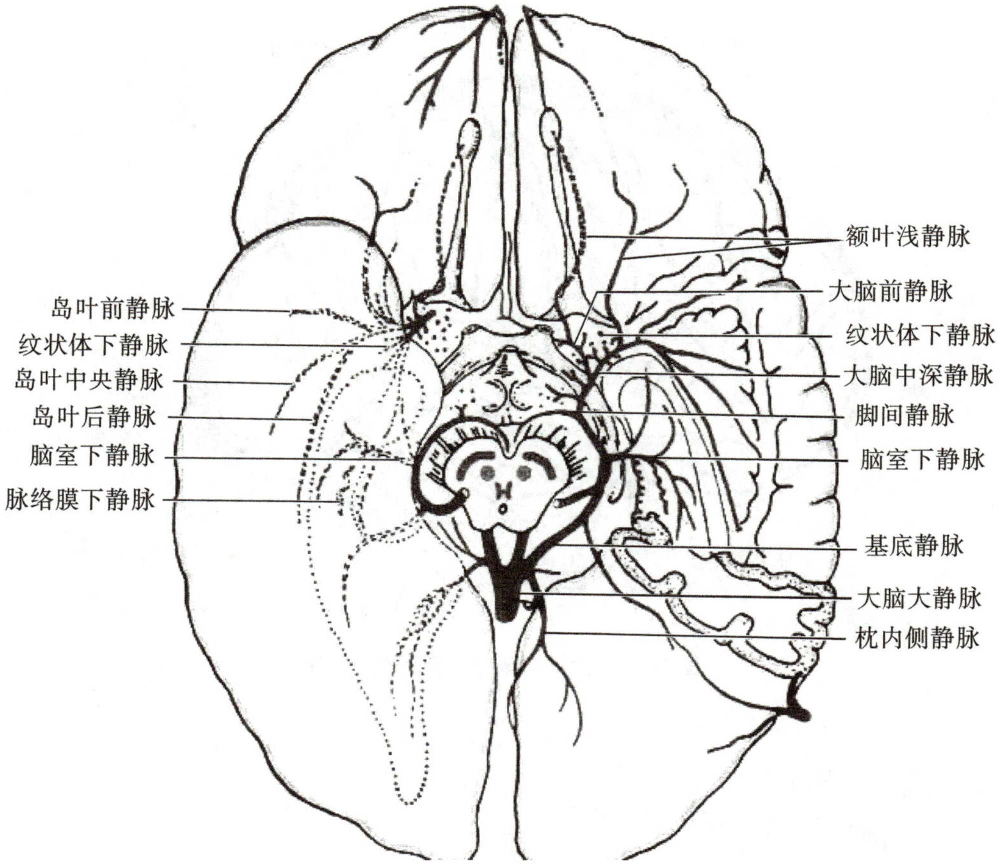

图 1-32　基底静脉系（脑底面）

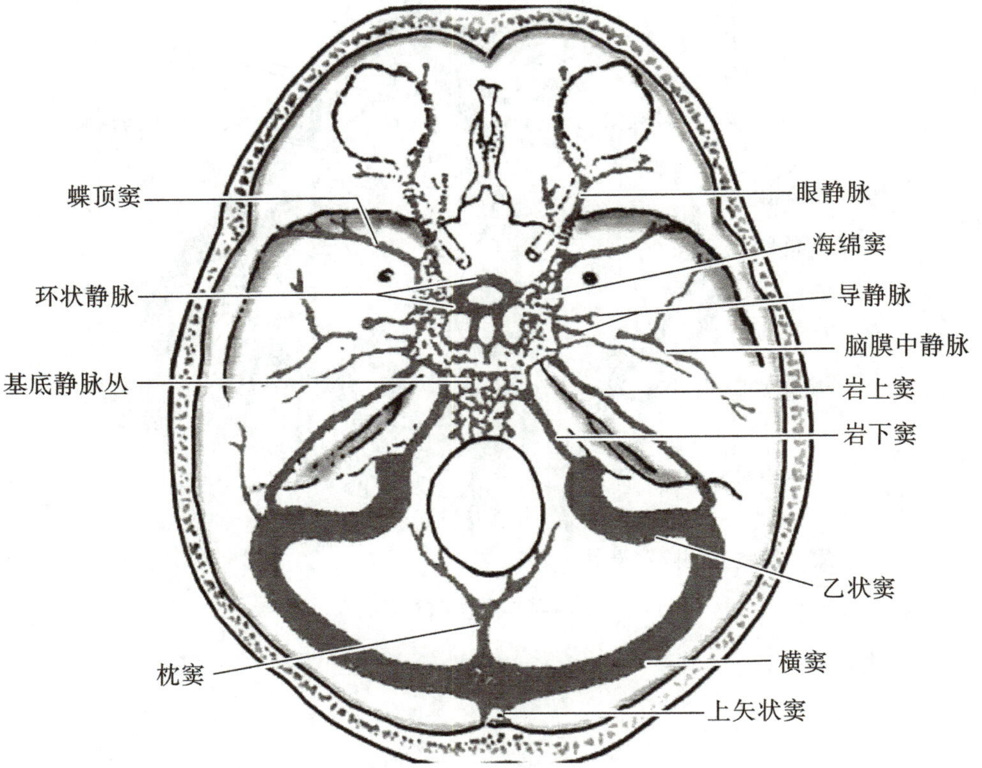

图 1-33　硬膜静脉窦（底面）

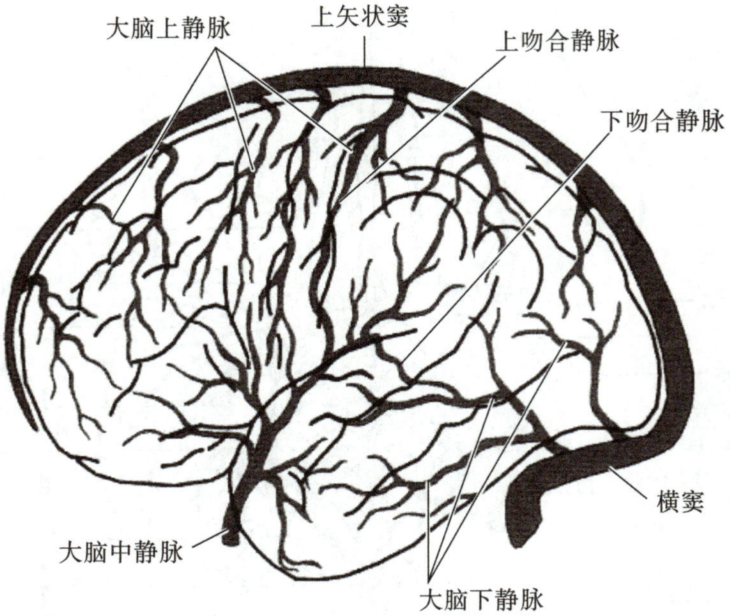

图 1-34 大脑半球背外侧面的浅静脉

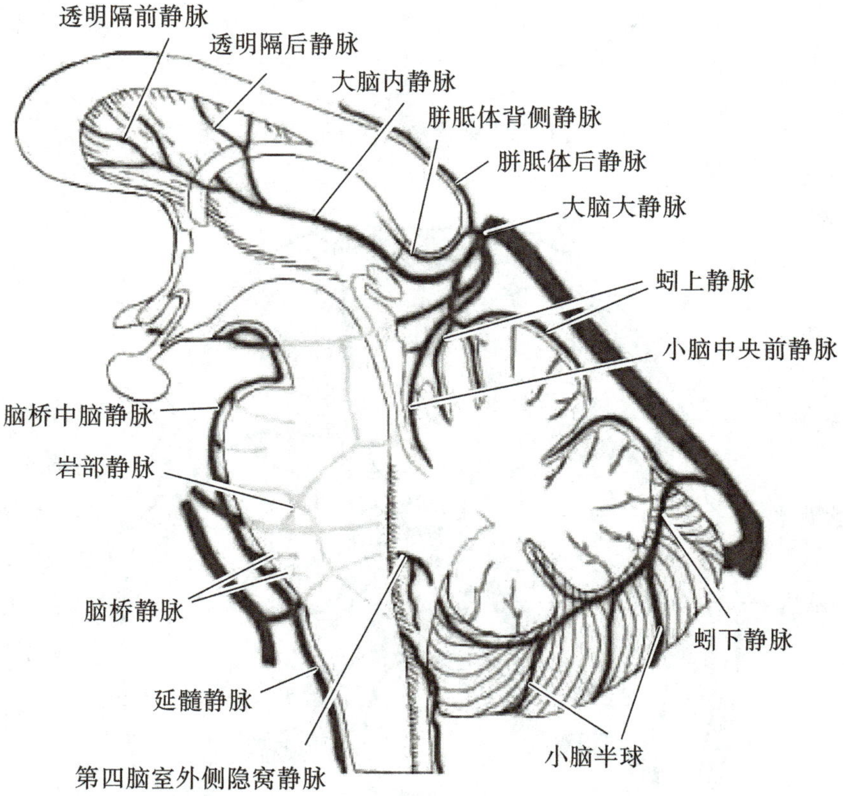

图 1-35 脑干静脉

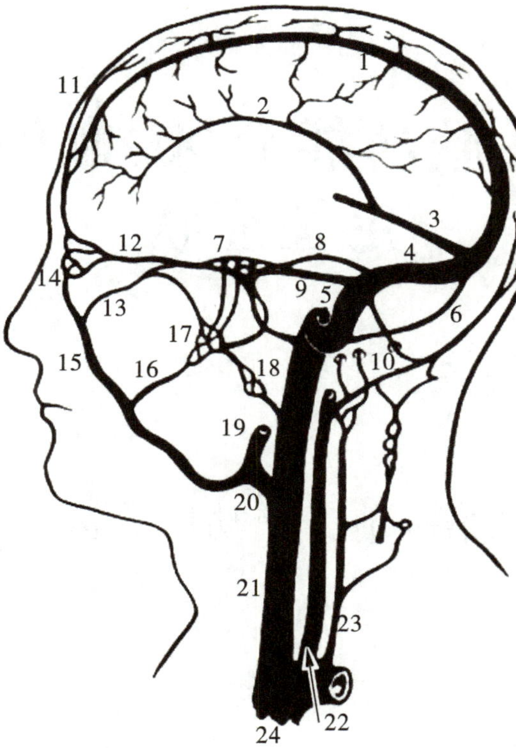

图 1-36　头臂静脉属支

1. 上矢状窦　2. 下矢状窦　3. 直窦　4. 横窦　5. 乙状窦　6. 枕窦　7. 海绵窦　8. 岩上窦　9. 岩下窦　10. 导静脉　11. 额头皮静脉　12. 眼上静脉　13. 眼下静脉　14. 内眦静脉　15. 面前静脉　16. 面深静脉　17. 翼静脉丛　18. 咽后静脉丛　19. 面后静脉　20. 面总静脉　21. 颈内静脉　22. 颈外静脉　23. 椎静脉　24. 头臂静脉

第二章　脑功能分区、血供分布及定位症状

第一节　脑功能分区

脑功能分区见图 2-1。

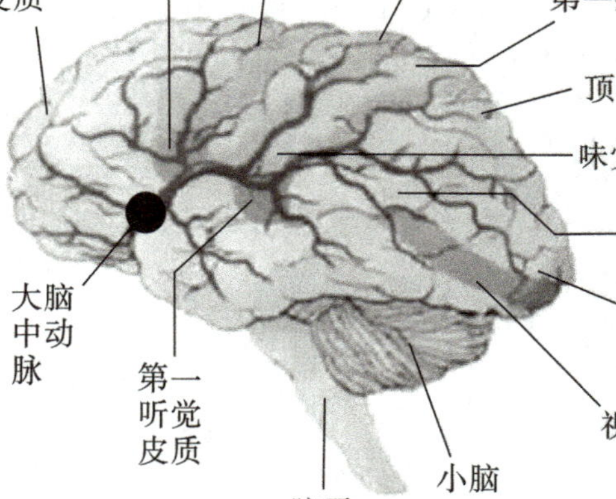

图 2-1　脑的功能区大体分布

第二节　脑血供分布

脑血供分布见图 2-2～图 2-5。

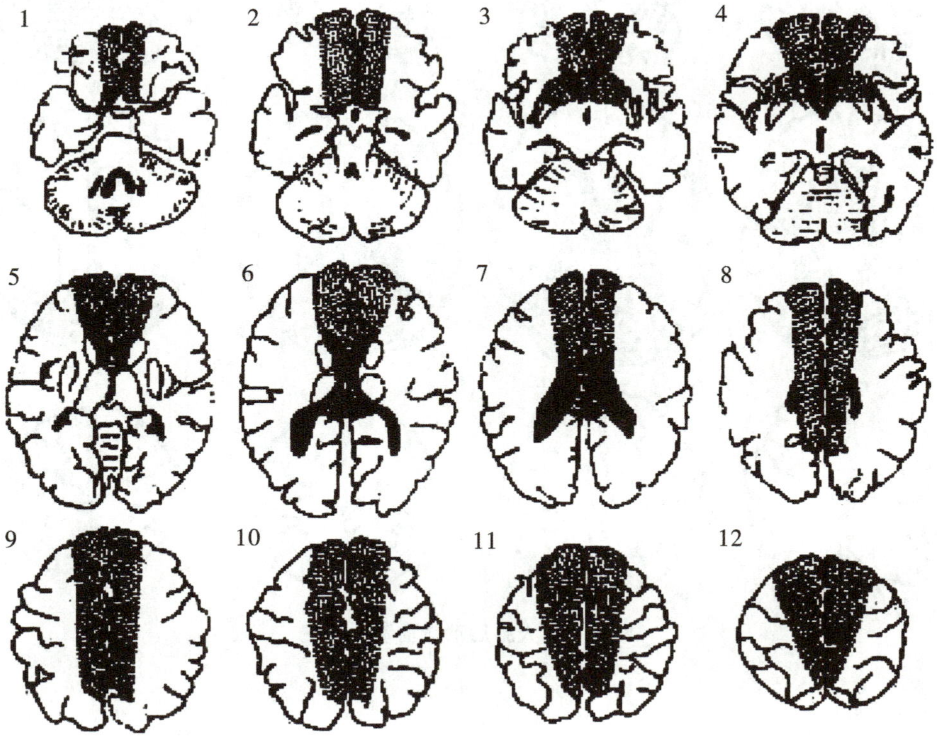

图 2-2　大脑前动脉血液供应区

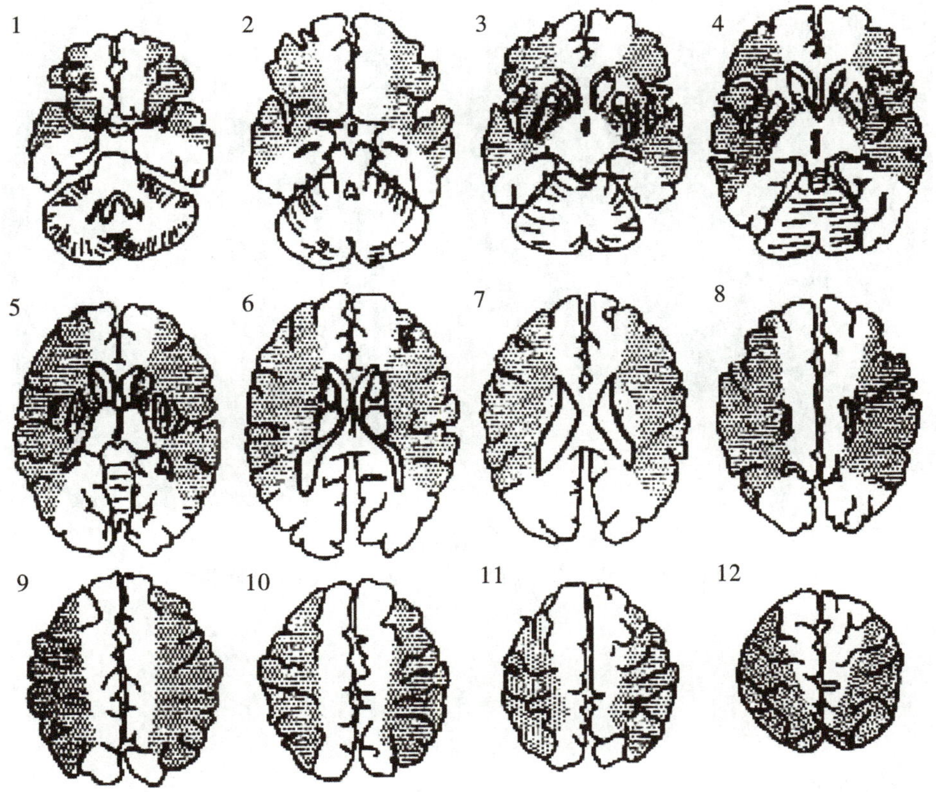

图 2-3　大脑中动脉血液供应区

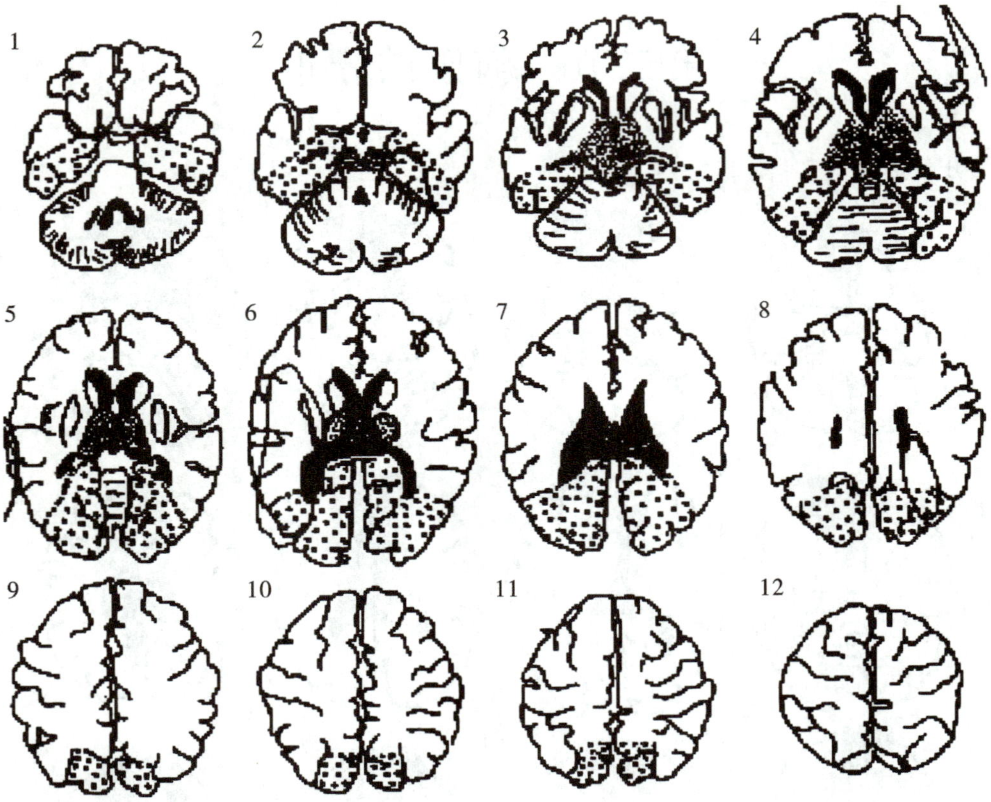

图2-4　大脑后动脉血液供应区

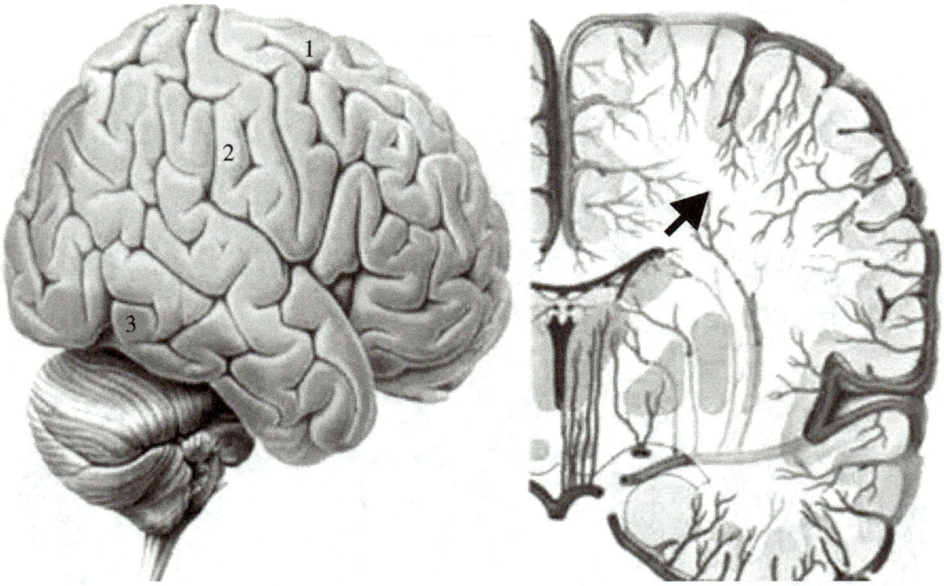

图2-5　脑供血区

1. 大脑前动脉供血区　2. 大脑中动脉供血区　3. 大脑后动脉供血区

箭头示脑分水岭区

第三节 脑定位症状

（一）额叶病变

额叶的主要功能是控制随意运动、语言、情感和智能，并与内脏活动和共济运动有关。

1. 额叶前部：精神、情感、人格、行为和智能障碍。

2. 额叶后部（中央前回）：刺激症状为癫痫发作，破坏性病变表现为引起对侧偏瘫。

3. 额叶底部：刺激症状为呼吸间歇、血压升高等自主功能障碍，破坏性病变造成精神障碍、愤怒或木僵。

4. 语言中枢（额下回后部），病变表现为运动性失语；书写中枢（额中回后部），病变表现为失写症；眼球凝视中枢，刺激性病变引起双眼向健侧的同向凝视，破坏性病变引起向患侧的同向凝视；排尿中枢受损表现为尿失禁。

5. 严重额叶损伤：除痴呆外，可影响基底节和小脑引起假性帕金森病和假性小脑体征等。

（二）颞叶病变

颞叶的主要功能是听觉功能。

1. 颞横回　刺激性病变表现为耳鸣和幻听，破坏性病变表现为听力减退和声音定位障碍。

2. 颞上回　前部病变引起乐感丧失，后部病变引起感觉性失语。

3. 颞中回和颞下回　病变表现为对侧躯干性共济障碍，深部病变合并同向上 1/4 象限缺损。

4. 颞叶内侧　病变表现为颞叶癫痫，破坏性病变表现为记忆障碍。

5. 颞叶广泛损害　表现为人格、行为、情绪及意识的改变，记忆障碍，呈逆向性遗忘及复合型幻觉幻视。

（三）顶叶病变

顶叶的功能与邻近结构有重叠。

1. 顶叶前部　刺激性症状为对侧局限性感觉性癫痫和感觉异常，破坏性病变表现为对侧半身的偏身感觉障碍。

2. 缘上回和角回连同颞叶的上部　与语言有关。

3. 顶上小叶　皮质觉如实体觉，两点辨别觉和立体觉丧失。

4. 顶下小叶　失用、失写、失读等。

（四）枕叶病变

枕叶的主要功能是视觉功能。

1. 视幻觉　如无定形的闪光或色彩常提示枕叶病变。

2. 破坏性病变　表现为同向偏盲，伴有“黄斑回避”（即两侧黄斑的中心视野保留）。

3. 双枕叶视皮质受损　引起皮质盲、失明，但瞳孔对光反射存在。

（五）胼胝体病变

1. 膝部　上肢失用症。

2. 体部　前 1/3 病变表现为失语，面肌麻痹；中 1/3 损害表现为半身失用，假性球麻痹。

3. 压部　下肢失用和同向偏盲。

4. 胼胝体广泛性损害　表现为精神淡漠、嗜睡无欲、记忆障碍等症状。

（六）半卵圆中心病变

1. 前部　对侧肢体单瘫和运动性失语。

2. 中部　对侧皮质感觉障碍，远端重于近端。

3. 后部　对侧同向偏盲和视力障碍。

（七）基底节和内囊病变

基底节包括尾状核、豆状核（壳核和苍白球）、屏状核、杏仁核。

1. 纹状体（尾状核和豆状核） 手足徐动症（舞蹈病）、静止性震颤（帕金森综合征）。

2. 内囊前支 双侧额叶性共济失调症。

3. 内囊膝部 对侧中枢性面舌瘫。

4. 内囊后支 对侧肢体偏瘫；对侧半身浅感觉障碍；偏盲和听觉障碍。

（八）间脑病变

1. 丘脑部

（1）丘脑上部 病变累及松果体出现性早熟和尿崩。常见松果体区肿瘤。

（2）丘脑后部 累及外侧膝状体出现对侧同向偏盲，累及内侧膝状体引起听力减退。

（3）丘脑 刺激性症状引起对侧半身丘脑痛，破坏性症状为对侧半身深浅感觉障碍，还可引起共济失调、舞蹈病、多动症和丘脑手。

2. 丘脑底部 累及 Luys 体致对侧投掷症。

3. 丘脑下部 主要表现为内分泌和代谢障碍及自主神经功能紊乱。

4. 与丘脑和下丘脑相关的综合征

（1）无动无语缄默症 下丘脑网状结构受损。

（2）间脑癫痫 脑外伤、第三脑室肿瘤和丘脑肿瘤均可引起，表现为自主神经系统发作症状，如面部潮红、大汗淋漓等。

（九）脑干病变

1. 中脑 眼肌麻痹、对侧偏瘫、肢体多动、昏迷、去脑僵直、四肢瘫。

2. 脑桥 眼球凝视麻痹、对侧偏瘫、小脑共济失调、对侧半身感觉障碍、昏迷、双侧瞳孔针尖样缩小、四肢瘫。

3. 延髓 舌下神经交叉瘫、交叉性感觉障碍和同侧小脑性共济失调、同侧球麻痹、同侧霍纳征和眩晕、眼球震颤。同侧舌瘫和对侧偏瘫、全身范围的伸肌持续紧张的强直性状态。延髓广泛性损害多表现为急性球麻痹和呼吸循环衰竭而死亡。

（十）颅底病变

1. 前颅窝 同侧视神经萎缩、对侧视神经盘水肿伴同侧嗅觉丧失。

2. 中颅窝

（1）视交叉综合征 双颞侧偏盲伴垂体内分泌紊乱，同时可伴有视神经萎缩和蝶鞍的改变。多为垂体腺瘤所致。

（2）眶上裂和眶尖病变 ①眶尖综合征：表现为视神经萎缩或水肿，上睑下垂，眼球固定，角膜反射消失，眼神经和上颌神经分布区感觉障碍。②眶上裂综合征：除无神经变化外，余同上。

（3）海绵窦综合征 眼球固定，瞳孔散大，角膜反射减弱，可合并突眼及眼静脉回流障碍。

（4）岩部病变 ①岩尖综合征：同侧三叉神经受累致面部疼痛或麻木，外展神经受累致眼球内斜、复视。常因乳突炎症扩散、鼻咽部及鼻窦肿瘤引起。②三叉神经旁综合征：面部疼痛。颈动脉交感丛受累致同侧 Horner 征。③蝶-岩综合征：同侧眼肌麻痹和三叉神经感觉障碍。

3. 后颅窝

（1）内耳道综合征 病变起自内耳道，同侧面神经外周性瘫痪，同侧位听神经受累引起耳鸣、耳聋、眼球震颤和平衡障碍。

（2）桥小脑角病变 舌咽神经、舌下神经或外展神经受累症状。

（3）颈静脉孔区 相应神经症状。

（4）颅脊管综合征 枕大孔附近的病变常侵犯后颅窝和高位椎管两个间隔，先后累及小脑、延髓、后组脑神经和上段颈髓等结构。

（十一）小脑病变

1. 小脑半球 同侧肢体共济失调，眼球震颤，辨距不良，轮替障碍。指鼻和跟膝胫试验阳性，同侧半身肌张力降低。

2. 小脑蚓部 躯干性共济失调，小脑爆发性语言，少有肌张力降低和肢体异常。

3. 齿状核 运动过多，肌阵挛。

4. 小脑脚 小脑上脚病变引起同侧小脑共济失调，对侧红核病变引起不自主运动，头偏向病侧；小脑中脚病变出现额叶共济失调；小脑下脚损害引起同侧小脑性共济、平衡障碍，眼球震颤及书写障碍。

第三章　脑发育不良及畸形

第一节　脑发育不良

在脑的中线前部有 3 个潜在的腔：透明隔腔（cavum septum pellucidum，CSP），亦称第五脑室；韦尔加腔（cavum Vergae，CV）或称穹窿腔、Vergae 腔，亦称第六脑室；中间帆腔（cavum veluminterpositum，CVI），亦称脑室间腔（图 3-1～图 3-7），脑发育不良见图 3-5～图 3-11。

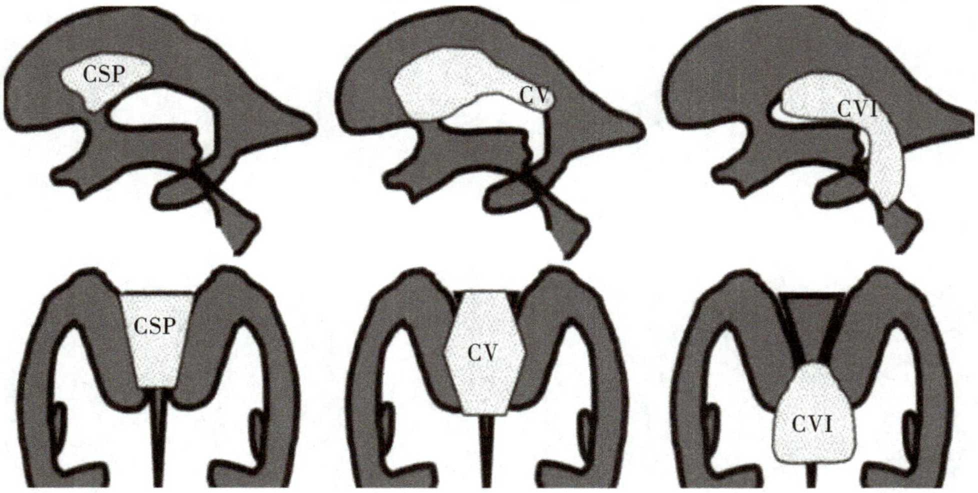

图 3-1　CSP、CV、CVI

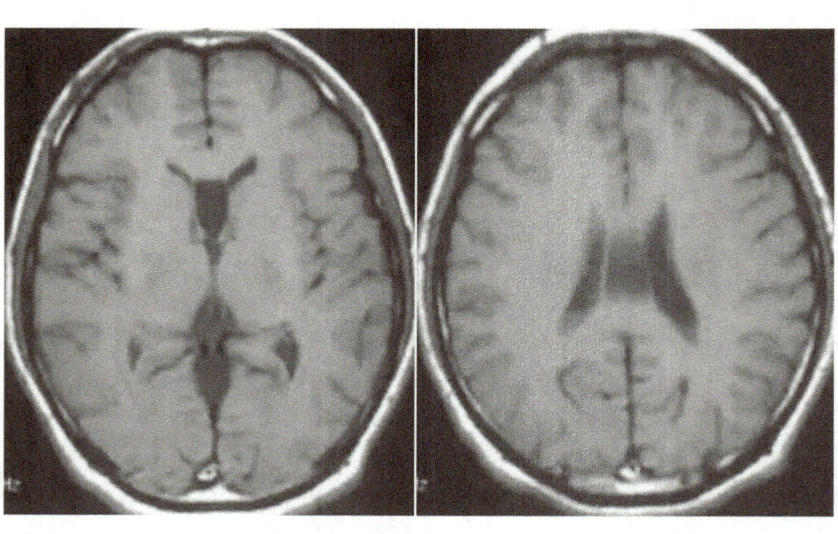

图 3-2　透明隔腔（第五脑室）与 Vergae 腔（第六脑室）

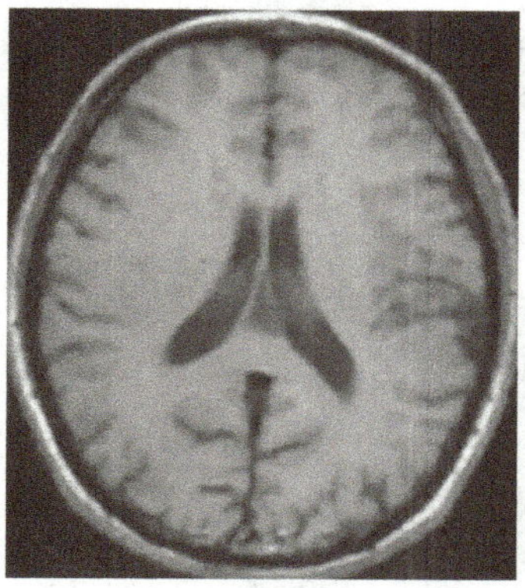

图 3-3　中间帆腔

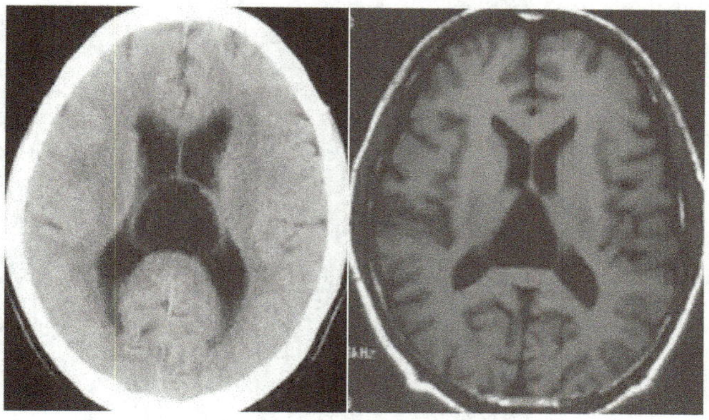

图 3-4　中间帆腔囊肿

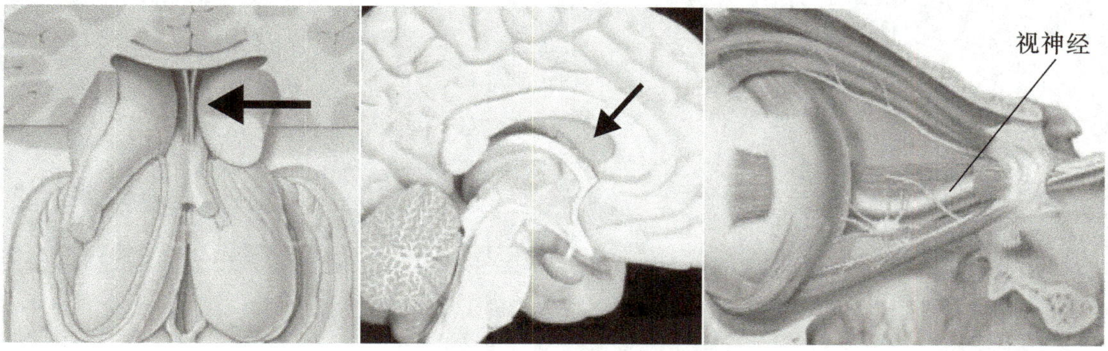

图 3-5　视-隔发育不良(SD),视神经细小

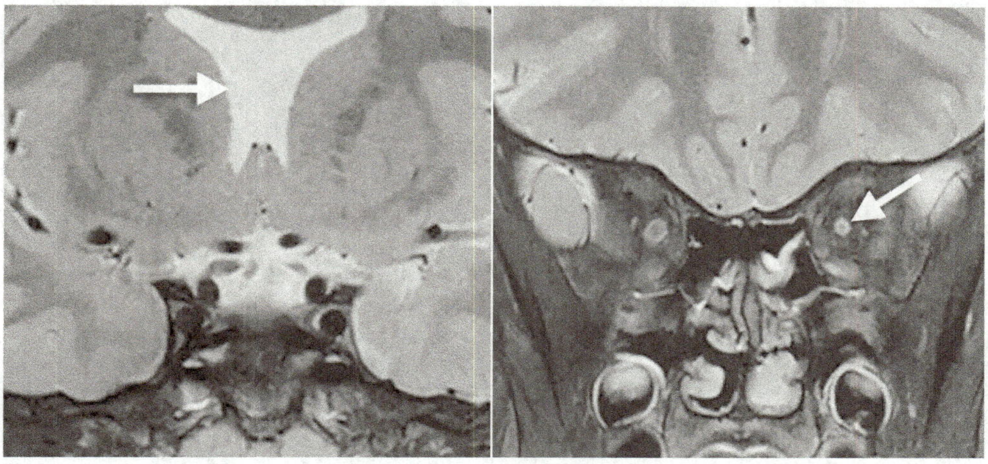

图 3-6　视-隔发育不良(SD),视神经细小(白色箭头)

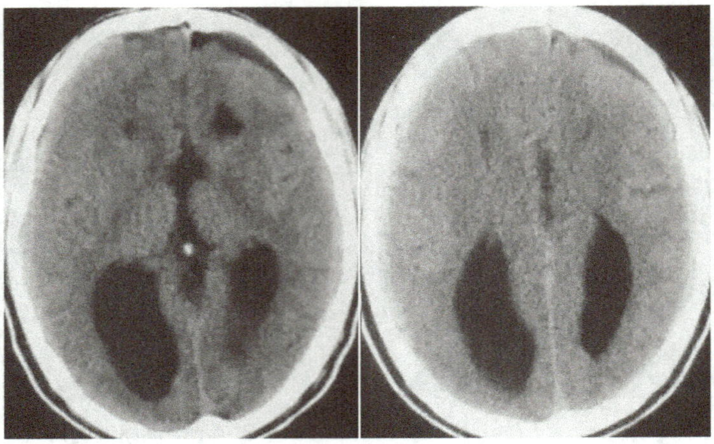

图 3-7　胼胝体发育不良：侧脑室后部扩张，纵裂池增宽下移

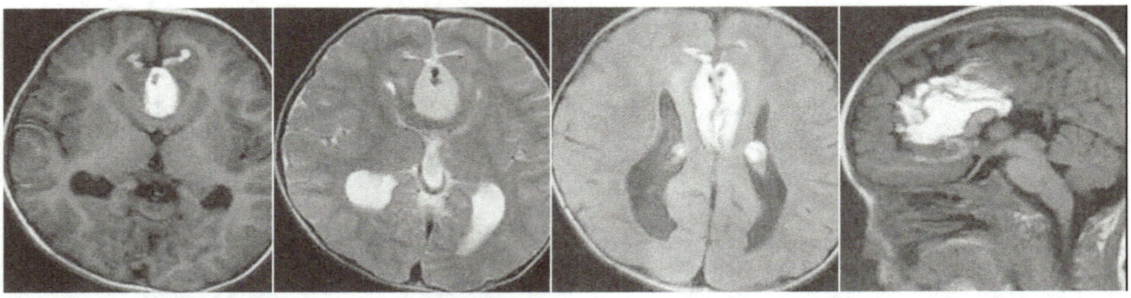

图 3-8　胼胝体发育不全合并大脑纵裂脂肪瘤

男，3 岁，智力发育障碍，头痛 1 个月

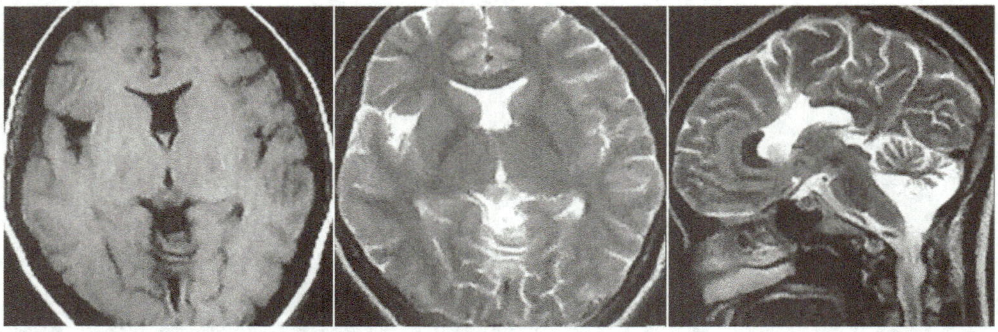

图 3-9　胼胝体发育不全，右侧脑裂畸形，透明隔发育不良

女，14 个月，智力障碍 6 个月

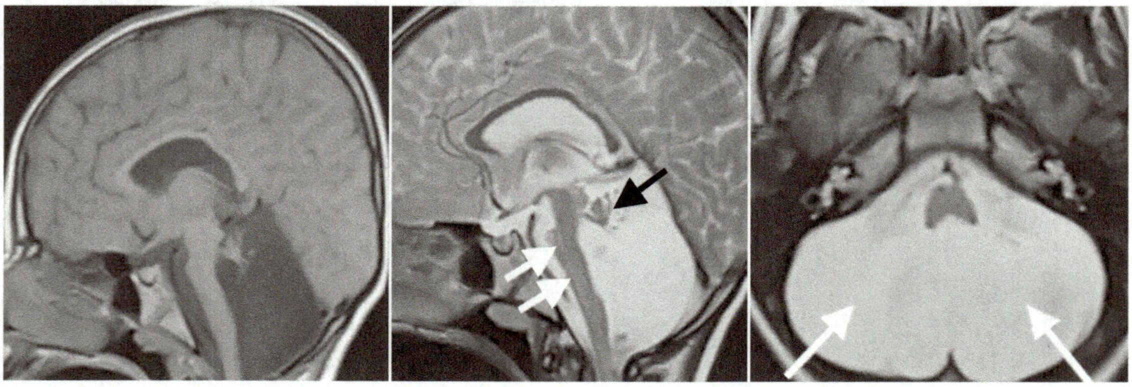

图 3-10　小脑脑桥发育不全（PCH）（箭头）

女，7 岁，共济失调、智力发育迟缓

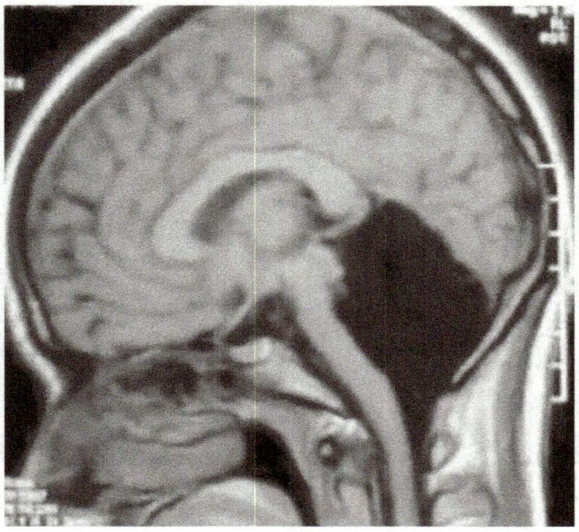

图 3-11　完全小脑发育不全(女,24 岁)

第二节　脑发育畸形

脑发育畸形见图 3-12 ~ 图 3-25。

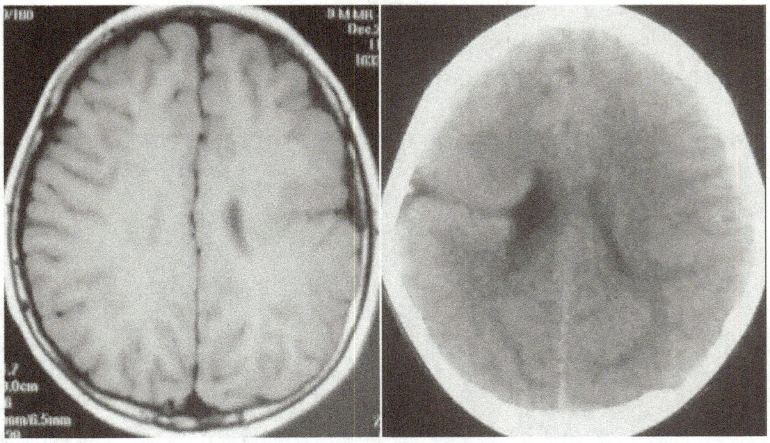

图 3-12　脑裂畸形

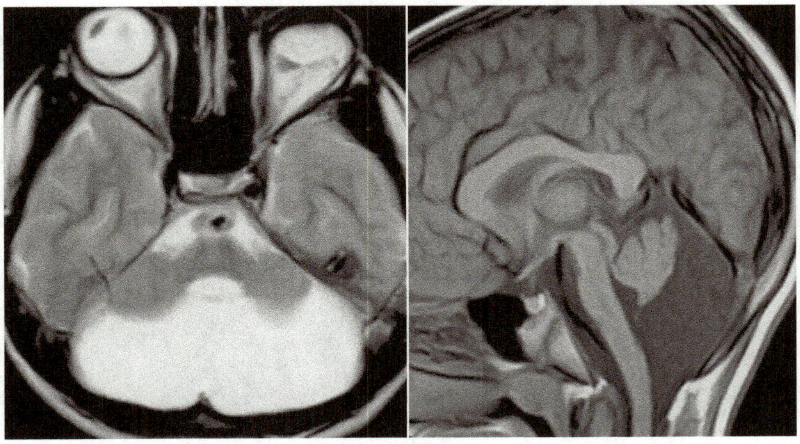

图 3-13　Dandy-Walker 畸形

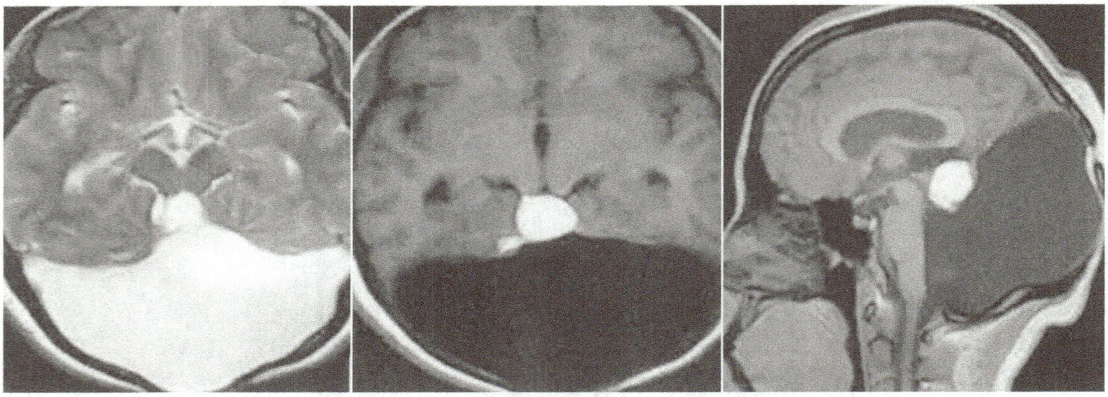

图 3-14　Dandy-Walker 畸形伴四叠体池脂肪瘤或皮样囊肿

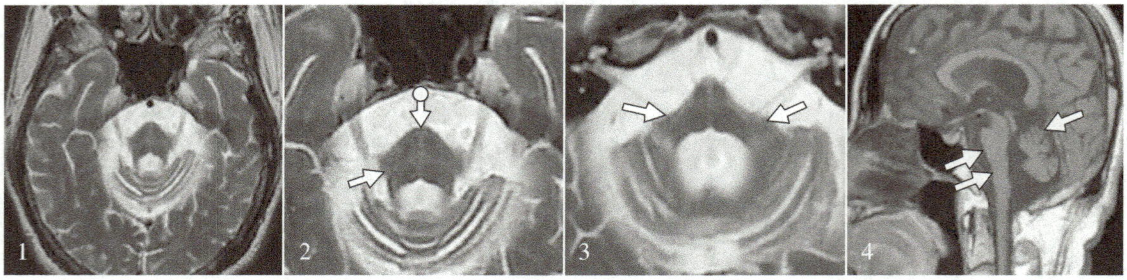

图 3-15　橄榄脑桥小脑萎缩

男，69 岁，行走缓慢，小脑型多系统萎缩（MSA-C）；在轴位 T2 上，中缝核和横向脑桥纤维变性，产生了一个经典的"十字征"或者"面包征"（图 2 箭头），和小脑中脚萎缩（图 3 箭头），脑桥小脑萎缩（图 4 箭头）

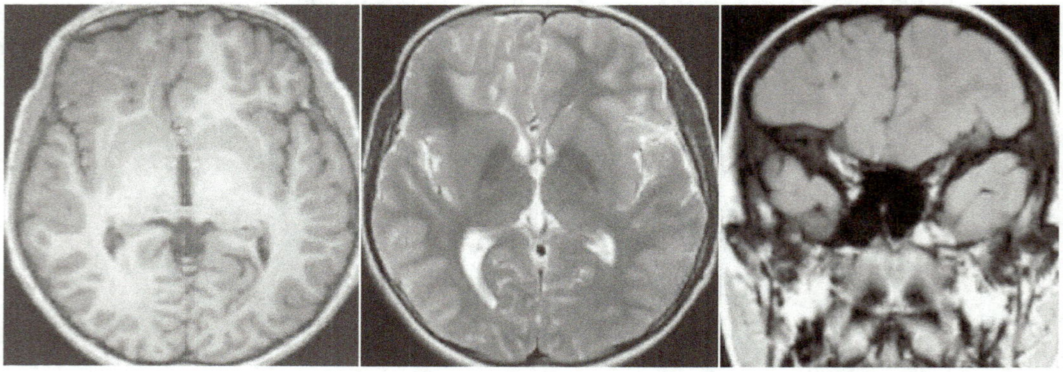

图 3-16　多小脑回畸形（右额叶）

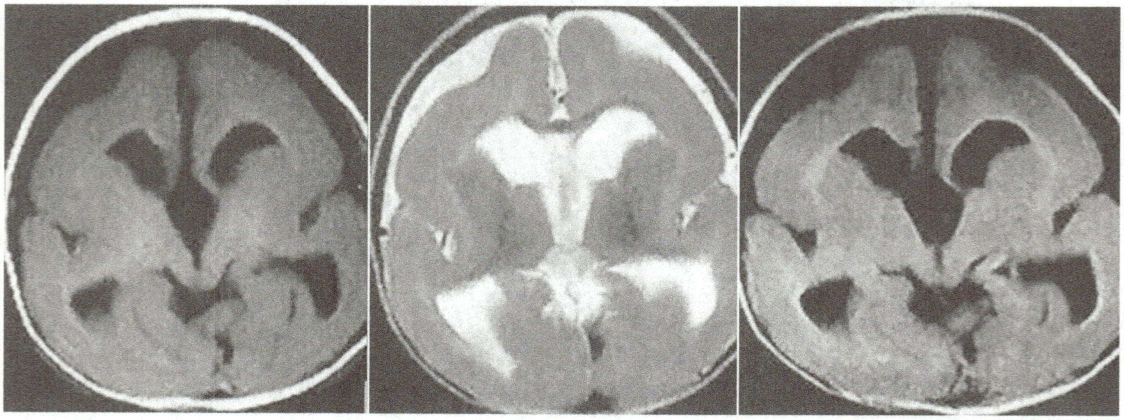

图 3-17　巨脑回畸形

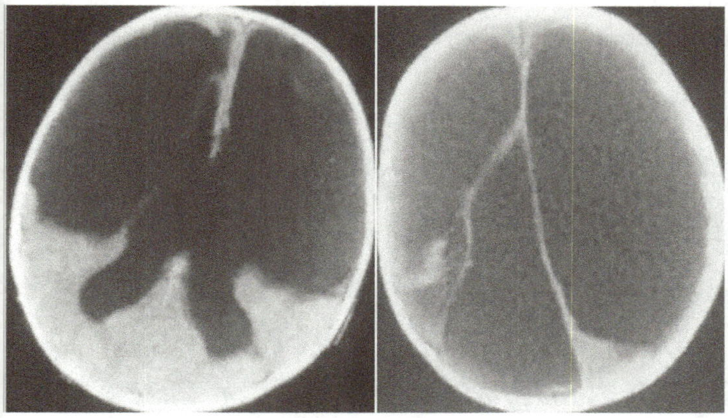

图 3-18　积水性无脑畸形

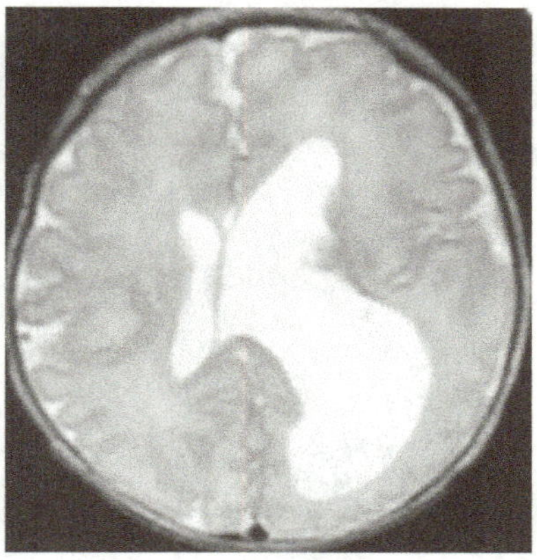

图 3-19　脑室扩张畸形

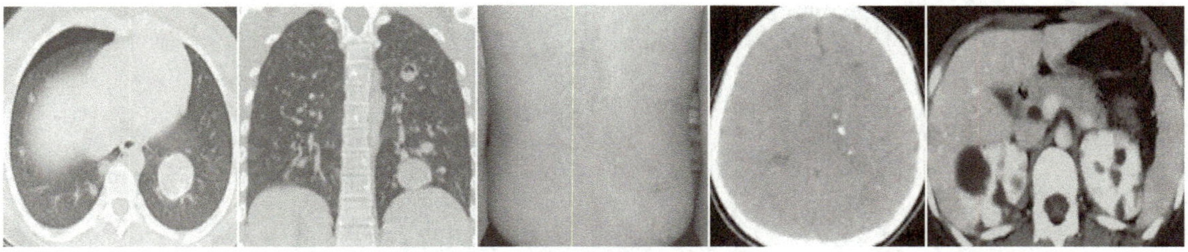

图 3-20　结节性硬化症(女,14 岁)

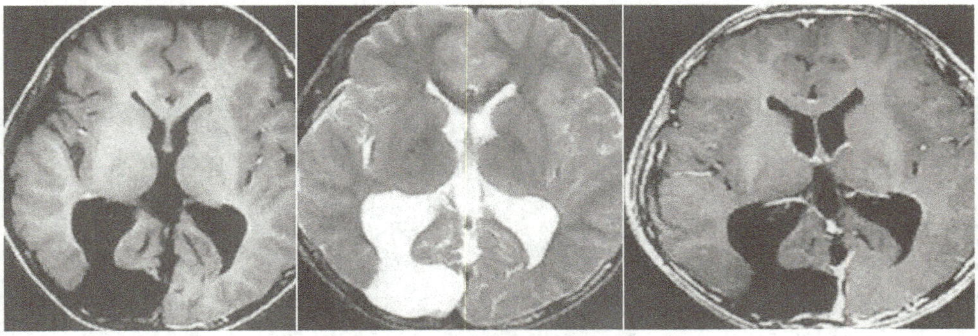

图 3-21　先天性脑穿通畸形

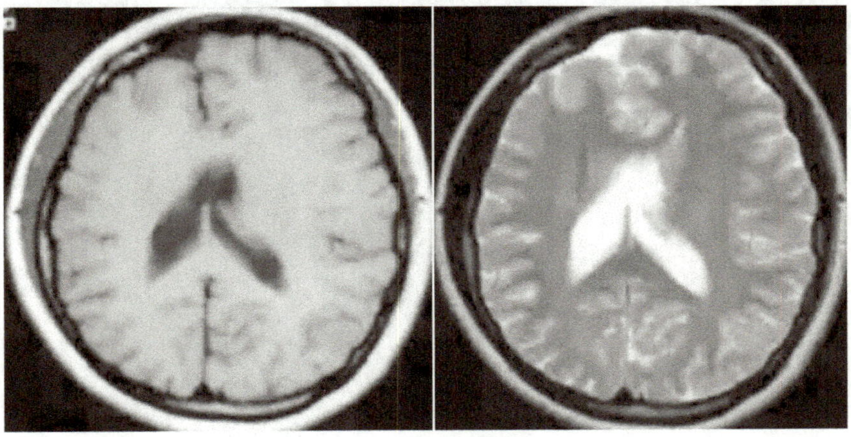

图 3-22　前脑无裂畸形

女,22 岁,自幼癫痫,智力、记忆力差

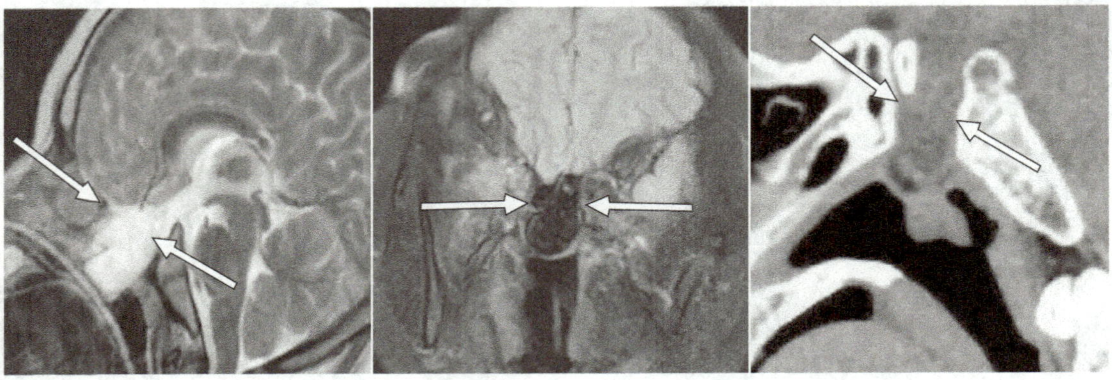

图 3-23　永存颅咽管(箭头)

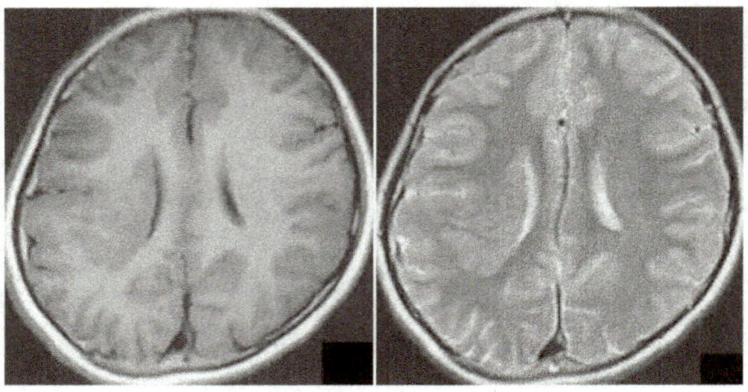

图 3-24　灰质异位

女,14 岁,反复癫痫发作

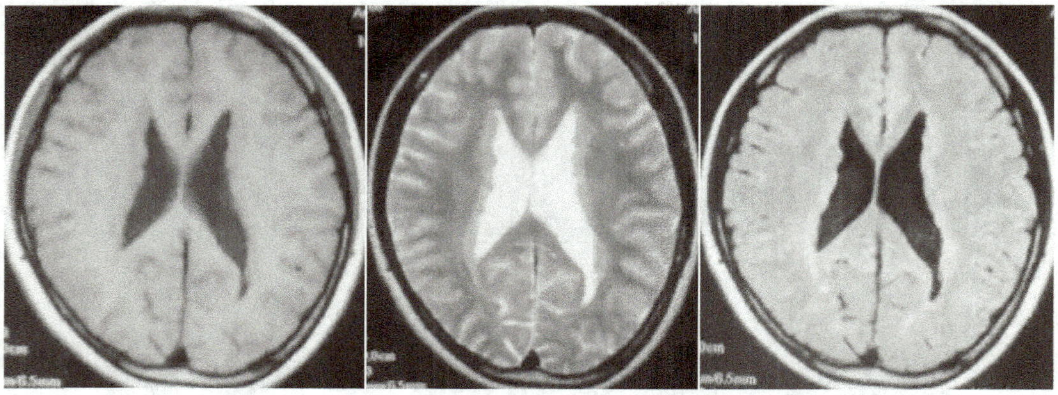

图 3-25　带状灰质异位-双皮层综合征

第四章　中枢脱髓鞘、变性疾病

第一节　脱髓鞘、变性疾病

脱髓鞘、变性疾病见图 4-1 ~ 图 4-17。

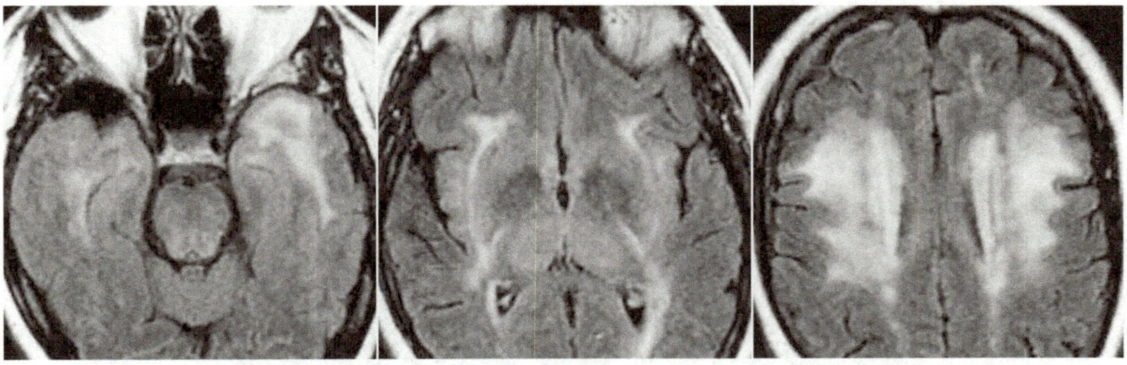

图 4-1　遗传性多发梗死痴呆病(CADASIL)伴皮质下梗死和白质脑病的常染色体显性遗传性脑动脉病

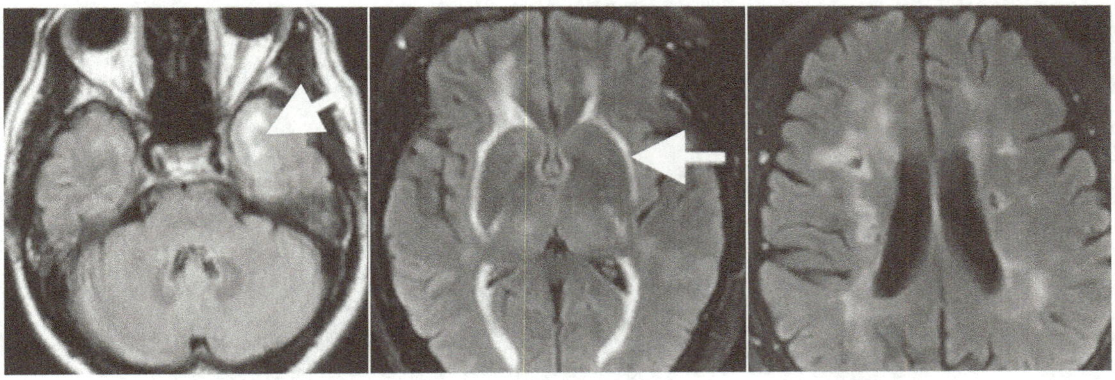

图 4-2　CADASIL

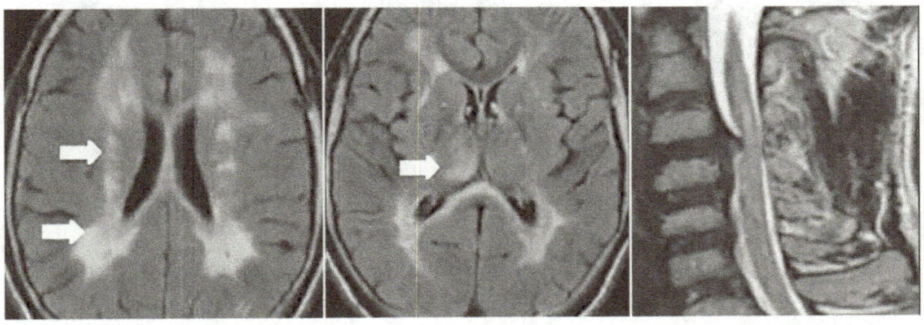

图 4-3　CARASIL 伴皮质下梗死和白质脑病的常染色体隐性遗传性脑动脉病

典型表现包括成年早期脱发，认知功能下降，脊椎关节病及脑白质脱髓鞘

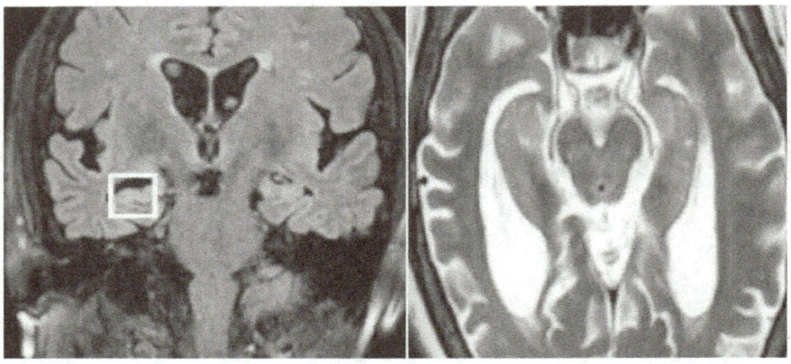

图 4-4　阿尔茨海默病

阿尔茨海默病(Alzheimer,AD)又叫老年性痴呆,是由于大脑皮质神经元丧失及功能障碍而导致的进行性智能障碍性疾病。脑萎缩具有特征性,最初累及海马,随后累及颞叶后部及顶叶

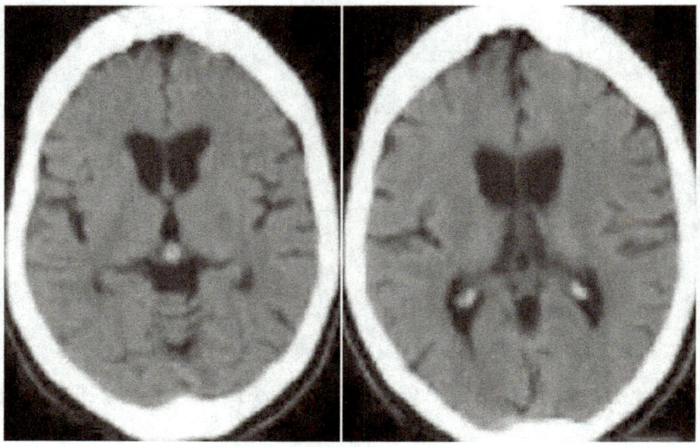

图 4-5　Huntington 病

Huntington 病(HD)又叫亨廷顿舞蹈症,属遗传变性帕金森综合征,显示双侧尾状核萎缩

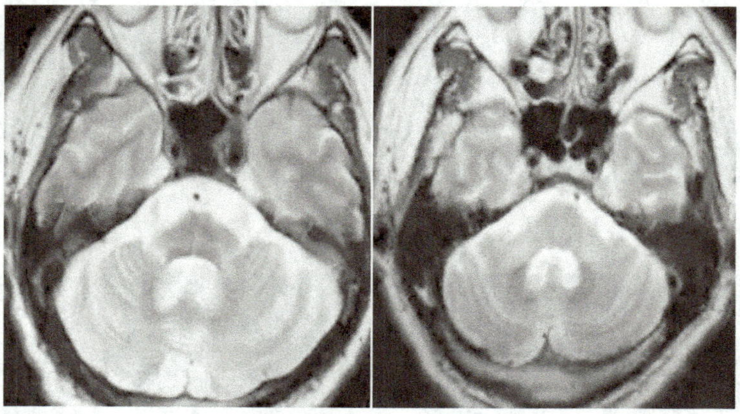

图 4-6　多系统萎缩(MSA)

"十字面包征"及小脑中脚高信号较有特异性

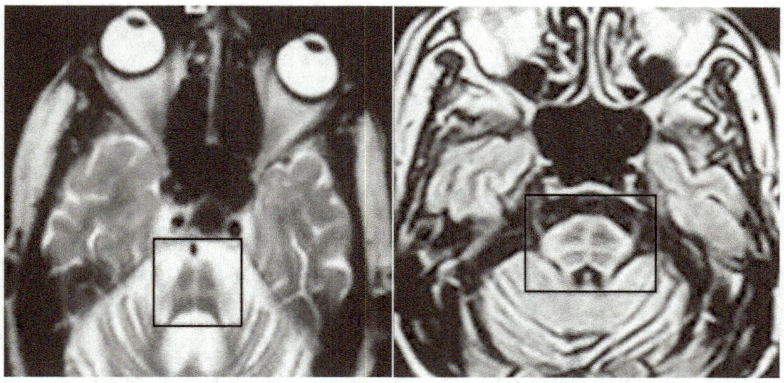

图 4-7　“十字面包征”

常见于多系统萎缩(MSA)的小脑性共济失调型(MSA-C)、黑质纹状体变性(SND)、夏-德综合征。其他如脊髓小脑性共济失调(SCA)、进行性多灶性白质脑病(PML)、克-雅病(CJD)等疾病也有类似征象

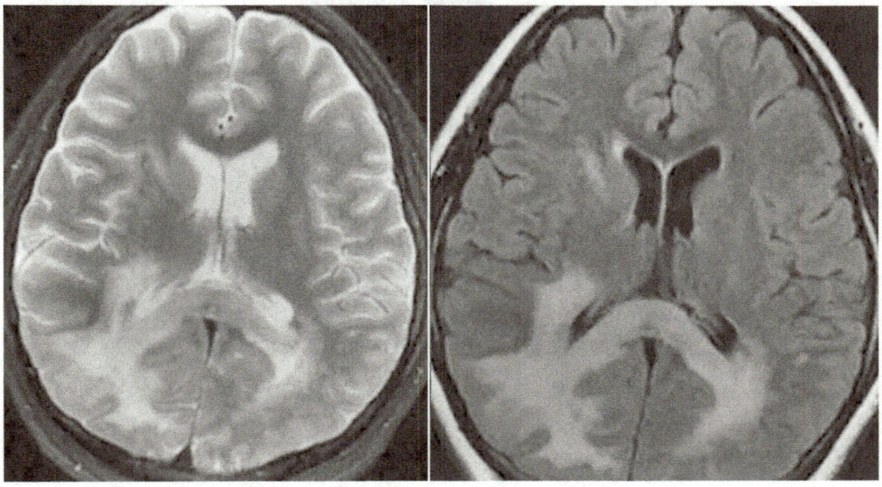

图 4-8　进行性多灶性白质脑病(1)

由 JC 乳多空病毒所致,最常累及皮质下脑白质及胼胝体

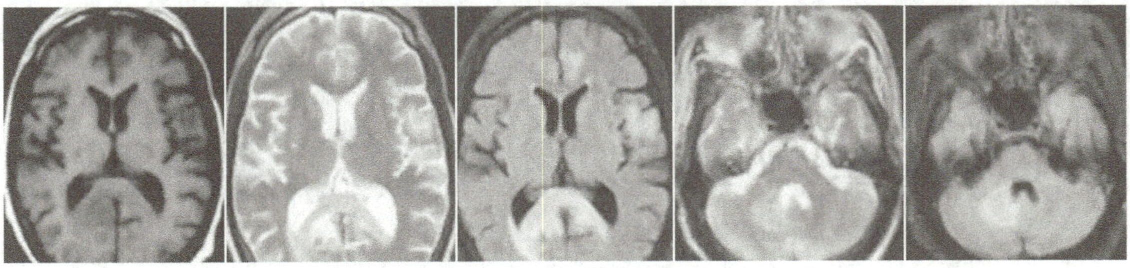

图 4-9　进行性多灶性白质脑病(2)(女,35 岁)

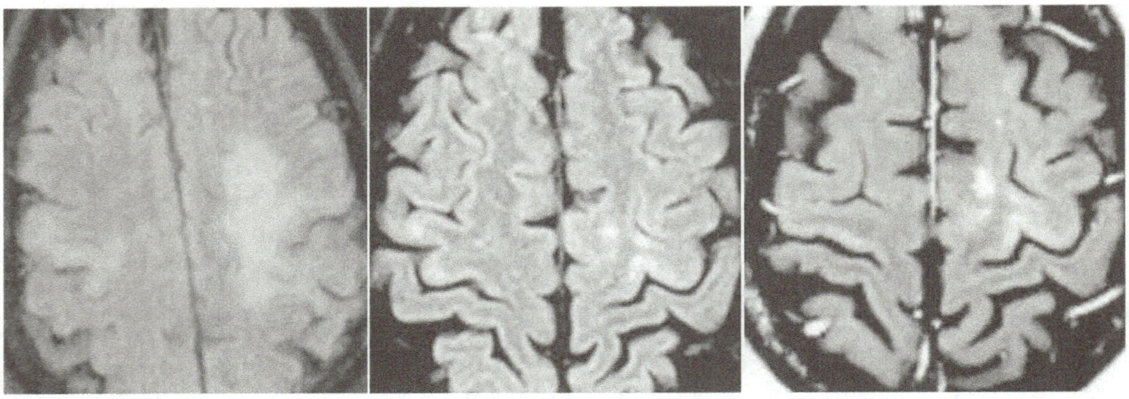

图 4-10　进行性多灶性白质脑病(3)

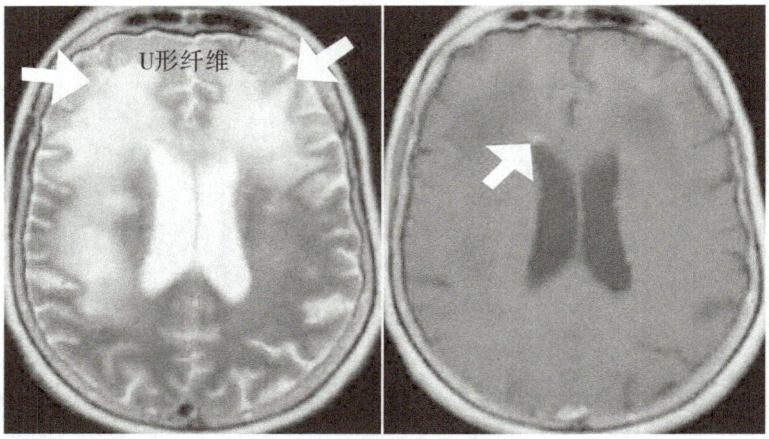

图 4-11　进行性多灶性白质脑病(4)

额叶或顶枕叶皮质下白质及小脑脚非对称受累，通常无血管源性水肿及占位效应，可累及皮质下 U 形纤维，具特征性，基底节及丘脑受累罕见

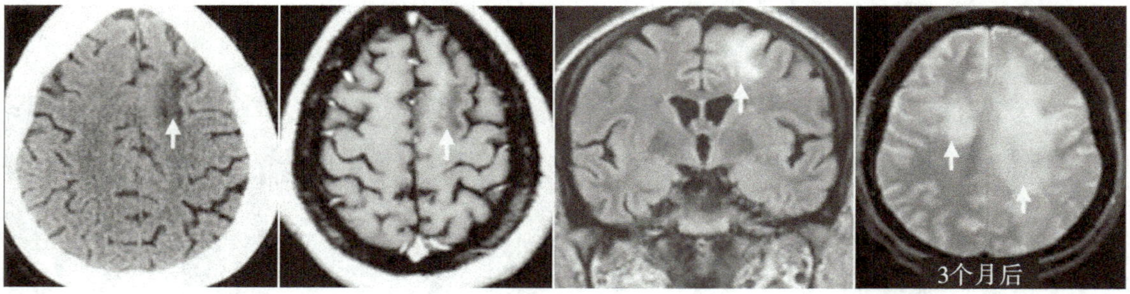

图 4-12　进行性多灶性白质脑病(5)

男，34 岁，HIV(+)，右手肌力减弱，由乳头多瘤空泡病毒引起的进行性脱髓鞘疾病，常发生于细胞免疫功能低下患者，例如 AIDS 病、霍奇金病、淋巴瘤、白血病及各种癌症等

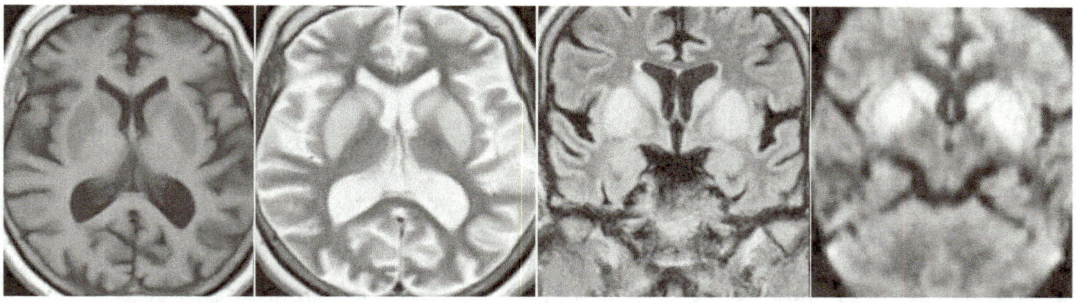

图 4-13　克-雅病

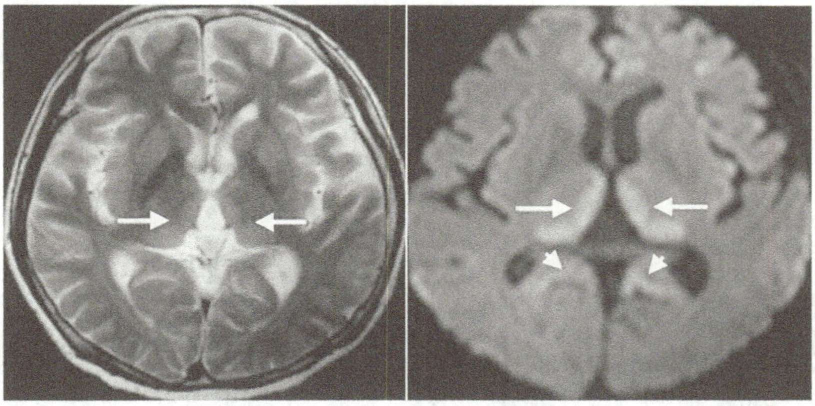

图 4-14　克-雅病(曲棍球征)

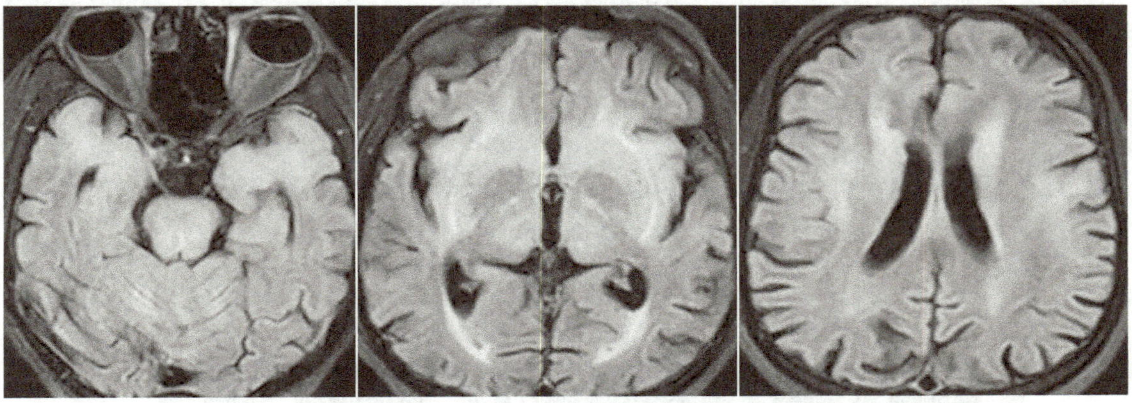

图 4-15　亚急性坏死性脑脊髓病(Leigh 病)(1)

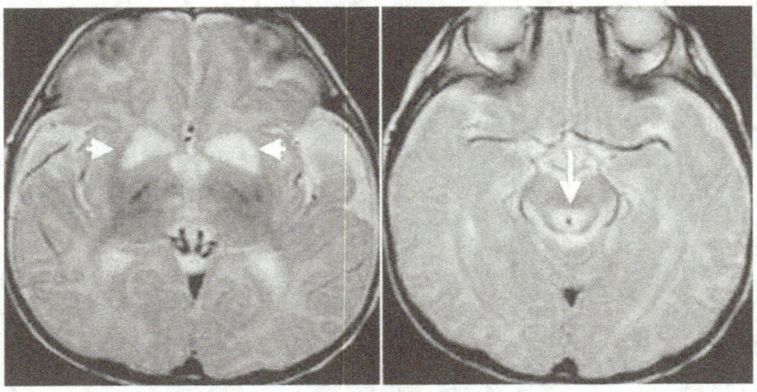

图 4-16　亚急性坏死性脑脊髓病(Leigh 病)(2)

多在 2～6 月发病,是一种线粒体脑病

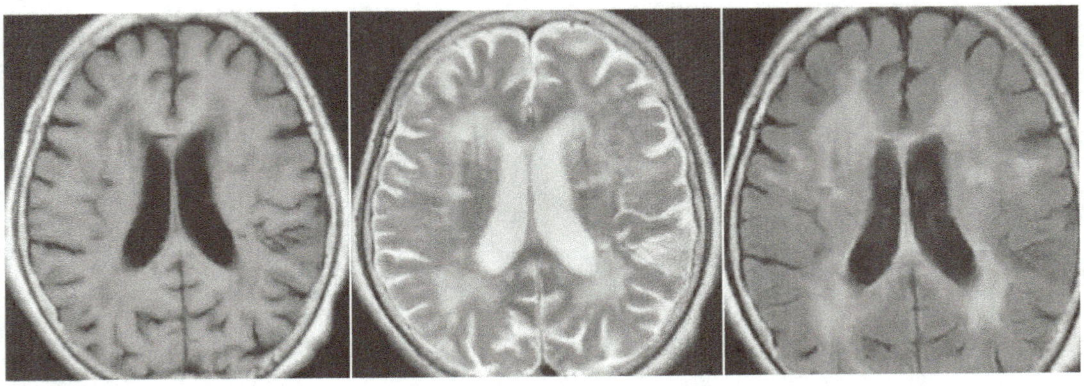

图 4-17　皮质下动脉硬化性脑病

第二节　脑白质营养不良

脑白质营养不良见图 4-18 ~ 图 4-25。

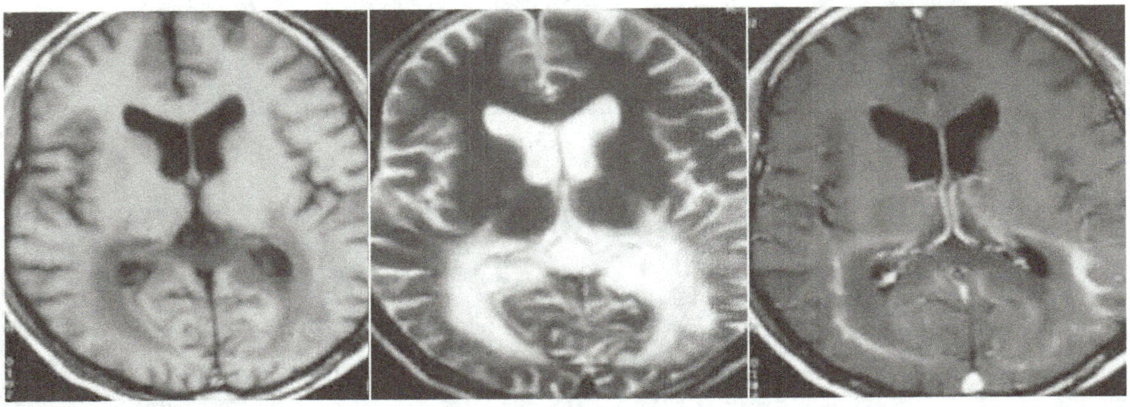

图 4-18　肾上腺脑白质营养不良(ALD)

又称艾迪生弥漫性脑硬化症、嗜苏丹性脑白质营养不良伴肾上腺皮质萎缩

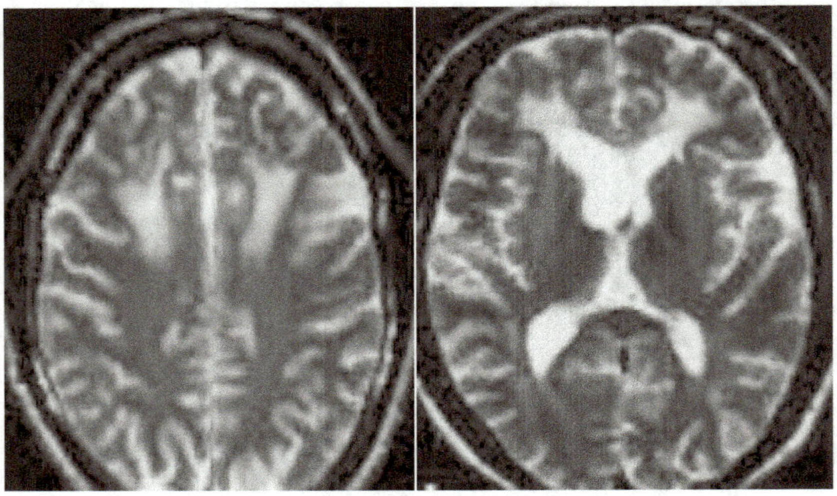

图 4-19　异染性脑白质营养不良

男,28 岁,双侧额叶为主的白质高信号并轻度脑萎缩

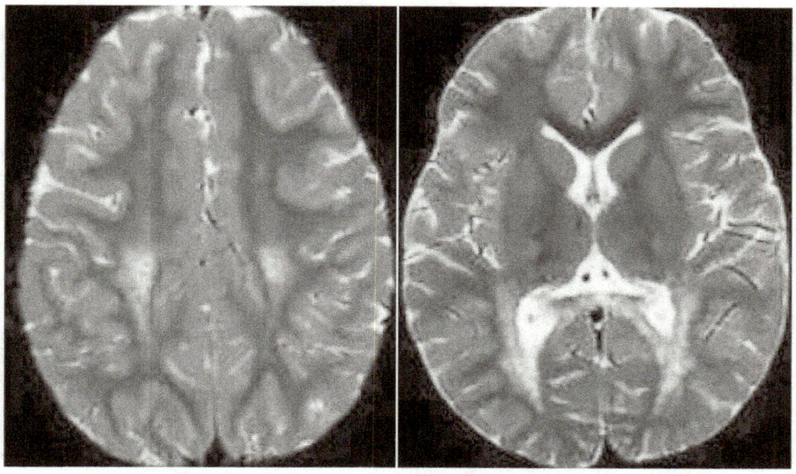

图 4-20　双侧半卵圆中心至内囊后肢皮质脊髓束对称性高信号

胼胝体压部有累及，Krabbe 病，也称球形细胞脑白质营养不良或半乳糖脑苷脂贮积症，为常染色体隐性遗传

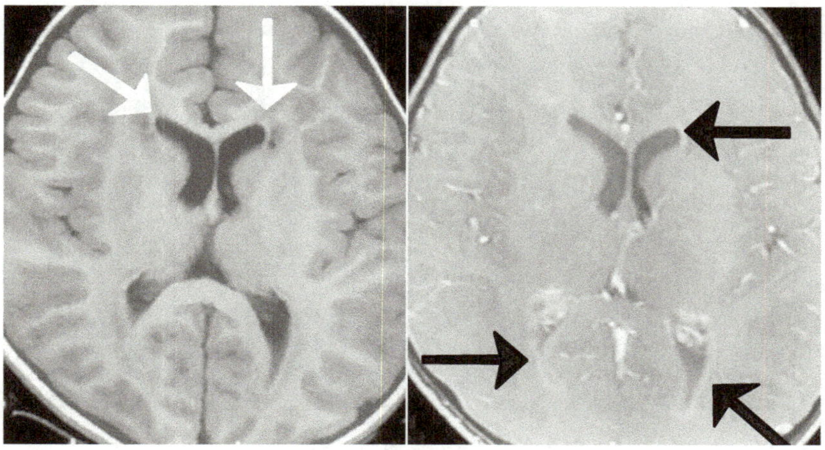

图 4-21　亚历山大病

曾称纤维蛋白样白质营养不良脑病，是一种由于星形胶质细胞功能异常导致的罕见神经系统进行性变性病

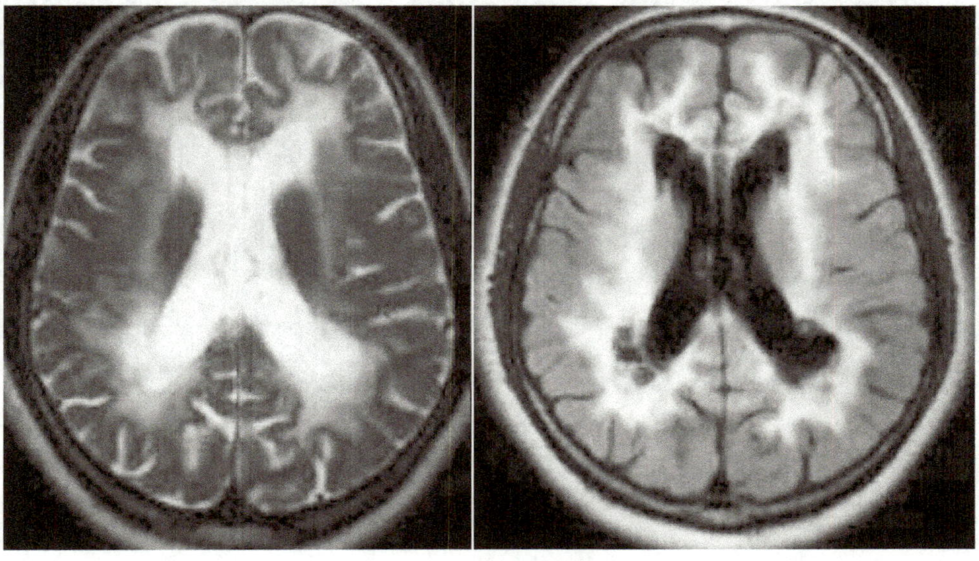

图 4-22　白质消融性白质脑病

又称为儿童共济失调伴中枢神经系统髓鞘化不良，是一种常染色体隐性遗传的脑白质营养不良

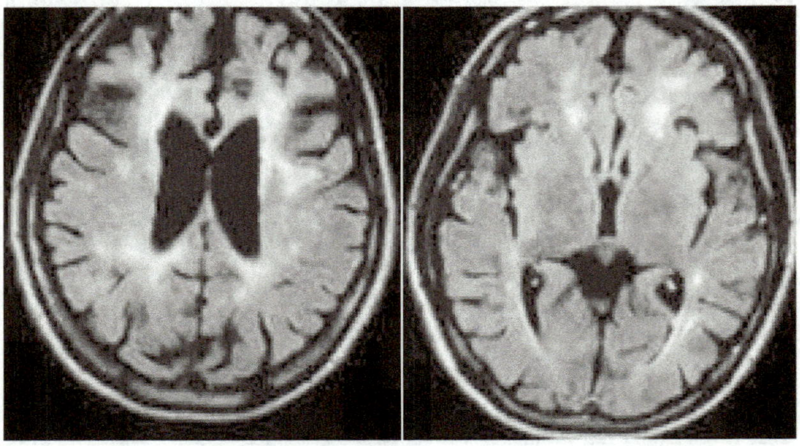

图 4-23　遗传性弥漫性脑白质病伴神经巨轴索形成（女，51 岁）

是一种罕见的常染色体显性遗传性脑白质营养不良

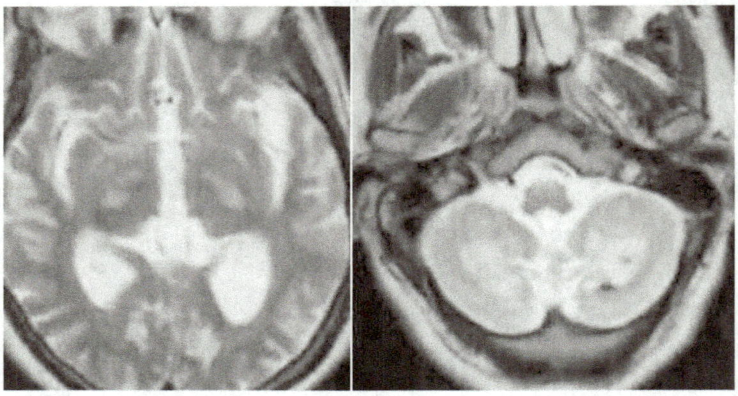

图 4-24　脑腱黄瘤病（男，45 岁）

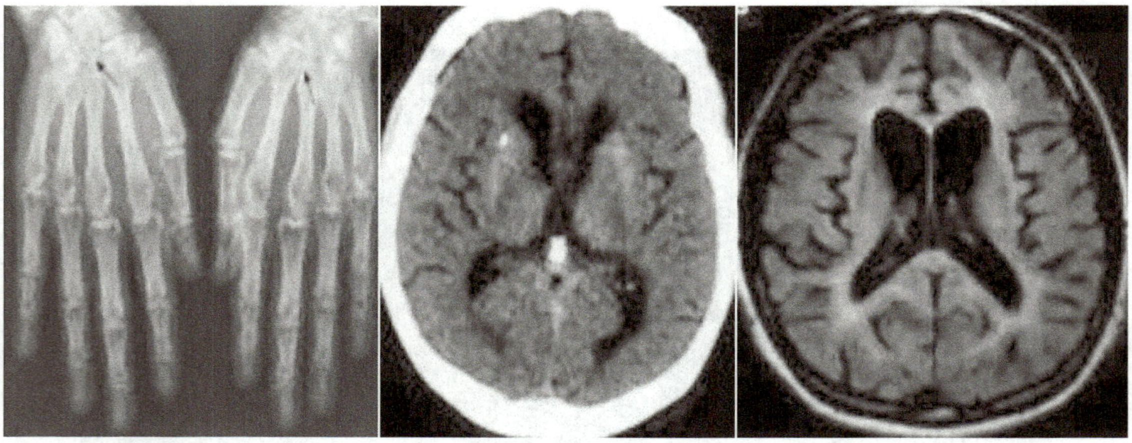

图 4-25　腕骨囊性病灶（男，46 岁）

豆状核钙化，侧脑室旁轻度高信号，Nasu-Hakola 病，又称为多囊性脂膜样骨发育不良并硬化性白质脑病，是一种以进展性早老性痴呆和全身多发性骨囊肿为特点的罕见常染色体隐性遗传病

第三节　其他脑病

其他脑病见图 4-26 ~ 图 4-28。

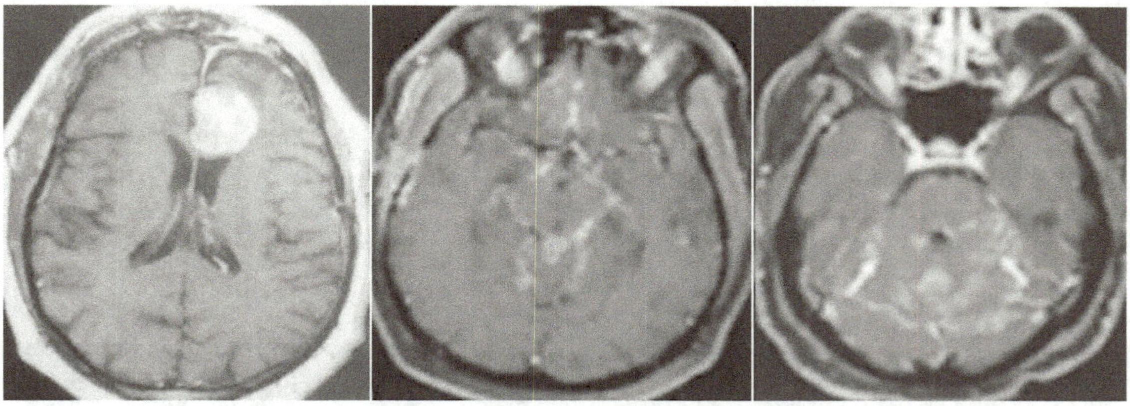

图 4-26　中枢神经系统结节病

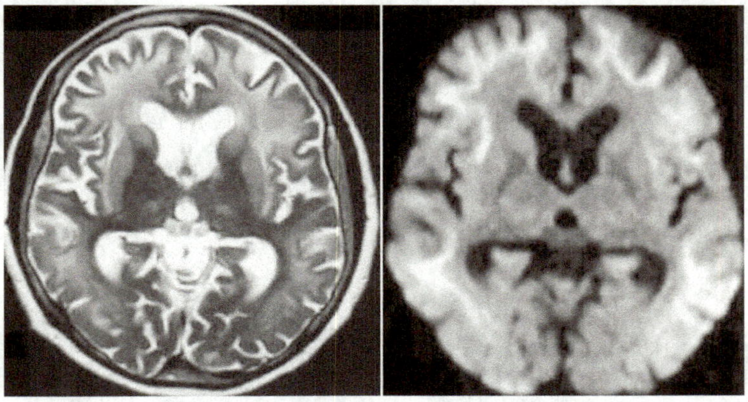

图 4-27　神经元核内包涵体病（特异性“鸡冠花边”征）

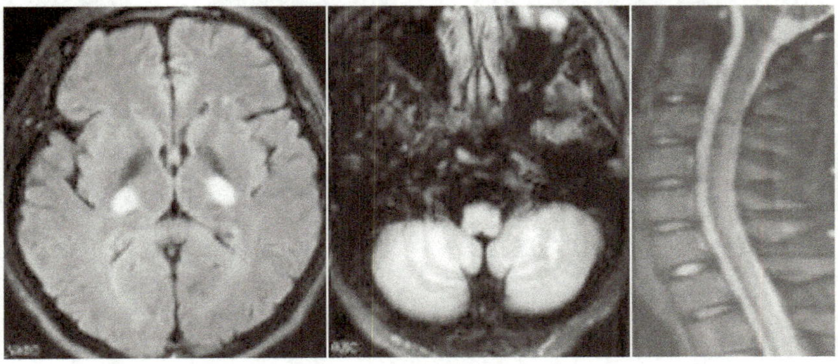

图 4-28　肾上腺脊髓神经病

第五章　中毒、代谢性脑病

第一节　中毒性脑病

中毒性脑病见图 5-1 ~ 图 5-15。

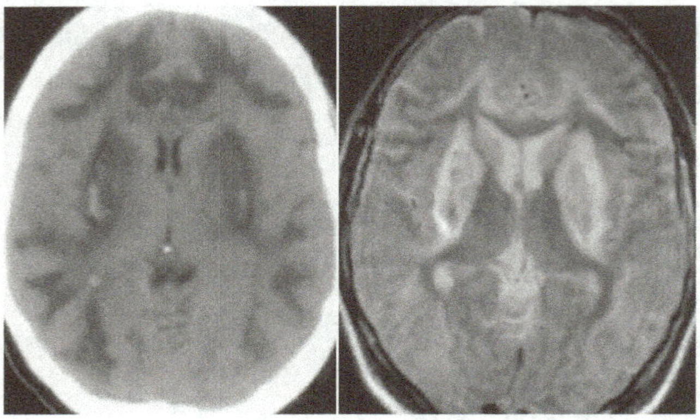

图 5-1　甲醇中毒(1)

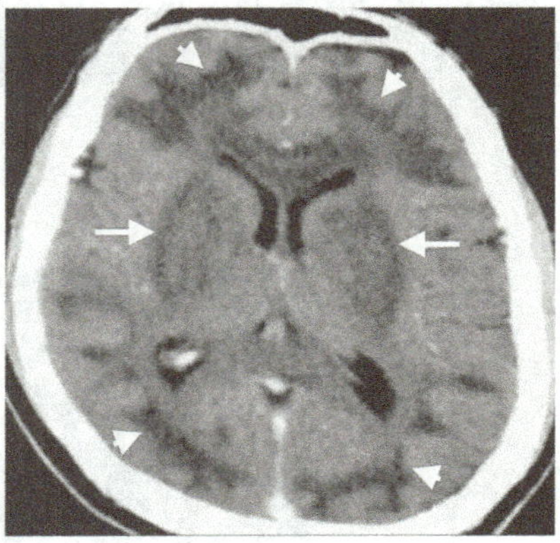

图 5-2　甲醇中毒(2)

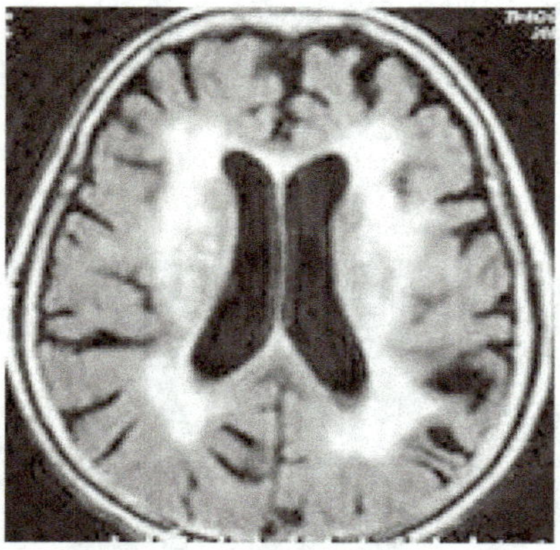

图 5-3　酒精中毒性脑病(广泛皮质性脑萎缩)

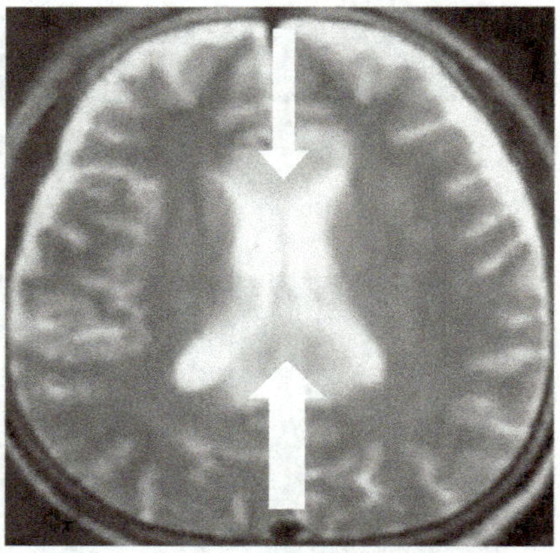

图 5-4　酒精中毒性脑病(胼胝体变性)

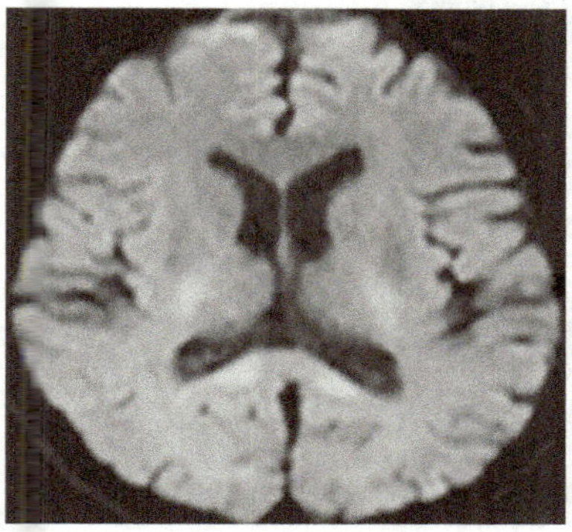

图 5-5　Wernicke 脑病(1)

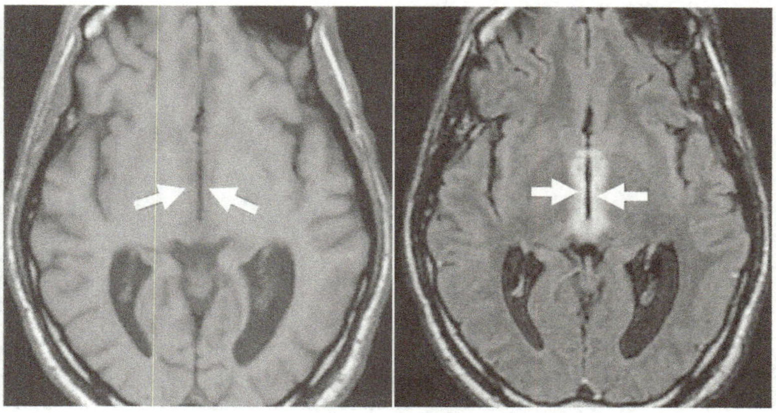

图 5-6　Wernicke 脑病(2)

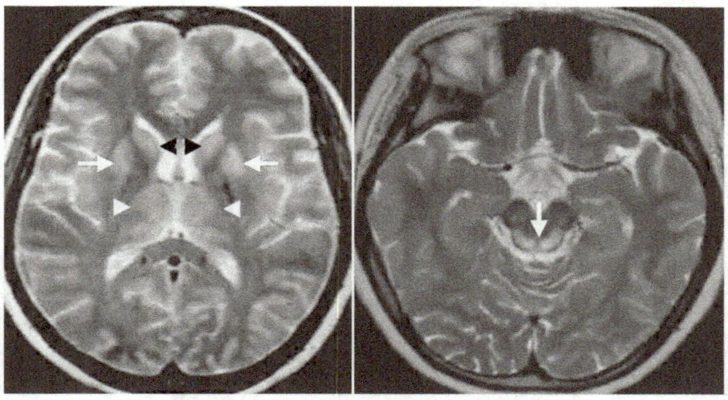

图 5-7　慢性酒精中毒(乙醇中毒)

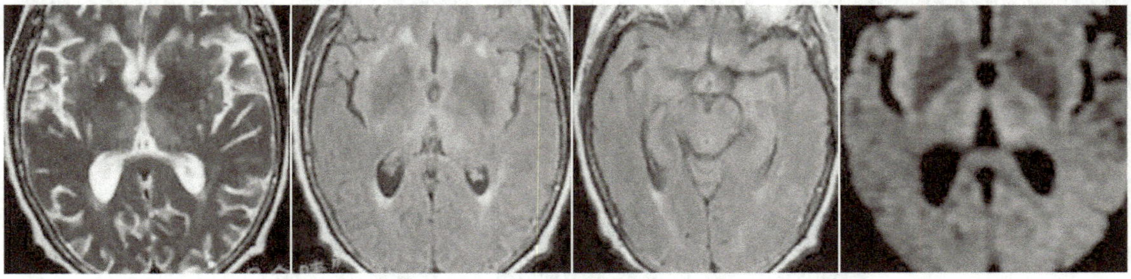

图 5-8　Wernicke 脑病(3)

女,68 岁,维生素 B_1(硫胺)缺乏所致,表现为内侧丘脑、乳头体及导水管周围灰质对称性高信号

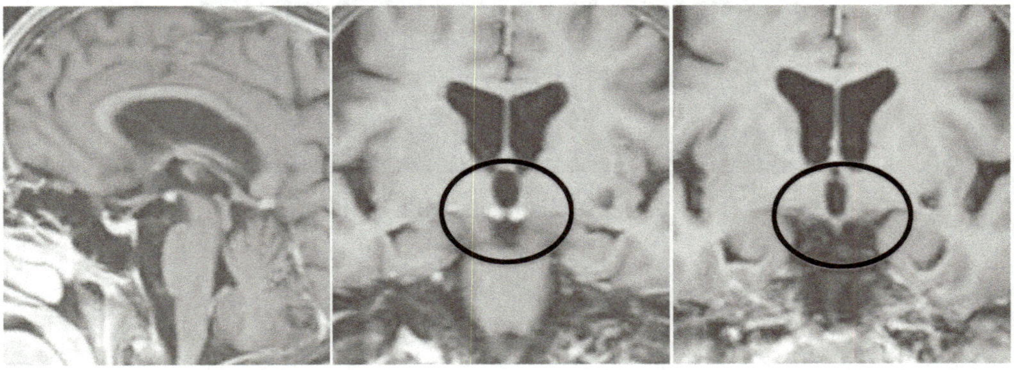

图 5-9　Wernicke 脑病(4)

维生素 B_1 治疗后,双侧乳头体异常强化消失(最后一图)

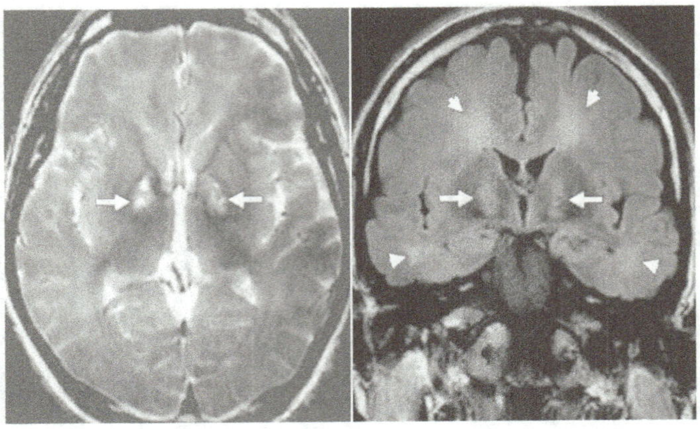

图5-10　CO中毒4周,迟发性脑病

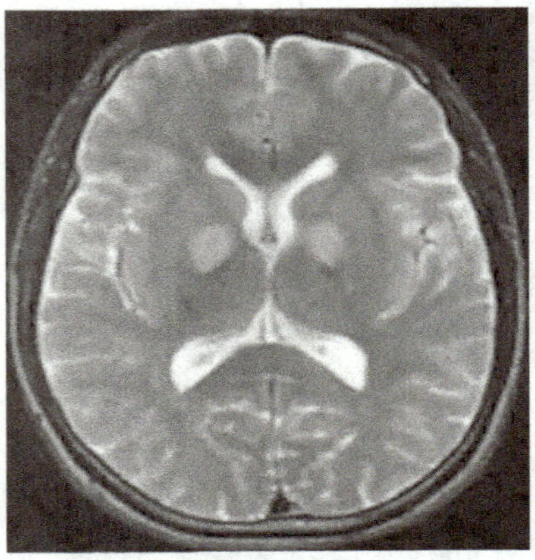

图5-11　CO中毒双侧苍白球(猫眼征)

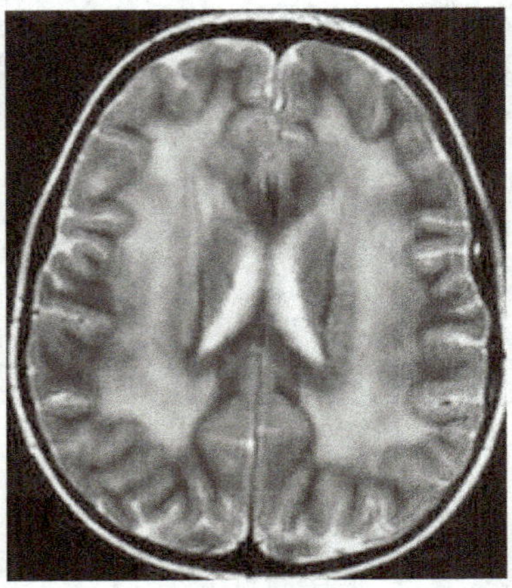

图5-12　甲氨蝶呤中毒脑病

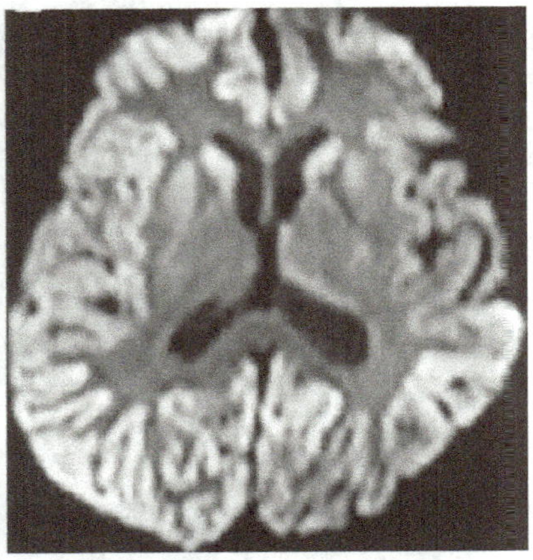

图5-13　金属汞中毒(水俣病)

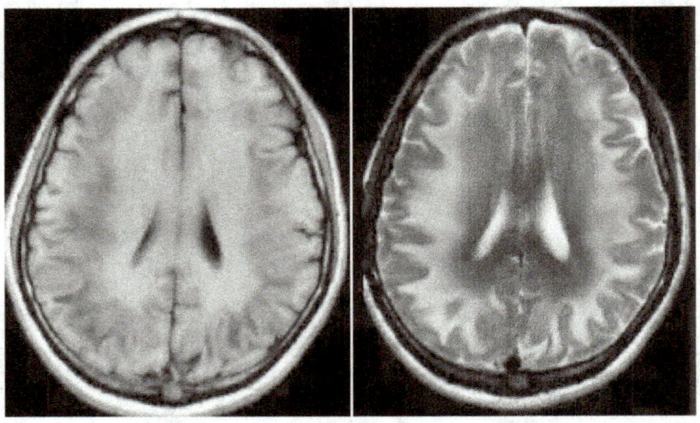

图5-14　苯中毒(“向日葵征”)

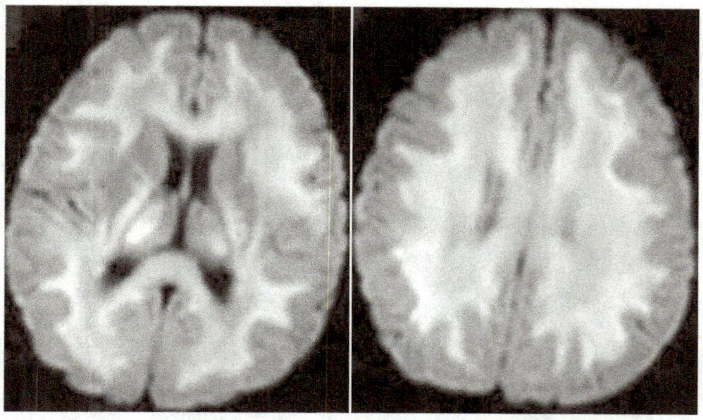

图 5-15　海洛因脑病

第二节　代谢性脑病

代谢性脑病见图 5-16 ~ 图 5-26。

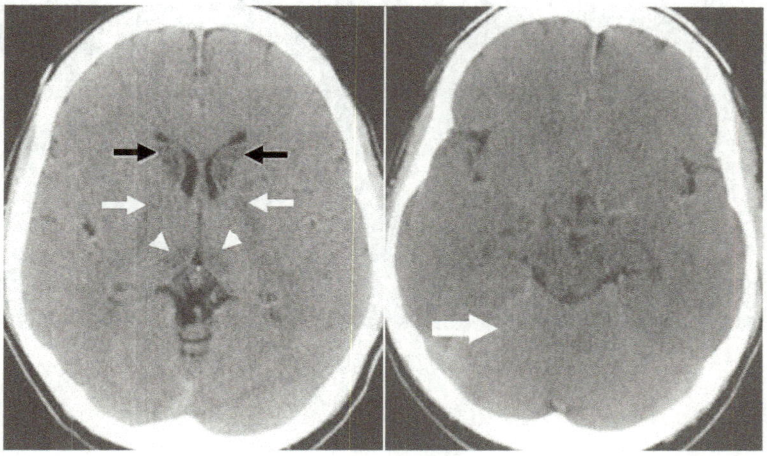

图 5-16　缺氧缺血性脑病(1)

男,54 岁,双侧尾状核头、苍白球、丘脑对称性低密度区,“白小脑征”

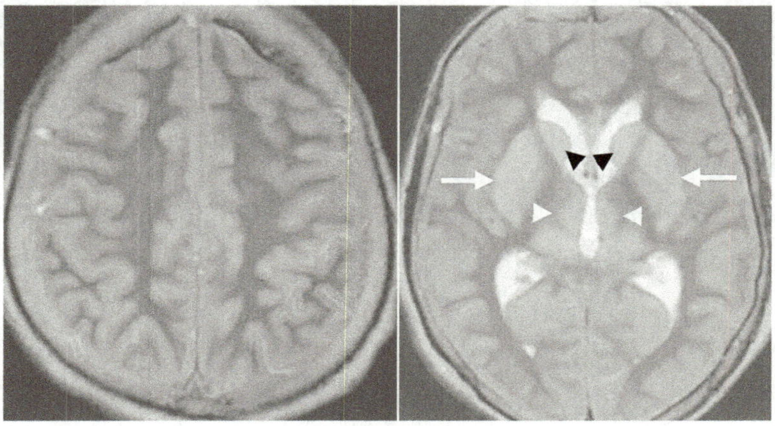

图 5-17　缺氧缺血性脑病(2)

双侧大脑皮质、尾状核、豆状核、丘脑对称性高信号

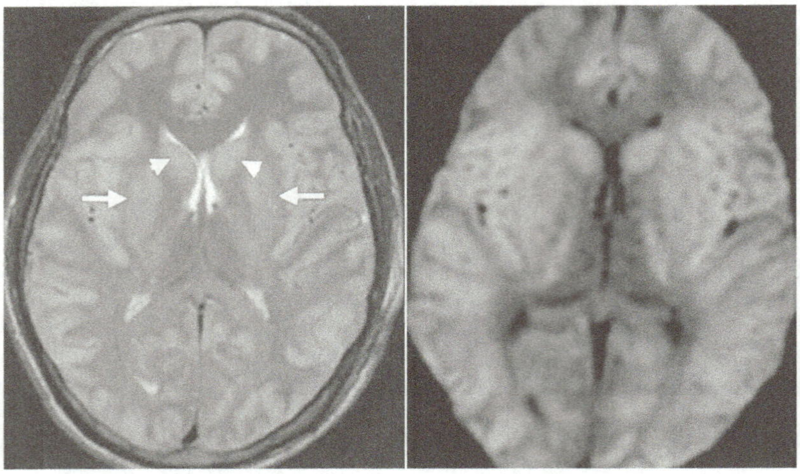

图 5-18　成人低血糖脑病

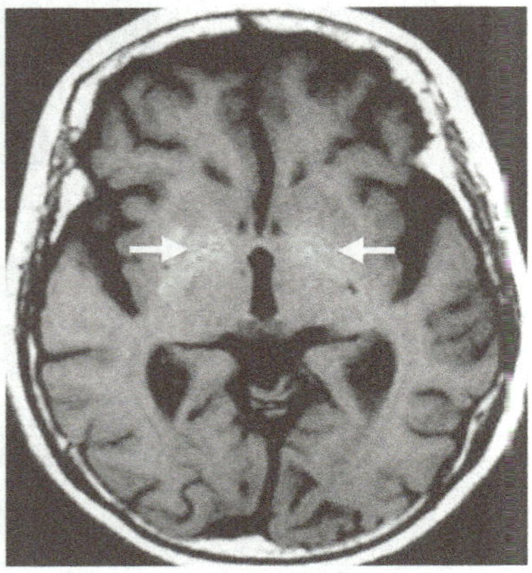

图 5-19　非酮性高血糖症（双侧苍白球对称性高信号）

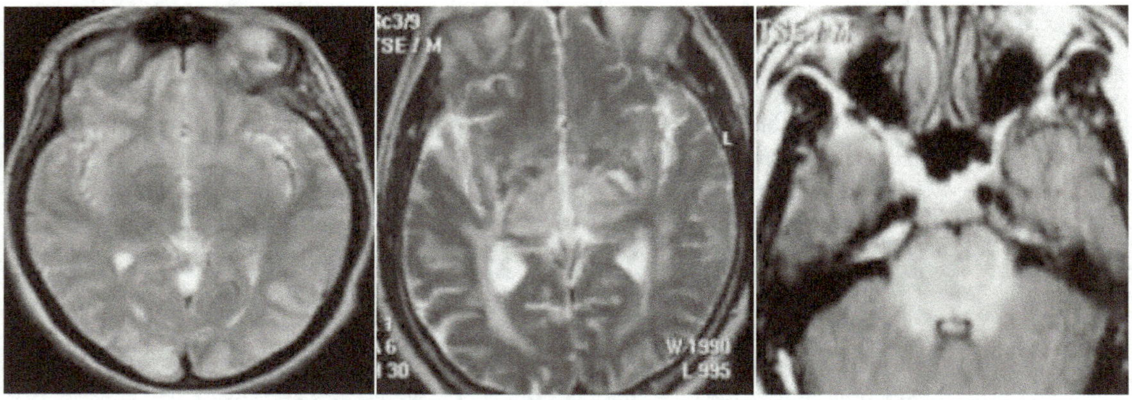

图 5-20　高血压脑病（3 例）

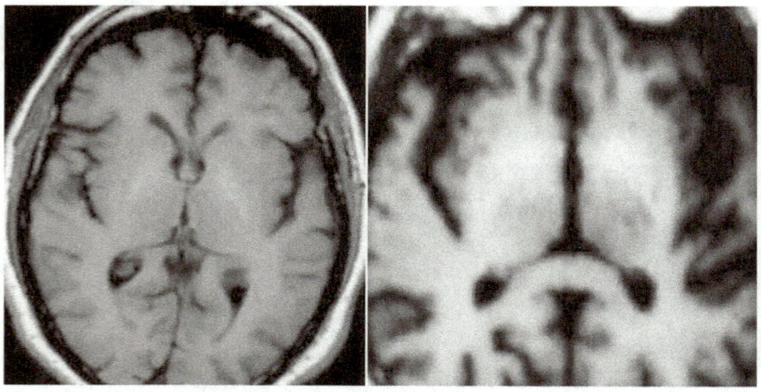

图 5-21　急、慢性肝性脑病（锰沉积于基底节区所致）

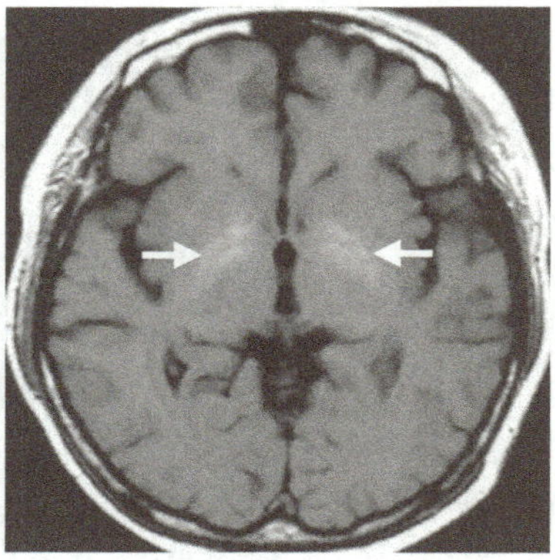

图 5-22　肝硬化，锰沉积

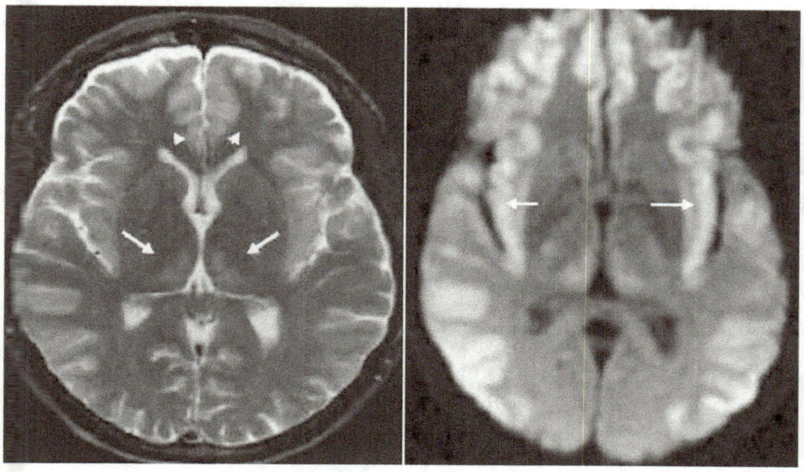

图 5-23 高血氨脑病

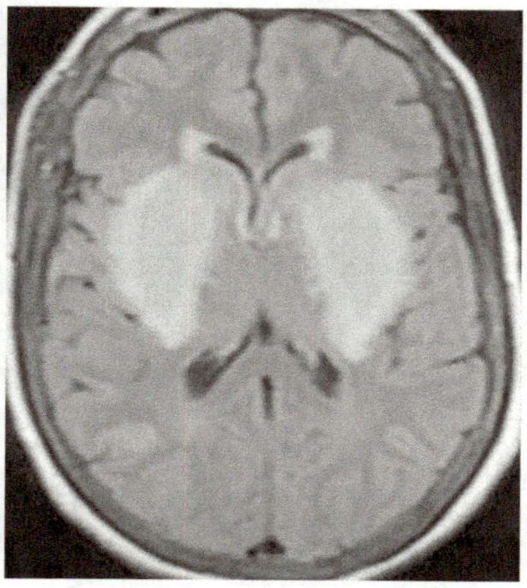

图 5-24 尿毒症脑病

与透析后多种代谢紊乱有关

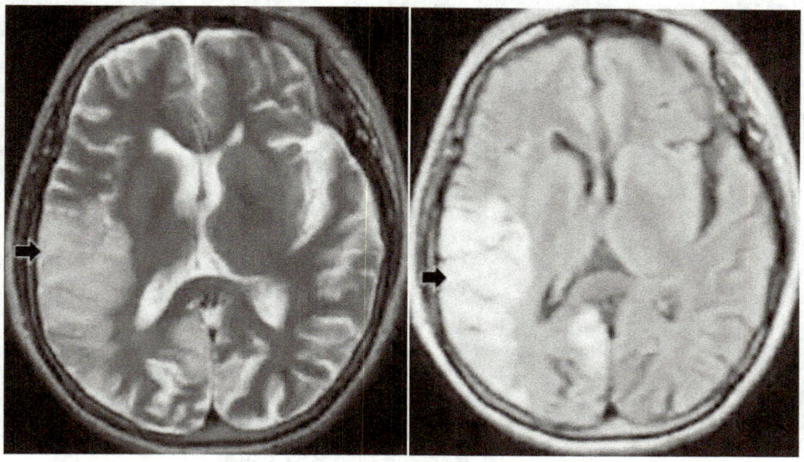

图 5-25 线粒体脑肌病(MELAS)

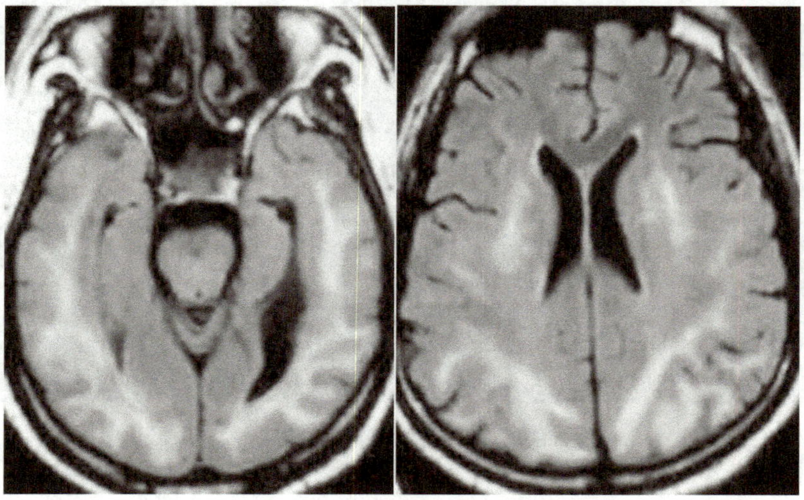

图 5-26 可逆性后部白质脑病(PRES)

第六章　基底节、丘脑对称性病变

第一节　基底节对称性病变

基底节对称性病变见图 6-1 ~ 图 6-9。

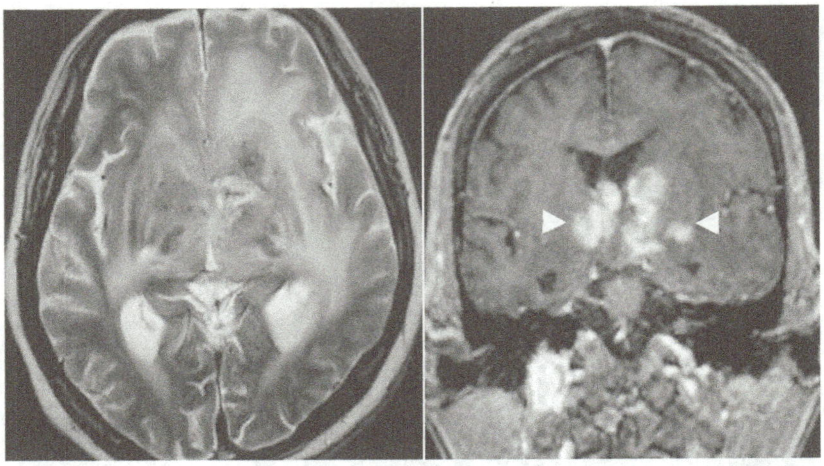

图 6-1　原发性中枢神经系统淋巴瘤

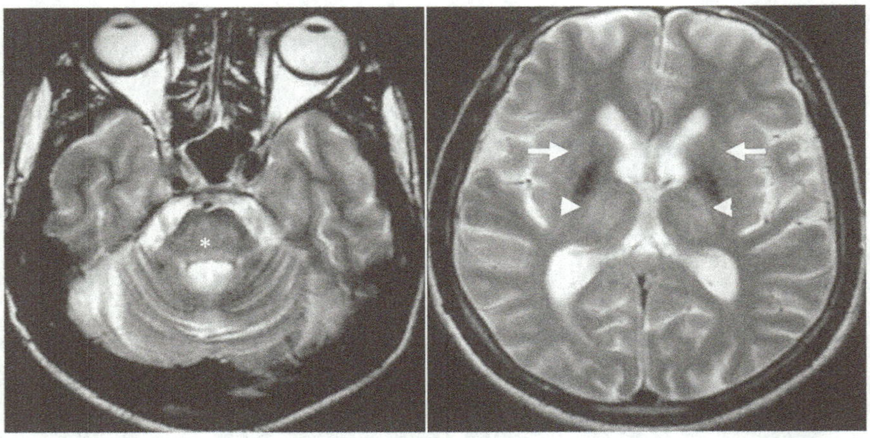

图 6-2　渗透性髓鞘溶解症

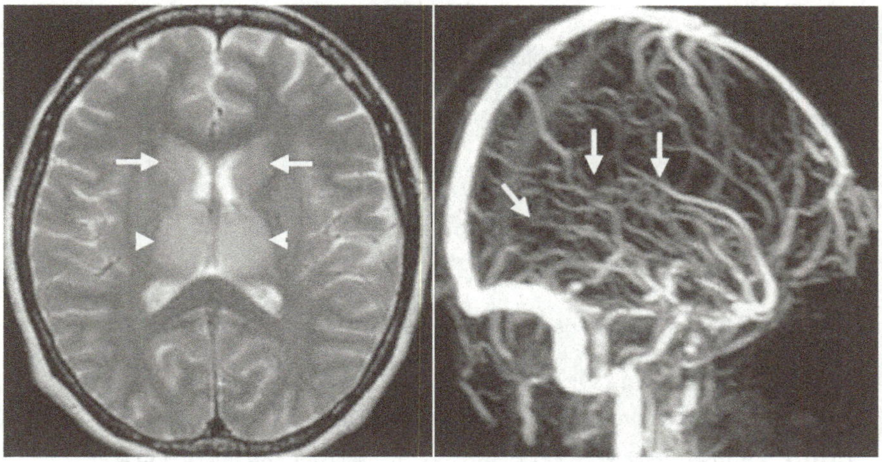

图 6-3　脑深静脉血栓形成

丘脑及尾状核头部对称性高信号；大脑内静脉、大脑大静脉、直窦未见显影

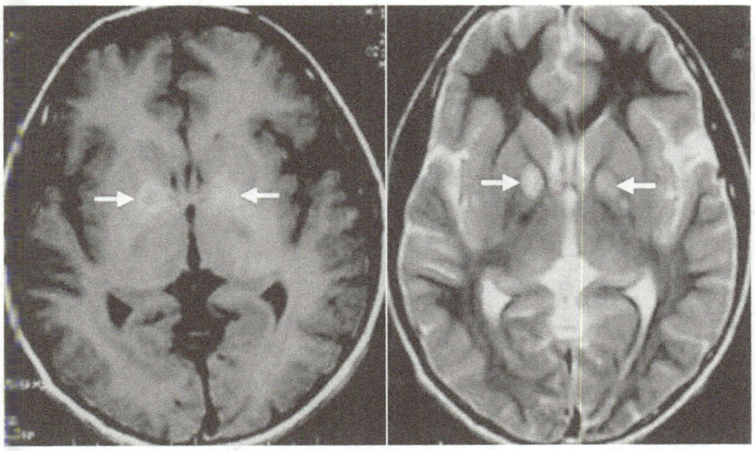

图 6-4　神经纤维瘤病 1 型

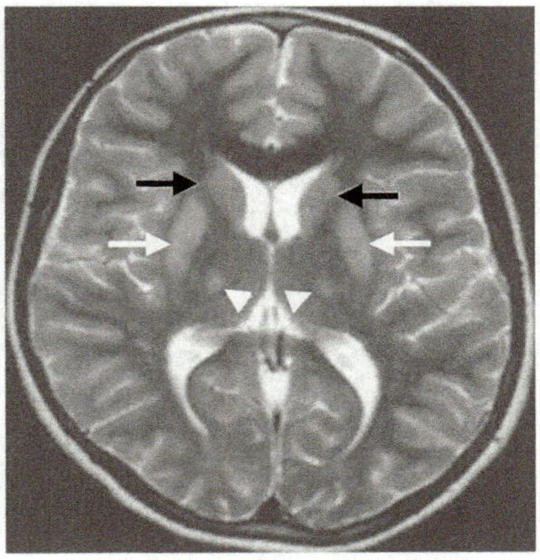

图 6-5　肝豆状核变性（HLD，又称 Wilson 病）

铜代谢障碍导致双侧丘脑腹外侧核、壳核、尾状核对称性高信号

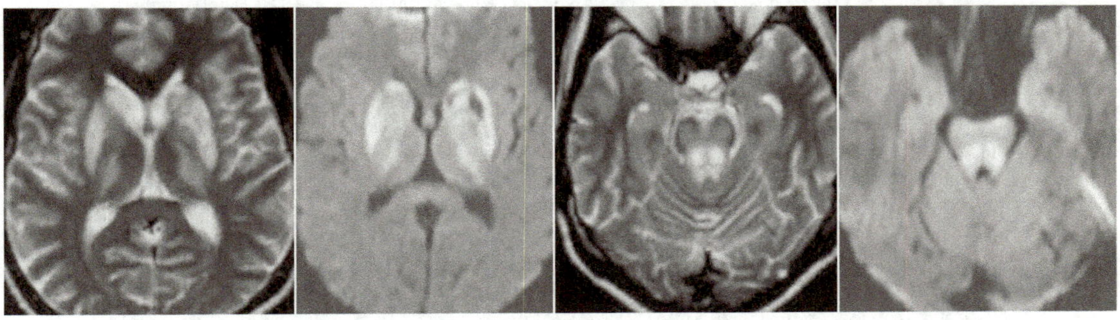

图 6-6　肝豆状核变性（男，22 岁）

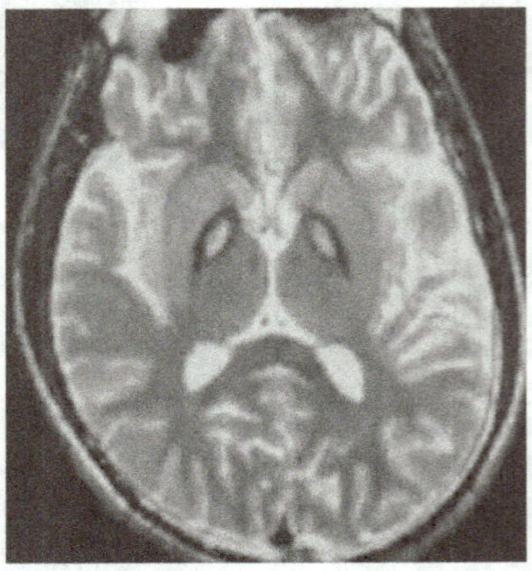

图 6-7 苍白球-黑质色素变性病(Hallervorden-Spatz disease, HSD)

典型特征是虎眼征

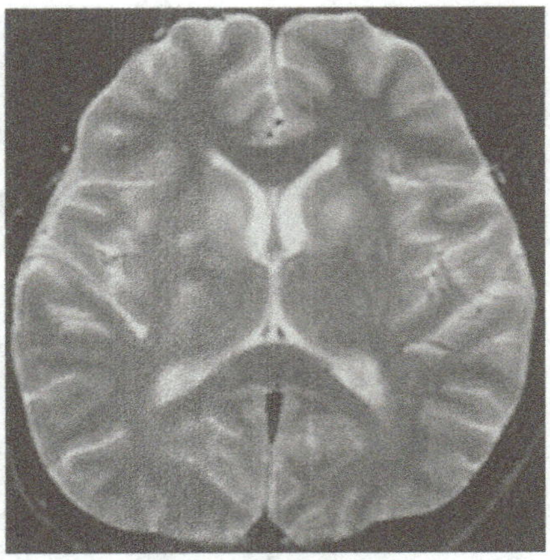

图 6-8 贝赛特症(白塞病)

双侧尾状核头、豆状核长 T2 信号,边界模糊,基本病理改变为血管炎

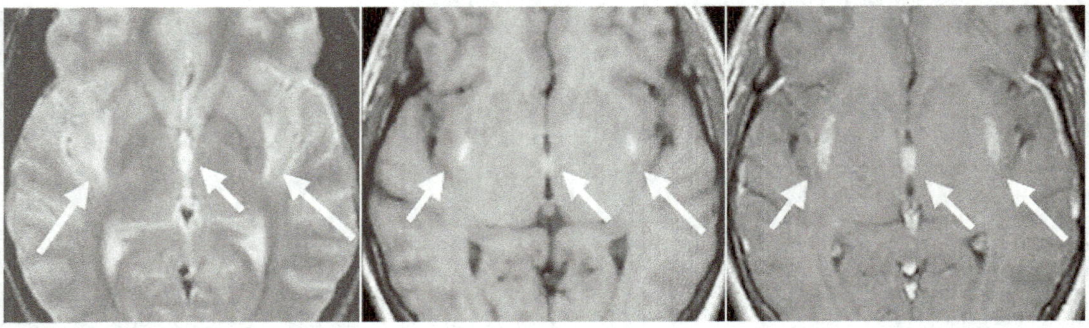

图 6-9 热射病

第二节 丘脑对称性病变

丘脑对称性病变见图 6-10 ~ 图 6-12。

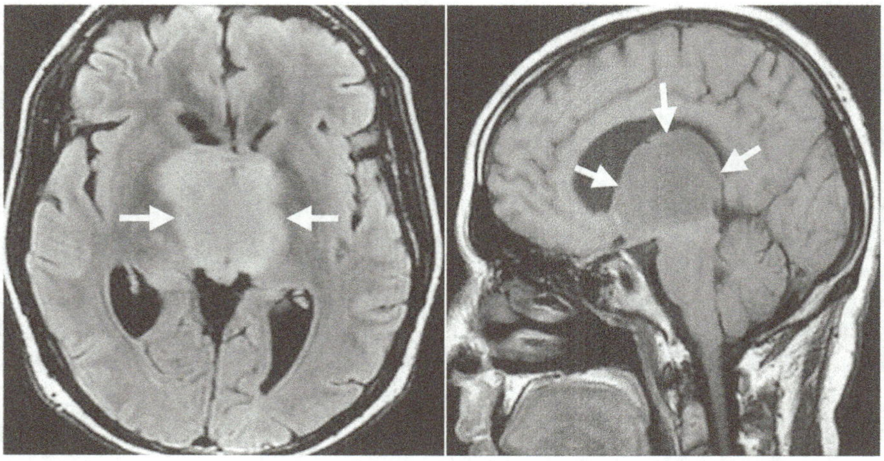

图 6-10 原发性双侧丘脑胶质瘤

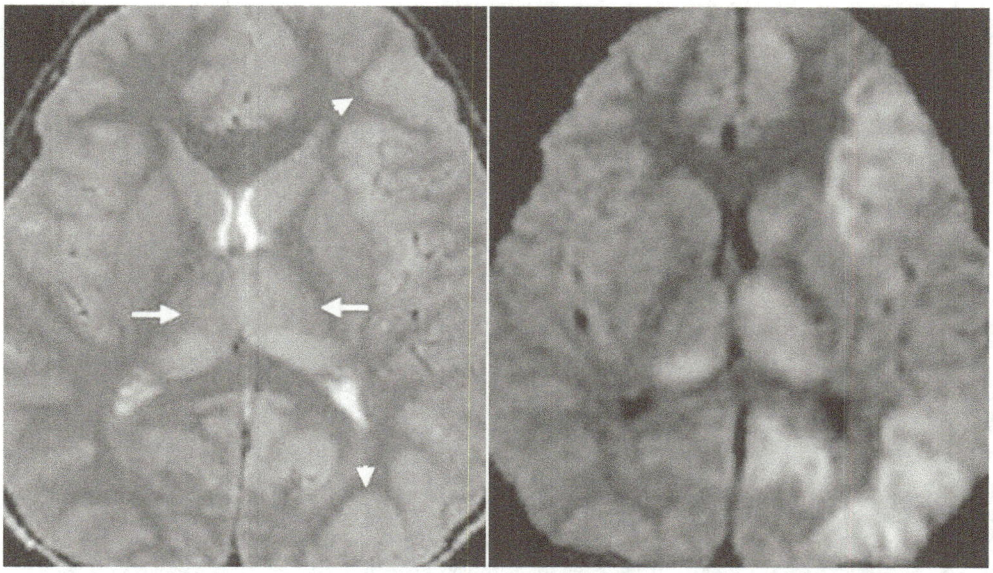

图 6-11　日本乙型脑炎

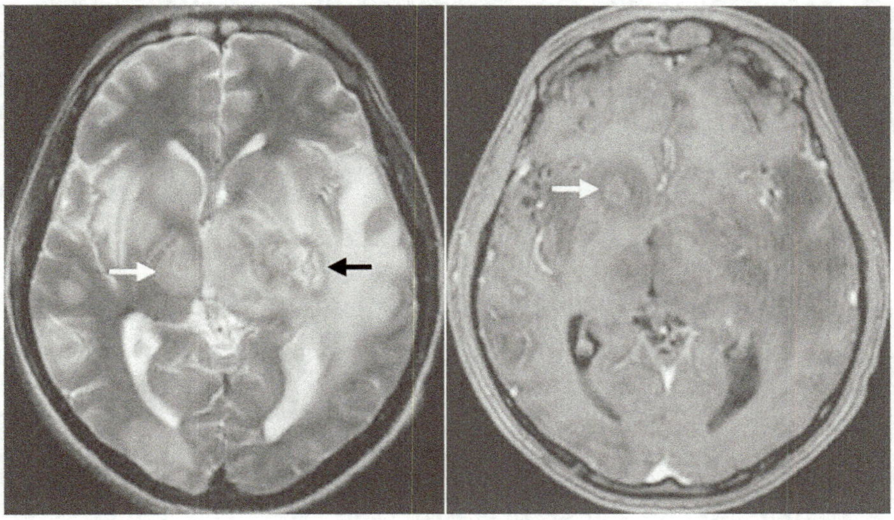

图 6-12　脑弓形虫病

第七章　脑皮质病变

第一节　局灶性皮质病变

局灶性皮质发育不良(FCD)见图 7-1、图 7-2。

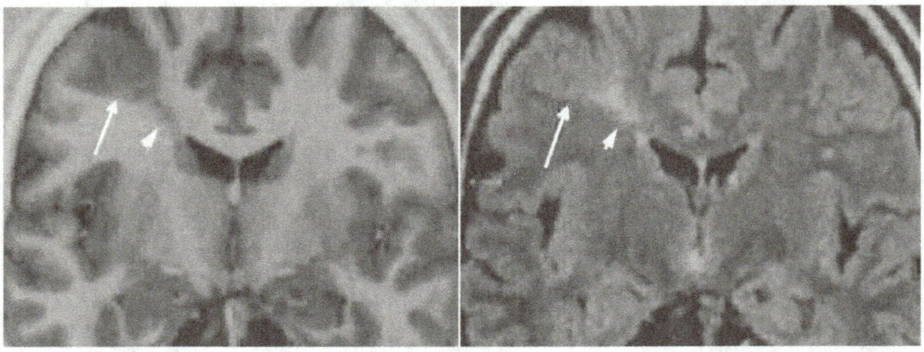

图 7-1　局灶性皮质发育不良(1)

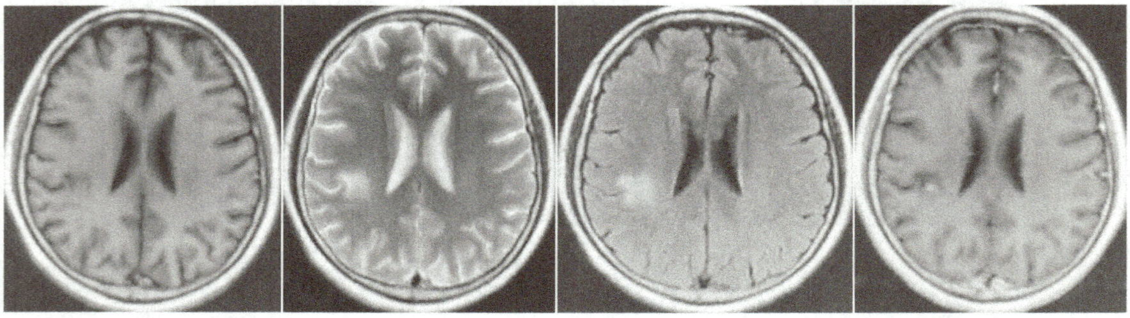

图 7-2　局灶性皮质发育不良(2)

长期癫痫相关皮质良性肿瘤见图 7-3 ~ 图 7-12。

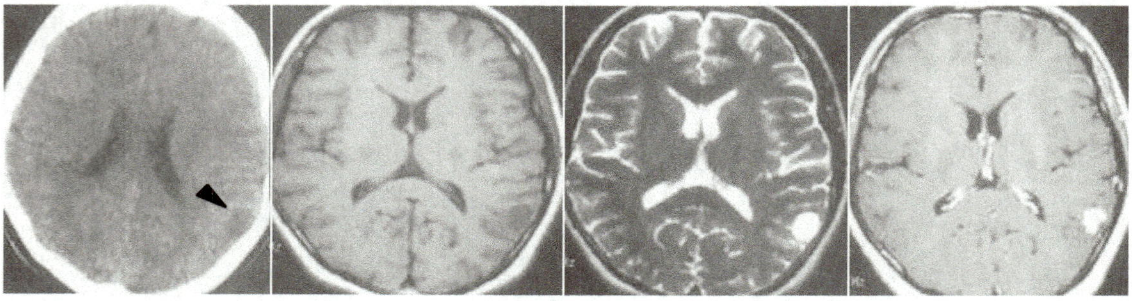

图 7-3　胚胎发育不良性神经上皮瘤(1)

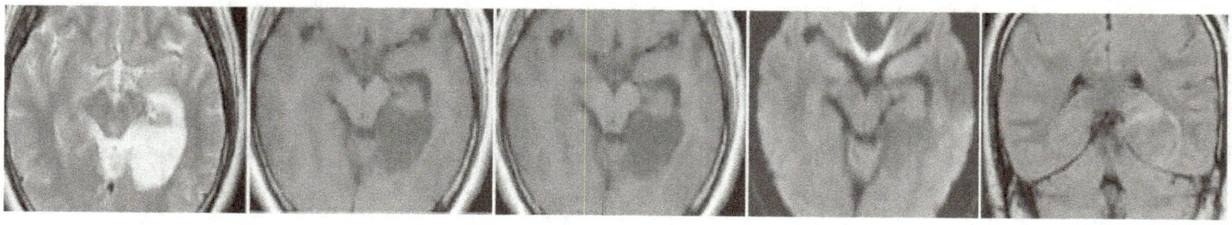

图 7-4　胚胎发育不良性神经上皮瘤(2)

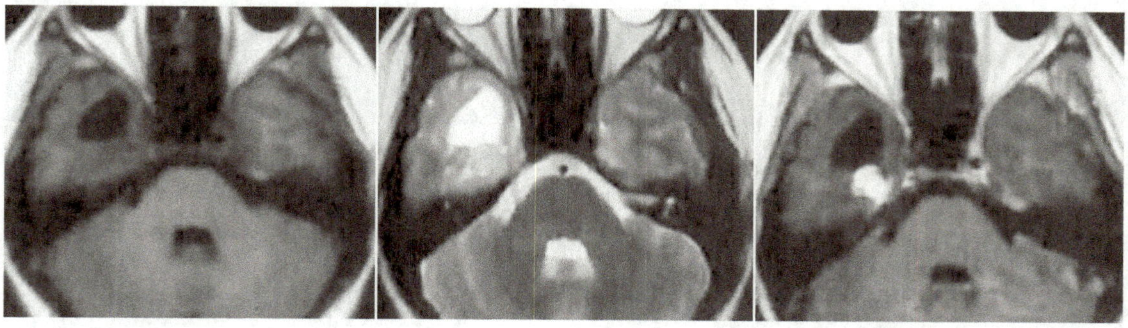

图 7-5　节细胞瘤

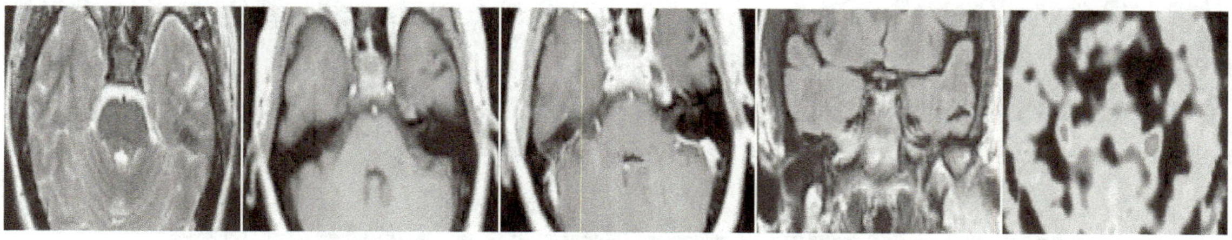

图 7-6　节细胞胶质瘤

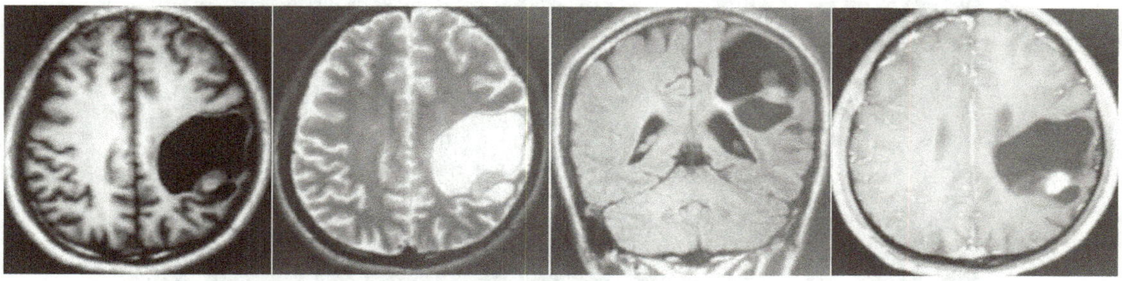

图 7-7　颅内节细胞胶质瘤(神经节胶质瘤)(男,29 岁)

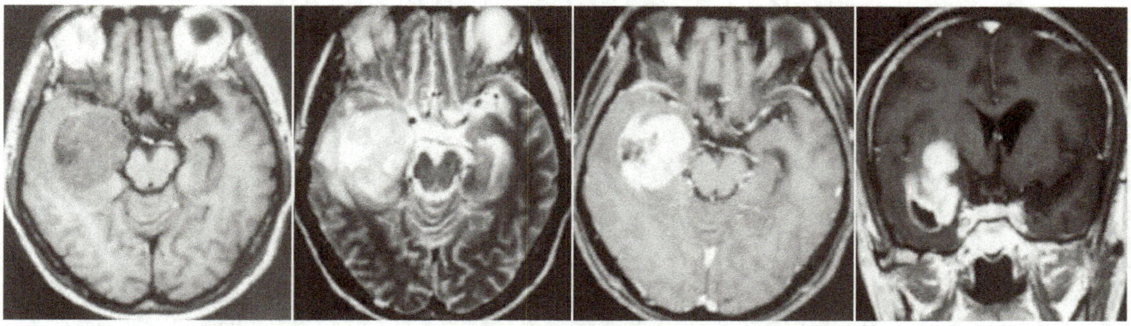

图 7-8　颅内节细胞胶质瘤(男,59 岁)

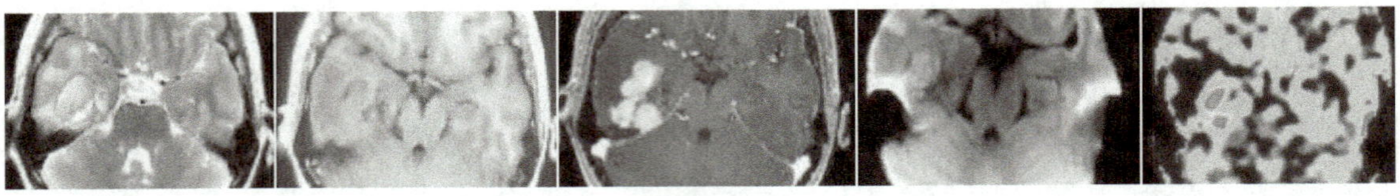

图 7-9 多形性黄色星形细胞瘤

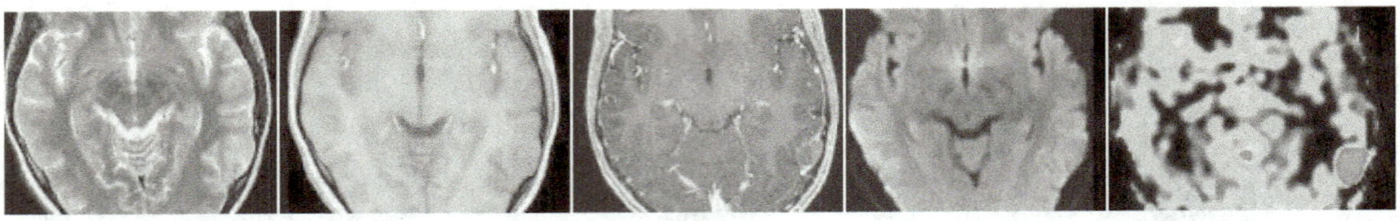

图 7-10 血管中心性胶质瘤

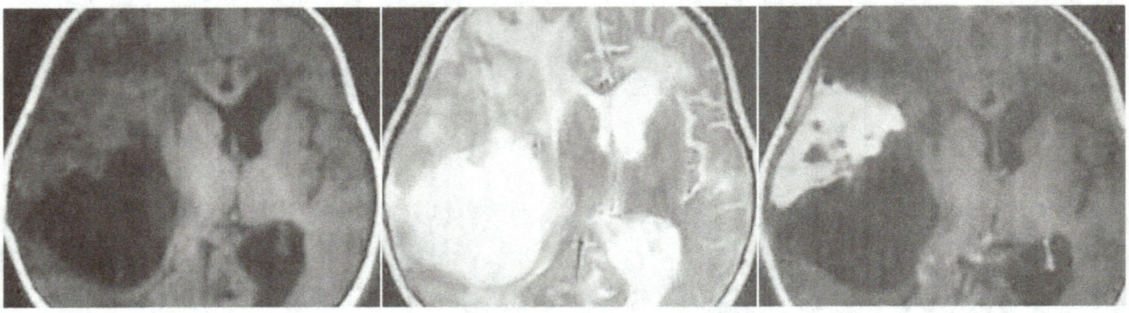

图 7-11 婴儿促纤维增生性星形细胞瘤

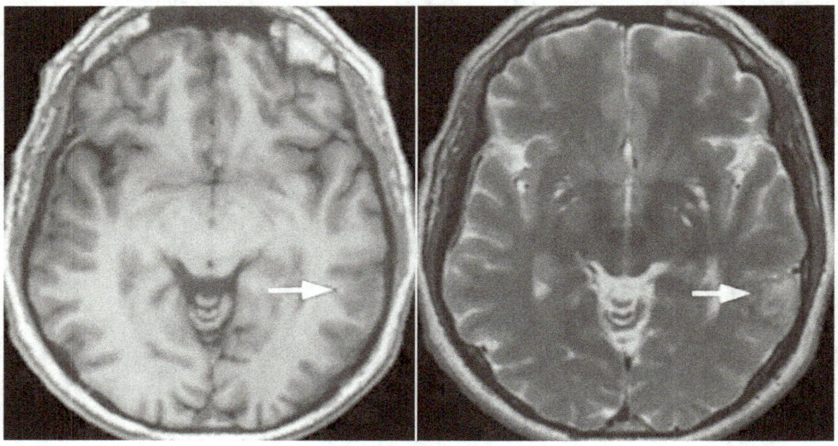

图 7-12 多结节及囊泡状神经节细胞肿瘤(男,45 岁)

皮质恶性肿瘤见图 7-13、图 7-14。

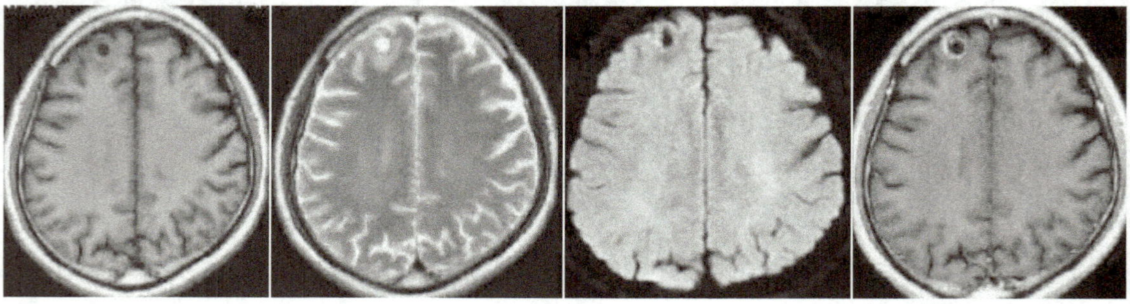

图 7-13 转移瘤

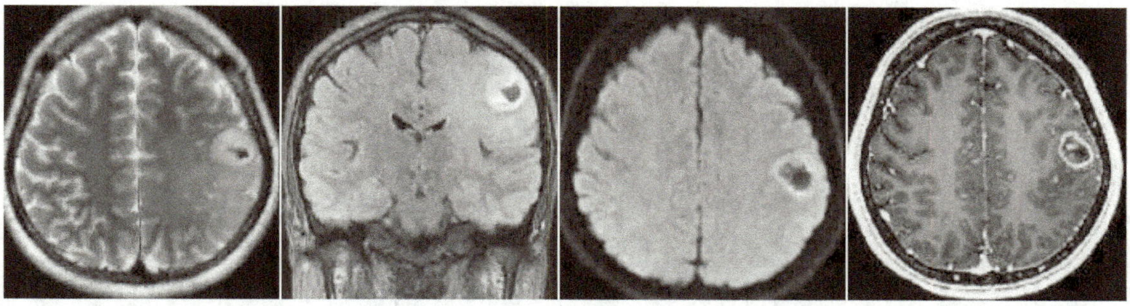

图 7-14　胶质母细胞瘤

第二节　区域性皮质病变

皮质发育障碍-脑回发育畸形见图 7-15。

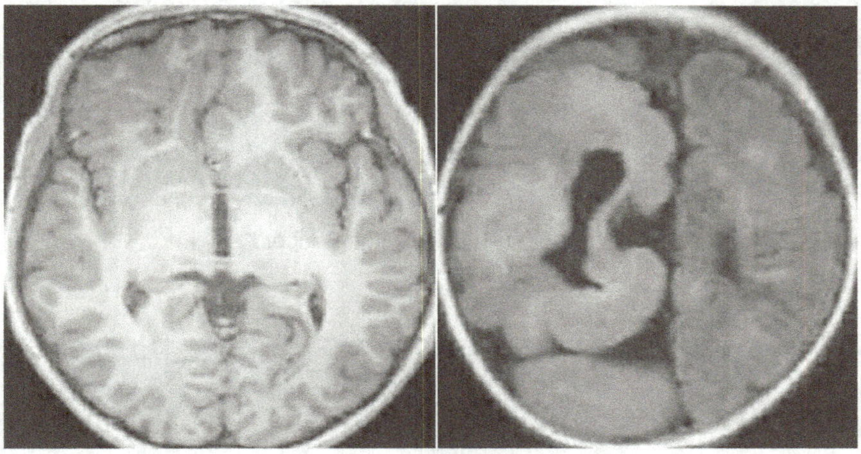

图 7-15　多小脑回畸形及巨脑回畸形

脑血管疾病见图 7-16 ~ 图 7-18。

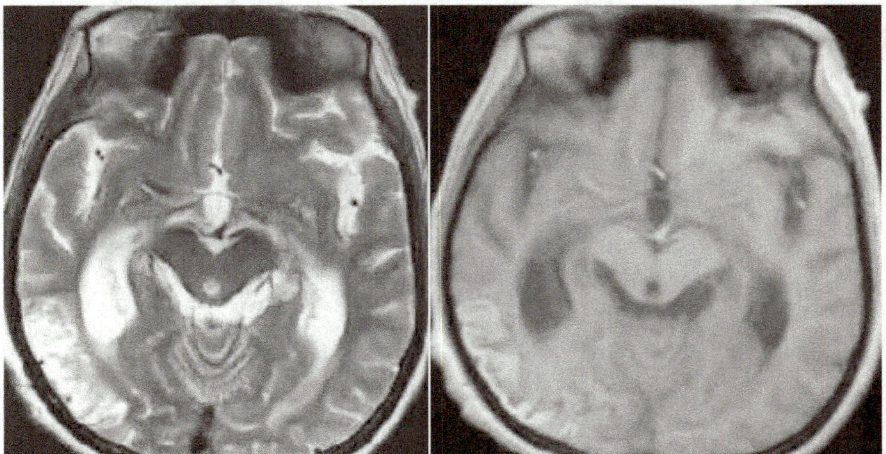

图 7-16　大血管梗死，皮质层状坏死

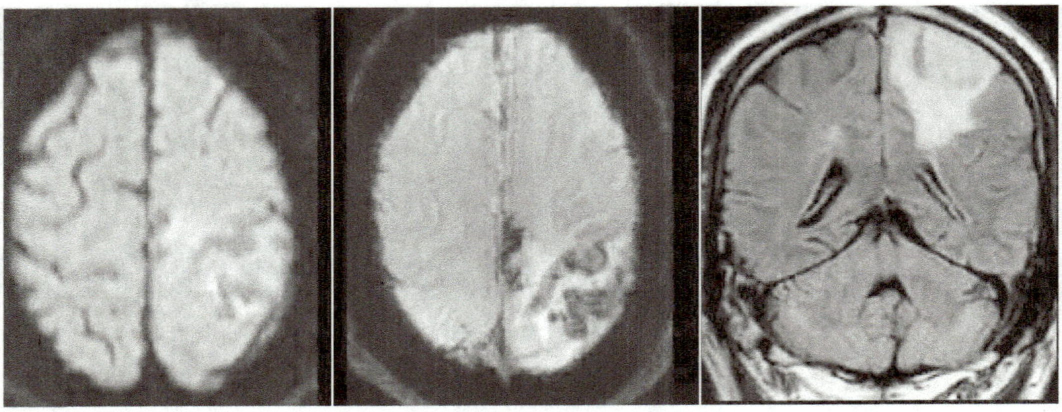

图 7-17　孤立性皮质静脉血栓

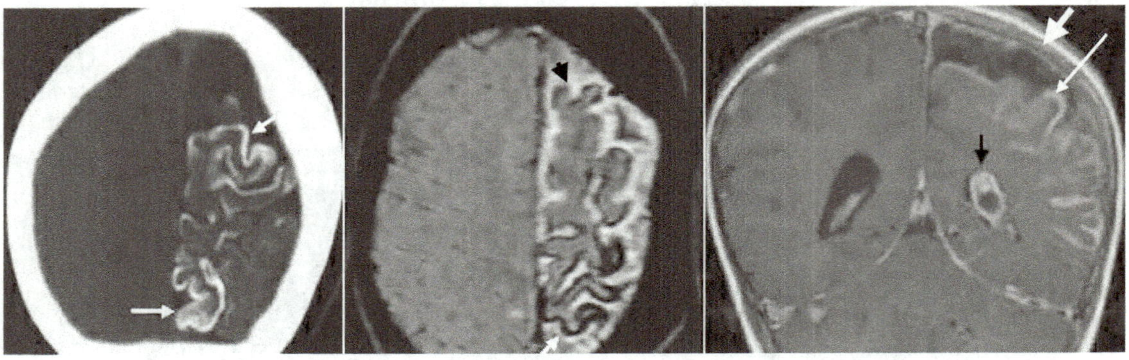

图 7-18　脑膜血管瘤病(Sturge-Weber 综合征)

感染及炎性病变见图 7-19、图 7-20。

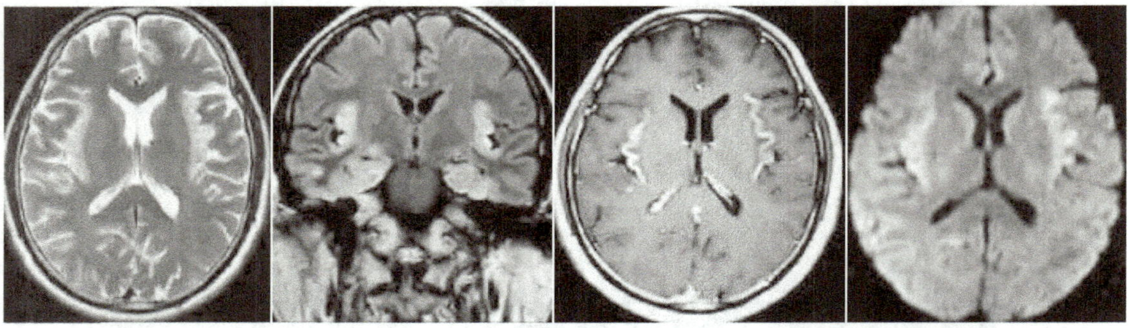

图 7-19　病毒性脑炎/边缘叶脑炎

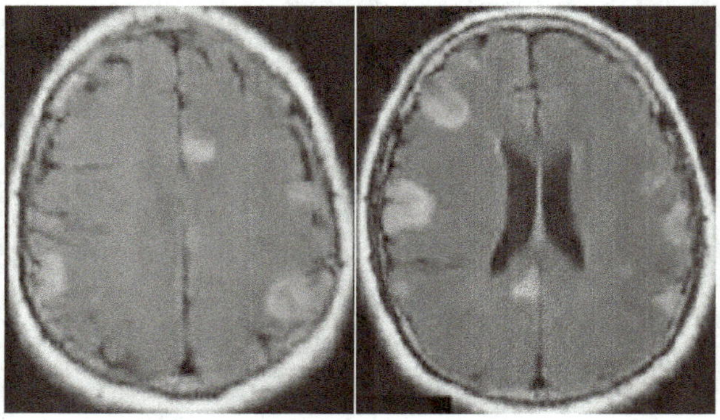

图 7-20　自身免疫性脑炎

肿瘤性病变见图 7-21。

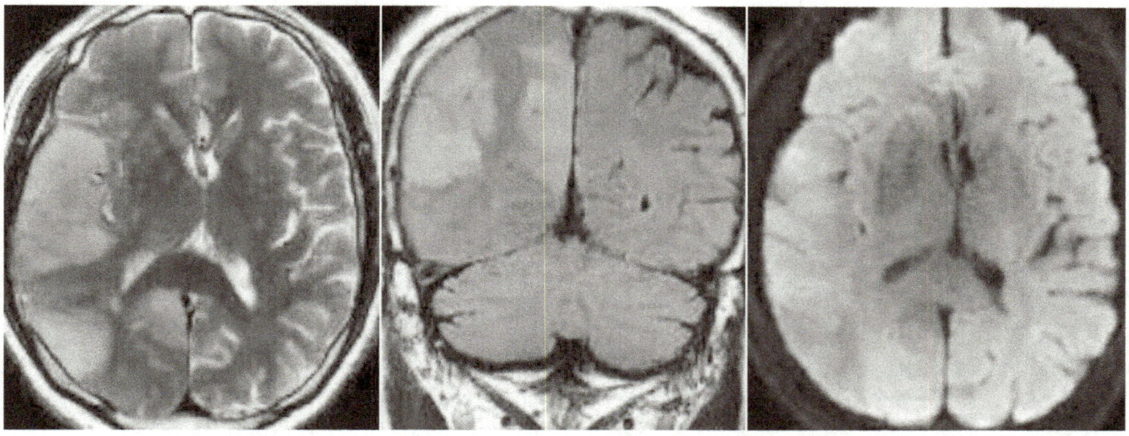

图 7-21　弥漫-间变星形细胞瘤(脑胶质瘤病)

第三节　弥漫性皮质病变

弥漫性皮质病变见图 7-22。

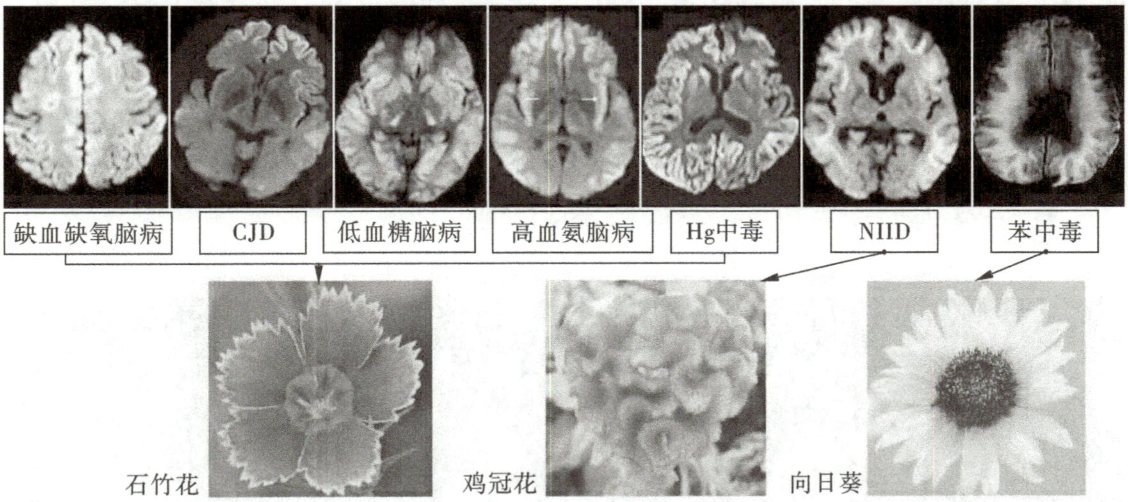

图 7-22　弥漫性皮质病变

第八章　脑实质肿瘤

第一节　胶质瘤

胶质瘤见图 8-1 ~ 图 8-20。

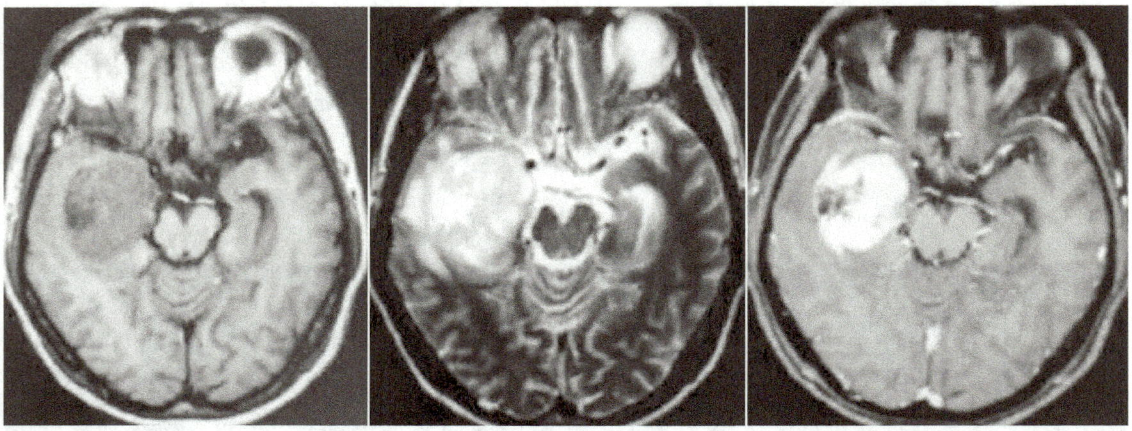

图 8-1　节细胞瘤、节细胞胶质瘤（Ⅰ级）（女，15 岁）

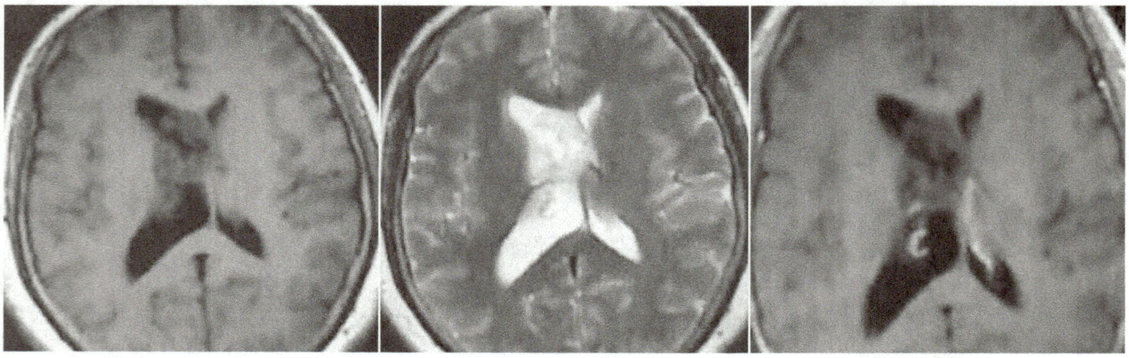

图 8-2　室管膜下瘤（Ⅰ级）

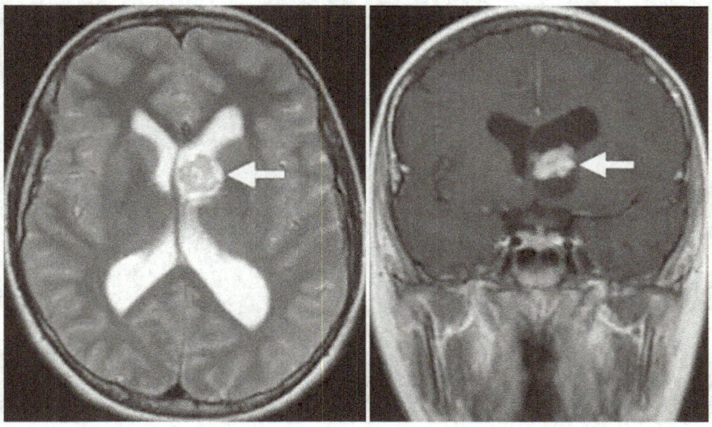

图 8-3　室管膜下巨细胞型星形细胞瘤（Ⅰ级）

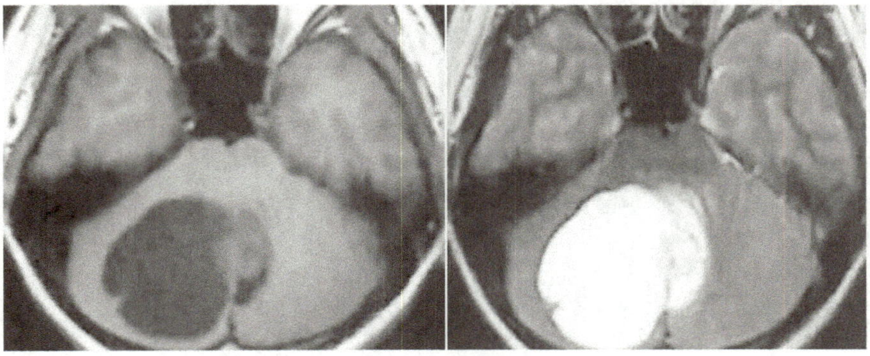

图 8-4　毛细胞型星形细胞瘤（PA）（Ⅰ级）

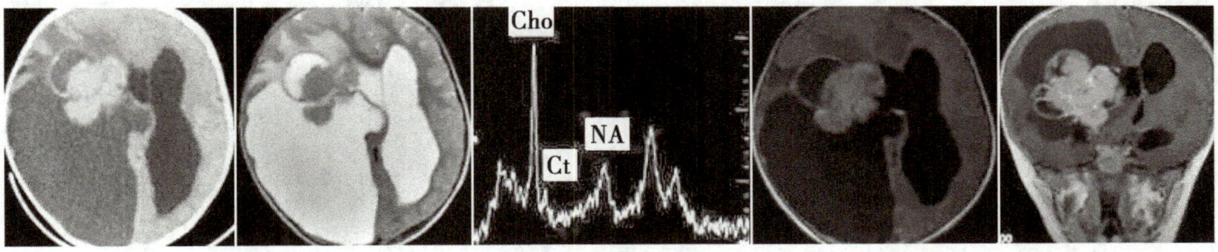

图 8-5　脉络丛乳头状瘤（男，3 岁）

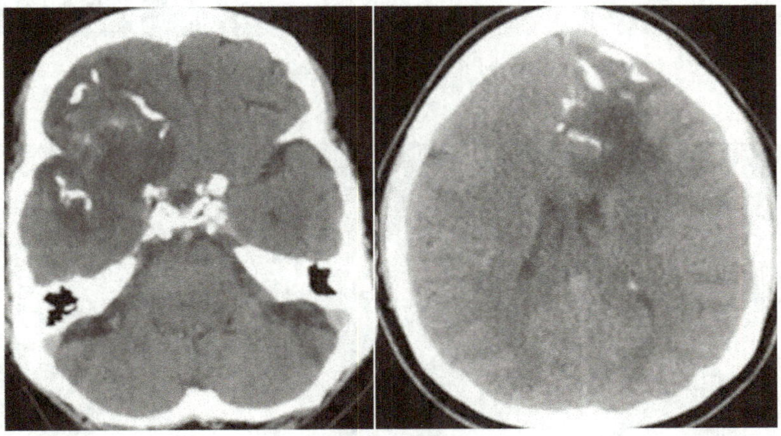

图 8-6　少突胶质细胞瘤（Ⅱ级）（1）

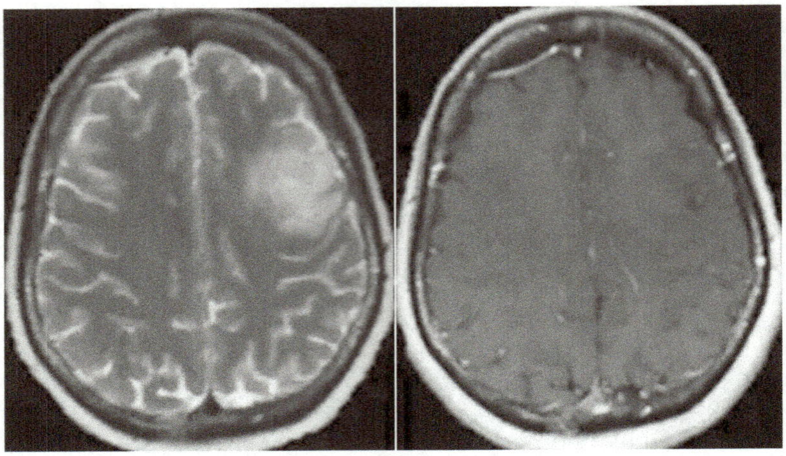

图 8-7　少突胶质细胞瘤(Ⅱ级)(2)

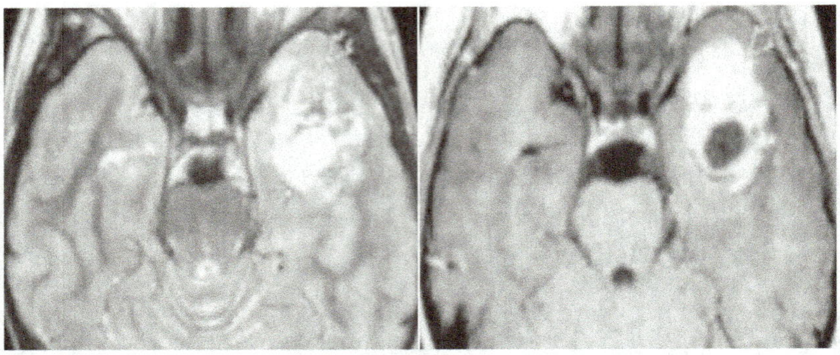

图 8-8　多形性黄色星形细胞瘤(PXA)(Ⅱ级)

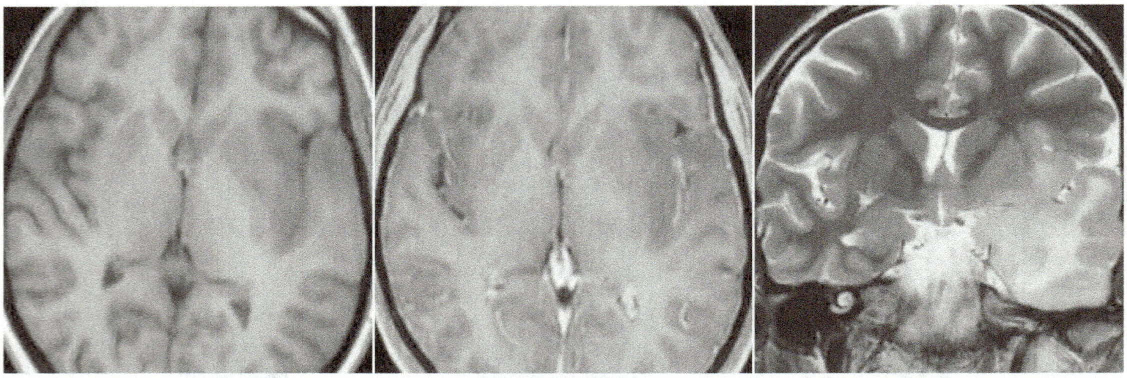

图 8-9　弥漫性星形细胞瘤(Ⅱ级),颞岛叶累及

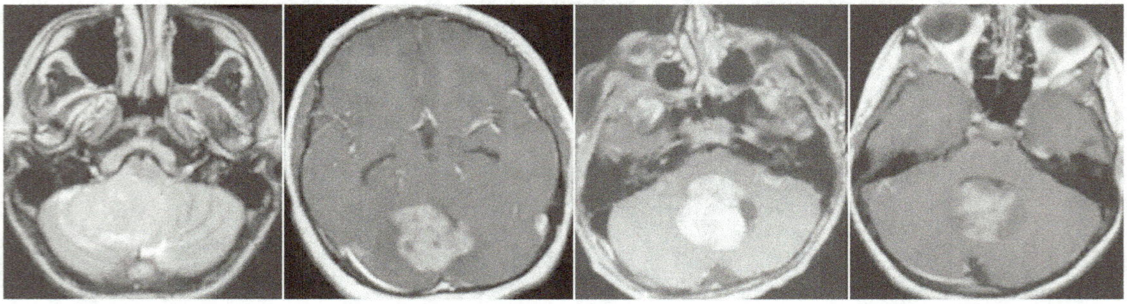

图 8-10　4 例不同的四脑室室管膜瘤(Ⅱ级),中等以上强化,多发小囊变影不强化

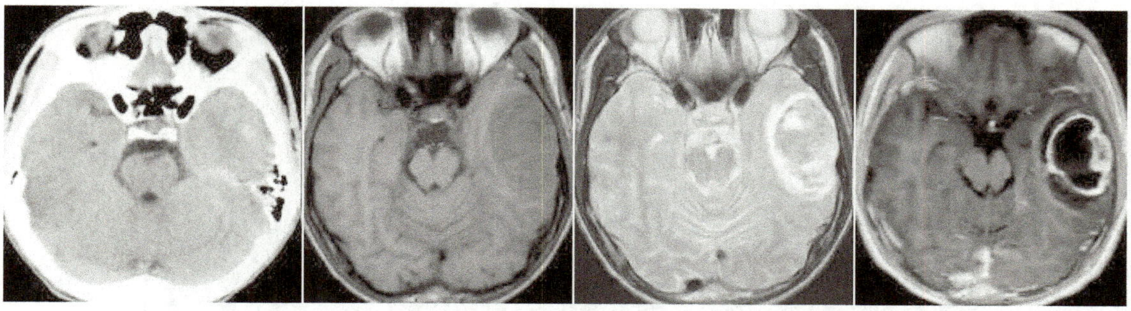

图 8-11　间变性室管膜瘤（Ⅲ级）（男，16 岁）

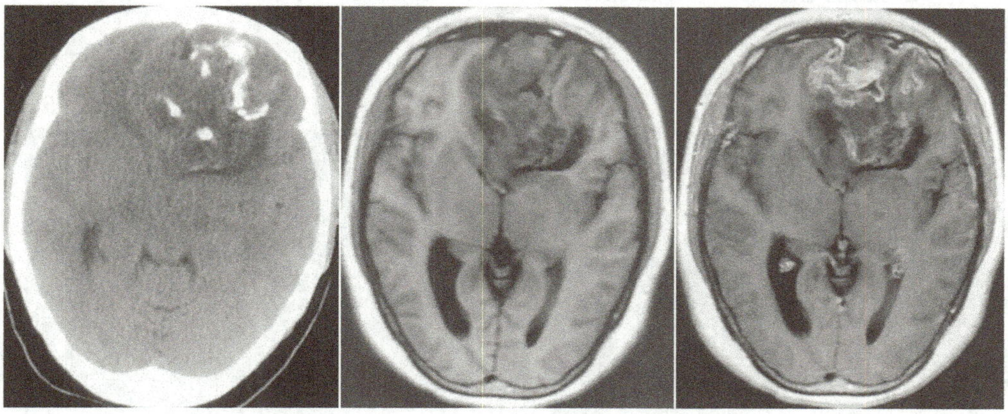

图 8-12　间变性少突胶质细胞瘤（Ⅲ级）

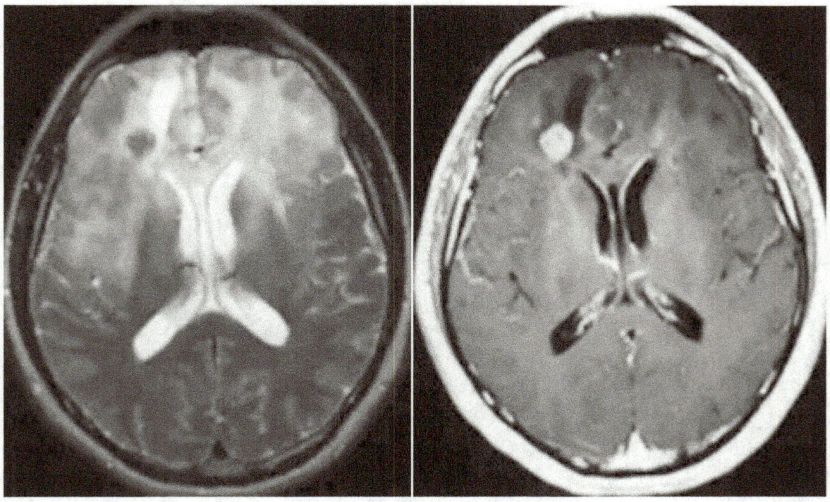

图 8-13　大脑胶质瘤病（Ⅲ级）（1）

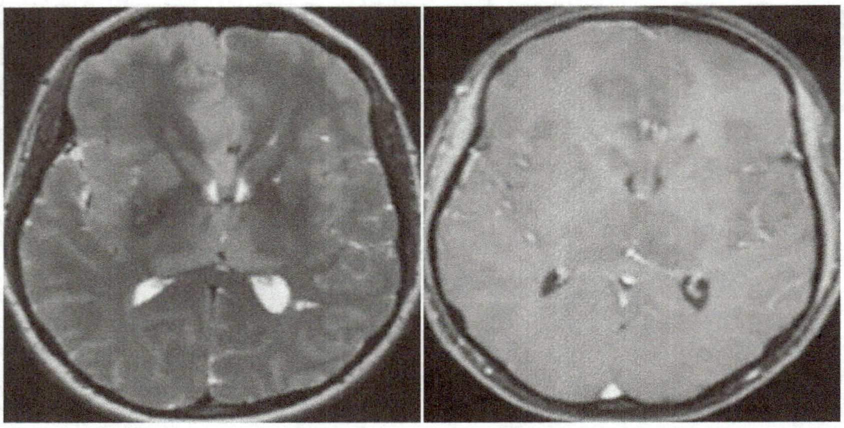

图 8-14 大脑胶质瘤病（Ⅲ级）(2)

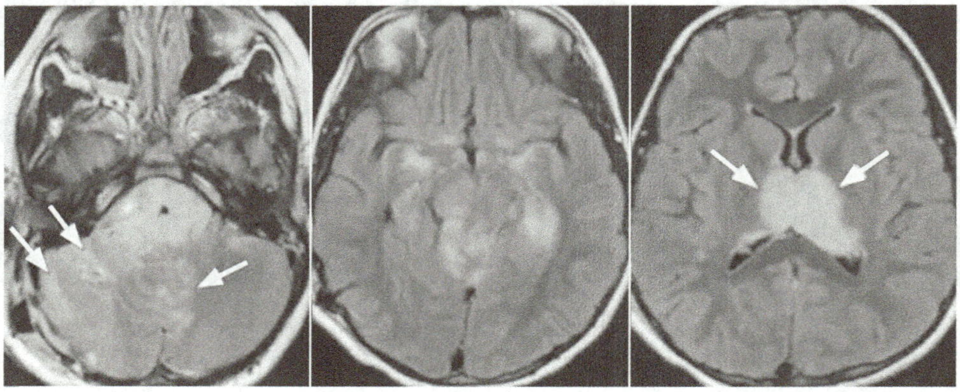

图 8-15 大脑胶质瘤病（Ⅲ级）(3)

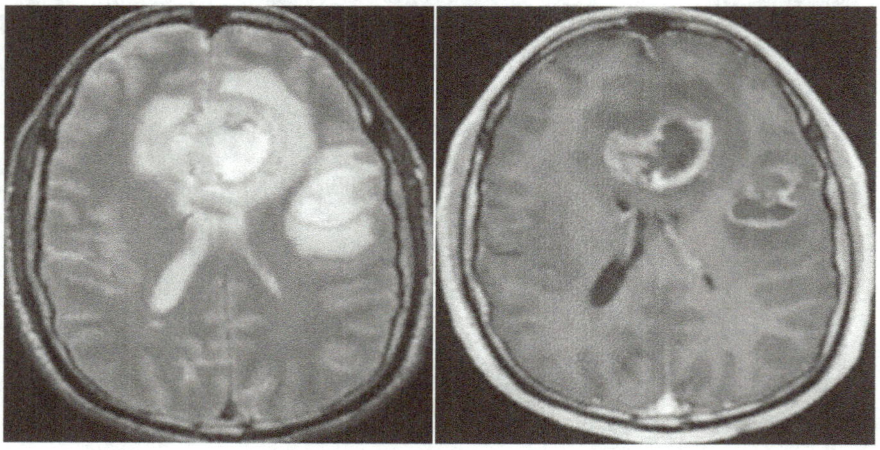

图 8-16 胶质母细胞瘤（Ⅳ级），成人多灶性

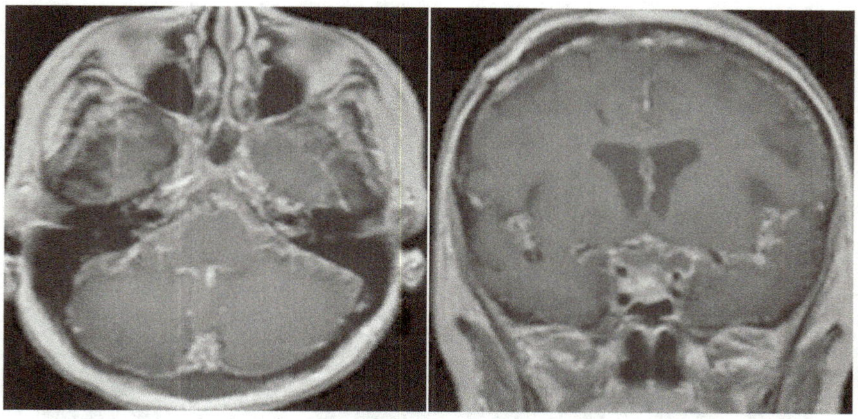

图 8-17　弥漫性软脑膜胶质神经元肿瘤(女,45 岁)

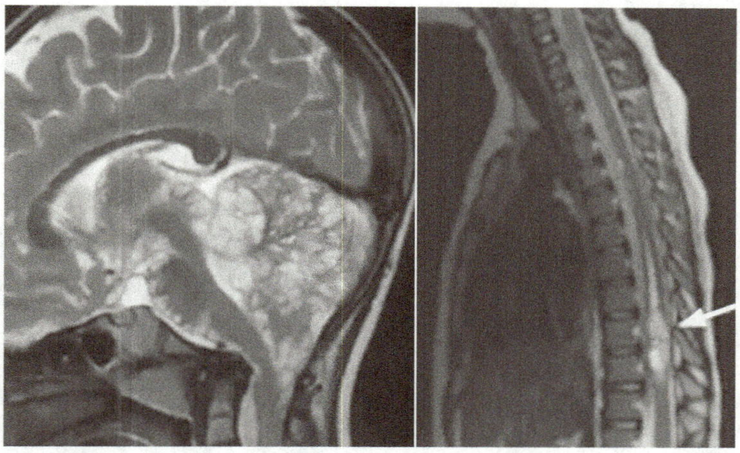

图 8-18　弥漫性软脑膜胶质神经元肿瘤(女,4 岁)

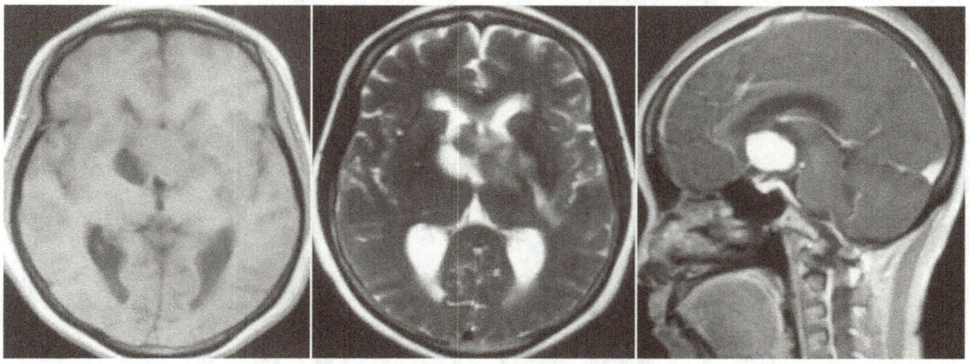

图 8-19　脊索样胶质瘤

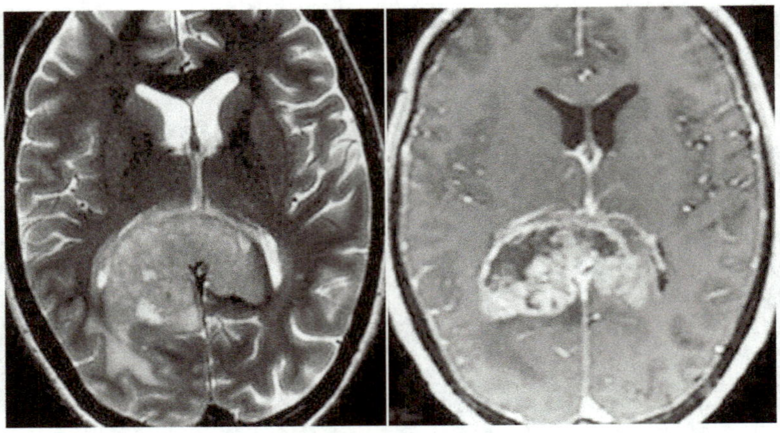

图 8-20　胶质肉瘤(胶质母细胞瘤的一种亚型)

第二节　脑膜瘤

脑膜瘤见图 8-21 ~ 图 8-35。

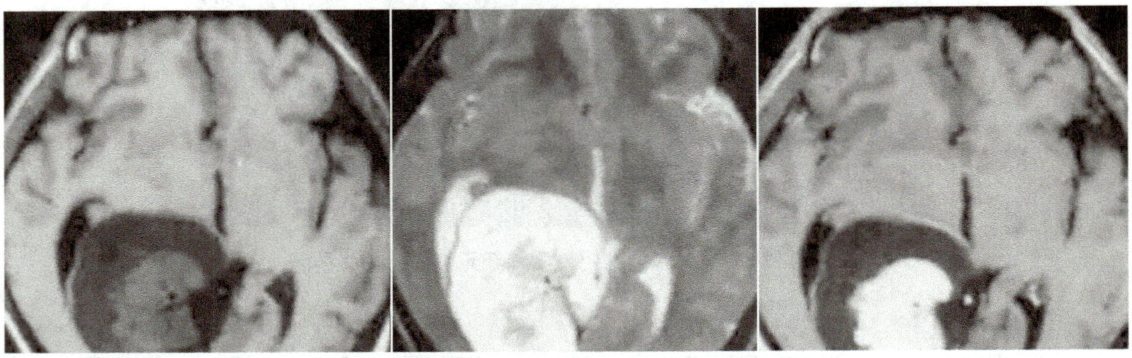

图 8-21　血管瘤型脑膜瘤

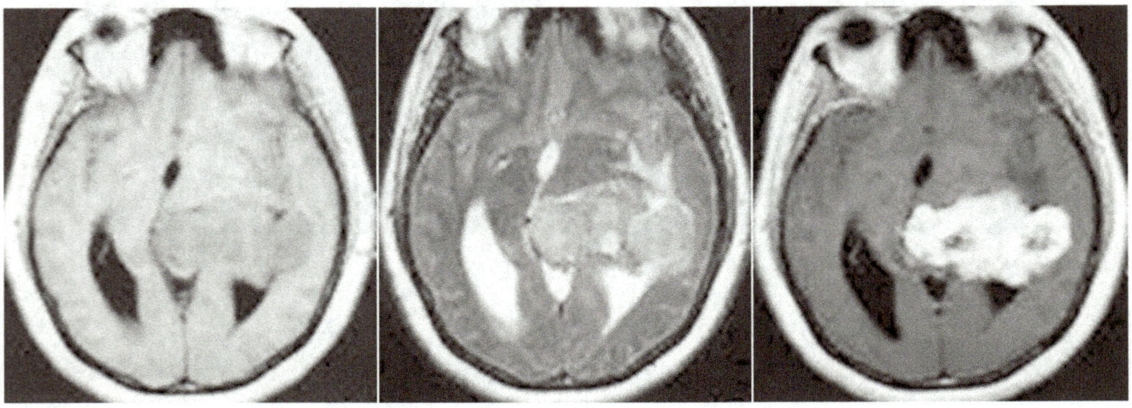

图 8-22　纤维型(成纤维型)脑膜瘤

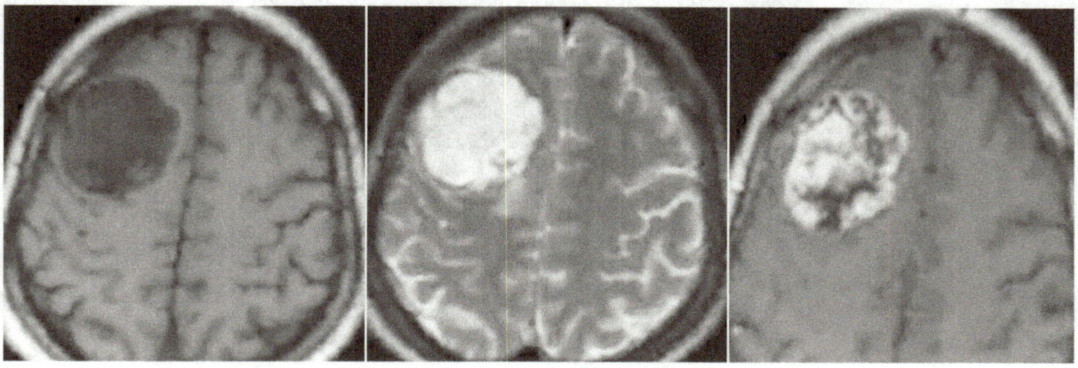

图 8-23　微囊型脑膜瘤

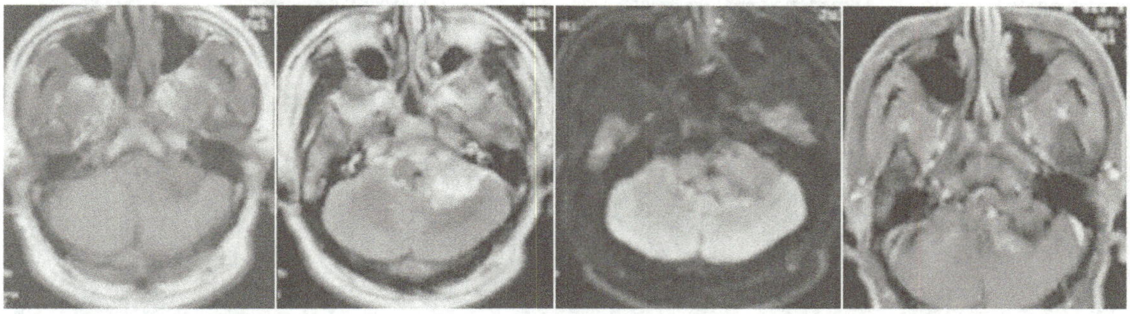

图 8-24　透明细胞型脑膜瘤

好发于脊髓和颅后窝

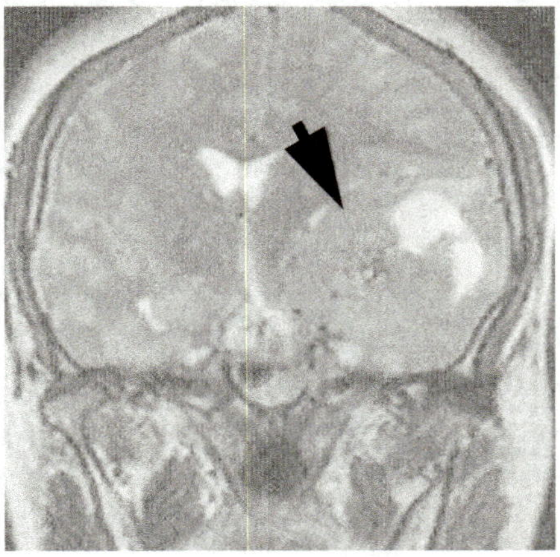

图 8-25　乳头状瘤型脑膜瘤

发病率低，WHO Ⅲ级，好发于幕上间隙，特别是大脑凸面及矢状窦旁，肿瘤细胞以纤维血管为中心呈乳头状排列，瘤内核分裂象多见，增生活跃。常可见局部浸润或软脑膜播散，或转移到颅外

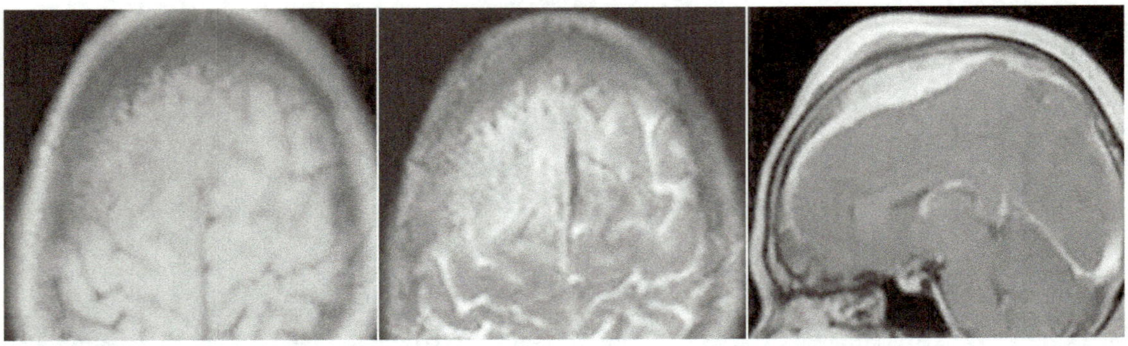

图 8-26　脑膜皮型（内皮型）脑膜瘤

信号均匀，无明显坏死囊变，增强扫描后均匀强化，除肿瘤位于静脉窦旁外均很少出现瘤周水肿（静脉窦旁任何类型的脑膜瘤由于其压迫静脉窦而致回流障碍均可引起肿瘤周围水肿）

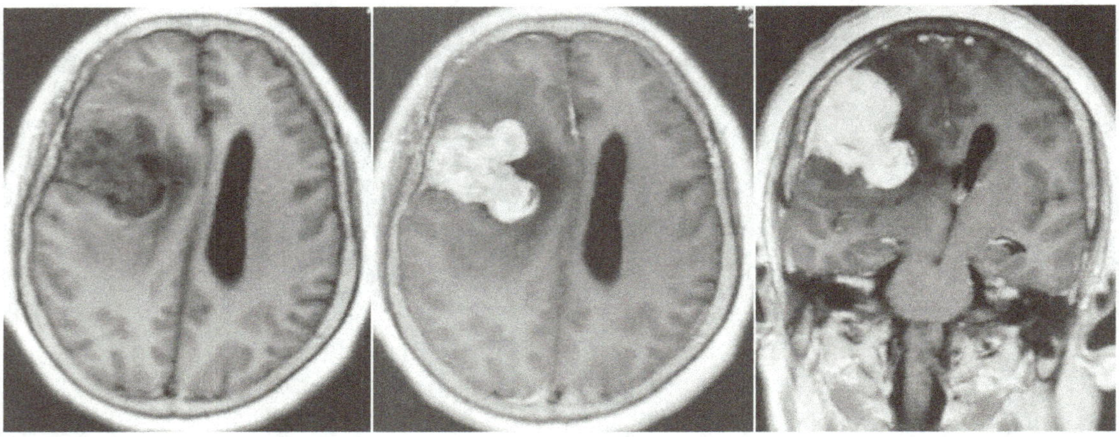

图 8-27　（右额部）间变型血管外皮瘤型脑膜瘤

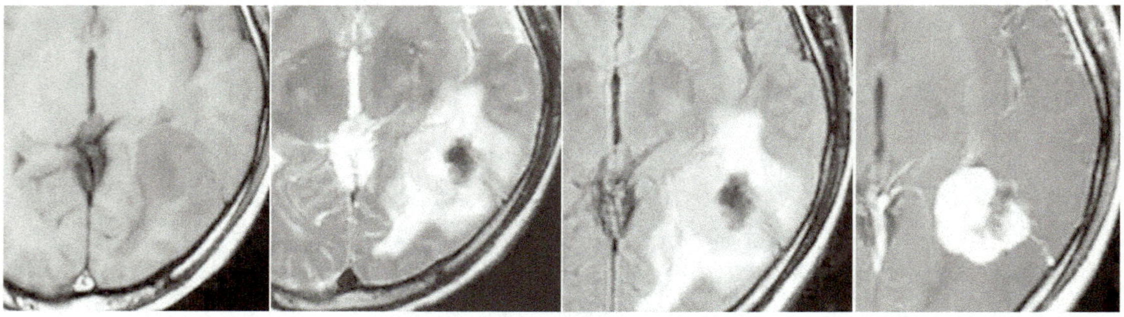

图 8-28　间变性（恶性）脑膜瘤

极少见，其生长速度较快，具有明显的侵袭性

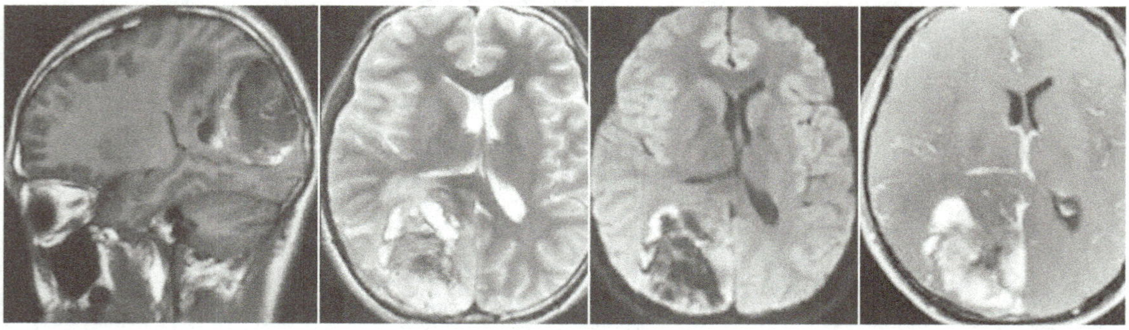

图 8-29　脊索瘤样型脑膜瘤

以青少年为多，贫血和发育障碍常见

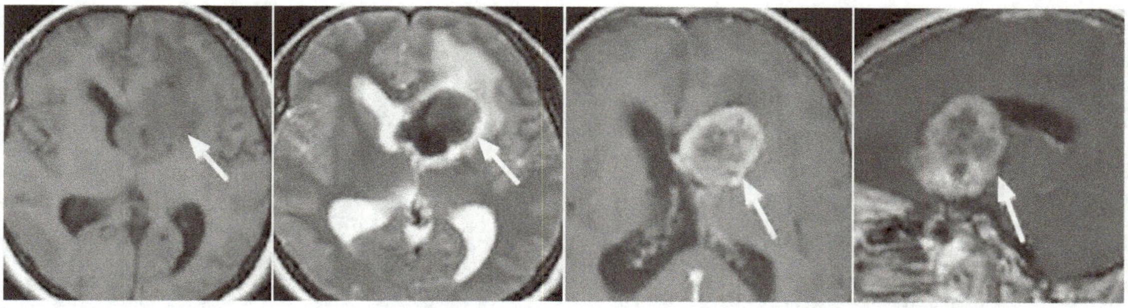

图 8-30　横纹肌样型脑膜瘤

较为少见的病理亚型，具备侵袭性、增殖活性，强化明显，宽基底，囊变多见，瘤周水肿常见

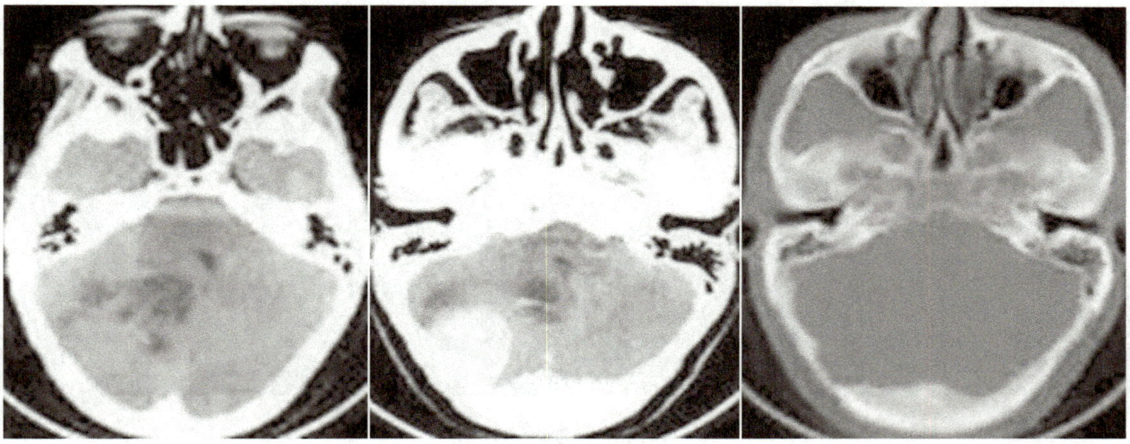

图 8-31　过渡型脑膜瘤

属于 WHO Ⅰ级肿瘤，常见于 40～60 岁中老年人，具有内皮细胞型和纤维型间过渡的特点

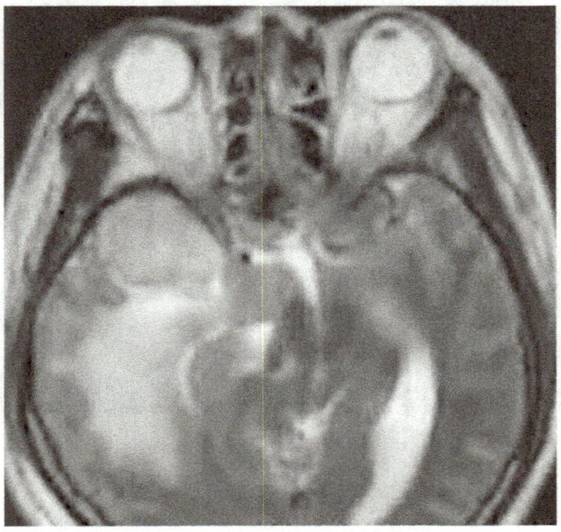

图 8-32　分泌型脑膜瘤

好发于颅底，尤其是岩斜区和蝶骨翼，T1WI 呈稍低信号，T2WI 呈稍高信号，明显均匀强化，部分病例可见明显的瘤周水肿

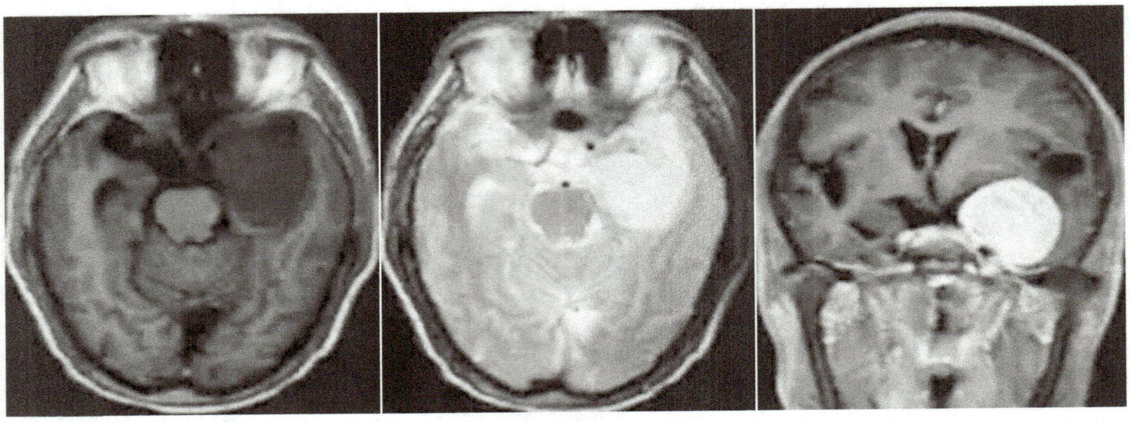

图 8-33　脑膜瘤(1)

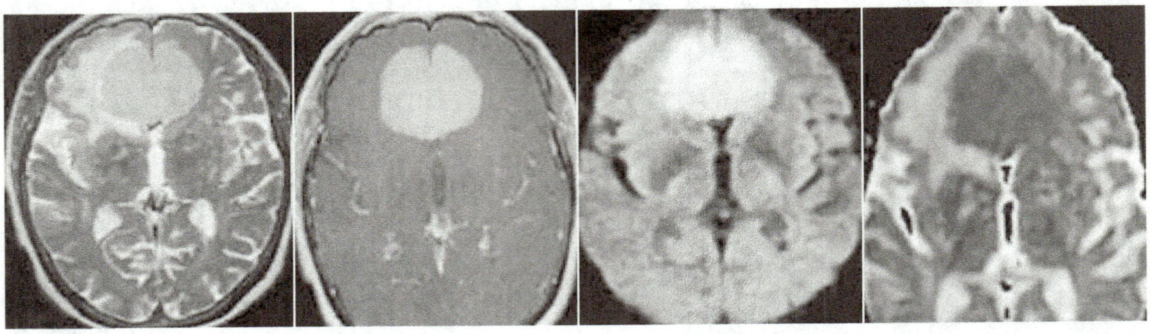

图 8-34　脑膜瘤(2)

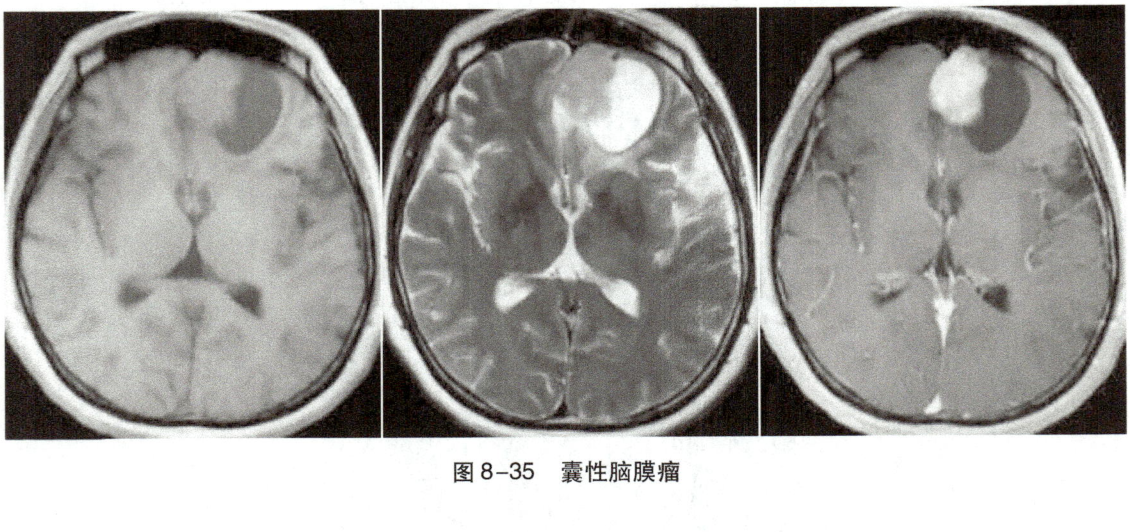

图 8-35　囊性脑膜瘤

第三节　中枢神经系统胚胎性肿瘤

中枢神经系统胚胎性肿瘤见图 8-36 ~ 图 8-56。

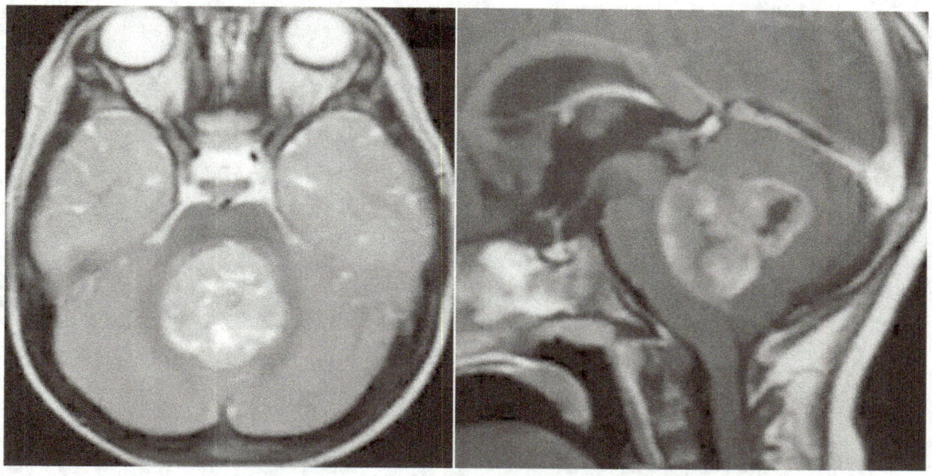

图 8-36　胚胎性肿瘤，儿童后颅窝

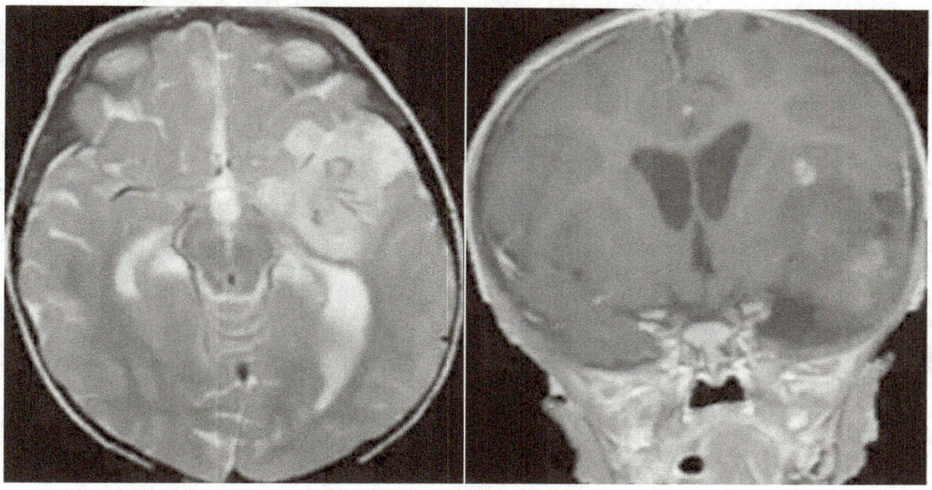

图 8-37　非典型畸胎样/横纹肌样瘤（AT/RT）（男，13 个月）

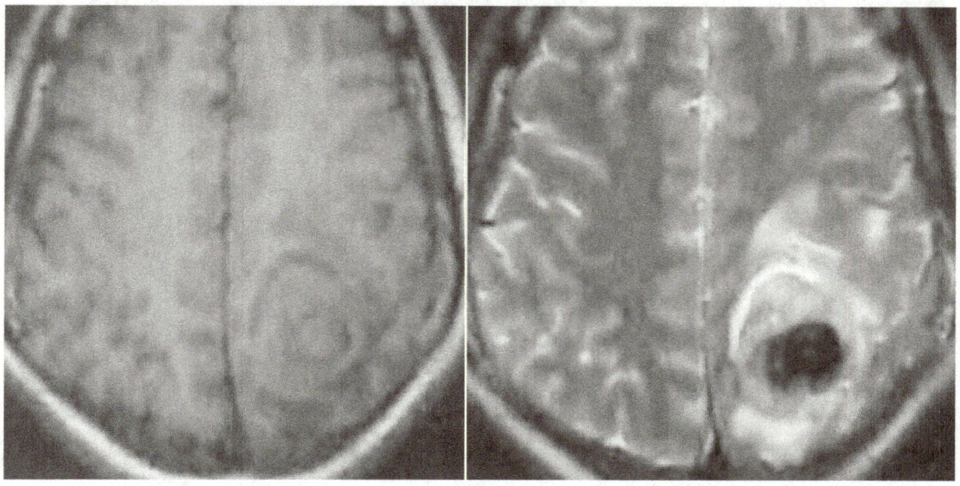

图 8-38　非典型畸胎样/横纹肌样瘤（AT/RT）（Ⅳ级）

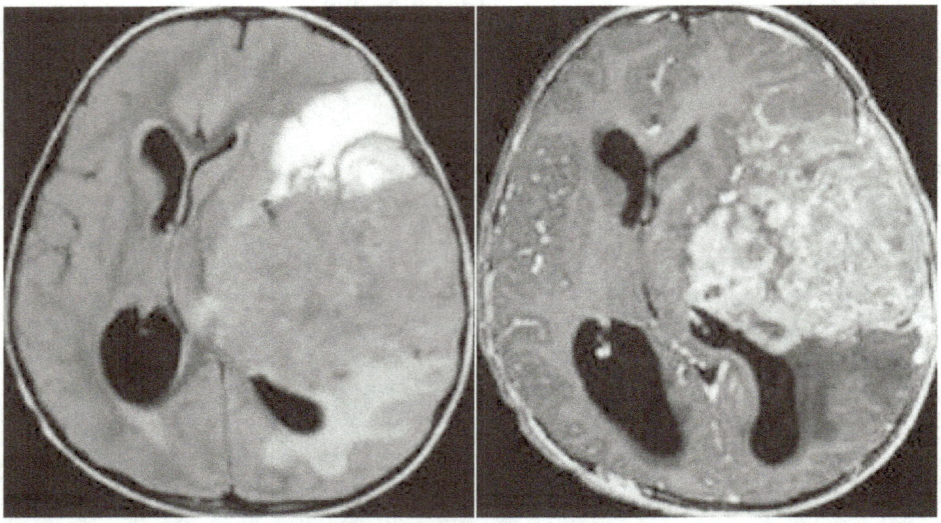

图 8-39 非典型畸胎样/横纹肌样瘤(Ⅳ级)(男,2 岁)

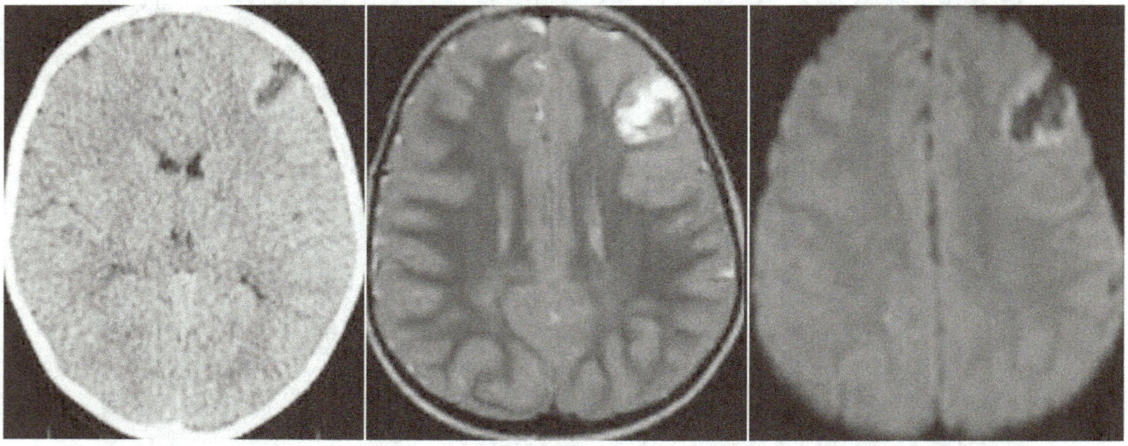

图 8-40 中枢神经系统胚胎性肿瘤(非特指型)(男,2 岁)

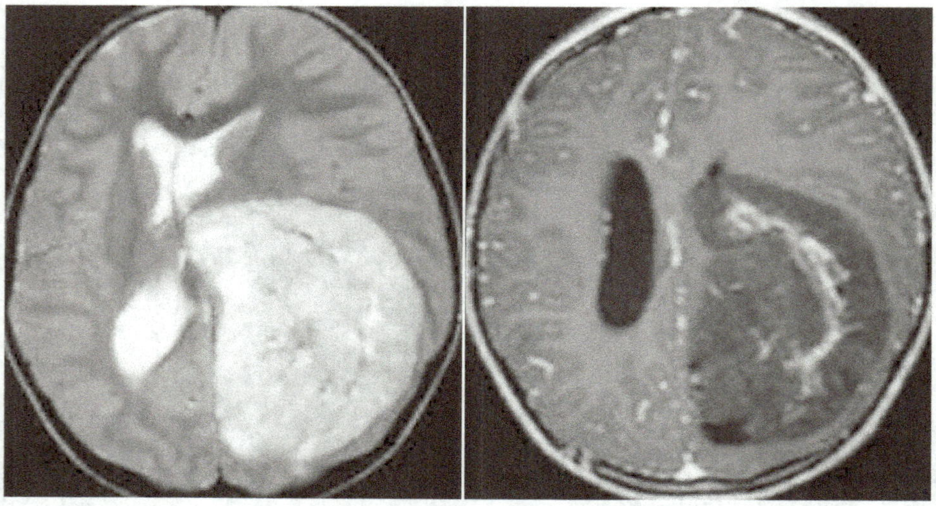

图 8-41 多层菊形团胚胎性肿瘤,C19MC 变异型(女,3 岁)

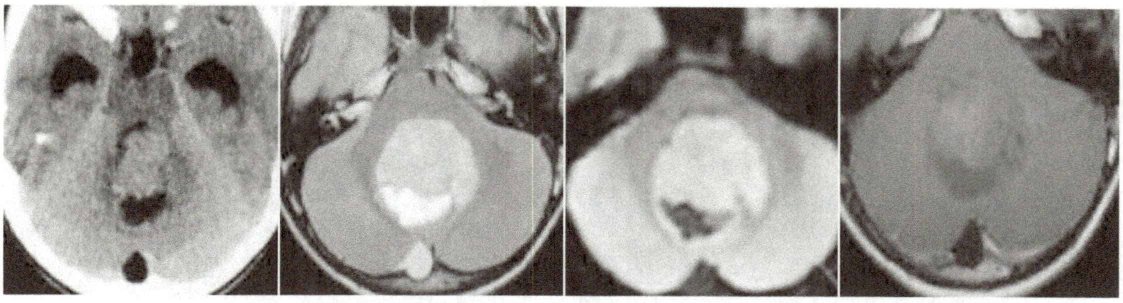

图 8-42　髓母细胞瘤(经典型)

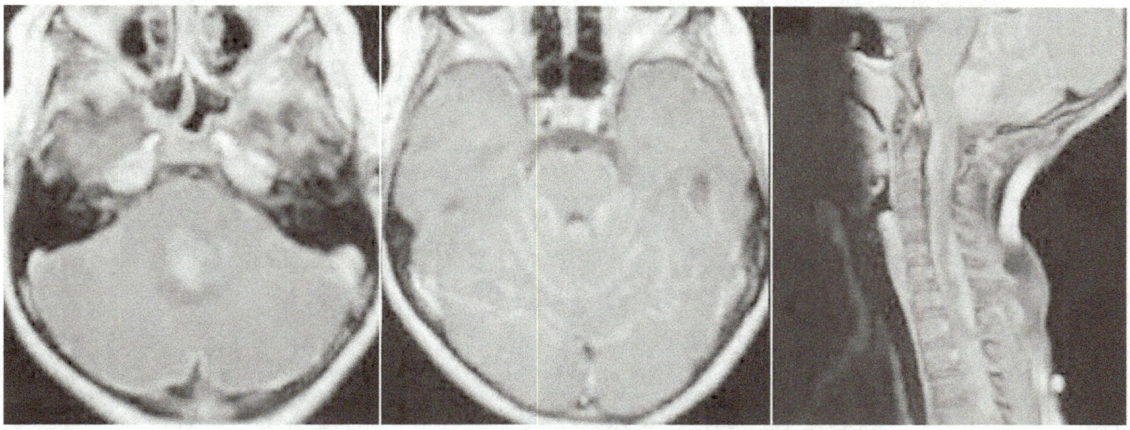

图 8-43　髓母细胞瘤(经典型),脑脊液播散

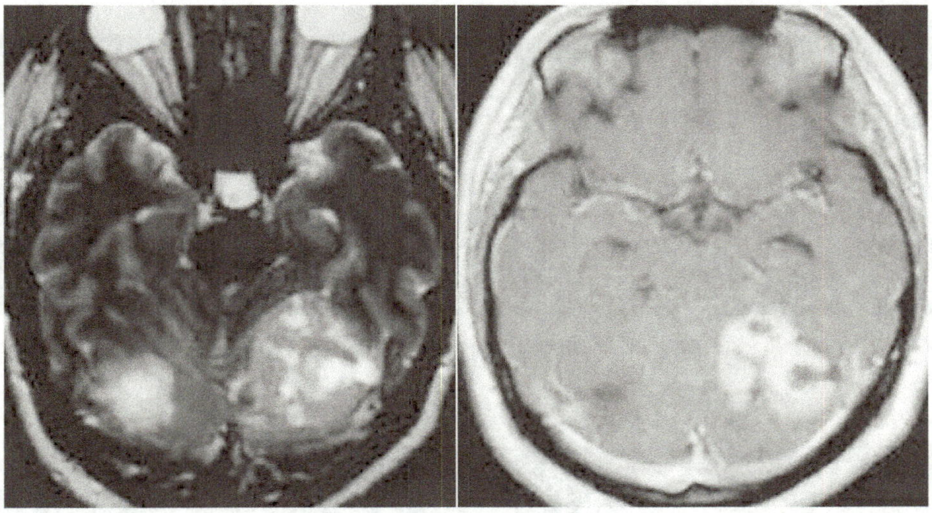

图 8-44　髓母细胞瘤(促纤维增生/结节型)

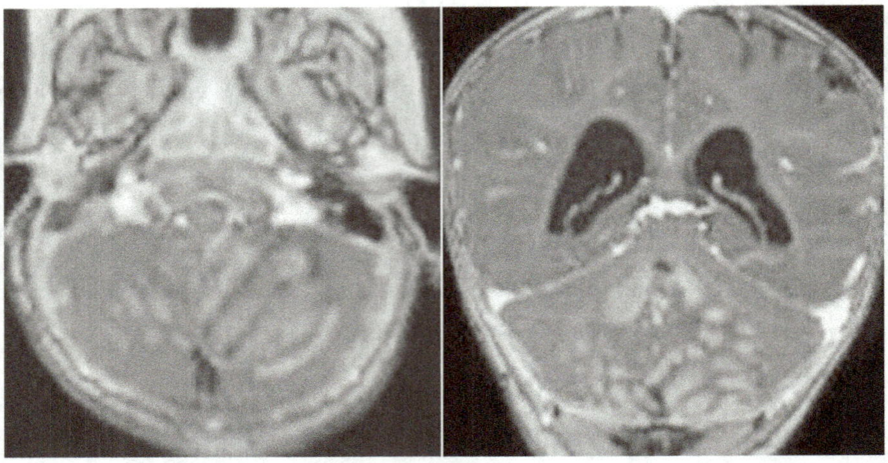

图 8-45　髓母细胞瘤(广泛结节型)(女,6 个月)

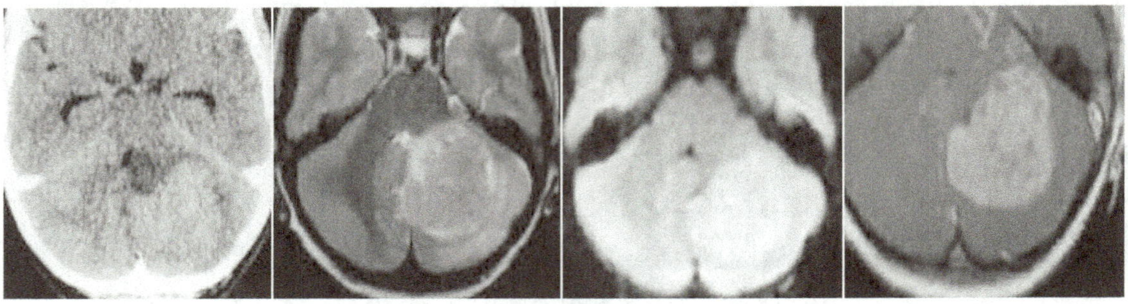

图 8-46　髓母细胞瘤(大细胞/间变型)

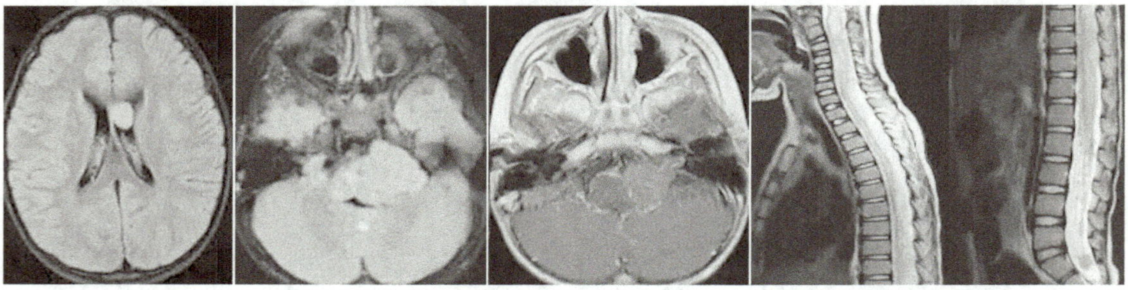

图 8-47　颅内脑外的髓母细胞瘤(男,3 岁)

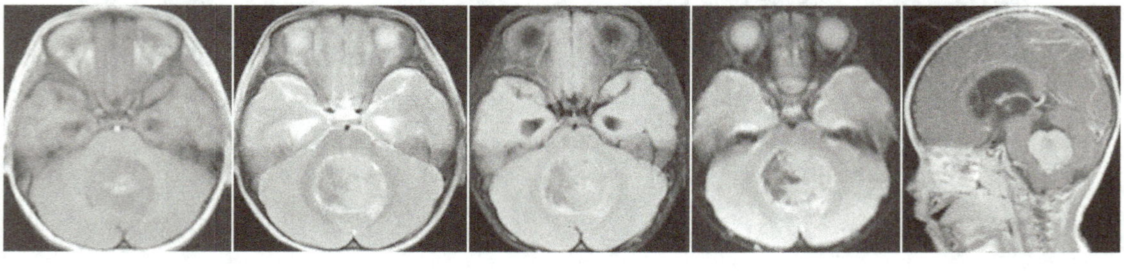

图 8-48　髓母细胞瘤(男,6 岁)

起源于小脑蚓部四脑室顶壁,矢状面或轴面图像上,其前方可见线样脑脊液信号影将肿瘤与脑干分开,中等以上强化,信号偏于均匀

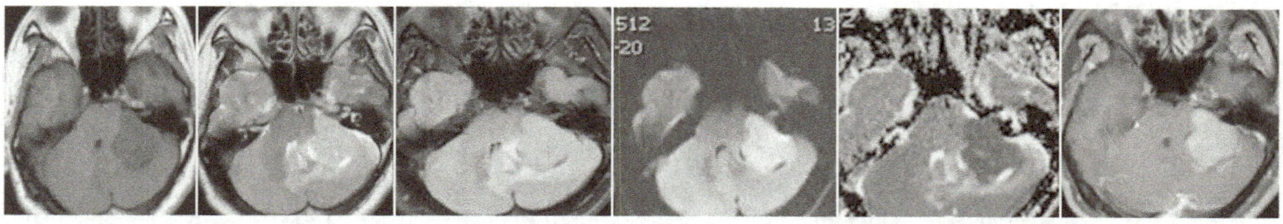

图 8-49　髓母细胞瘤(女,38 岁)

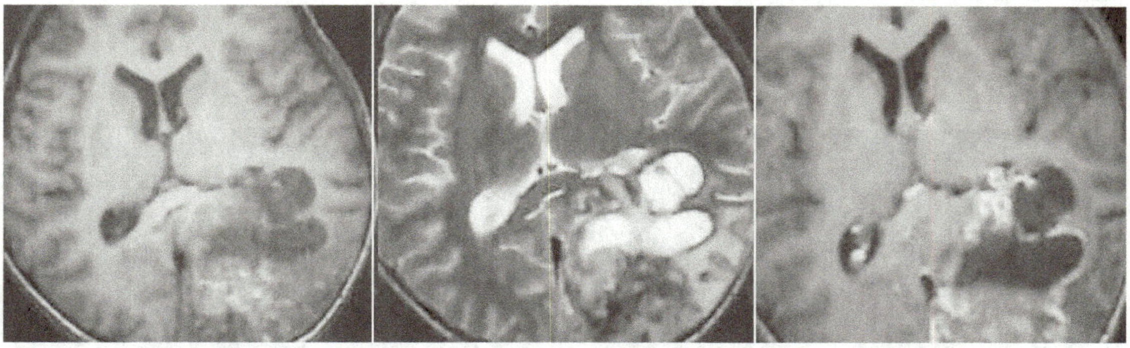

图 8-50　原始神经外胚层肿瘤(PNET)(Ⅳ级)

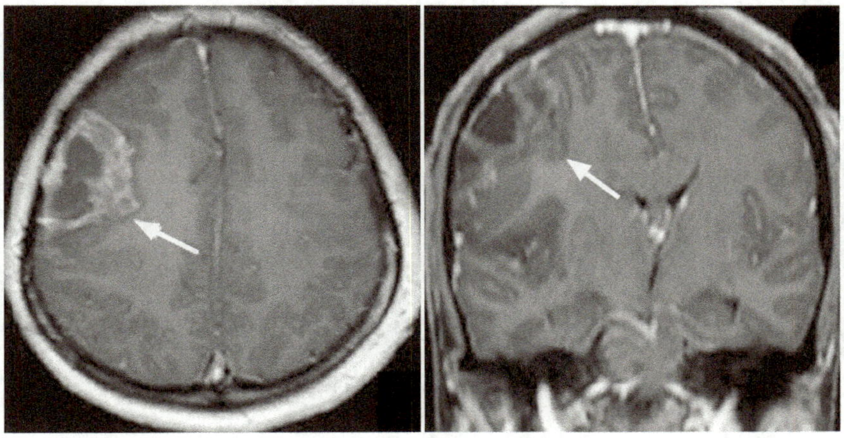

图 8-51　PNET(易囊变、坏死)

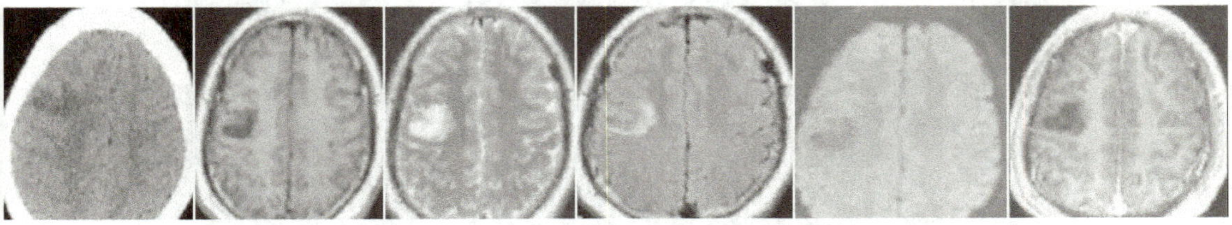

图 8-52　胚胎发育不良性神经上皮瘤(DNET)(男,17 岁)

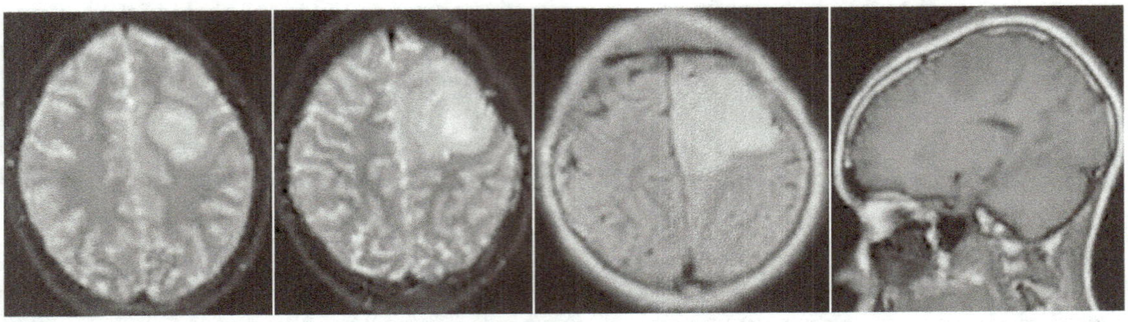

图 8-53　DNET(女,14 岁)

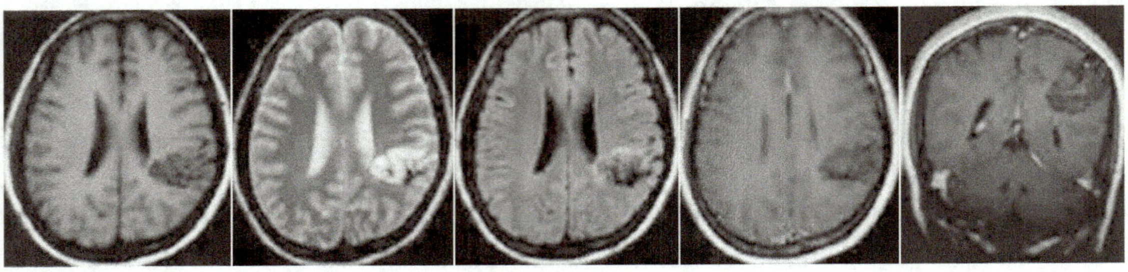

图 8-54　DNET(女,33 岁)

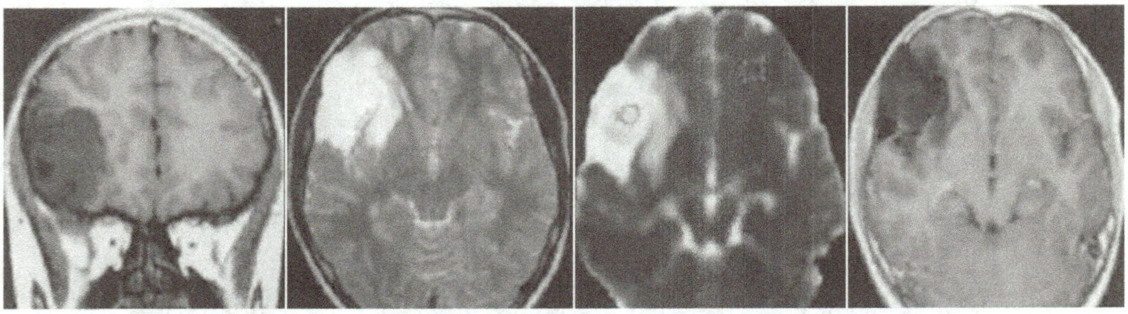

图 8-55　右侧额叶 DNET(1)

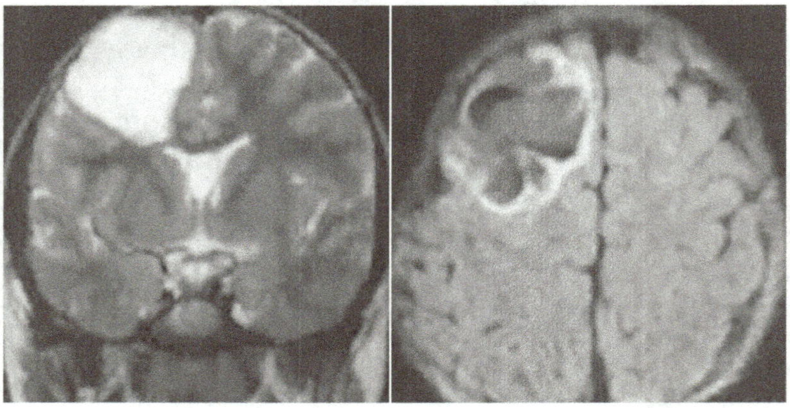

图 8-56　右侧额叶 DNET(2)

第四节　孤立性纤维瘤/血管外皮(周)细胞瘤

孤立性纤维瘤/血管外皮(周)细胞瘤见图8-57～图8-62。

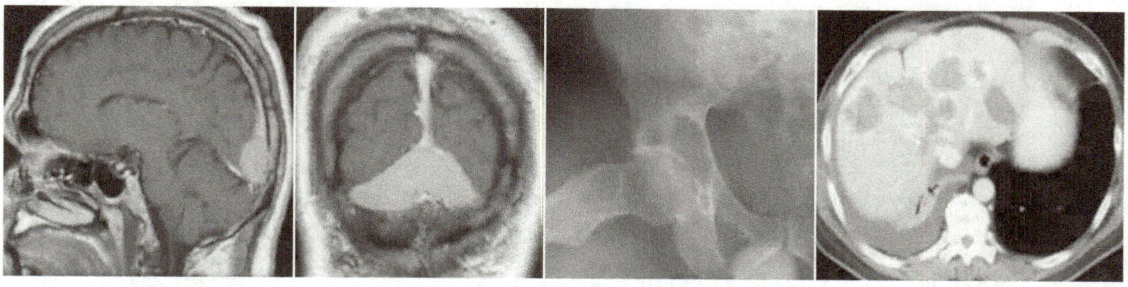

图8-57　颅内孤立性纤维瘤

包含血管外皮细胞瘤(HPC),也称血管外周细胞瘤。血管周细胞瘤,合并髂骨及肝脏转移

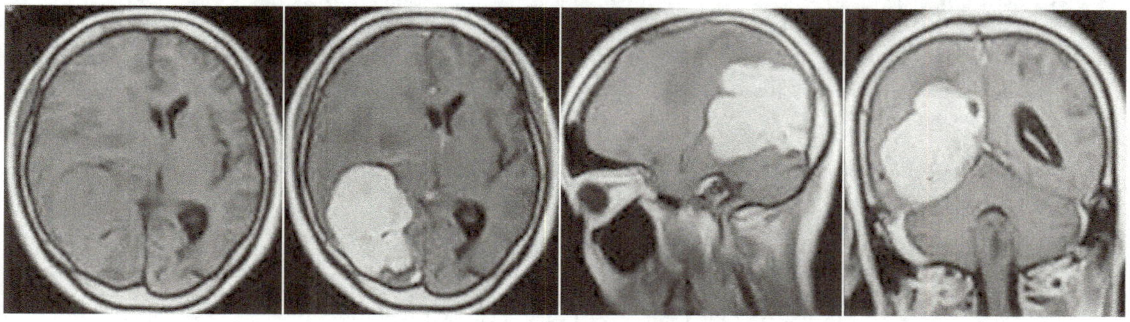

图8-58　脑膜血管外皮细胞瘤

T2WI呈稍高信号,分叶状,宽基底与脑膜相连,特点为瘤内血管及网状纤维丰富,增强明显强化,与脑膜瘤不同处为钙化及骨改变少见

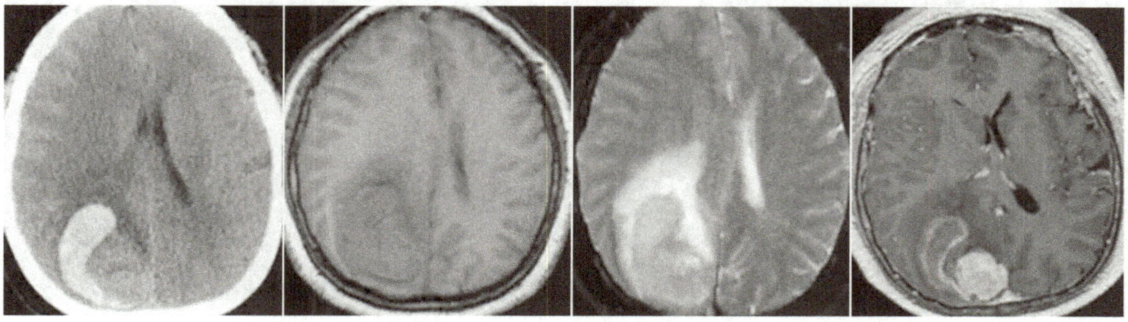

图8-59　颅内孤立性纤维瘤(女,53岁)

T2WI呈等、低信号,以窄基底与脑膜相连,增强明显强化,枕部常见

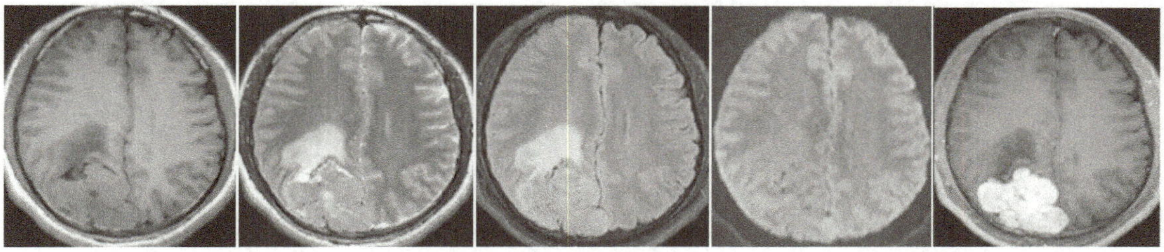

图8-60　血管外周细胞瘤(血管外皮细胞瘤)

脑外肿瘤,Cho峰升高,NAA峰低小

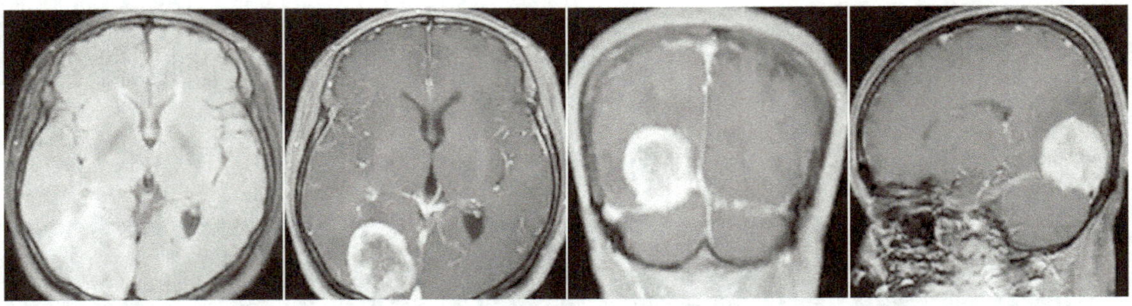

图 8-61　血管周细胞瘤，可见瘤周水肿，强化不均匀（女，28 岁）

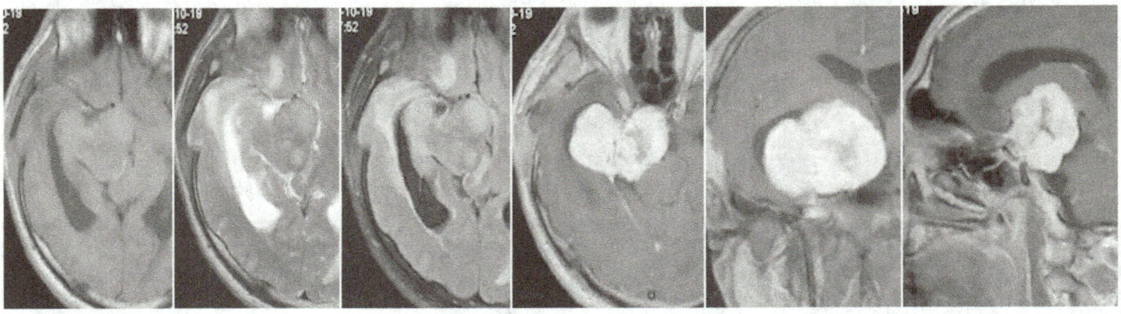

图 8-62　血管周细胞瘤（男，22 岁）

右侧颞部见不规则团块状异常信号，T1WI 呈等及稍低信号，T2WI 及 FLAIR 呈等及稍高信号，邻近脑组织受压，增强扫描明显欠均匀强化，肿瘤内可见血管流空信号

第五节　血管母细胞瘤

血管母细胞瘤见图 8-63 ~ 图 8-67。

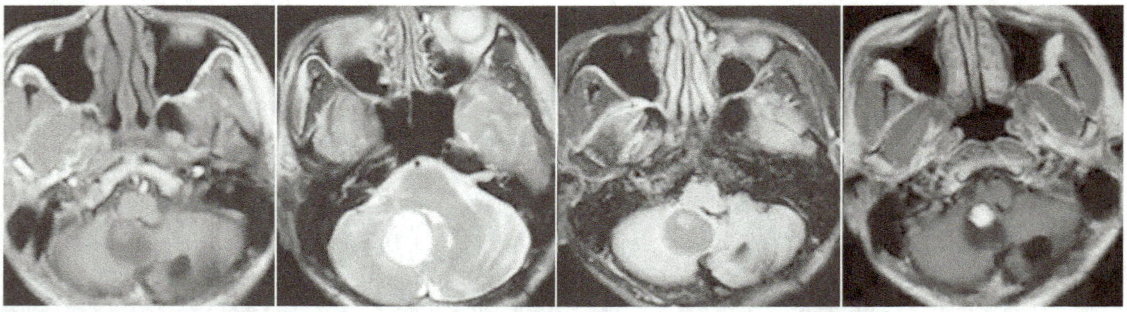

图 8-63　血管母细胞瘤（血管网状细胞瘤，大囊小结节型）

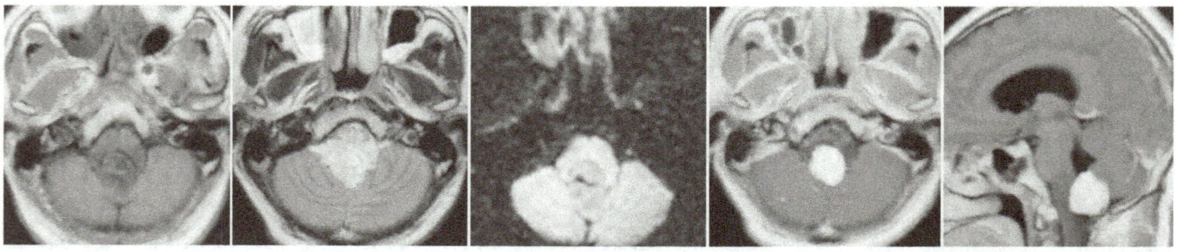

图 8-64　血管母细胞瘤（实质型）（男，34 岁）

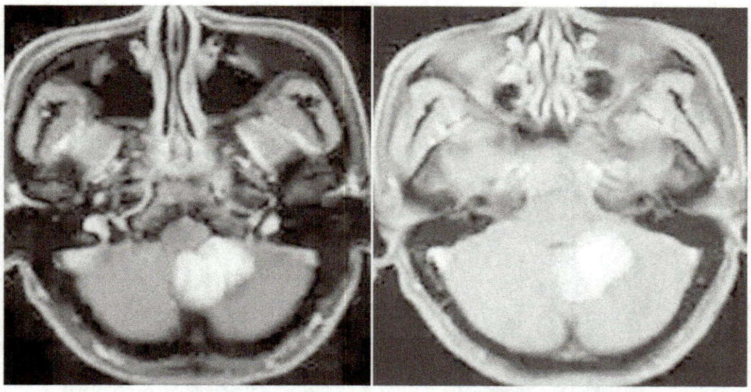

图 8-65　血管母细胞瘤(实质型)

肿瘤内或瘤周蛇形、迂曲的条状血管流空为本病特征性表现,增强扫描后界限更清晰,呈明显强化

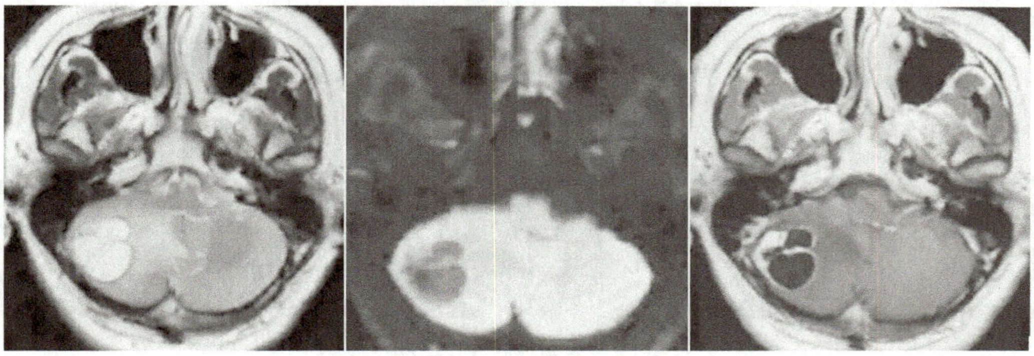

图 8-66　血管母细胞瘤(单纯囊型)(男,20 岁)

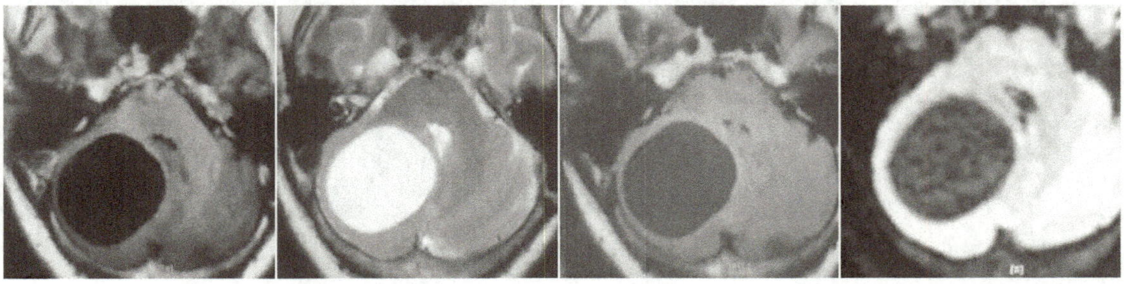

图 8-67　血管母细胞瘤(单纯囊型)(女,69 岁)

第六节　生殖细胞瘤

依据组织病理,生殖细胞来源肿瘤可分为两大类:①生殖细胞瘤(GCTs),占颅内生殖细胞肿瘤的 55% ~65%。②非生殖性的生殖细胞瘤,占颅内生殖细胞肿瘤的 35% ~45%,包括卵黄囊瘤/内胚窦瘤、胚胎癌、绒毛膜癌、畸胎瘤、混合型生殖细胞瘤(图 8-68 ~ 图 8-71)。

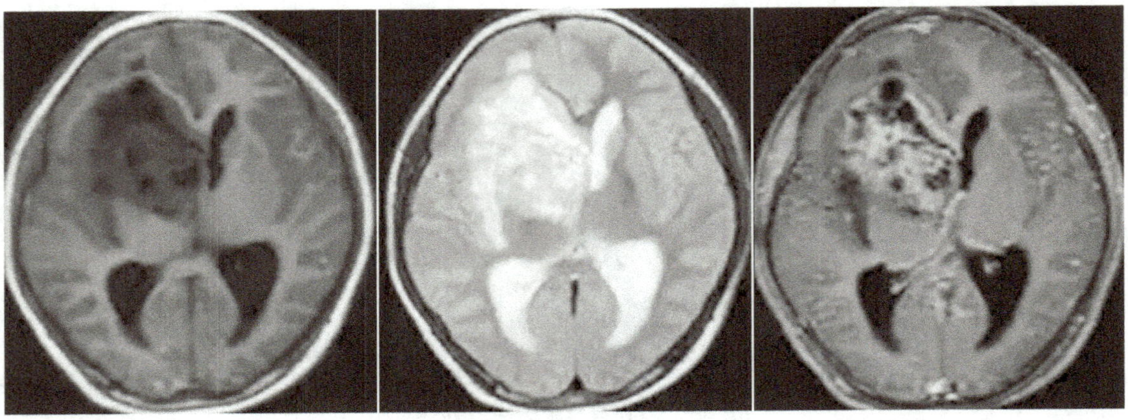

图 8-68　生殖细胞瘤

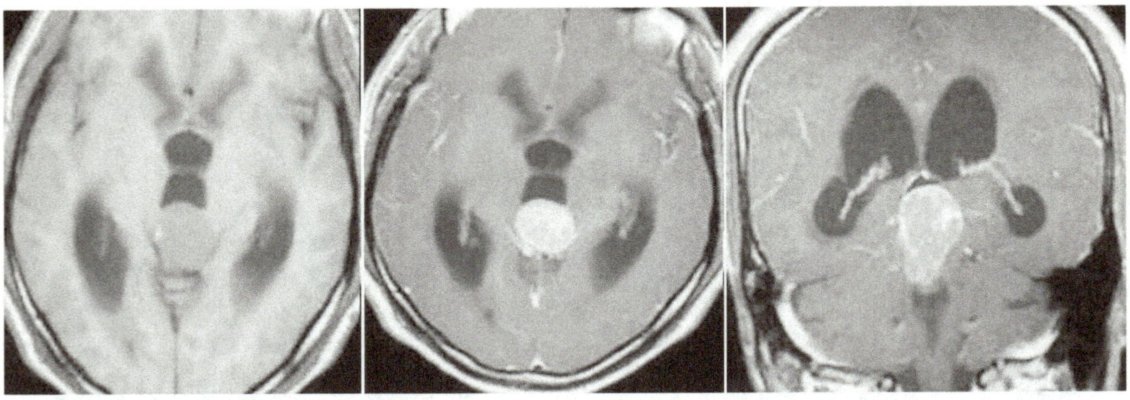

图 8-69　生殖细胞瘤(男,24 岁)

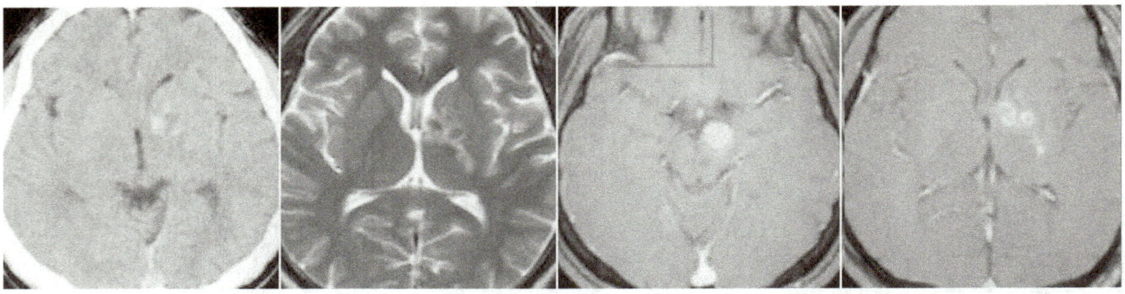

图 8-70　左基底节区生殖细胞瘤

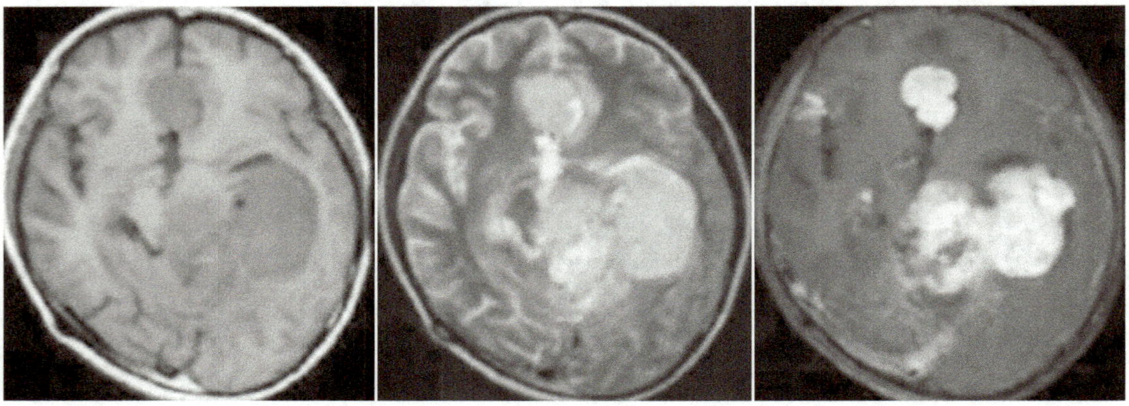

图 8-71　卵黄囊瘤

第七节　淋巴瘤

淋巴瘤见图 8-72 ~ 图 8-78。

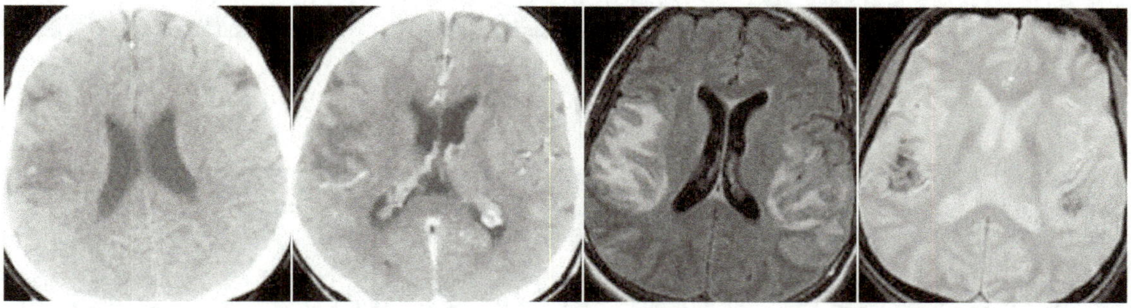

图 8-72　血管内大 B 细胞淋巴瘤

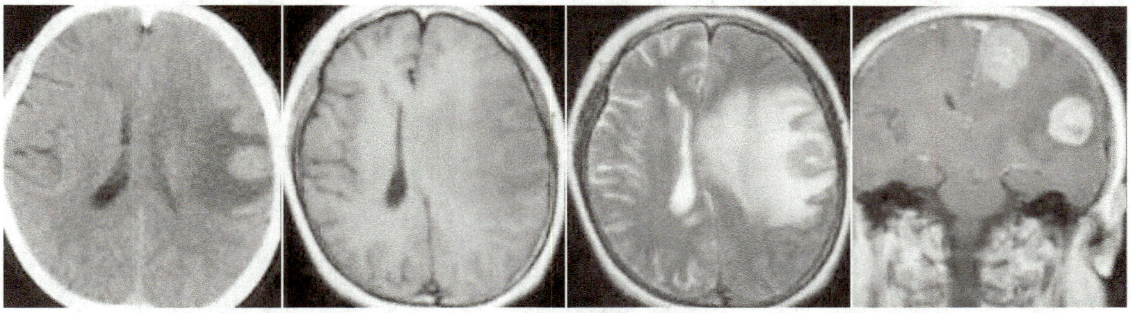

图 8-73　弥漫大 B 细胞淋巴瘤(1)

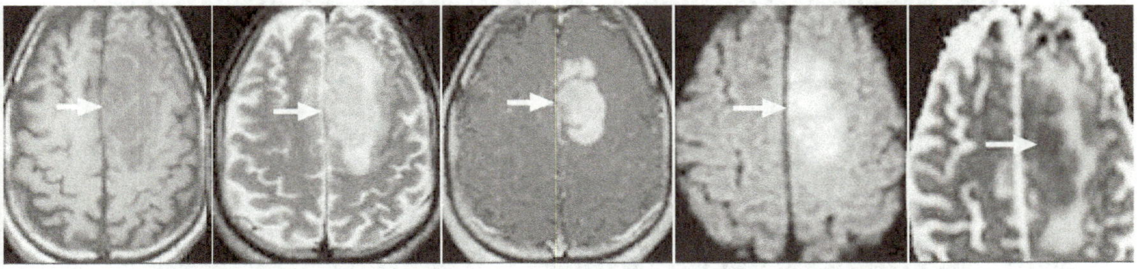

图 8-74　弥漫大 B 细胞淋巴瘤(2)

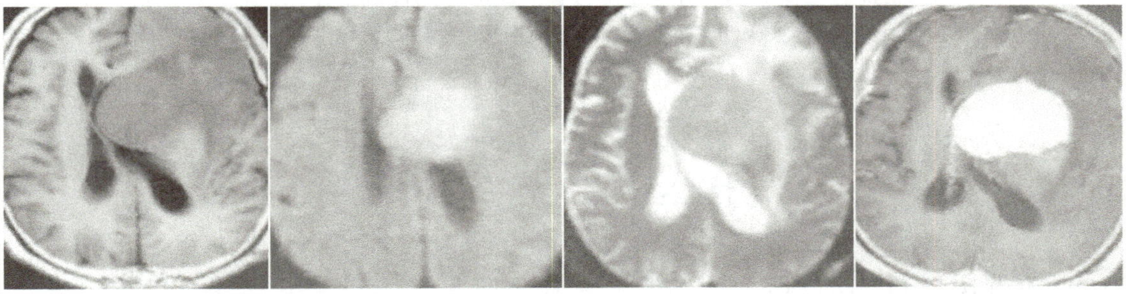

图 8-75　淋巴瘤

细胞排列紧密,DWI 扩散受限,T2WI 呈稍低信号

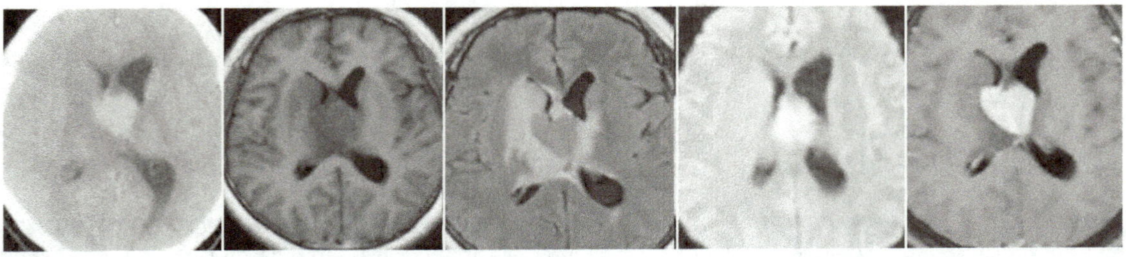

图 8-76 淋巴瘤

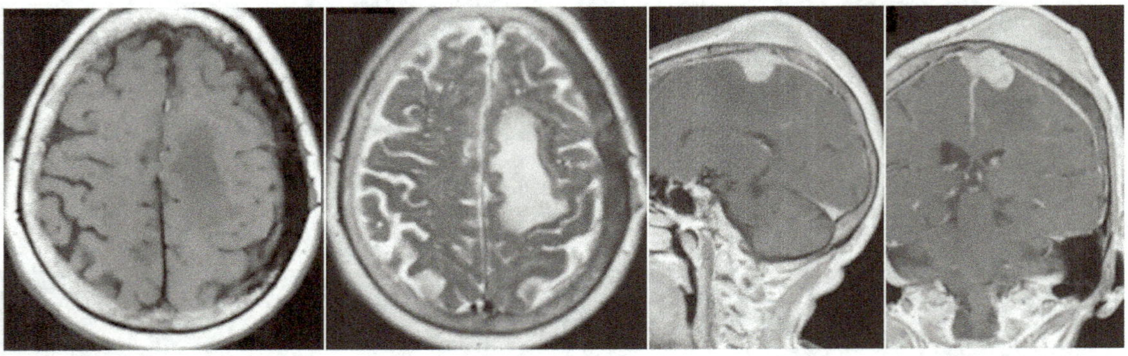

图 8-77 低级别 B 细胞淋巴瘤(女,80 岁)

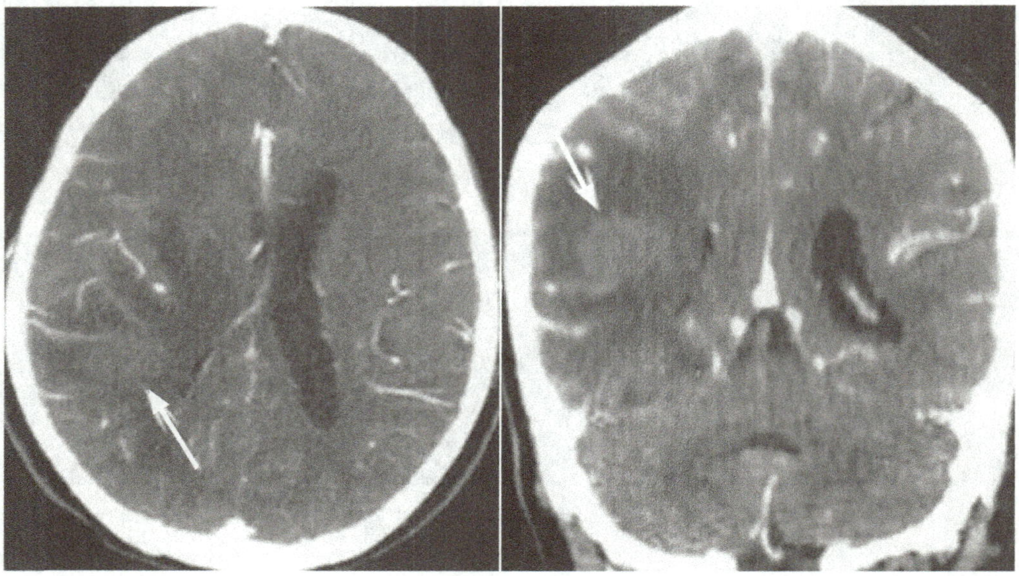

图 8-78 脑原发淋巴瘤(PCNSL)(男,68 岁)

轴位 CT 增强扫描及冠状位 MPR,右颞叶白质区等密度肿物(白箭头),无明显强化,灶周水肿明显

第八节 黑色素瘤

黑色素瘤见图 8-79 ~ 图 8-81。

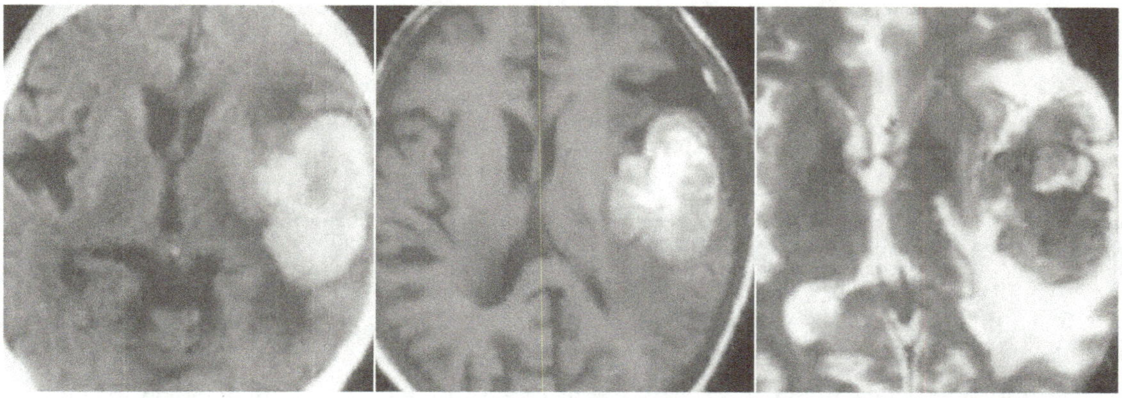

图 8-79 黑色素瘤(1)

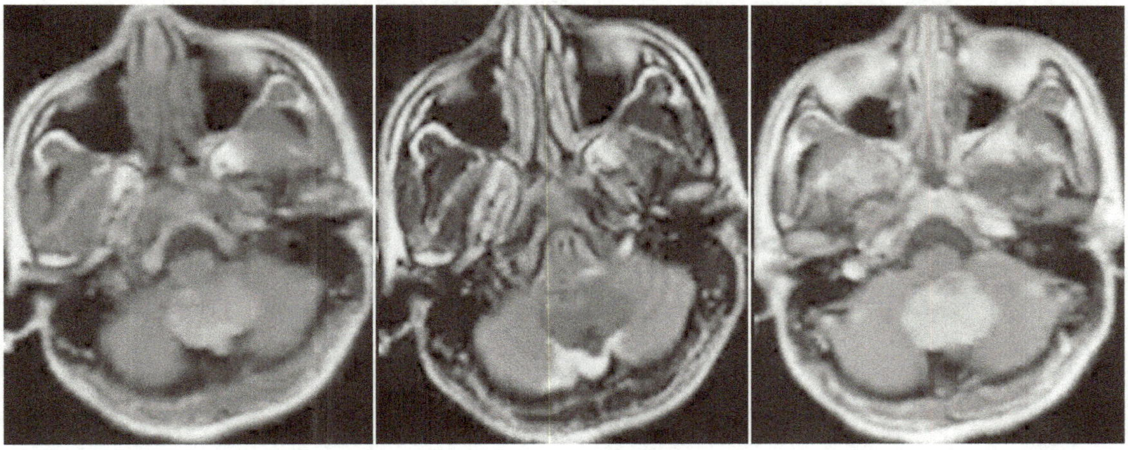

图 8-80 黑色素瘤(2)

MRI 表现为 T1 高信号及 T2 低信号

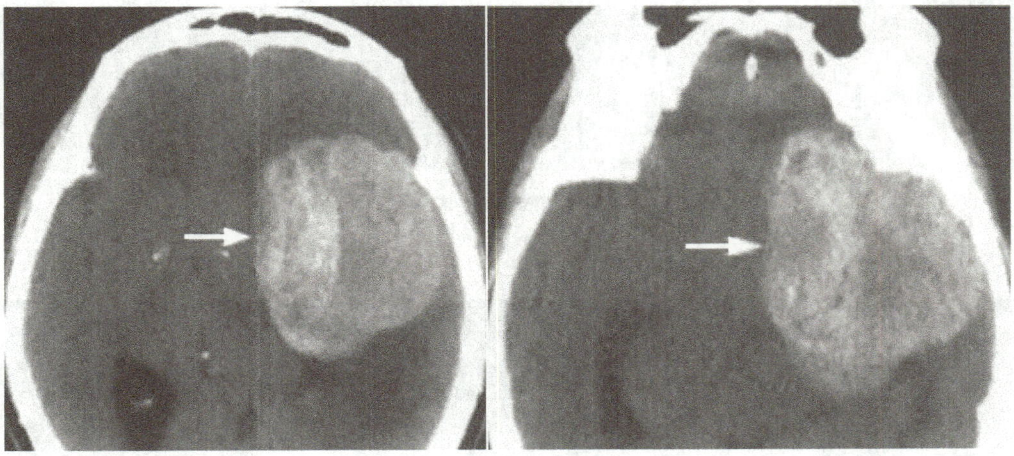

图 8-81 黑色素瘤(女,43 岁)

CT 平扫,左额颞区巨大高密度肿物(白箭头),边界清楚,可见轻度瘤周低密度水肿

第九节　转移瘤

转移瘤见图 8-82 ~ 图 8-87。

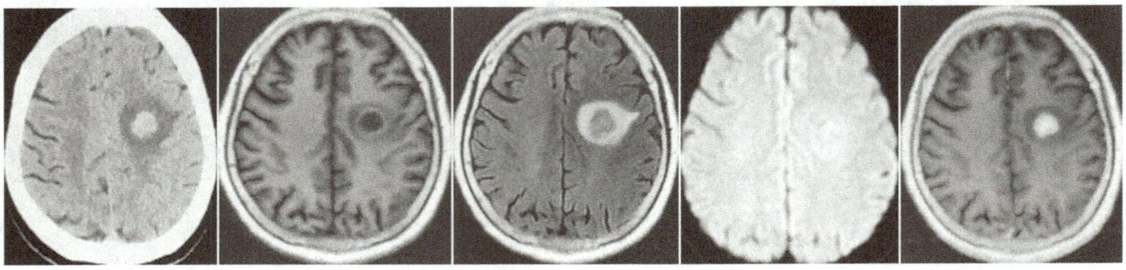

图 8-82　转移瘤(女,66 岁)

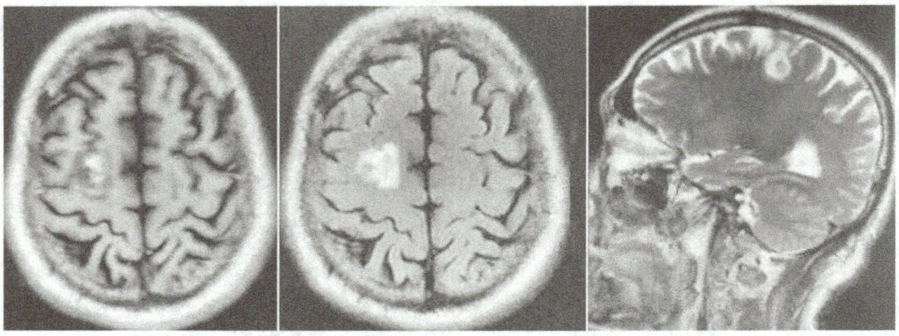

图 8-83　转移瘤并出血

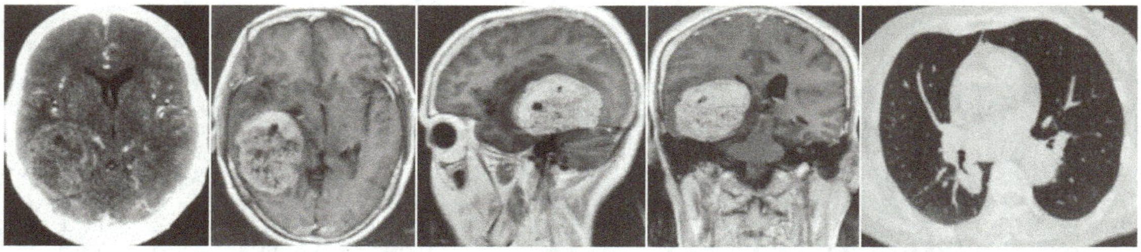

图 8-84　脑转移瘤(右下肺癌)

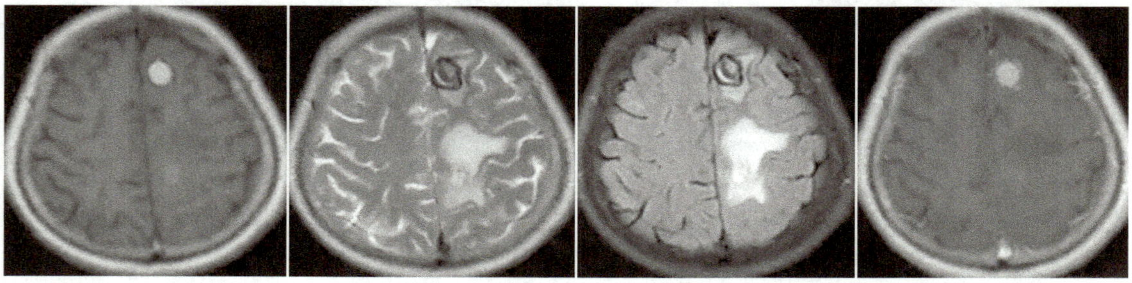

图 8-85　黑色素瘤左侧额叶转移瘤并出血

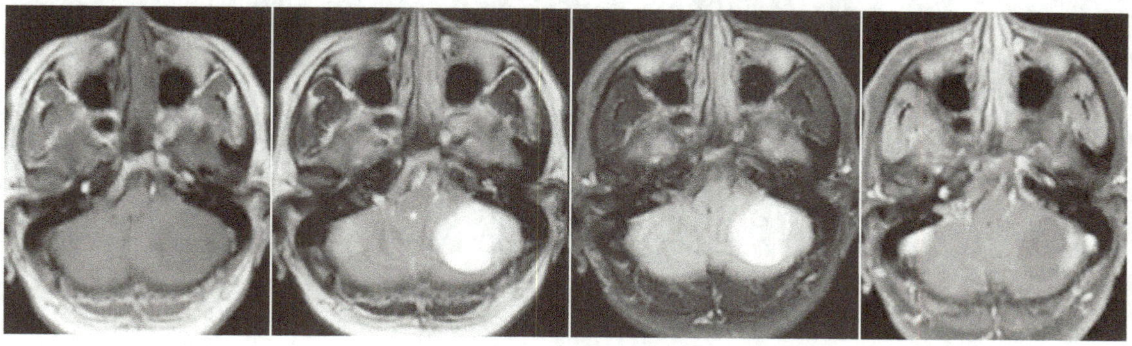

图 8-86 肺癌囊实性转移，瘤周水肿不明显

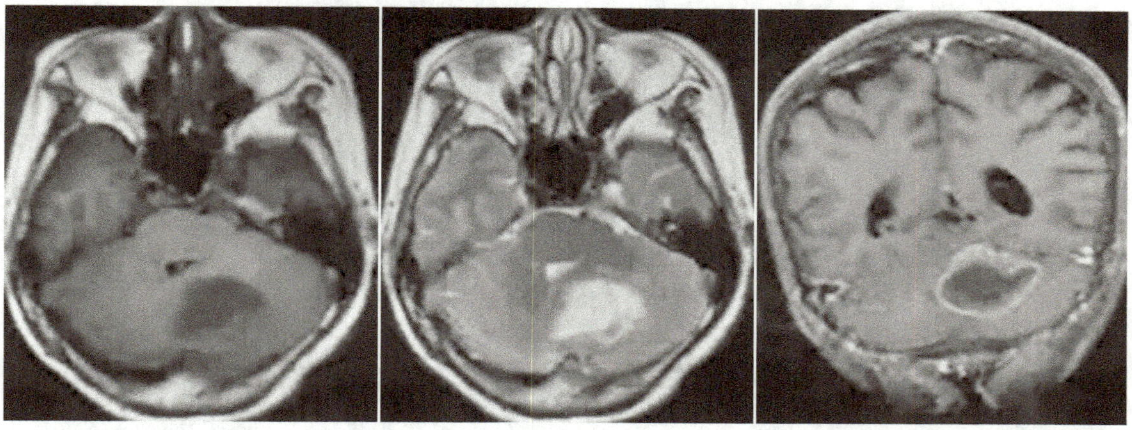

图 8-87 单发转移瘤

第十节 其他肿瘤

其他肿瘤见图 8-88 ~ 图 8-101。

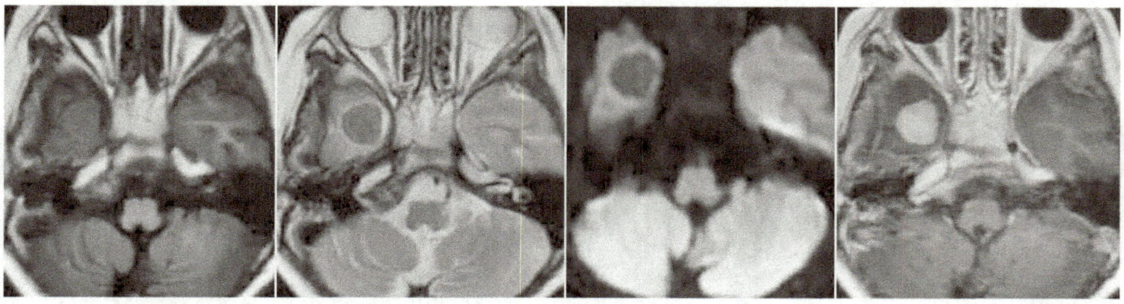

图 8-88 幼年性黄色肉芽肿(JXG)(男,13 岁)

又称幼年性黄瘤,JXG 归类于组织细胞增生症,组织细胞增生症分为朗格汉斯组织细胞增生症(LCH)及非朗格汉斯组织细胞增生症两种,JXG 为非 LCH 中最常见的疾病

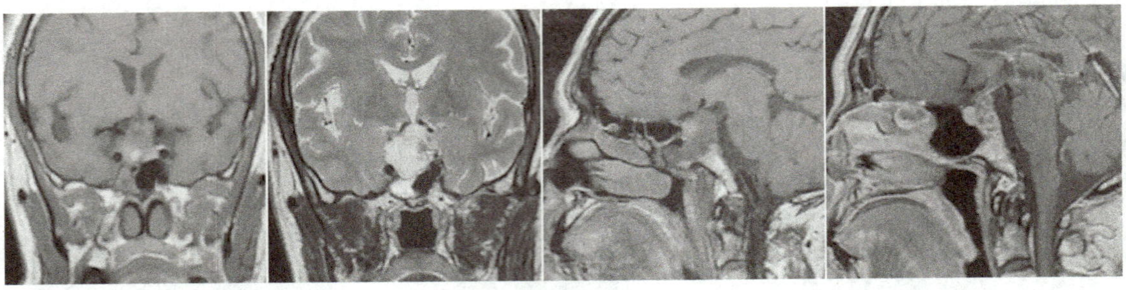

图 8-89　脊索瘤(男,65 岁)

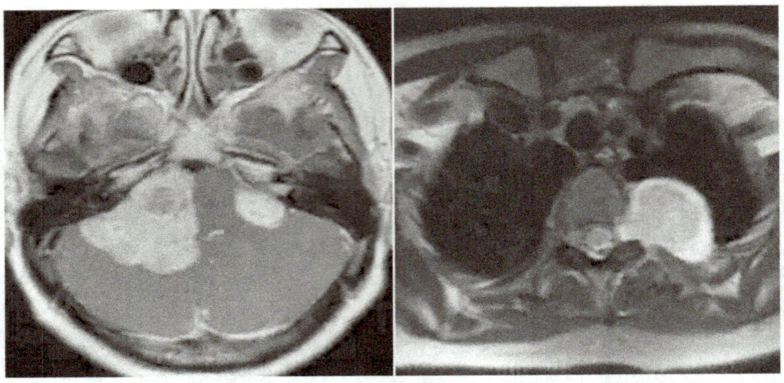

图 8-90　神经纤维瘤病Ⅱ型(女,31 岁)

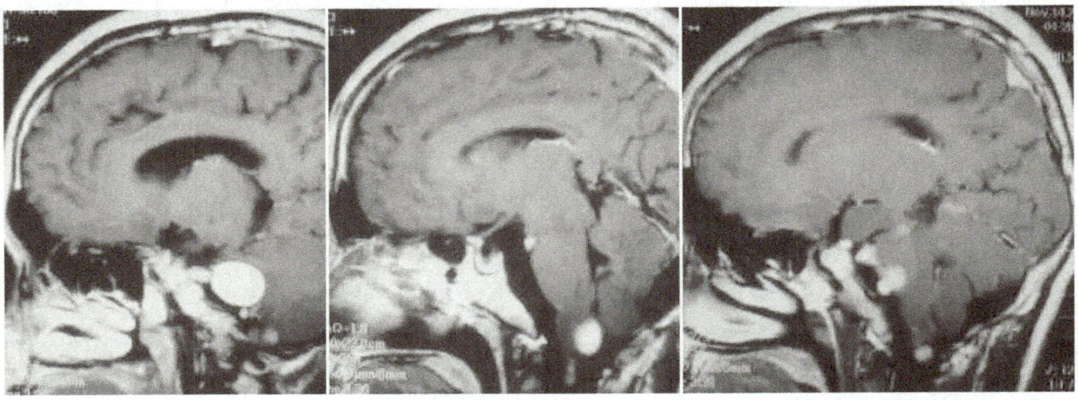

图 8-91　神经纤维瘤病Ⅱ型

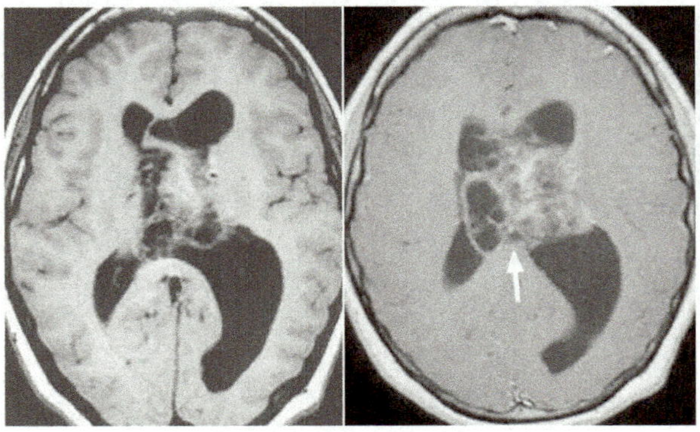

图 8-92　中枢神经细胞瘤

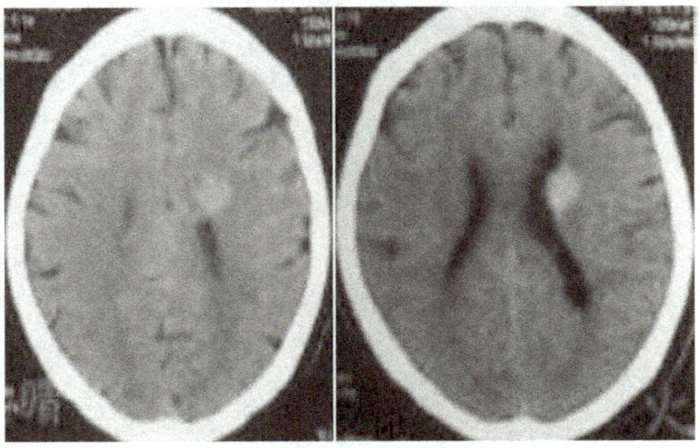

图 8-93　海绵状血管瘤(女,70 岁)

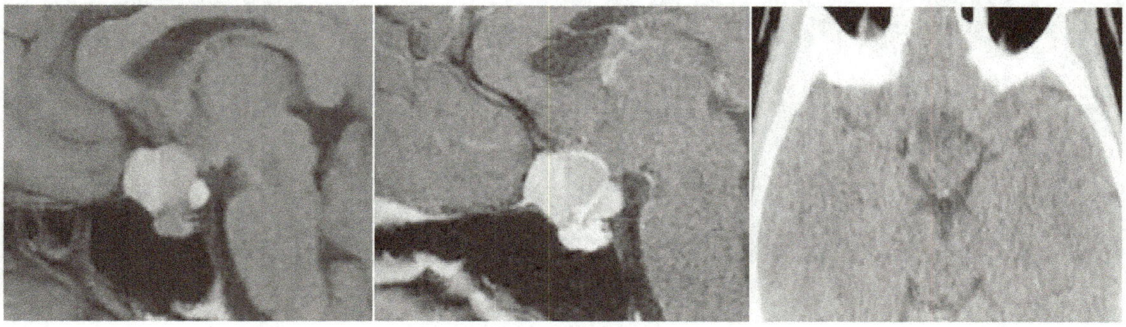

图 8-94　颅咽管瘤

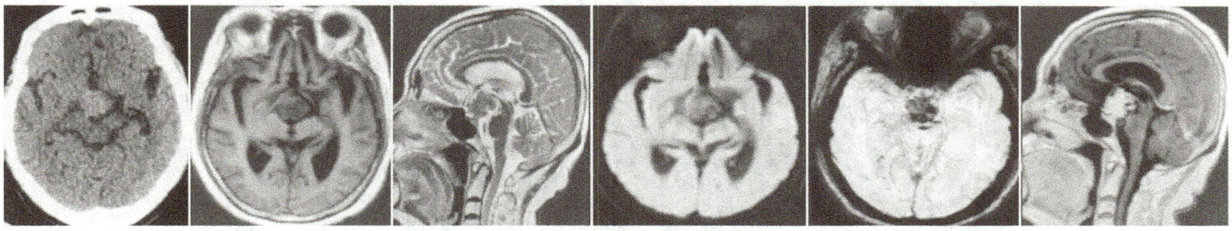

图 8-95　颅咽管瘤(女,72 岁)

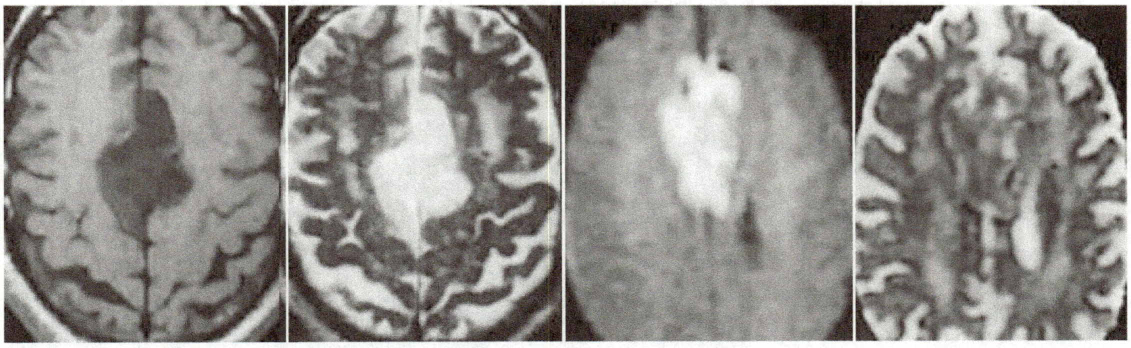

图 8-96　表皮样囊肿(1)

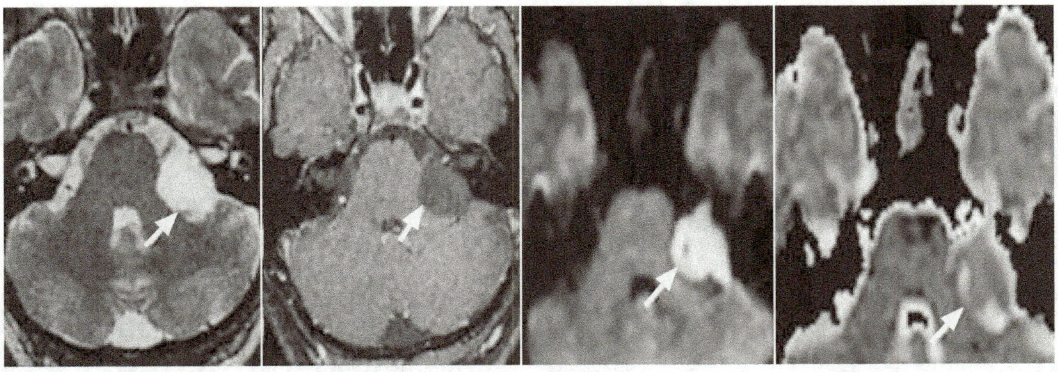

图 8-97　表皮样囊肿(2)

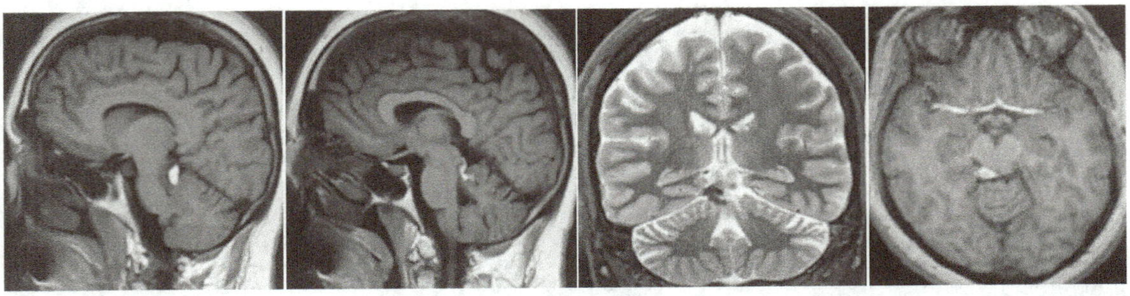

图 8-98 中脑顶盖脂肪瘤

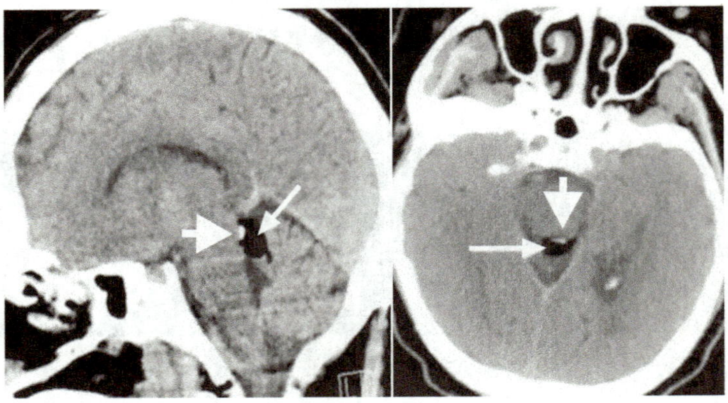

图 8-99 顶盖脂肪瘤(男,60 岁)

典型表现为一个明确的脂肪密度影(白长箭头),可以表现为外周钙化(白短箭头)

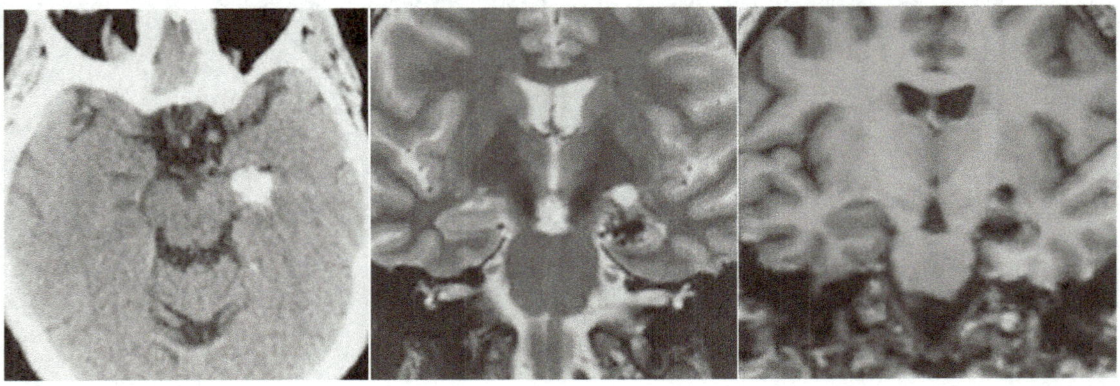

图 8-100 神经中轴钙化性假瘤(1)

轴内型,CT 左侧海马区实性钙化肿块,T2WI 肿块显示为结节状低信号,内部缺乏高信号影与典型海绵状血管瘤不符,T1WI 呈低信号

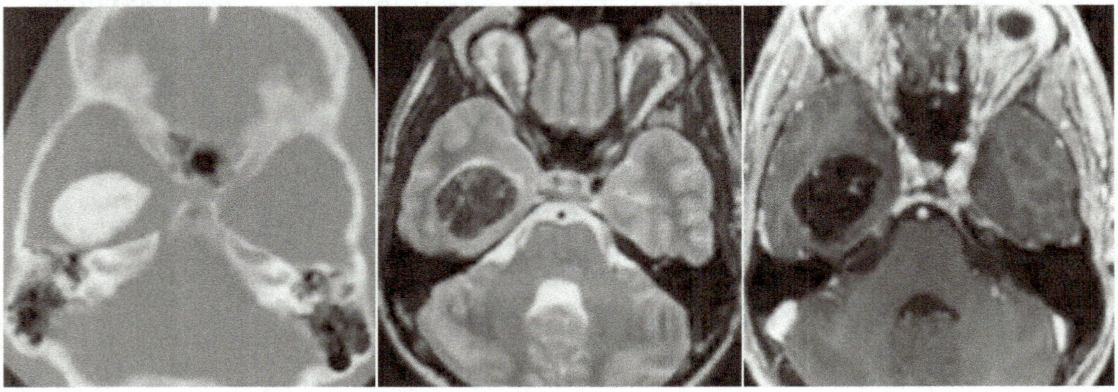

图 8-101 神经中轴钙化性假瘤(2)

轴外型,CT 示右颞角实性钙化肿块,MRI 示短 T2 信号内见线状高信号,增强 T1 低信号肿块内见线状强化信号

第九章　脑室肿瘤

第一节　侧脑室肿瘤及肿瘤样病变

侧脑室肿瘤及肿瘤样病变见图 9-1 ~ 图 9-27。

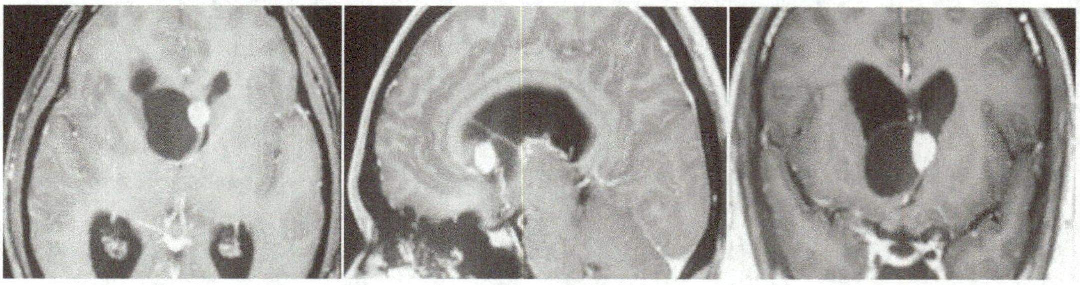

图 9-1　右侧脑室血管母细胞瘤(1)

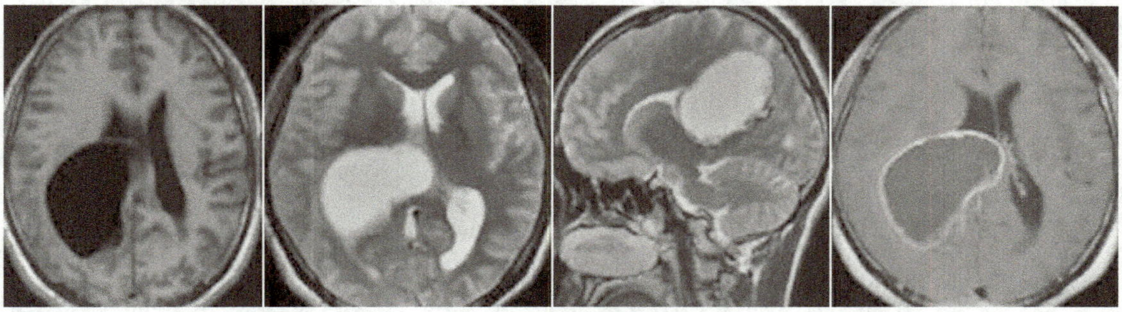

图 9-2　右侧脑室血管母细胞瘤(2)

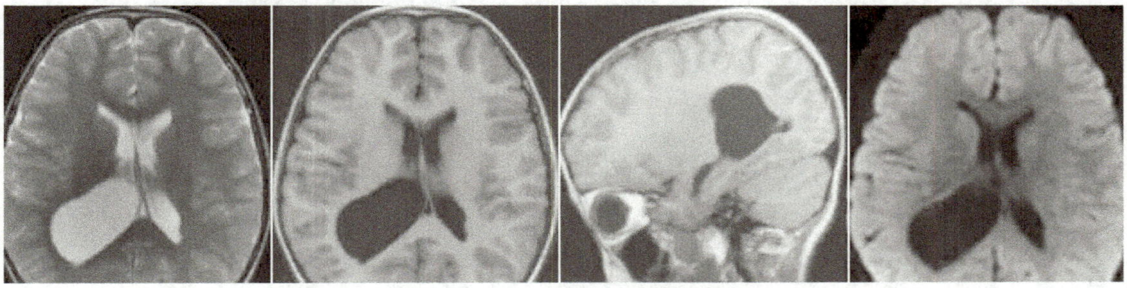

图 9-3　右侧脑室神经上皮囊肿

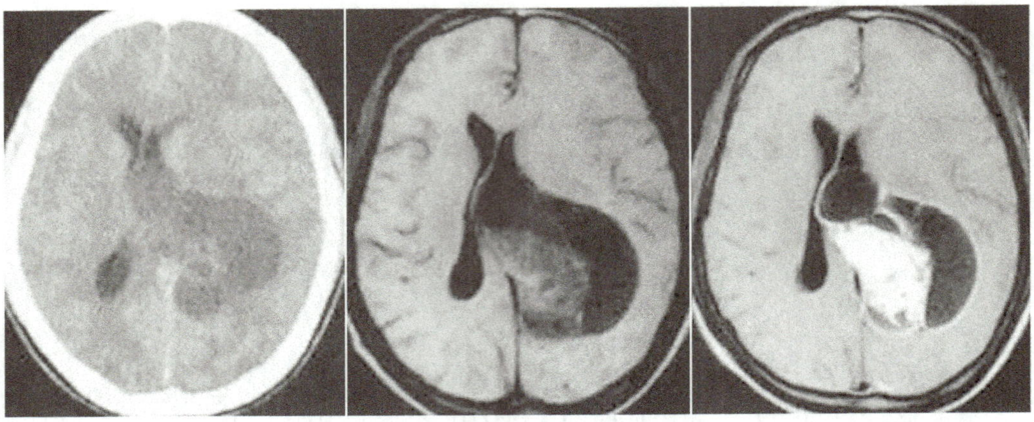

图 9-4　左侧脑室血管外周细胞瘤(男,34 岁)

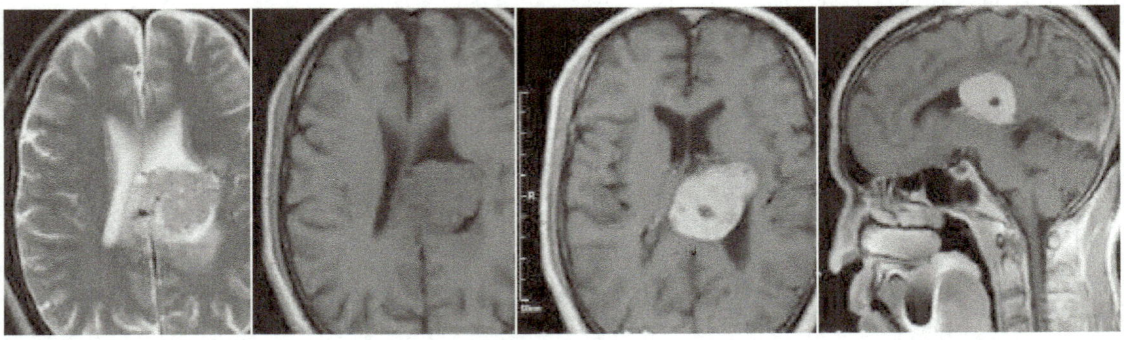

图 9-5　血管外皮细胞瘤(男,59 岁)

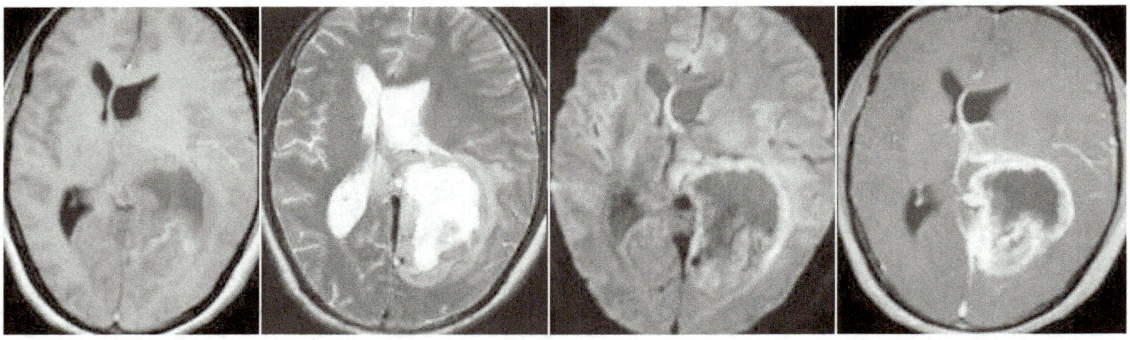

图 9-6　胶质母细胞瘤

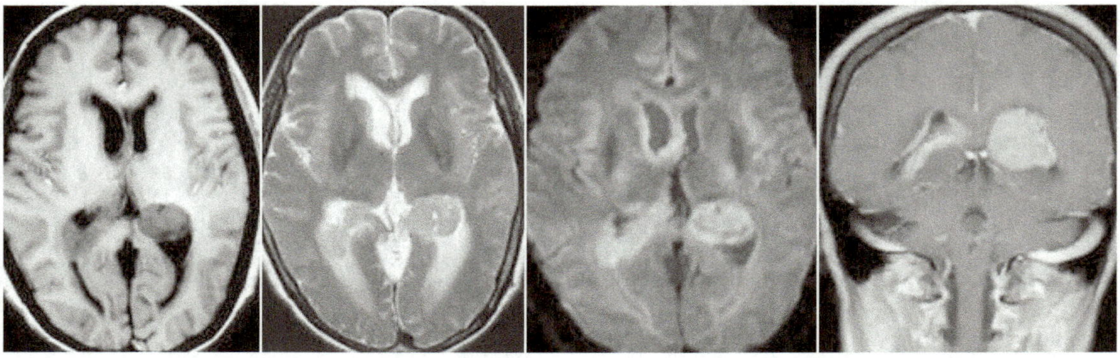

图 9-7　淋巴瘤

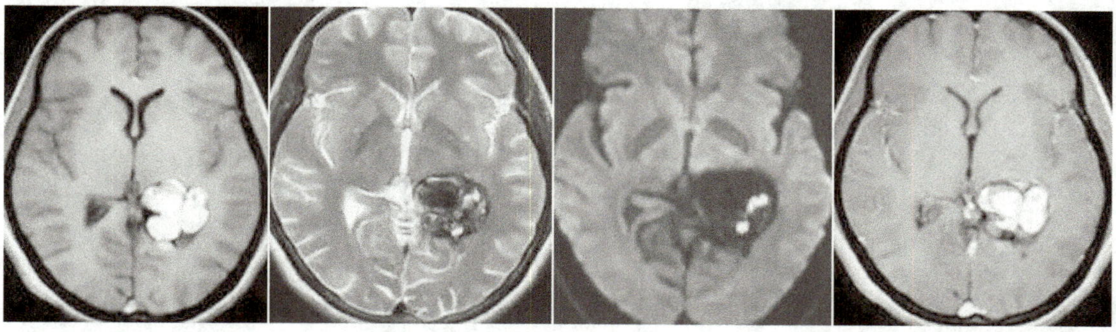

图 9-8　海绵状血管瘤

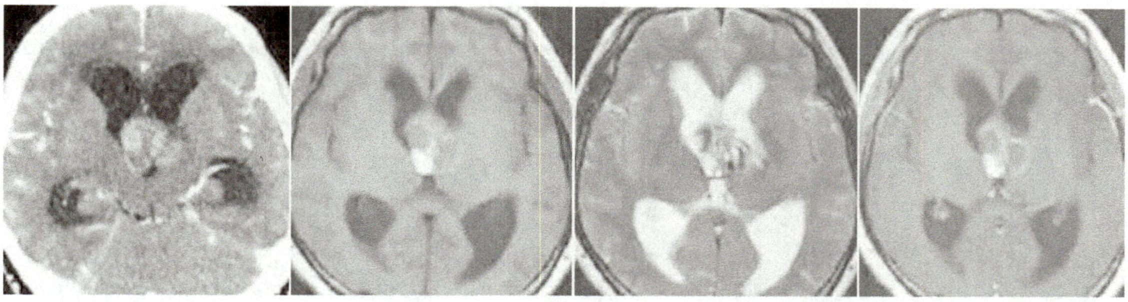

图 9-9　海绵状血管瘤(孟氏孔区)

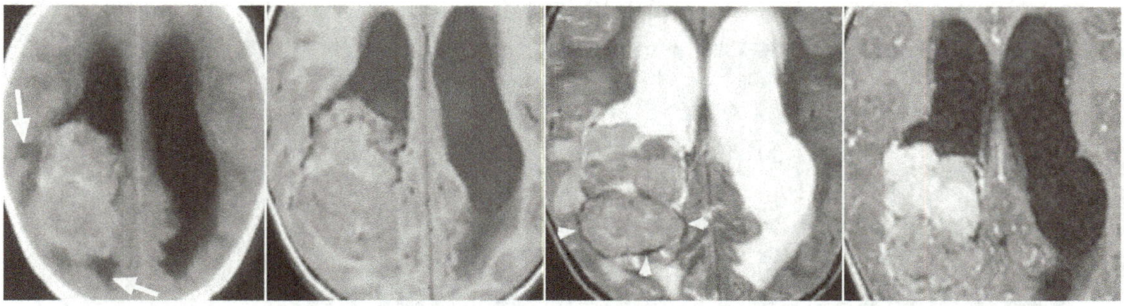

图 9-10　脉络丛乳头状癌(1)

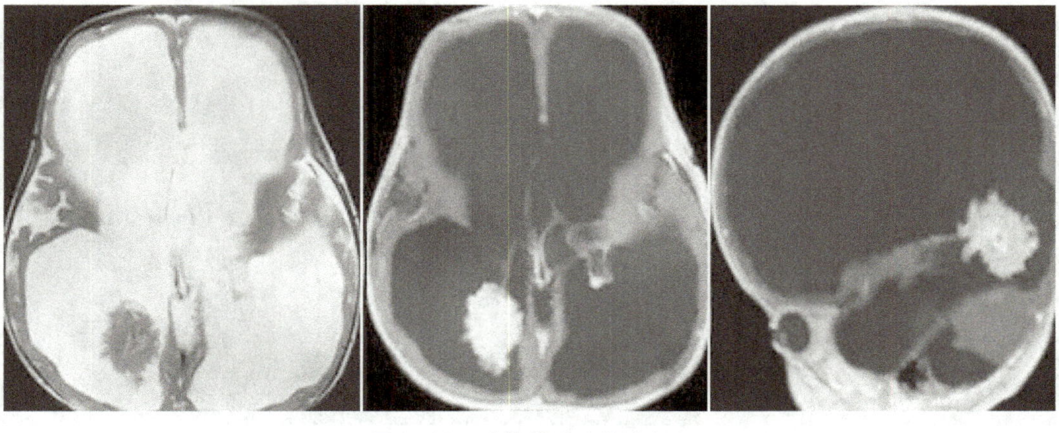

图 9-11　脉络丛乳头状瘤(2)

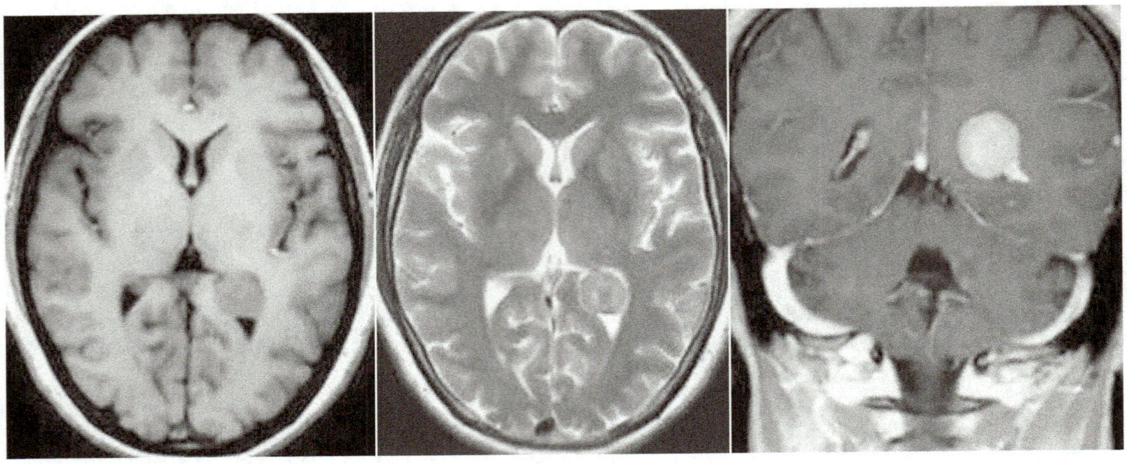

图 9-12　脑膜瘤

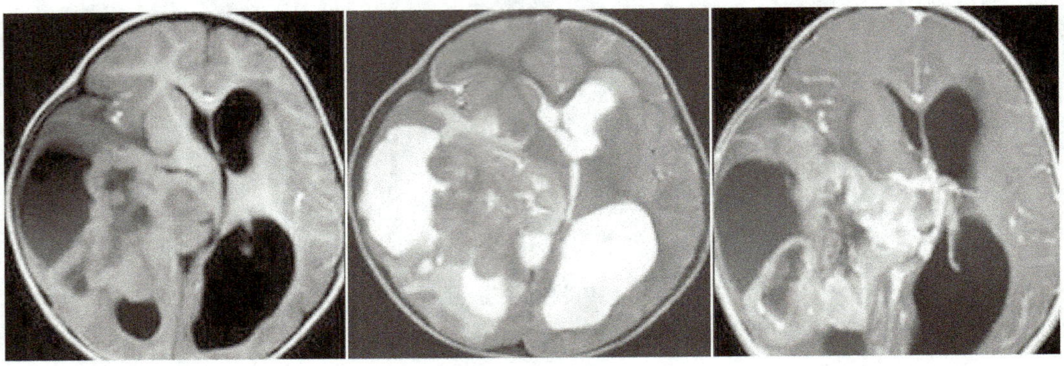

图 9-13　室管膜瘤

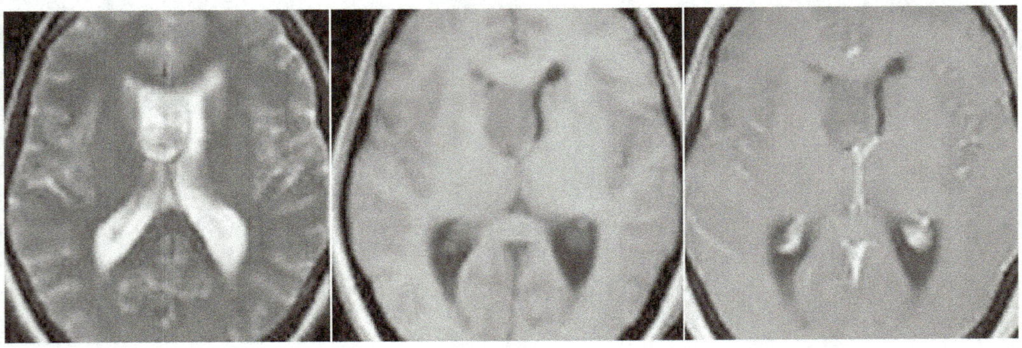

图 9-14　室管膜下瘤(WHO Ⅰ级)

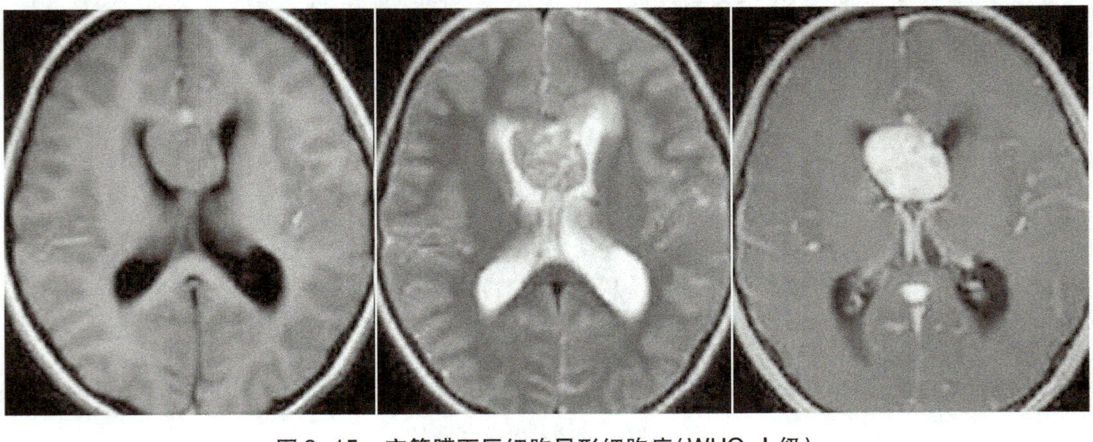

图 9-15　室管膜下巨细胞星形细胞瘤(WHO Ⅰ级)

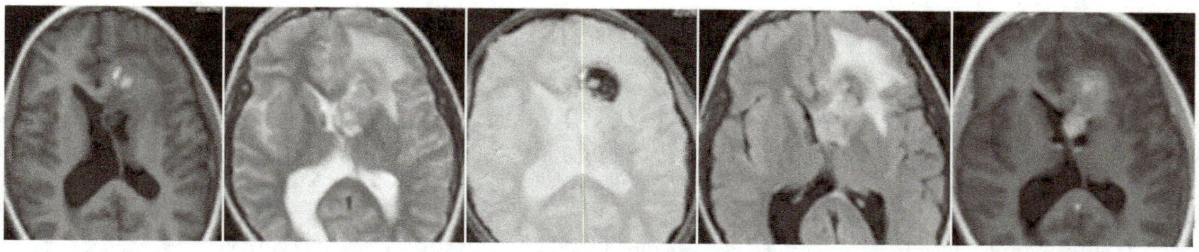

图 9-16　室管膜下巨细胞星形细胞瘤

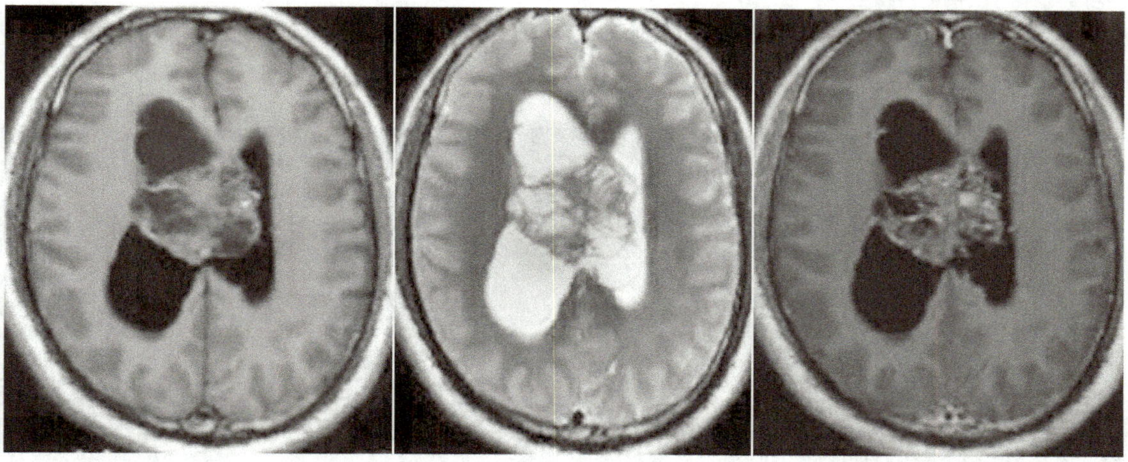

图 9-17　中枢神经细胞瘤(1)

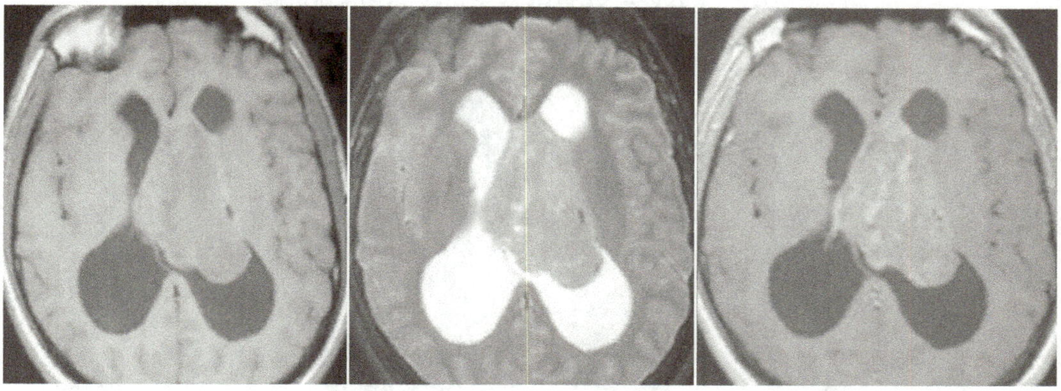

图 9-18　中枢神经细胞瘤(2)

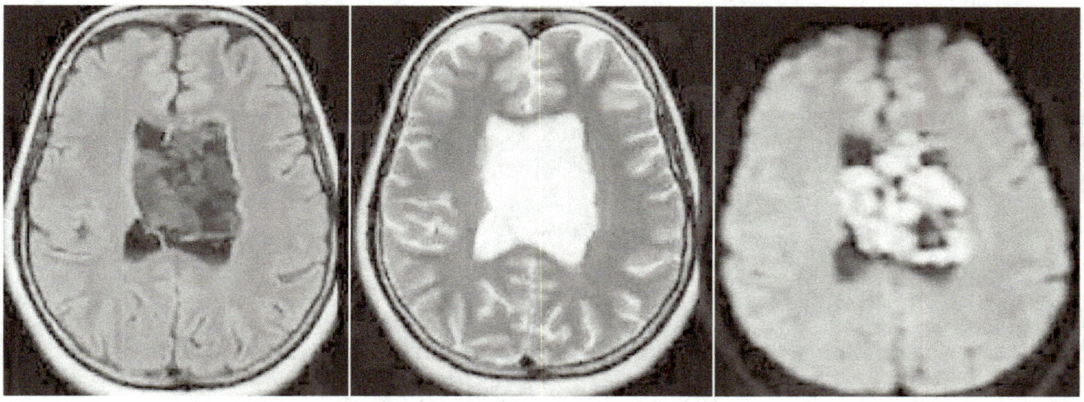

图 9-19　表皮样囊肿(女,53 岁)

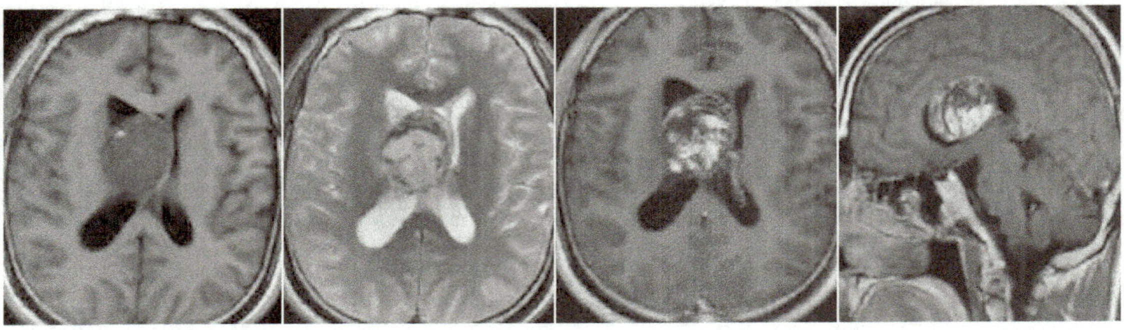

图 9-20　血管畸形伴出血(男,33 岁)

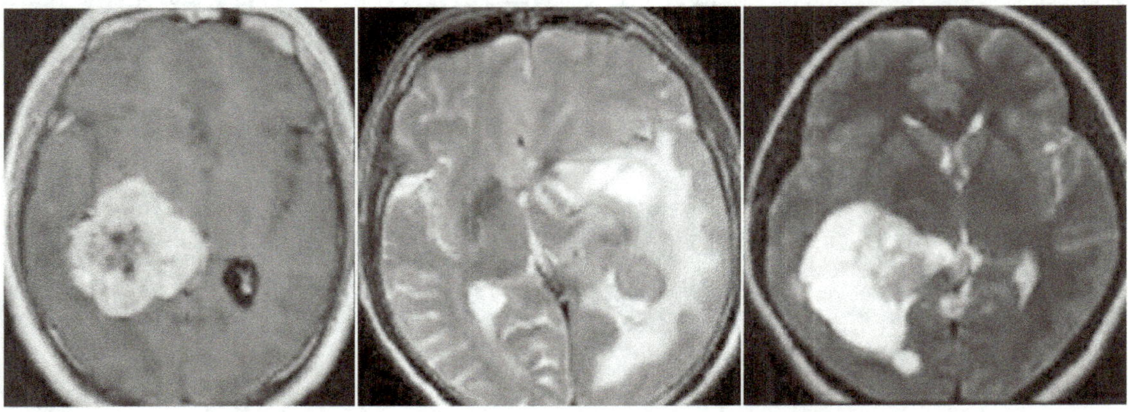

图 9-21　分别为 SFT/HPC、淋巴瘤、节细胞胶质瘤

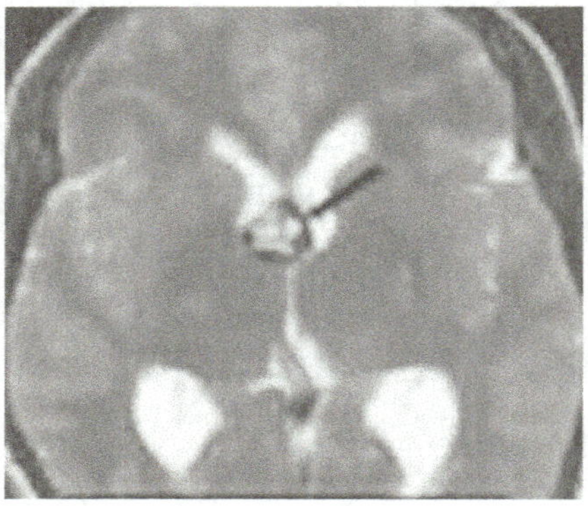

图 9-22　海绵状血管瘤

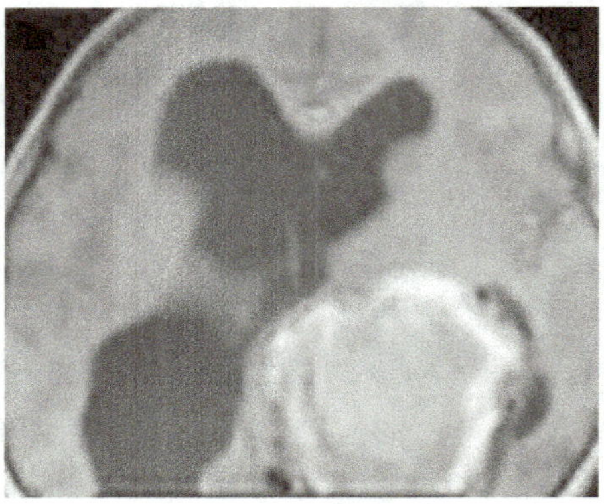

图 9-23　血肿机化

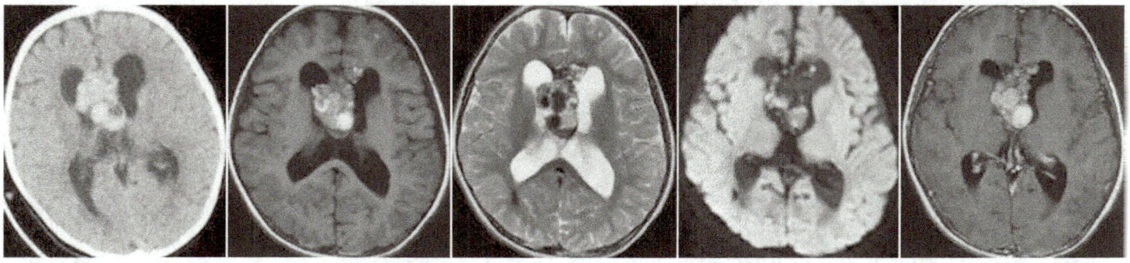

图 9-24　脑室内脉管瘤(女,4 岁)

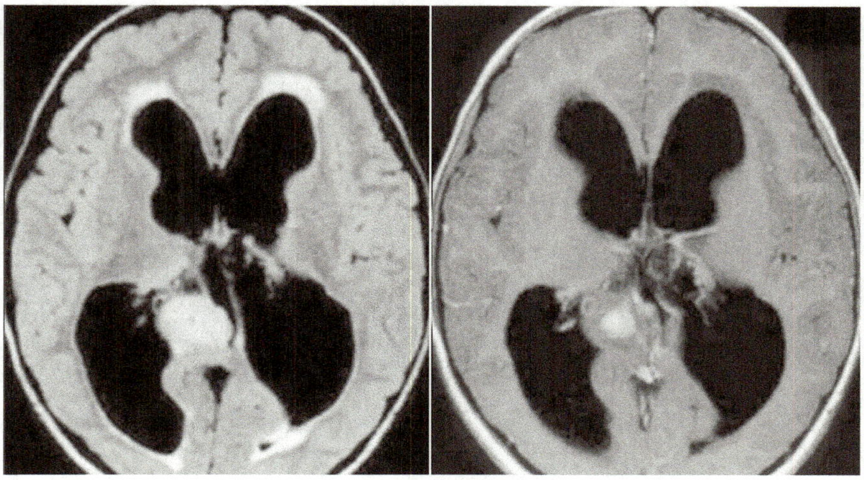

图 9-25 青少年毛细胞型星形细胞瘤

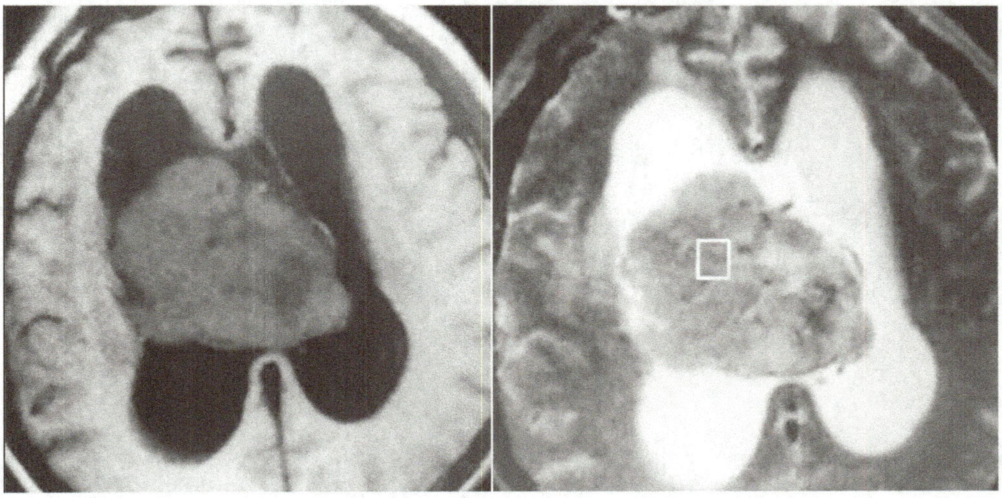

图 9-26 室管膜瘤

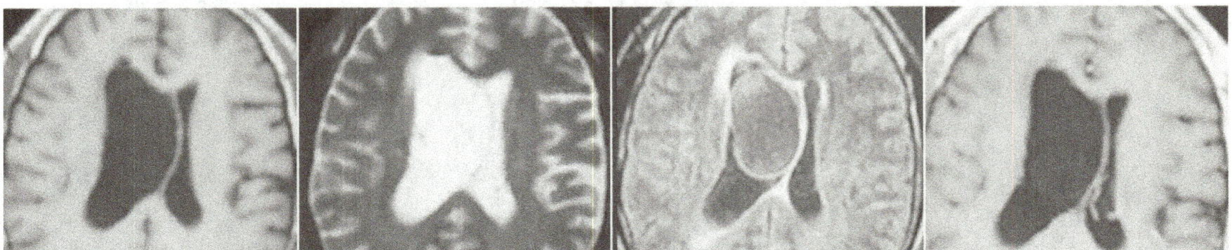

图 9-27 室管膜囊肿

第二节 第三脑室肿瘤及肿瘤样病变

第三脑室肿瘤及肿瘤样病变见图 9-28 ~ 图 9-44。

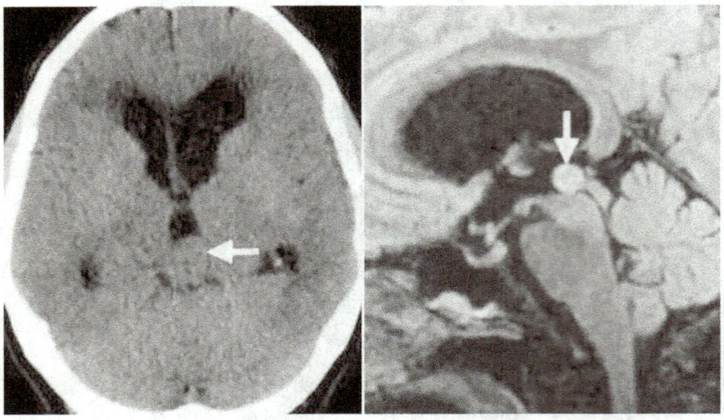

图 9-28　第三脑室脉络丛乳头状瘤(男,55 岁)

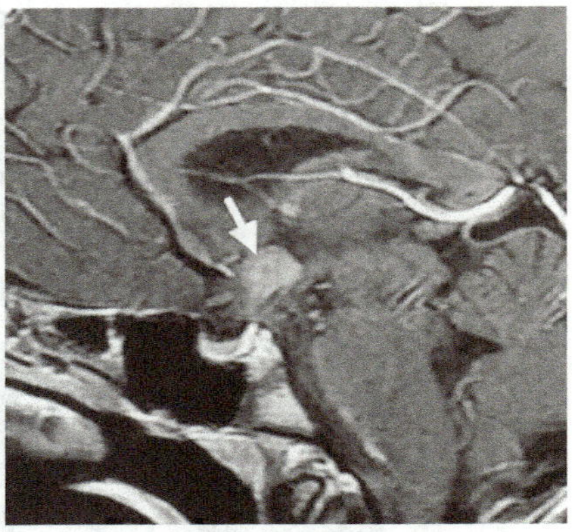

图 9-29　第三脑室前隐窝转移瘤

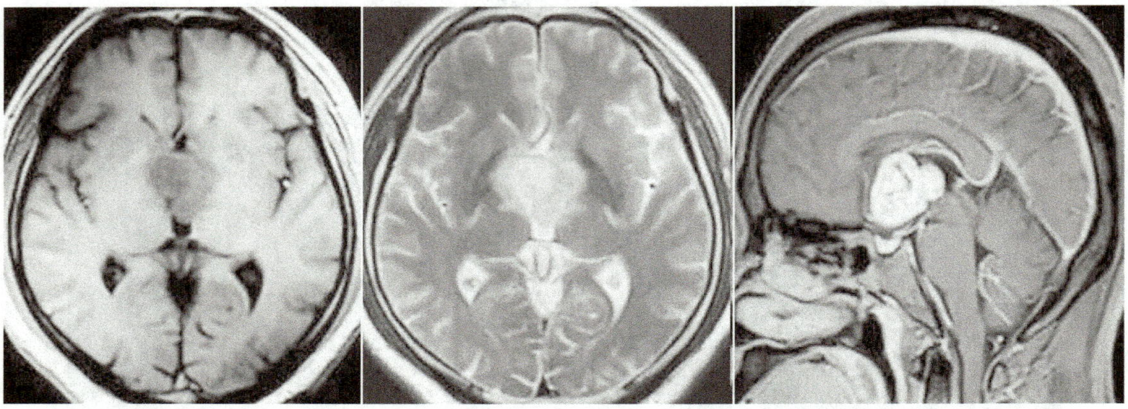

图 9-30　成人第三脑室脊索样胶质瘤

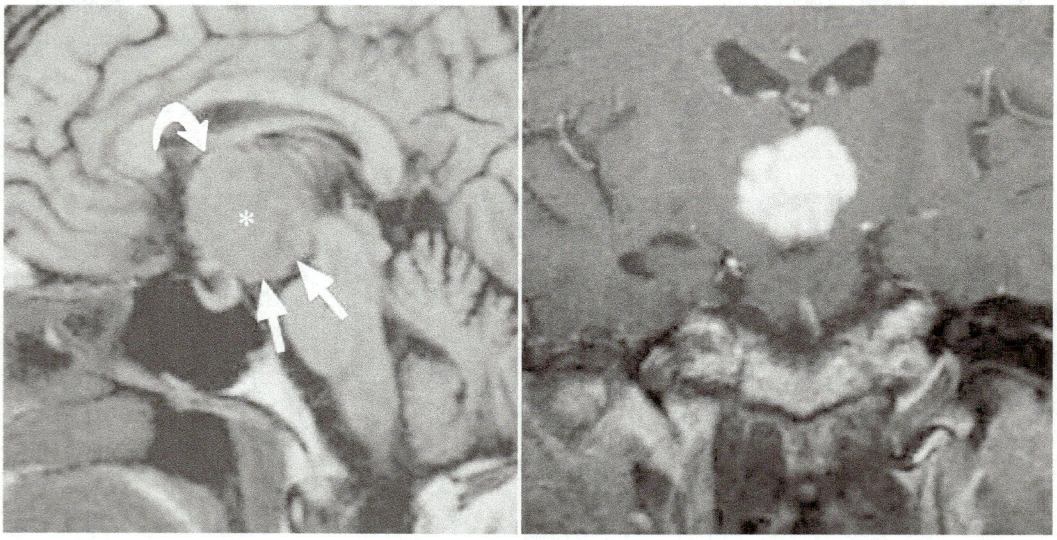

图 9-31　第三脑室脊索样胶质瘤

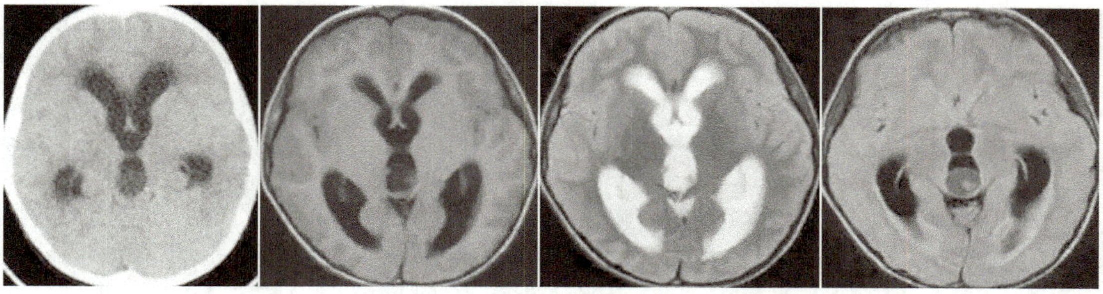

图 9-32 第三脑室室管膜瘤(男,5 岁)

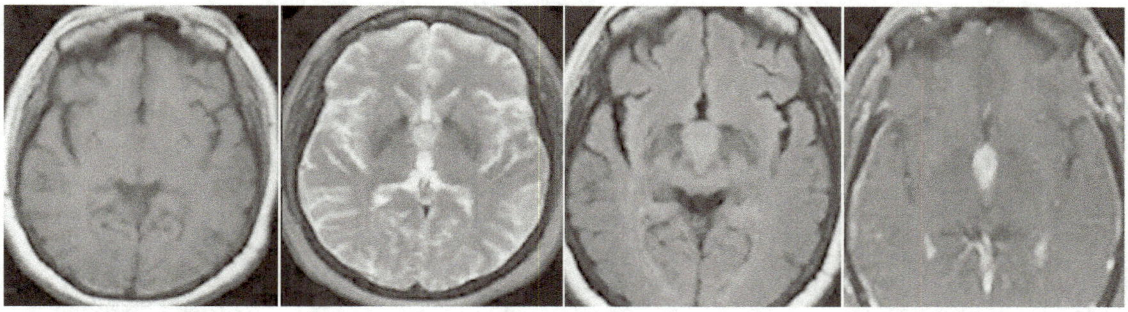

图 9-33 室管膜瘤

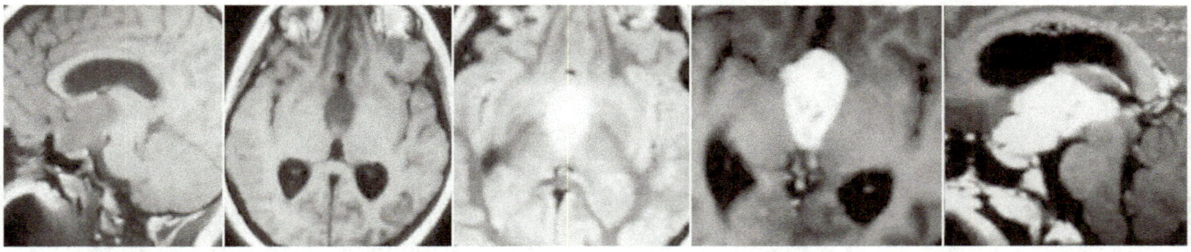

图 9-34 伸展细胞室管膜瘤

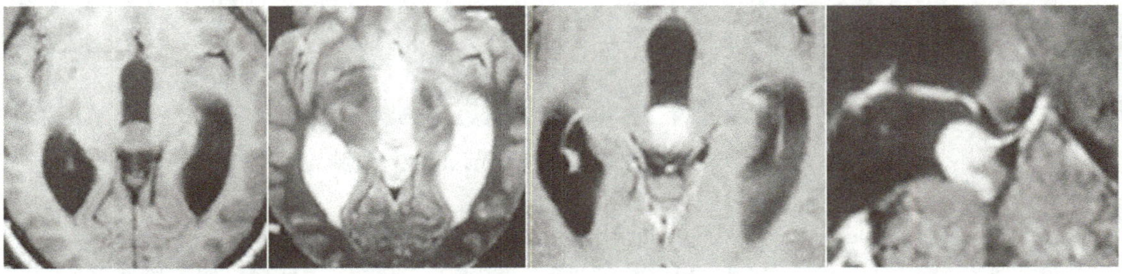

图 9-35 第三脑室中枢神经细胞瘤

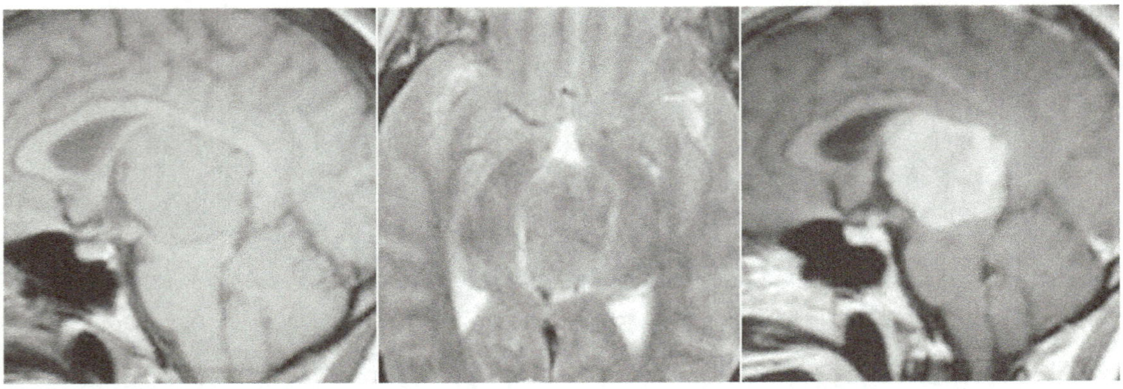

图 9-36　第三脑室脑膜瘤

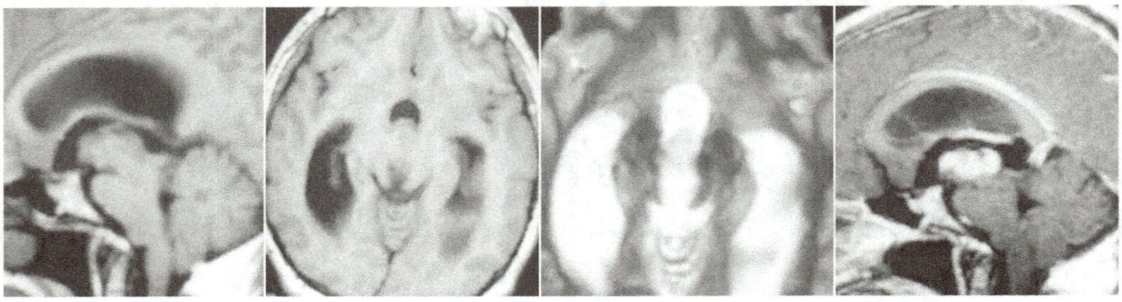

图 9-37　第三脑室少突胶质细胞瘤

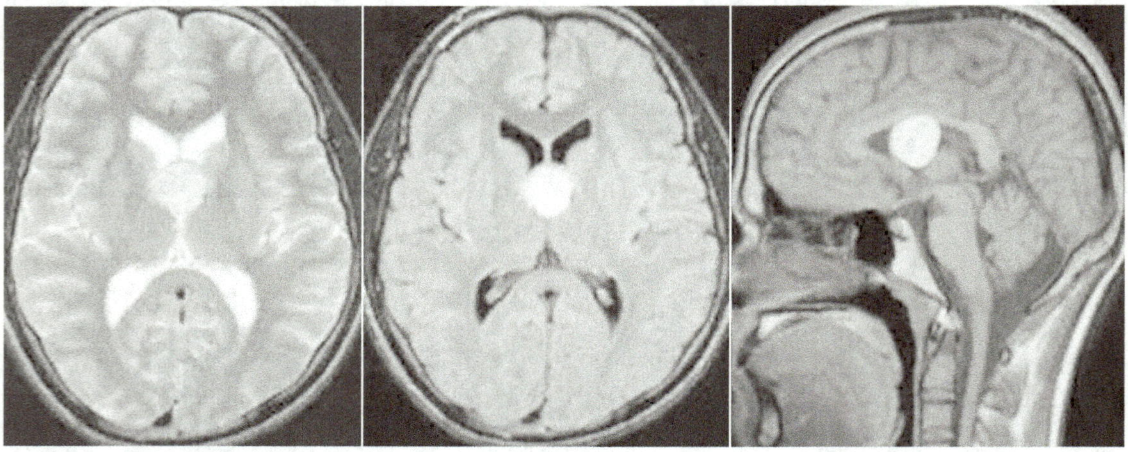

图 9-38　第三脑室前上方孟氏孔区胶样囊肿

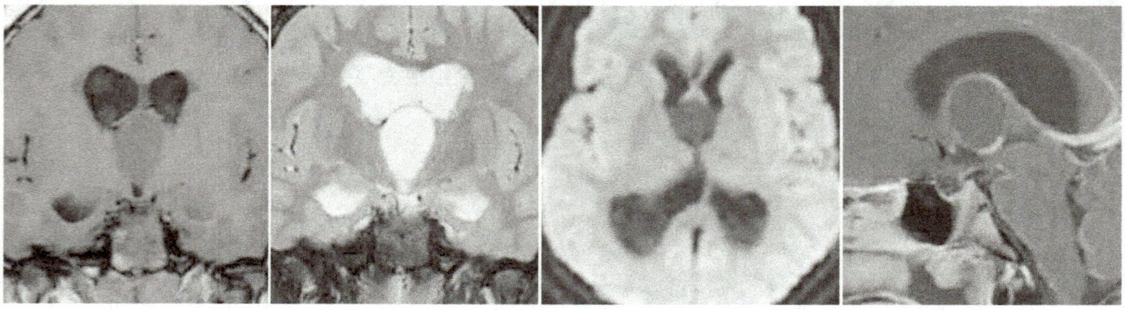

图 9-39　第三脑室肠源性囊肿

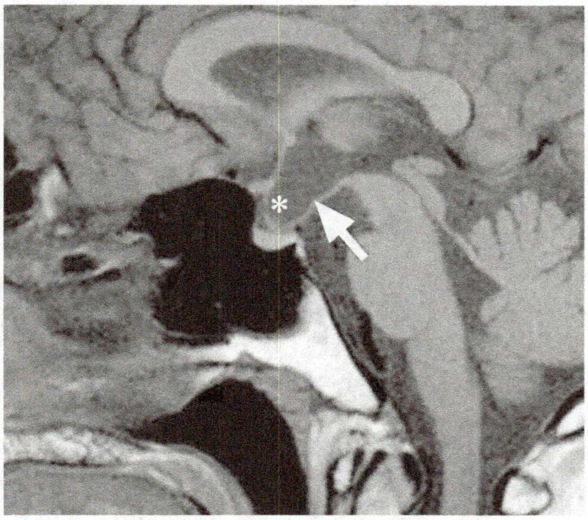

图 9-40　永存胚胎漏斗隐窝(漏斗隐窝扩大,与第三脑室相连续)

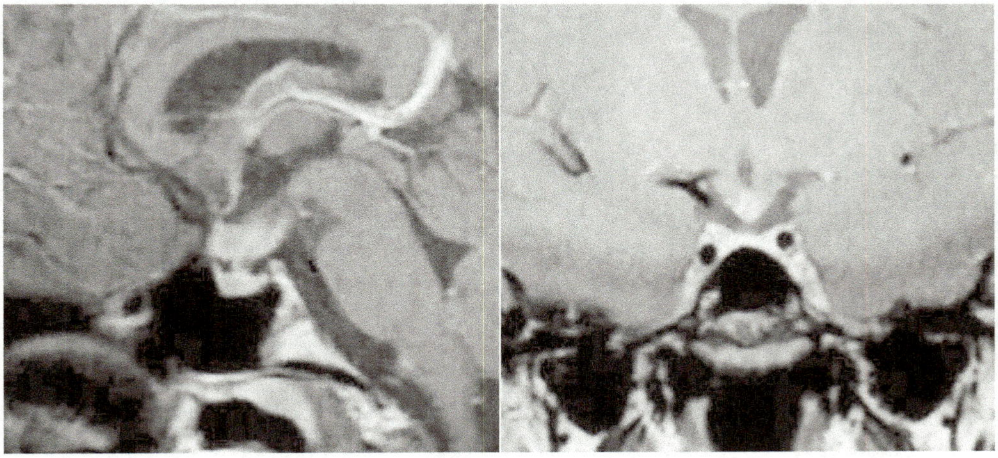

图 9-41　第三脑室前壁占位(纤维性星形细胞瘤)

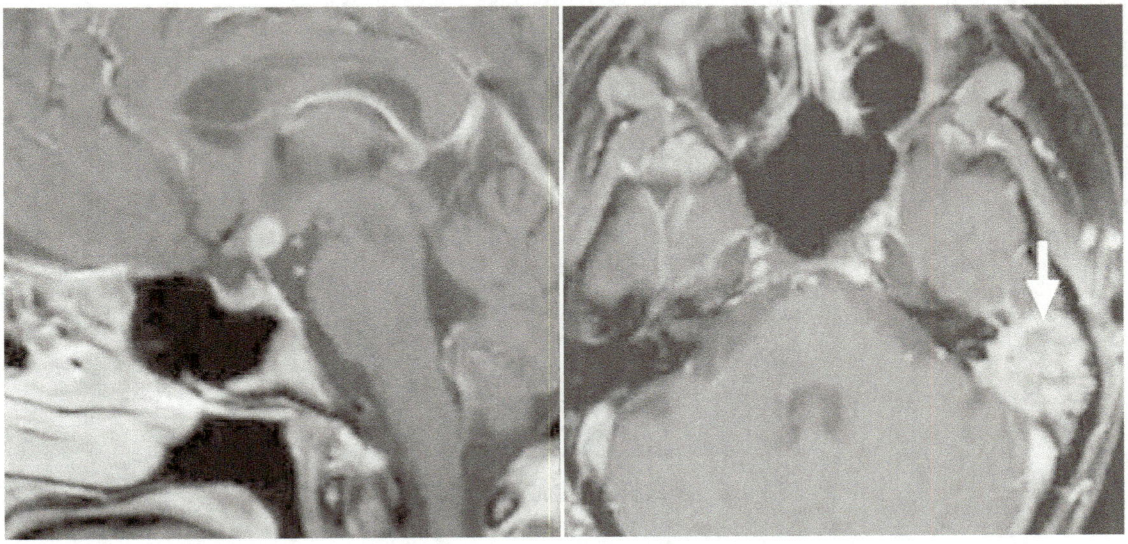

图 9-42　朗格汉斯细胞组织细胞增生症

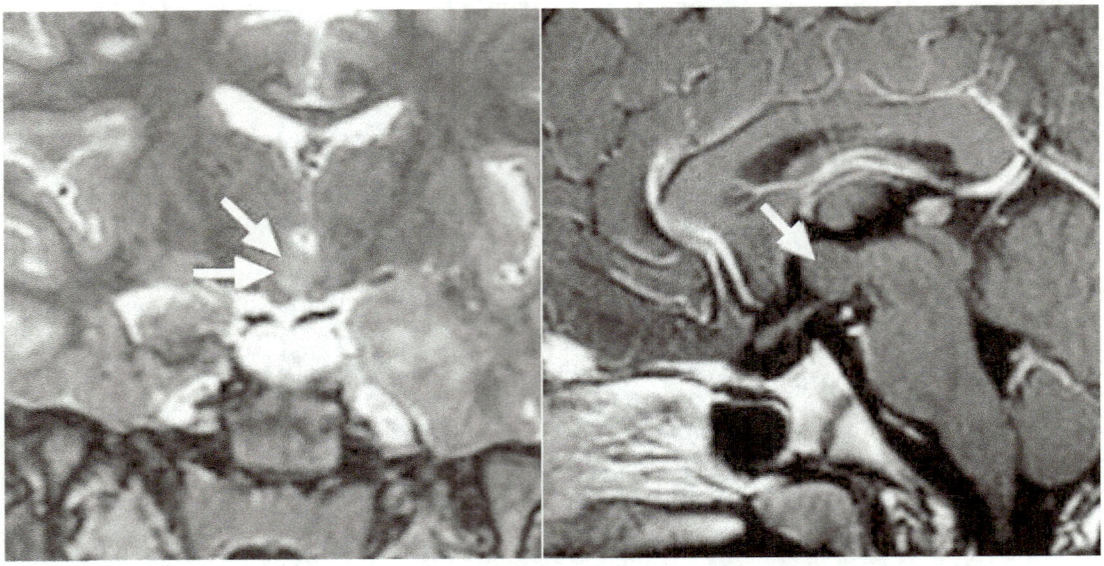

图 9-43 第三脑室底部占位,无强化(下丘脑错构瘤)

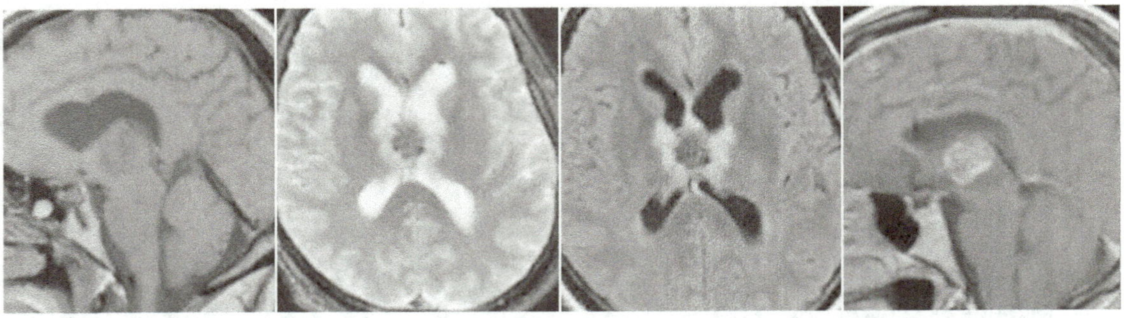

图 9-44 转移性腺癌(来自结肠)

第三节 第四脑室肿瘤及肿瘤样病变

第四脑室肿瘤及肿瘤样病变见图 9-45 ~ 图 9-59。

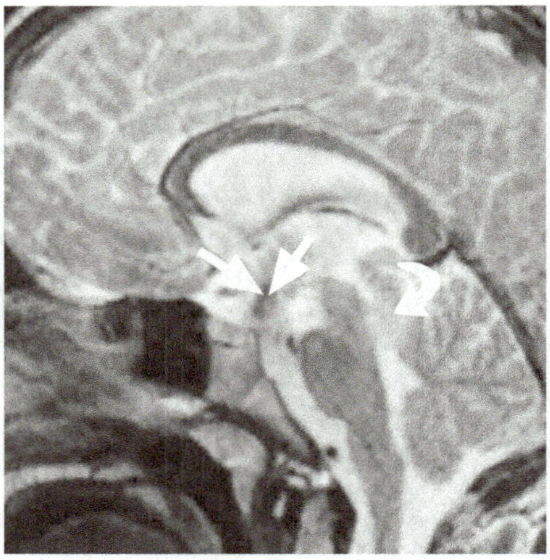

图 9-45 第四脑室顶盖胶质瘤(弯箭头所指)

男,14 岁,脑脊液自第三脑室经造口引流至桥前池(直箭头)

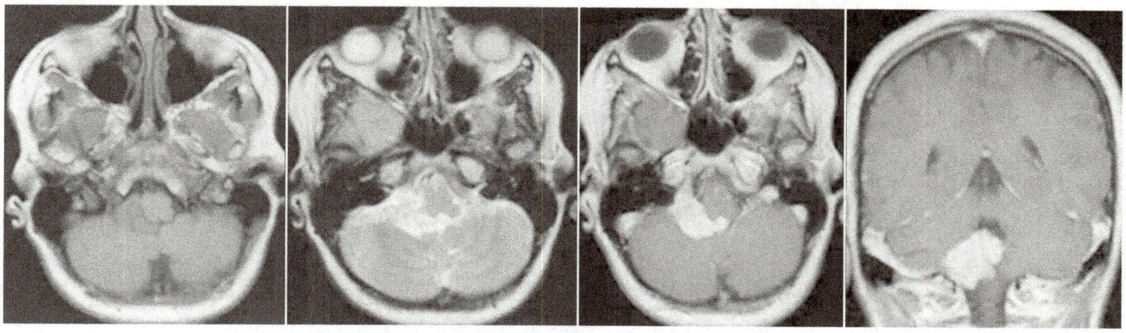

图 9-46 第四脑室右侧隐窝处脉络丛乳头状瘤

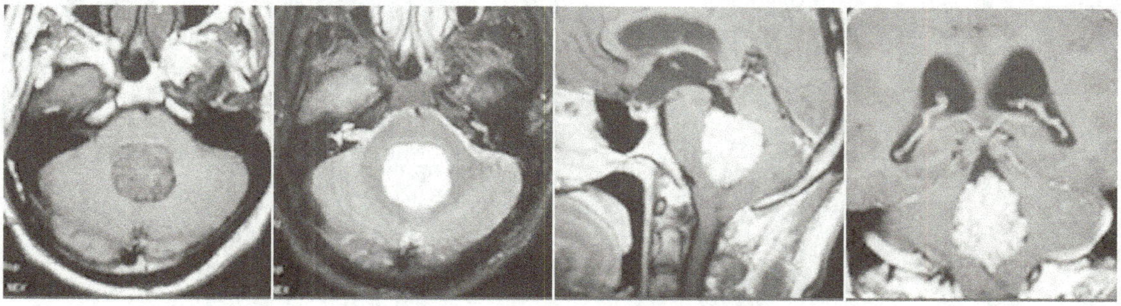

图 9-47 第四脑室脉络丛乳头状瘤(1)

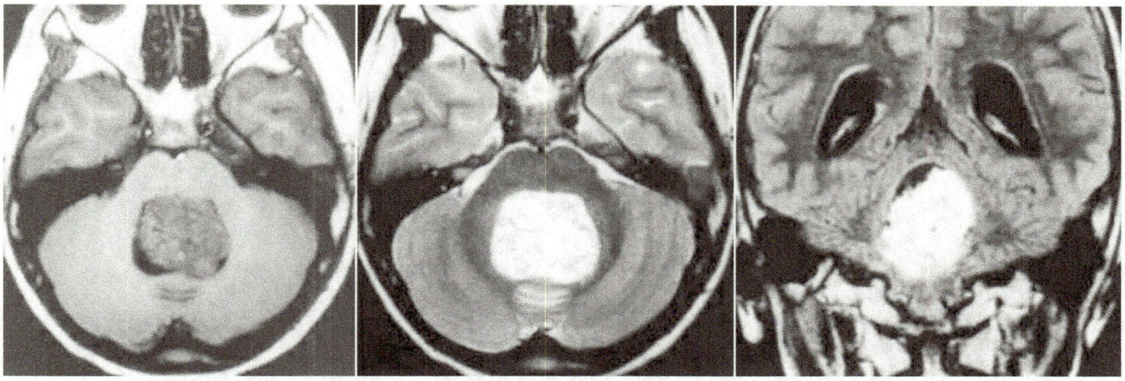

图 9-48 第四脑室脉络丛乳头状瘤(2)

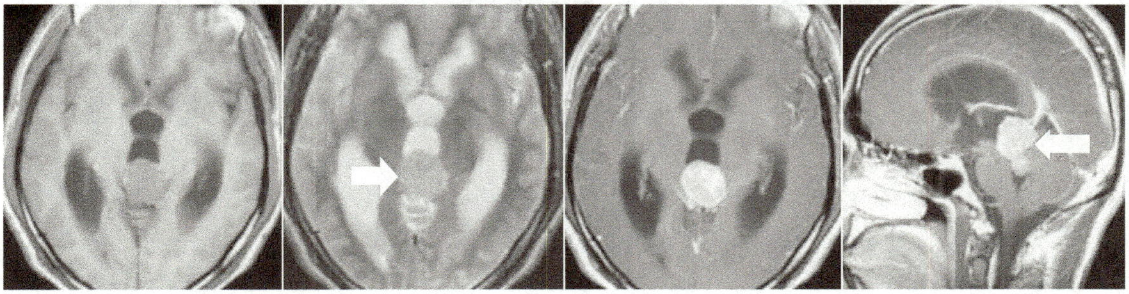

图 9-49 生殖细胞瘤(男,24 岁)

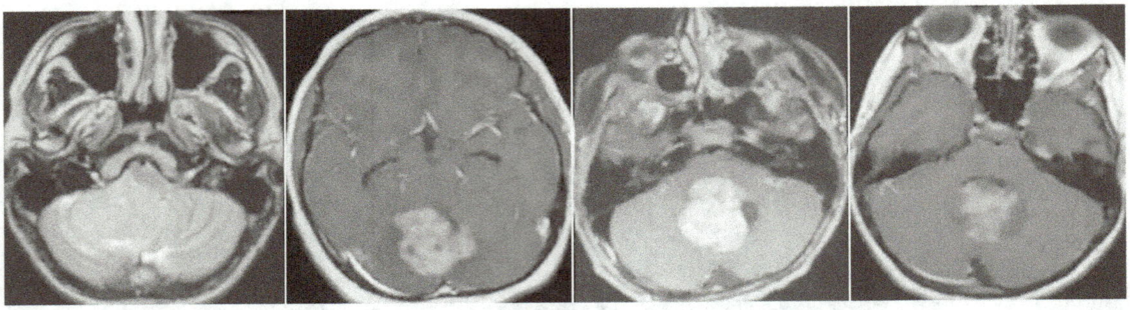

图 9-50 4 例不同的第四脑室室管膜瘤

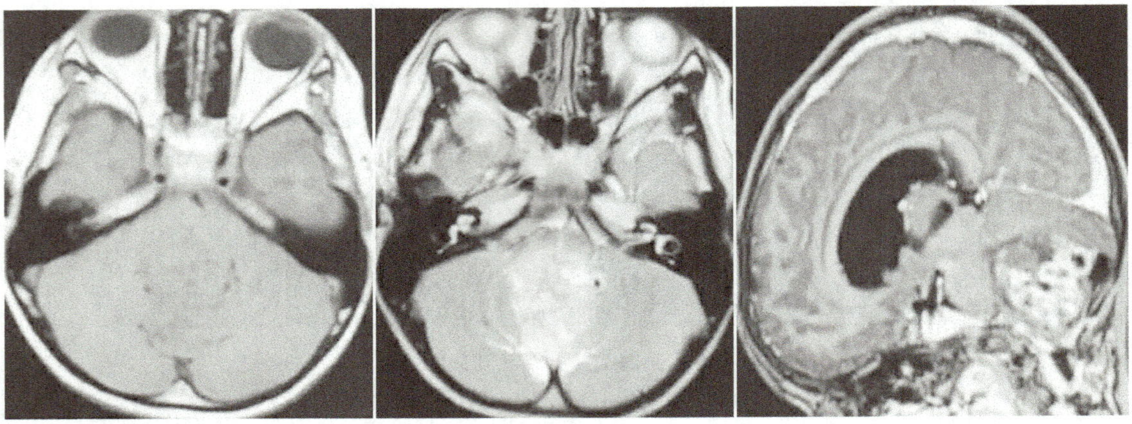

图 9-51 室管膜瘤

底壁好发,周围及后侧易见脑脊液信号,中度以上强化,强化不均匀,形态不规则,可“塑型”生长

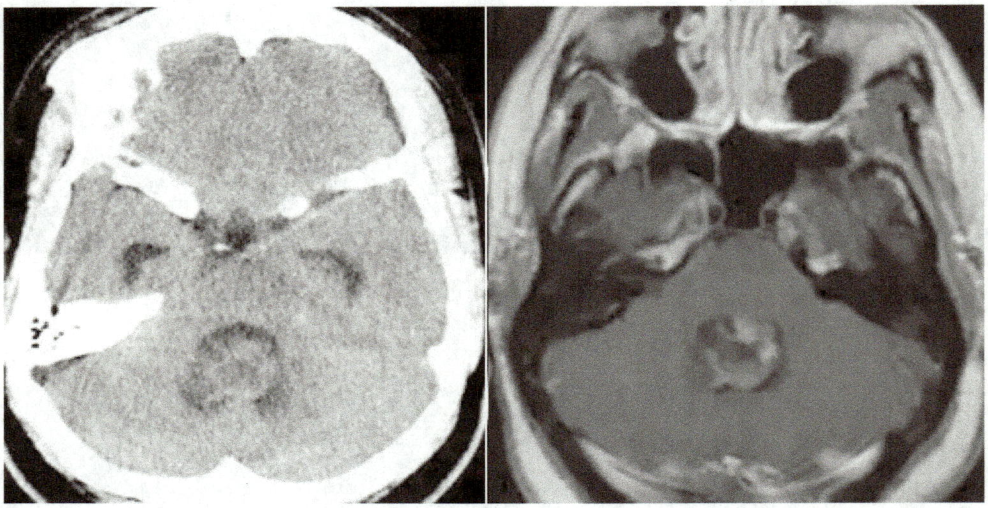

图 9-52 第四脑室室管膜瘤

好发于第四脑室底部,矢状位室管膜瘤瘤体与小脑蚓部间见残存脑脊液线征将两者隔开,小脑蚓部受压后移

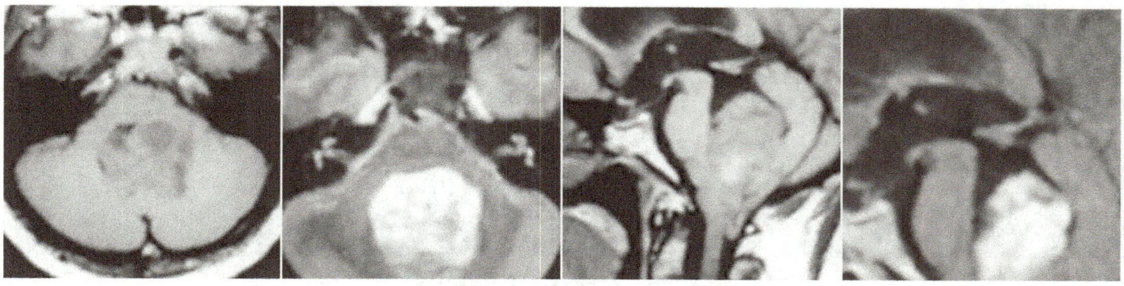

图 9-53　室管膜瘤并少量出血

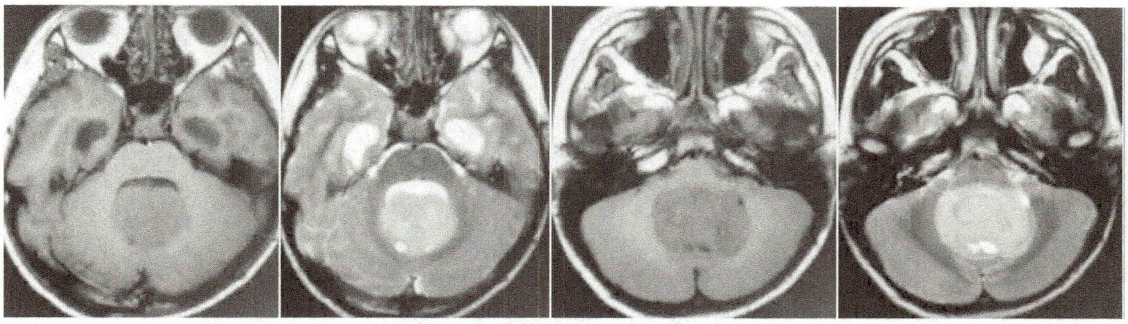

图 9-54　髓母细胞瘤

蚓部及顶壁好发，部分前部或侧方见脑脊液信号，强化偏均匀或依血供情况强化不一

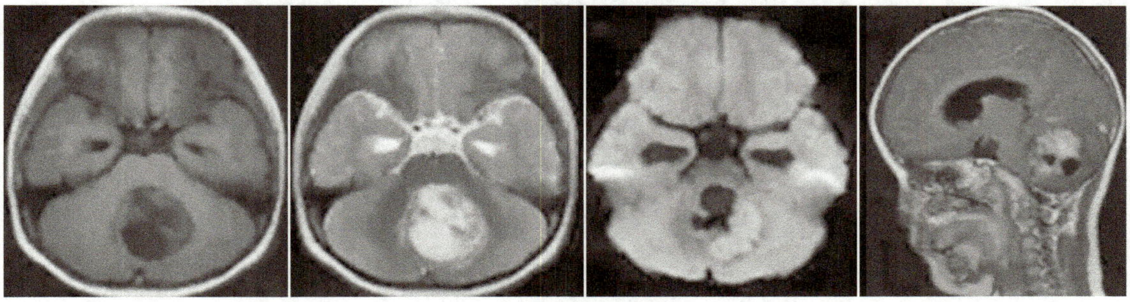

图 9-55　第四脑室髓母细胞瘤（女，3 岁）

好发于小脑下蚓部，14 岁以下儿童好发

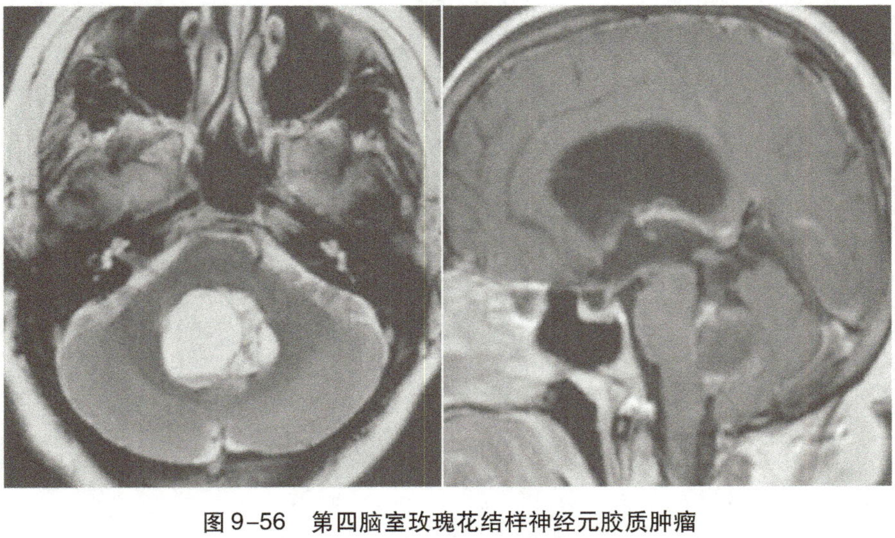

图 9-56　第四脑室玫瑰花结样神经元胶质肿瘤

WHO Ⅰ级，第四脑室囊性占位合并出血，周围轻度强化

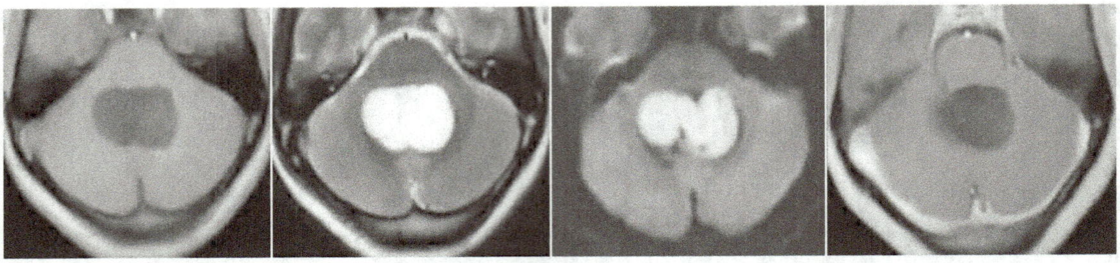

图 9-57　第四脑室表皮样囊肿

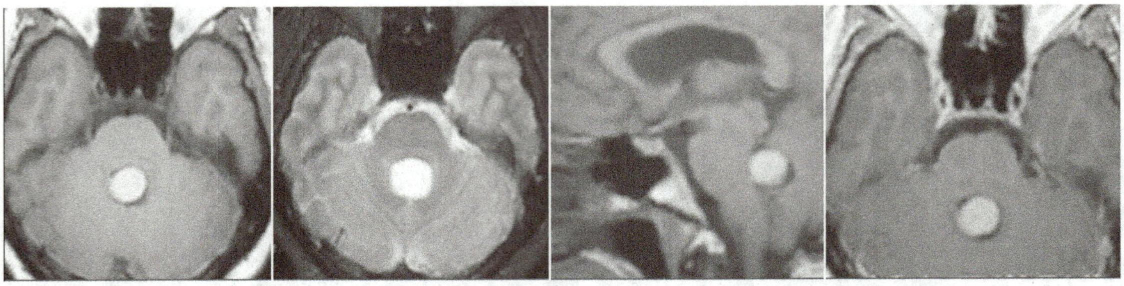

图 9-58　囊虫病(囊尾蚴囊的头节)

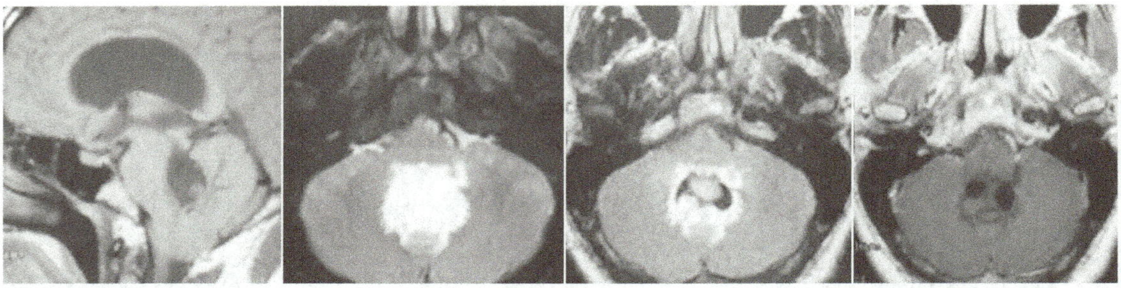

图 9-59　囊虫病

第十章　脑室解剖、脑脊液循环及脑积水

第一节　脑室解剖及脑脊液循环

脑室解剖及脑脊液循环见图 10-1 ~ 图 10-4。

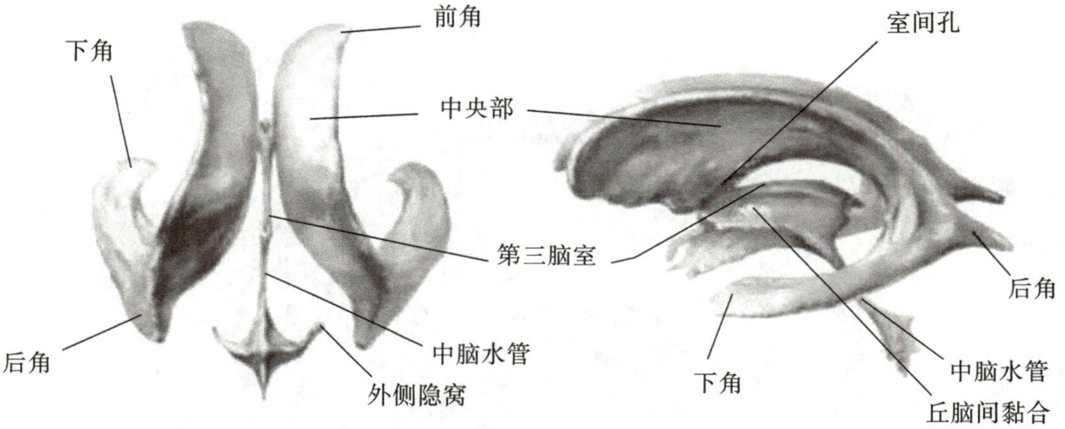

图 10-1　脑室的铸型

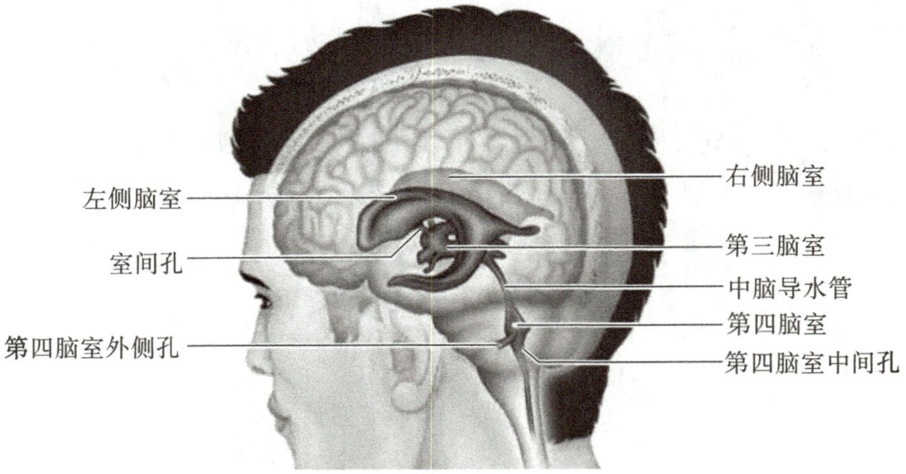

图 10-2　第三脑室通过双侧室间孔与双侧脑室相连，通过中脑导水管与第四脑室相连

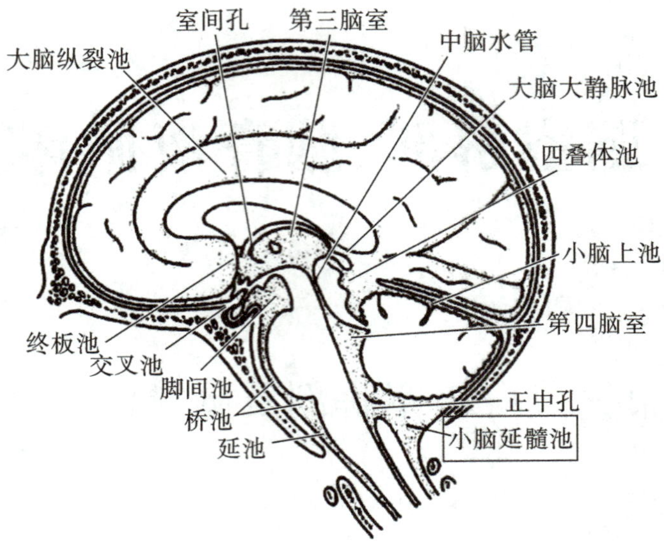

图 10-3 脑池

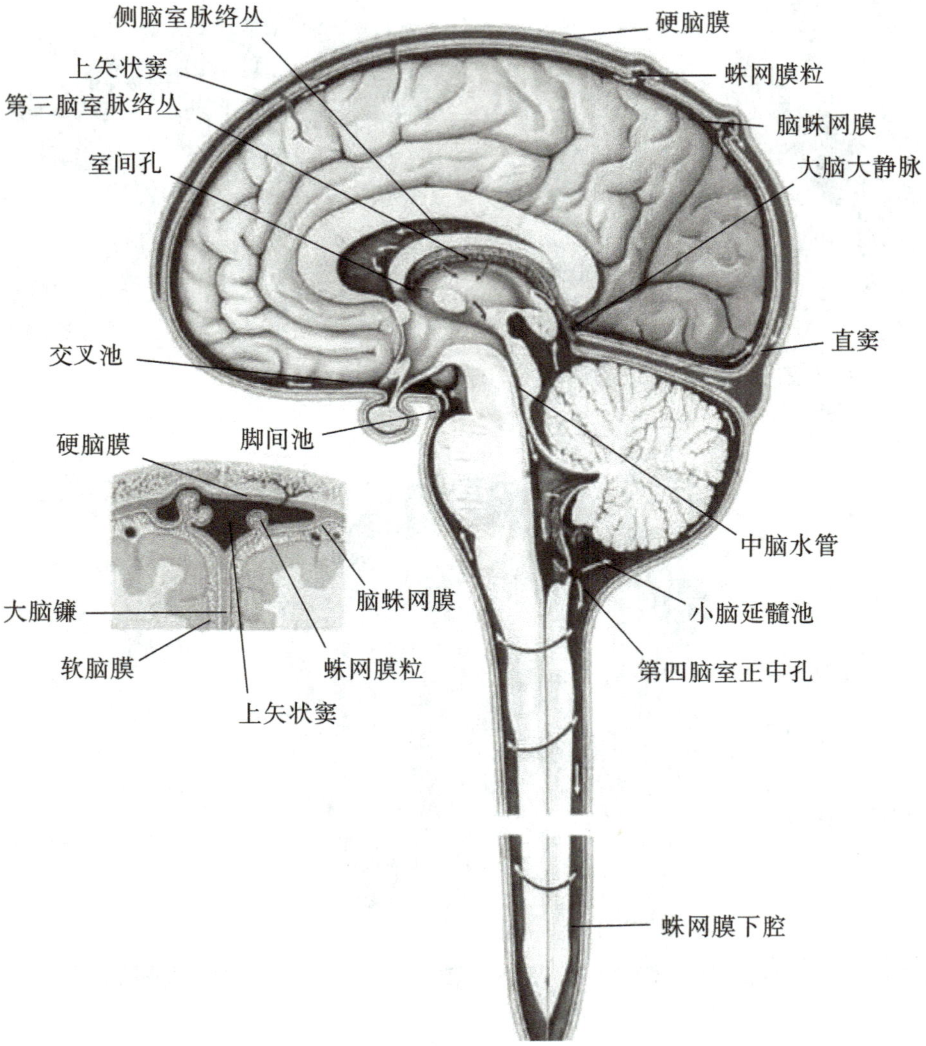

图 10-4 脑脊液循环模式

脑脊液由脑室脉络丛产生，经左右侧脑室室间孔入第三脑室，经中脑导水管入第四脑室，经左右外侧孔及后正中孔入蛛网膜下隙，经蛛网膜粒入上矢状窦，经乙状窦入颈内静脉

第二节　脑积水

脑积水见图 10-5 ~ 图 10-27。

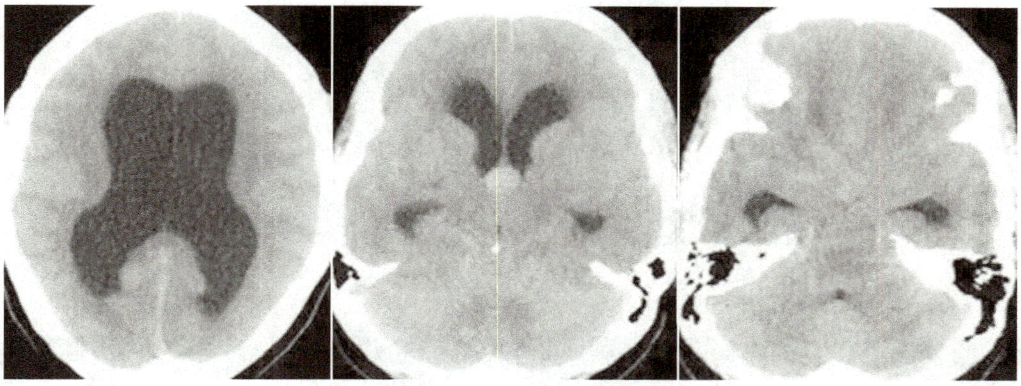

图 10-5　梗阻性脑积水

又称非交通性脑积水，也称脑室内型梗阻性脑积水，是指脑室系统内梗阻而引起脑室扩大

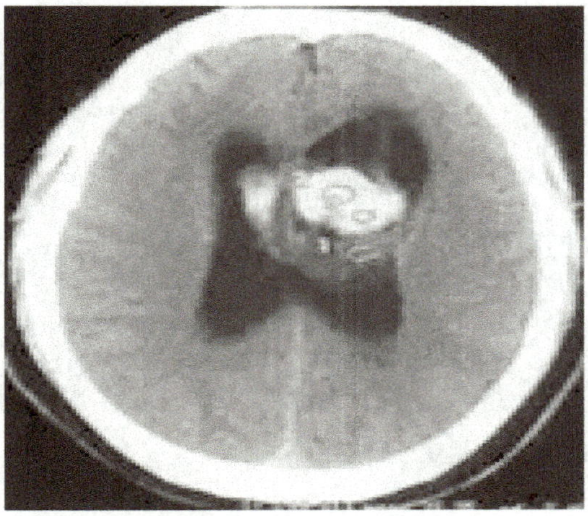

图 10-6　侧脑室平面梗阻（侧脑室出血孟氏孔阻塞）

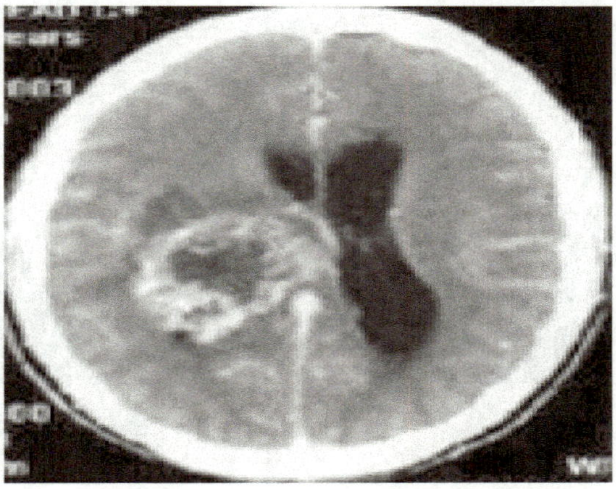

图 10-7　侧脑室平面梗阻（侧脑室三角区室管膜瘤压迫侧脑室）

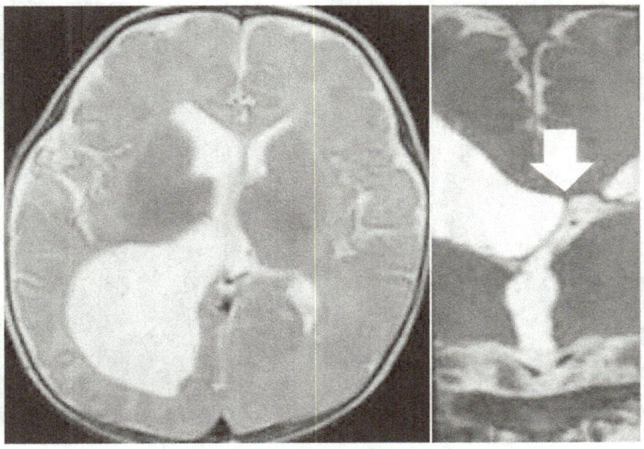

图 10-8　一侧脑积水（男，6 个月，右侧室间孔膜性梗阻）

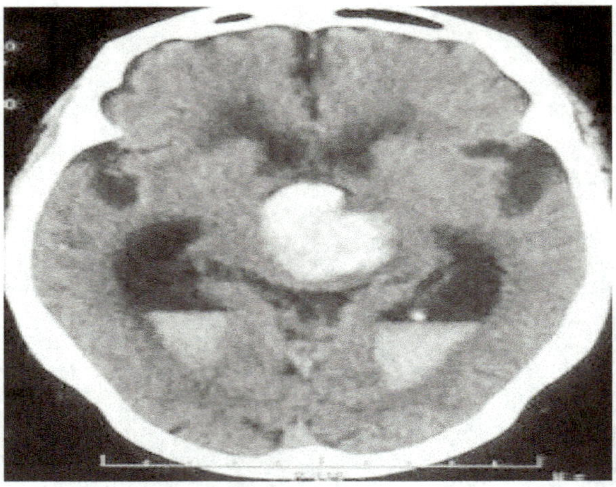

图 10-9 第三脑室平面梗阻(丘脑血肿压迫第三脑室)

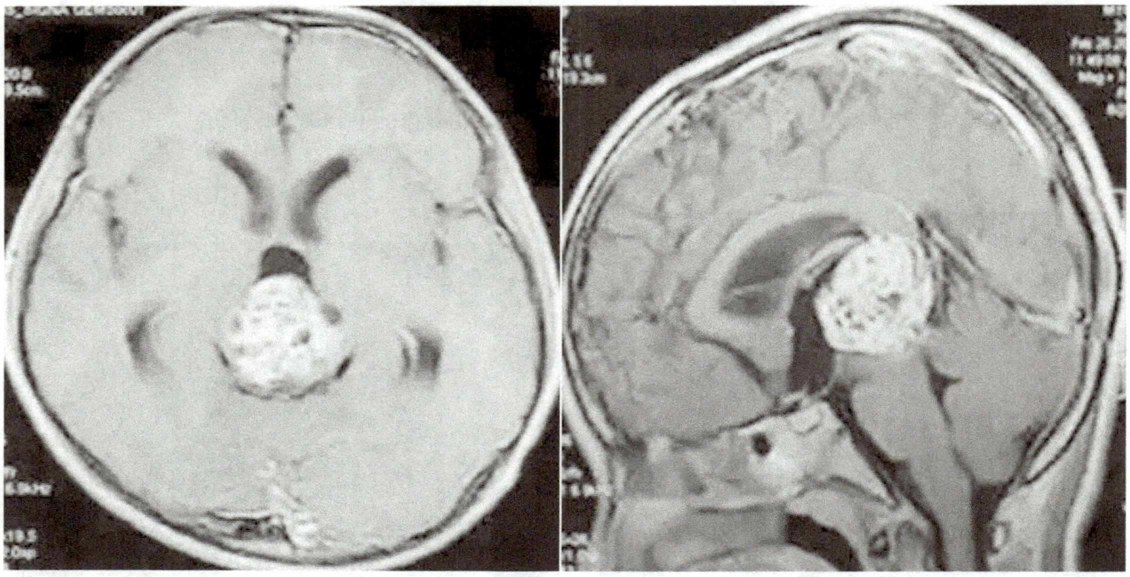

图 10-10 第三脑室平面梗阻(松果体生殖细胞瘤)

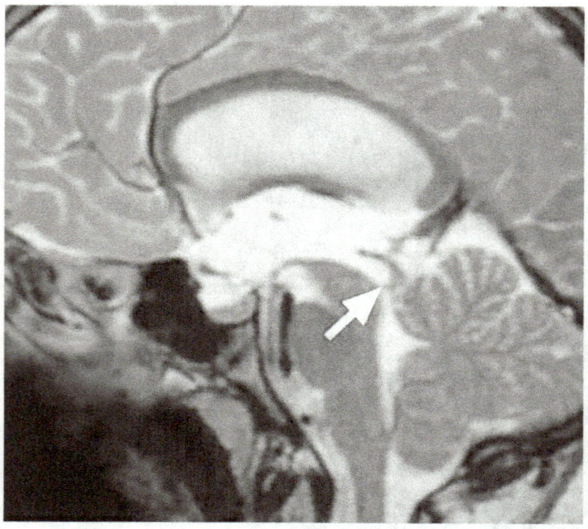

图 10-11 中脑导水管远端狭窄并第三脑室、侧脑室脑积水(1)

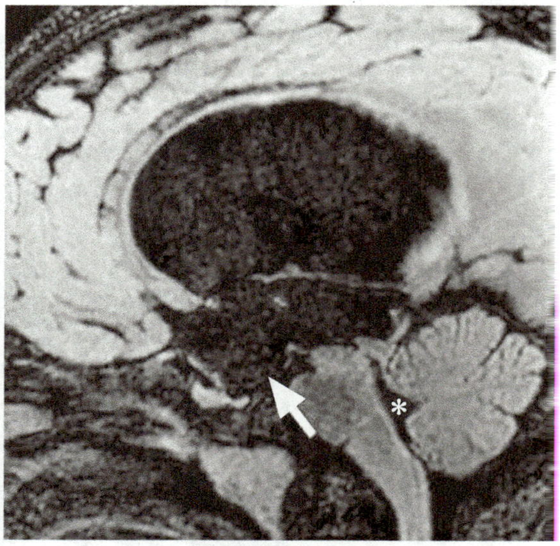

图 10-12 中脑导水管近端狭窄并第三脑室、侧脑室脑积水(2)

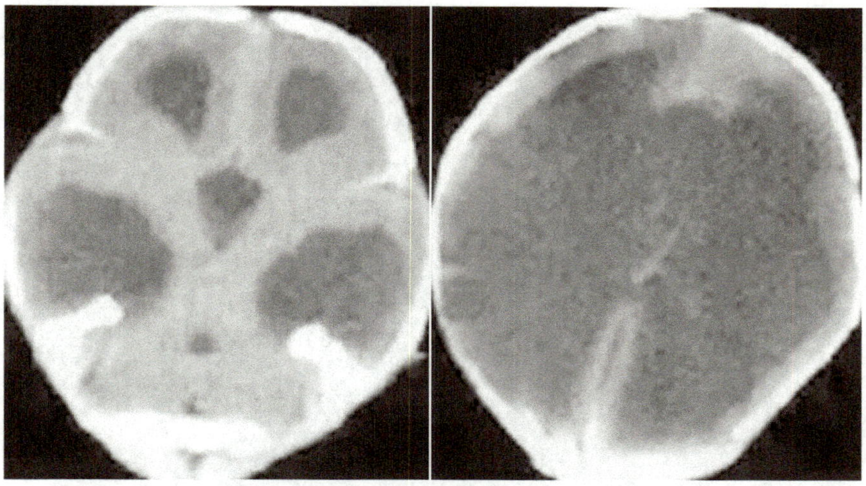

图 10-13　中脑导水管平面梗阻(先天性脑积水)

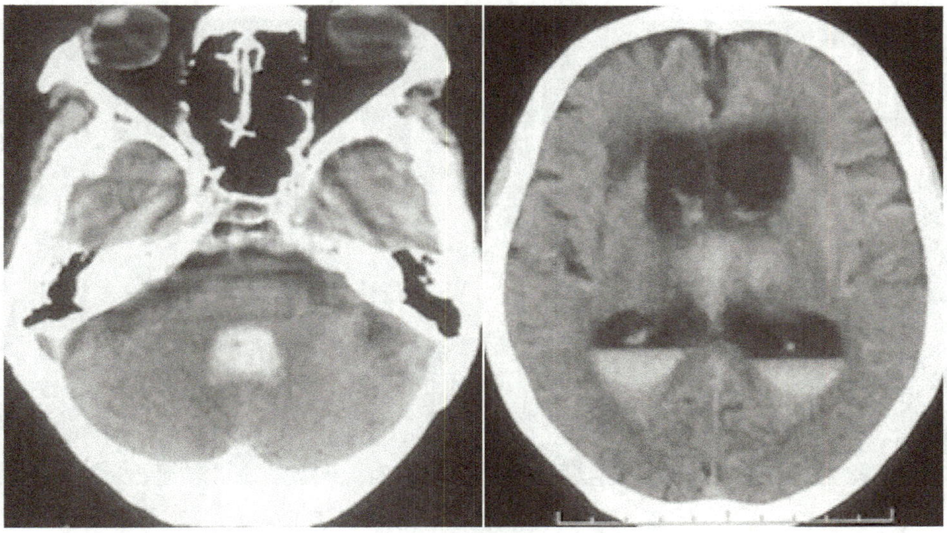

图 10-14　第四脑室平面梗阻(脑室内出血铸型)

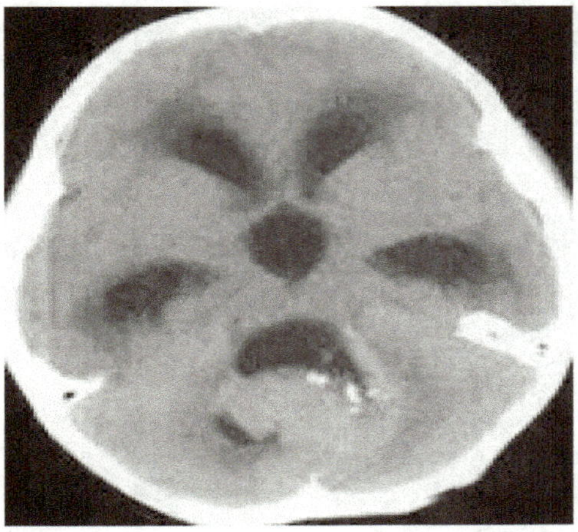

图 10-15　第四脑室平面梗阻(第四脑室室管膜瘤)

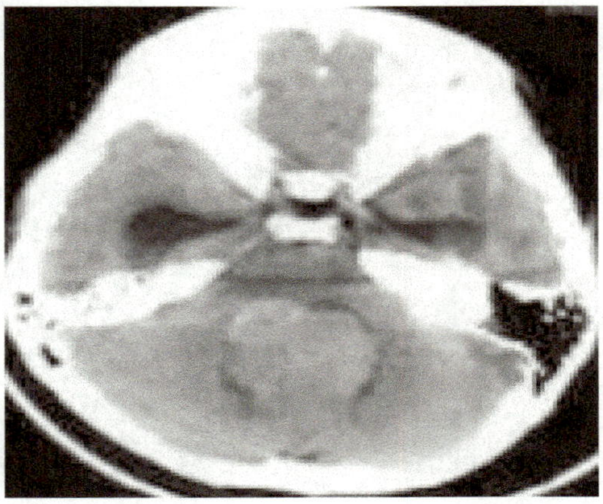

图 10-16　第四脑室平面梗阻(小脑蚓部髓母细胞瘤)

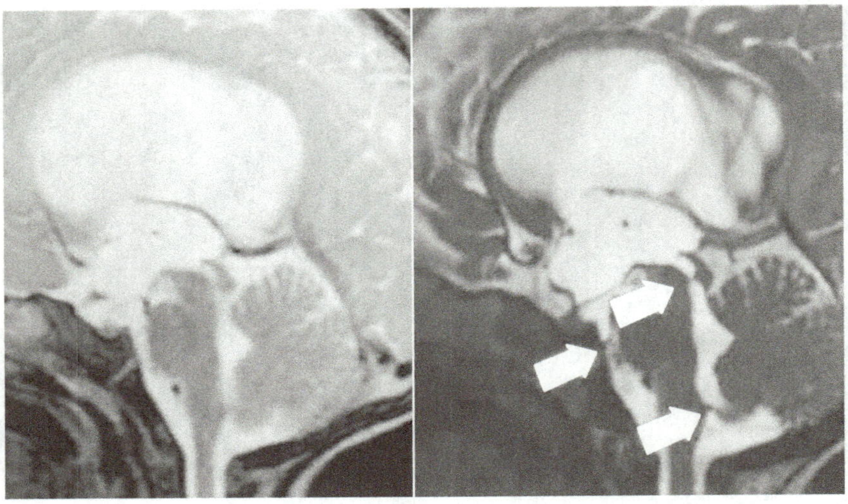

图 10-17　Cinepic 确认脑室或脑池内膜性梗阻类型

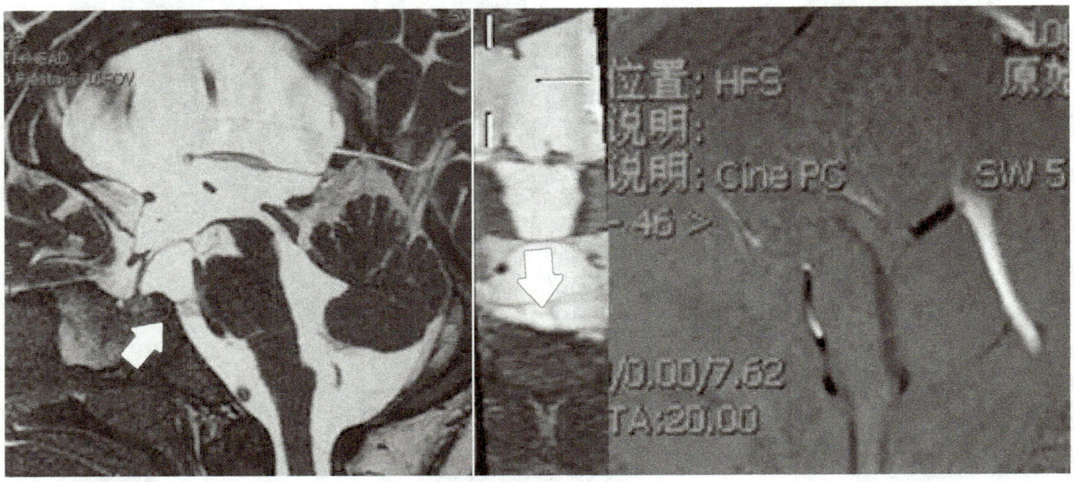

图 10-18　基底池阻塞(男,8 个月)

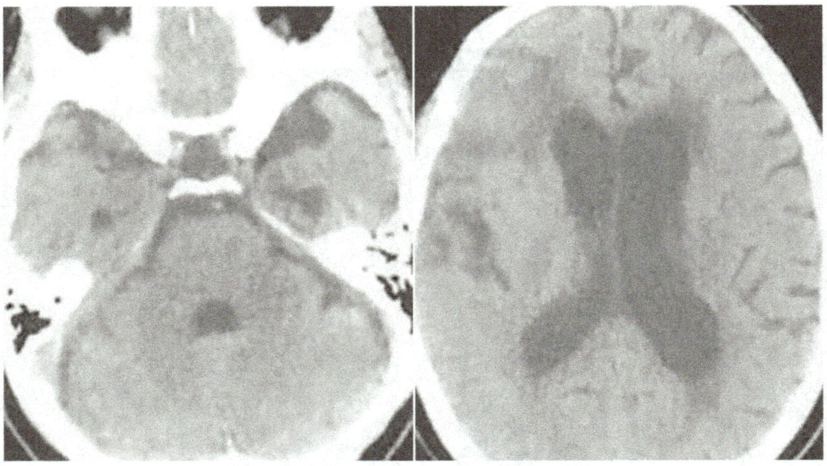

图 10-19　交通性脑积水

又称脑室外型梗阻性脑积水,是指脑脊液吸收障碍,产生过多或脑室外粘连梗阻引起的脑室扩大

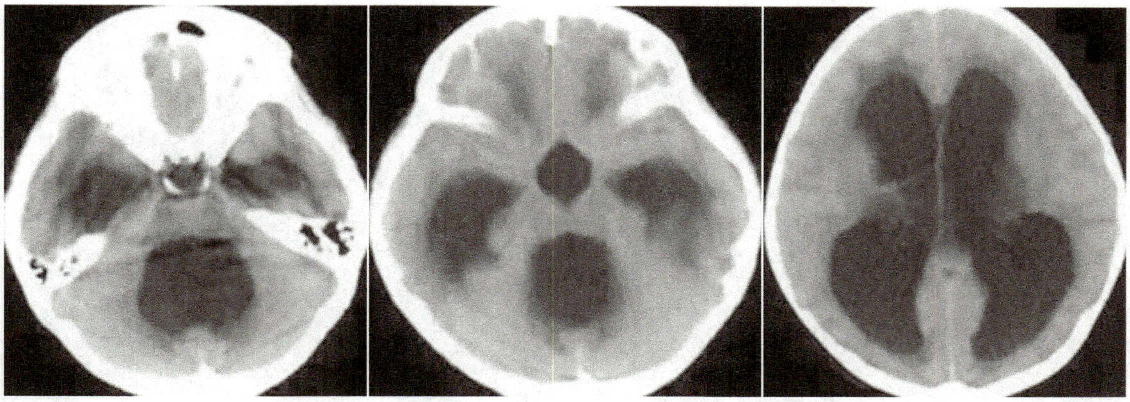

图 10-20 交通性脑积水所致脑室扩大(以第四脑室扩大为特征性表现)

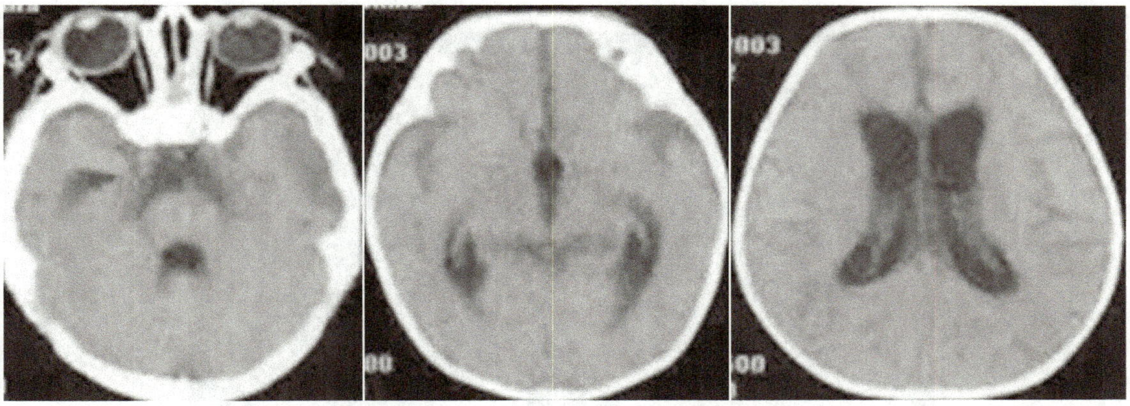

图 10-21 化脓性脑膜炎后合并轻度交通性脑积水

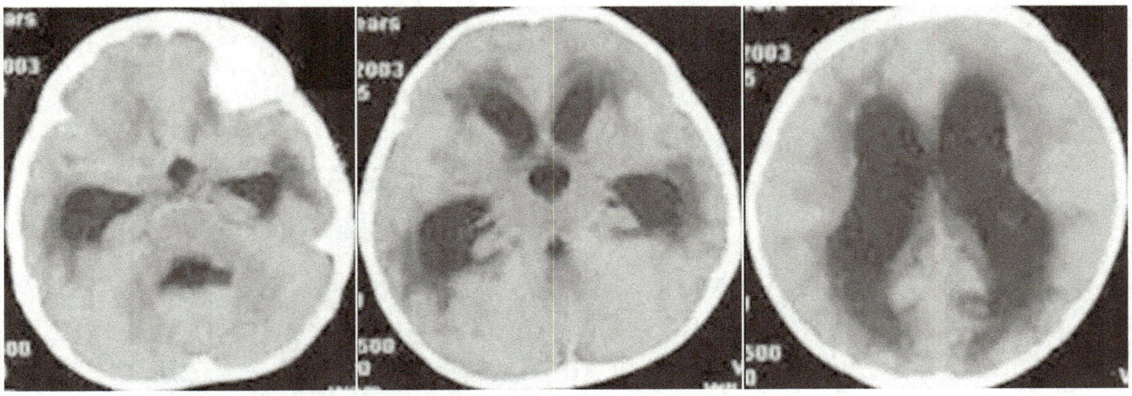

图 10-22 结核性脑膜炎合并交通性脑积水

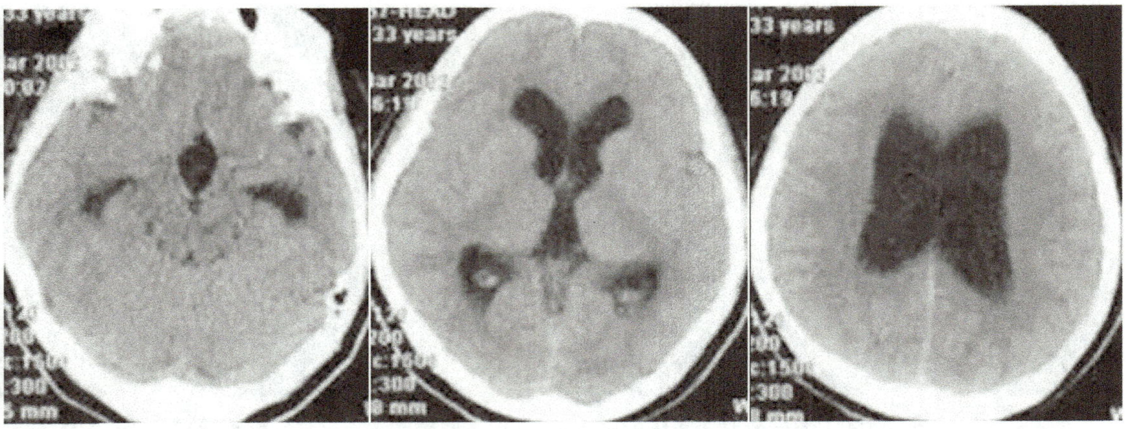

图 10-23　蛛网膜下腔出血 2 个月后所致的轻度交通性脑积水

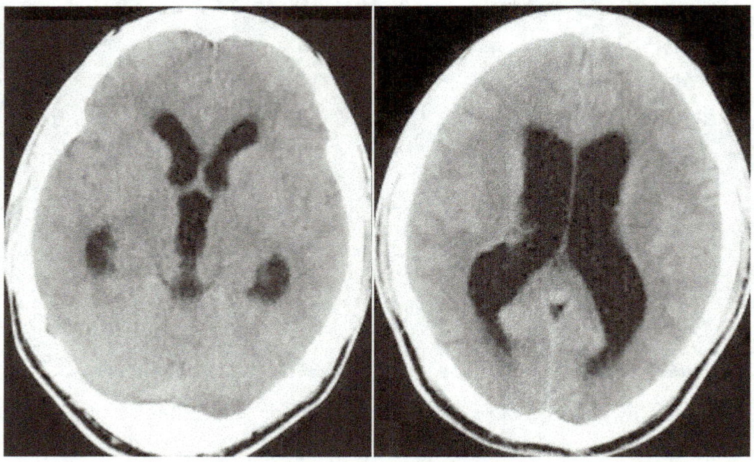

图 10-24　正常压力性脑积水

是交通性脑积水的一种特殊类型，脑室系统普遍扩大，侧脑室周围无“晕状”水肿征象

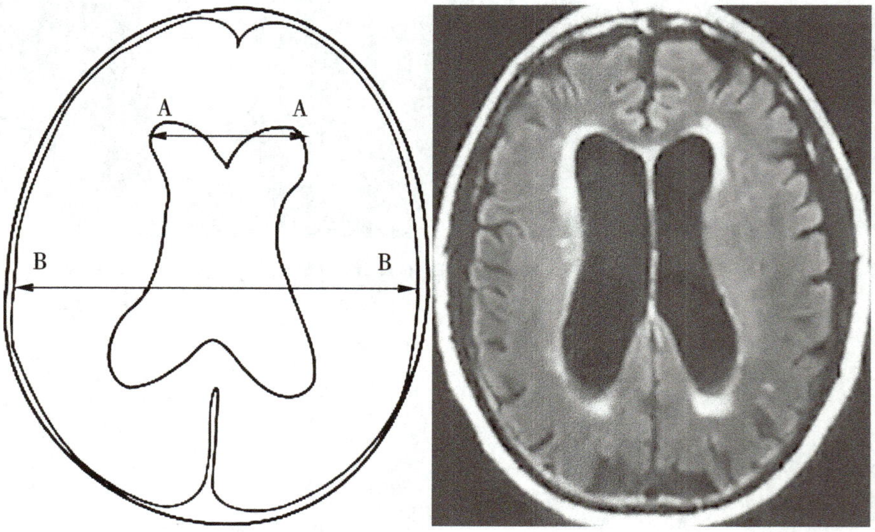

图 10-25　特发性正常压力性脑积水（iNPH）（男，87 岁，Evan 指数 A/B 大于 0.33）

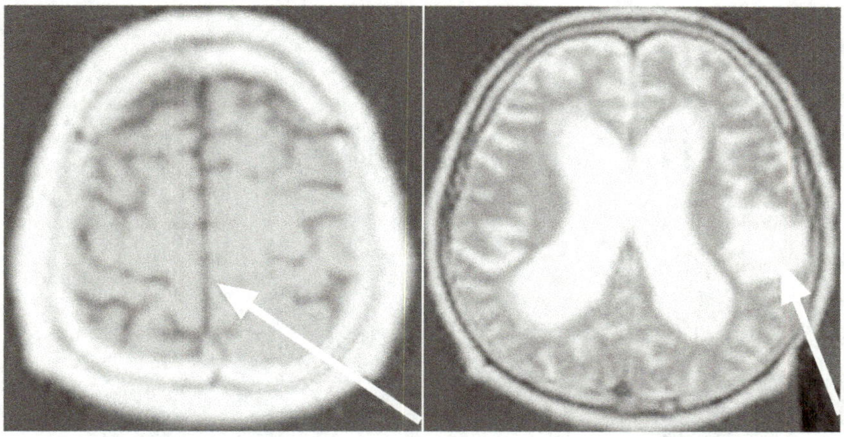

图 10-26　横轴位中线蛛网膜下腔变窄，侧裂池增宽

即蛛网膜下腔不呈比例扩大的脑积水（DESH），是诊断特发性正常压力性脑积水的特异性指标

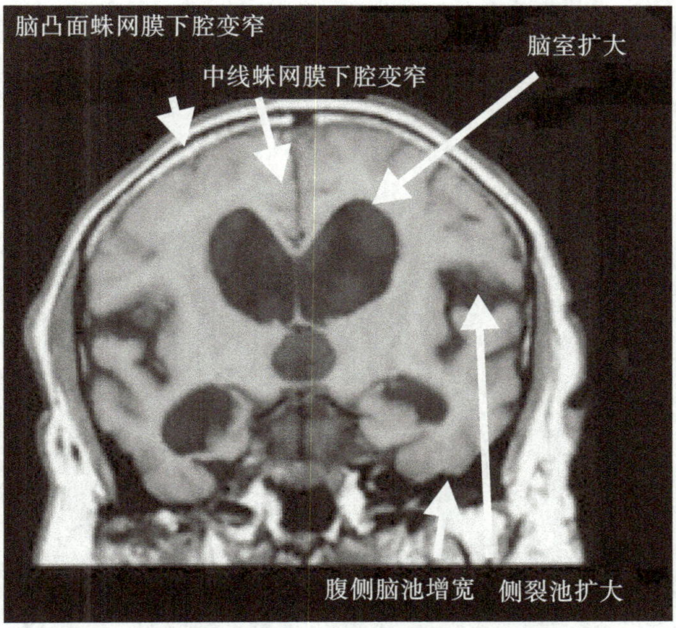

图 10-27　冠状位蛛网膜下腔不呈比例扩大的脑积水

是诊断特发性正常压力性脑积水的特异性指标

第十一章　颅内囊性病变

颅内囊性病变见图 11-1 ~ 图 11-9。

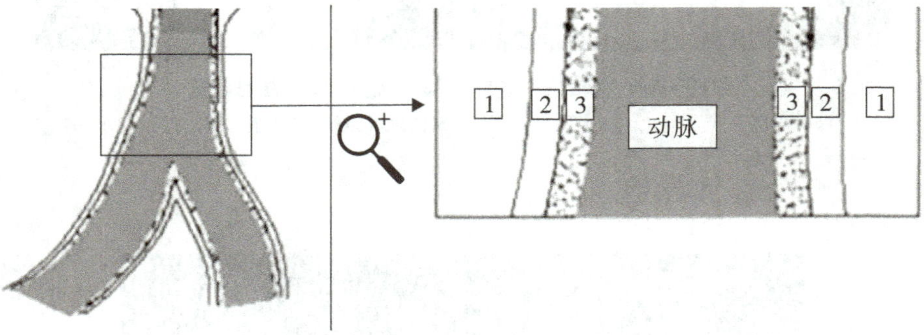

图 11-1　血管周围间隙

包绕在经蛛网膜下腔及软脑膜下腔进入脑实质的小血管壁周围

1. 脑实质　2. 软脑膜下腔　3. 血管周围间隙

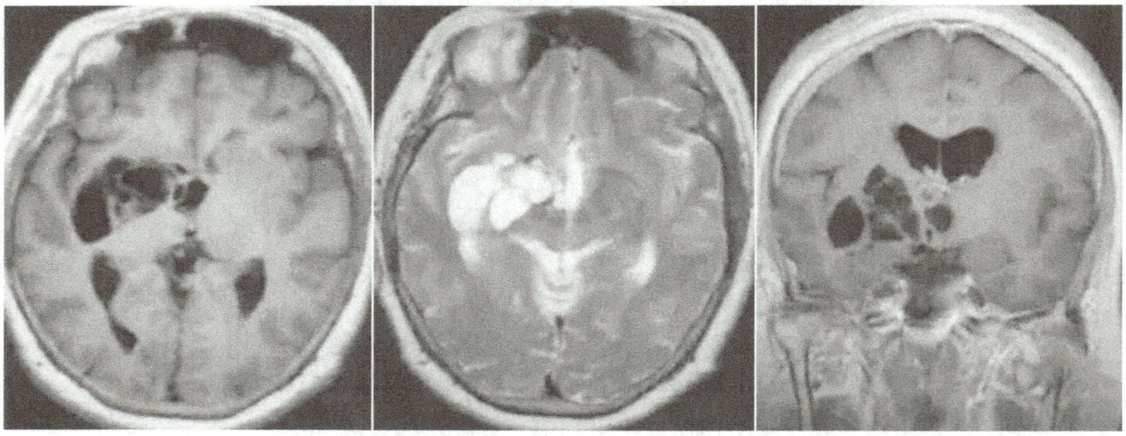

图 11-2　扩大的血管周围间隙(V-R 间隙)

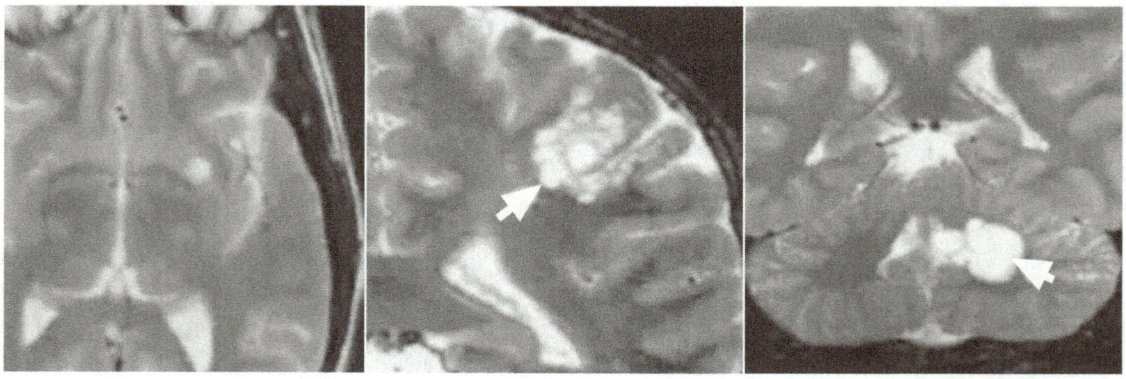

图 11-3　扩大的血管周围间隙(1)

界清,边缘锐利,无水肿,无强化,小于 25% 见轻微胶质增生

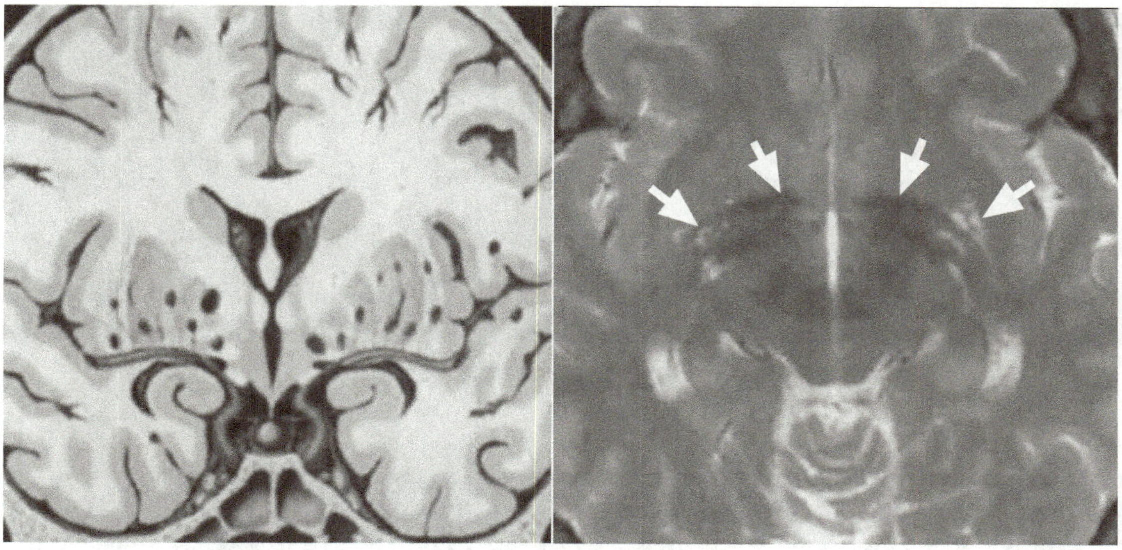

图 11-4　扩大的血管周围间隙(2)

内衬软脑膜，含间质性液，不与蛛网膜下腔直接交通，可表现为伴随穿支动脉的圆、线状含液间隙，常见于基底节(前联合周围)

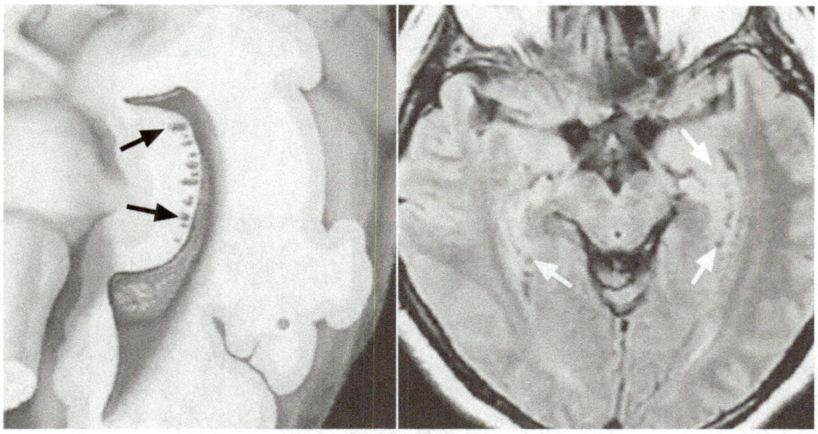

图 11-5　部分未融合海马沟形成的血管间腔

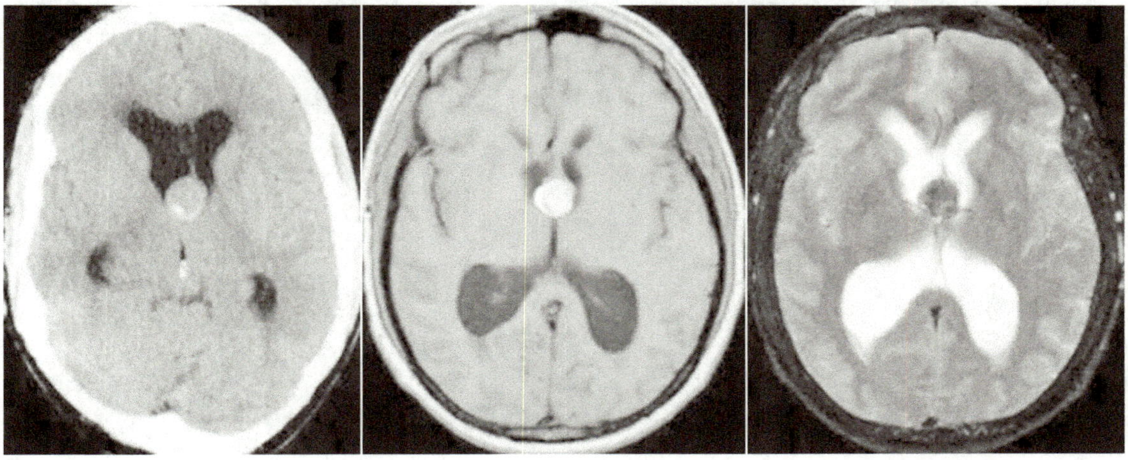

图 11-6　胶样囊肿

位于第三脑室前方靠近孟氏孔区

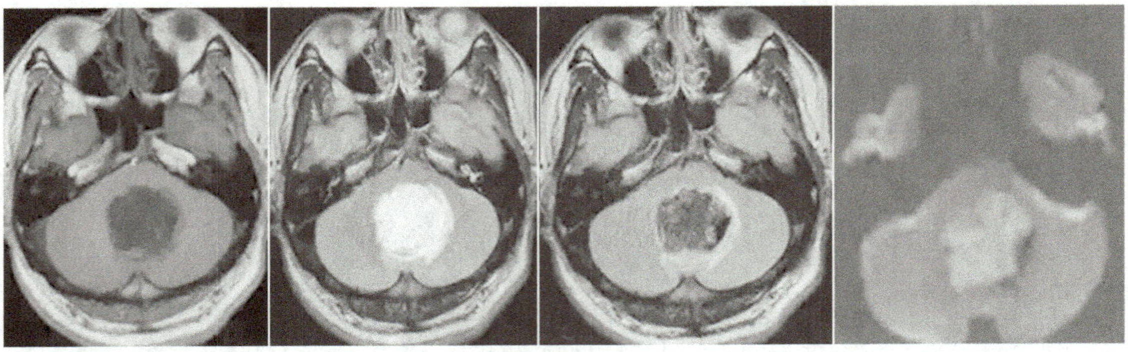

图 11-7 表皮样囊肿(胆脂瘤,珍珠瘤)

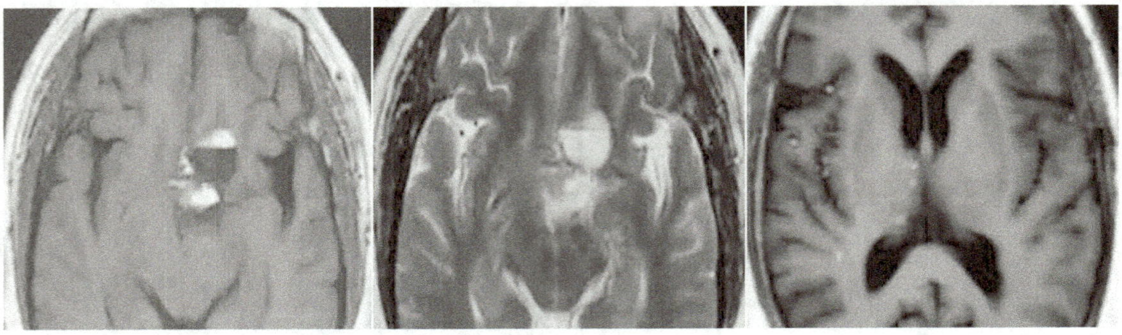

图 11-8 颅内皮样囊肿破裂

皮样囊肿多由多种组织构成,其构造颇似某种器官,故又有类器官性畸胎瘤的称谓

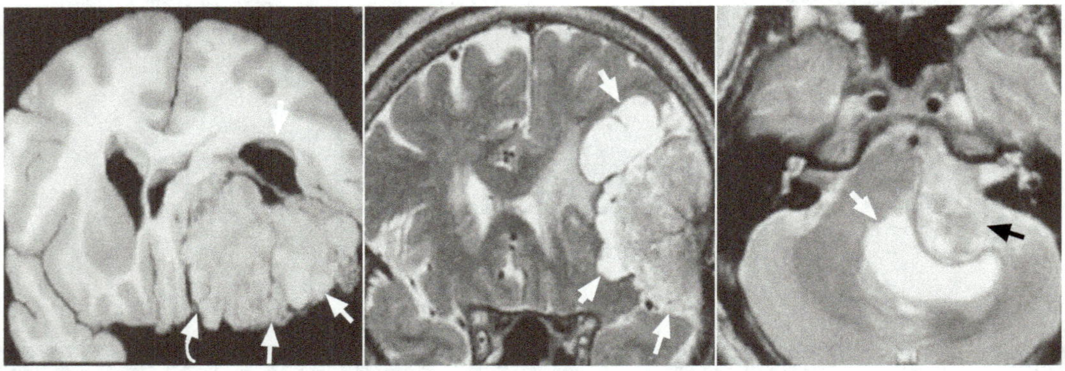

图 11-9 瘤旁良性含液囊肿

见于脑实质外巨大肿瘤与脑组织之间,由脑脊液内陷形成囊肿

第十二章　颅内血管性病变

第一节　脑出血

脑出血分为超急性期、急性期、亚急性期、慢性期、残腔期(表 12-1)。

表 12-1　脑出血分期与 MRI 信号演变特征表

血肿分期	发病时间	T1WI	T2WI	T2Flair	DWI	周围水肿	血肿内容
超急性期	24 h 内						
	6 h 内(早)	等	等	稍低	低	无	红细胞内 HBO_2
	6～24 h(晚)	稍低	稍高	稍低	低	轻度水肿	红细胞内 HBO_2 为主
急性期	1～3 d	等	低	极低	极低	中度水肿	红细胞内 DHB 为主
亚急性期	4 d 至 1 个月						
	4～7 d(早)	外高中低	低	低	低	重度水肿	红细胞内 MHB
	8～15 d(中)	高	外高中低	外高中低	外高中低	中度水肿	红细胞外 MHB
	16～30 d(晚)	高	高	高	高	轻微水肿	红细胞外 MHB
慢性期	1～2 个月	高	高，周围低信号环	高，周围低信号环	高，周围低信号环	无水肿	铁蛋白和含铁血黄素
残腔期	3 个月以上	低	高，围绕低信号环	低	低	无水肿	水和含铁血黄素

脑出血见图 12-1～图 12-15。

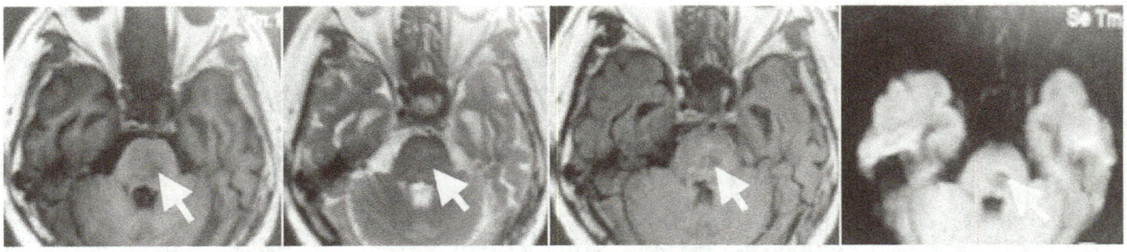

图 12-1　脑出血 4 h(超急性早期)

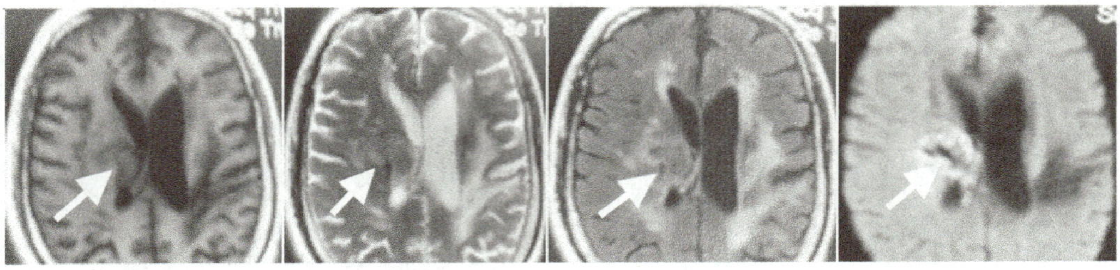

图 12-2 脑出血 12 h(超急性晚期)

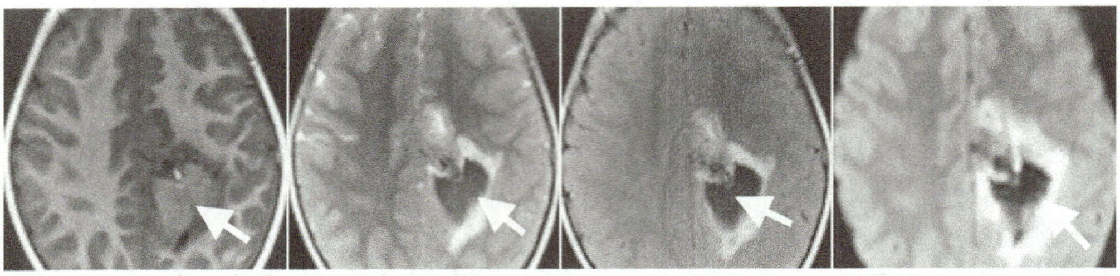

图 12-3 静脉血管畸形并脑出血 2 d(急性期)

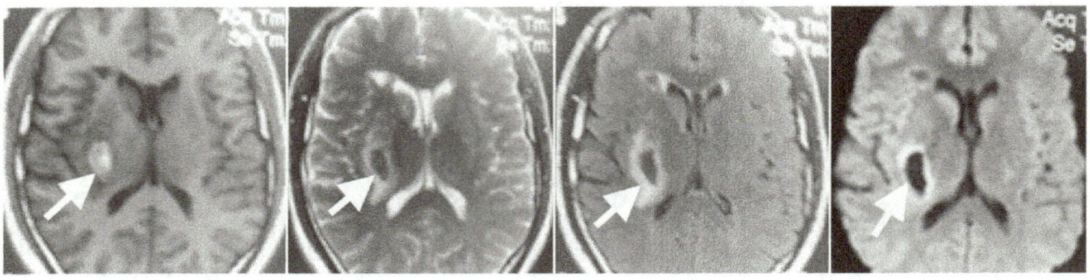

图 12-4 脑出血 5 d(亚急性早期)

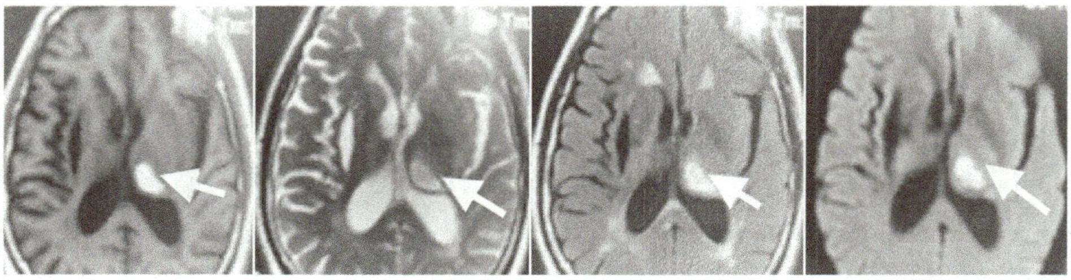

图 12-5 脑出血 12 d(亚急性中期)

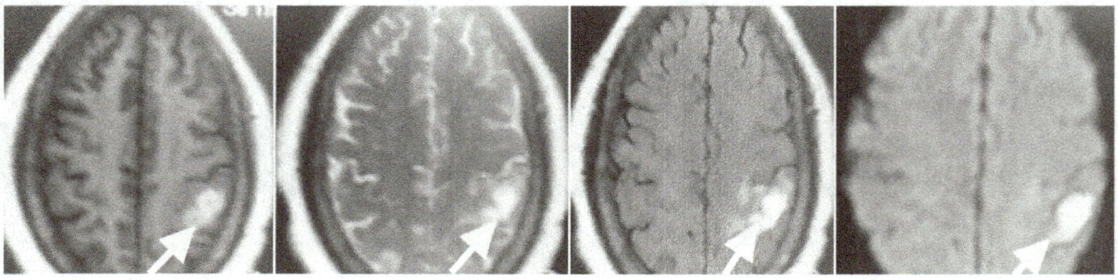

图 12-6 脑出血 20 d(亚急性晚期)

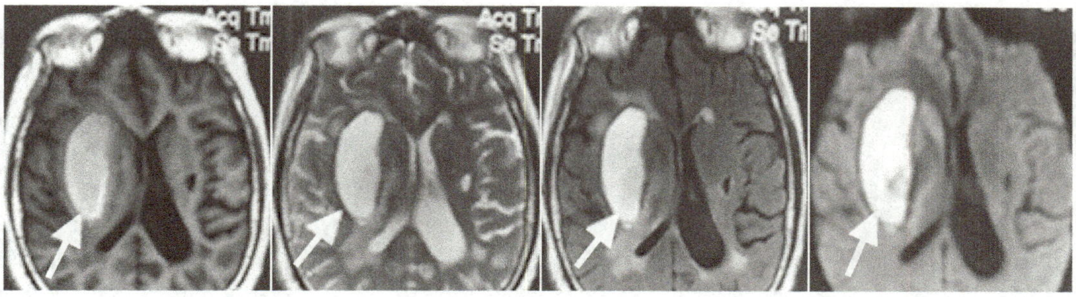

图 12-7　脑出血 1.5 个月(慢性期)

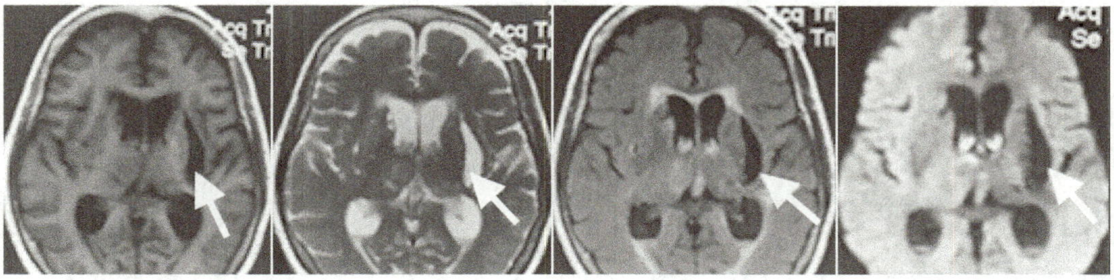

图 12-8　脑出血 3 个月(残腔期)

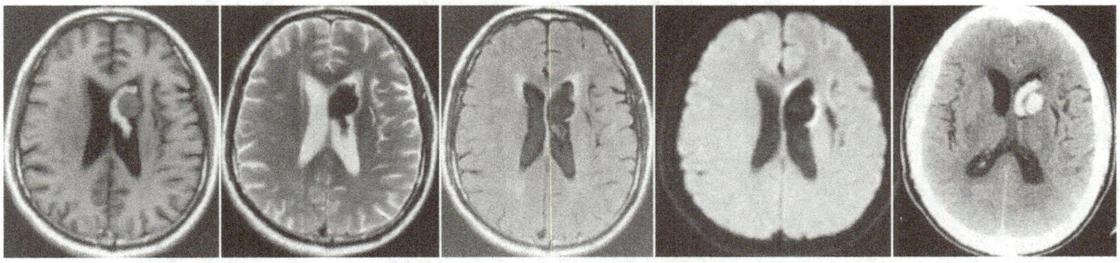

图 12-9　侧脑室旁出血破入脑室

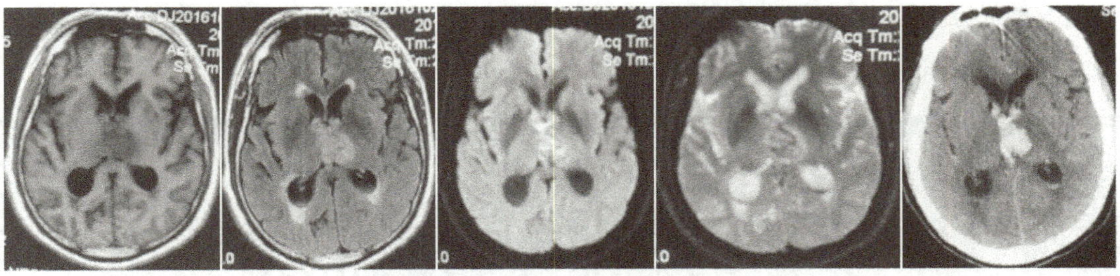

图 12-10　丘脑出血破入脑室

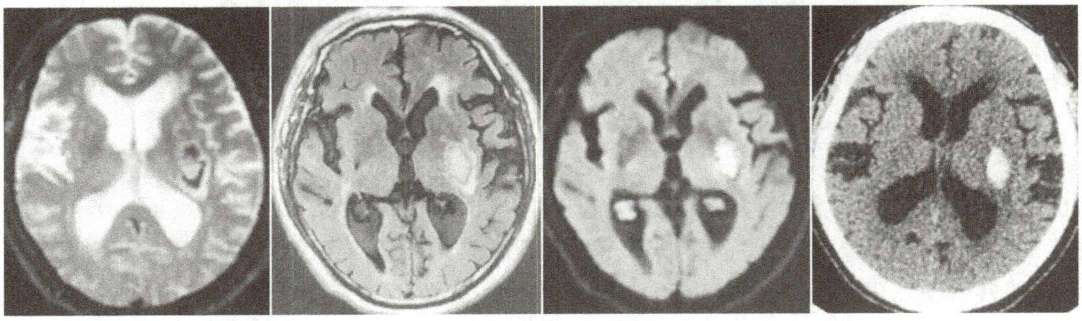

图 12-11　左侧基底节区脑出血(1)

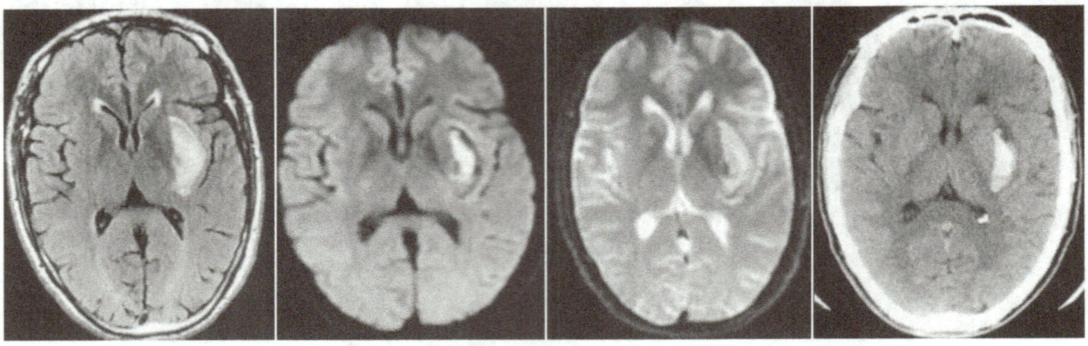

图 12-12　左侧基底节区脑出血(2)

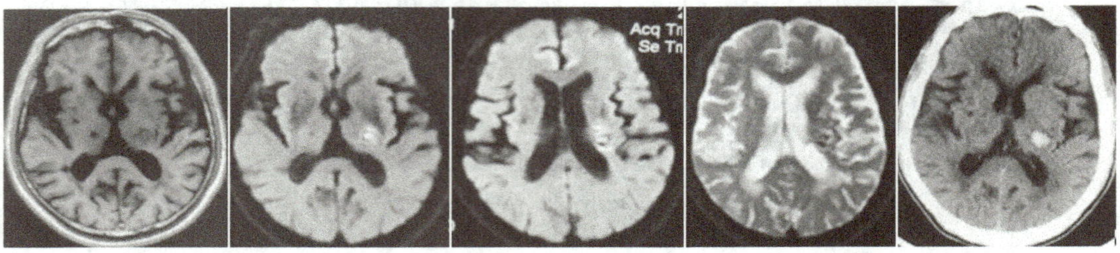

图 12-13　左侧基底节区脑出血(男,71 岁,DWI 扩散受限,信号混杂)

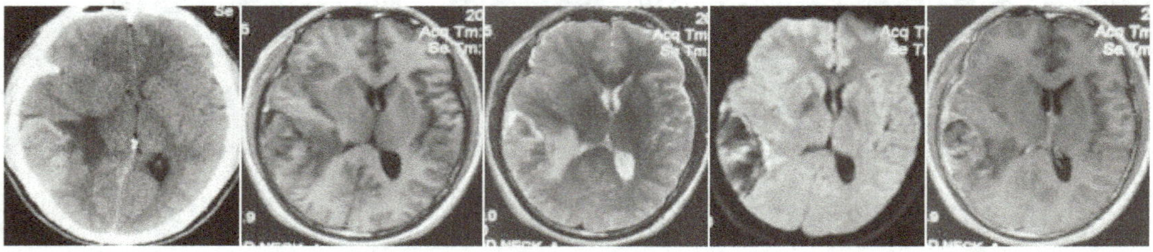

图 12-14　右颞顶叶胶质母细胞瘤并出血(男,38 岁,高血压,头痛 6 个月)

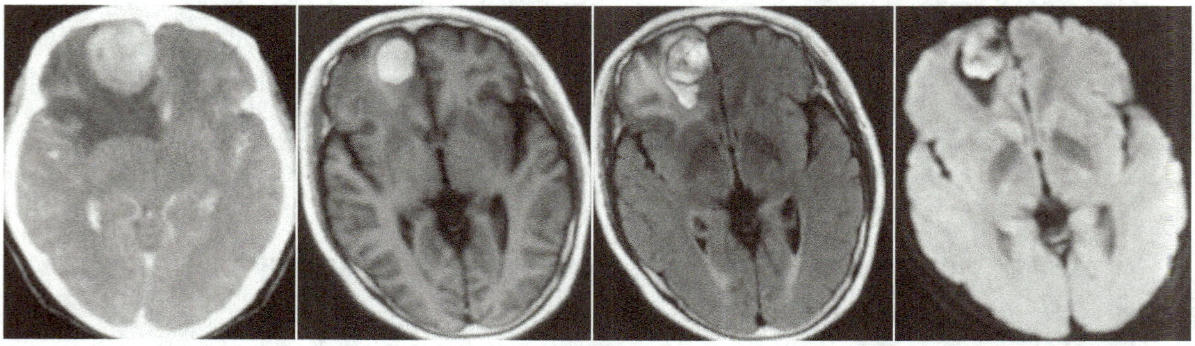

图 12-15　右额叶转移瘤并出血(女,52 岁,头痛 3 个月)

脑出血信号多变,如超急性期、急性期出血在 T2 Flair、DWI 均表现为低信号,不同于超急性期、急性期梗死的高信号;而亚急性期出血在 T1WI 表现为高信号,不同于亚急性期梗死的 T1WI 低信号;而出血慢性期、残腔期在 T2WI 高信号周围存在的低信号环有助于区别脑梗死。不同部位、不同时间、出血量的多少对出血信号有一定影响,诊断时需要注意。

第二节　脑梗死

脑梗死分为超急性期、急性期、亚急性期、慢性期(表 12-2)。

表 12-2　脑梗死分期与 MRI 信号演变特征

分期	发病时间	T1WI	T2WI	T2 Flair	DWI	病理生理基础
超急性期	6 h 内	稍低或等信号	稍高信号	稍高或高信号	高信号	细胞毒性水肿,大体病理上无明显改变
急性期	6 ~ 24 h	稍低或低信号	高信号	高信号	更高信号	神经元细胞坏死,脱髓鞘,血管源性水肿,占位效应出现
亚急性期	1 ~ 7 d	低信号	高信号	高信号	高信号	水肿和占位效应开始逐渐消退,坏死组织开始吸收
慢性期	7 d 以上	低信号	高信号	高或周围高信号	稍高或低信号	坏死组织逐渐液化和清除,最终只留下囊腔,周围是胶质瘢痕;局部脑皮质萎缩

脑梗死见图 12-16 ~ 图 12-27。

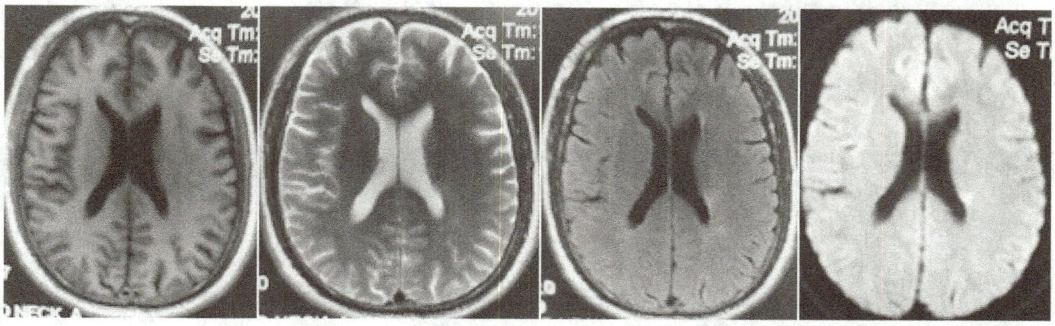

图 12-16　右侧肢体无力 3 h(超急性期脑梗死)

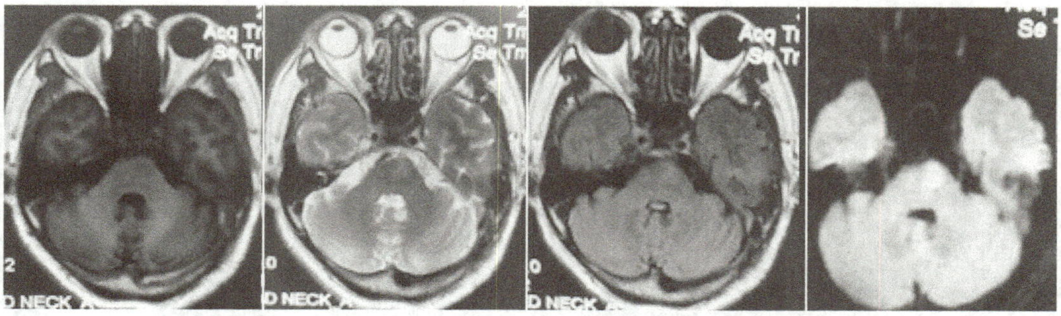

图 12-17　恶心、呕吐、肢体无力 20 h(急性期脑梗死)

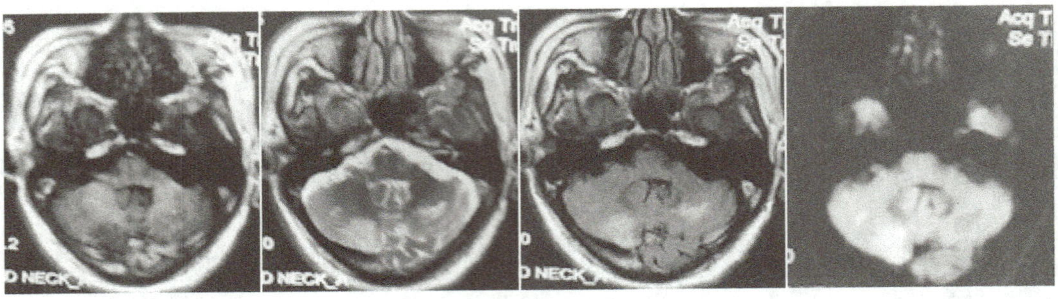

图 12-18　头晕、恶心 6 d

右侧小脑半球亚急性脑梗死；左侧小脑半球慢性脑梗死，2 个月前患脑梗死住院治疗

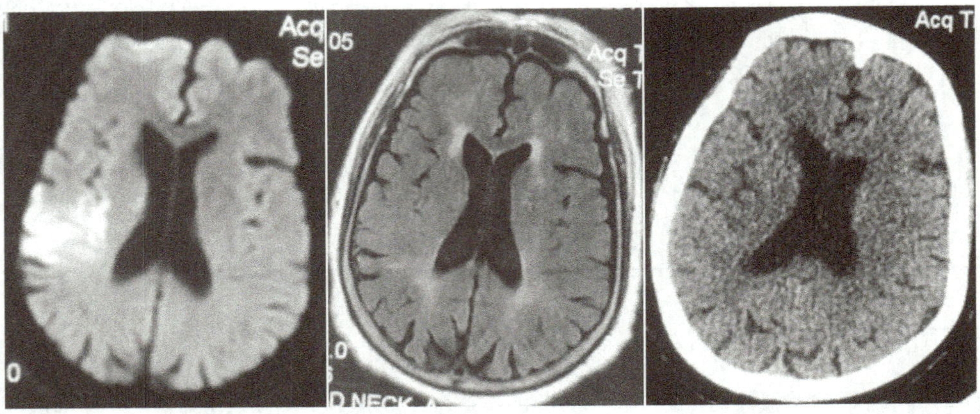

图 12-19　超急性脑梗死 CT 阴性

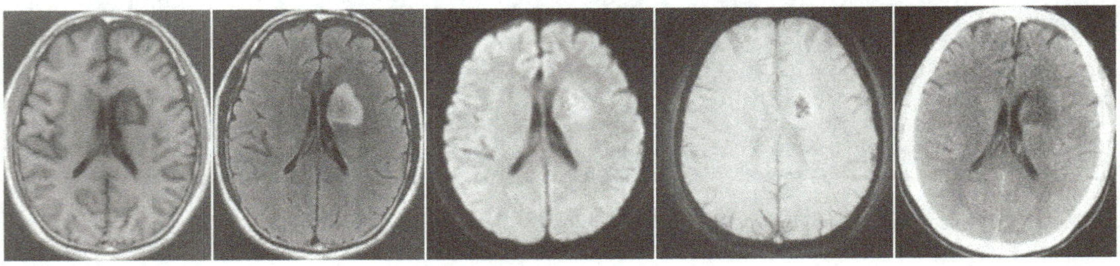

图 12-20　出血性脑梗死

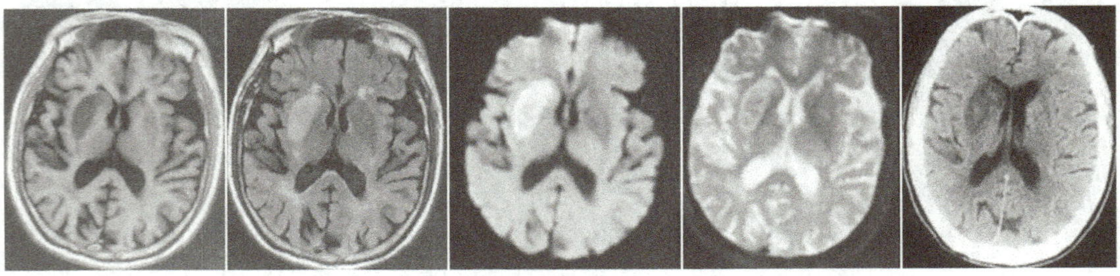

图 12-21　右侧基底节区脑梗死

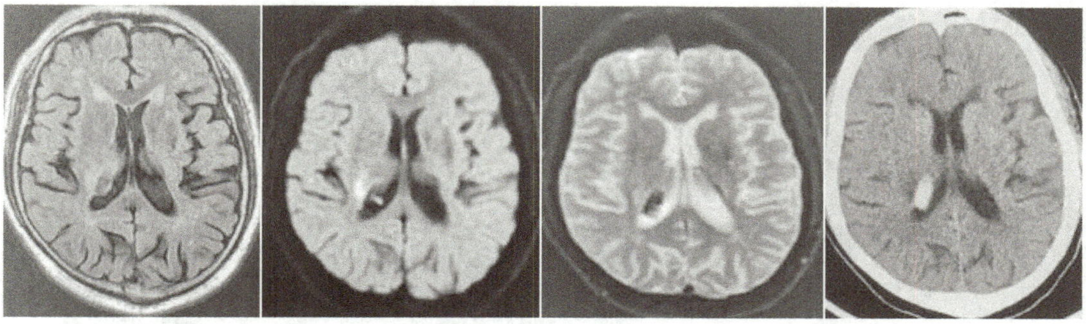

图 12-22 右侧脑室旁急性梗死合并出血

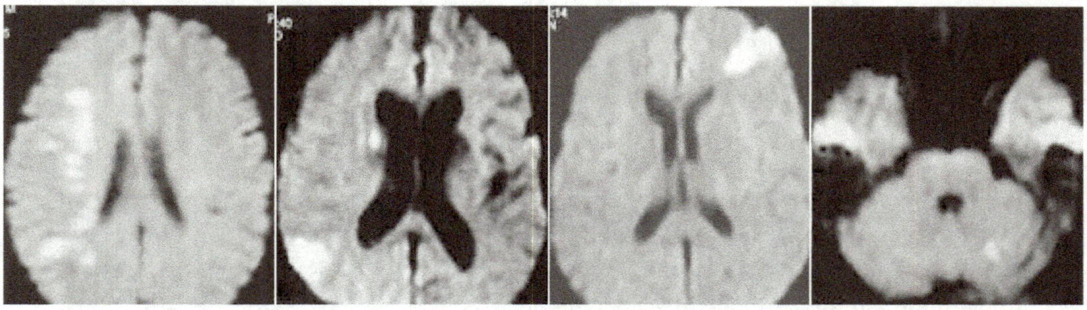

图 12-23 各种类型急性分水岭脑梗死

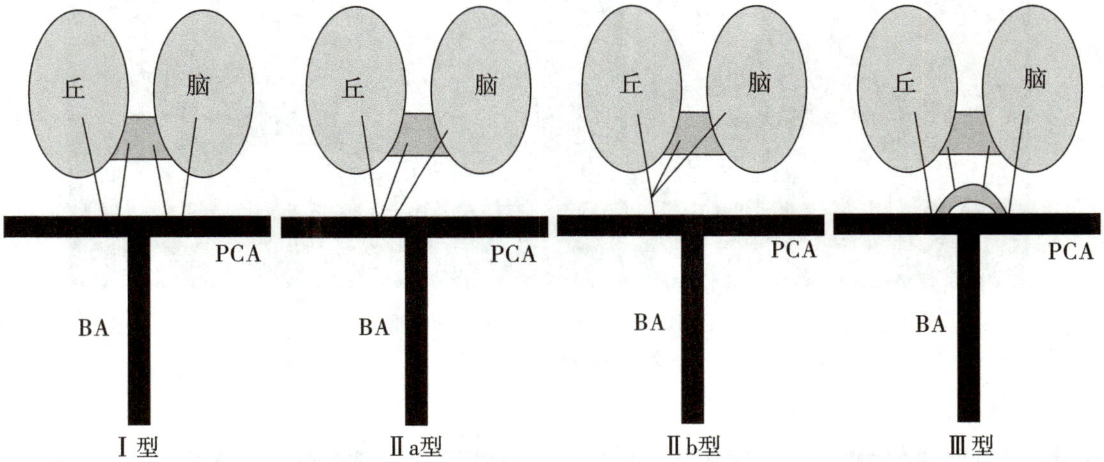

图 12-24 丘脑穿通动脉存在的 4 种解剖类型

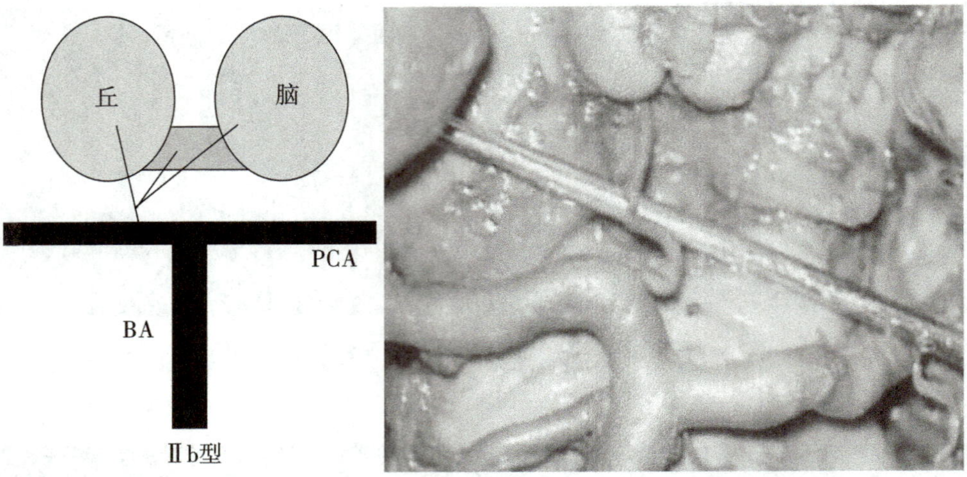

图 12-25 Percheron 动脉

指的是Ⅱb 型,即丘脑穿通动脉单一主干起自一侧 PCA P1 段,并分支供应双侧旁正中丘脑

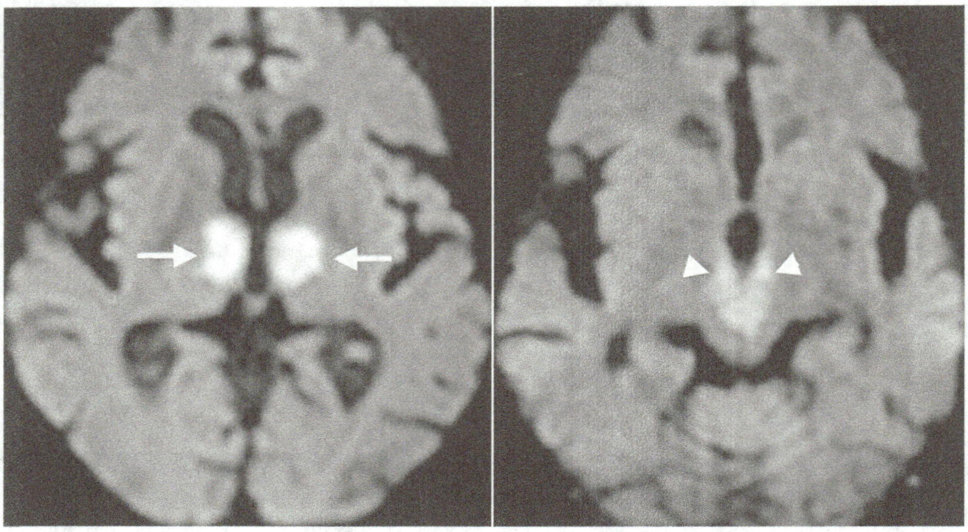

图 12-26 Percheron 动脉闭塞

旁正中丘脑及中脑高信号

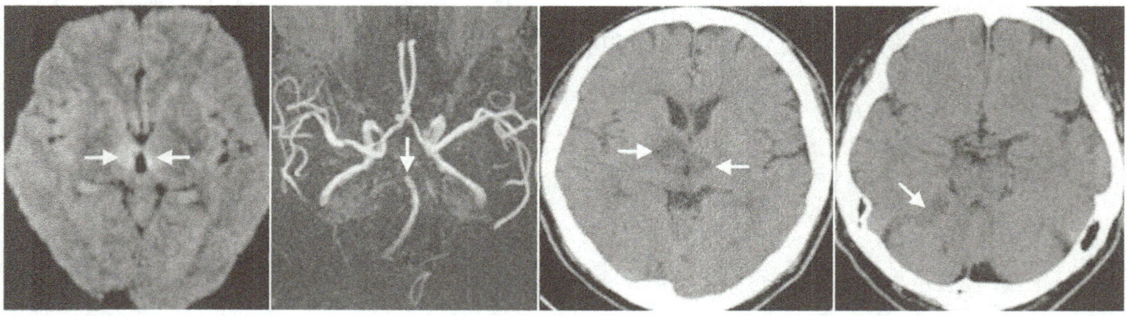

图 12-27 基底动脉尖综合征

第三节　脑血管畸形

脑血管畸形见图 12-28 ~ 图 12-37。

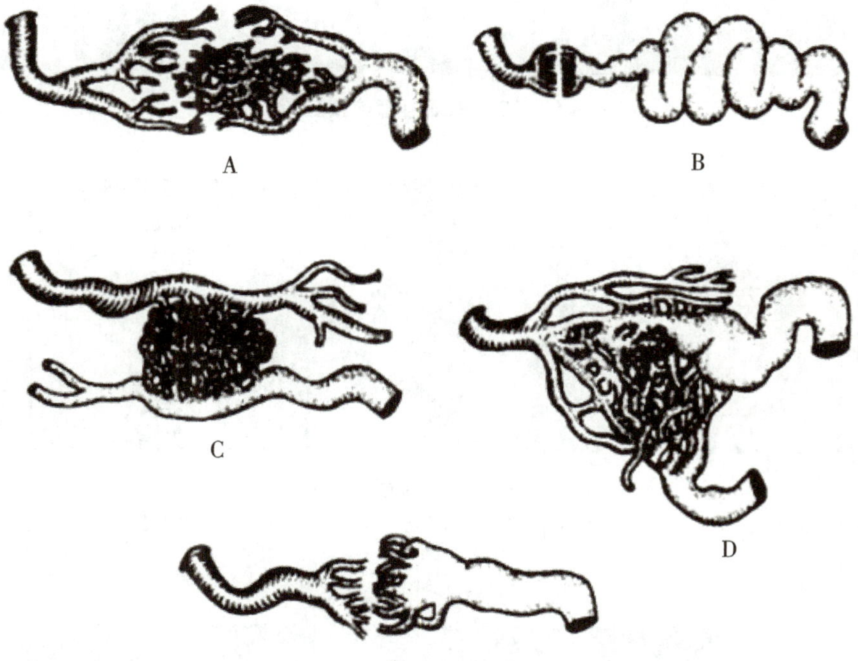

图 12-28　脑血管畸形

A. 毛细血管扩张症　B. 静脉血管畸形扩张　C. 海绵状血管瘤　D. 动静脉畸形　E. 发育性静脉畸形

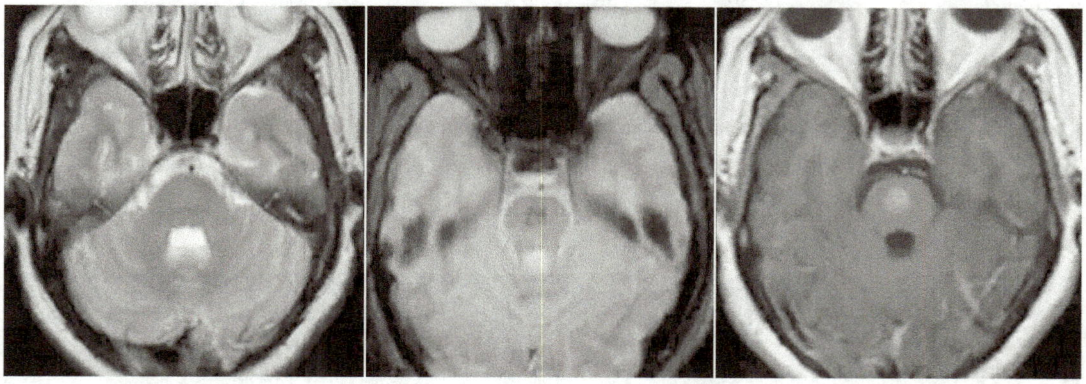

图 12-29　毛细血管扩张症(1)

直径小于 2 cm 的扩张毛细血管团，可多发，常位于皮质、脑干、基底节；与海绵状血管瘤的区别在于无含铁血黄素环及 GRE(T2) 显示低信号(静脉血磁敏感效应低)

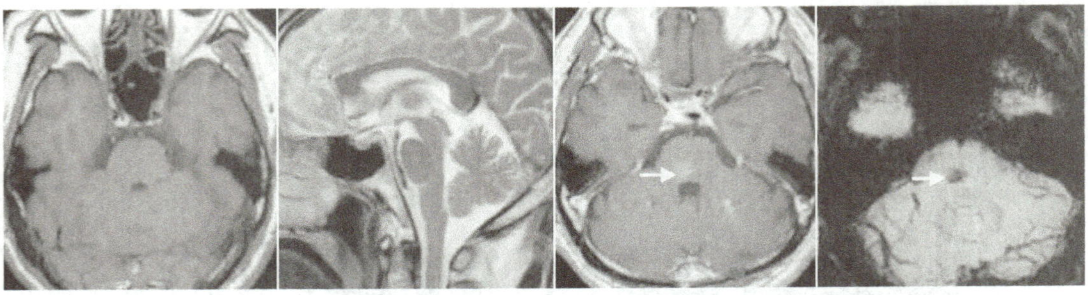

图 12-30 毛细血管扩张症(2)

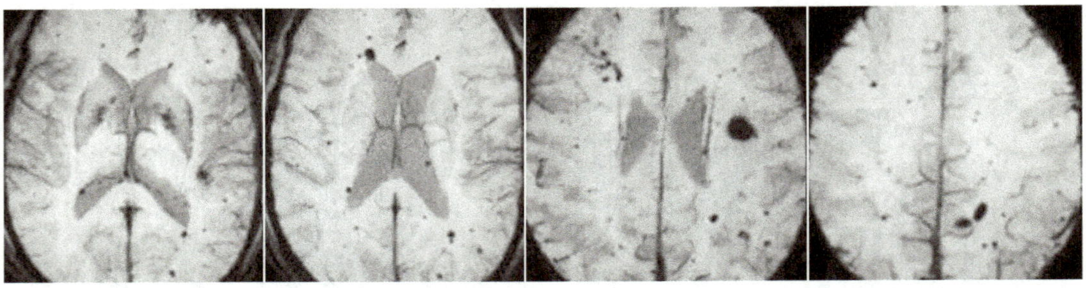

图 12-31 毛细血管扩张症(3)

女,54 岁,体检发现,SWI 示脑内延血管走形区散在圆形低信号影,原因为病变内缓慢血流中含氧合血红蛋白或脱氧血红蛋白

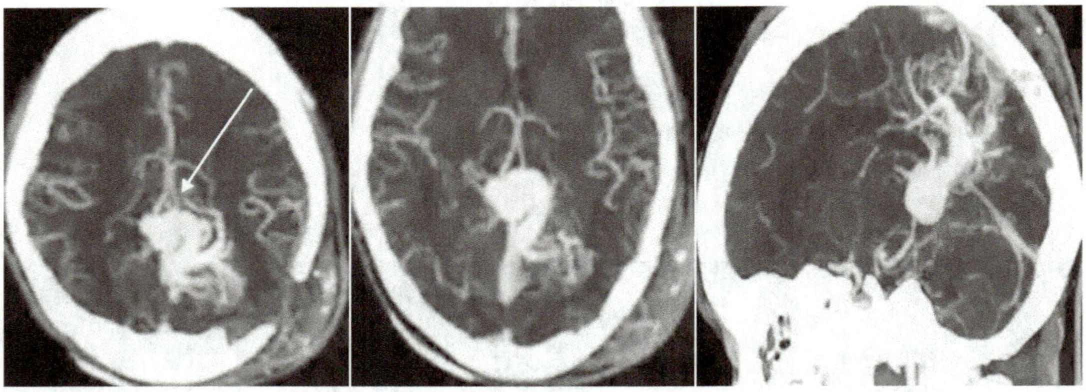

图 12-32 大脑大静脉瘤(Galen 静脉瘤)

为大脑大静脉瘤样扩张伴动静脉瘘,属于静脉血管畸形扩张的一种

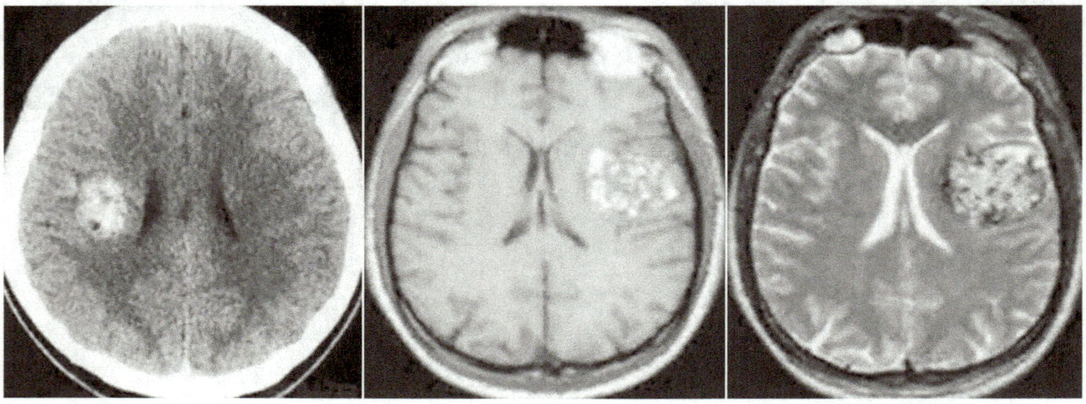

图 12-33 海绵状血管瘤

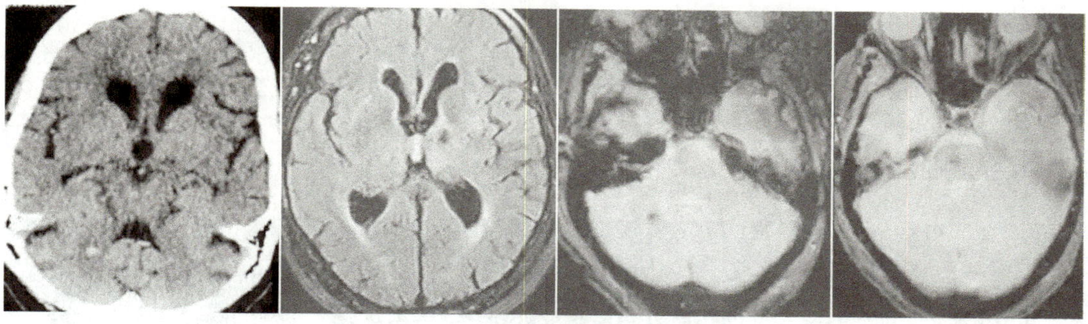

图 12-34　脑内多发海绵状血管瘤

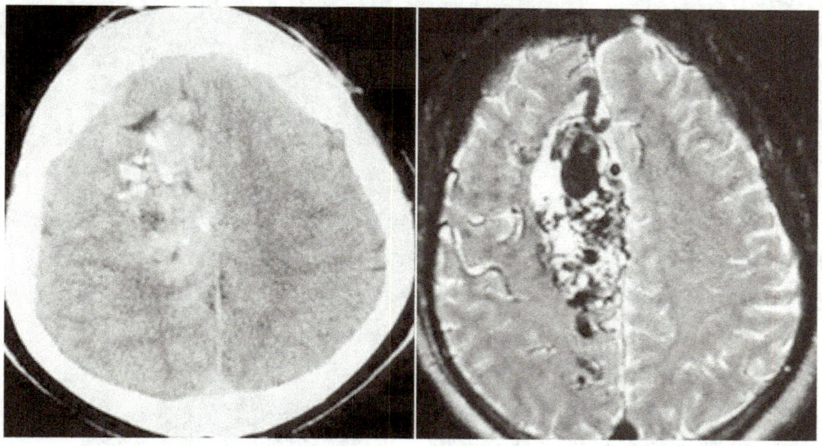

图 12-35　动静脉畸形(1)

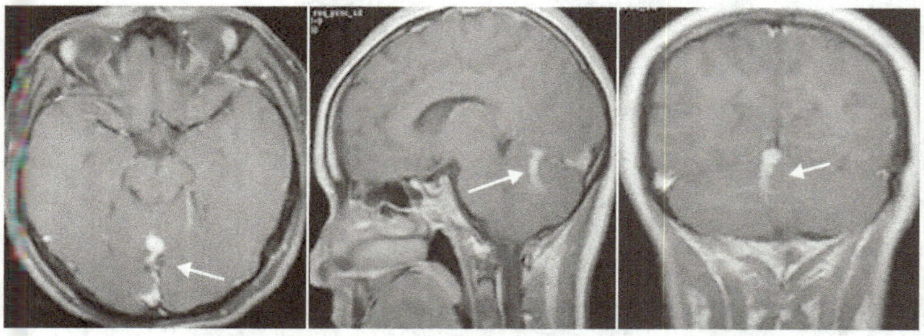

图 12-36　脑发育性静脉畸形

细小的髓静脉网及一条或多条引流静脉构成的“水母头”样结构

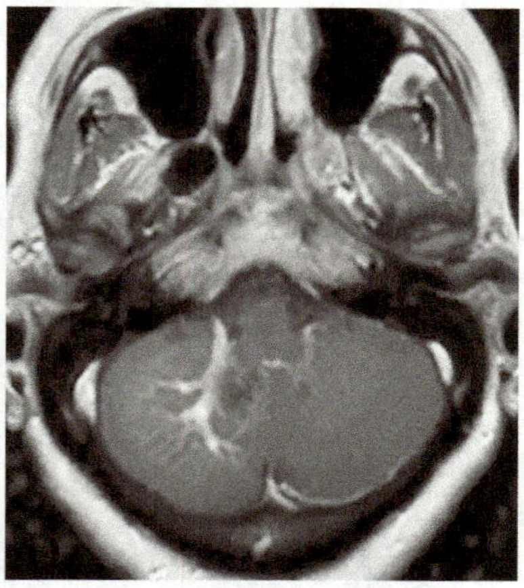

图 12-37　右侧小脑半球发育性静脉畸形(T1WI 增强)

示小静脉血管汇入集合静脉内(海蛇头征)

第四节　烟雾病

烟雾病(Moyamoya 病)见图 12-38 ~ 图 12-41。

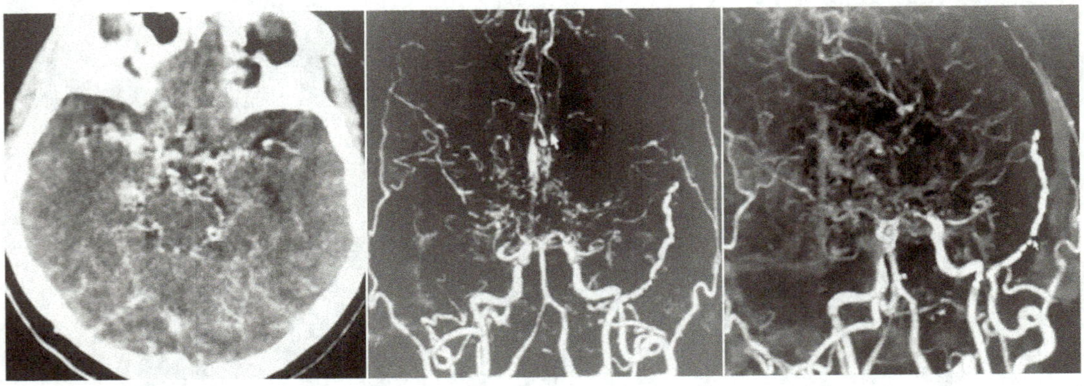

图 12-38　烟雾病(1)

又称 Willis 环自发性闭塞,指原因不明的颈内动脉(ICA)远端慢性进行性狭窄闭塞,而伴有脑底异常血管网形成的疾病,因脑底密集成堆的小血管酷似烟雾,而被日本学者形象地称之为烟雾病。烟雾病的年龄分布呈双峰型,6岁和35岁为高峰。该病具有遗传性和继发性,常继发于炎症、放射治疗、血管病变和血栓前状态

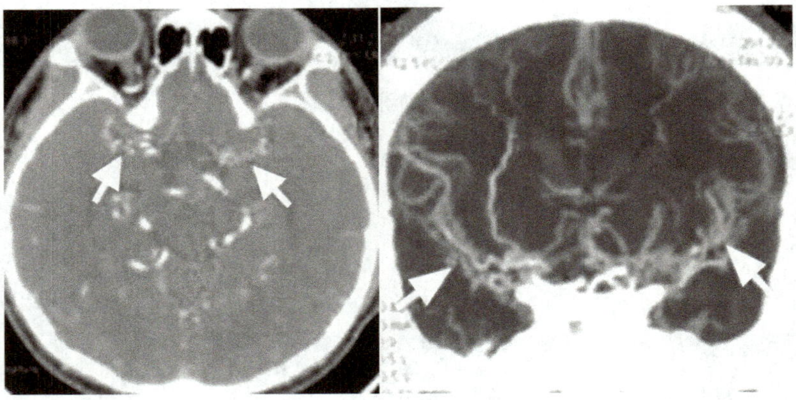

图 12-39　烟雾病(2)

颈内动脉虹吸段狭窄或闭塞,继发颅底动脉环周围侧枝循环及基底节穿支动脉扩张形成的异常血管网,继发脑内缺血出血及萎缩,脑室扩张等改变

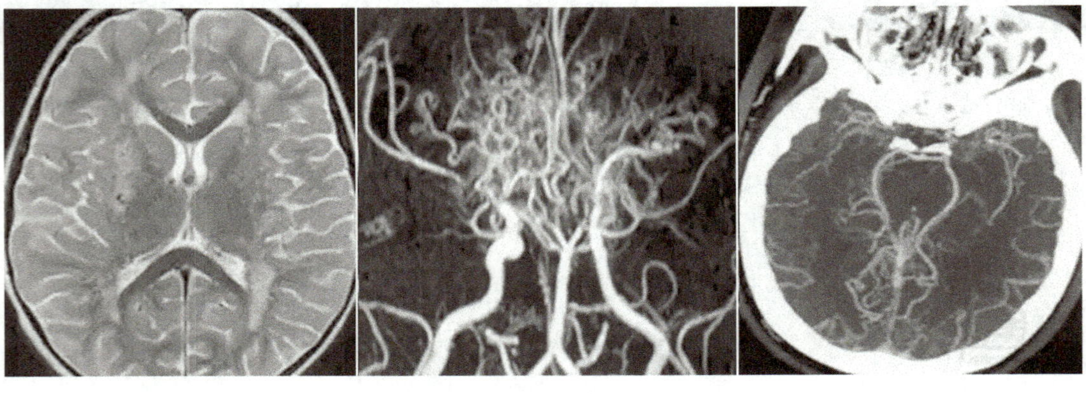

图 12-40　烟雾病(3)

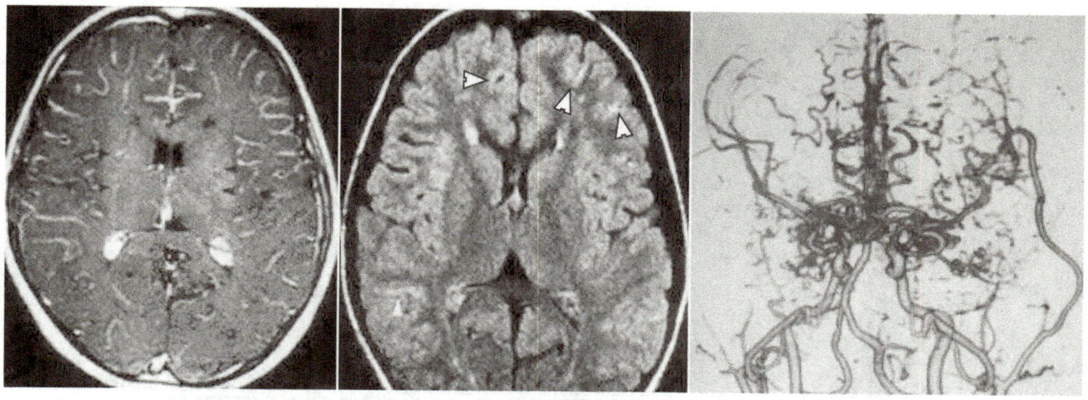

图 12-41　双侧烟雾病(女,8 岁)

示“常春藤征”,增强 T1WI 显示弥漫性柔脑膜强化,基底节一些穿支动脉强化,大脑后动脉供血区相对正常;非增强 FLAIR 显示双侧额叶柔脑膜高信号(箭头)

第五节　颈内动脉海绵窦瘘

颈动脉海绵窦瘘(CCF)是指颈总动脉的任何分支,包括颈内动脉、颈外动脉及其分出的细小血管,与海绵窦的直接或间接交通。按病因分为外伤性、自发性、先天性 3 种,其中外伤性最常见(图 12-42、图 12-43)。

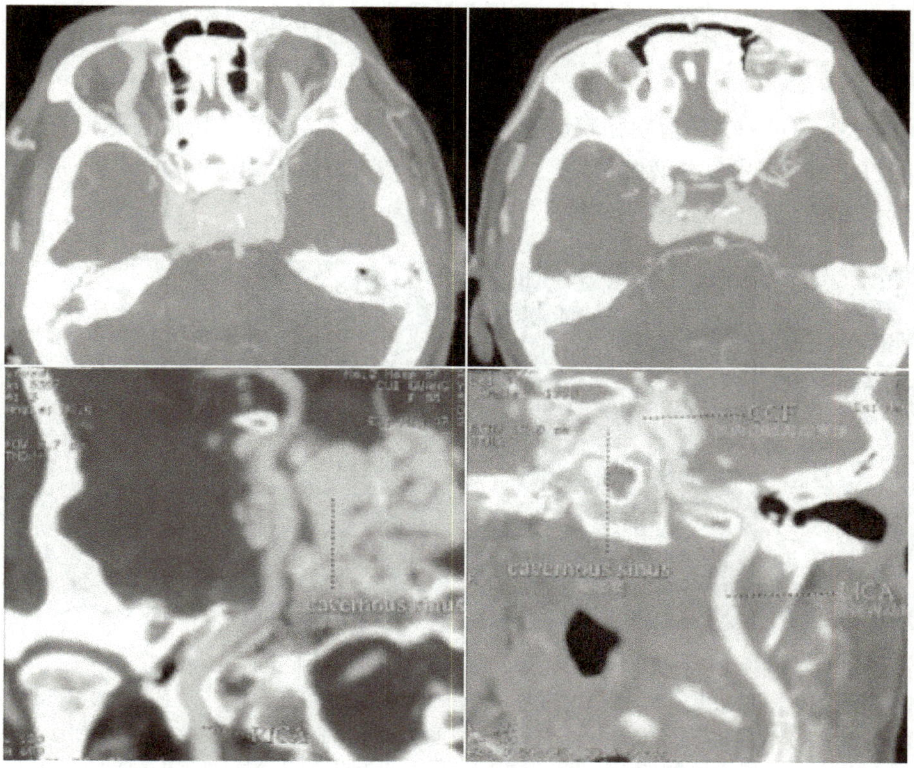

图 12-42　颈内动脉海绵窦瘘

常继发于外伤后颅底骨折,刺破颈动脉壁,颈内动脉海绵窦段形态不规则,引起颈内动脉与海绵窦异常交通并继发眼静脉扩张

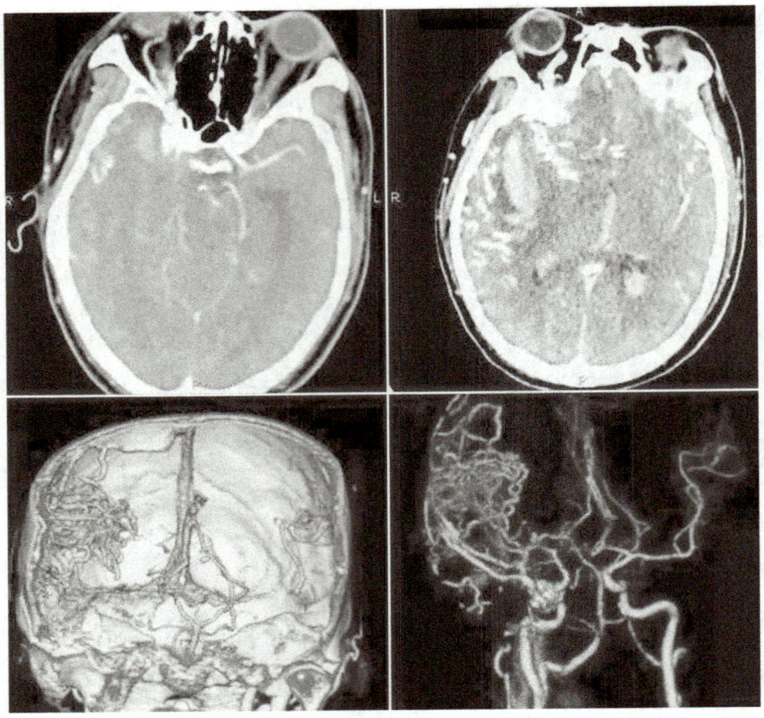

图 12-43 颈内动脉海绵窦瘘(男,30 岁,外伤后 2 个月)

第六节 硬脑膜动静脉瘘

硬脑膜动静脉瘘(DAVF)是指硬脑膜动脉经瘘口直接流入静脉窦、脑膜静脉或皮层静脉的一种动静脉分流,不经过毛细血管网,占脑血管畸形的 10% ~15% ,好发于 50 ~60 岁人群,海绵窦区 DVAF 女性相对多见,其他部位男性多见(图 12-44 ~图 12-52)。

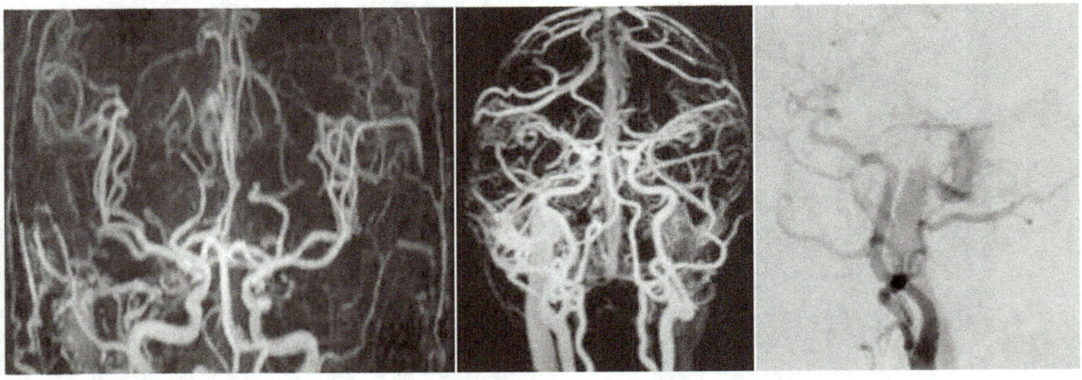

图 12-44 硬脑膜动静脉瘘(女,61 岁)

前图示右侧乙状窦显影,周围多发血管影,中图示右侧乙状窦及颈内静脉提前显影,上方迂曲血管影,与多支脑膜动脉交通,右侧大脑上静脉部分分支增粗,这种右侧乙状窦与动脉异常交通,结合头颈,后图示颈总动脉、颈内动脉 $C_{1\sim7}$ 段正常,大脑前动脉、大脑中动脉主干及分支正常;颈外动脉可见咽升动脉、枕动脉等分支动脉增粗,引流静脉提前显影,考虑硬脑膜动静脉瘘诊断

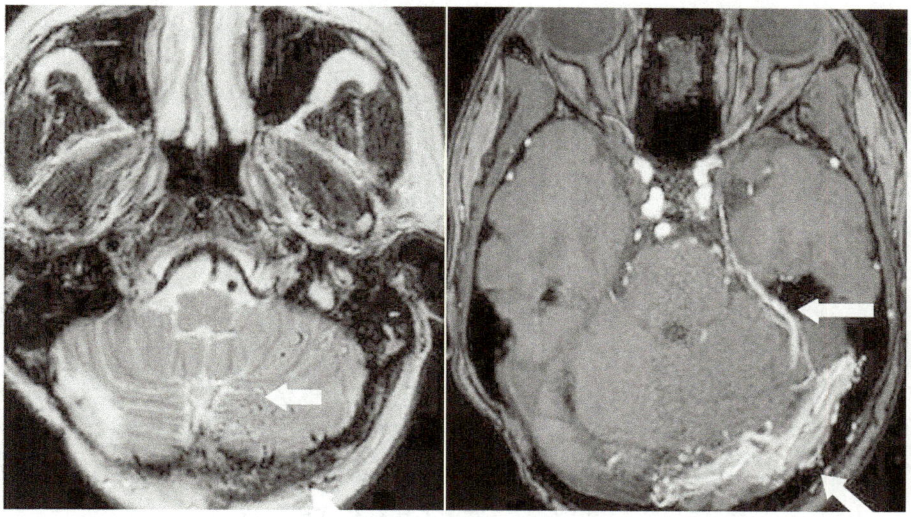

图 12-45　左侧横窦动静脉瘘

前图示后颅窝见数个流空信号(箭头),后图显示左侧横窦内动静脉瘘的供血动脉,另可见增生的脑膜垂体动脉小脑幕分支和枕动脉分支(箭头)

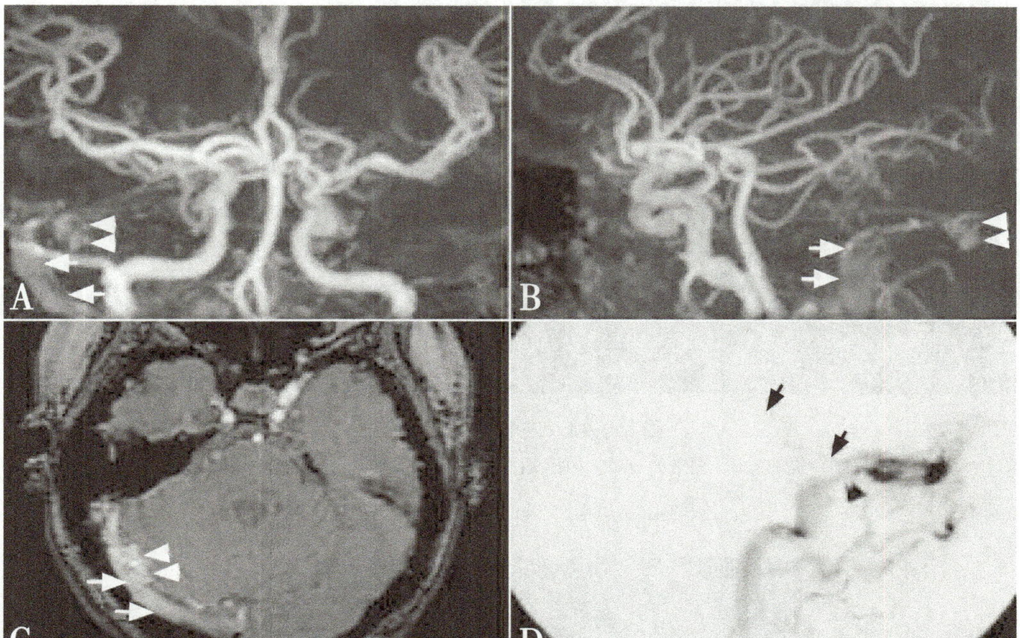

图 12-46　右侧乙状窦动静脉瘘(女,41 岁)

A、B. 右侧乙状窦提前显影(箭头);C. CEMRA 右侧乙状窦提前显影(箭头),周围可见迂曲供血动脉(箭头);D. DSA 枕动脉骨穿支与乙状窦间动静脉瘘,伴皮层静脉反流(箭头),乙状窦近端狭窄(箭头)

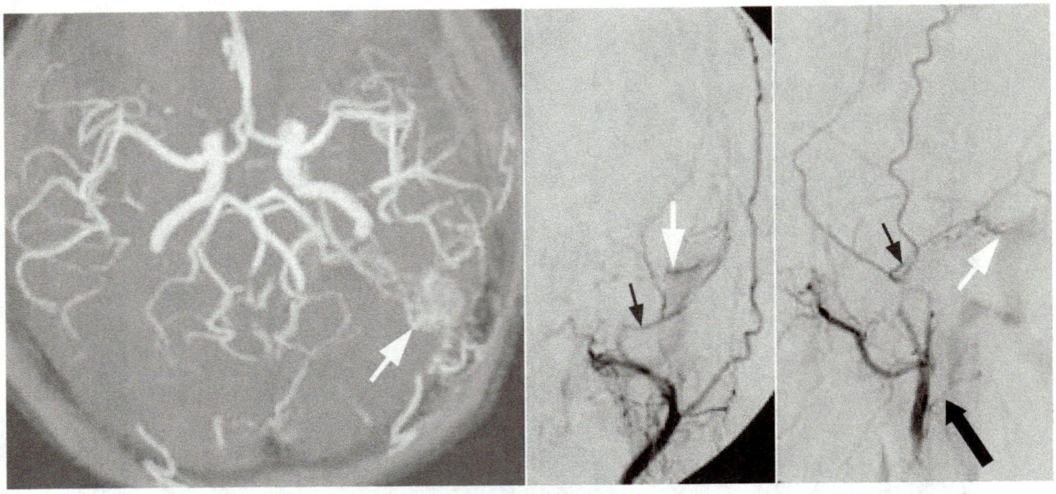

图 12-47　左侧乙状窦 DAVF

前图示左侧乙状窦提前显影，周围多发迂曲血管，左颈外动脉造影（中图、后图）见供血动脉为左脑膜中动脉（黑细箭）和左枕动脉（黑粗箭），引流静脉为乙状窦（白箭）

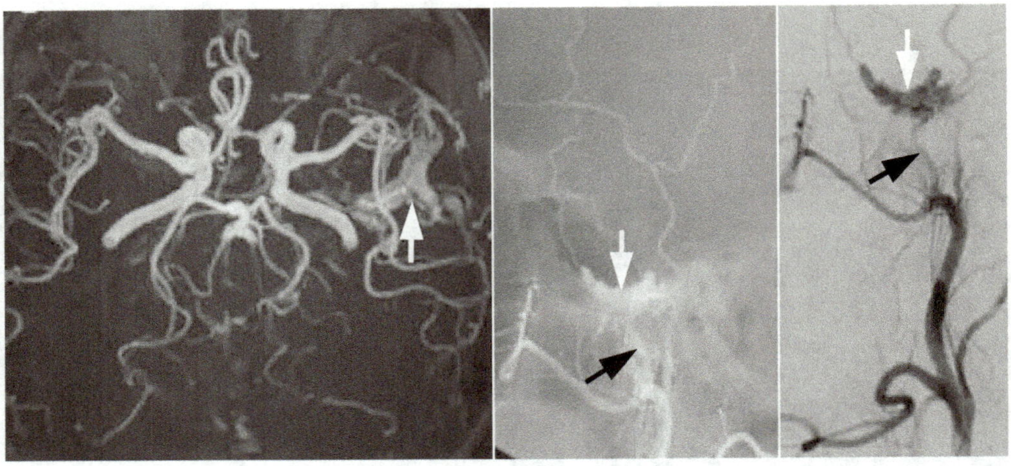

图 12-48　左侧中颅窝 DAVF

前图示左岩下窦提前显影（白箭），DSA（中图、后图）显示供血动脉为左脑膜中动脉（黑箭），引流静脉为左岩下窦（白箭）

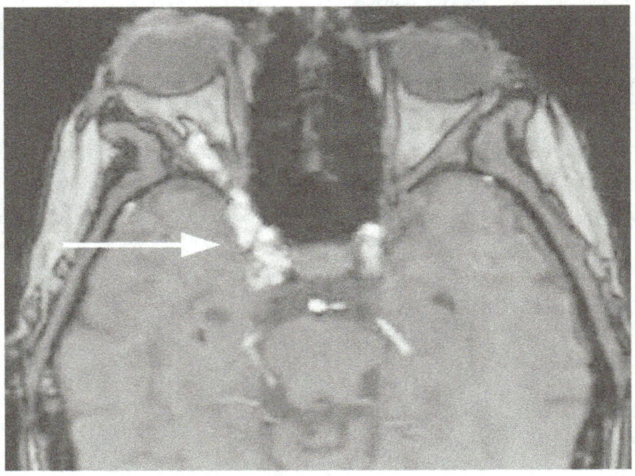

图 12-49　右侧海绵窦动静脉瘘（男，57 岁）

示右侧海绵窦提前显影、眼上静脉增粗并提前显影

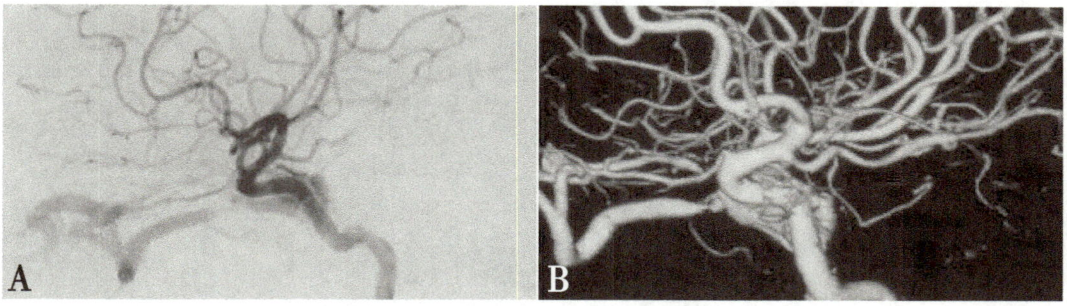

图 12-50　自发性左侧海绵窦 DAVF(女,43 岁)

A. DSA 左颈内动脉造影,左侧海绵窦提前显影,眼上静脉扩张。B. CTA 3D 重建,显示海绵窦及引流静脉,供血动脉显示不佳

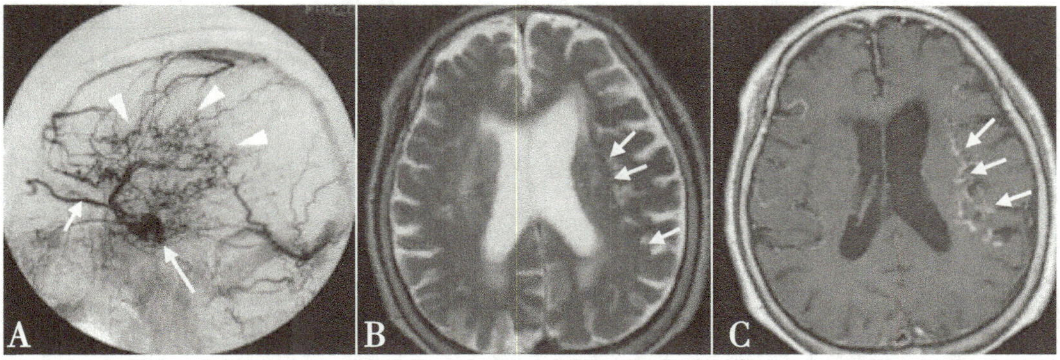

图 12-51　左侧海绵窦动静脉瘘(女,78 岁)

A. DSA 左颈外动脉造影动脉期海绵窦(长箭)提前显影,眼上静脉扩张(短箭),皮层静脉(箭头)逆向显影。B. 轴位 T2WI 示左侧额顶叶蛛网膜下腔见增宽流空血管(箭头)为皮层静脉。C. 增强 T1WI 左侧额顶叶蛛网膜下腔皮层静脉强化

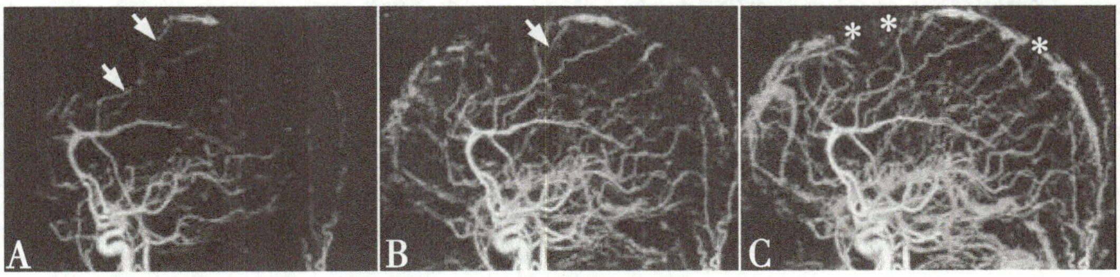

图 12-52　320 排动态 CTA(男,53 岁)

上矢状窦动静脉瘘。A. 动脉早期显示供血动脉为脑膜中动脉前支(箭),上矢状窦局部提前显影;B. 动脉晚期脑膜中动脉前支显示更清楚;C. 静脉期上矢状窦见多发充盈缺损(星)

第七节　动脉瘤

动脉瘤见图 12-53 ~ 图 12-64。

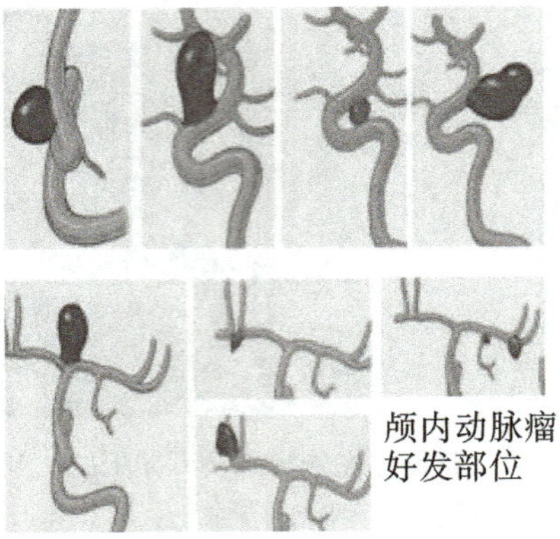

图 12-53 动脉瘤好发部位

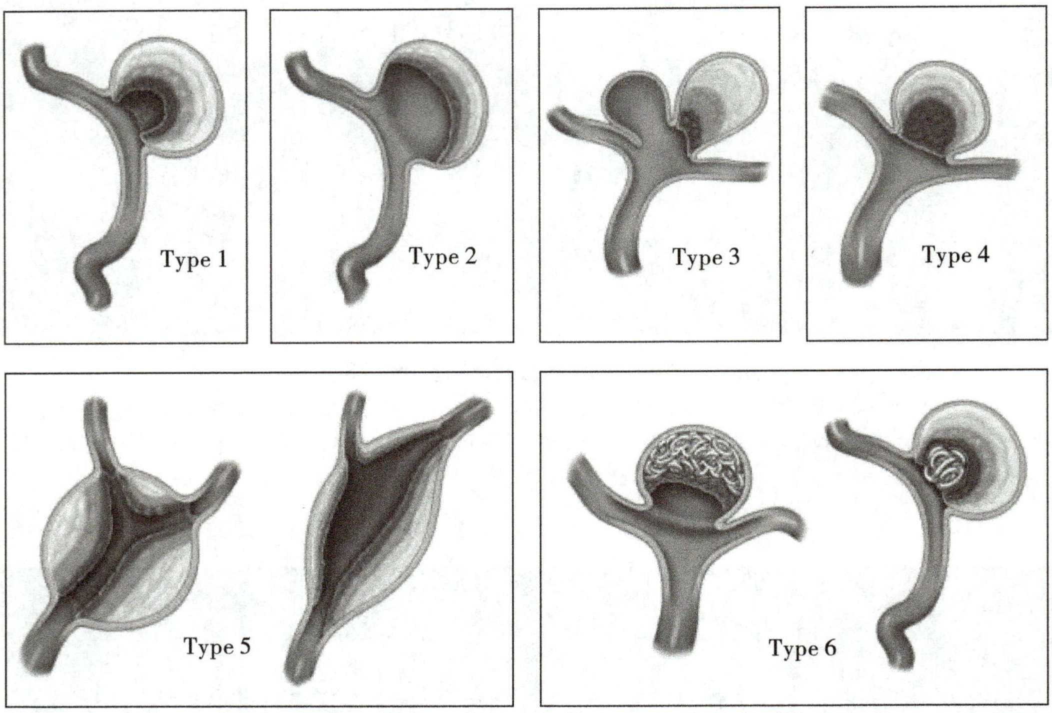

图 12-54 Lawton 将颅内血栓性动脉瘤分为 6 型

分别为同心性、偏心性、分叶状、完全性、管道性、"弹簧圈"性血栓性动脉瘤

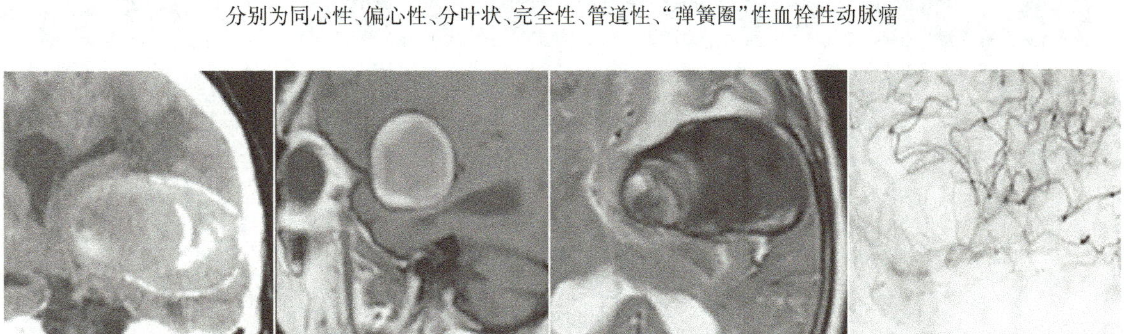

图 12-55 颅内巨大血栓性动脉瘤(女,79 岁)

进行性的神经系统功能减退 1 年,左侧额颞叶巨大占位性病变,并伴有钙化;肿物内不同的信号条带提示血液分层。常规血管造影显示无残留动脉瘤

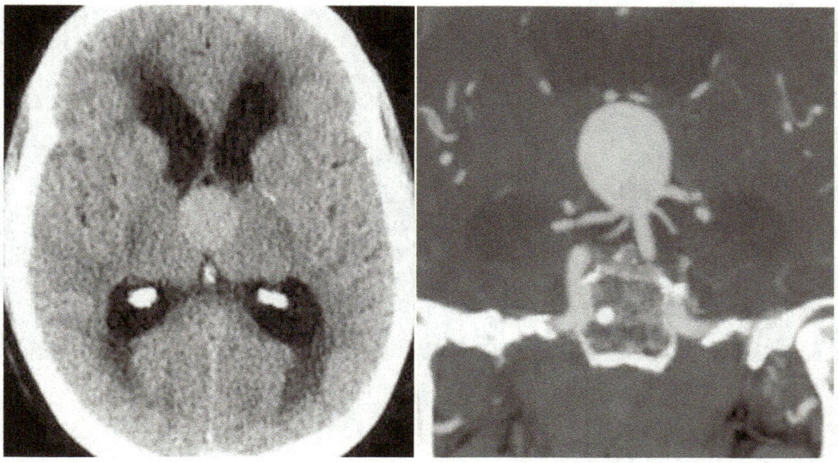

图 12-56　基底动脉尖动脉瘤(类似胶样囊肿)

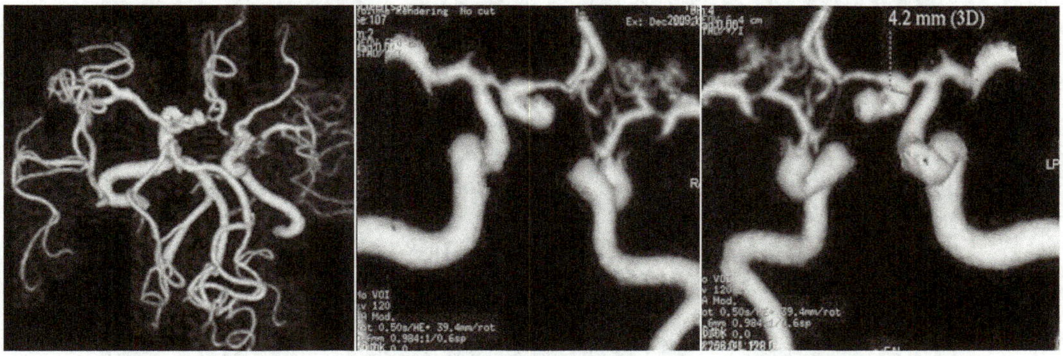

图 12-57　大脑前动脉 A1 段动脉瘤

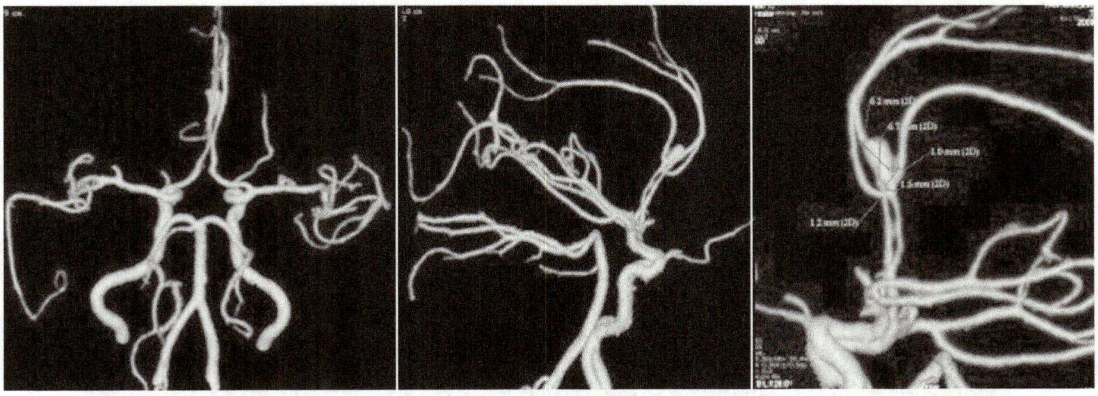

图 12-58　大脑前动脉 A2 段动脉瘤

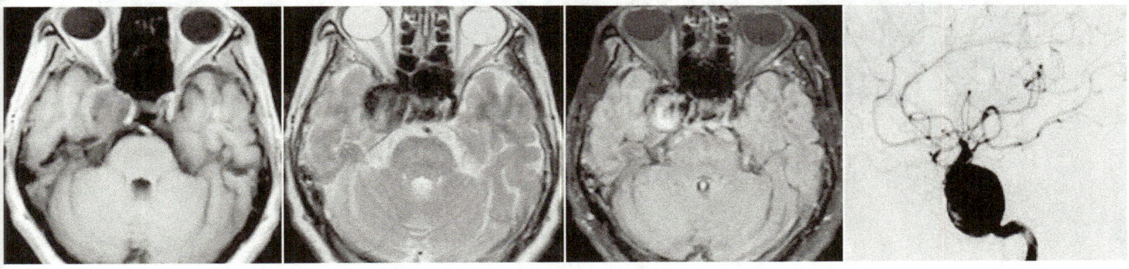

图 12-59　颈内动脉虹吸段动脉瘤

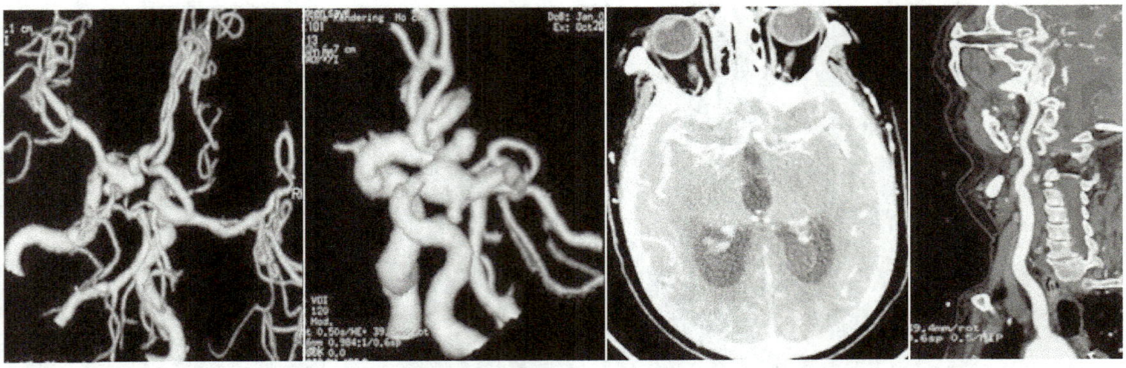

图 12-60 颈内动脉床突上段分叶状动脉瘤

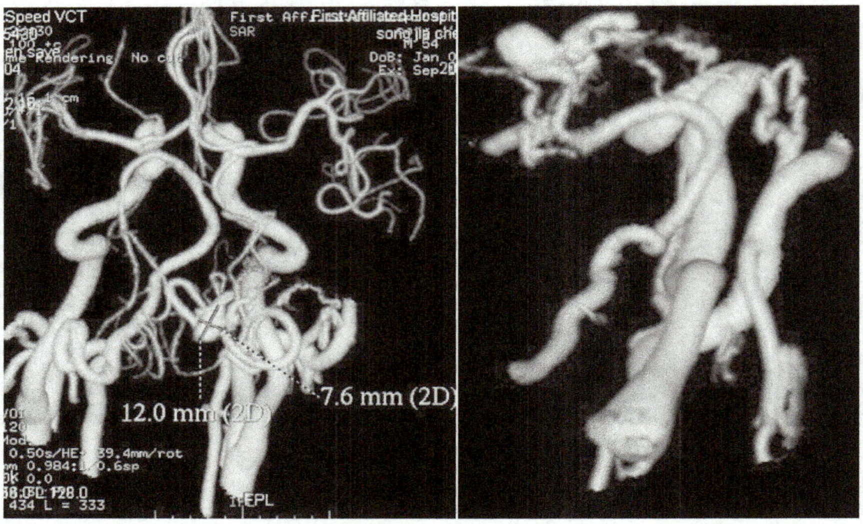

图 12-61 椎动脉远段于枕动脉分支处动脉瘤

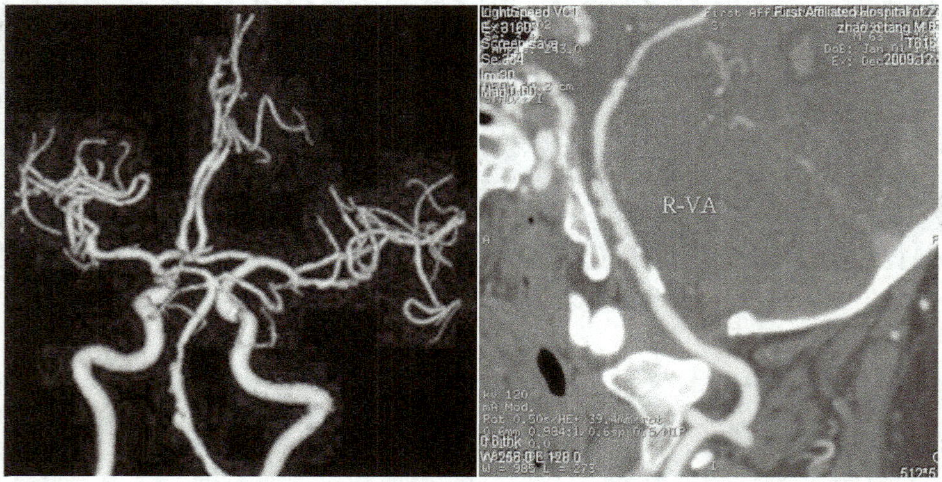

图 12-62 椎动脉小瘤样突起

血管严重硬化，管壁不规则

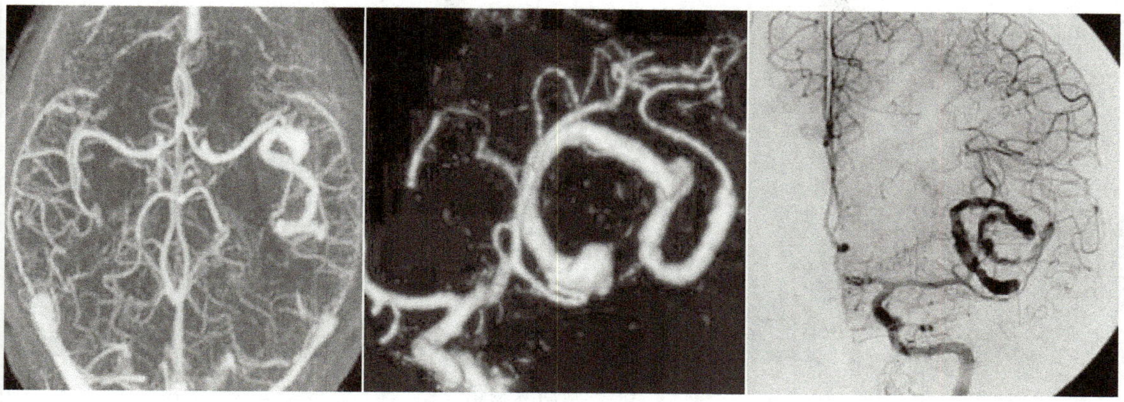

图 12-63　新发癫痫，左侧大脑中动脉 M2 段巨大蛇形动脉瘤（男，34 岁）

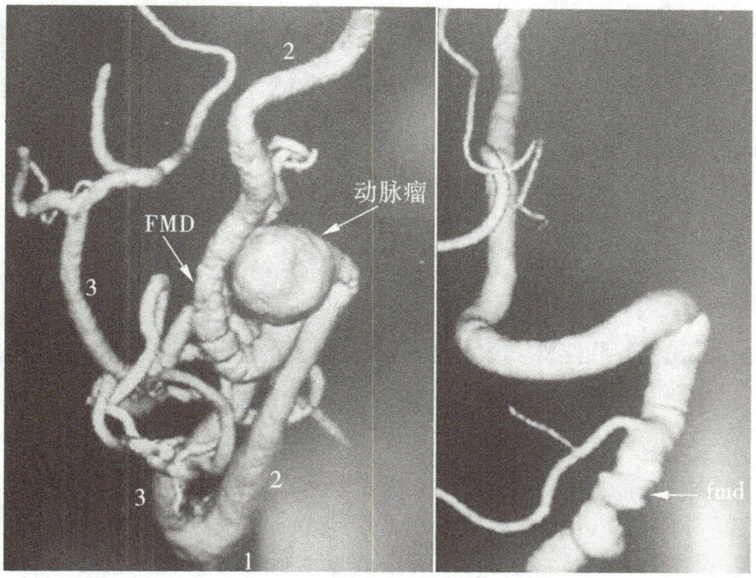

图 12-64　动脉瘤及 FMD（肌纤维发育异常）

第八节　脑动脉硬化及脑动脉栓塞

脑动脉硬化及脑动脉栓塞见图 12-65 ~ 图 12-67。

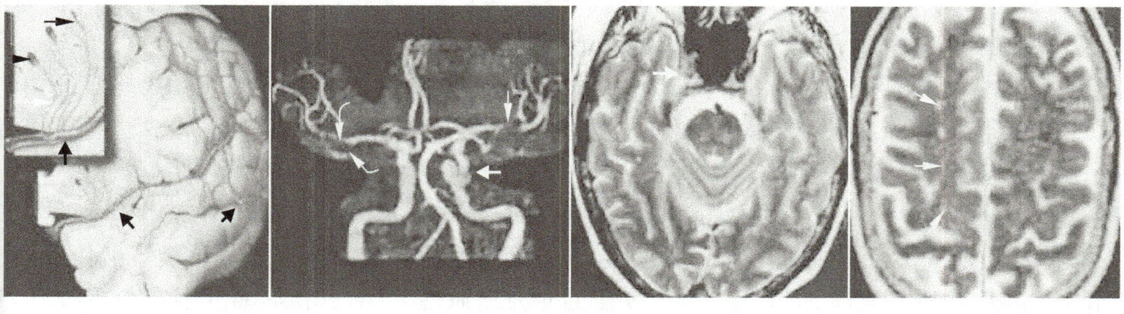

图 12-65　脑动脉硬化（1）

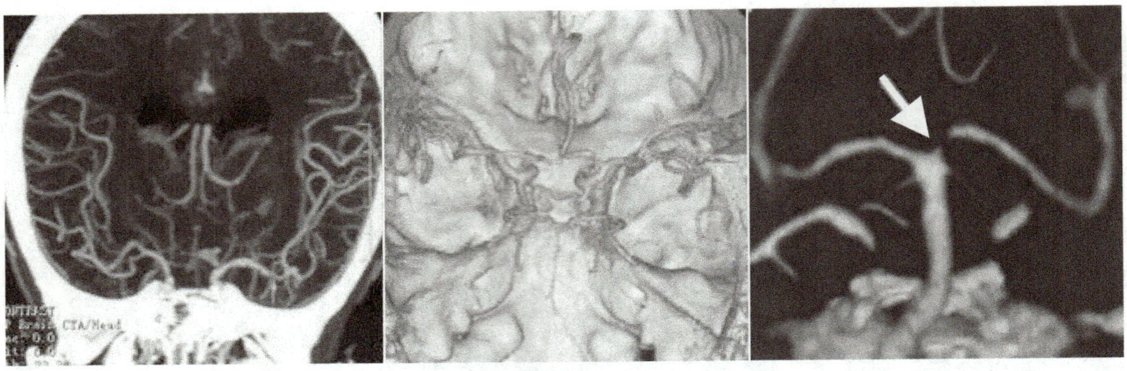

图 12-66 脑动脉硬化(2)

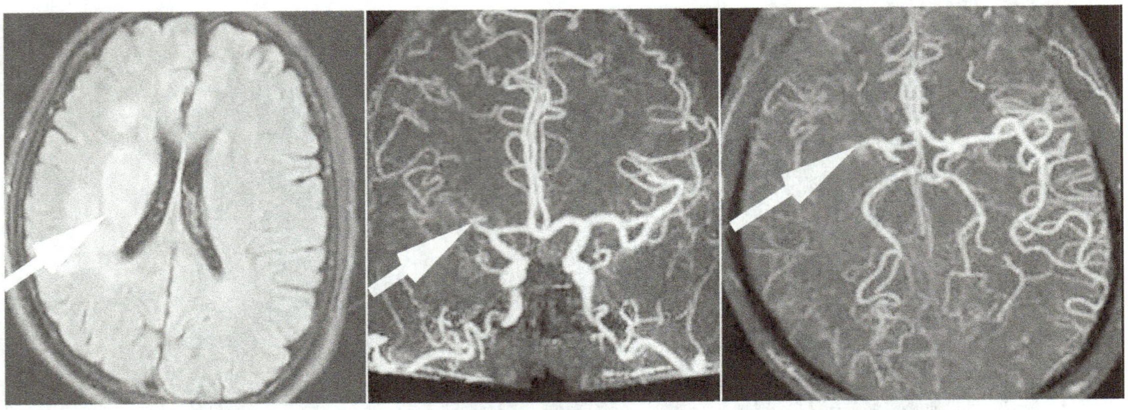

图 12-67 脑动脉栓塞

颅内动脉狭窄分型及判断标准:A 型,狭窄长度<5 mm,狭窄为同心管状或者轻度不同心型,并未完全闭塞;B 型,病变长度为 5 ~ 10 mm,或不规则形或 3 个月完全闭塞; C 型,病变长度>10 mm 或呈角>90°,且完全闭塞时间>3 个月。A、B 和 C 型颅内动脉狭窄临床手术成功率分别为 92%、86% 和 33%,术后 1 年再狭窄率分别为 0、33% 和 100%。

根据北美有症状性颈动脉内膜切除实验(NASECT)测量标准进行判定:狭窄度 = $(D-d)/D \times 100\%$(D 表示原管腔直径,d 表示管腔闭塞后剩余直径),在评价血管狭窄程度时可划分成 5 个等级:①无狭窄;②轻度狭窄(狭窄率≤29%);③中度狭窄(狭窄率为 30% ~69%);④重度狭窄(狭窄率为 70% ~99%);⑤闭塞(狭窄率为 100%);⑥发育不良(管腔一致变细且≤正常侧 1/3)。

第九节 椎-基底动脉延长扩张症

椎-基底动脉延长扩张症(vertebrobasilar dolichoectasia,VBD)是指椎-基底动脉的异常迂曲、扩张和延长。1986 年,Smoker 等首次提出了 VBD 的概念。2005 年,Caplan 对 VBD 的概念进行了修订,取代了既往“椎-基底动脉系统迂曲”“椎-基底动脉延长扩张”“巨大延长的动脉瘤畸形、动脉变异及梭形动脉瘤”等术语。VBD 在总体人群中的发生率为 0.06% ~5.8%,在卒中患者的发生率高达 10% ~12%。有学者认为,VBD 是独立于年龄、高血压、糖尿病等血管危险因素之外的脑梗死病因。VBD 可无任何临床症状;出现症状时,则表现各异,最常见的为缺血性卒中,其次是脑干及脑神经受压、脑积水、脑出血等。

学者 Ubogu 和 Zaidat 提出磁共振血管成像诊断 VBD 的标准为:①扩张,基底动脉直径≥4.5 mm;

②延长，基底动脉上段超过鞍上池或床突平面 6 mm 以上或基底动脉长度>29.5 mm，椎动脉颅内段长度>23.5 mm；③迂曲，基底动脉横向偏离超过起始点至分叉之间垂直连线 1 mm 或位置在鞍背或斜坡的旁正中至边缘间以外，而椎动脉任意一支偏离超过椎动脉颅内入口到基底动脉起始点之间连线 10 mm为异常。但是，该诊断分类中缺少椎动脉扩张的标准，后来 Passero 和 Rossi 将椎动脉直径超过 4 mm 视为扩张。

而学者 Smoker 等根据高分辨率 CT 扫描结果制定的诊断标准为：当基底动脉超出斜坡或鞍背范围，或基底动脉分叉点超出了鞍上池层面，即可诊断为过度延长，基底动脉任意一点的直径大于 4.5 mm，即可诊断为扩张（图 12-68 ~ 图 12-77）。

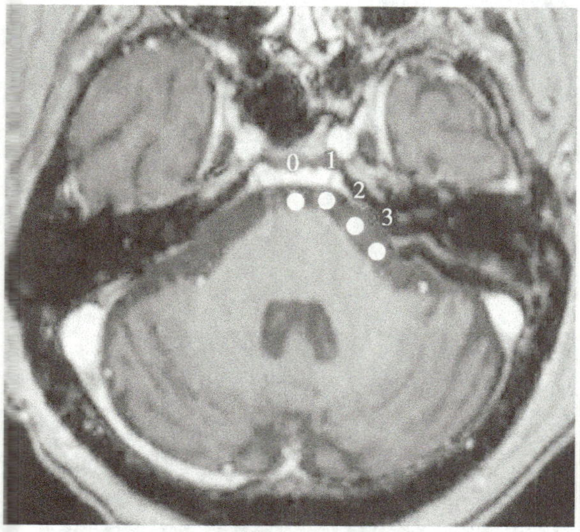

图 12-68　诊断为 VBD 的 Smoker 标准（男，72 岁）(1)

轴位增强 T1WI 图像脑桥水平可显示 BA 直径的测量。偏移的严重程度根据 BA 位置来分级（0 级，中线；1 级，斜坡或鞍背的中线与旁正中线之间；2 级，位于旁正中线与斜坡、鞍背边缘之间；3 级，位于鞍背、斜坡边缘外或到达桥小脑角池）

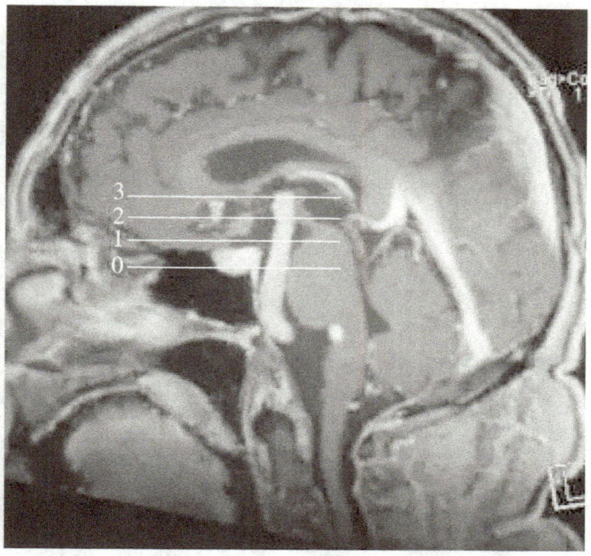

图 12-69　诊断为 VBD 的 Smoker 标准（男，72 岁）(2)

矢状位增强 T1WI 图像显示 BA 分叉高度的测量，它的严重度评分替代了 BA 长度的测量（0 级，低于或平鞍背水平；1 级，低于或平鞍上池；2 级，位于鞍上池和第三脑室底之间；3 级，达到或高于第三脑室）

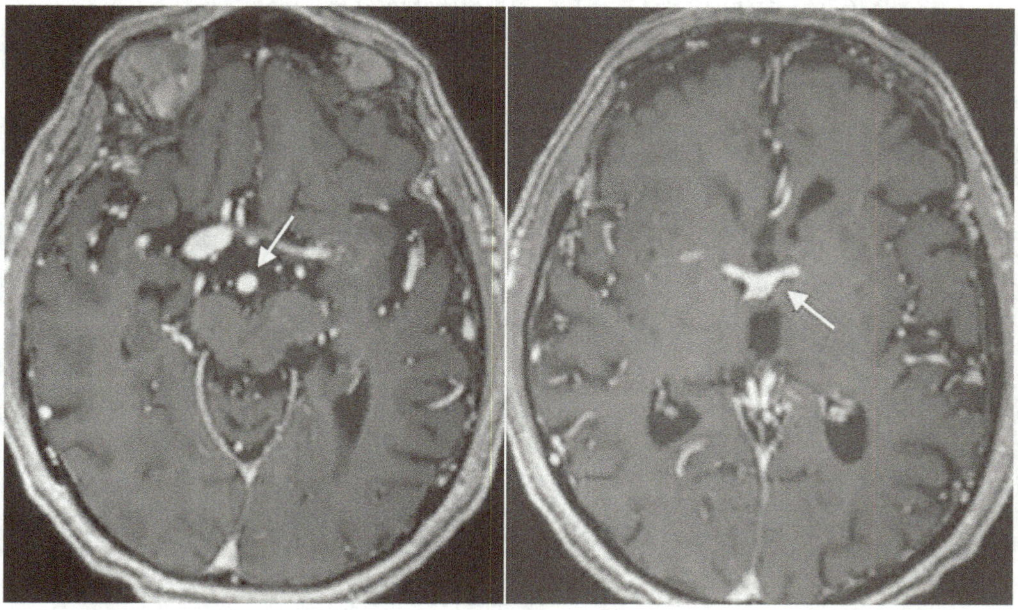

图 12-70　轴位增强 T1WI 图像显示 BA 分叉高度没有超过鞍上池（前图），BA 分叉在室间孔水平（后图）

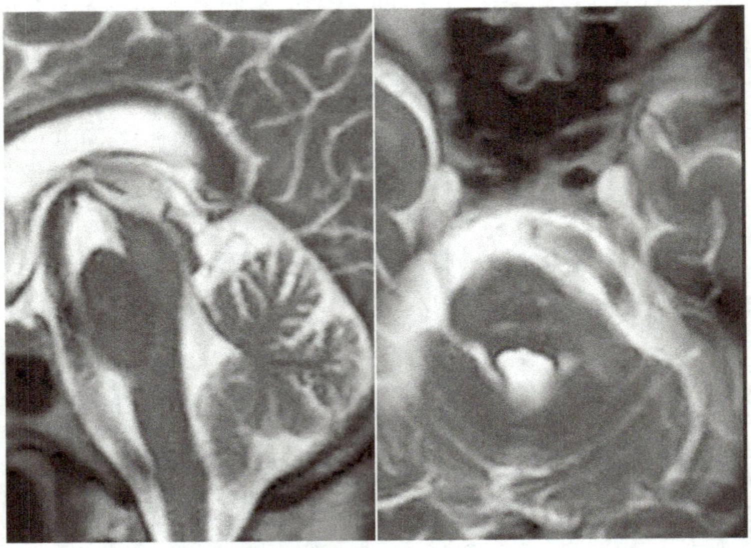

图 12-71 椎-基底动脉延长扩张症，基底动脉增粗延长，导致第三脑室底抬高至孟氏孔水平

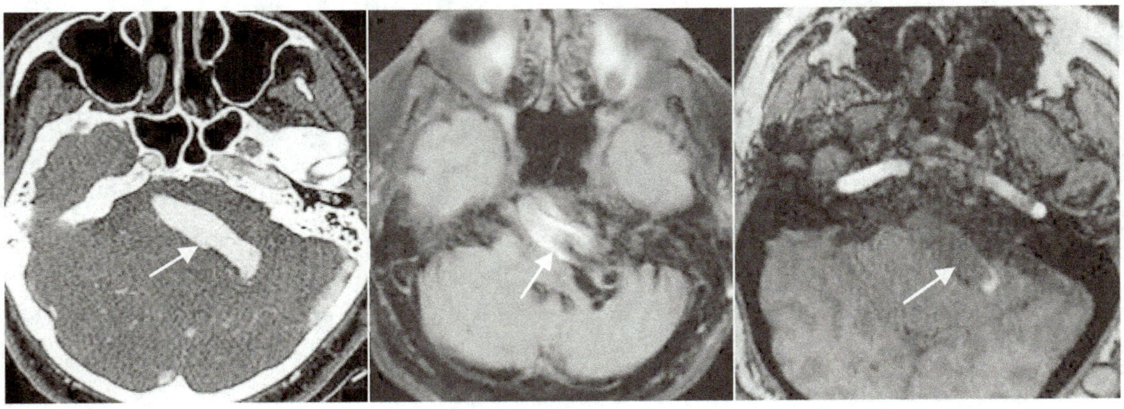

图 12-72 典型的 VBD（男，64 岁，有高血压、深静脉血栓、服用华法林史）

未见腔内血栓形成（白箭头），图像上表现为高信号血管征和慢血流伪影

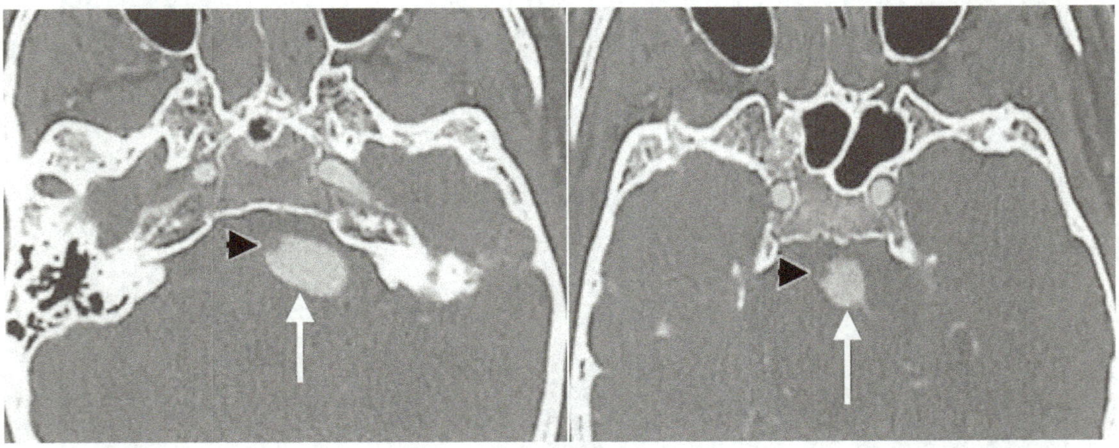

图 12-73 腔内血栓（男，67 岁）

表现为面部麻痹、凝视麻痹和右侧偏瘫。轴位 CTA 图像斜坡水平（前图）、蝶窦水平（后图）显示 BA 明显延长扩张（白箭头）和一个腔内非闭塞性血栓（黑箭头）

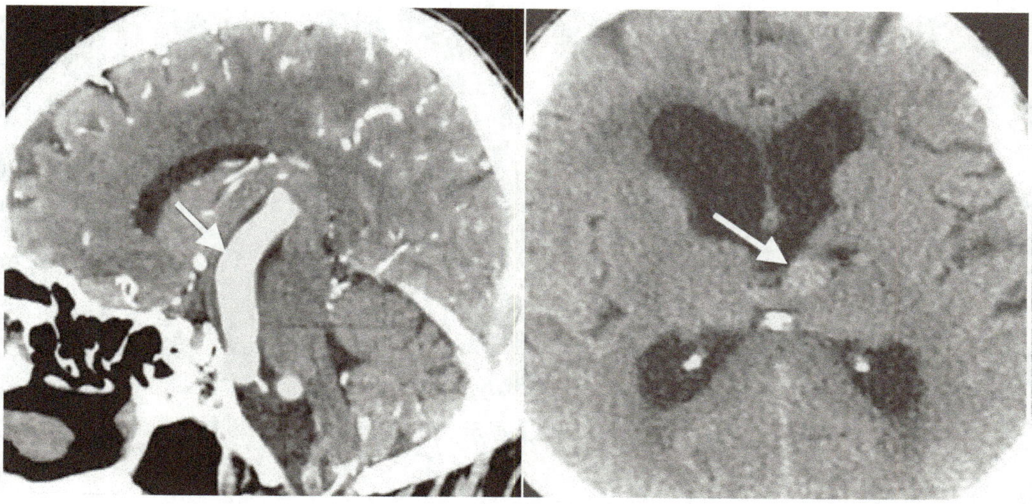

图 12-74 脑积水(男,62 岁)

临床表现为逐渐进展的慢性头痛。矢状位重建 CTA(前图)显示 BA 延长扩张(箭头)引起占位效应,导致脑桥和中脑受压后移,同时压迫和上抬第三脑室底,造成脑积水。轴位 CTA 图像(后图)显示 BA 分叉(箭头)位于 Monro 孔水平

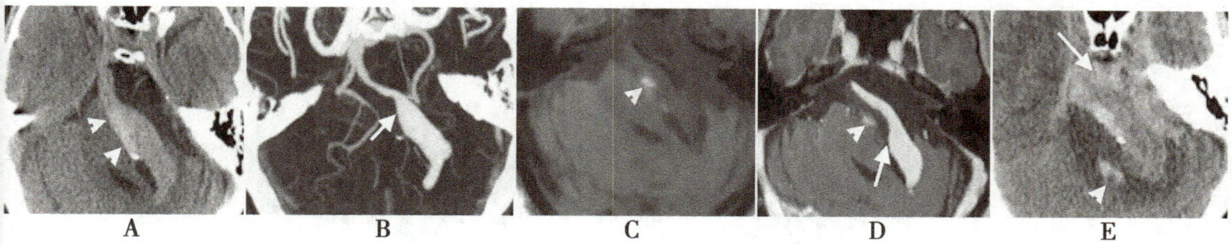

图 12-75 血肿及出血

男,64 岁,轴位平扫 CT 及最大密度投影 CTA(图 A、B)示高密度新月形壁内血肿(箭头)。6 h 后的轴位平扫和增强 T1WI 图像(图 C、D)壁内血肿体积范围增大,血肿没有表现出新月形的 T_1 WI 高信号,是因为血肿内出现了更急性的 T_1 WI 呈等信号的出血。2 d 后患者表现为意识状态下降和呼吸困难,轴位平扫 CT(图 E)示脑室出血以及大量的桥前池、蛛网膜下腔出血提示出血源于延长扩张的 BA

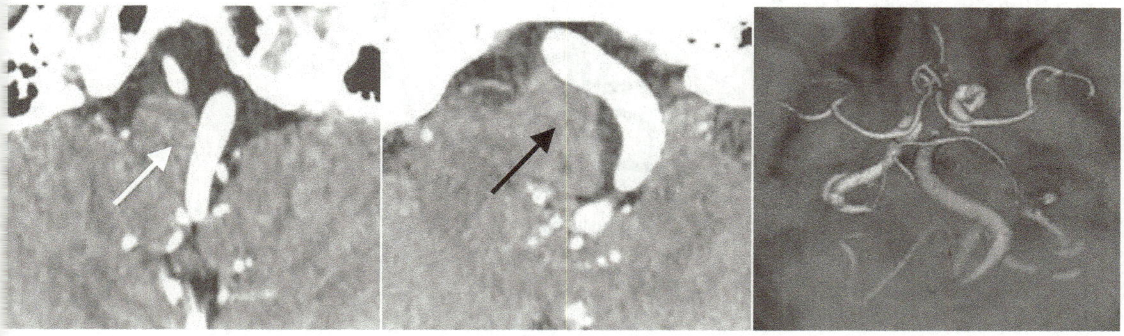

图 12-76 短暂性右下肢无力(男,75 岁)

轴位 CTA 图像示 VBD 压迫延髓边缘和前外侧脑桥

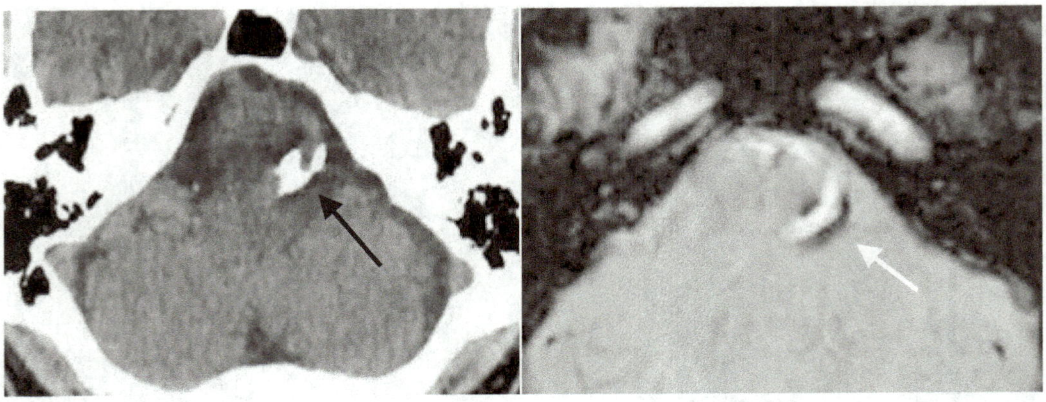

图 12-77　CT 和 SWI 图像上显示 VBD 的钙化(女,67 岁)

第十节　脑血管变异

脑血管变异见图 12-78 ~ 图 12-108。

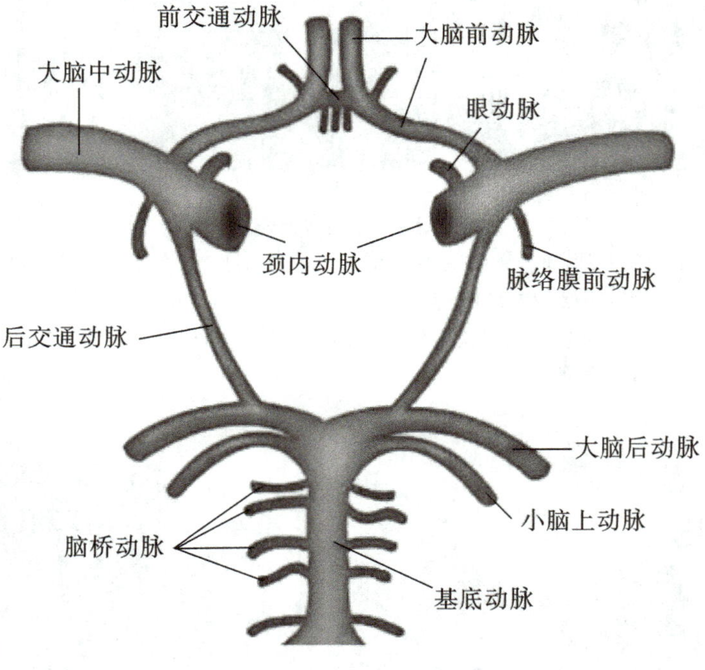

图 12-78　Willis 环(大脑动脉环)

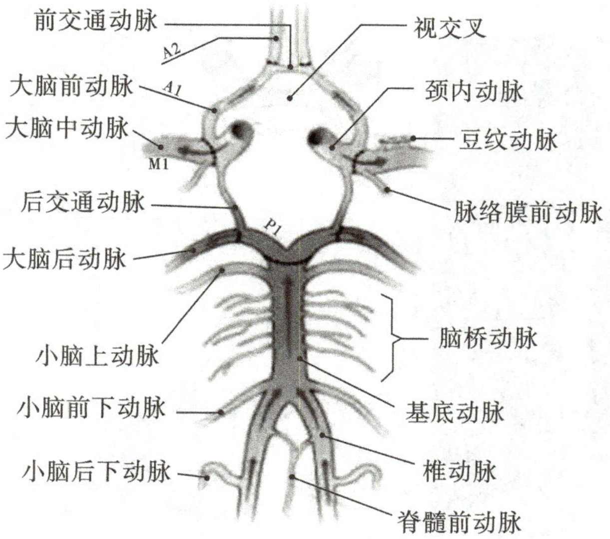

图 12-79　Willis 环及前后循环

A1. 大脑前动脉的第一段；A2. 大脑前动脉的第二段；M1. 大脑中动脉的第一段；P1. 大脑后动脉的第一段

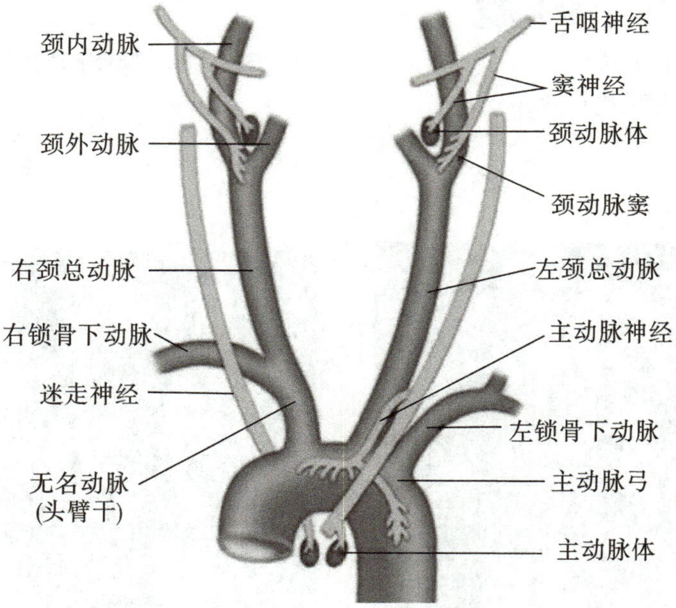

图 12-80　（颈部血管）正常解剖示意

颈部血管起自主动脉弓，分出头臂干（又称无名动脉，分为右锁骨下及右颈总动脉）、左颈总动脉、左锁骨下动脉。颈总动脉于 C_4 水平发出颈内、外动脉，颈内动脉主要分支有眼动脉、后交通动脉、脉络丛前动脉、大脑前动脉、大脑中动脉。椎-基底动脉由锁骨下动脉第一段发出，于延髓脑桥沟处合成基底动脉，是供应脊髓、脑干、小脑、大脑枕叶和迷路的主要动脉，通常称之椎-基底动脉系统

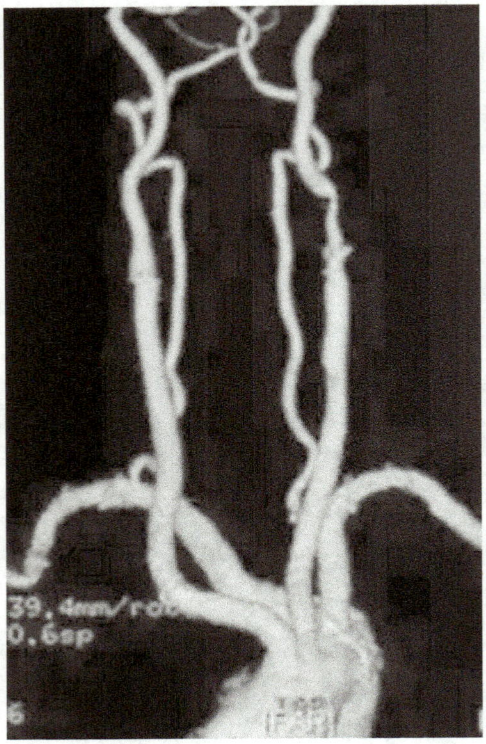

图 12-81　迷走右锁骨下动脉

右锁骨下动脉的起点移到左锁骨下动脉的下方，成为主动脉弓上的第 4 个分支，80% 为食管后型

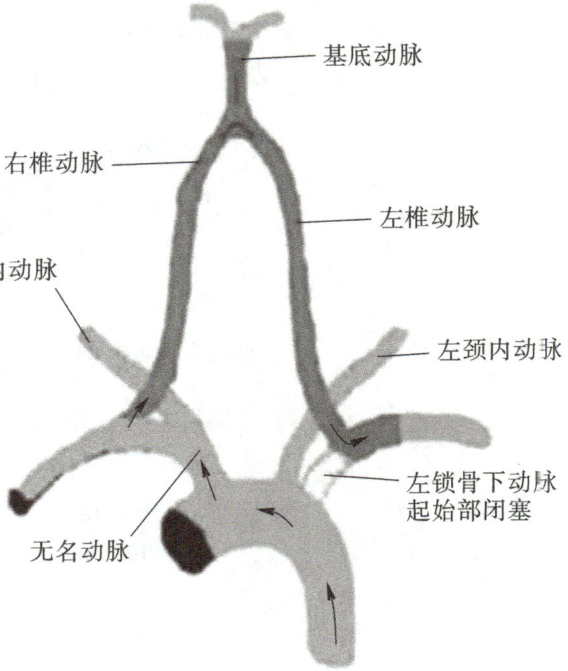

图 12-82　锁骨下动脉盗血综合征

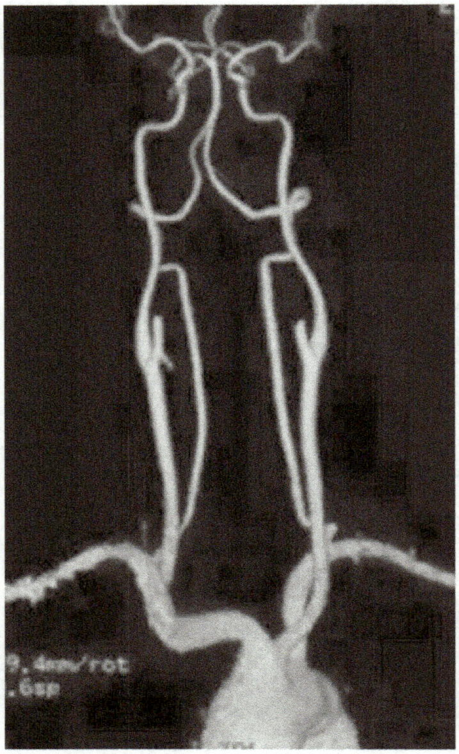

图 12-83　左侧颈总动脉与头臂干共干

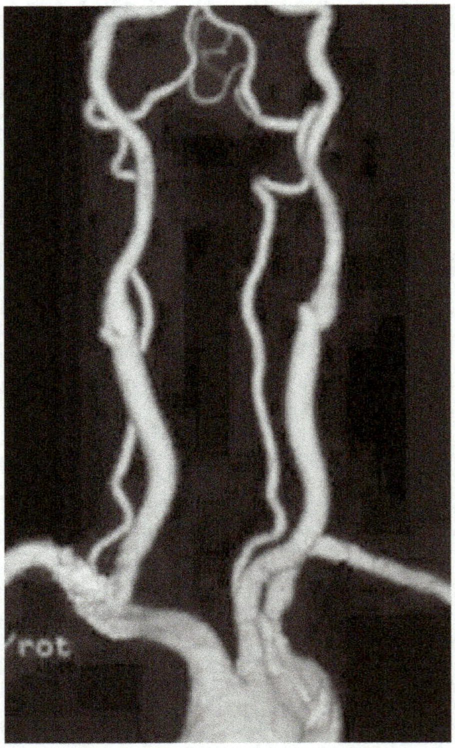

图 12-84　椎动脉起自主动脉弓

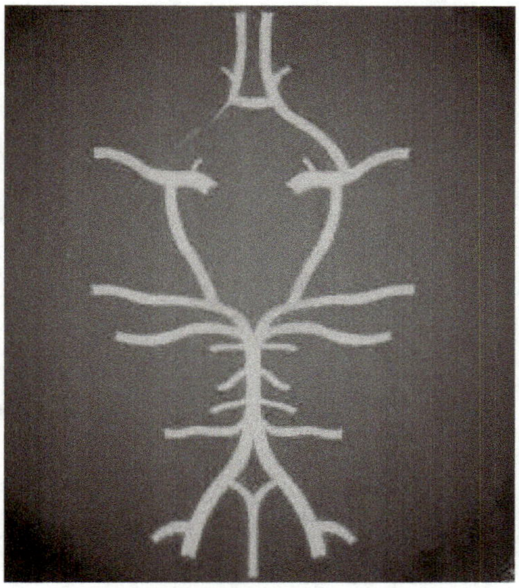

图 12-85　大脑前动脉 A1 段发育不良或缺失(占 15%)

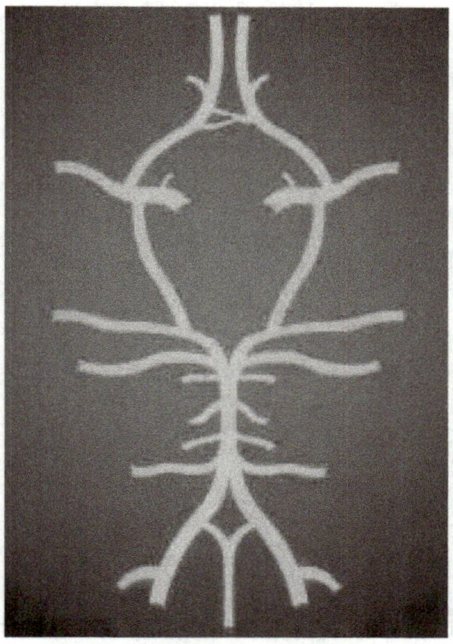

图 12-86　前交通动脉缺失或网状(占 12.5%)

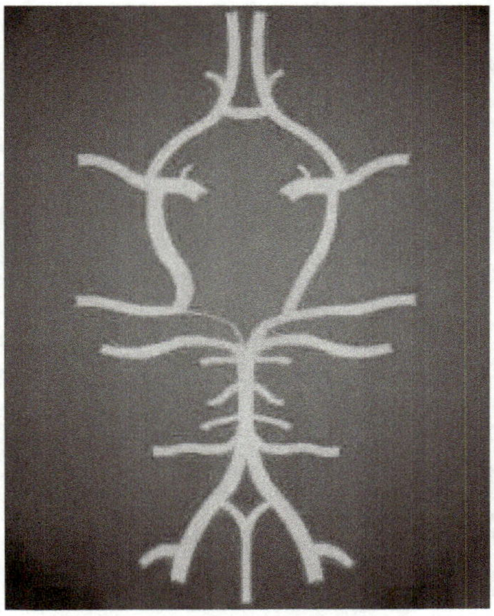

图 12-87　一侧或者双侧大脑后动脉发育不良(占 30%)

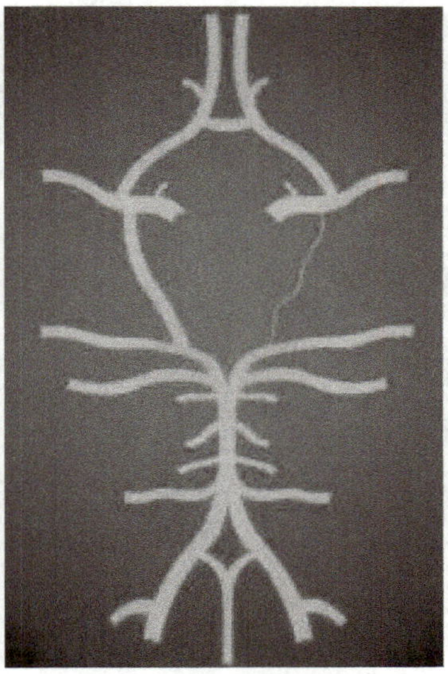

图 12-88　左侧后交通动脉发育不良或缺失

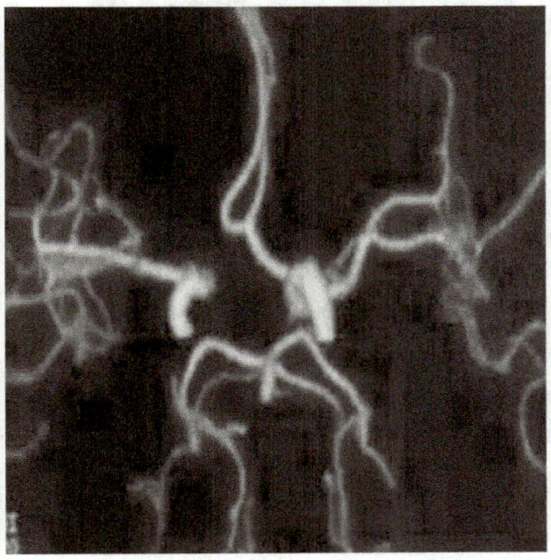

图 12-89　大脑前动脉 A1 段缺如

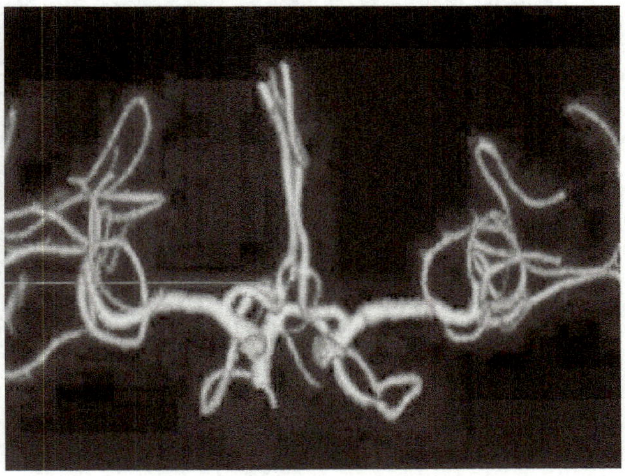

图 12-90　大脑前动脉开窗畸形

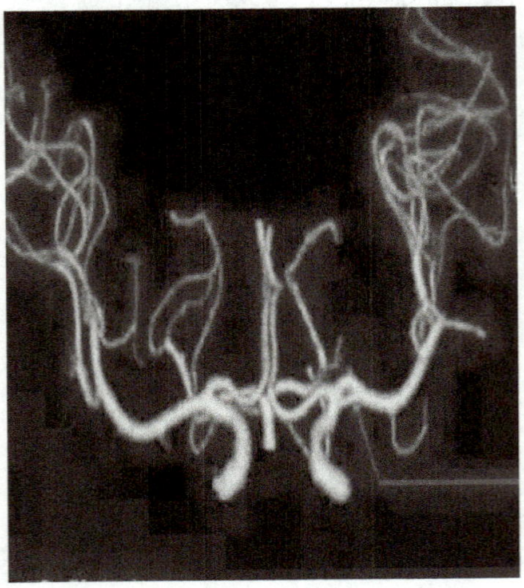

图 12-91　左侧大脑中动脉开窗畸形

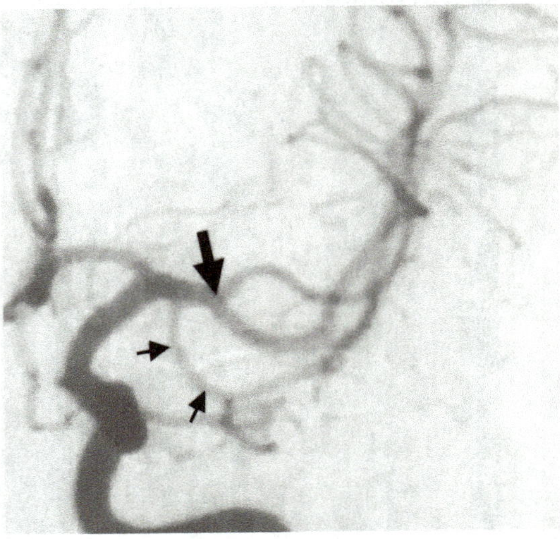

图 12-92　大脑中动脉提前分叉

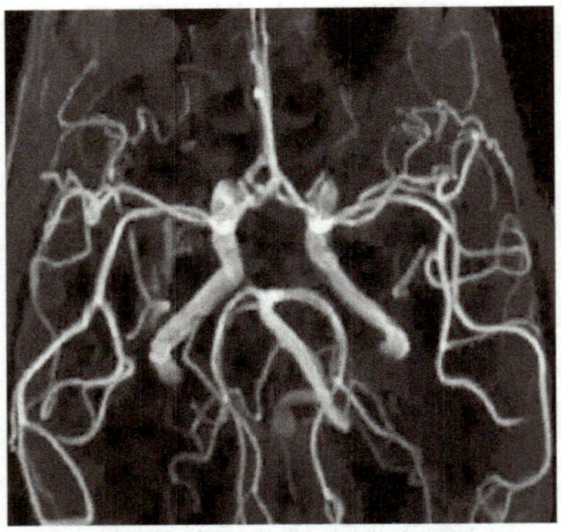

图 12-93　双侧大脑副中动脉

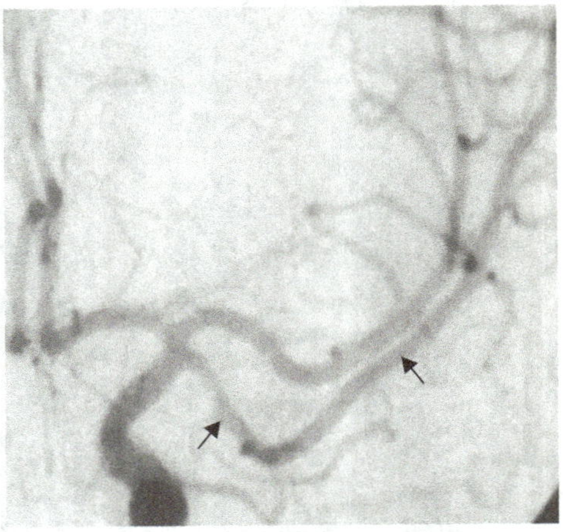

图 12-94　重复大脑中动脉

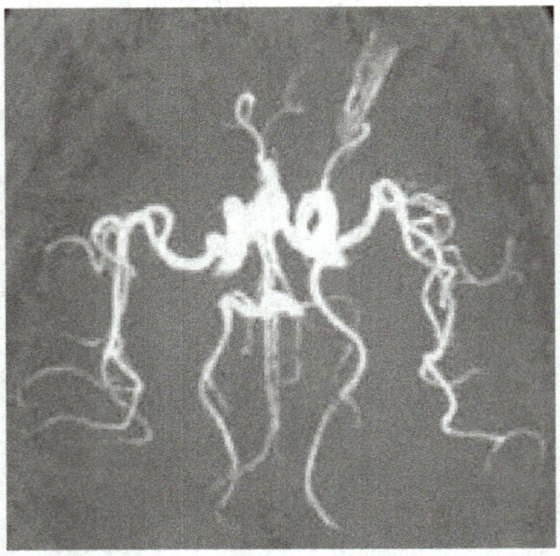

图 12-95　左侧胚胎型大脑后动脉

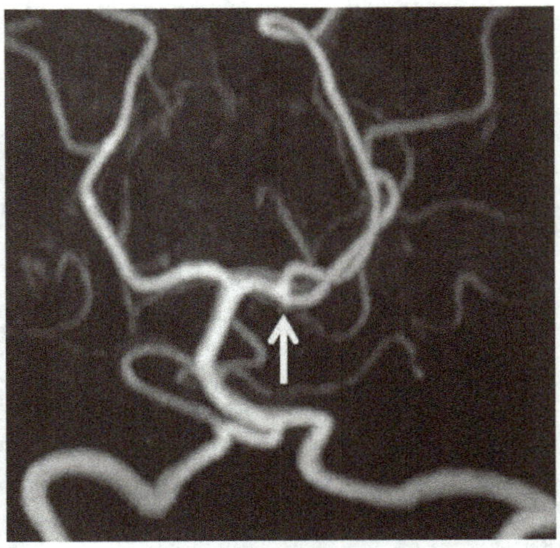

图 12-96　大脑后动脉过早分支变异

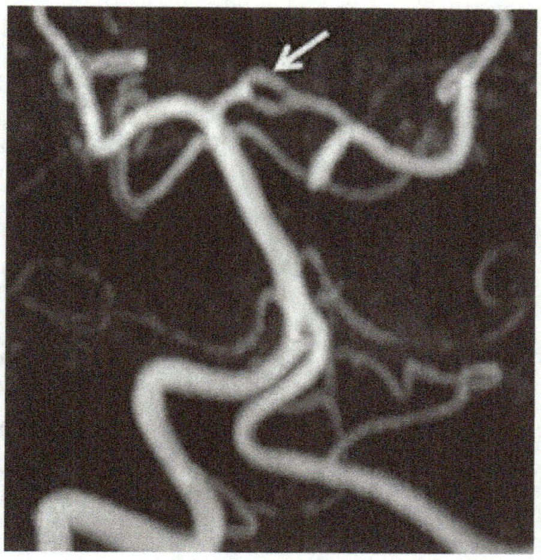

图 12-97 大脑后动脉开窗变异

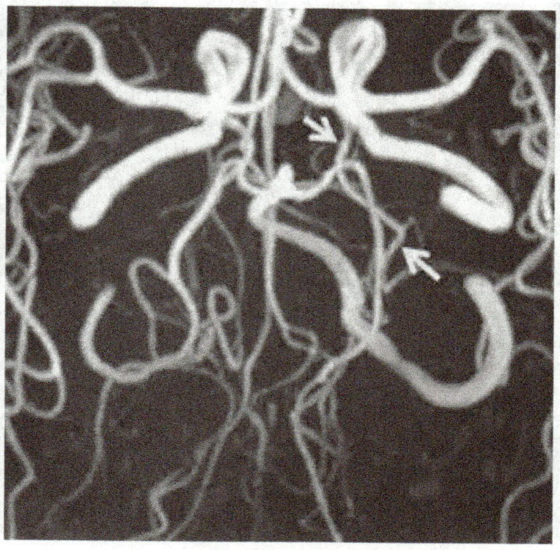

图 12-98 大脑后动脉重复变异

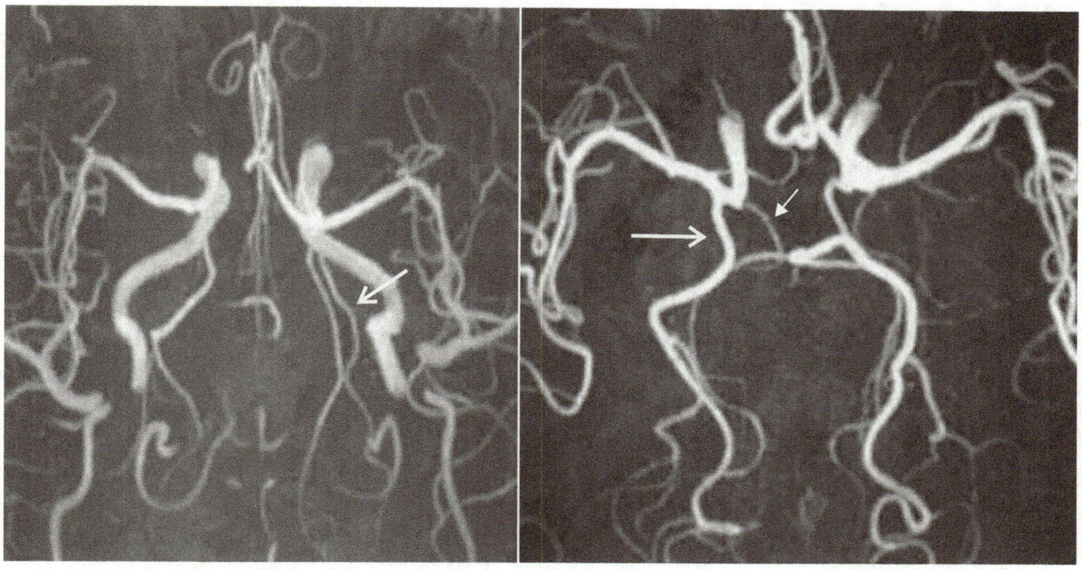

图 12-99 副大脑后动脉变异(脉络膜前动脉增粗)(前图)；十分粗大的脉络膜前动脉对右侧大脑后动脉的所有分支进行供血(后图)

大箭头提示右侧大脑后动脉替代变异，小箭头提示后交通动脉

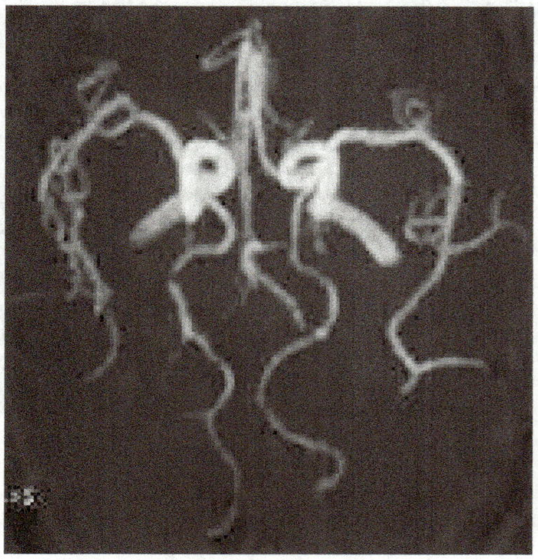

图 12-100 双侧胚胎型大脑后动脉

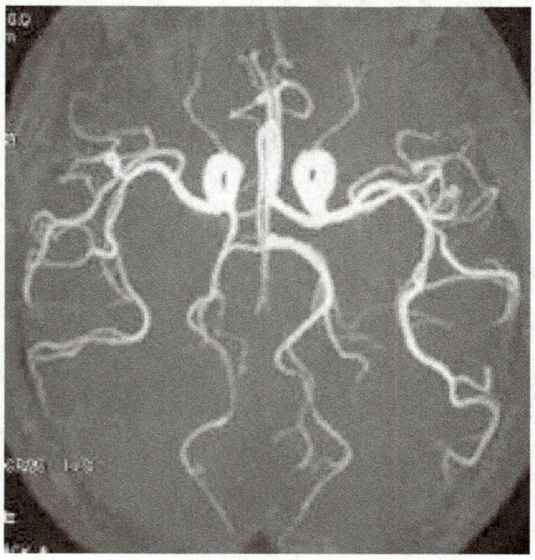

图 12-101 右侧胚胎型大脑后动脉

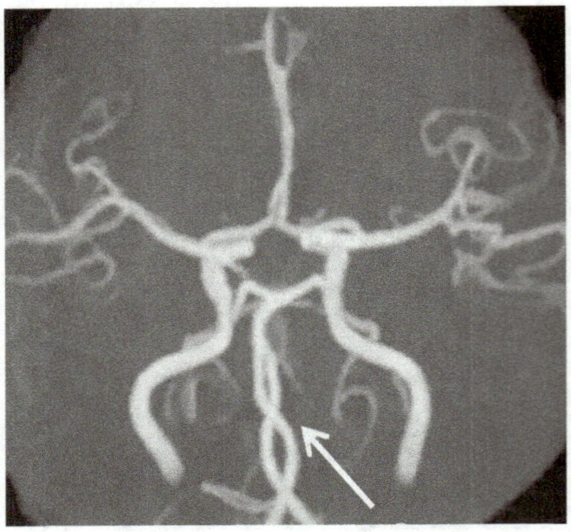

图 12-102　双侧椎动脉扭曲

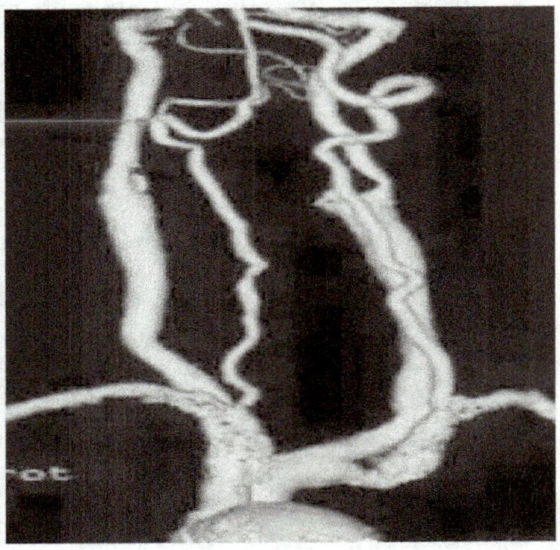

图 12-103　右侧椎动脉开窗畸形

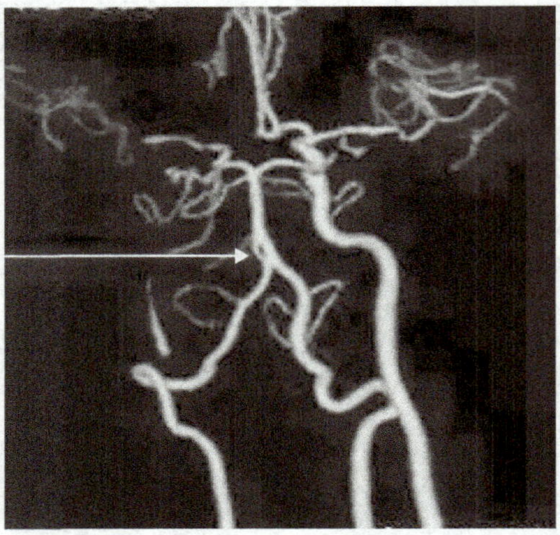

图 12-104　基底动脉开窗畸形

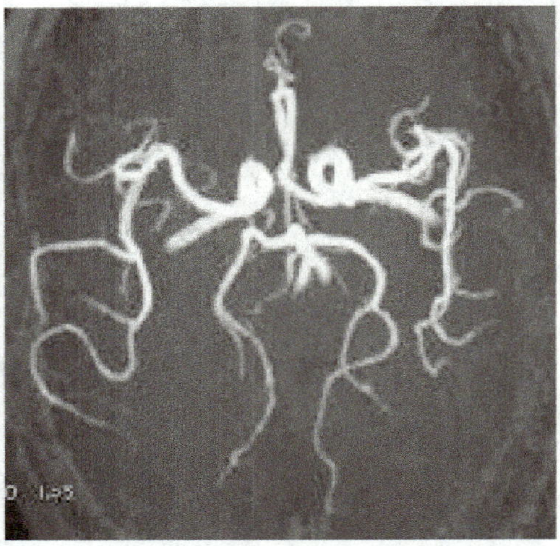

图 12-105　基底动脉型大脑后动脉

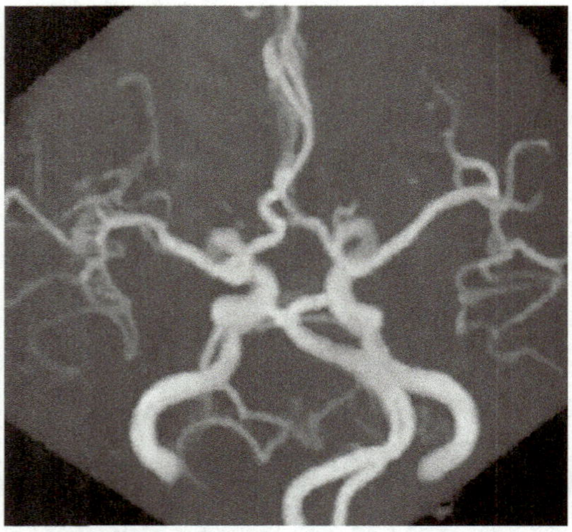

图 12-106　双侧椎动脉成双向左侧扭曲走行

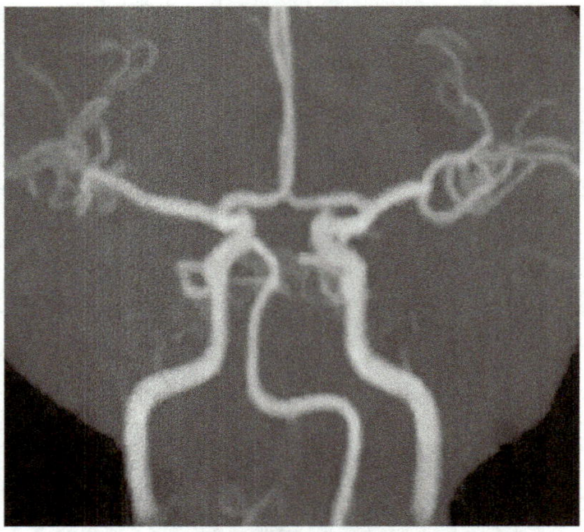

图 12-107　右侧椎动脉纤细，左侧椎动脉呈优势型

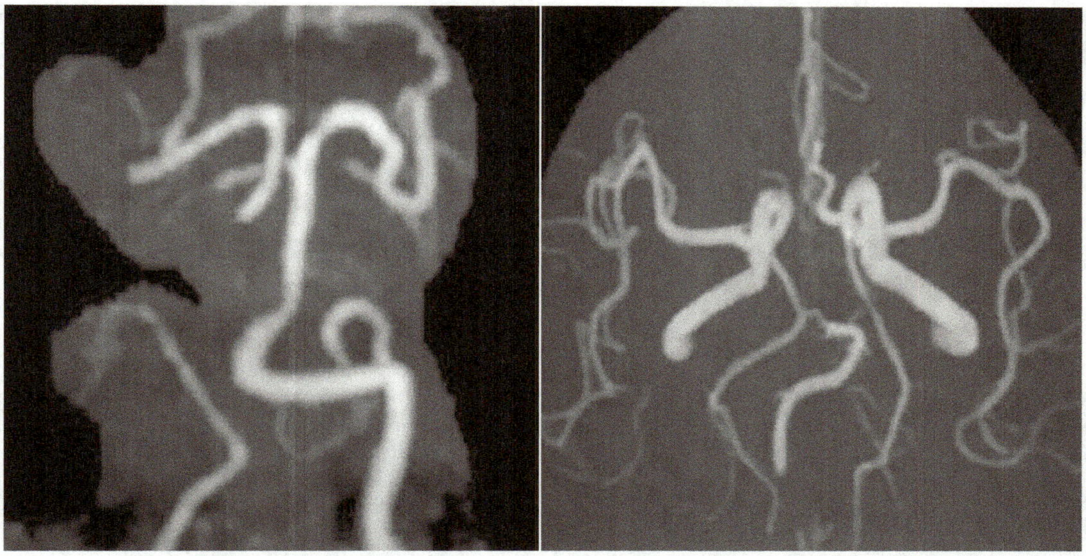

图 12-108 右侧椎动脉走行止于右侧小脑后下动脉（前图）；椎-基底动脉变异，左侧椎动脉纤细并止于左侧小脑后下动脉，左侧大脑后动脉自左侧后交通动脉发出（后图）

第十一节 静脉窦病变

静脉窦病变见图 12-109 ~ 图 12-121。

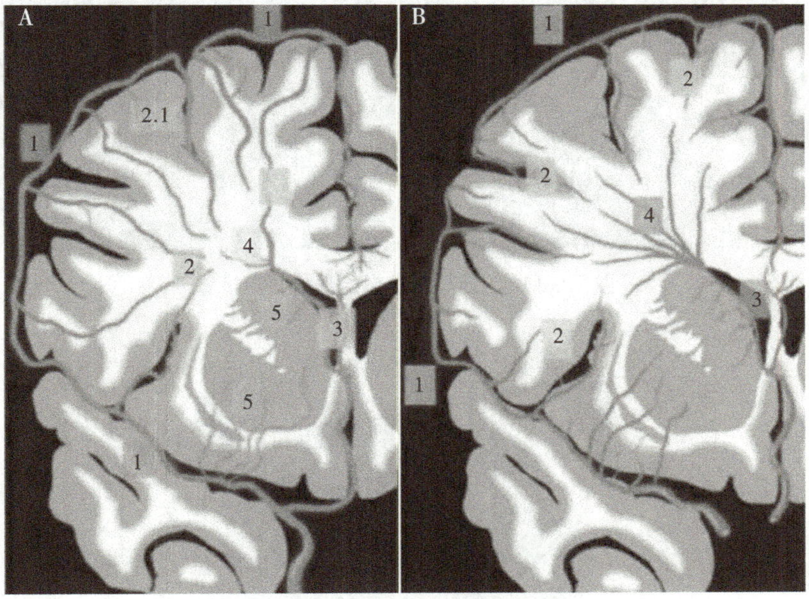

图 12-109 大脑微循环

A. 动脉微循环 1. 皮层动脉 2. 软脑膜动脉 2.1. 短分支（软脑膜动脉及其短分支对皮层下 U 形纤维双重供血） 3. 室管膜下动脉 4. 室管膜下穿支动脉 5. 豆纹及丘脑穿支动脉

B. 静脉微循环 1. 皮层静脉 2. 表浅髓质静脉 3. 室管膜下静脉 4. 深部髓质静脉

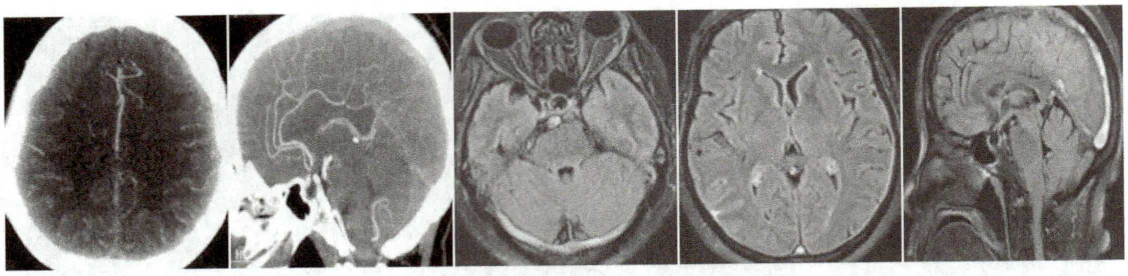

图 12-110　弥漫性中枢神经系统静脉窦血栓形成

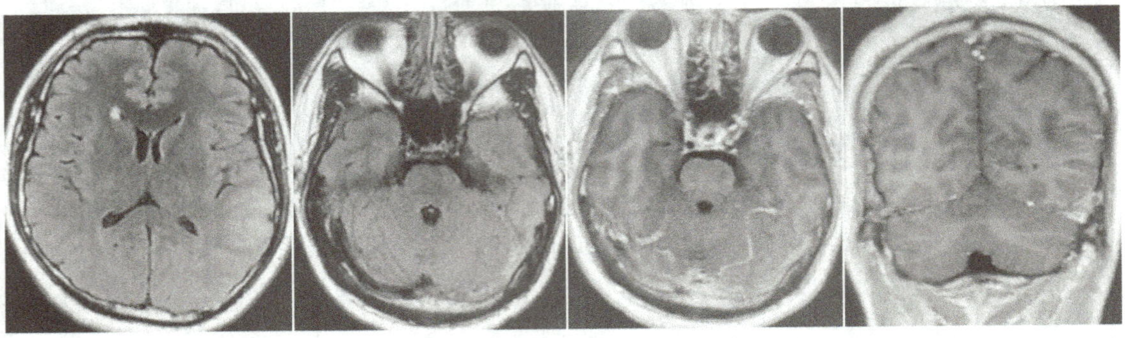

图 12-111　左侧横窦、乙状窦血栓形成并左颞叶静脉性脑梗死

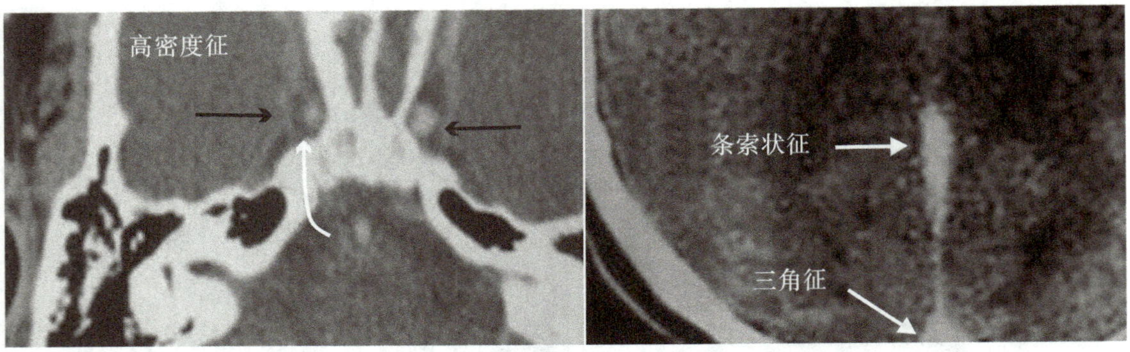

图 12-112　脑静脉窦血栓形成直接征象

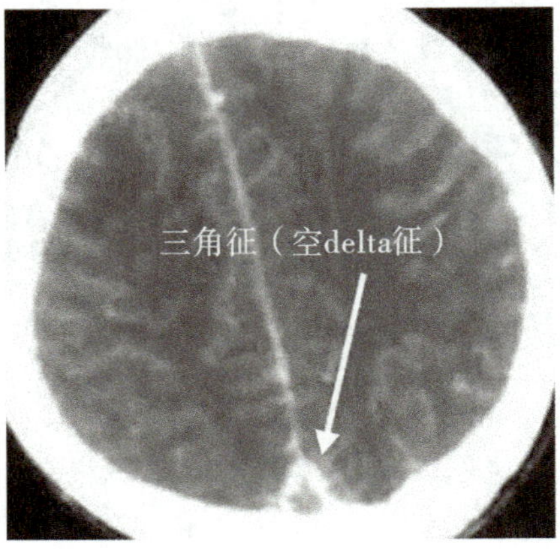

图 12-113　增强扫描，硬膜窦壁强化与腔内血栓形成对比，空 delta 征

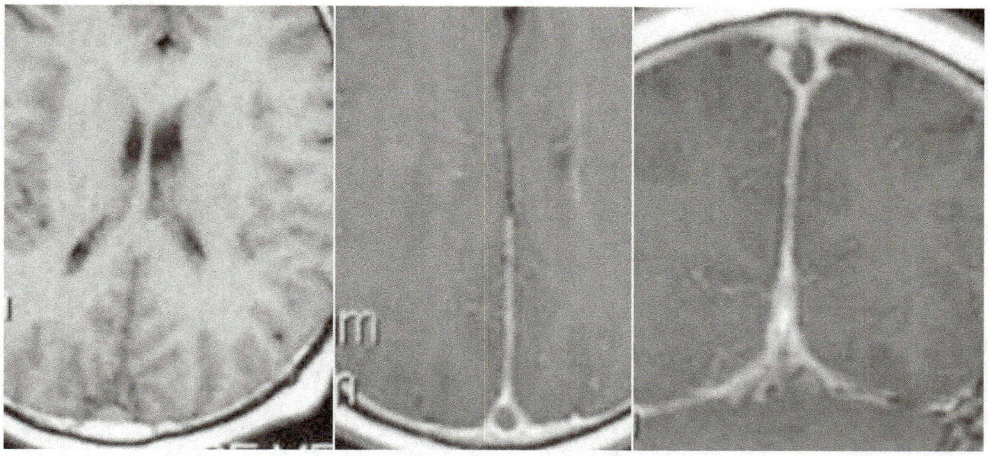

图 12-114　静脉窦血栓形成,空 delta 征

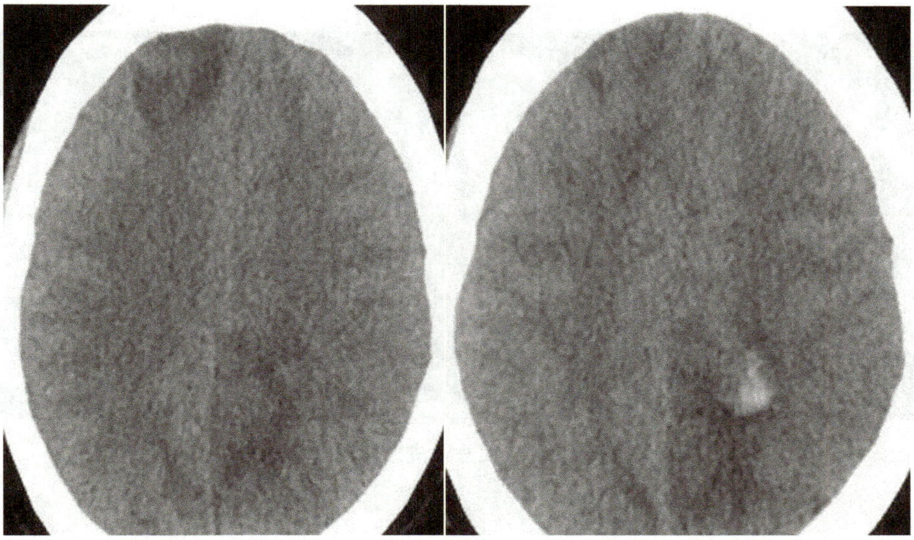

图 12-115　静脉性出血性脑梗死

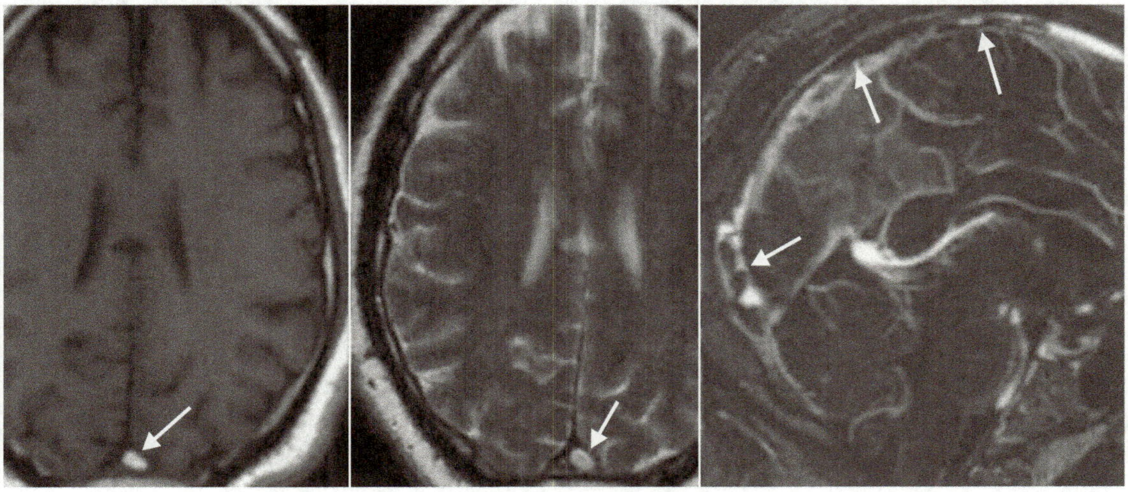

图 12-116　静脉窦血栓形成(1)

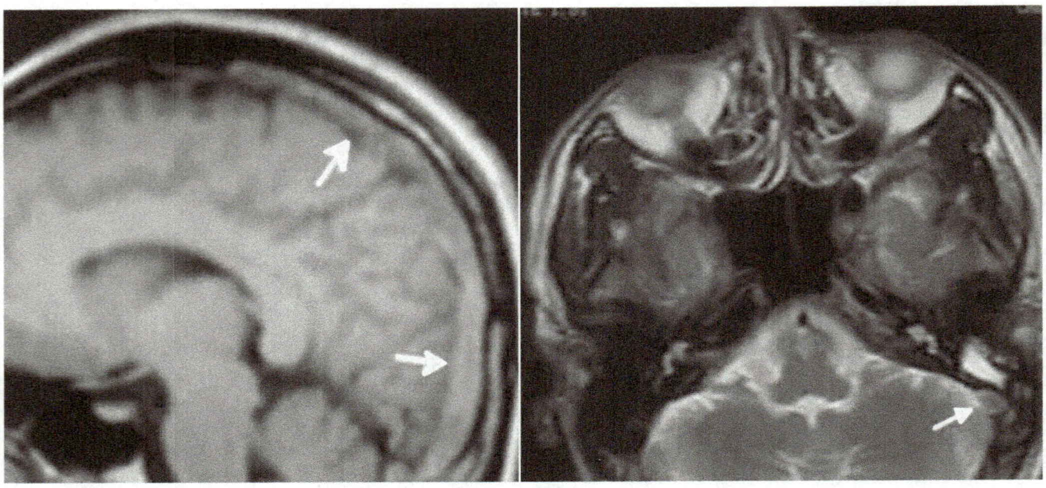

图 12-117　静脉窦血栓形成(2)

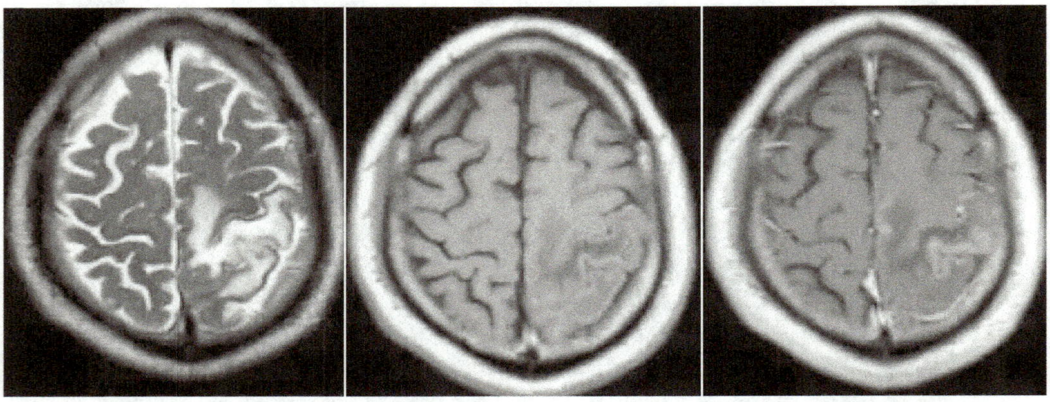

图 12-118　孤立性皮层静脉血栓

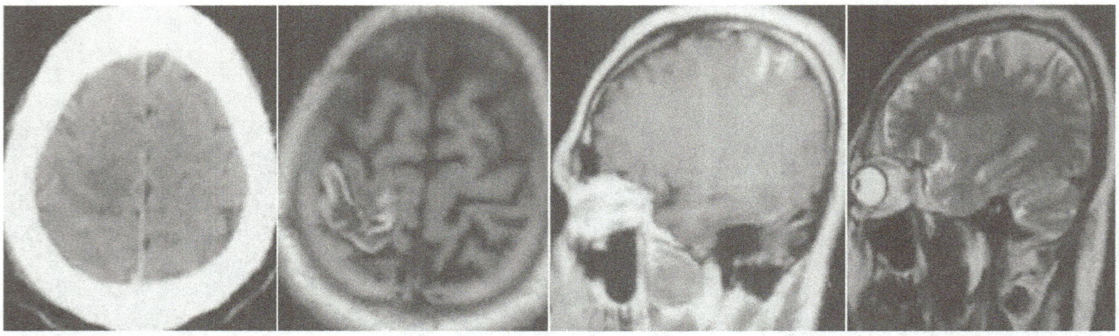

图 12-119　皮质静脉血栓形成(COVT)

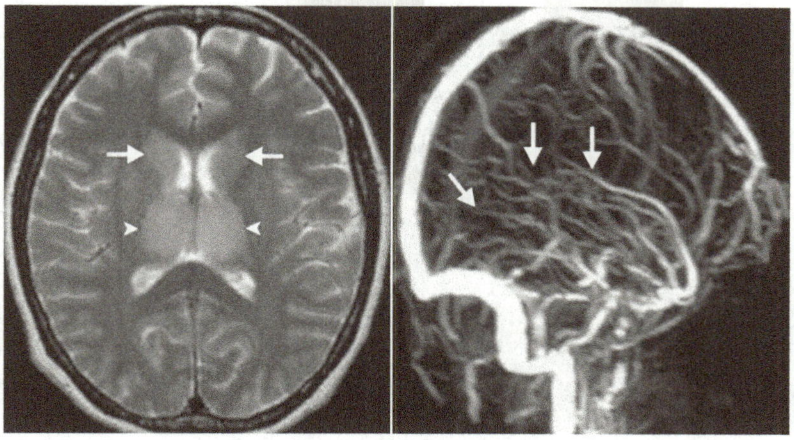

图 12-120　脑深静脉血栓形成

丘脑及尾状核头对称性高信号(前图);大脑内静脉、大脑大静脉(Galen 静脉)、直窦未见显影(后图)

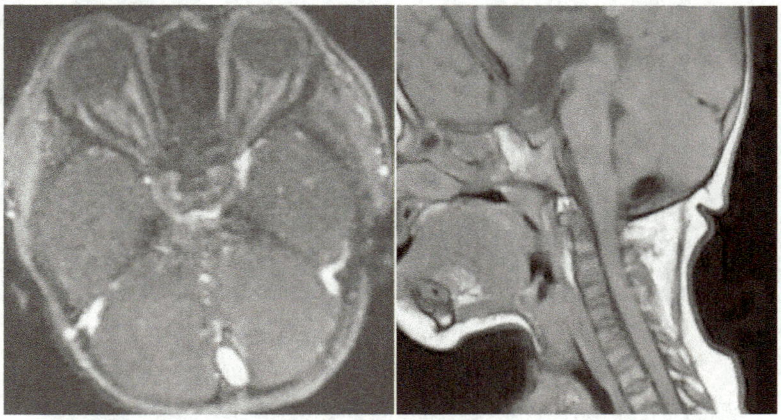

图 12-121　永存枕窦

第十三章　颅内感染性病变

第一节　病毒性脑炎

病毒性脑炎见图13-1～图13-15。

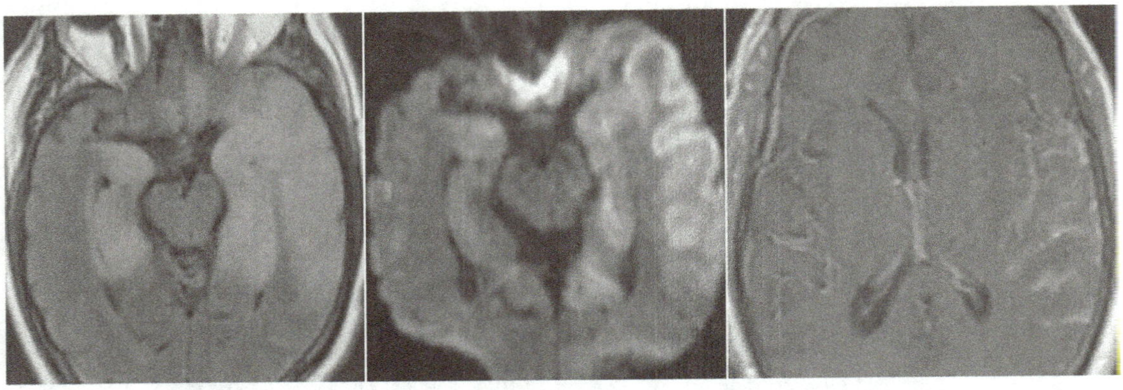

图13-1　单纯疱疹病毒性脑炎

又称为急性坏死性脑炎

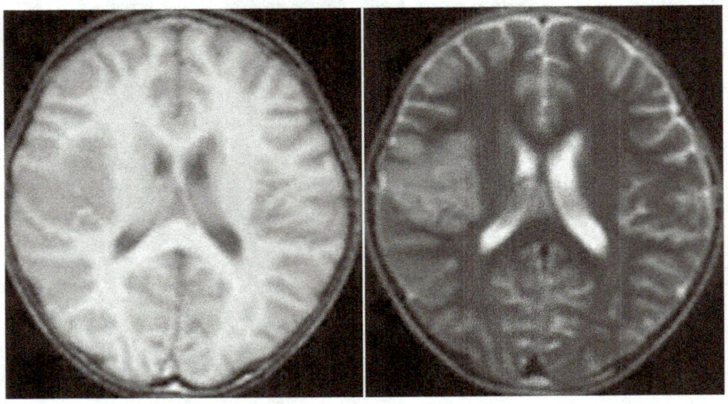

图13-2　单纯疱疹病毒性脑炎

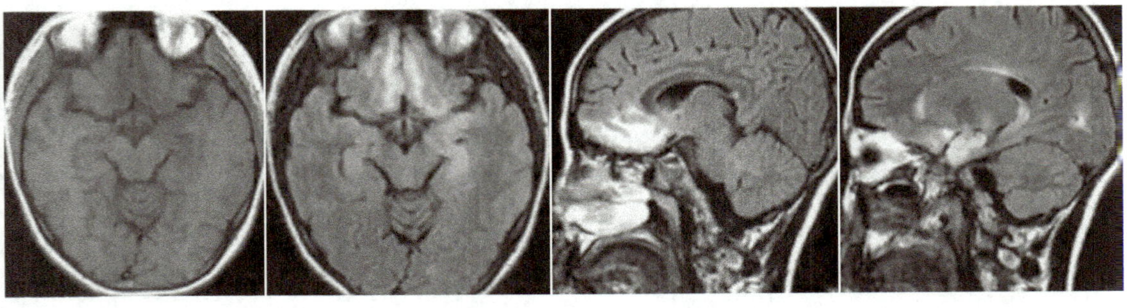

图13-3　单纯疱疹脑炎(边缘叶脑炎)(男,17岁)

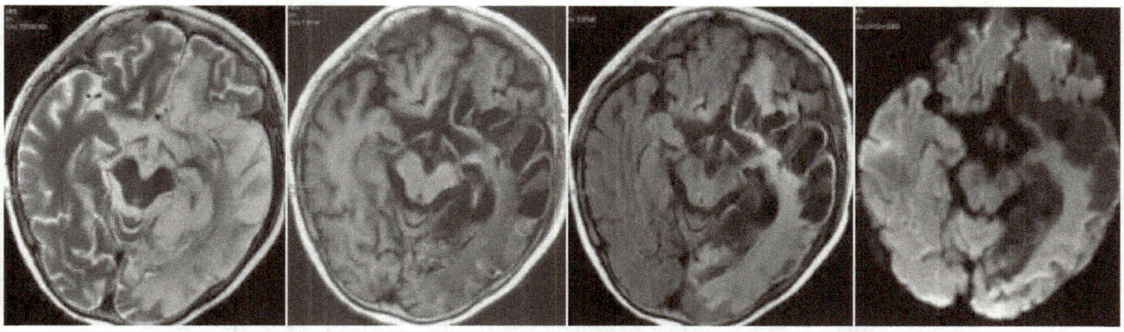

图 13-4　单纯疱疹病毒 1 型脑炎

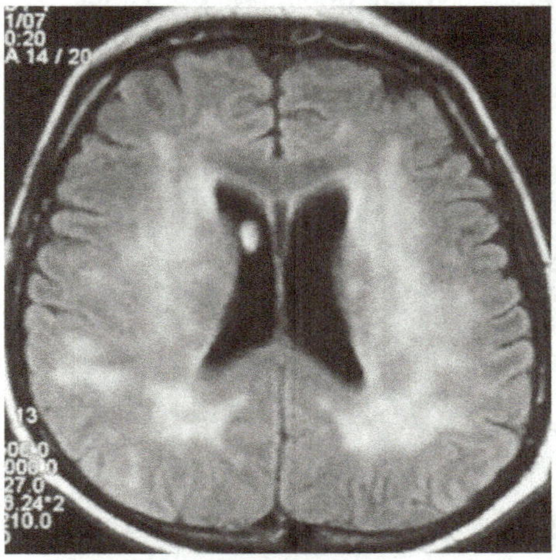

图 13-5　巨细胞病毒(cytomegaoviyns,CMV)脑炎,是由一种疱疹病毒组 DNA 病毒引起的脑炎

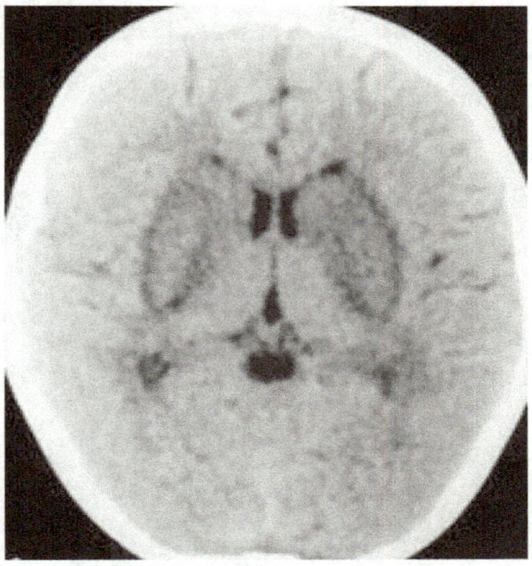

图 13-6　狂犬病病毒脑炎,表现为脑干、基底节、丘脑 CT 低密度及 T2 高信号影

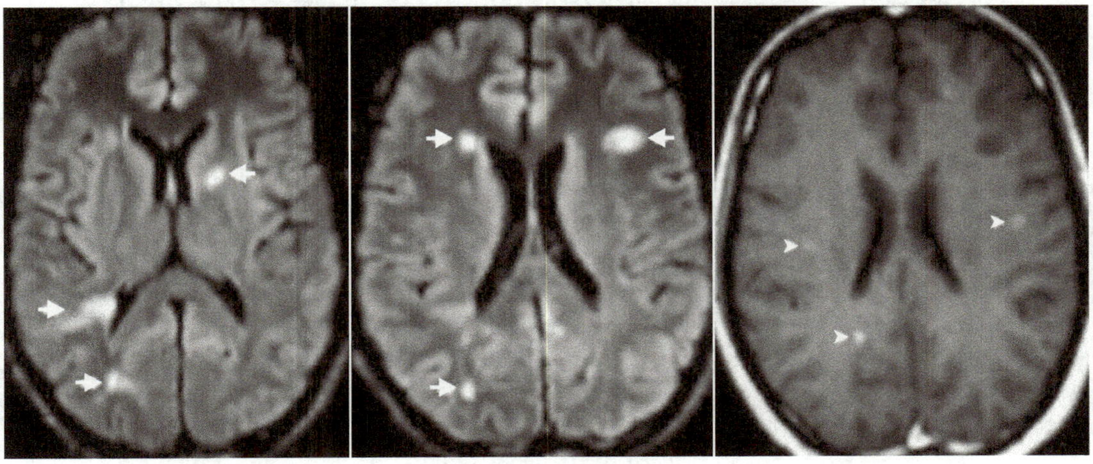

图 13-7　丙肝病毒肝外表现

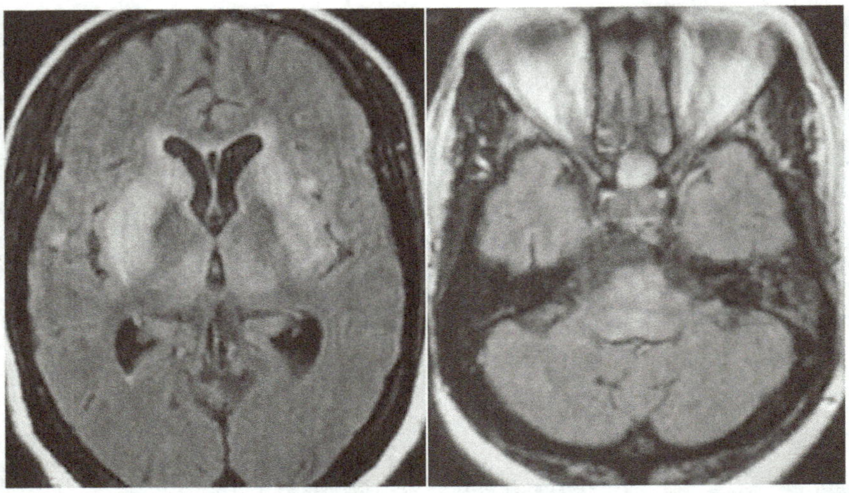

图 13-8 西尼罗河病毒脑炎(多累及深部灰质、脑干及颞叶中部)

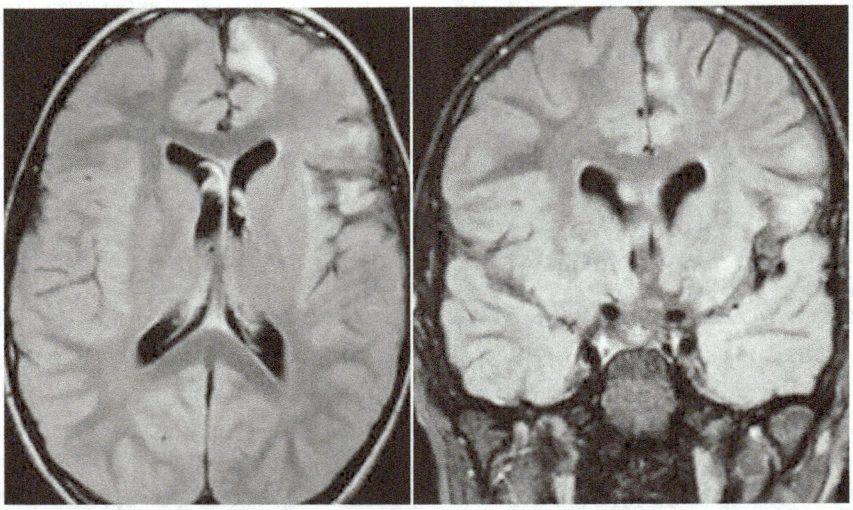

图 13-9 Rasmussen 脑炎(RE)

病因不明,症状严重,倾向于是由免疫介导的脑功能障碍导致的半侧脑半球萎缩

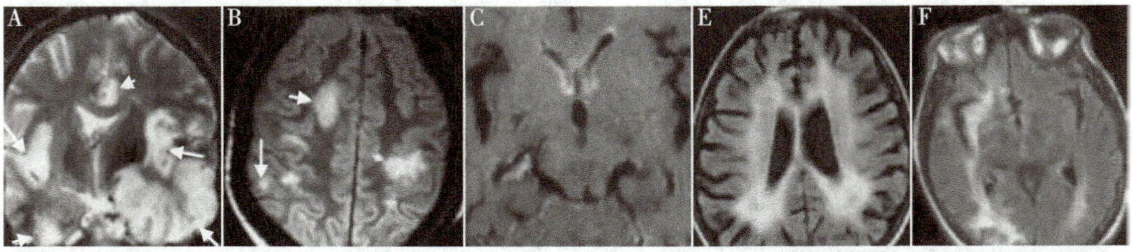

图 13-10 脑炎(1)

A. HSE 脑炎(单纯疱疹病毒性脑炎),成人(HSV-1),多见于颞叶中下缘、岛叶、边缘系统。婴幼儿(HSV-2),弥漫性脑部受累

B. 水痘-带状疱疹病毒脑炎,血管常受累(狭窄或闭塞),可累及皮质,灰白质交界区以及深部白质

C. CMV 脑炎(巨细胞病毒脑炎),婴幼儿,脑体积较小,侧脑室旁钙化灶

E. HIV 脑炎,侧脑室旁白质对称异常改变,呈“蝶翼状”,脑萎缩改变

F. PML(JC 病毒,即乳头多瘤空泡病毒),见于免疫缺陷患者,占位效应轻,无明显水肿,皮层下白质受累

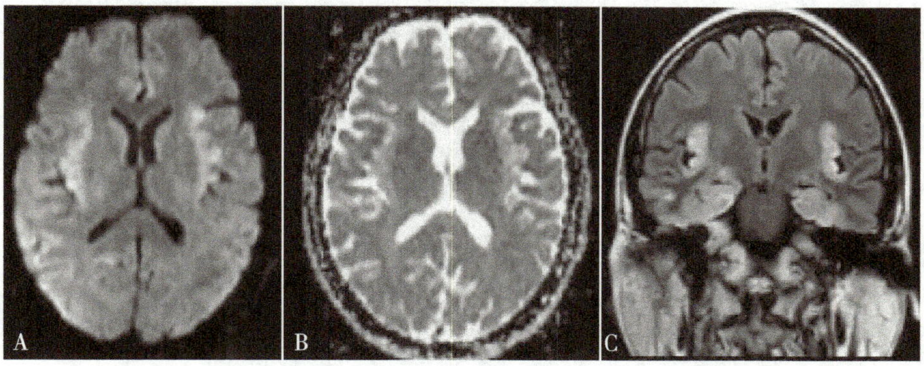

图 13-11　脑炎(2)

A. 病毒性脑炎；B. 边缘叶脑炎；C. 刀切征

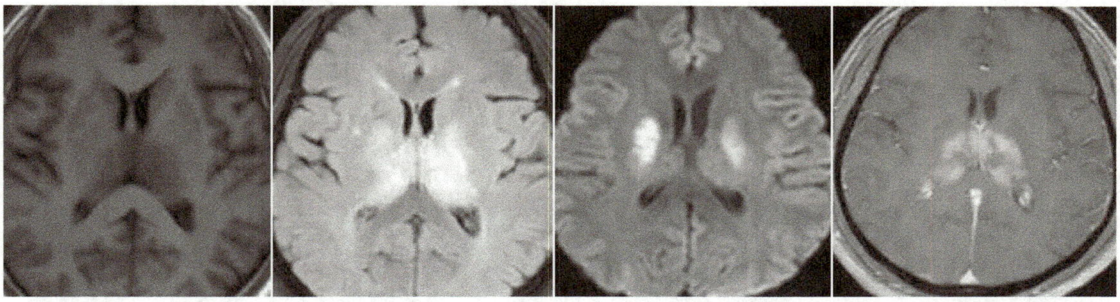

图 13-12　病毒性脑炎(男,59 岁,头痛,答非所问 1 周,加重 6 h)

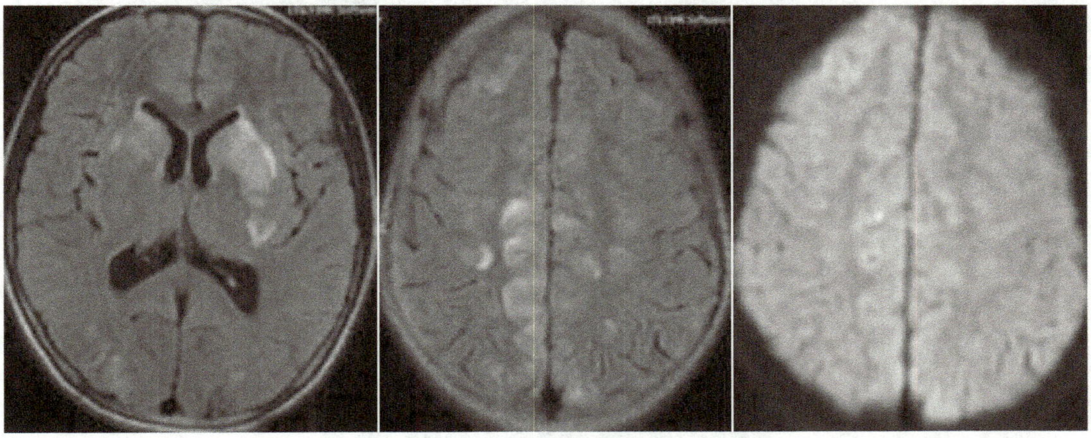

图 13-13　病毒性脑膜脑炎

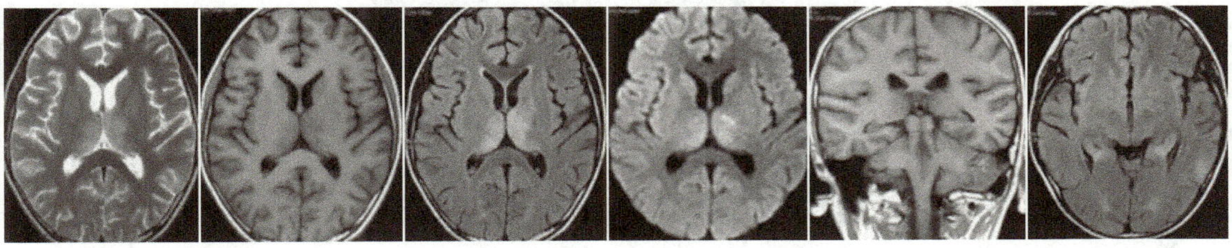

图 13-14　流行性乙型脑炎(男,11 岁)

也称日本乙型脑炎,是一种双侧丘脑异常信号的黄病毒性脑炎

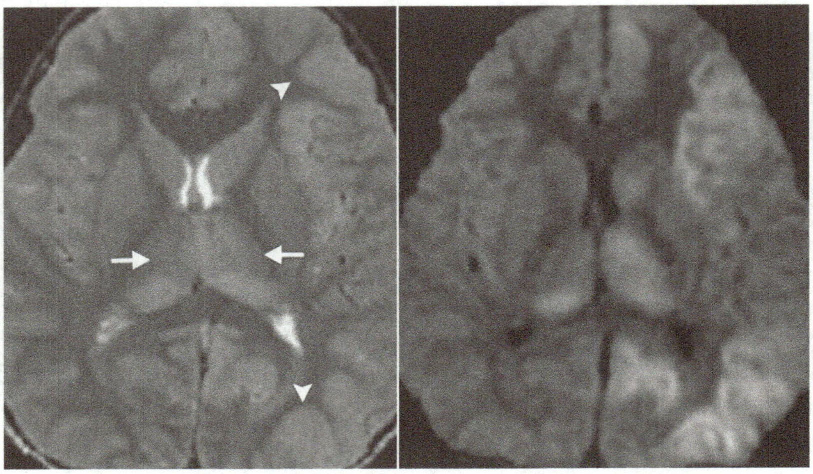

图 13-15 流行性乙型脑炎

第二节 HIV 及机会性感染

HIV 及机会性感染见图 13-16 ~ 图 13-25。

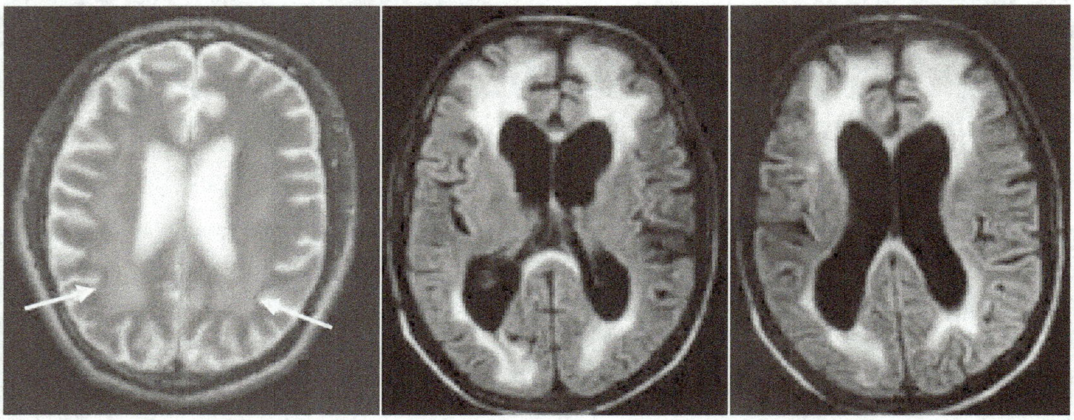

图 13-16 HIV 脑炎(1)

患者进行性痴呆,脑室周围白质弥漫性脱髓鞘,不强化,无占位效应,脑萎缩

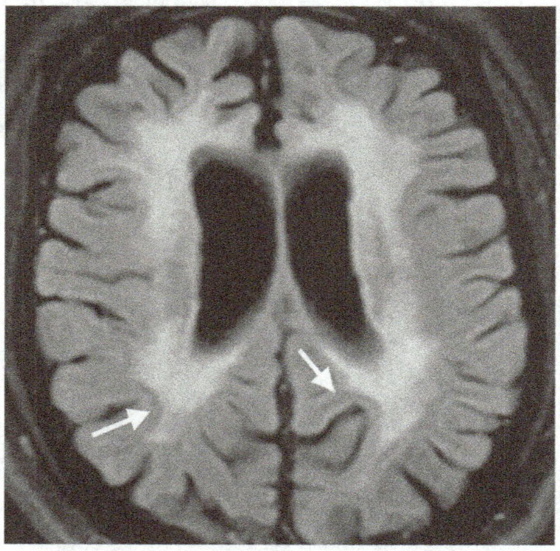

图 13-17 HIV 脑炎(2)

典型表现为脑室周围对称 T2 异常信号及脑萎缩,正常皮质下 U 形纤维保留(箭头),无占位效应,弥散受限

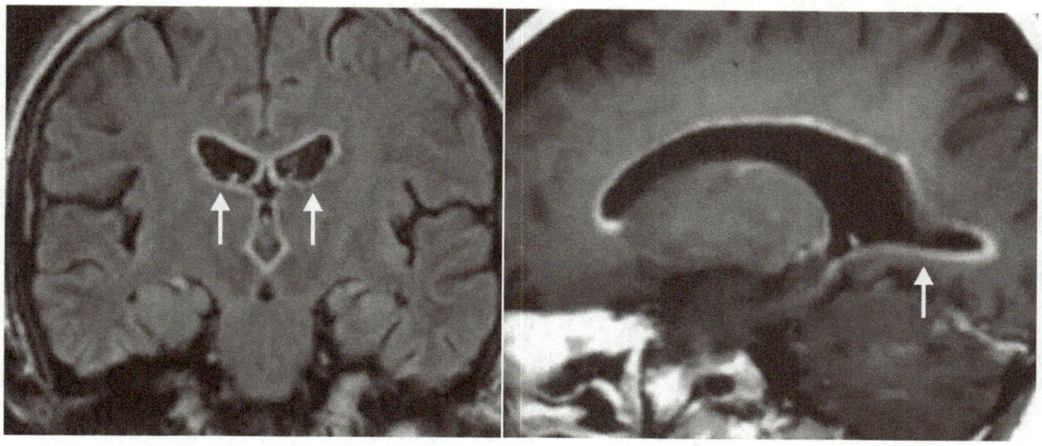

图 13-18　巨细胞病毒脑室炎(男,28 岁,HIV 阳性,头痛)

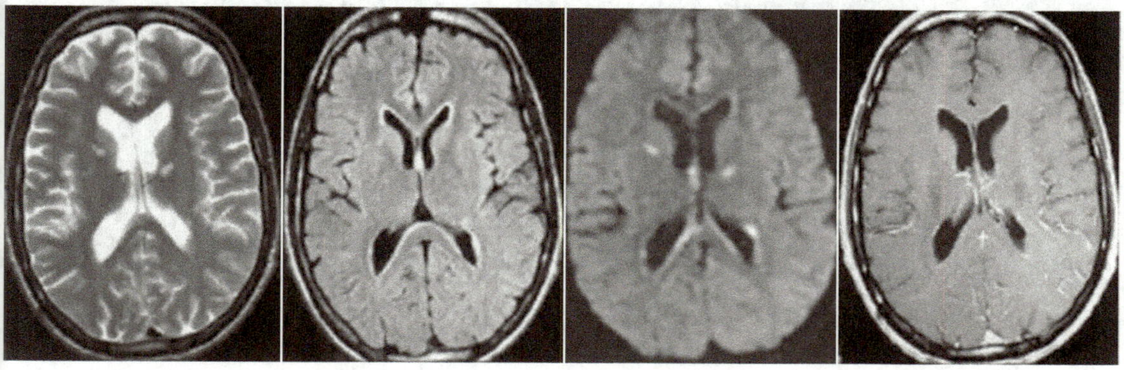

图 13-19　巨细胞病毒脑室炎

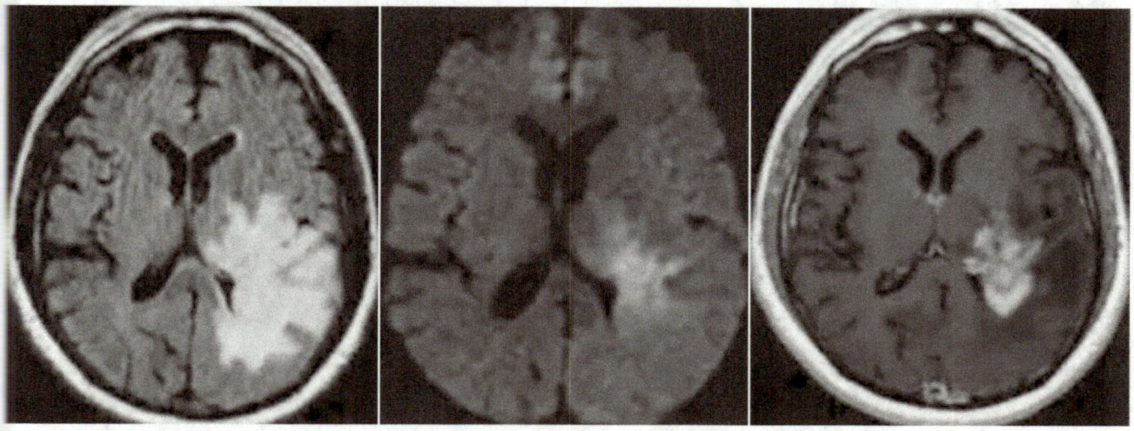

图 13-20　HIV 合并脑室周围淋巴瘤

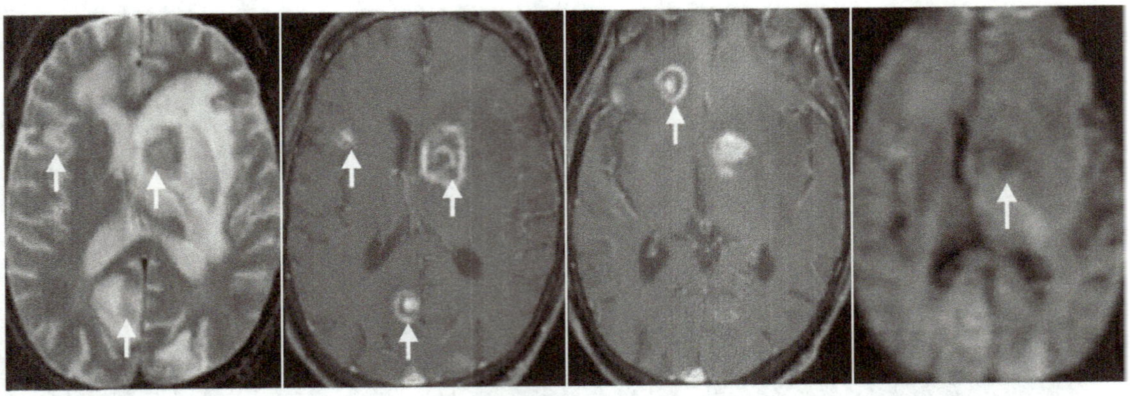

图 13-21　脑弓形虫感染(男,41 岁,HIV 阳性)

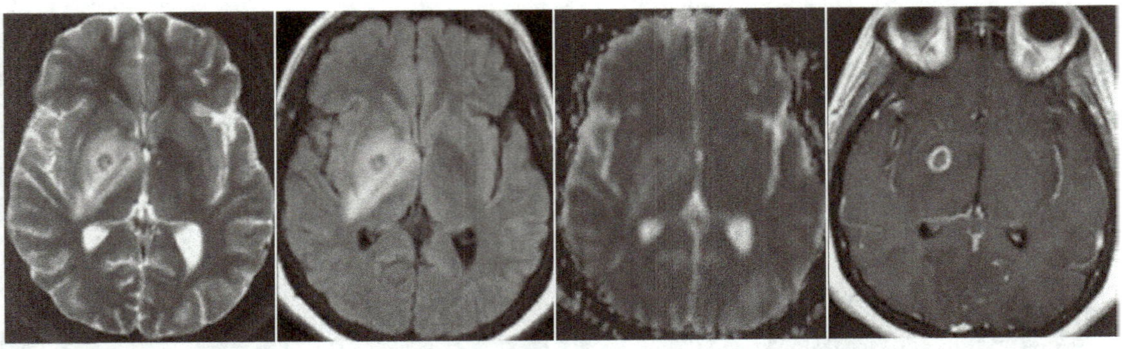

图 13-22　弓形体脑病(基底节区、丘脑、皮髓交界区多发病灶)

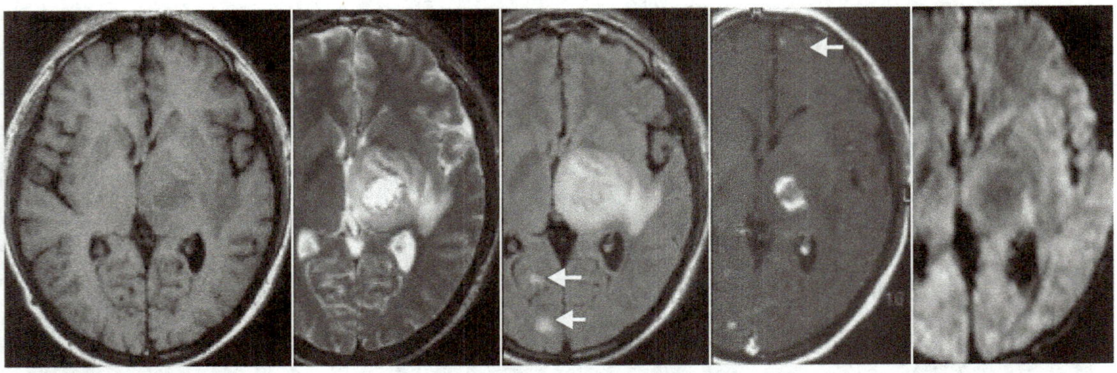

图 13-23　弓形体脑病

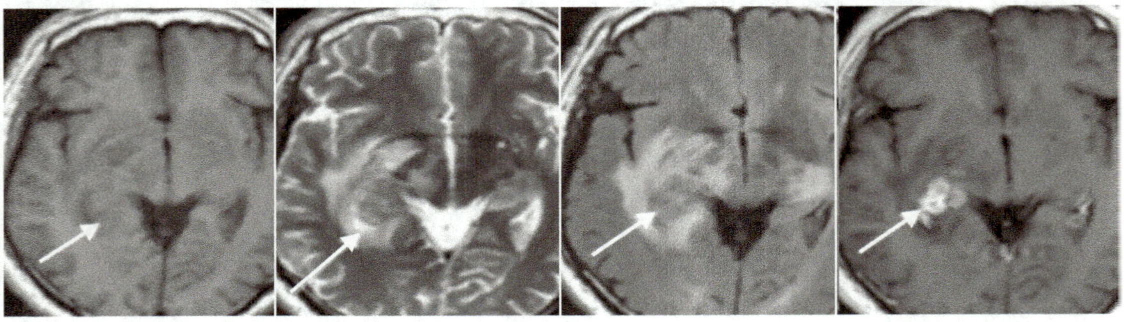

图 13-24　梅毒树胶样肿(男,30 岁)

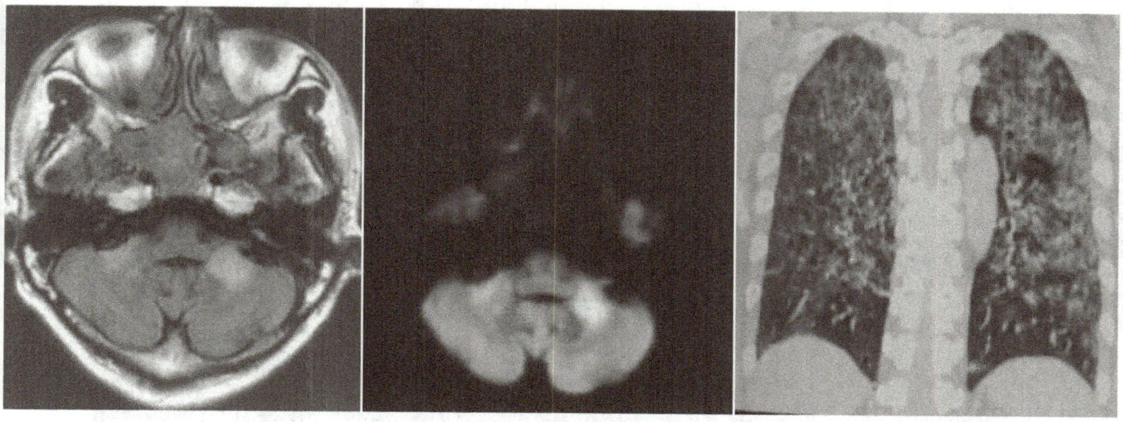

图 13-25　HIV 患者

第三节　真菌感染

真菌感染见图 13-26 ~ 图 13-32。

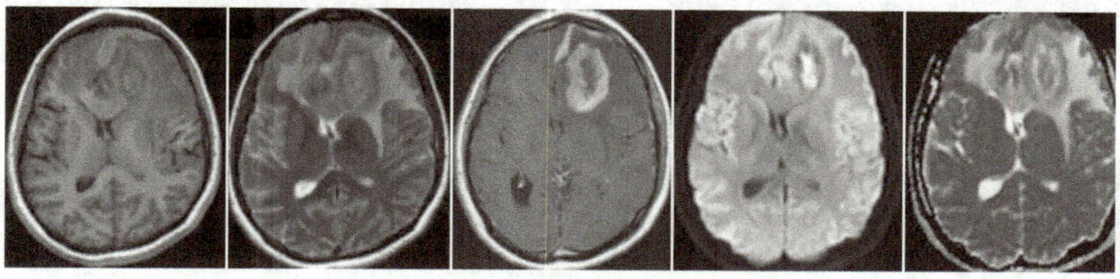

图 13-26　脑曲霉菌感染(男,27 岁)

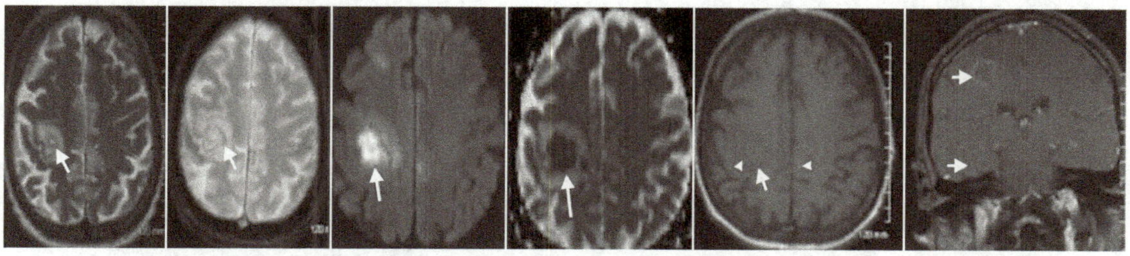

图 13-27　脑曲霉菌感染(男,51 岁,慢淋骨髓移植后)

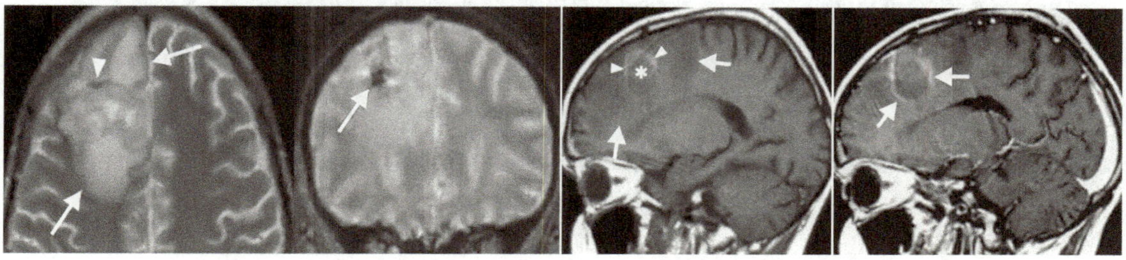

图 13-28　脑曲霉菌感染(男,18 岁,淋巴瘤,放化疗及骨髓移植后)

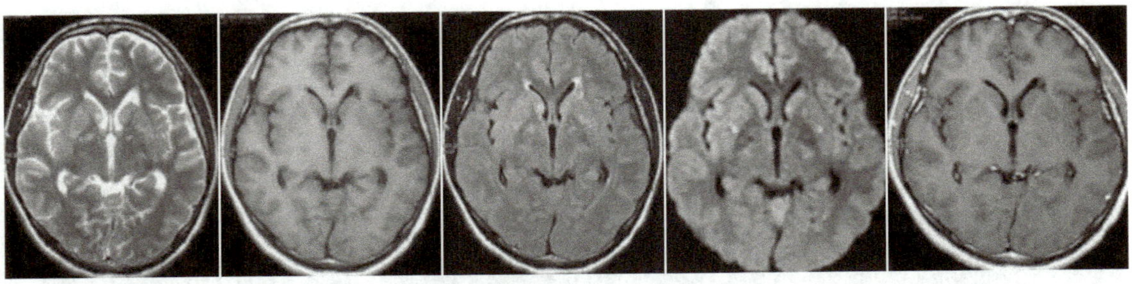
图 13-29 新型隐球菌脑膜脑炎(男,20 岁,AIDS)

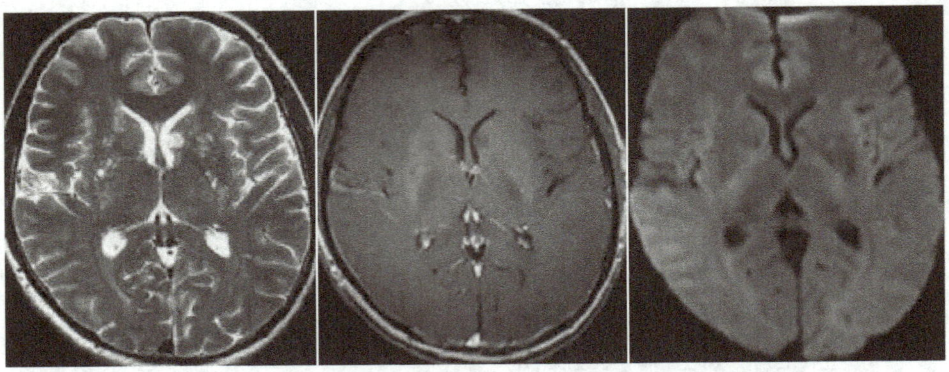
图 13-30 基底节区隐球菌假囊肿

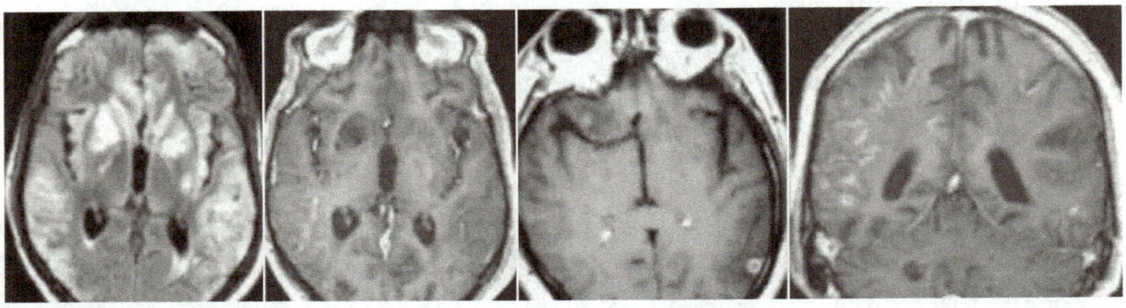
图 13-31 脑新型隐球菌感染

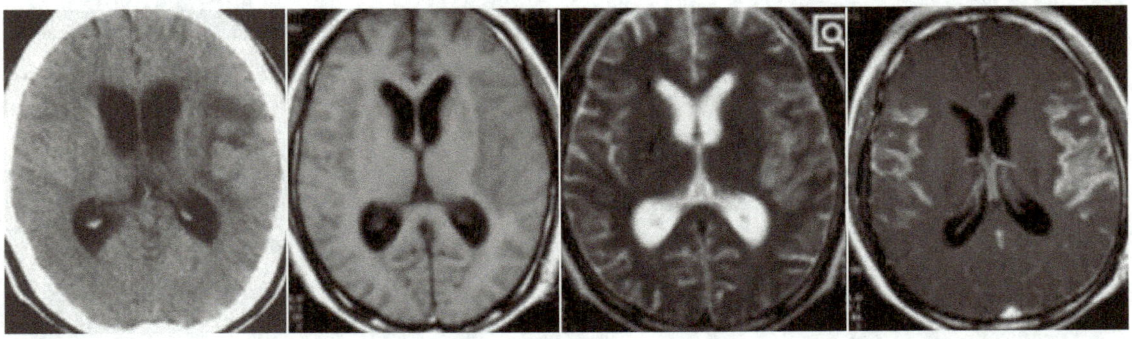
图 13-32 隐球菌脑膜炎

第四节　化脓性及结核性脑炎

化脓性及结核性脑炎见图 13-33 ~ 图 13-52。

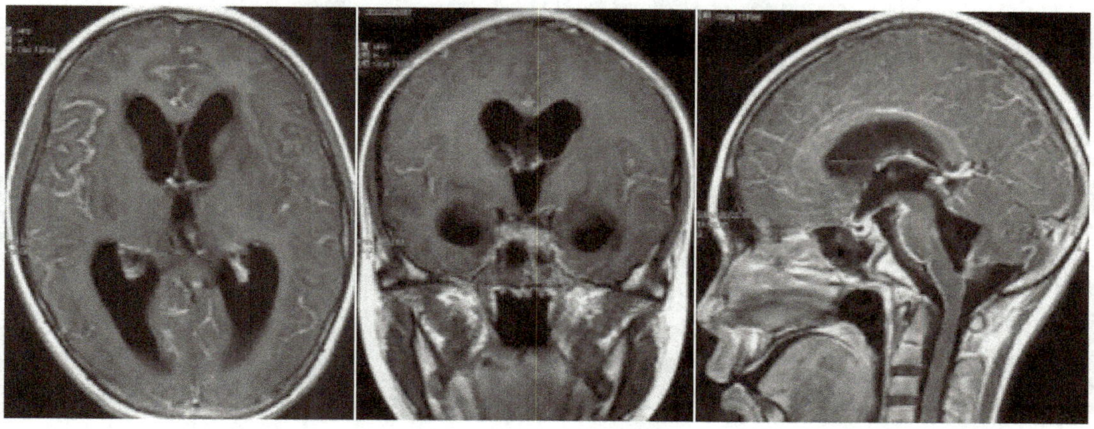

图 13-33　化脓性脑膜炎

脑沟内条状广泛均匀，脑膜增厚、强化

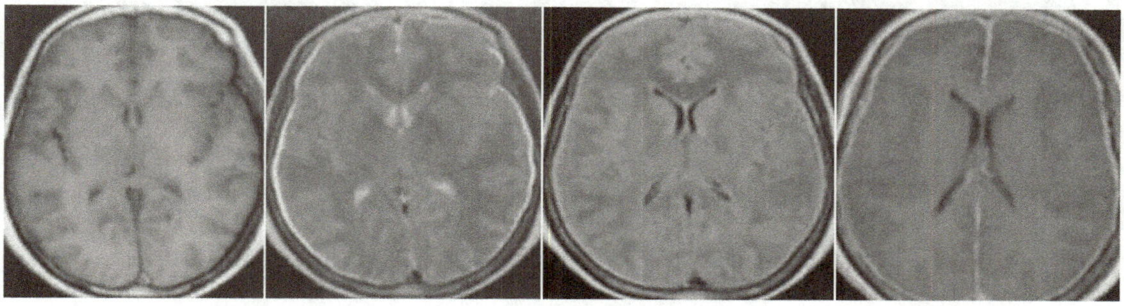

图 13-34　急性化脓性脑膜炎

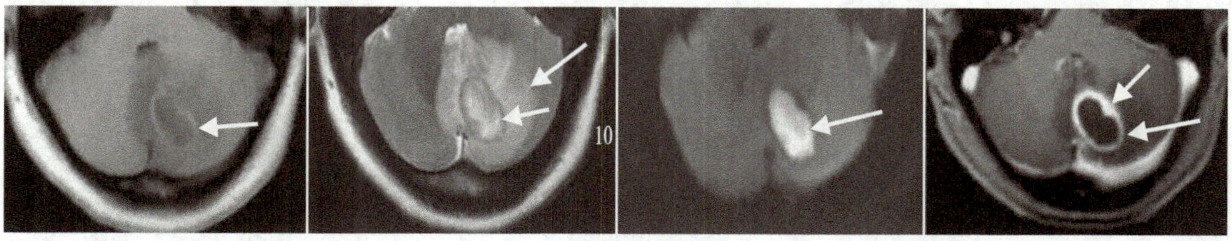

图 13-35　脑脓肿(1)

病灶中央呈长 T1 长 T2 信号且灶周水肿明显，DWI 病灶呈高信号，脓肿壁 T1WI 呈稍高信号。脓肿晚期，脓肿壁 T2WI 呈稍低信号。脓肿壁均匀环状强化，壁上可见结节状强化灶，呈“戒指征”

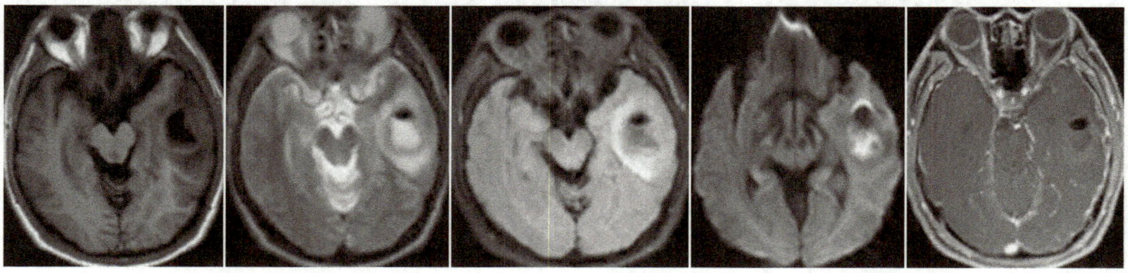

图 13-36　脑脓肿(2)

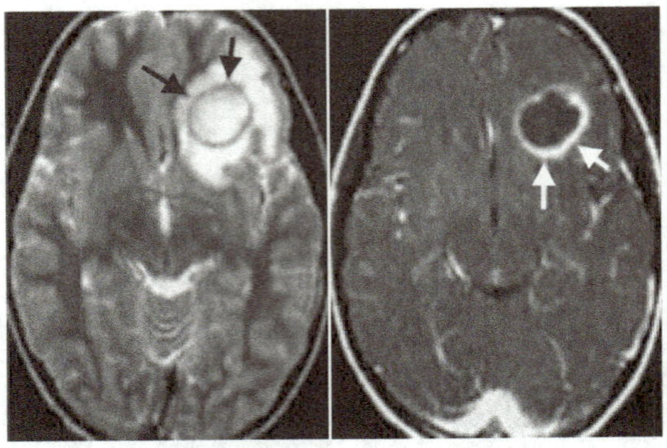

图 13-37 脑脓肿(3)

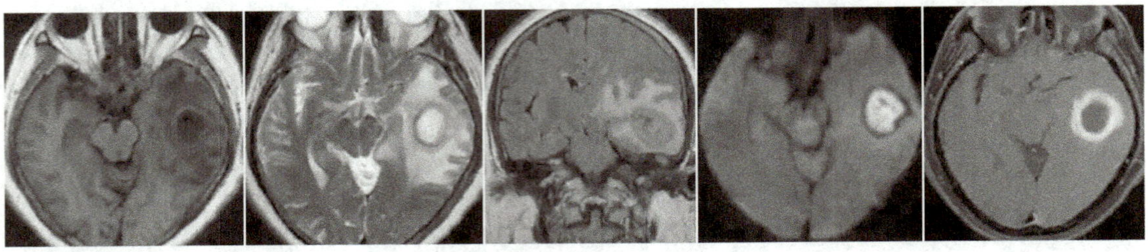

图 13-38 脑脓肿(4)

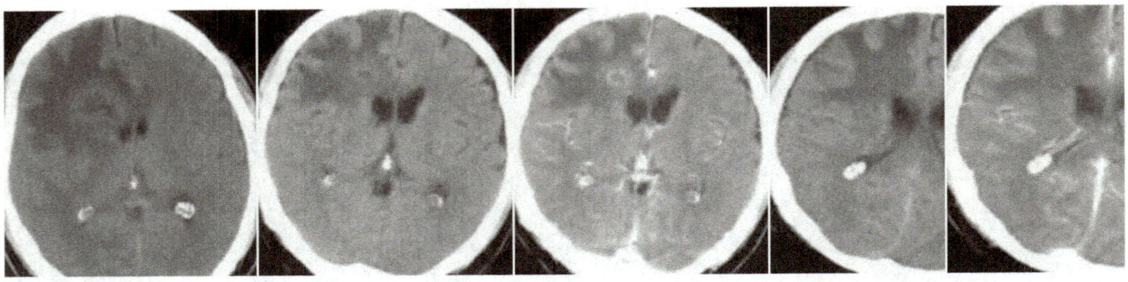

图 13-39 右额叶脑脓肿治疗后,脓肿壁逐渐增厚,脓腔逐渐缩小,至小结节状强化

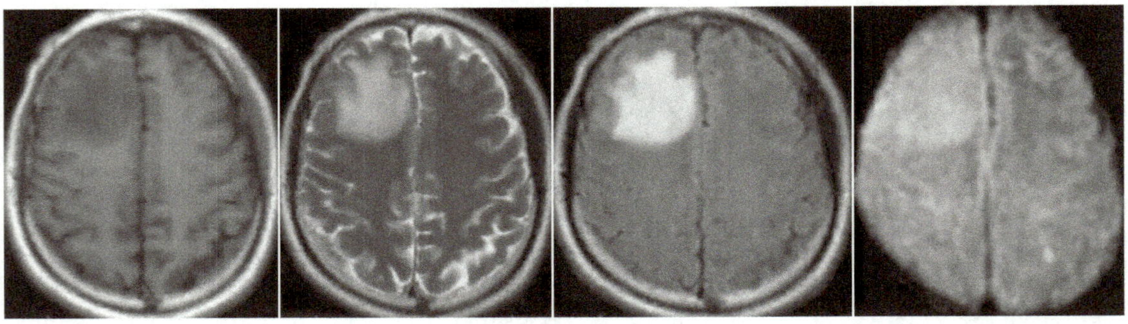

图 13-40 急性脑炎期(1 ~9 d)

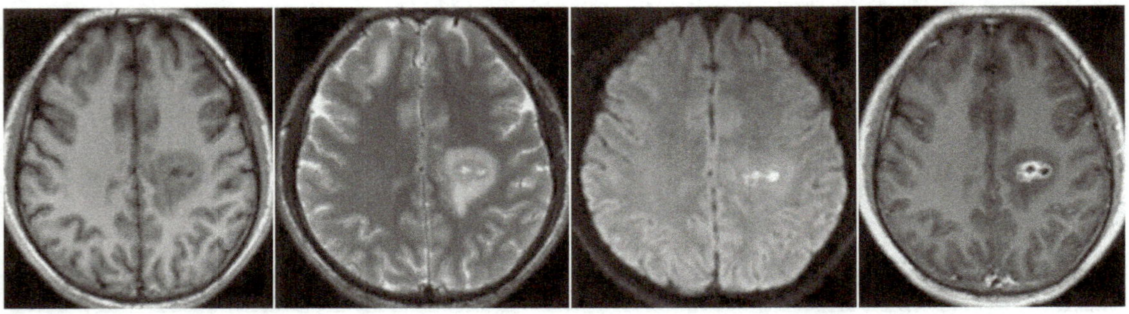

图 13-41 化脓和包膜形成期(10 ~14 d)脓液、脓肿壁炎性肉芽组织,周围水肿带

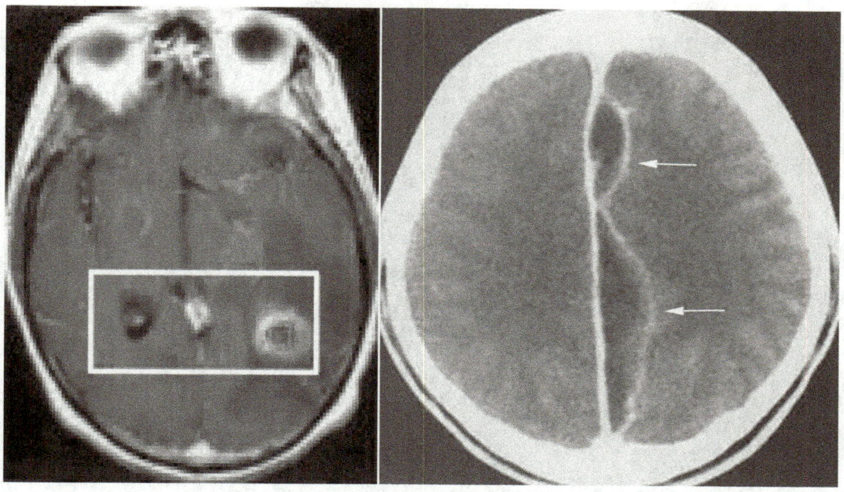

图 13-42　脑脓肿(需氧菌)

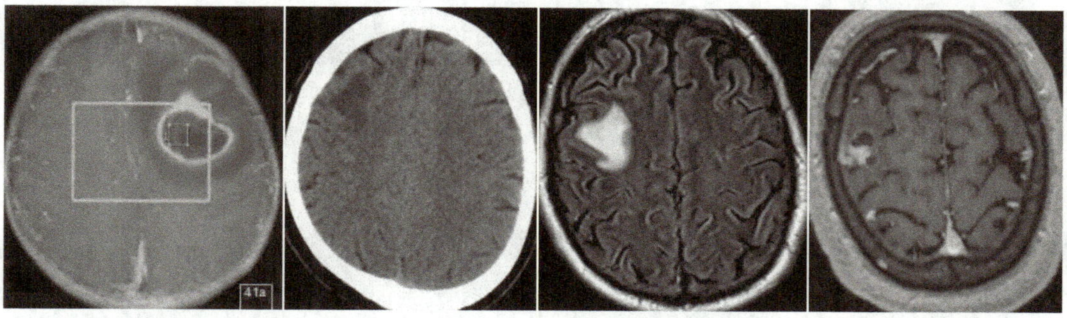

图 13-43　化脓性脑脓肿

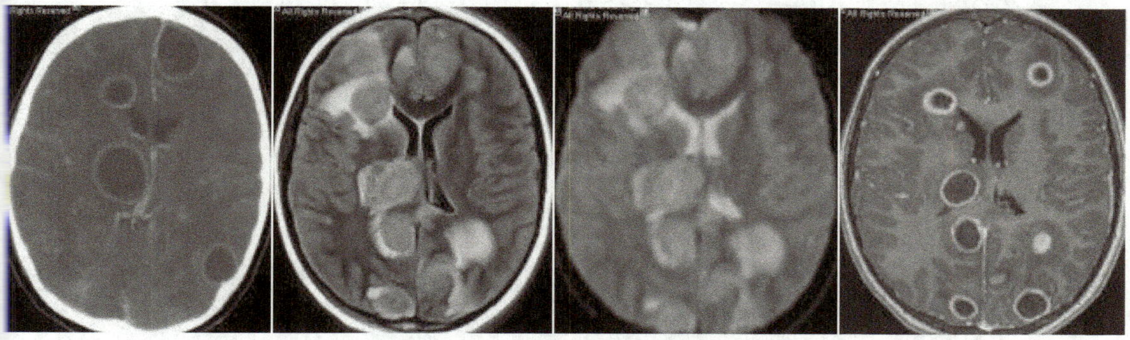

图 13-44　多发脑脓肿

男,10 岁,意识改变并发热

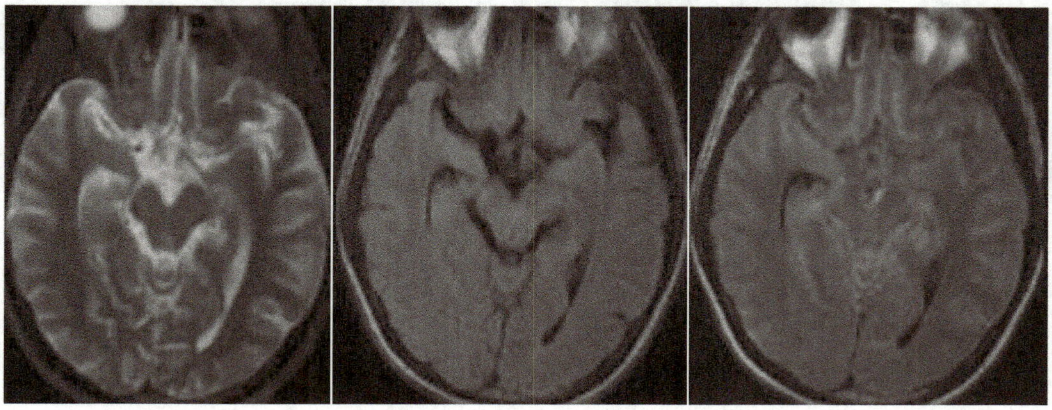

图 13-45　结核性脑膜炎(1)

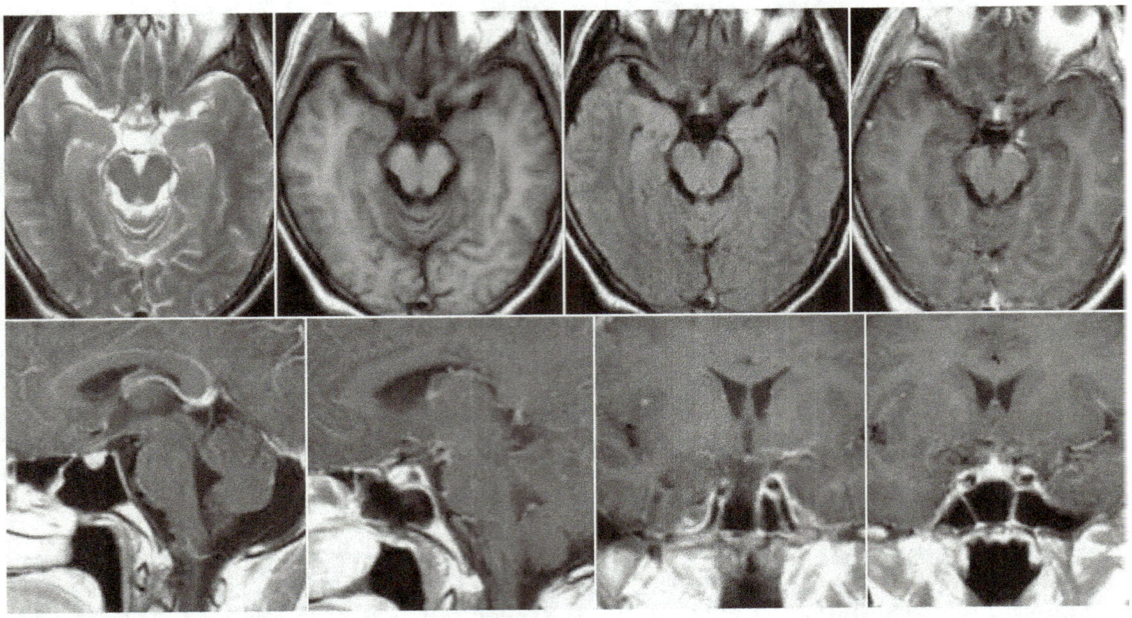

图 13-46　结核性脑膜炎(2)

男,22 岁,头痛、发热半个月,有肺结核史,鞍上池、桥前池、外侧裂池脑膜增厚,可见强化

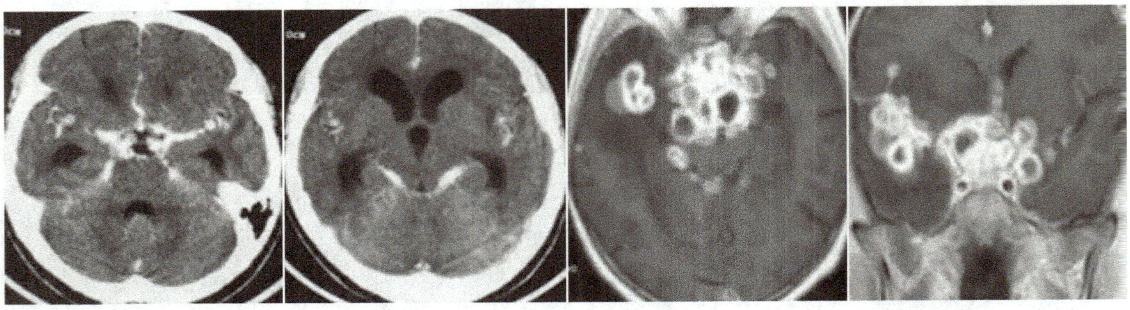

图 13-47　结核性脑膜炎(3)

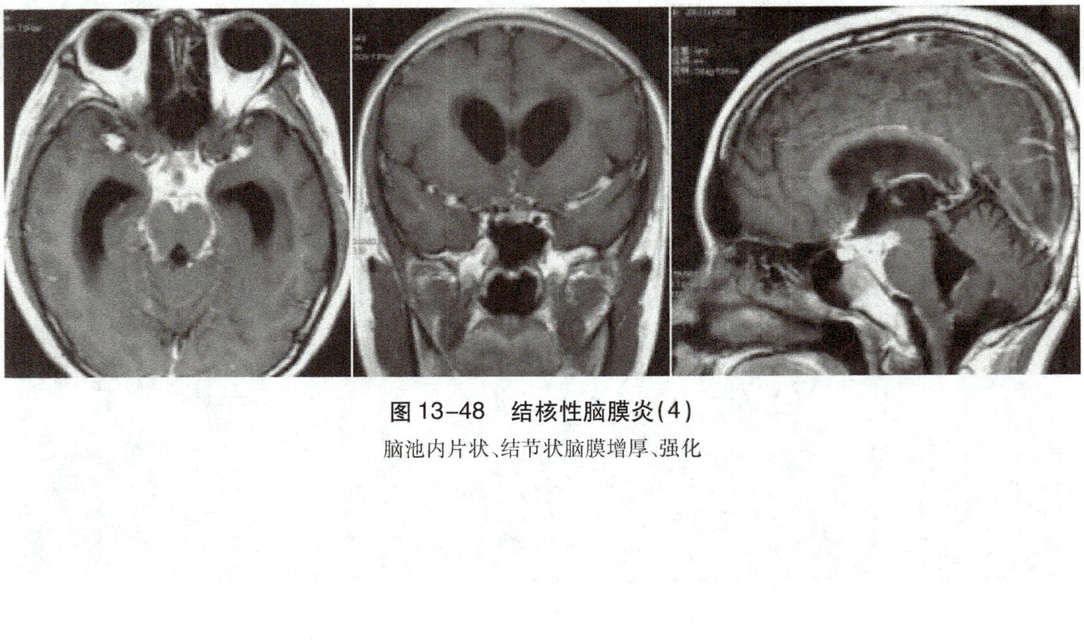

图 13-48　结核性脑膜炎(4)

脑池内片状、结节状脑膜增厚、强化

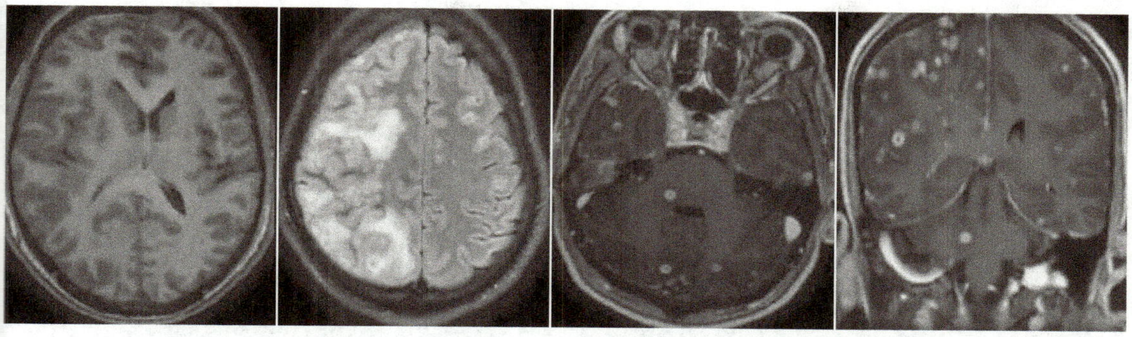

图 13-49　粟粒性脑结核(男,30 岁,进行性头痛,步态不稳 6 个月)

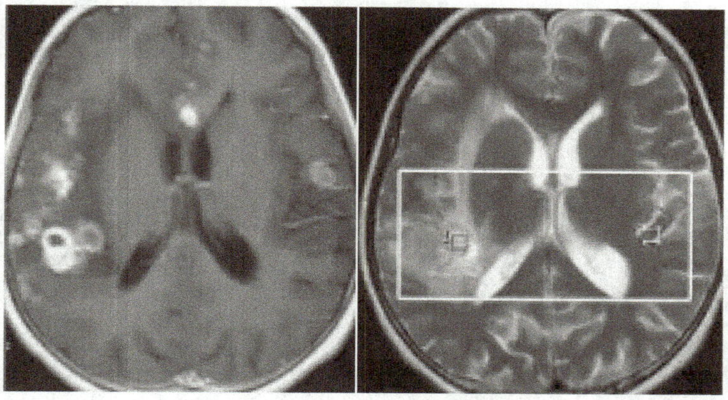

图 13-50　脑结核(结核瘤)

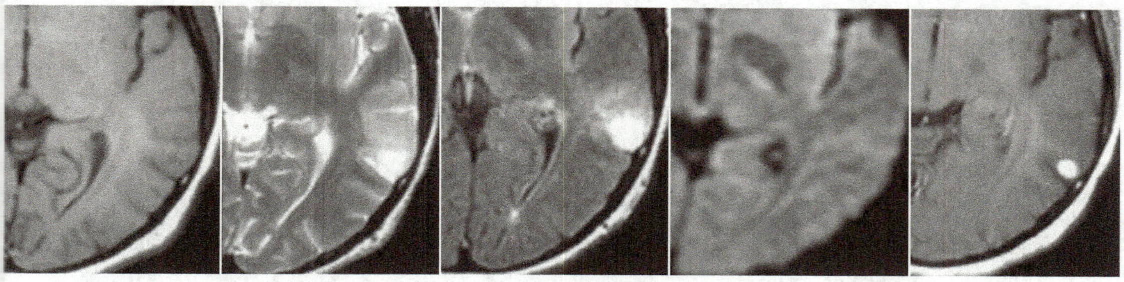

图 13-51　脑结核球(非干酪性)

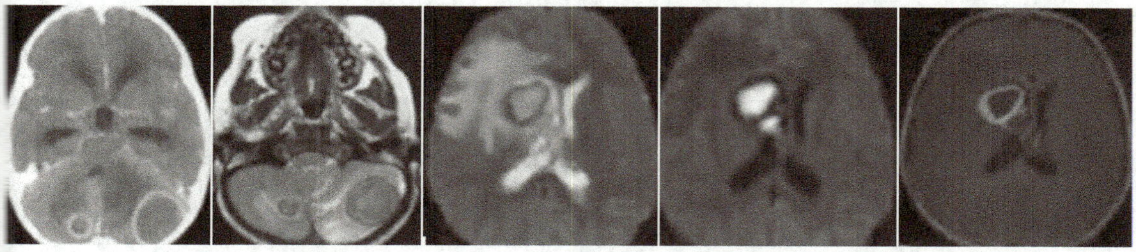

图 13-52　结核性脑脓肿(MRS:Lip 明显升高,NAA、Cho、Cr 明显减低或缺乏)

第五节　自身免疫性脑炎

自身免疫性脑炎(AME)是指机体对神经元抗原成分发生异常免疫反应,导致局部或广泛的中枢神经系统病变，包含特异性抗原抗体相关（如副肿瘤）/非特异性抗原抗体相关（系统性疾病如 SLE），临床有癫痫发作及其他非特异症状，可进行特异抗体检测；本病影像变异大，可有多发皮质异常信号改变（图 13-53～图 13-64）。

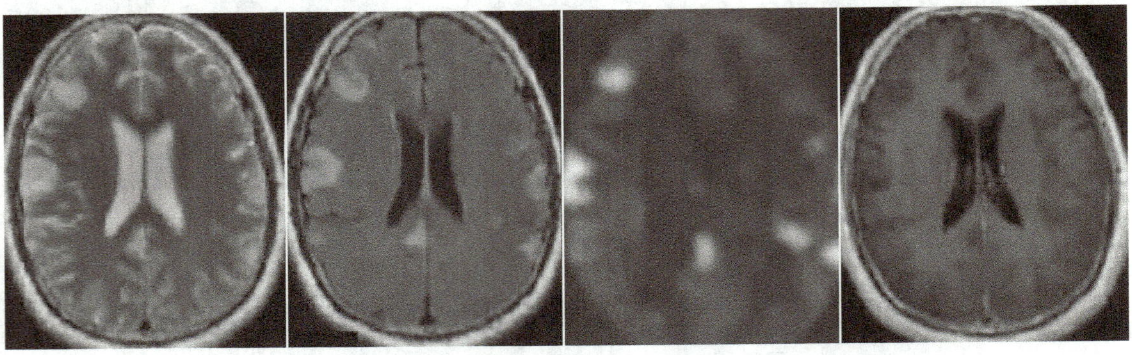

图 13-53　抗 GAD（谷氨酸脱羧酶）自身免疫性脑炎

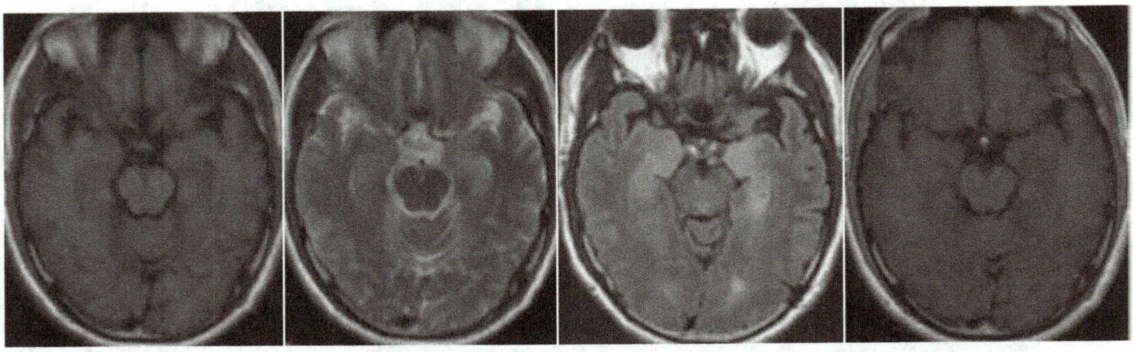

图 13-54　自身免疫性脑炎（男，48 岁，记忆力减退并头晕，进行性乏力加重半月）

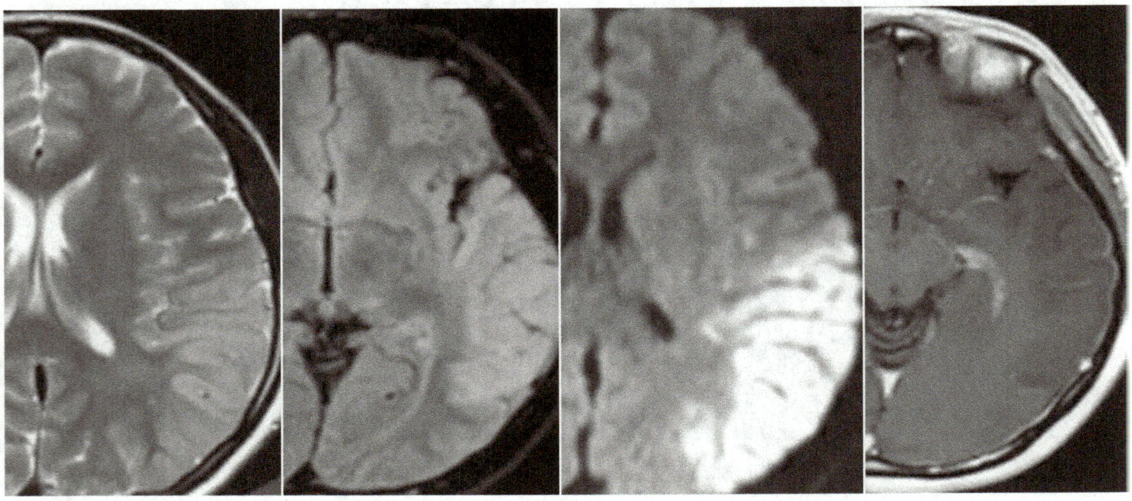

图 13-55　抗 NMDA 受体阳性自身免疫性脑炎（男，14 岁，突发抽搐）

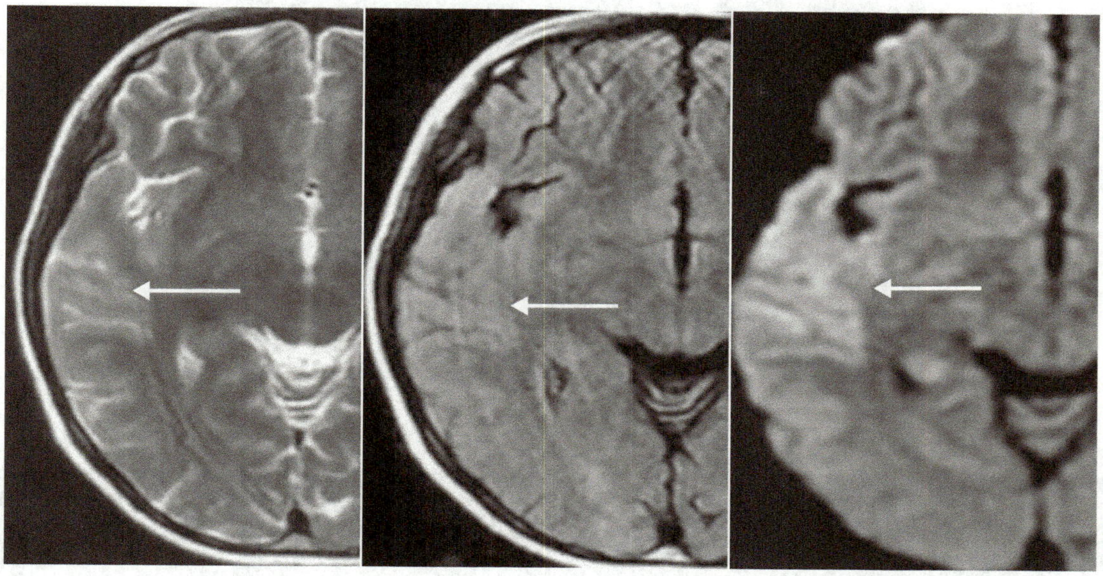

图 13-56 抗 NMDA 受体阳性自身免疫性脑炎(女,19 岁,呼之不应,抽搐入院)

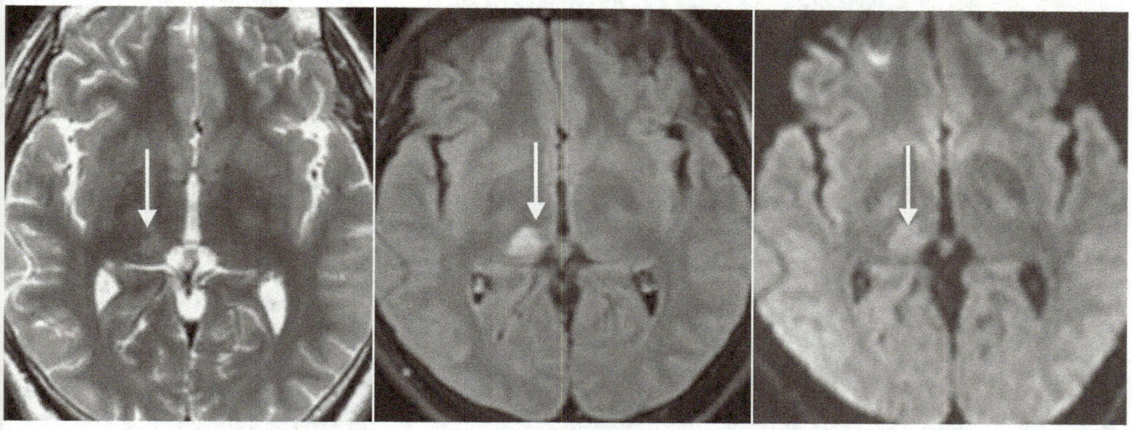

图 13-57 抗 N-甲基-D-天冬氨酸受体脑炎(抗 NMDAR 自身免疫性脑炎)(男,28 岁,头痛 1 个月,精神行为异常 10 d,抗 NMDAR 受体阳性)

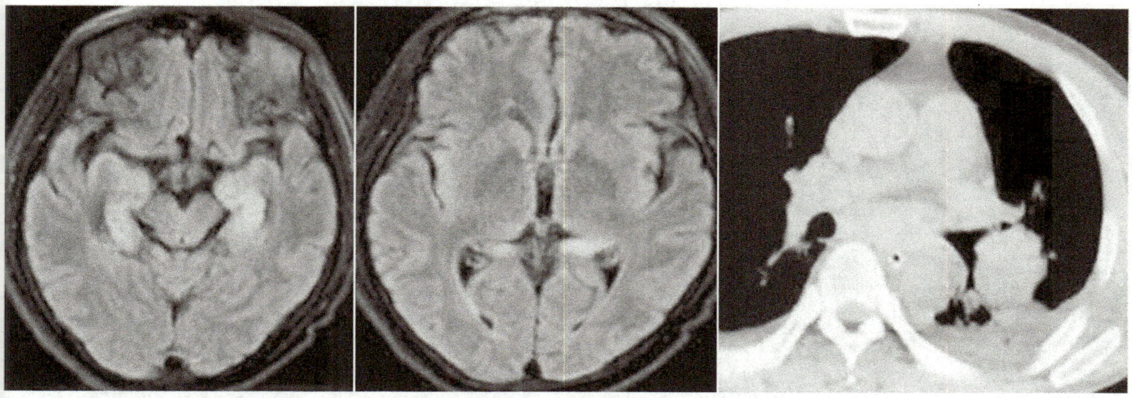

图 13-58 抗 NABA 受体阳性自身免疫性脑炎(男,64 岁,呼之不应,抽搐)

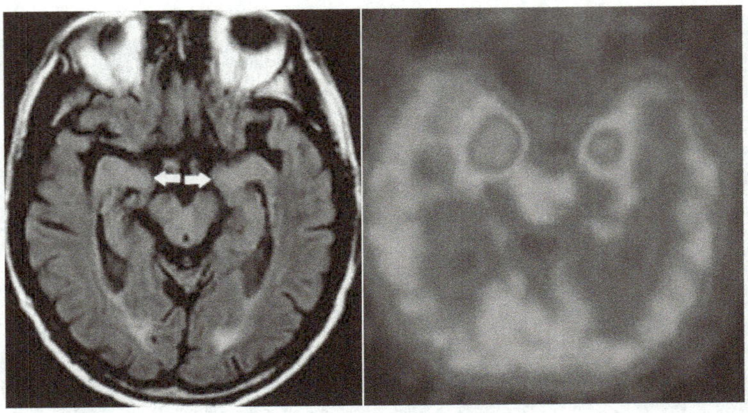

图 13-59 LGI1 抗体脑炎(男,71 岁)

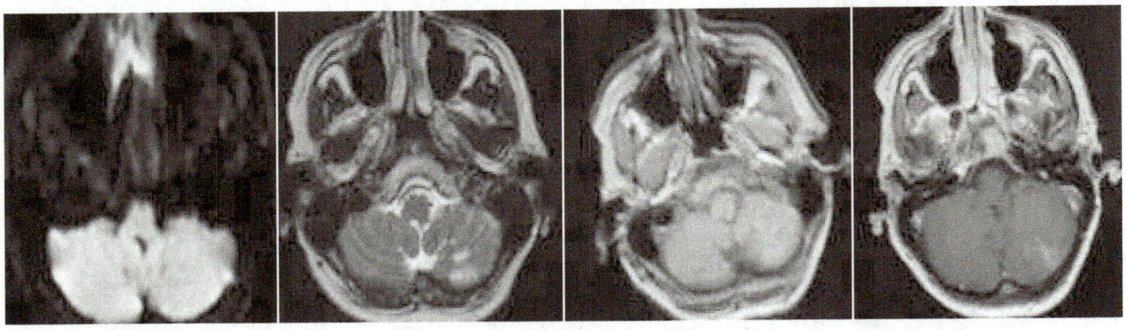

图 13-60 LGI1 抗体脑炎

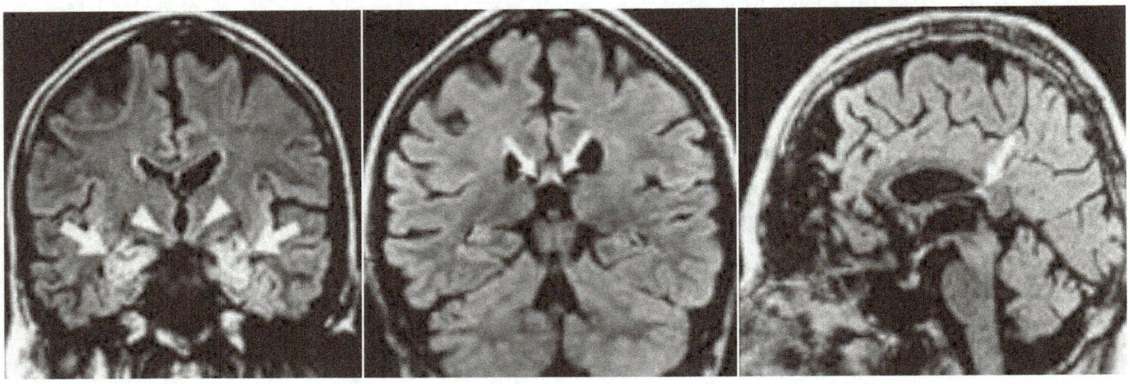

图 13-61 VGKC 抗体相关自身免疫性脑炎

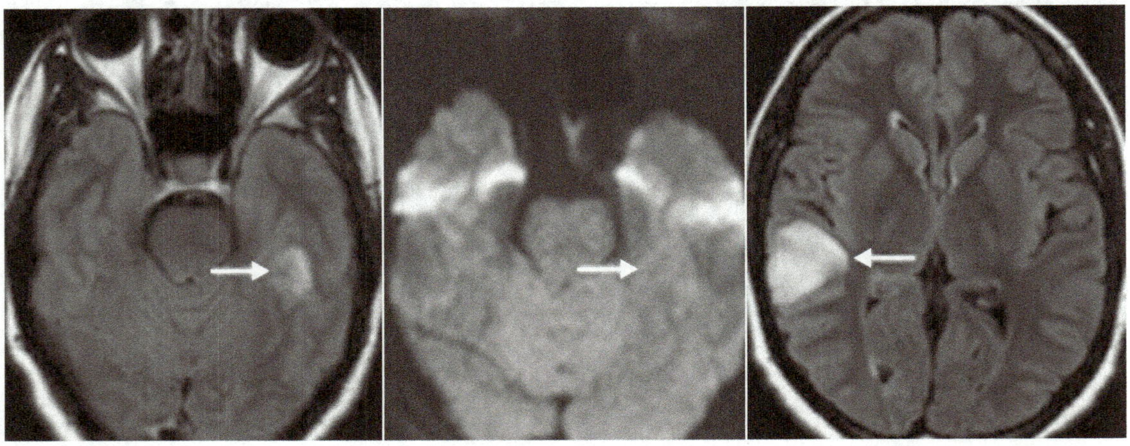

图 13-62 桥本脑炎(女,41 岁,头痛,记忆障碍)

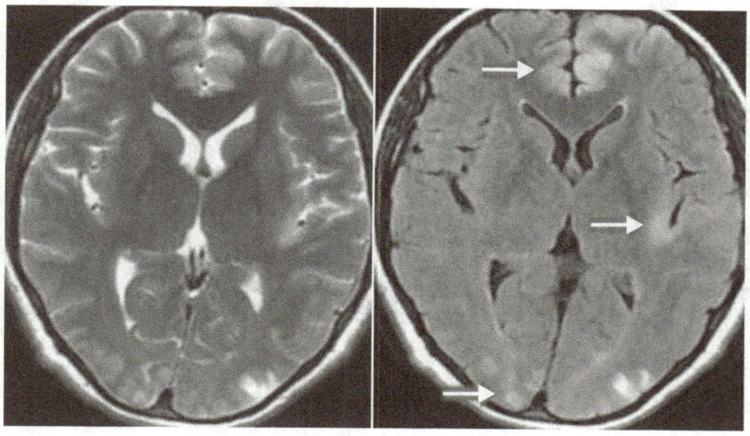

图 13-63　自身免疫性脑炎

边缘叶脑炎（limbic encephalitis，LE）是一种进展迅速的以精神异常、痫性发作、睡眠障碍、幻觉和短时记忆丧失为主要表现的副肿瘤综合征。长期以来人们认为 LE 通常与恶性肿瘤相关。LE 患者由于疾病早期的行为和情绪异常最初常就诊于精神科医生。文献报道了多种抗神经元抗体的 LE。2005 年 Vitalianid 等发现一组均伴有良性畸胎瘤的年轻女性患者体内存在一种不明抗原，主要在海马神经元细胞膜表达，可能是一种新的边缘叶副肿瘤性脑炎。这种脑炎病情危重，有潜在致死的风险，且需接受长期重症监护治疗，但在接受肿瘤切除和免疫治疗后多数患者最终康复（图 13-64）。

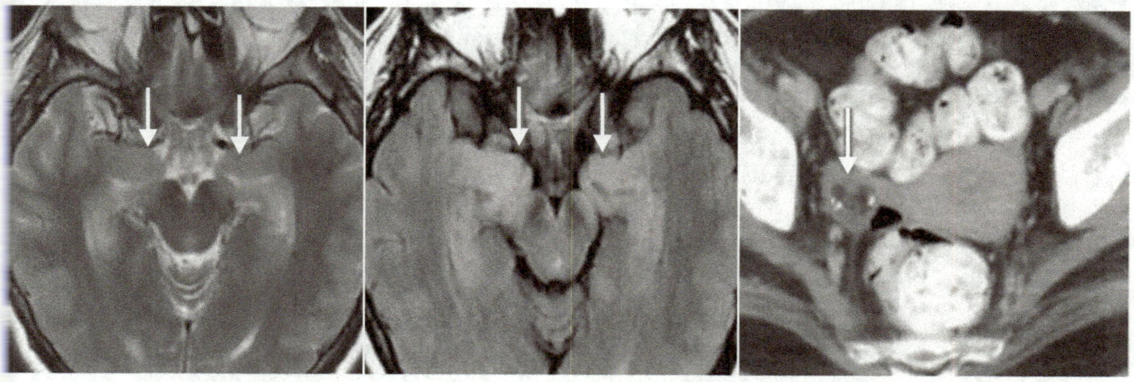

图 13-64　自免性脑炎（女，28 岁，右侧卵巢囊性成熟型畸胎瘤）

第六节　其他炎症

其他炎症见图 13-65 ~ 图 13-76。

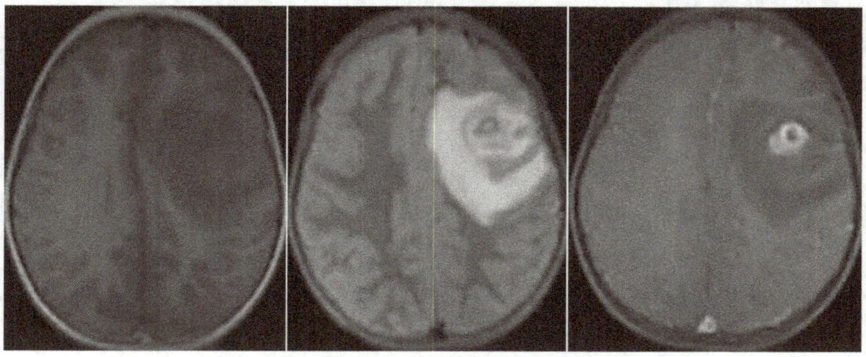

图 13-65　颅内感染性肉芽肿（男，7 岁）

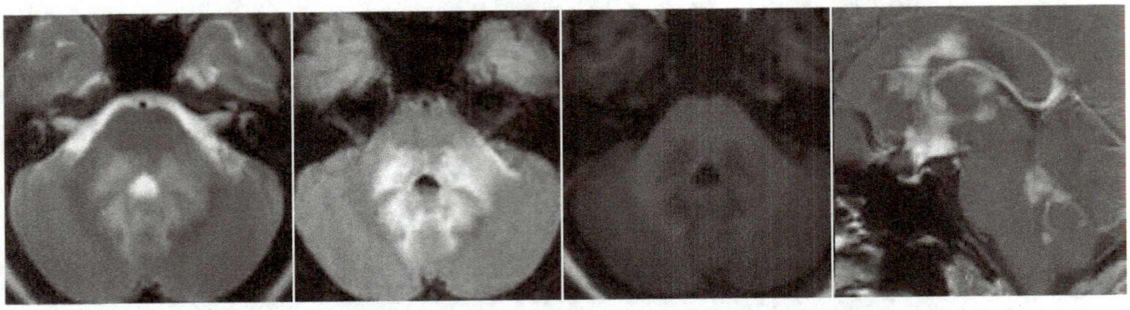

图 13-66 慢性淋巴细胞性炎症伴桥脑周围血管强化症(CLIPPERS 综合征)(女,24 岁,反复头痛、头晕 10 d)

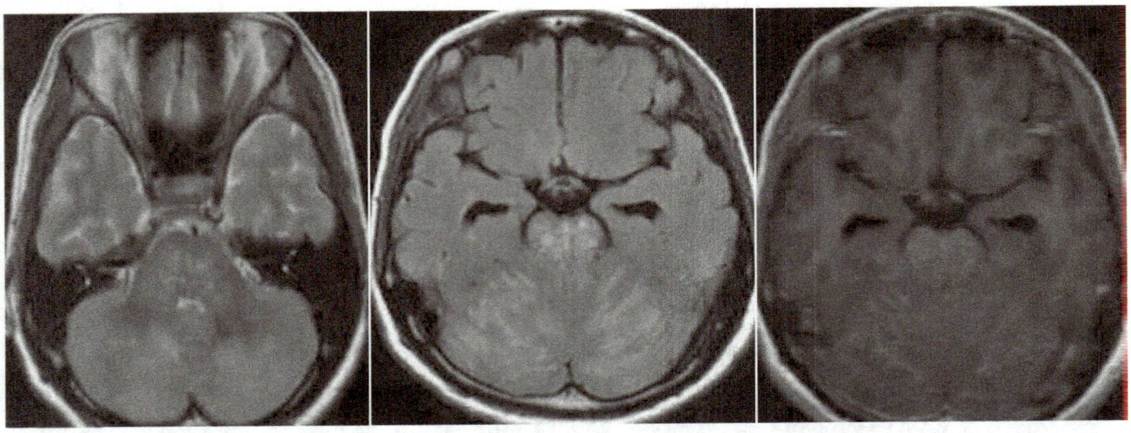

图 13-67 类固醇激素反应性慢性淋巴细胞性炎症伴桥脑周围血管强化症

显示脑桥、中脑、小脑结节状或"胡椒粉"样异常信号病灶

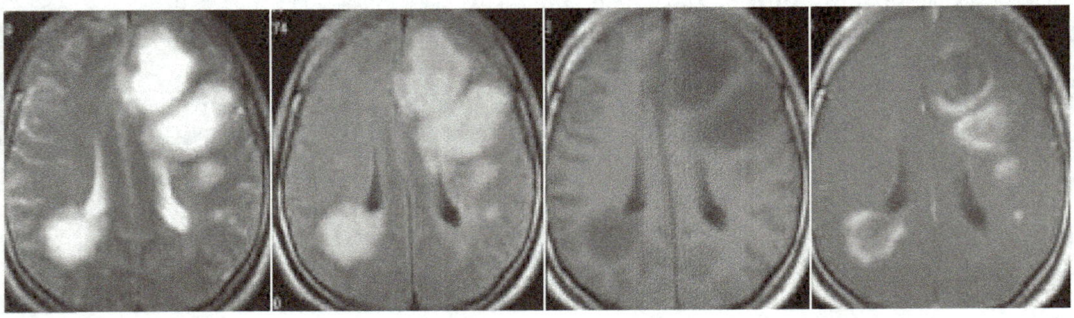

图 13-68 炎性脱髓鞘假瘤(开环征、摊鸡蛋征)

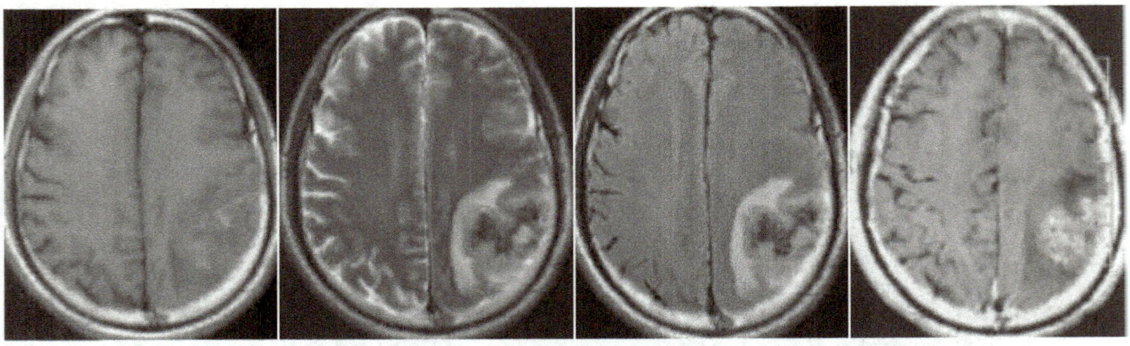

图 13-69 原发性中枢神经系统血管炎(PCNSV)(男,53 岁)

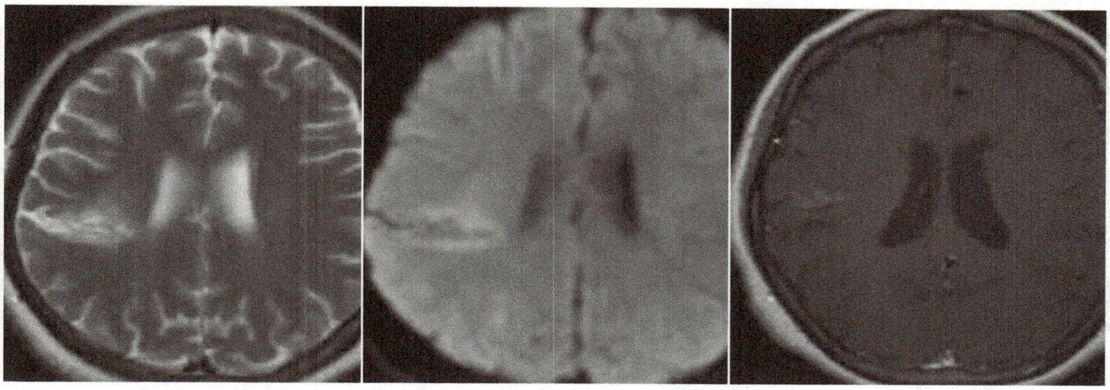

图 13-70　中枢神经系统血管炎(CNSV)(男,48 岁)

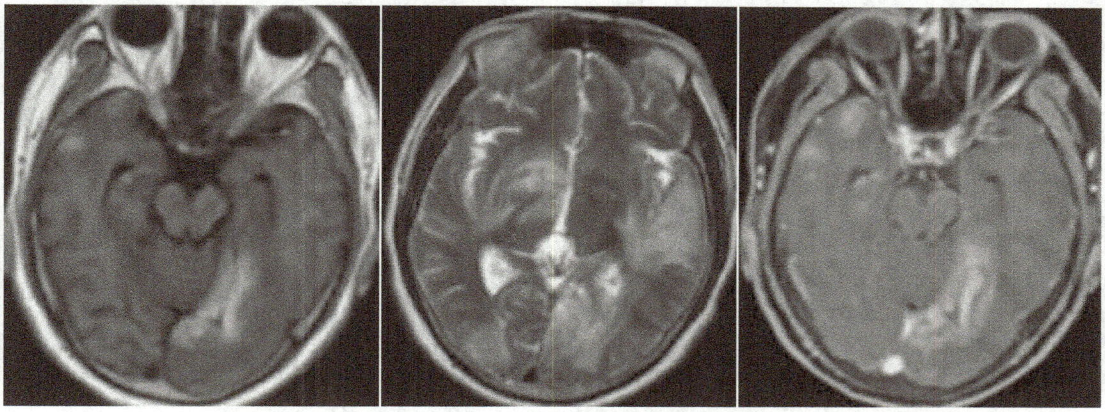

图 13-71　中枢神经系统血管炎(CNSV)(男,49 岁,头晕 3 d,突然言语不清)

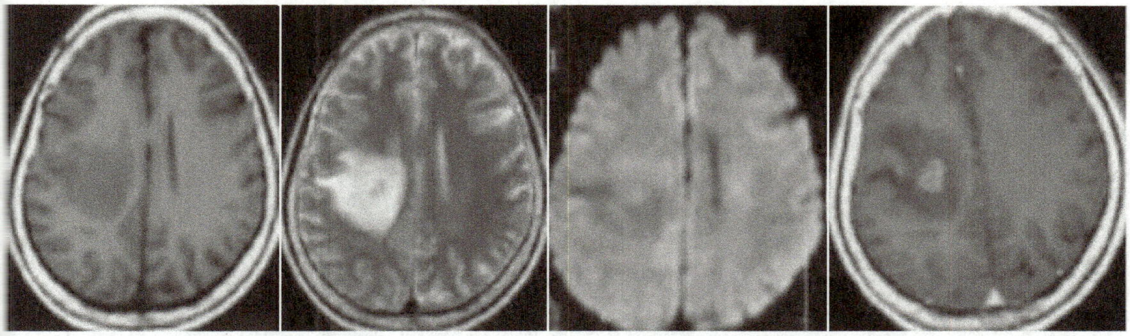

图 13-72　原发性中枢神经系统血管炎(PCNSV)(女,56 岁,突发左侧肢体无力 10 余天,本例为单发肿块型)

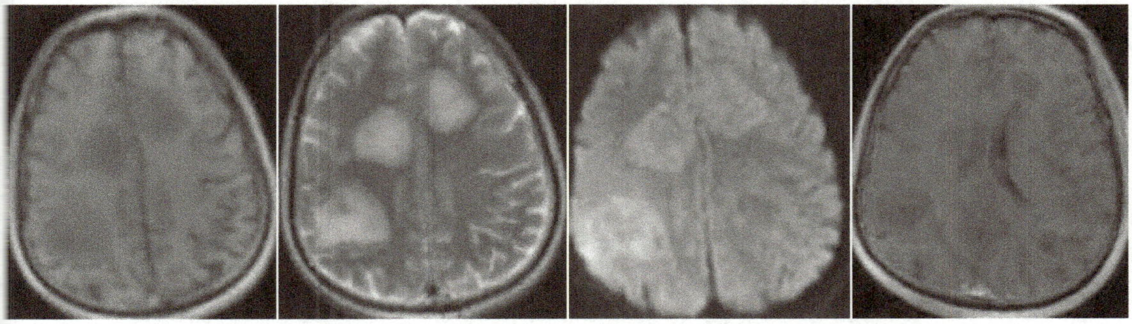

图 13-73　原发性中枢神经系统血管炎(PCNSV)

周围环状强化组织为炎症细胞浸润及胶质增生

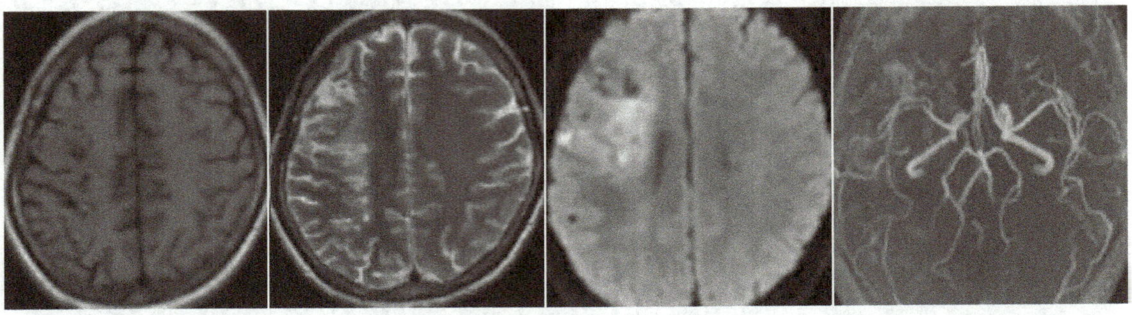

图 13-74　系统性红斑狼疮血管炎(继发性)(女,34 岁)

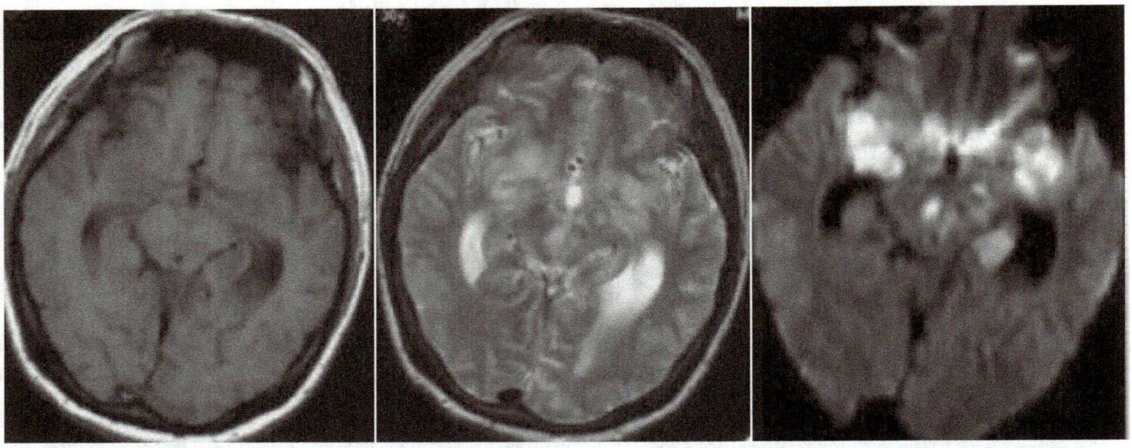

图 13-75　结脑伴结核性血管炎,血管闭塞脑梗死改变

结核感染可导致 40% 的深穿支动脉发生炎症,引起基底节、中脑及小脑的梗死

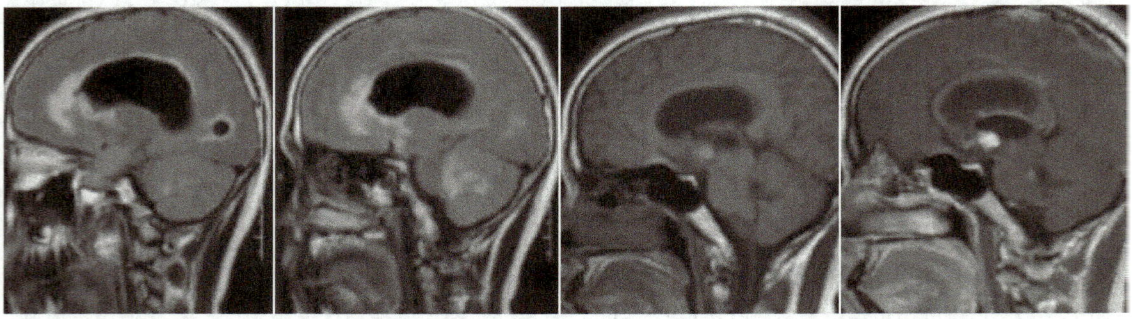

图 13-76　淋巴细胞浸润性血管炎(男,21 岁,记忆力下降、间断头痛 2 周)

第十四章　脑寄生虫病

第一节　脑囊虫病

脑囊虫病是猪肉绦虫所致的一种中枢神经系统寄生虫感染疾病，表现为大小不等囊肿，有或无环形强化及中心小结节（头节），感染过程分为 4 期，囊泡期、胶样囊泡期、颗粒结节期、钙化结节期（图 14-1 ~ 图 14-9）。

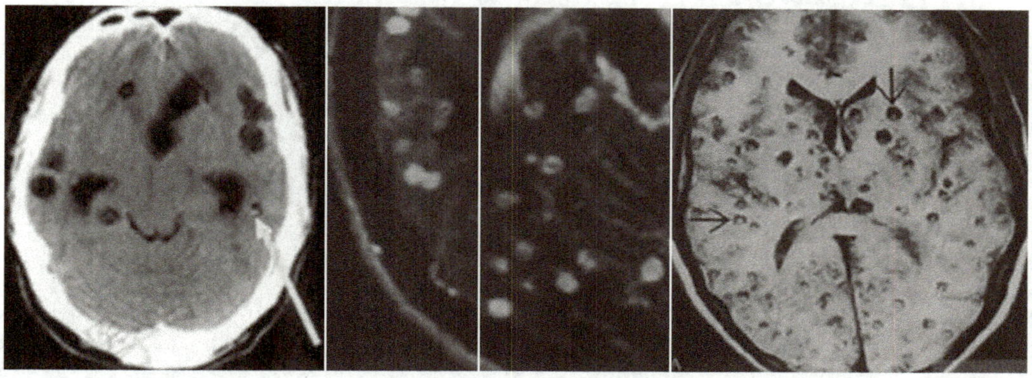

图 14-1　脑囊虫病（1）

脑猪囊尾蚴病，白靶黑靶征

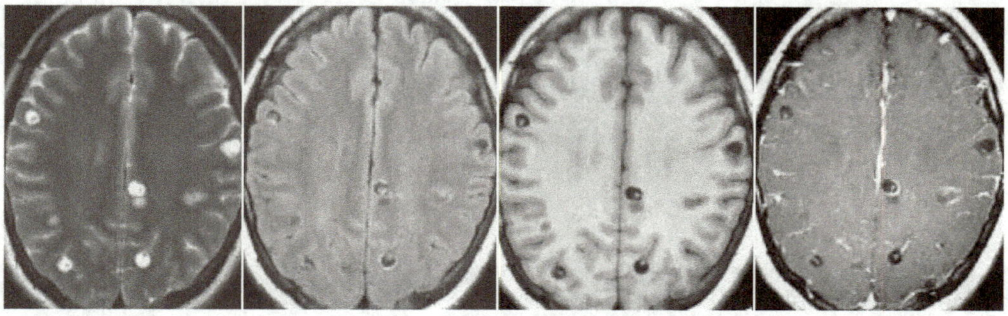

图 14-2　脑囊虫病（2）

猪肉绦虫的幼虫寄生于脑内所致，脑实质型，囊泡期

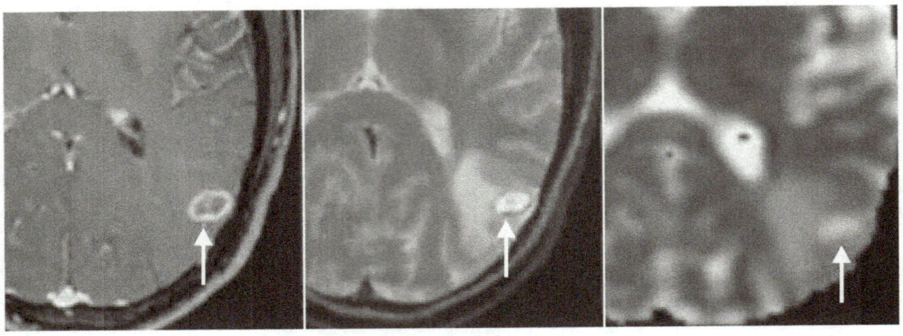

图 14-3 脑囊虫病(3)

脑实质型,ADC 图呈高信号

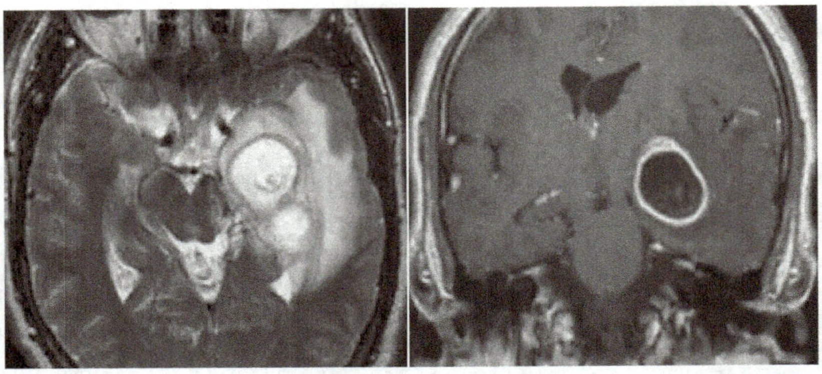

图 14-4 脑囊虫病(4)

脑实质型,大囊型

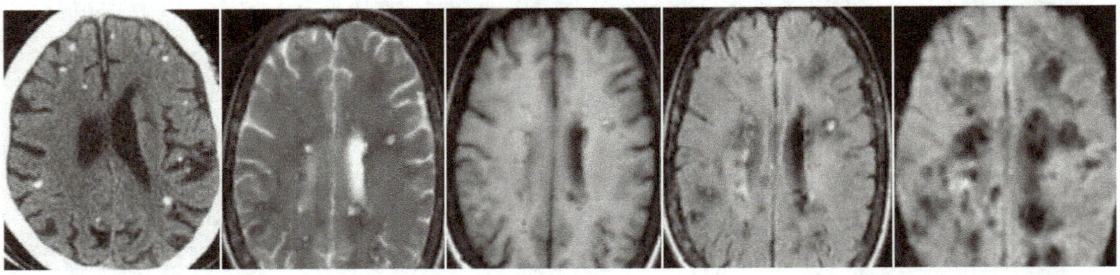

图 14-5 脑囊虫病(5)

脑实质型,钙化期

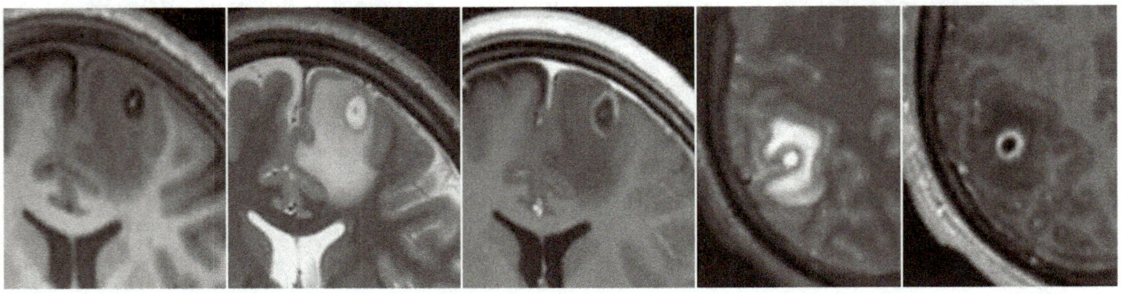

图 14-6 脑囊虫病(6)

脑实质型,胶样囊泡期、结节期,囊壁增厚,环形强化,周围水肿明显

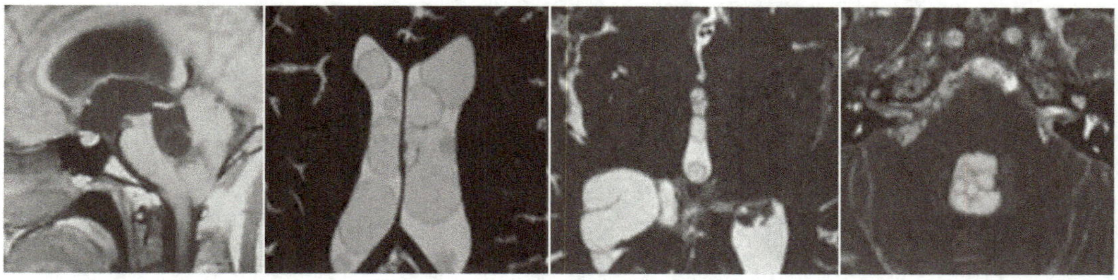

图 14-7 脑囊虫病(脑室型)(1)

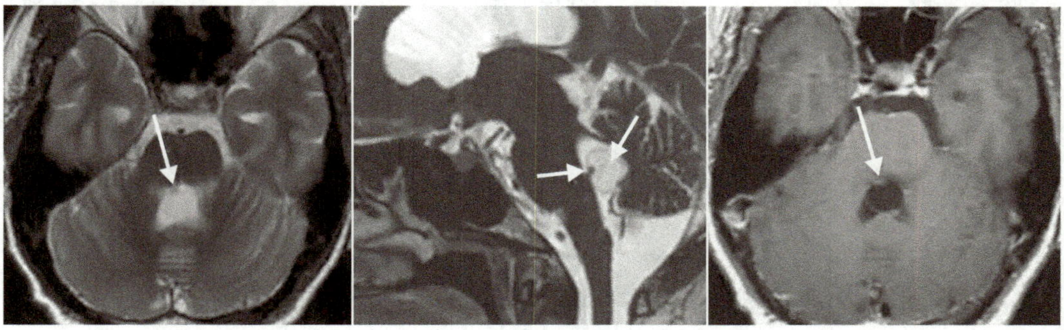

图 14-8 脑囊虫病(脑室型)(2)

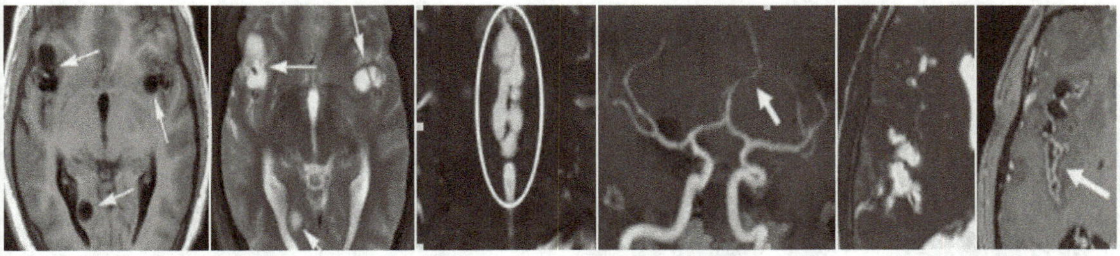

图 14-9 脑囊虫病(蛛网膜下腔型)

第二节 脑包虫病

包虫病，一种是细粒棘球蚴感染(大囊包小囊)，另一种是泡状棘球蚴感染(小囊绕大囊)。主要是因细粒棘球绦虫的幼虫-包虫(棘球蚴)寄生于颅内而发病，人接触终宿主或误食虫卵污染的食物作为中间宿主而出现症状。依次见于肝脏、肺部、脑部。终宿主为狗或其他食肉动物，中间宿主为羊或人(图 14-10 ~ 图 14-17)。

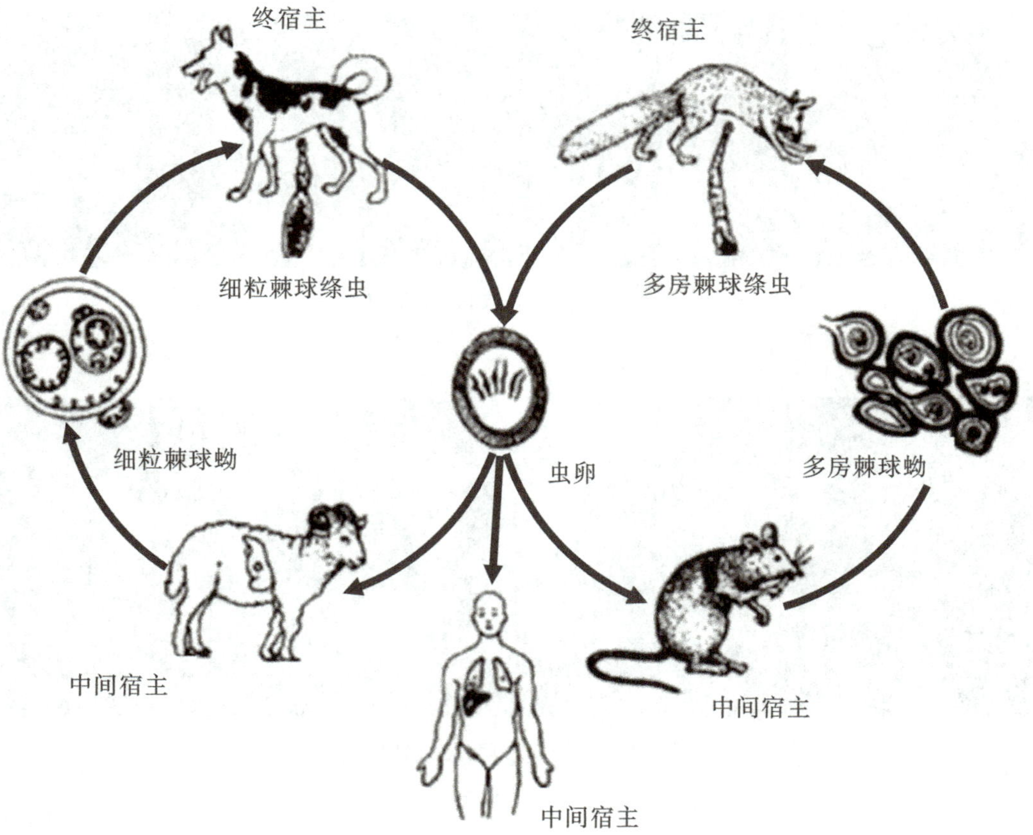

图 14-10 包虫病感染途径

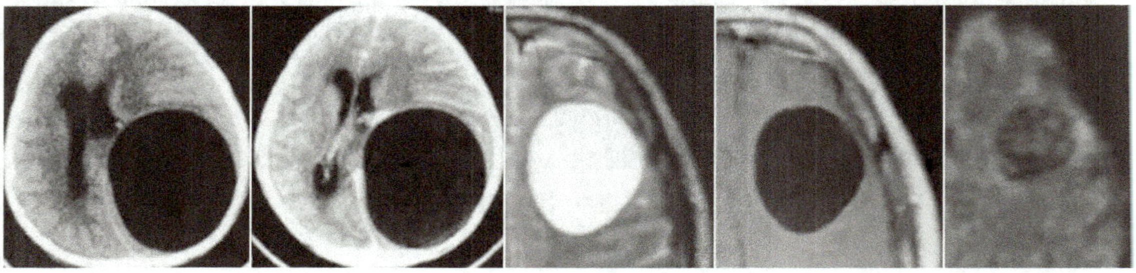

图 14-11 脑包虫病(1)

牧区多见,为感染棘球绦虫的幼虫(棘球蚴)所致;大囊型

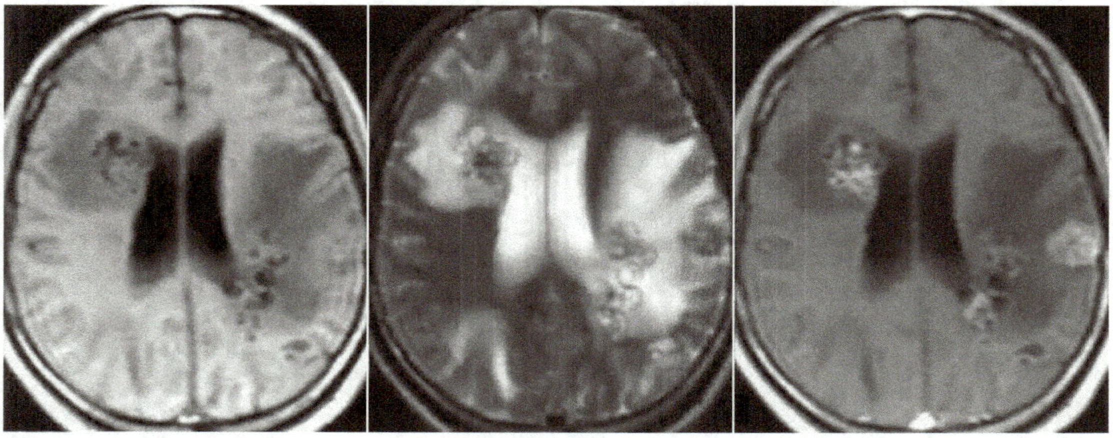

图 14-12 脑包虫病(2)

泡型,病灶边界不清,周围见水肿,内见多个子囊,壁厚、可见钙化,强化呈蜂窝状

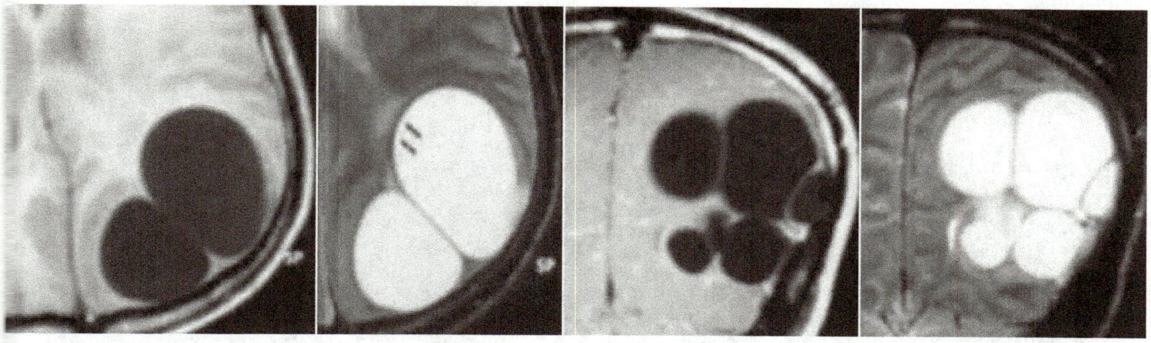

图 14-13　脑包虫病(3)

子囊增大充满母囊

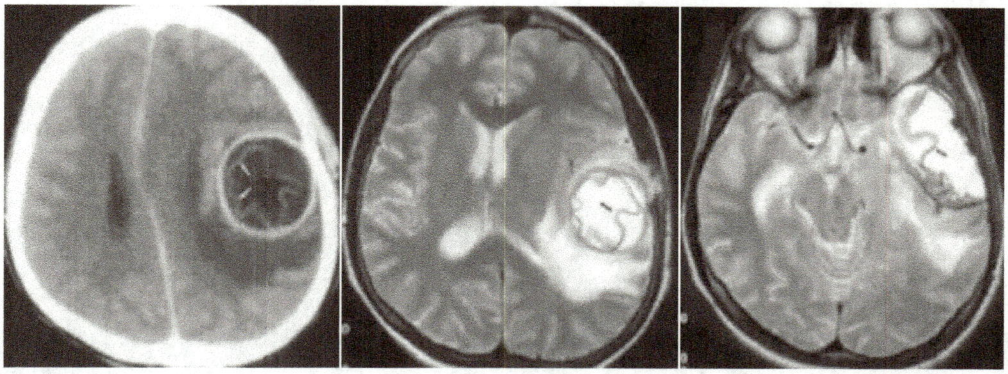

图 14-14　脑包虫病(4)

内膜分离,飘带样

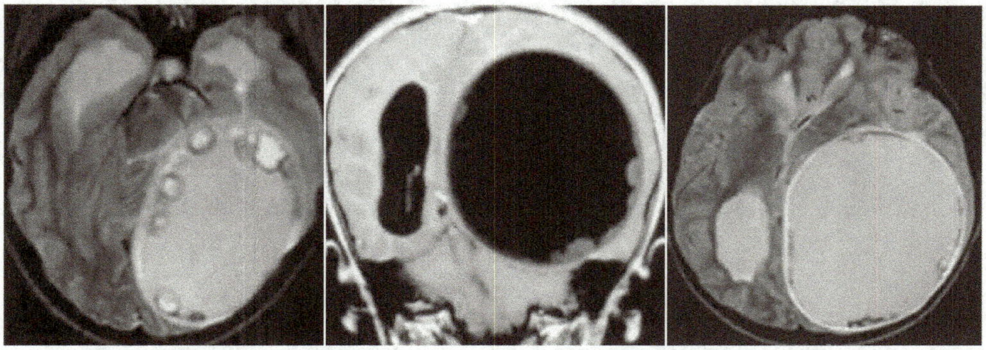

图 14-15　脑包虫病(5)

大囊边缘存在多个子囊

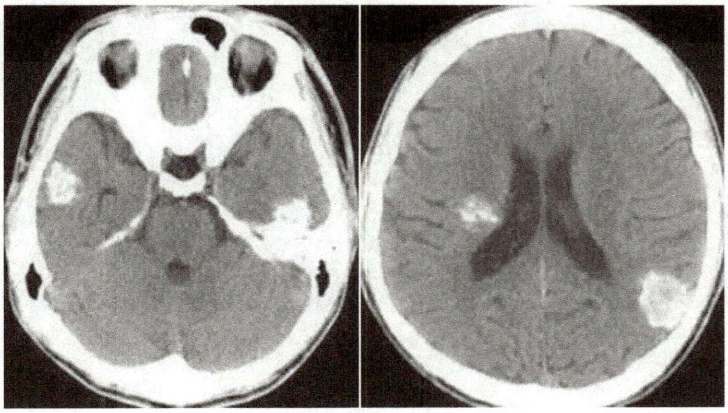

图 14-16　脑内泡状棘球蚴感染(脑包虫病)

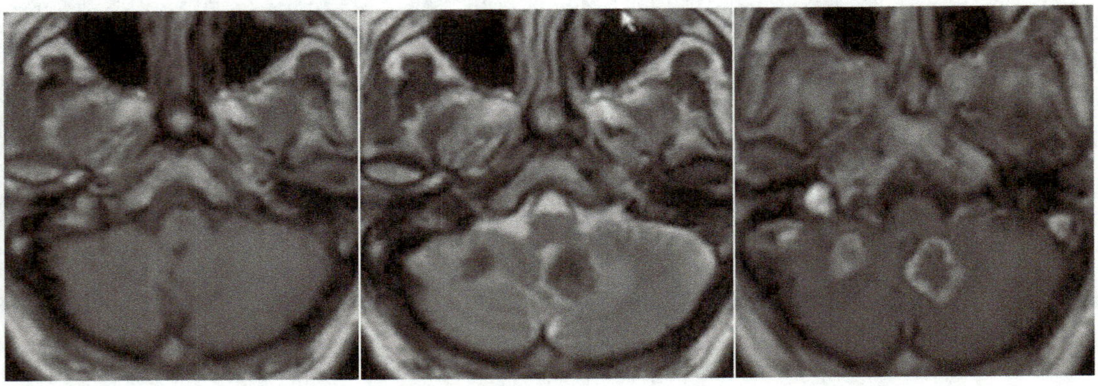

图 14-17 小脑泡状棘球蚴感染(小囊绕大囊)

第三节 脑血吸虫病

脑血吸虫病是指摄入带有卫氏并殖吸虫囊蚴的虾蟹,致血吸虫卵异位沉积于脑组织皮层下末梢血管,致细胞或体液免疫形成肉芽肿性脑炎。脑脊液或血液中血吸虫抗体可阳性(图 14-18 ~ 图 14-27)。

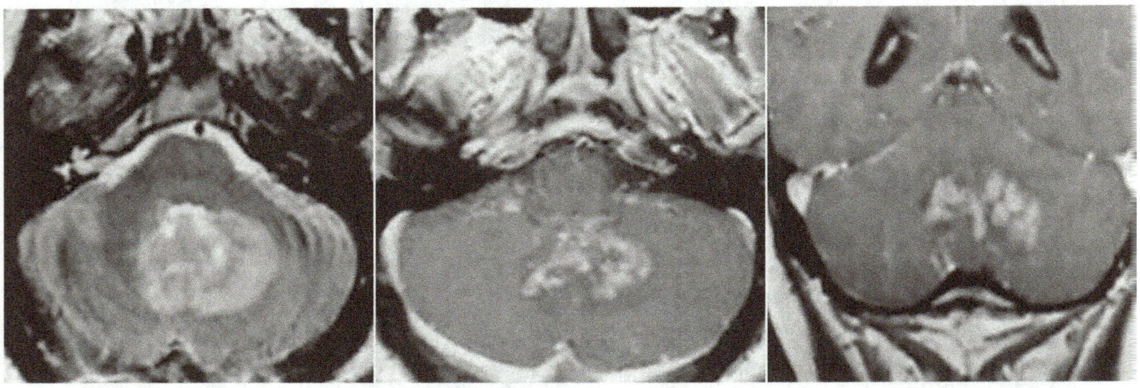

图 14-18 小脑血吸虫病

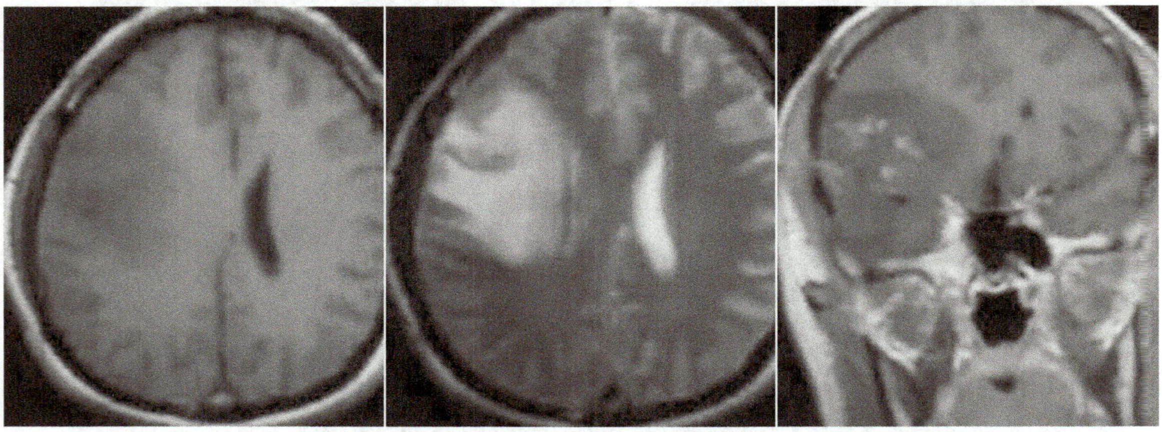

图 14-19 右侧额叶皮质下血吸虫病

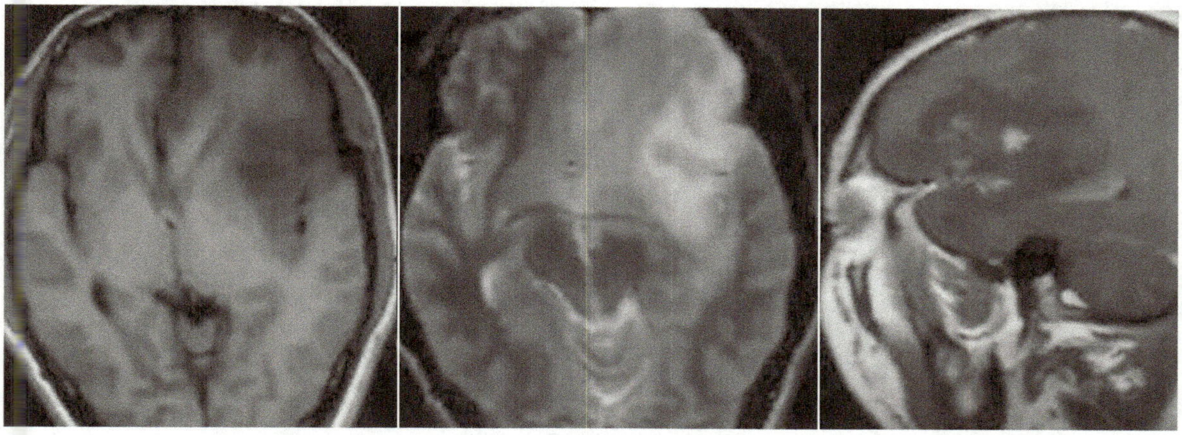

图 14-20　左侧额岛叶血吸虫病

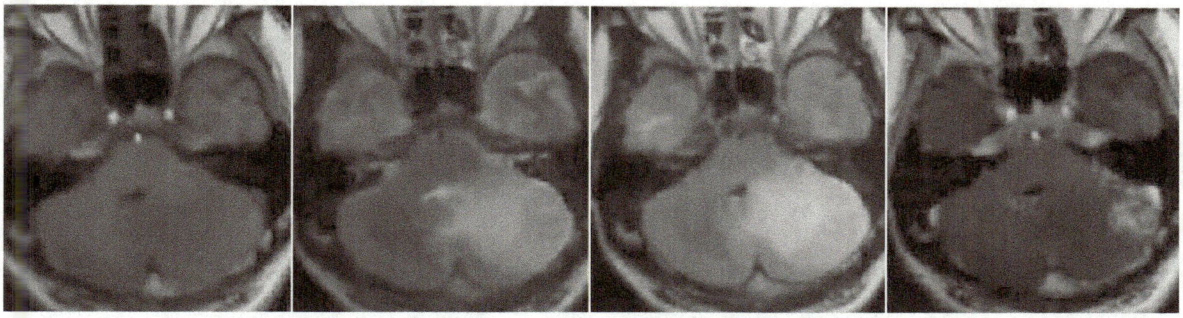

图 14-21　左侧小脑半球血吸虫病

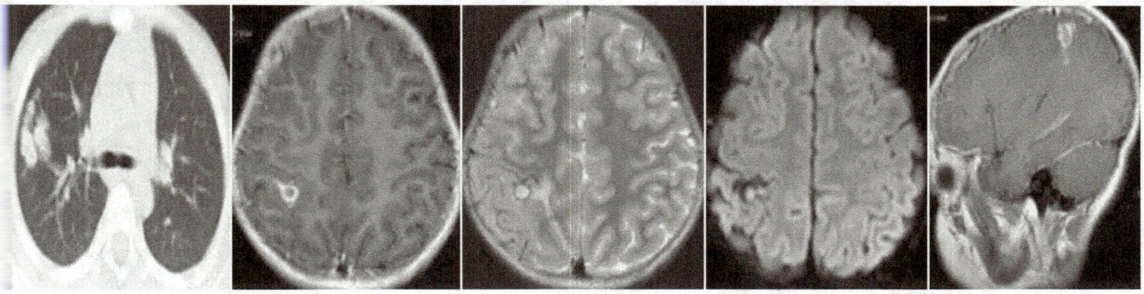

图 14-22　肺、脑血吸虫病(1)

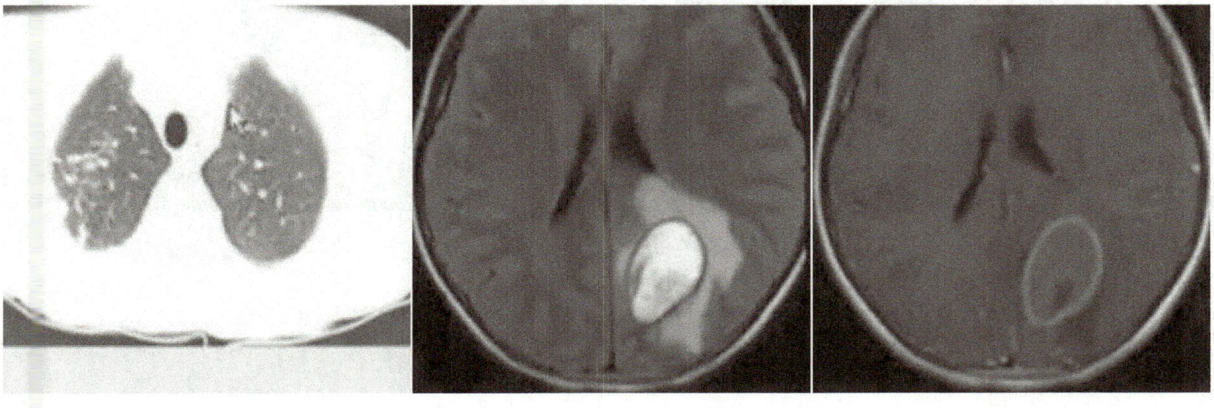

图 14-23　肺、脑血吸虫病(2)

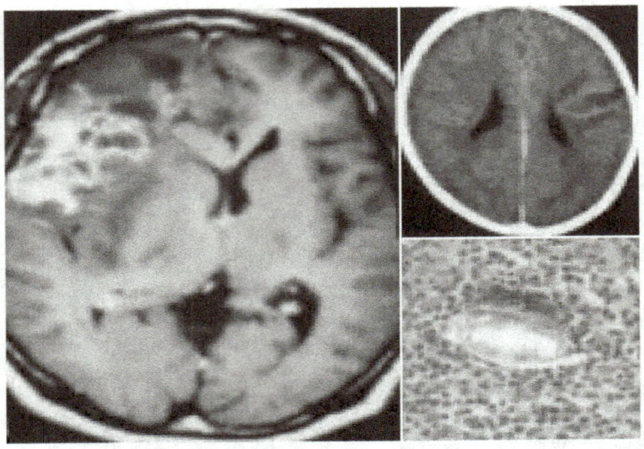

图 14-24 脑血吸虫病(1)

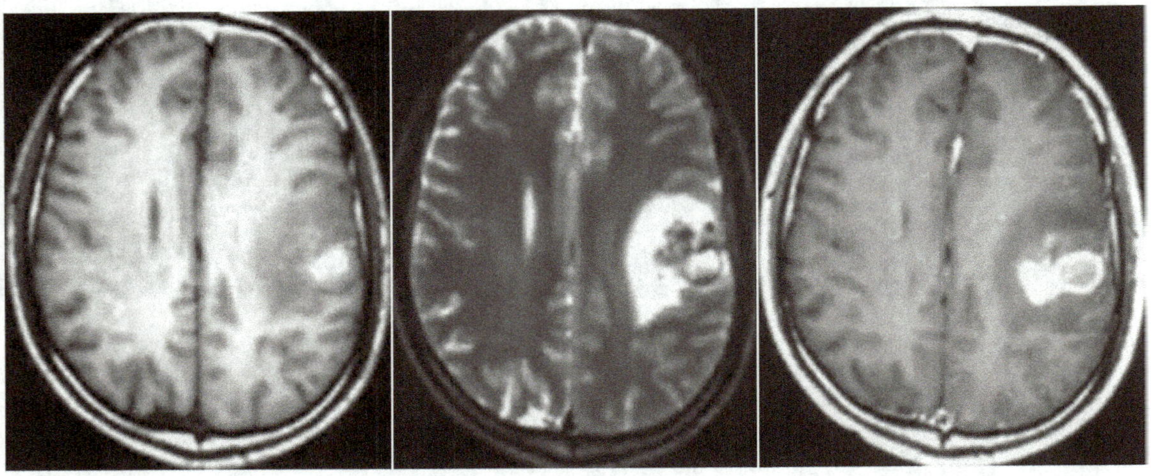

图 14-25 脑血吸虫病(2)

“隧道征”,可出血、钙化

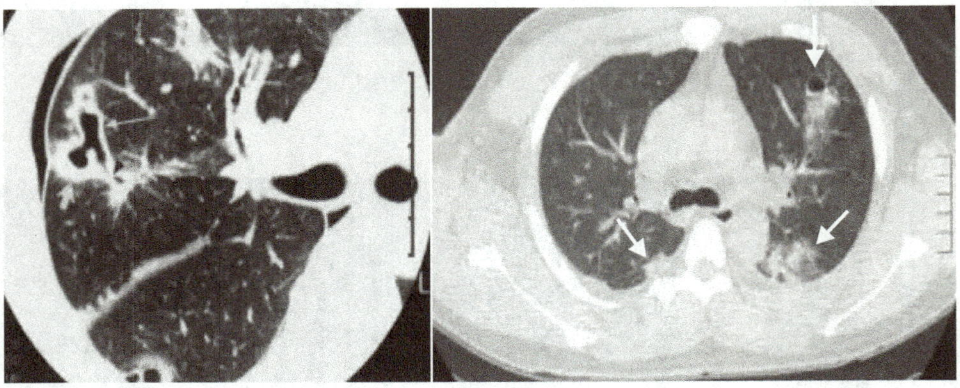

图 14-26 肺血吸虫病

为吞食带囊蚴的未熟河蟹、小龙虾感染

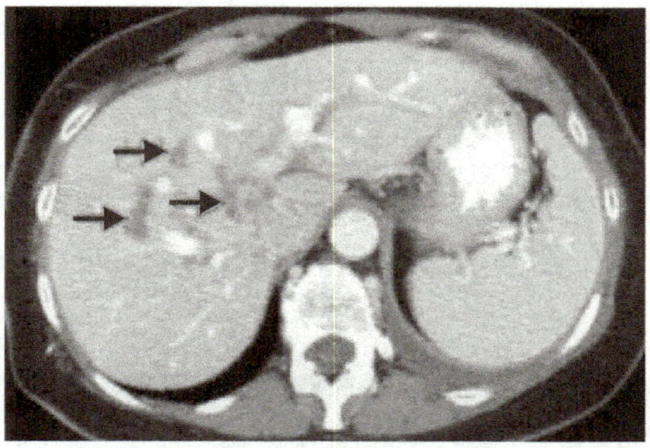

图 14-27　肝血吸虫病

第四节　脑裂头蚴病

脑裂头蚴病，由迭宫绦虫的幼虫引起，呈隧道、串珠样强化（图 14-28 ~ 图 14-29）。

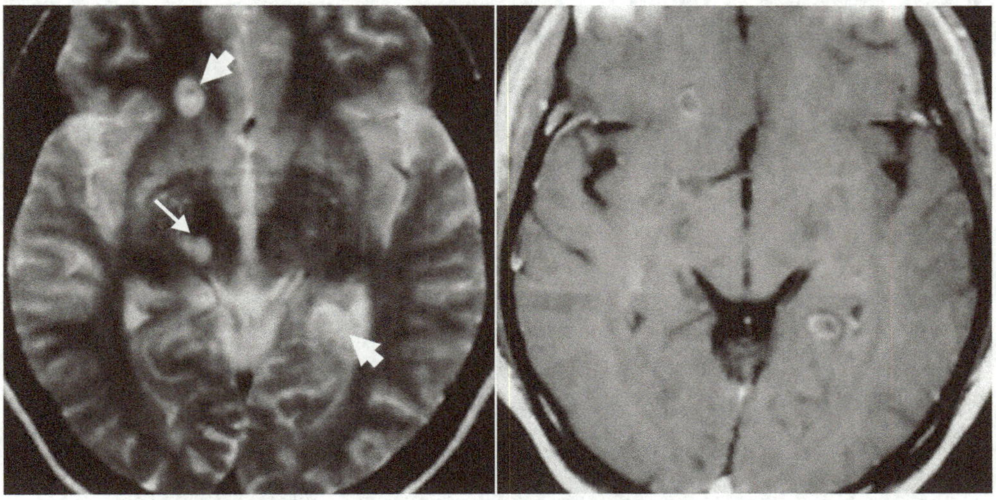

图 14-28　脑裂头蚴病

多发圆形病灶散布于大脑半球，部分可见低信号中心及低信号环，增强环形强化

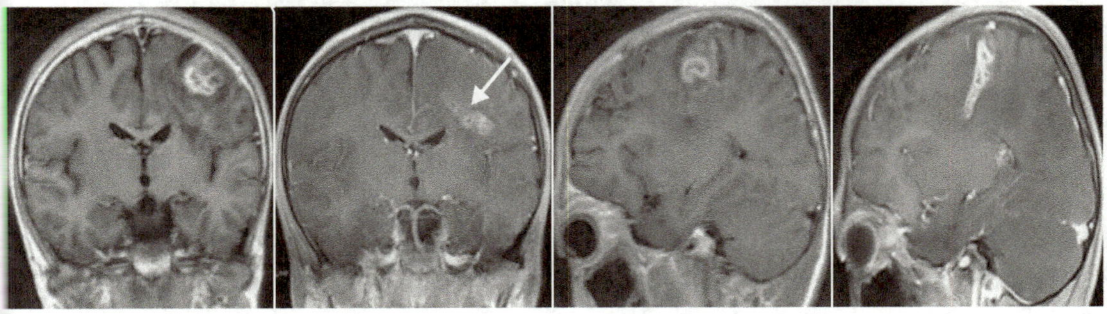

图 14-29　脑裂头蚴病（男，12 岁，头痛、癫痫、右上肢无力）

呈“隧道征”强化，由存活的幼虫迁移引起，致病灶的位置及形态随时间而变化

第五节 其他寄生虫病

阿米巴病是阿米巴原虫引起的寄生虫感染，经粪-口传播，由血行播散进入中枢神经系统。一般有疫区旅游生活史及脑膜脑炎、环形强化。分为溶组织阿米巴、福氏奈格里阿米巴、棘阿米巴（图 14-30、图 14-31）。

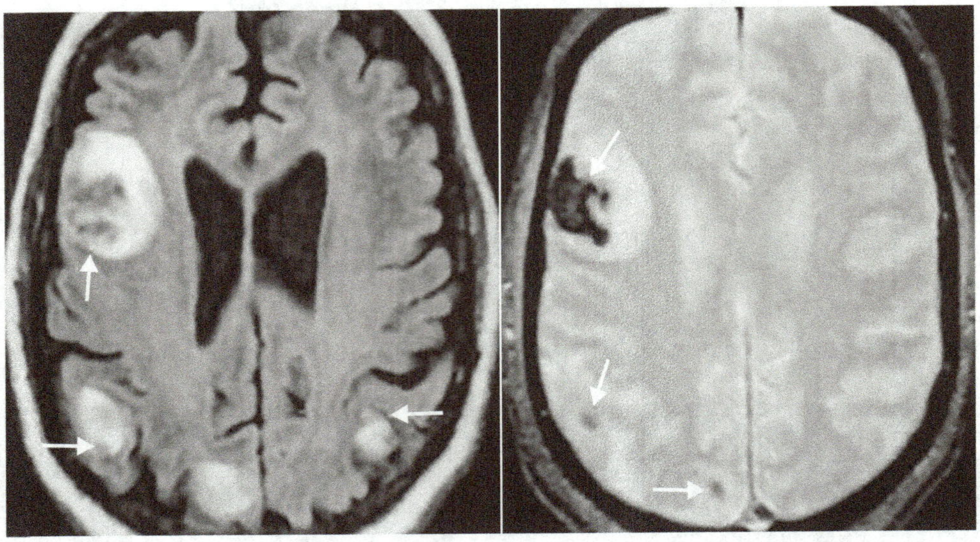

图 14-30 阿米巴病

多发病灶并出血，增强可有部分强化

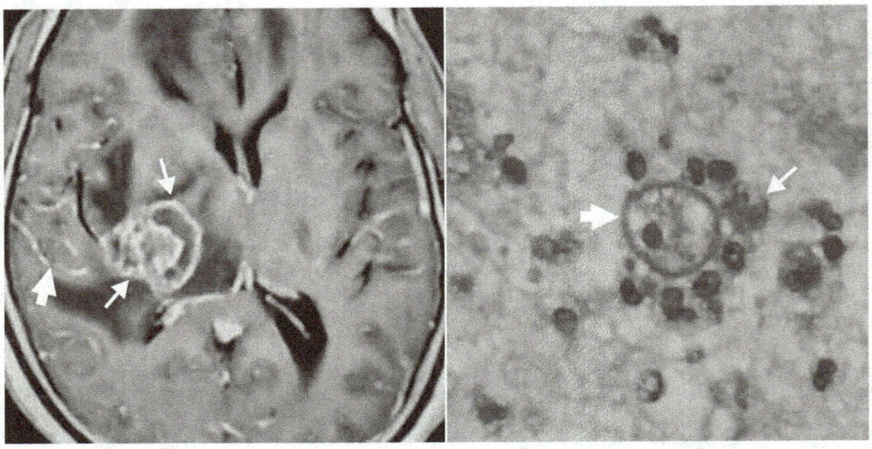

图 14-31 棘阿米巴病

右侧丘脑病灶不均匀强化，柔脑膜强化，阿米巴脑膜脑炎

脑型疟疾（CM）是疟原虫感染红细胞在脑内微血管聚集并堵塞血管，引起多发脑梗死并出血。仅有 2% 的感染患者出现 CM，疟蚊传播，潜伏期 1 ~ 3 周（图 14-32）。

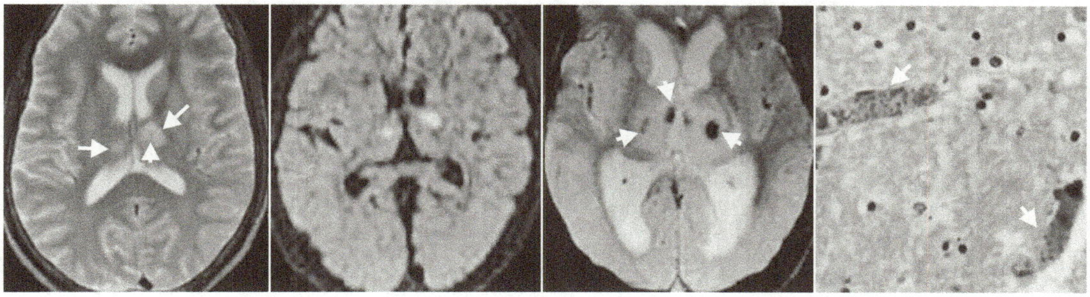

图 14-32　疟疾

双侧丘脑异常信号伴出血，尸检符合多发脑梗死，毛细血管被大量含寄生虫的红细胞堵塞

获得性弓形体病，见于免疫缺陷患者，是中枢神经系统常见机会性感染，病变可单发或多发，环形或结节状强化，周围水肿较明显（图 14-33、图 14-34）。

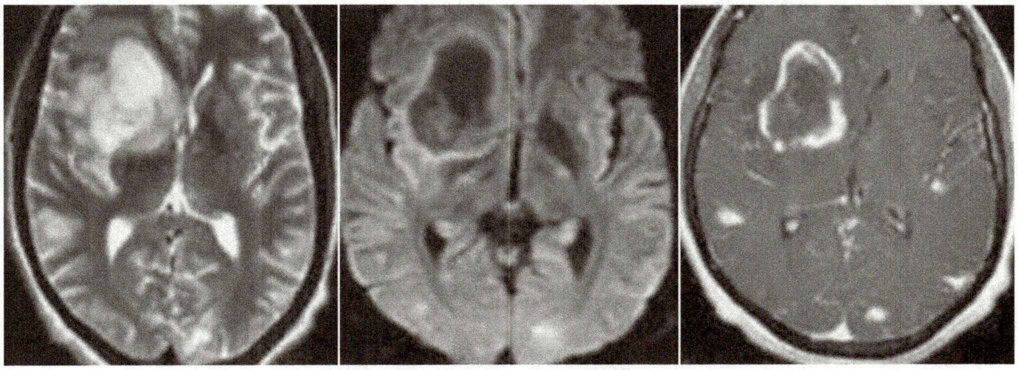

图 14-33　HIV 合并弓形体病

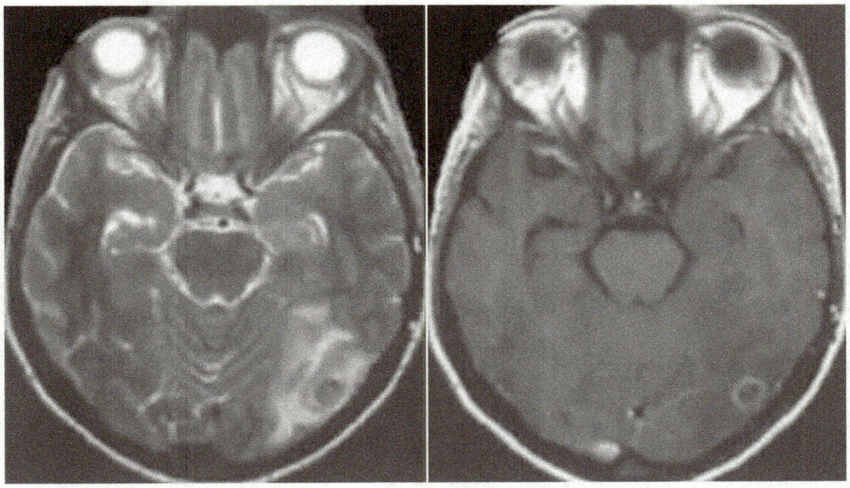

图 14-34　获得性弓形体病

第十五章　颅脑外伤

第一节　皮下及帽状腱膜下血肿

头皮自外向内依次为皮肤、浅筋膜或皮下组织、帽状腱膜及其下方疏松结缔组织、颅骨外膜，支下血肿（皮下脂肪浅层）、帽状腱膜下血肿（位于帽状腱膜与颅骨外膜之间，可广泛累及额区至枕区，可跨越颅缝）、骨膜下血肿（局限于 1 块颅骨范围）（图 15-1、图 15-2）。

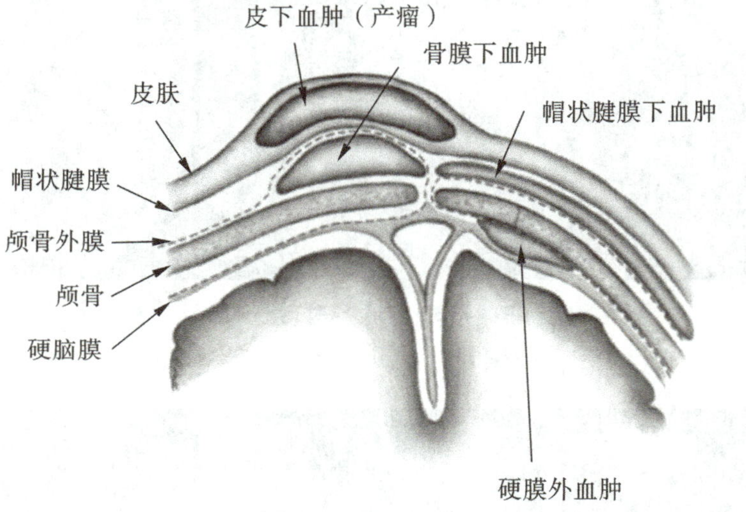

图 15-1　头皮及颅骨解剖

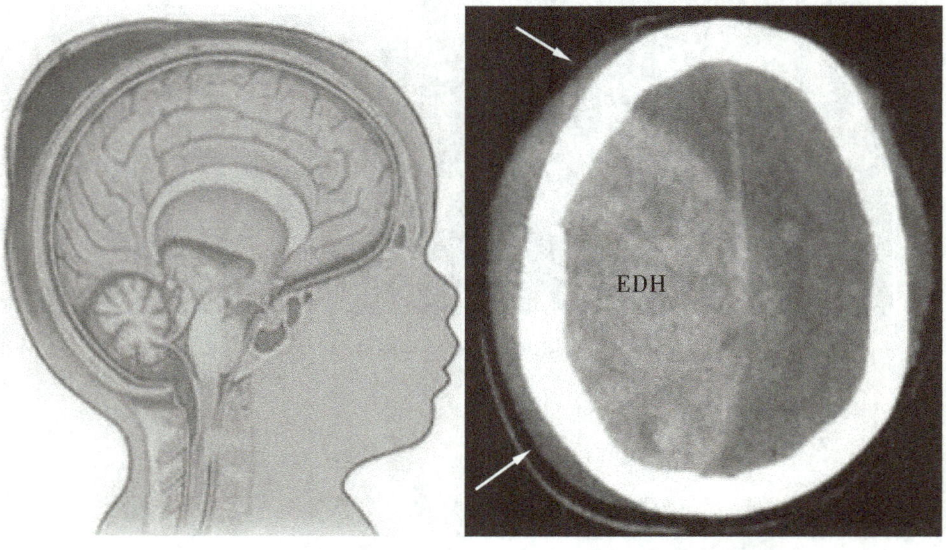

图 15-2　右额颞顶区颅外广泛新月形高密度影（2 个白箭头）

系帽状腱膜下血肿（前图模式图，后图 CT 图），合并巨大硬膜外血肿（EDH），左额叶小血肿（男，59 岁，机动车伤）

第二节　硬膜外及硬膜下血肿

硬膜外血肿(EDH)及硬膜下血肿(SDH)见图15-3～图15-5。

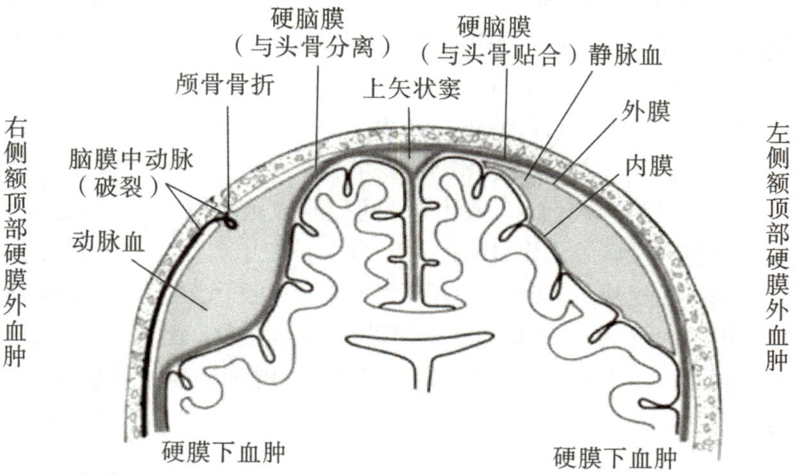

图15-3　硬膜外血肿及硬膜下血肿模式

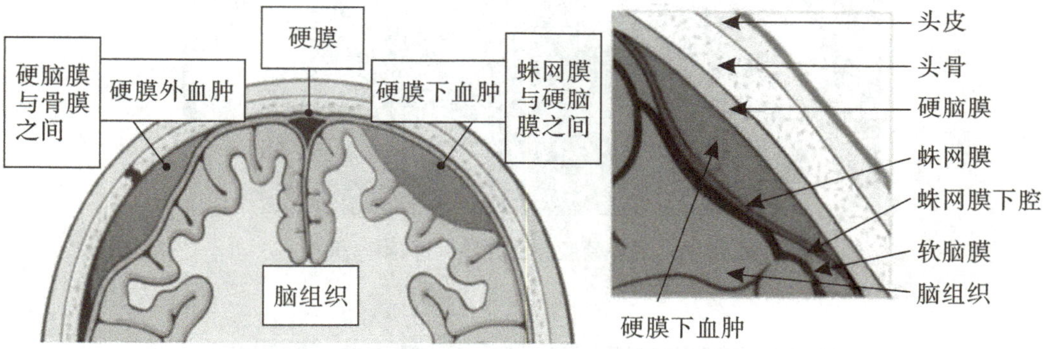

图15-4　硬膜外血肿、硬膜下血肿模式

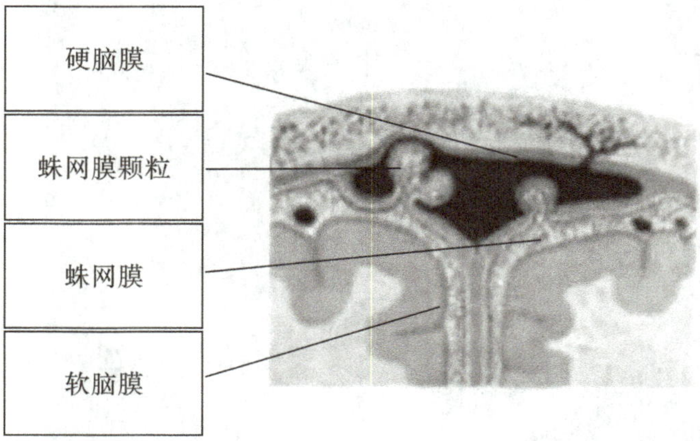

图15-5　脑的被膜分层

硬膜外血肿是位于颅骨内板与硬脑膜之间的血肿，好发于幕上半球凸面，约占外伤性颅内血肿的30%，其中大部分属于急性血肿，次为亚急性，慢性较少。硬膜外血肿的形成与颅骨损伤有密切关系，骨折或颅骨的短暂变形，撕破位于骨沟的硬脑膜动脉或静脉窦引起出血或骨折的板障出血，90%的硬膜外血肿与颅骨线形骨折有关。硬脑膜和颅板结合极其紧密，分离极其困难，在颅缝结合处尤其紧密，不能分开，只有动脉破裂才能有足够的压力分离硬脑膜和颅板，所以硬膜外血肿必定是动脉出血，多是脑膜中动脉的分支破裂，也只有颅板骨折才能造成动脉管壁的撕裂，因此，硬膜外血肿几乎都伴有骨折，如果骨折不跨越颅缝，血肿肯定不跨越颅缝，可跨越中线（可跨越硬膜返折如大脑镰和天幕，但不跨越硬膜附着点如颅缝），多呈梭形，急性期 CT 都是高密度。

硬膜下血肿，多来源于桥静脉出血，静脉的压力低，出血量可多可少，可以慢性，密度可以高，可以低，可以由于反复发作，密度不均，可以有液-液平，多呈新月形。由于位于硬膜下，所以跨越颅缝很常见（可跨越颅缝，覆盖整个大脑半球表面，扩展至半球间裂延大脑镰分布，但不能越过中线到对侧），尤其是老年人的慢性出血。多数没有外伤史，即使外伤，也多是先出血压迫造成自己摔倒；急性外伤少量出血时，可以呈梭形，但是吸收很快，而硬膜外血肿很难自行吸收。如骨折同时撕裂硬膜，可以同时出现硬膜外、硬膜下血肿，但此时必定有骨折。急性硬膜下血肿在脑表面呈新月形或半月形 CT 高密度影。慢性硬膜下血肿在颅骨内板下可见一新月形、半月形 CT 混杂密度或等密度影，可有中线移位、脑室受压（图 15-6 ~ 图 15-12）。

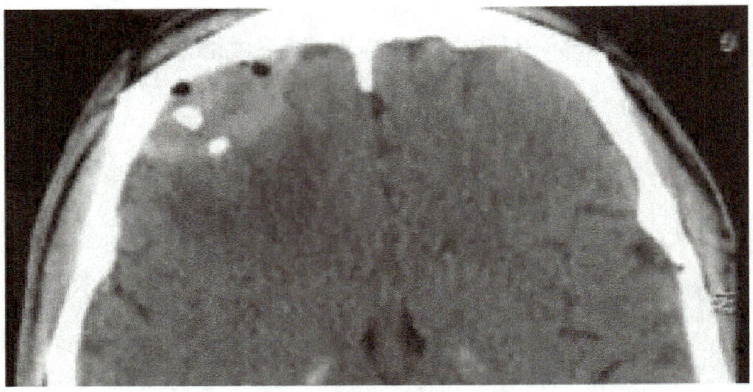

图 15-6　右侧硬膜外血肿并骨折、颅内积气

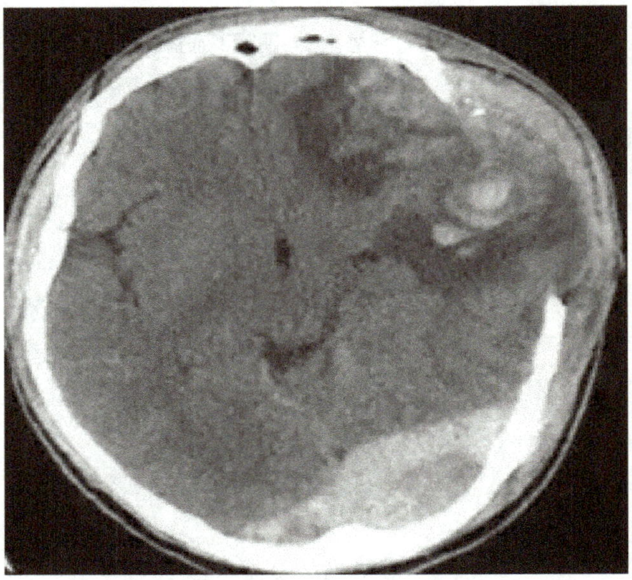

图 15-7　枕部血肿跨越中线大脑镰附着部

说明其位于硬膜外，是硬膜外血肿

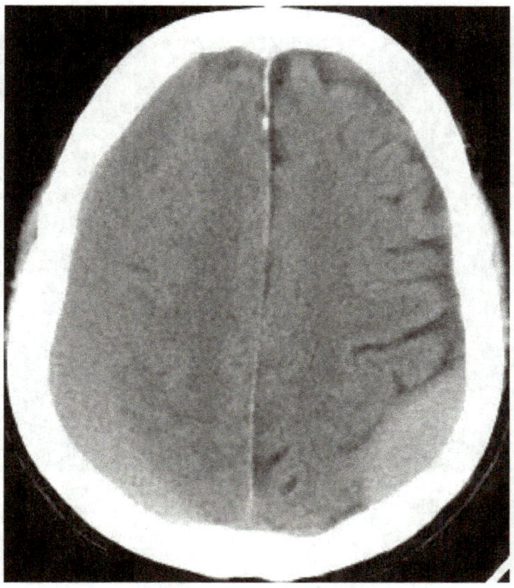

图 15-8　左侧硬膜外血肿

呈梭形，内缘光滑锐利，较为局限，急性期密度较均一，常有骨折，中线结构移位较轻，不越过冠状缝及人字缝（颅缝），但可越过矢状缝（中线），出血可使硬脑膜自颅骨内板剥离。右侧硬膜下血肿，呈弧形，可越过冠状缝及人字缝（颅缝），但不越过矢状缝（中线），常伴脑挫裂伤

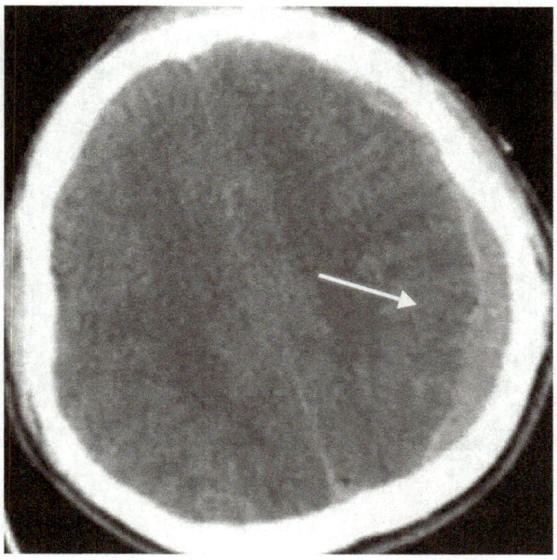

图 15-9　左侧硬膜下血肿

新月形，范围相对广泛，血肿张力感偏低，占位效应相对较明显，不受颅缝限制，但受中线结构限制，不跨越中线

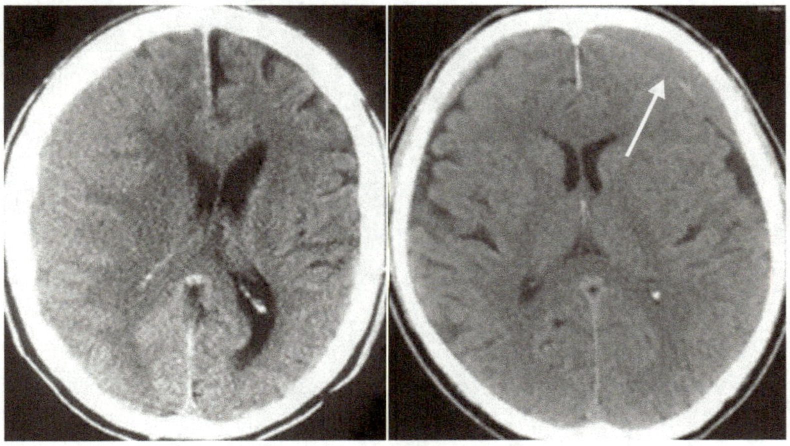

图 15-10　亚急性及慢性硬膜下血肿

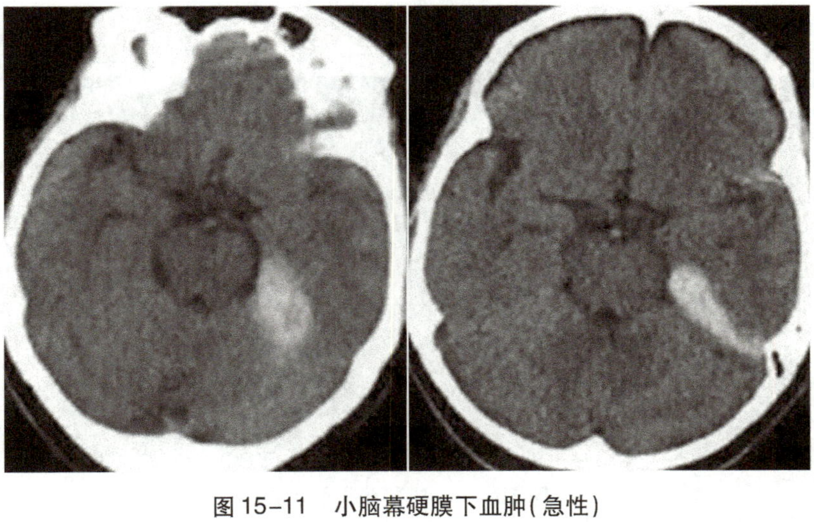

图 15-11　小脑幕硬膜下血肿（急性）

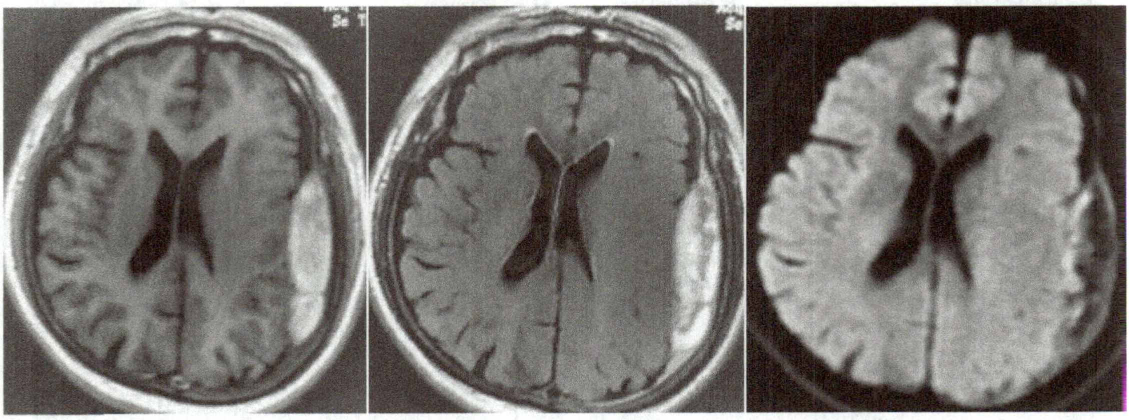

图 15-12 慢性硬膜下血肿

第三节 蛛网膜下腔出血

蛛网膜下腔出血(SAH),是指各种原因引起的脑血管突然破裂,血液流至蛛网膜下腔的统称,可分为自发性和外伤性(图 15-13 ~ 图 15-16)。

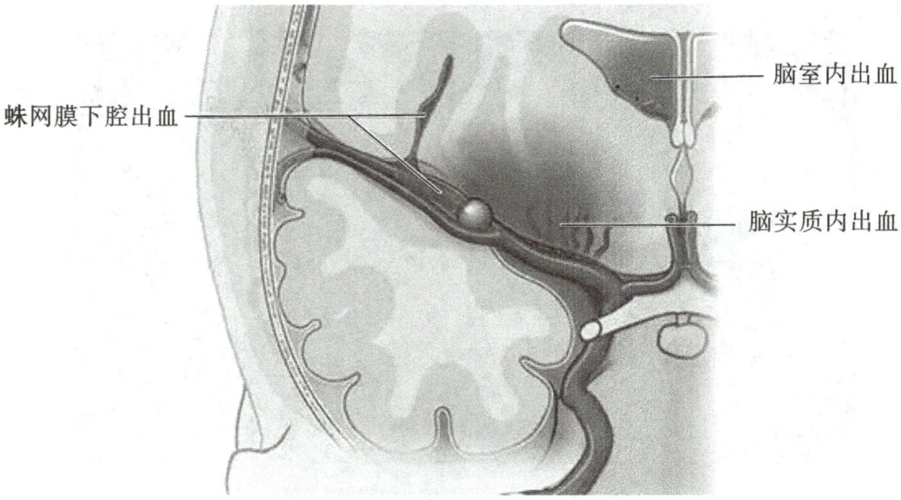

图 15-13 蛛网膜下腔出血模式

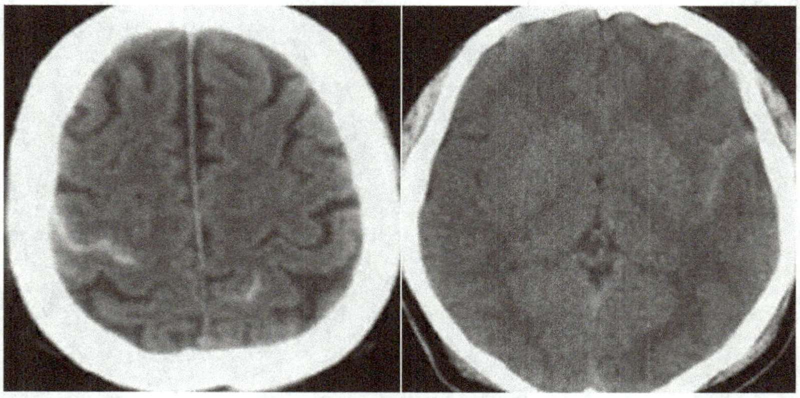

图 15-14 蛛网膜下腔出血

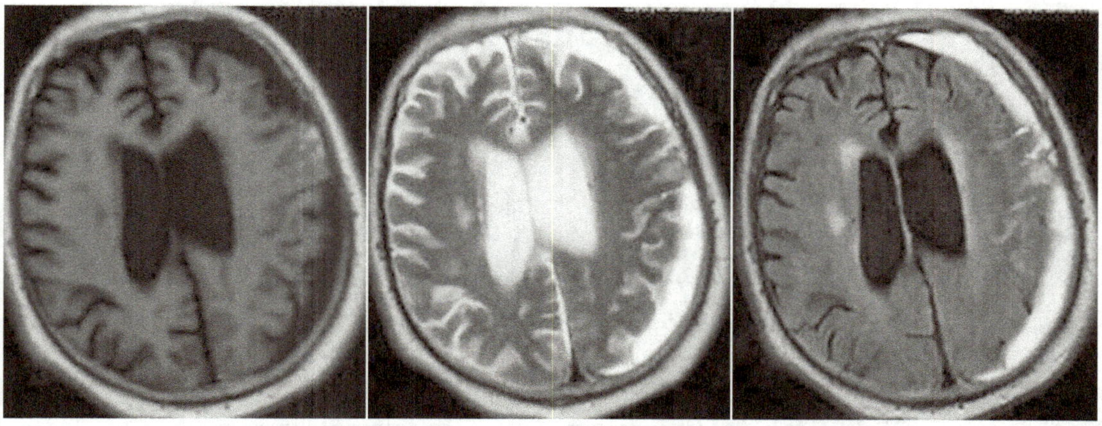

图 15-15　硬膜下、蛛网膜下腔出血

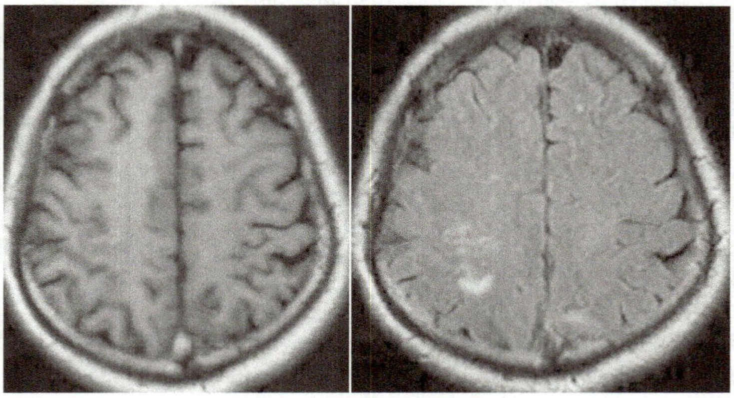

图 15-16　静脉闭塞，蛛网膜下腔出血

第四节　弥漫性轴索损伤及脑挫伤

弥漫性轴索损伤（diffuse axonal injury，DAI），是指外伤对颅脑产生旋转加速度或角加速度，使脑组织内发生剪力作用，导致神经轴索和小血管损伤（图 15-17 ~ 图 15-19），脑挫伤（图 15-20 ~ 图 15-22）。

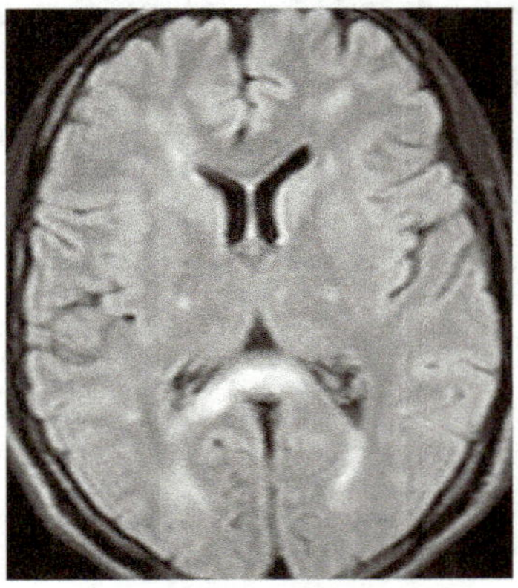

图 15-17　弥漫性轴索损伤（1）

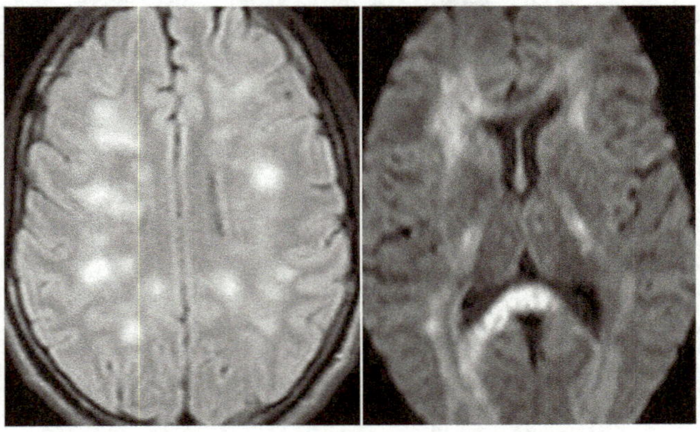

图 15-18　弥漫性轴索损伤（2）（男性，22 岁，车祸后意识不清）

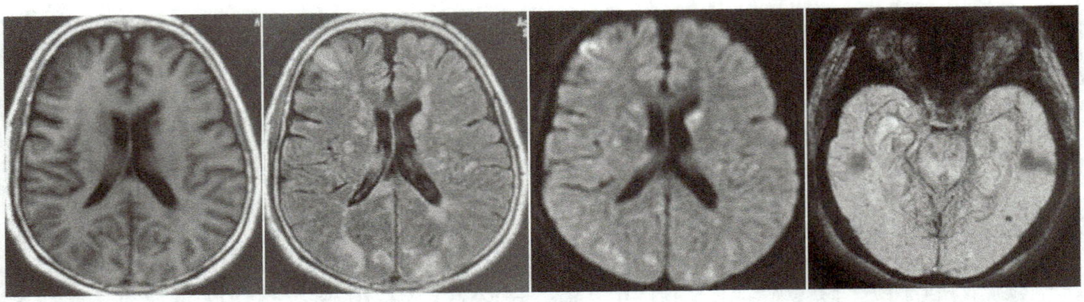

图 15-19　弥漫性轴索损伤(3)

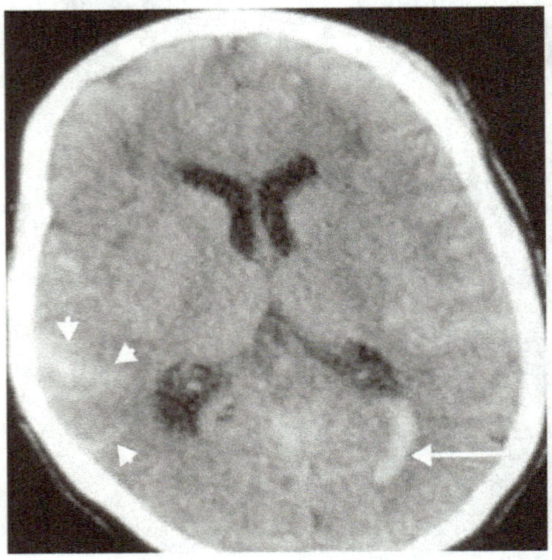

图 15-20　外伤左额叶挫伤

左侧脑室后角出血,右侧蛛网膜下腔出血

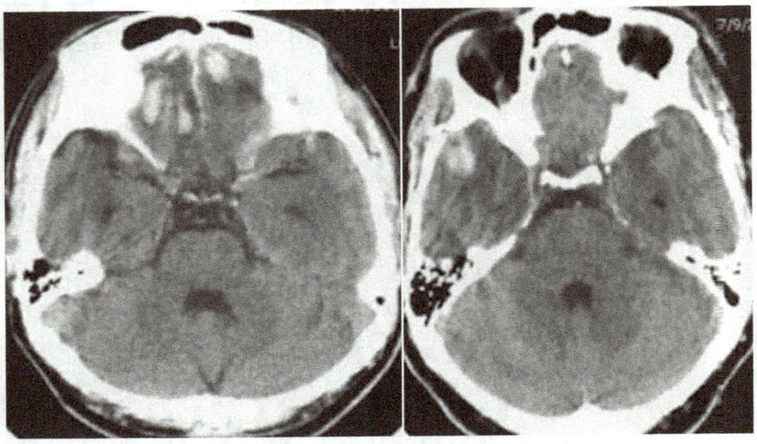

图 15-21　额颞叶脑挫伤(周围可见水肿)

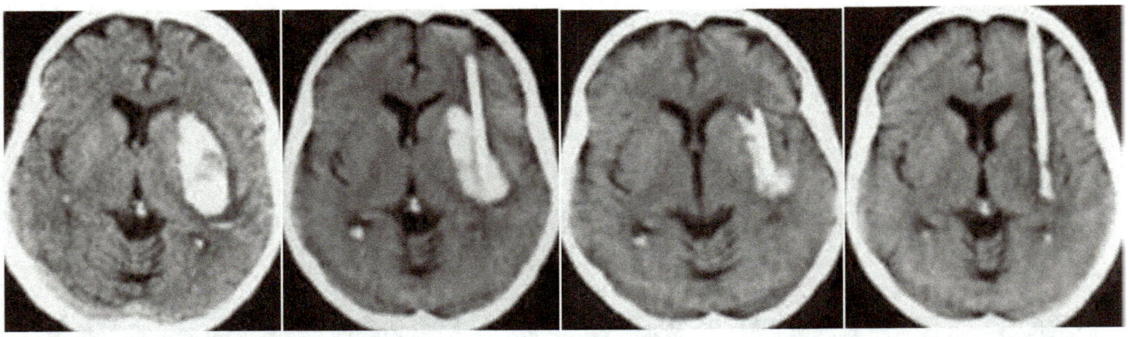

图 15-22　立体定向微创治疗颅内血肿前后

第五节　脑　疝

颅腔被小脑幕分为幕上腔和幕下腔，幕上腔又被大脑镰分为左右两部分。当这 3 个腔隙有压力梯度存在时,可导致脑组织移位形成脑疝(图 15-23 ~ 图 15-33)。

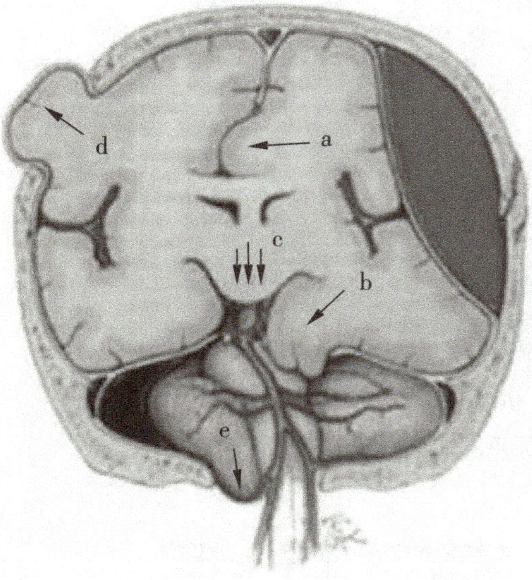

图 15-23　脑疝(1)

a. 大脑镰下疝(扣带回疝)　b. 小脑幕裂孔疝(颞叶钩回疝)　c. 下行性小脑幕疝　d. 颅外疝　e. 枕骨大孔疝(小脑扁桃体疝)

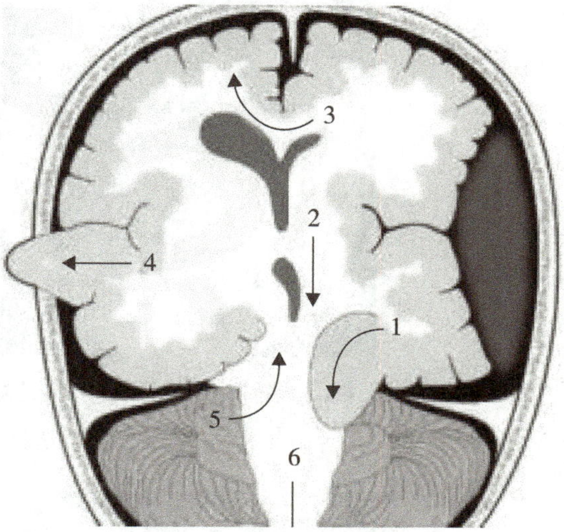

图 15-24　脑疝(2)

1. 小脑幕切迹疝(颞叶钩回疝)　2. 中央疝　3. 大脑镰下疝　4. 颅外疝　5. 逆向疝　6. 枕骨大孔疝

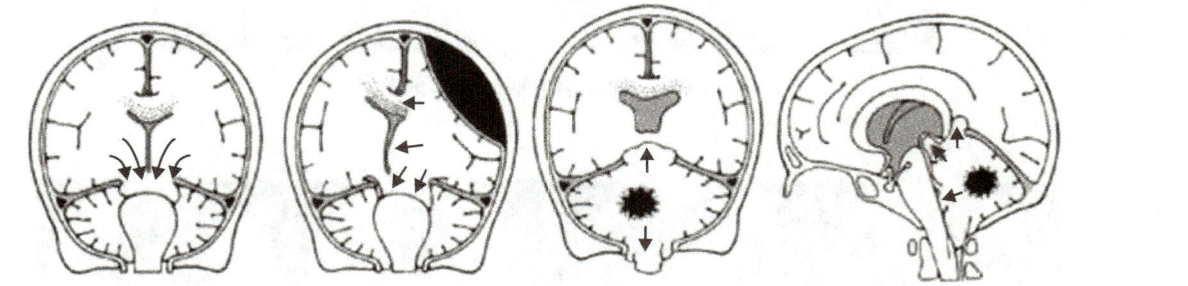

图 15-25　脑疝(3)

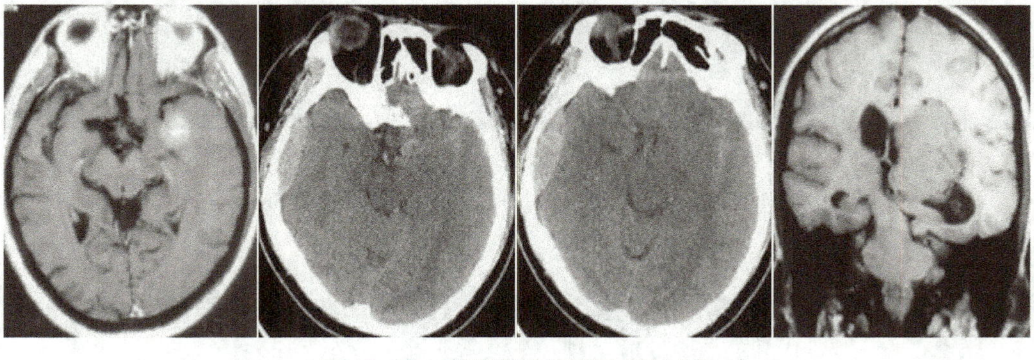

图 15-26　颞叶钩回疝(鞍上池缺角)

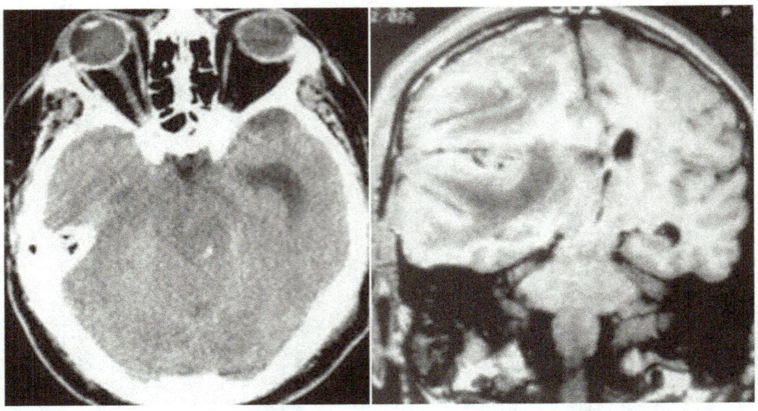

图 15-27　颞叶钩回疝(对侧颞角增宽,同侧环池增宽)

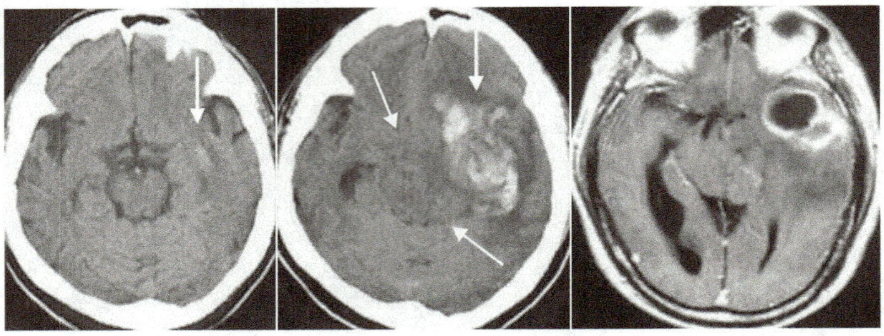

图 15-28　颞叶钩回疝(对侧颞角增宽)

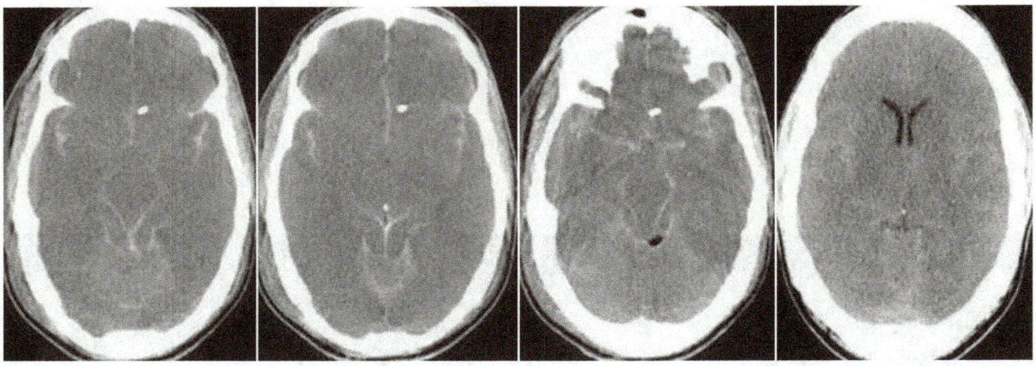

图 15-29　天幕裂孔上疝(1)

A. 陀螺状外观　B. 双侧环池变窄　C. 四叠体池充满　D. 不露齿的微笑征象

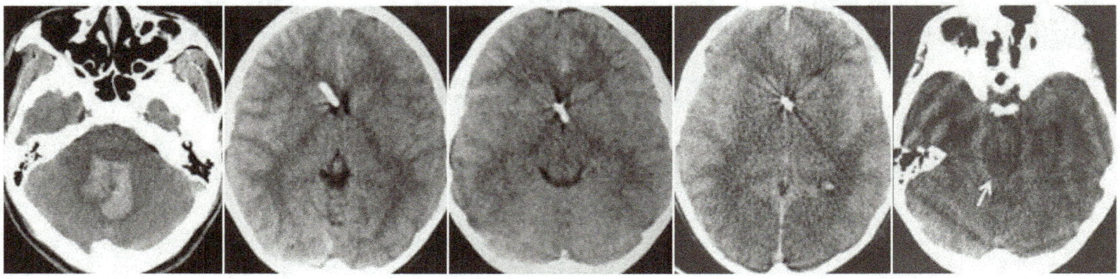

图 15-30　天幕裂孔上疝(2)

分别为第一天、第二天的四叠体池及环池

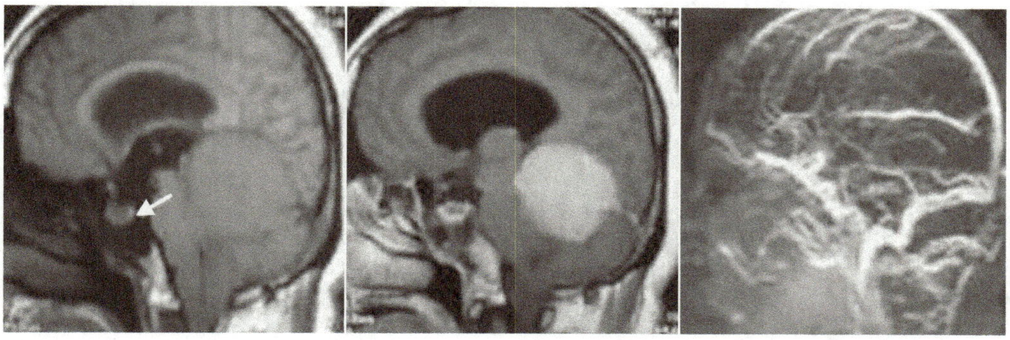

图 15-31　天幕裂孔上疝致脑积水

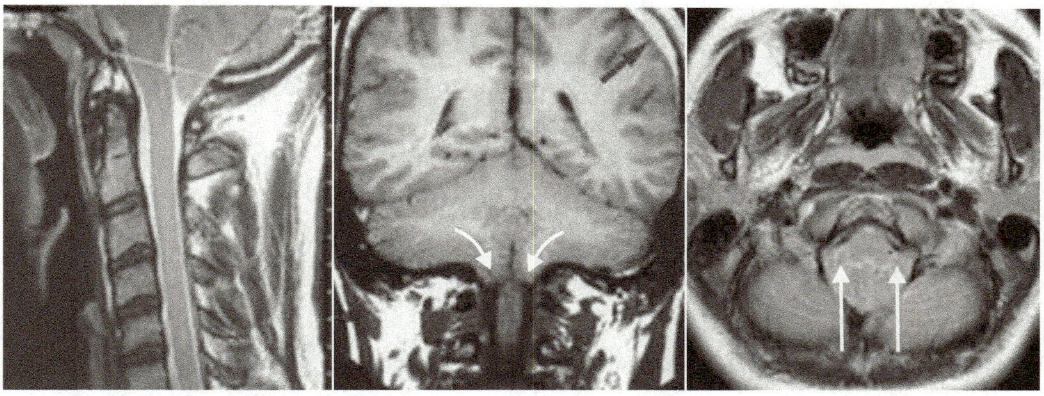

图 15-32　枕骨大孔疝

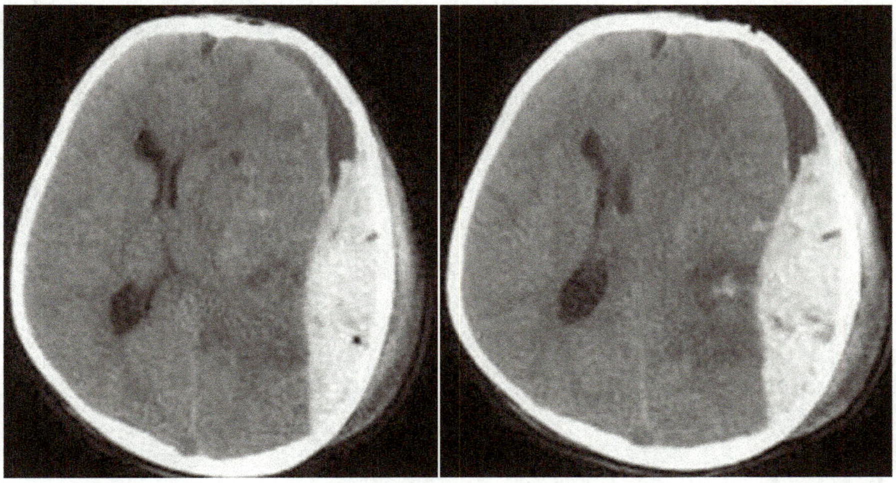

图 15-33　外伤脑挫伤、硬膜外血肿引起脑疝

第十六章　脑神经

脑神经见图 16-1 ~ 图 16-63。

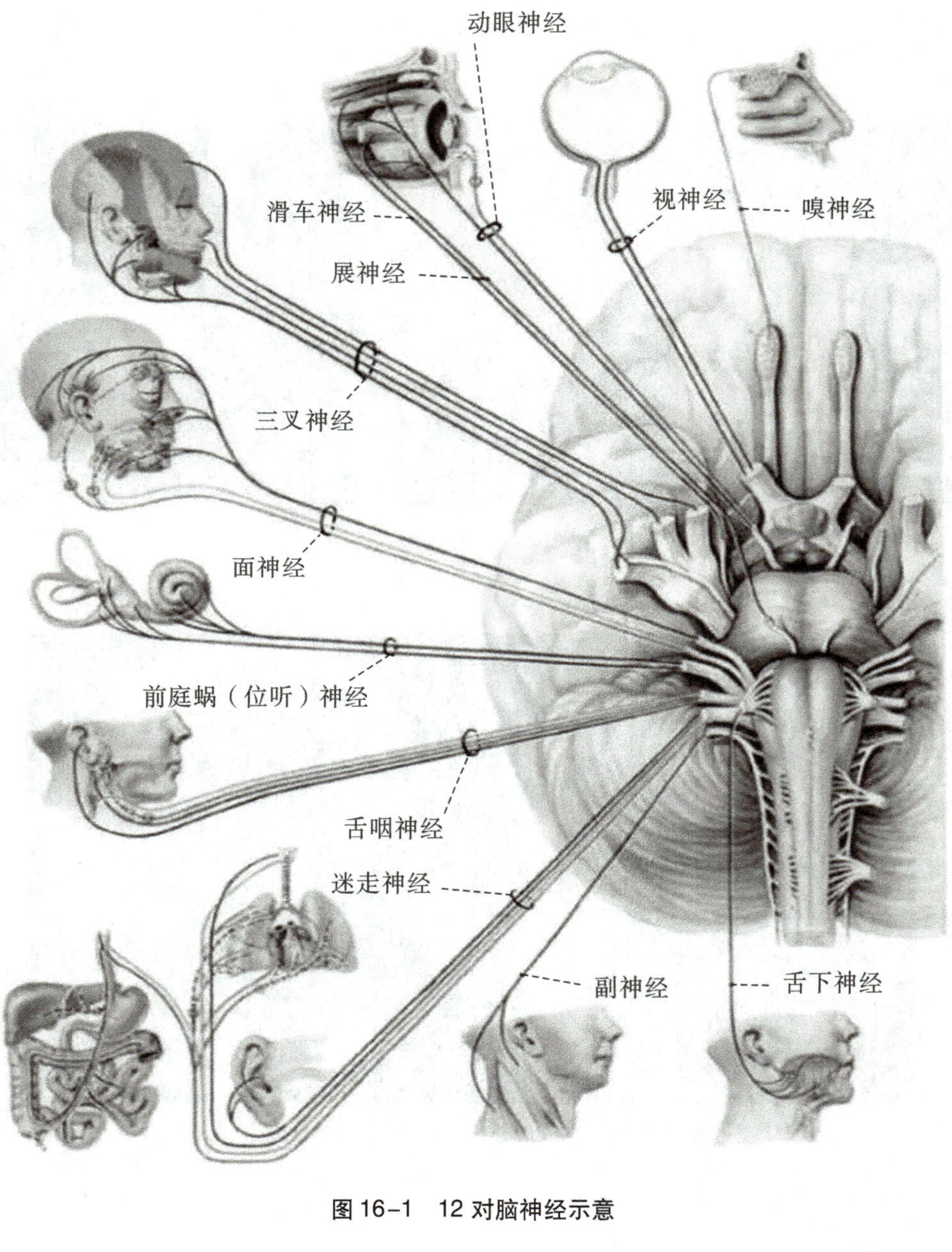

图 16-1　12 对脑神经示意

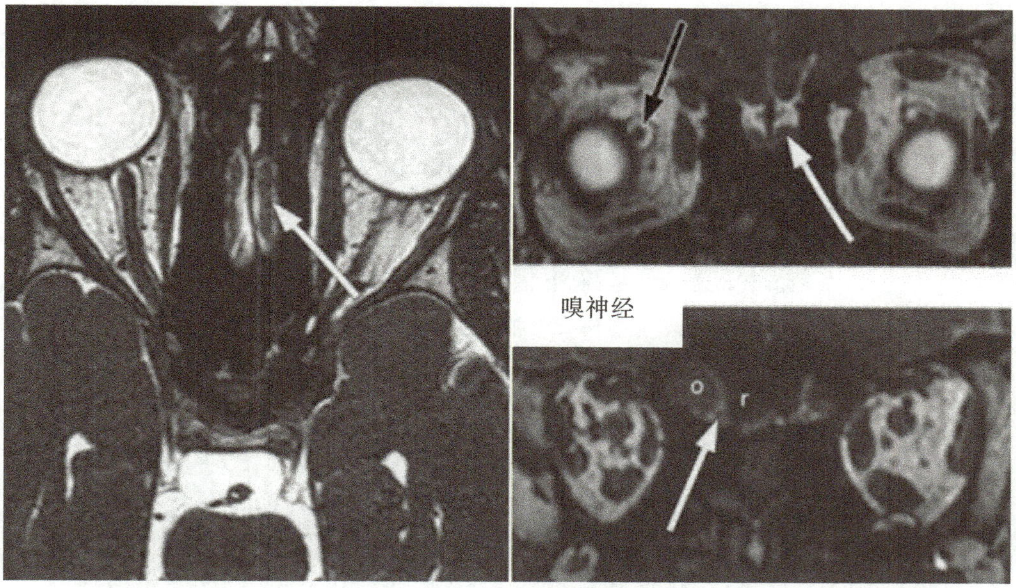

图 16-2　嗅神经(白箭头)

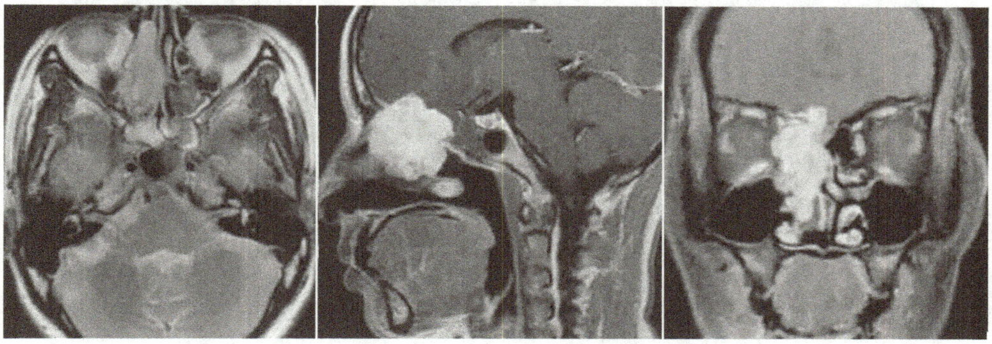

图 16-3　嗅神经母细胞瘤(女,43 岁)

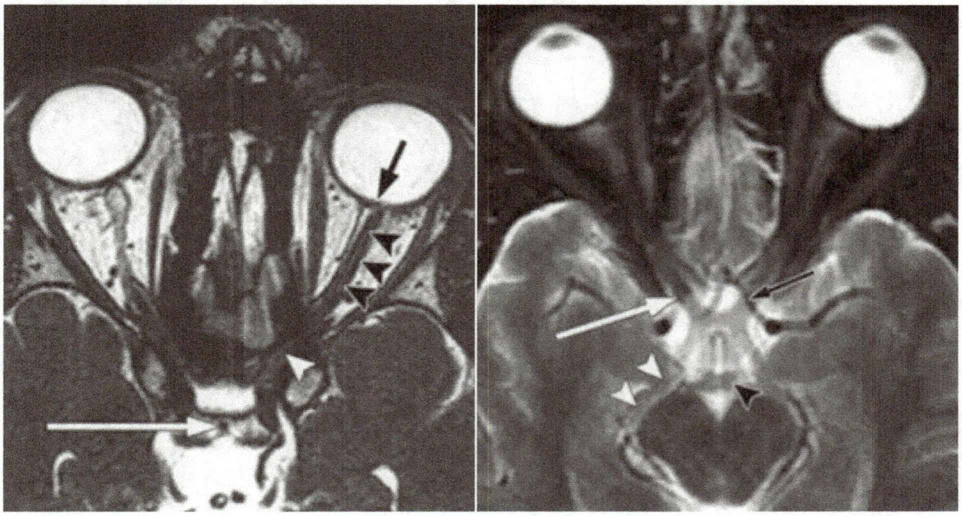

图 16-4　视神经分 4 段(球内段、眶内段、管内段、脑池段)

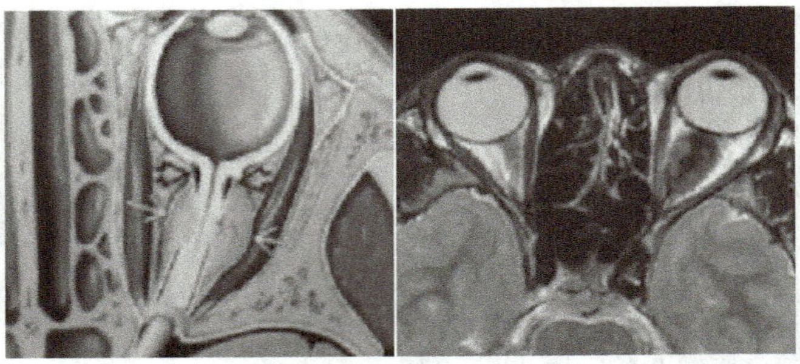

图 16-5　视神经脑膜瘤

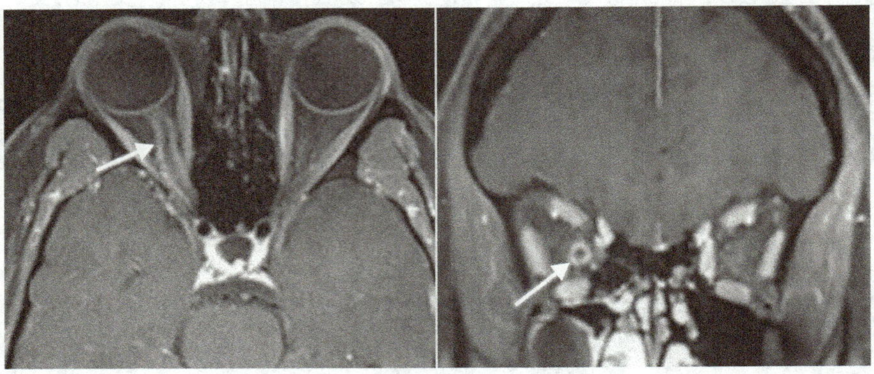

图 16-6　视神经鞘脑膜瘤（视神经双轨征）

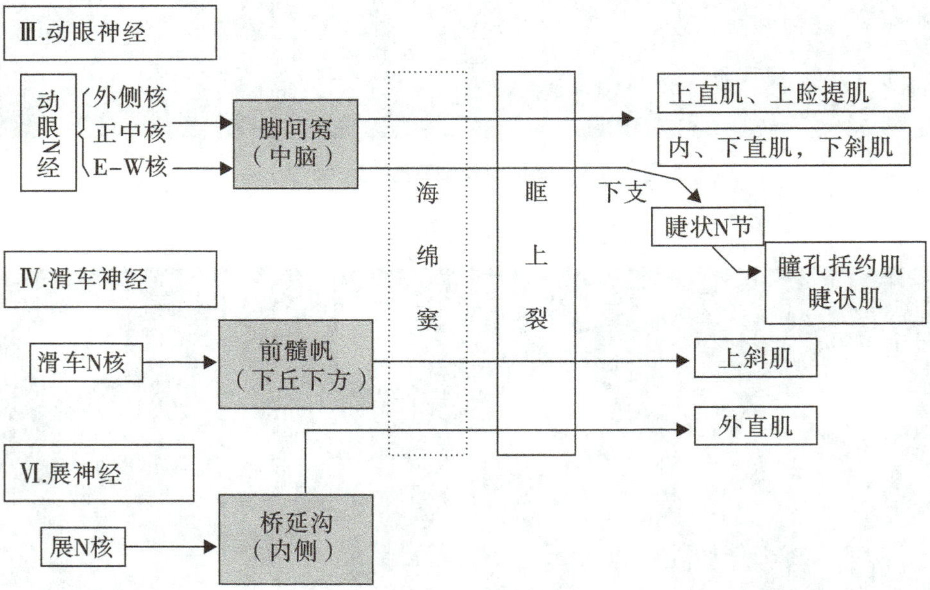

图 16-7　动眼神经、滑车神经及展神经眼肌支配

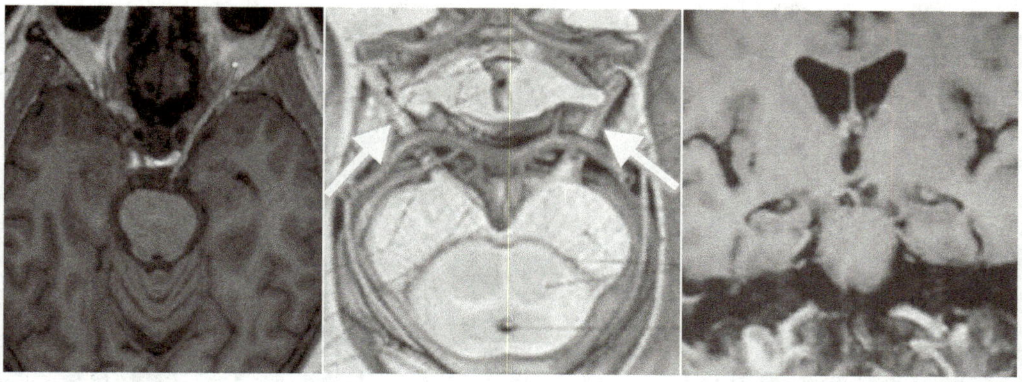

图 16-8　动眼神经

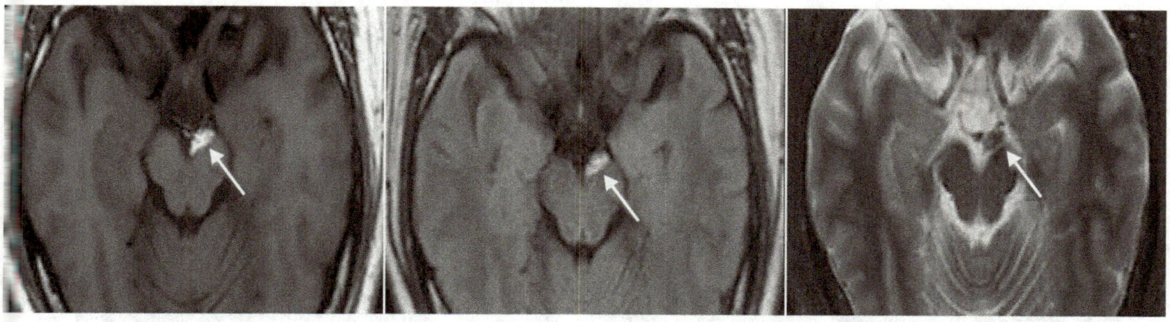

图 16-9　脚间池左侧动眼神经起始部脂肪瘤

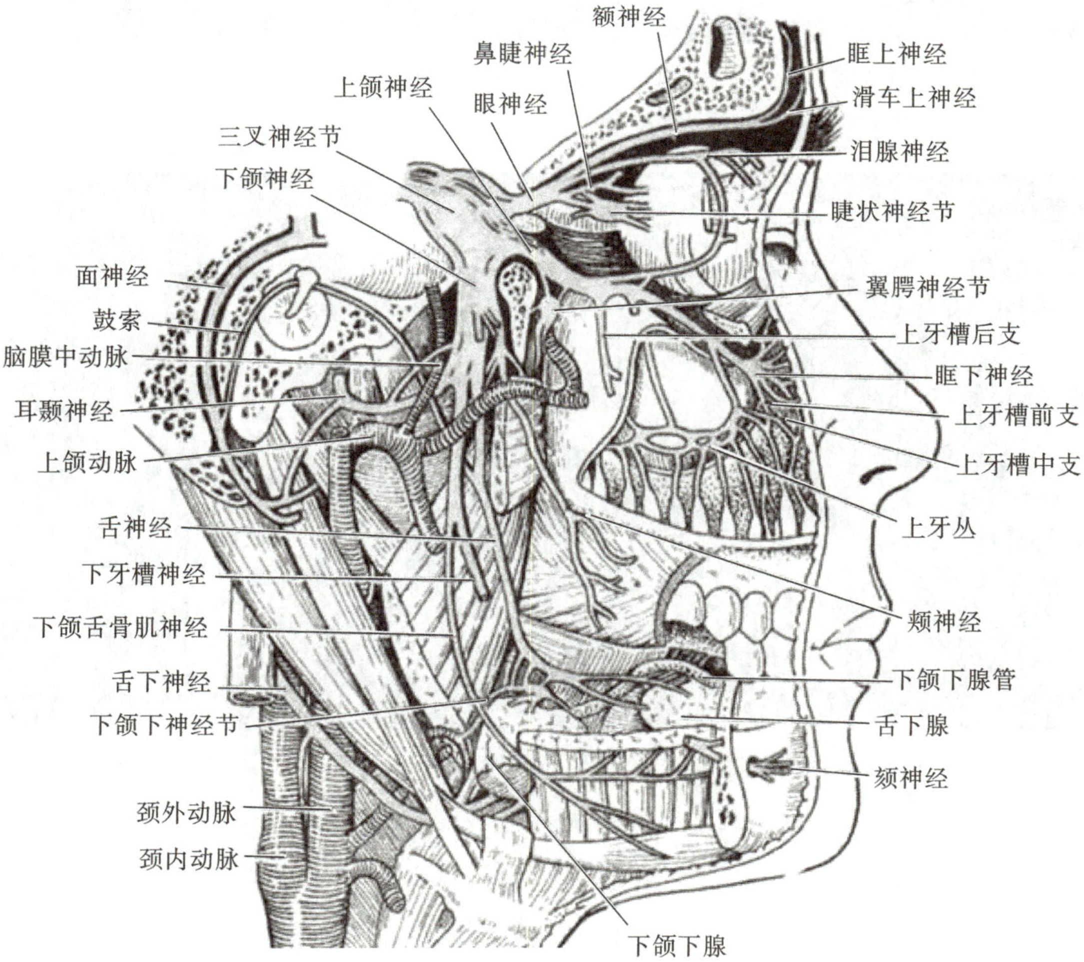

图 16-10　三叉神经及面神经

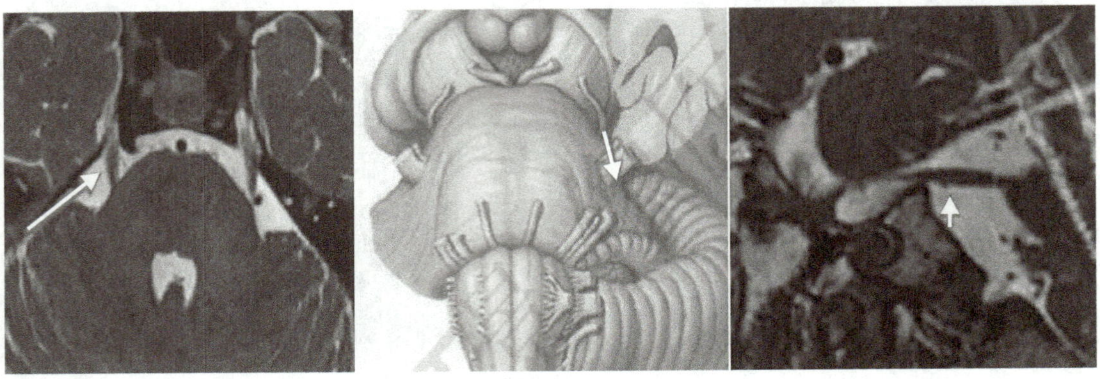

图 16-11　三叉神经

由脑桥发出，在 Meckel 腔的底部形成三叉神经节，分出三支，眼神经（眶上裂）、上颌神经（圆孔）、下颌神经（卵圆孔）

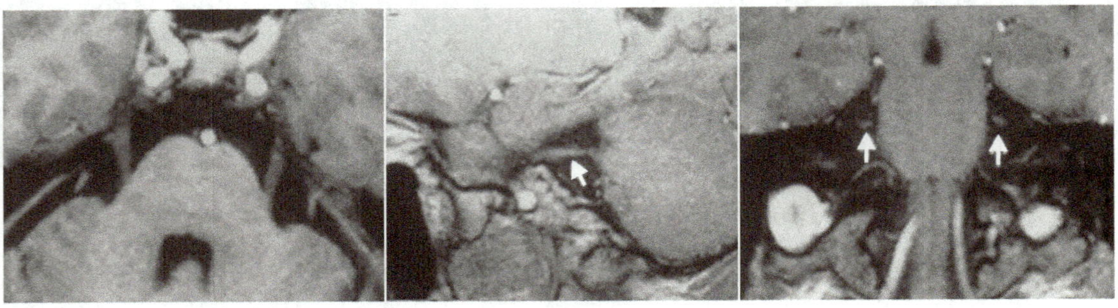

图 16-12　正常三叉神经 MRI

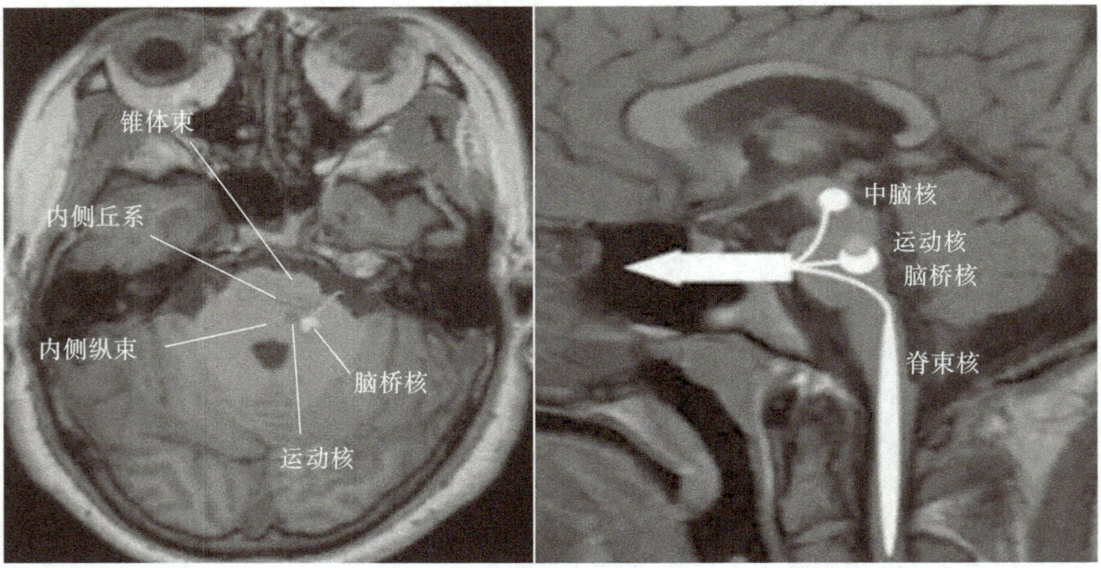

图 16-13　三叉神经核团

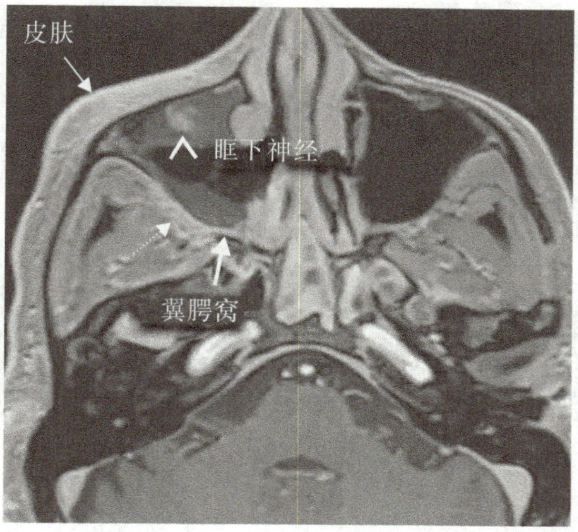

图 16-14 局部大肠杆菌感染继发三叉神经炎（V2）

女，47 岁，发热、右侧面部感觉减退 2 d，增强 MRI 见右侧上颌窦炎，翼腭窝、V2 分布区皮肤和皮下组织异常信号，右侧上颌神经分支眶下神经异常强化

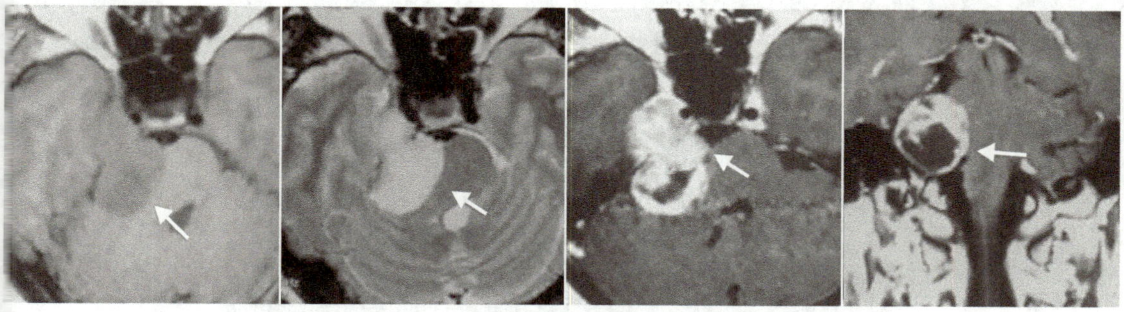

图 16-15 2 例三叉神经痛，三叉神经鞘瘤

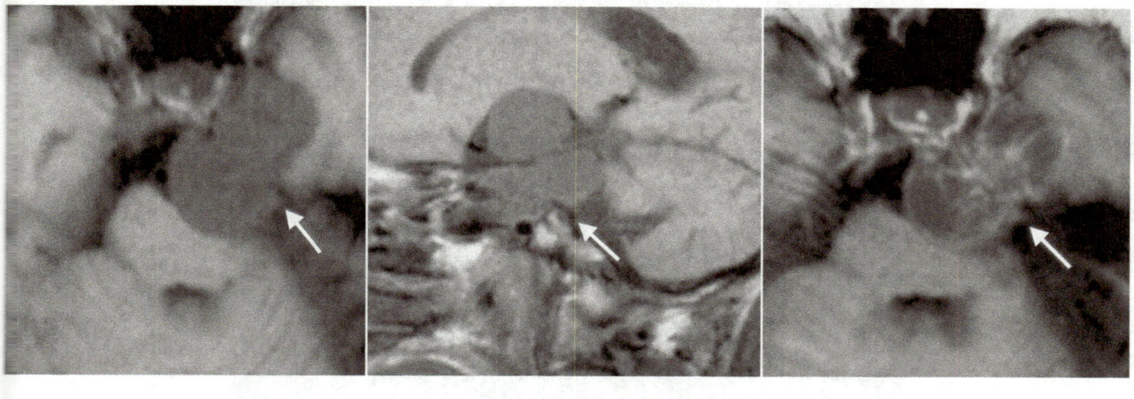

图 16-16 囊性三叉神经鞘瘤

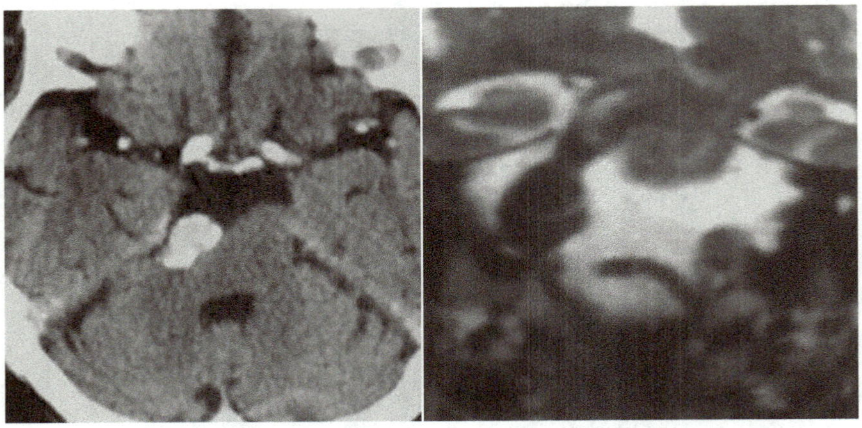

图 16-17　三叉神经痛，梭形动脉瘤

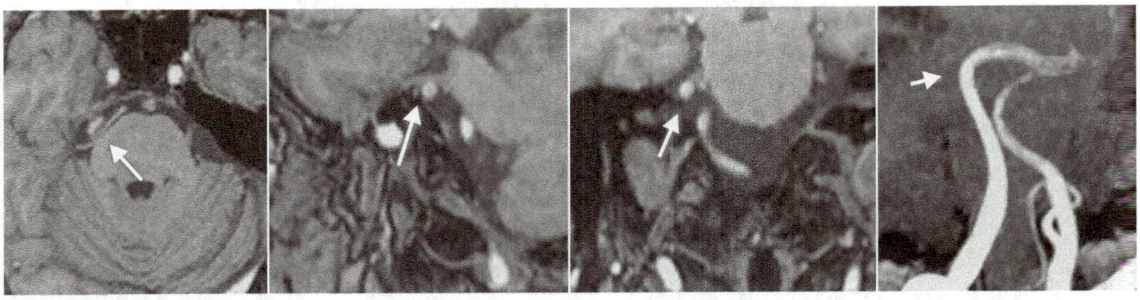

图 16-18　椎动脉迂曲压迫三叉神经 REZ 段

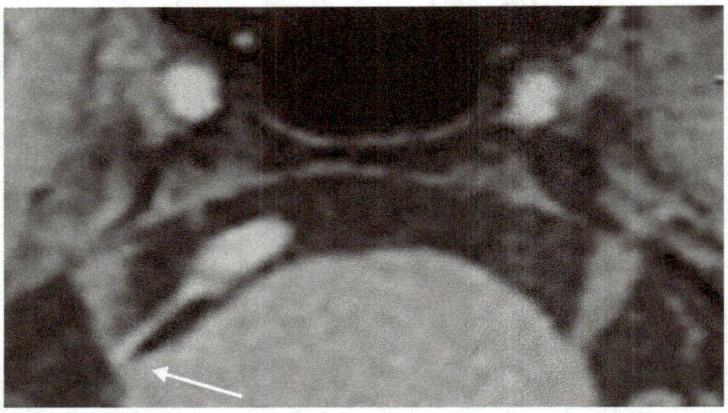

图 16-19　右侧 AICA 压迫三叉神经 REZ 段导致轻度推移

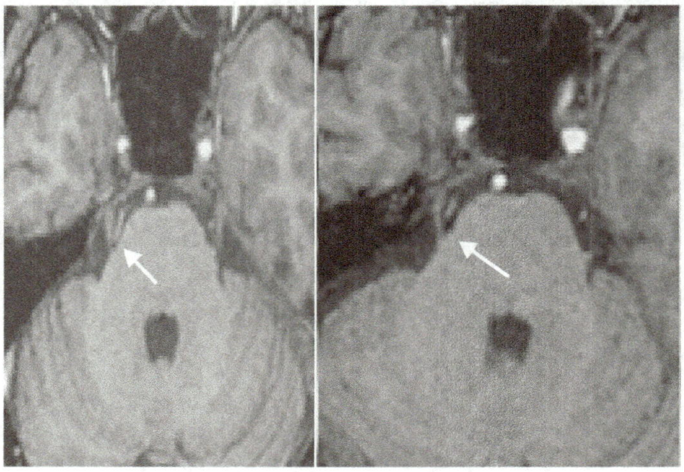

图 16-20　右三叉神经受压手术（前后）

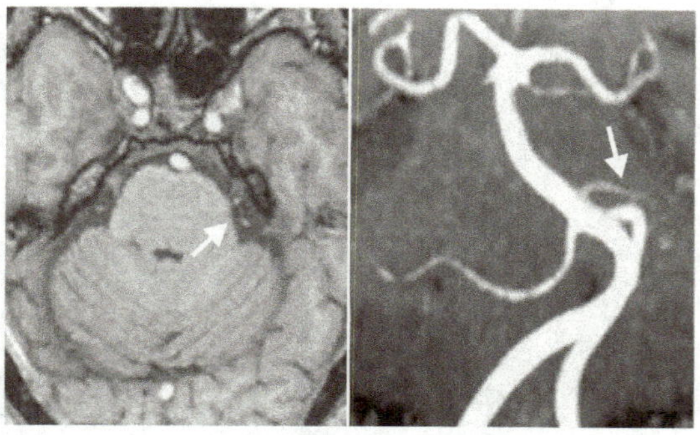

图 16-21　左三叉神经痛(责任血管,左 AICA)

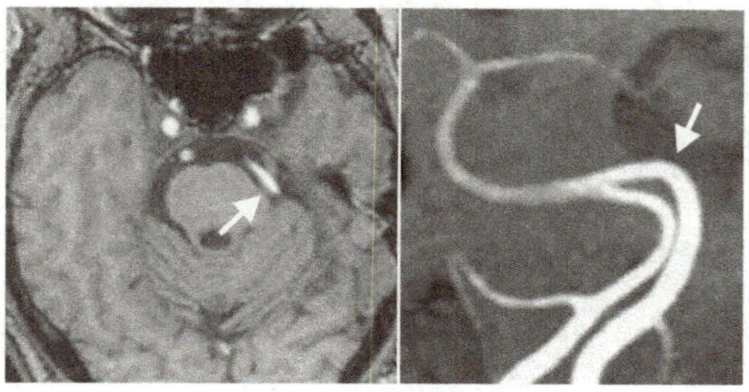

图 16-22　左三叉神经痛(责任血管,左椎动脉)

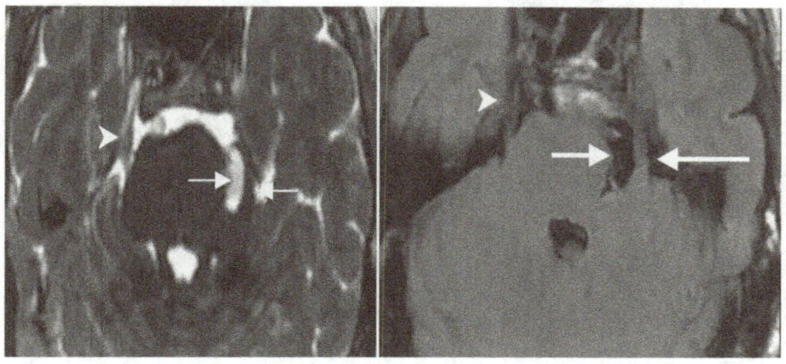

图 16-23　三叉神经痛(男,55 岁)

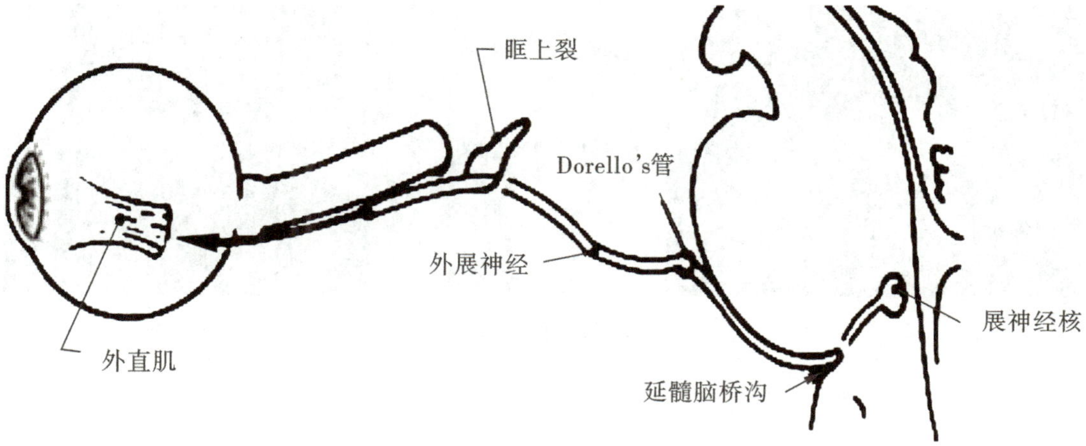

图 16-24　外展神经走形

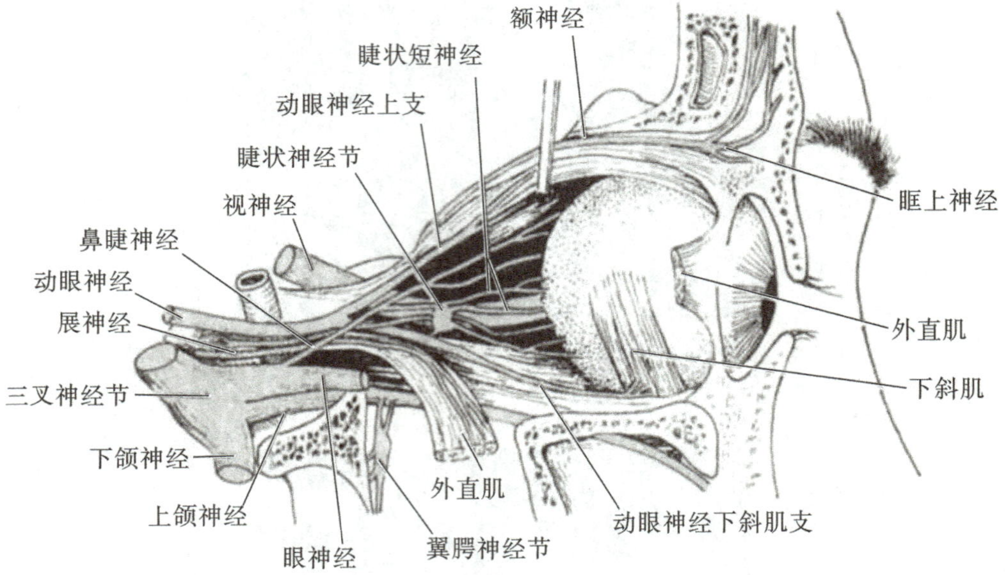

图 16-25 动眼神经、三叉神经、展神经

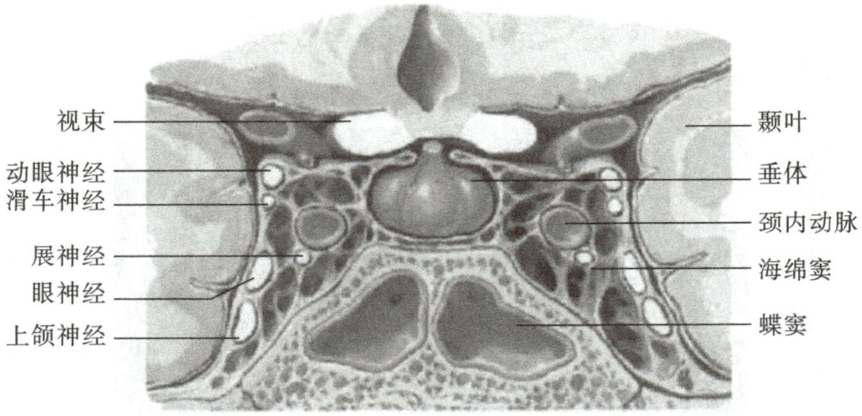

图 16-26 海绵窦区及神经走形(动眼神经,滑车神经,三叉神经 1、2 支,展神经)

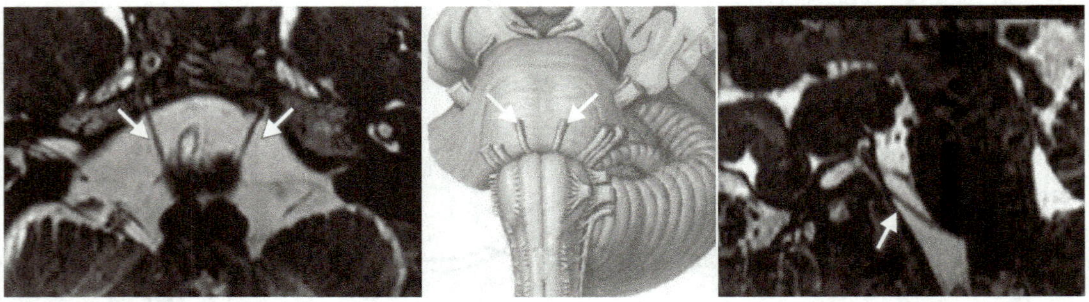

图 16-27 外展神经(1)

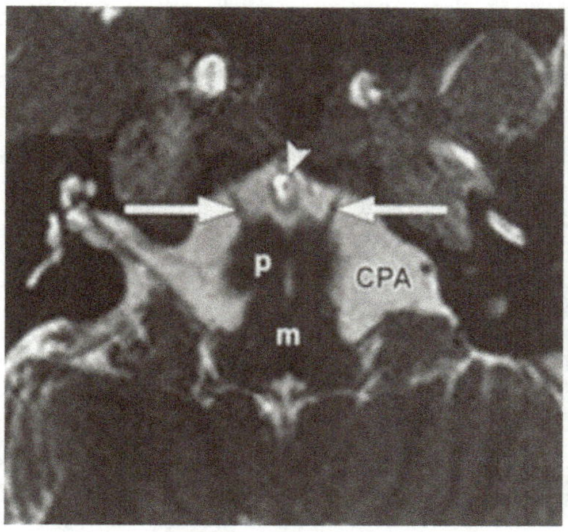

图 16-28 外展神经(2)

起自脑桥腹侧延髓沟近中线处(长箭头)

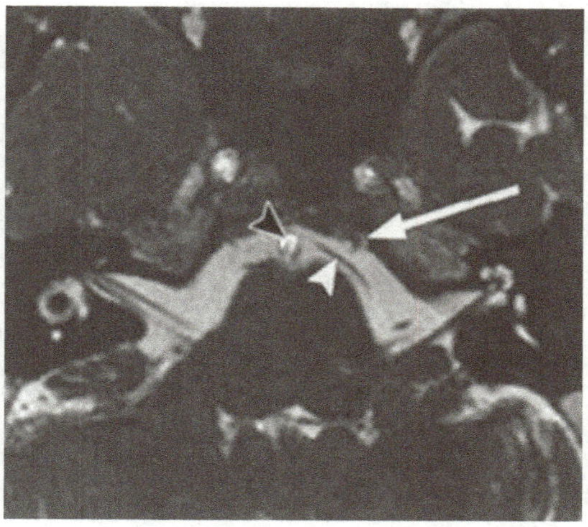

图 16-29 外展神经(3)

外展神经(长箭头)从小脑前下动脉(白箭头)前方或后方上行

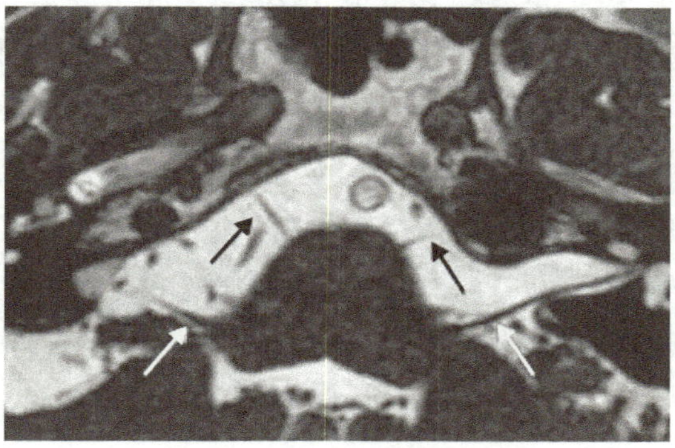

图 16-30 轴位 T2WI 图像

显示第六对脑神经自延髓脑桥沟中部出脑(黑箭头),面神经和前庭蜗神经在脑桥延髓结合部融合(白箭头)

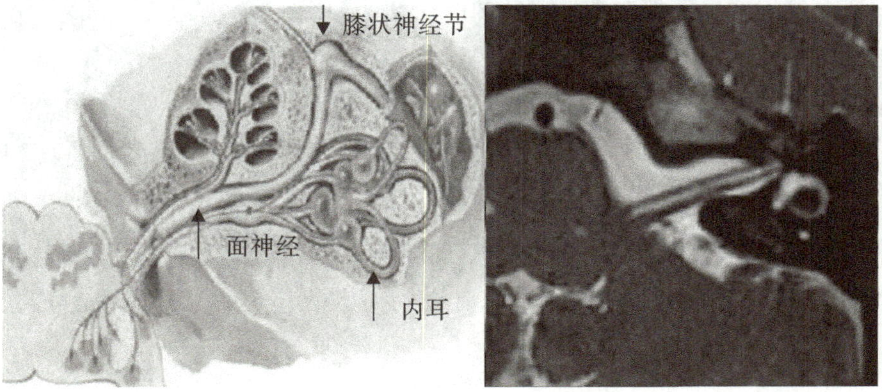

图 16-31 面神经走形

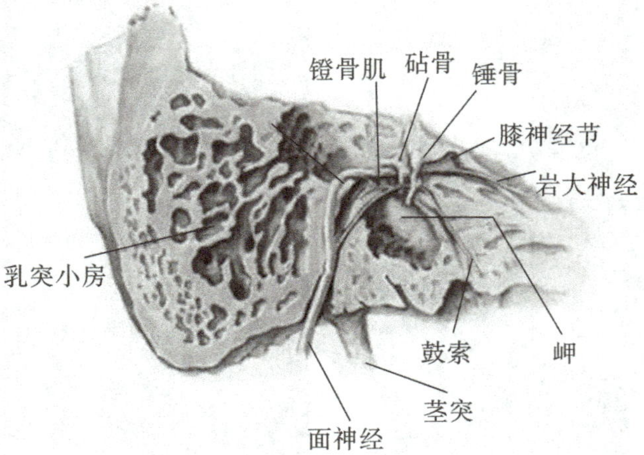

图 16-32 面神经及面神经管

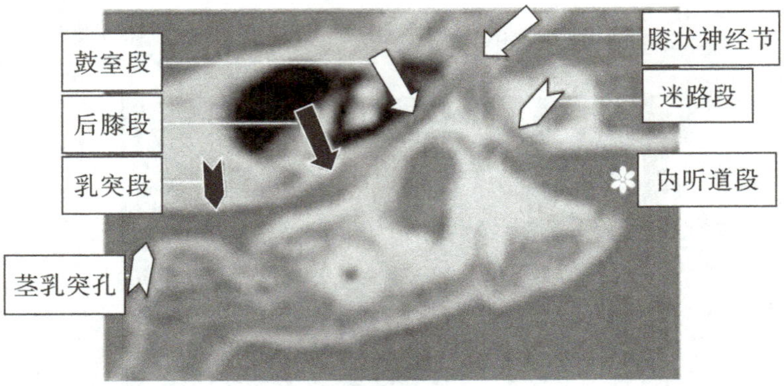

图 16-33 面神经分段

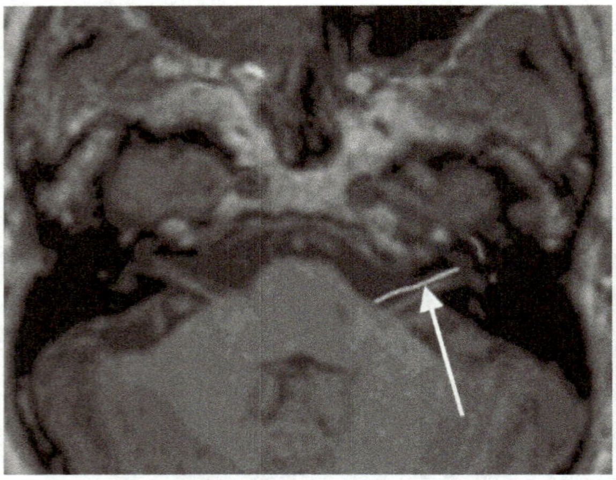

图 16-34 面神经内听道段(颅内段)

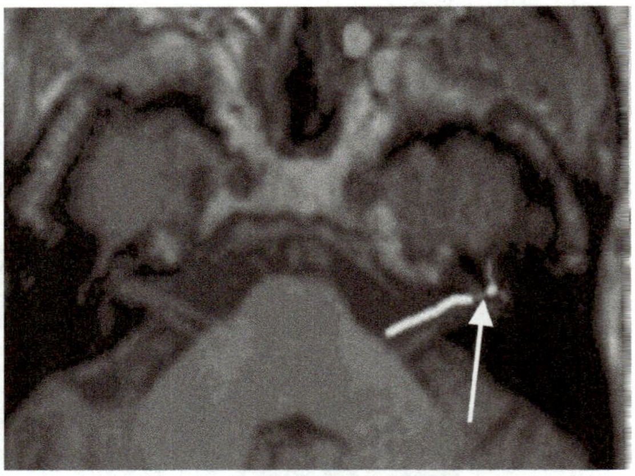

图 16-35 面神经迷路段

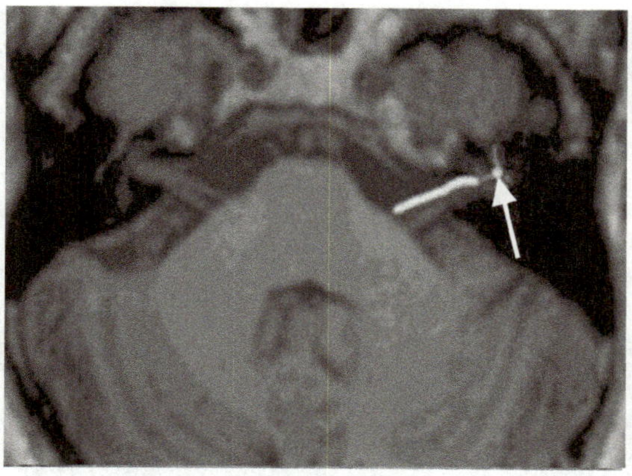

图 16-36　膝状神经节

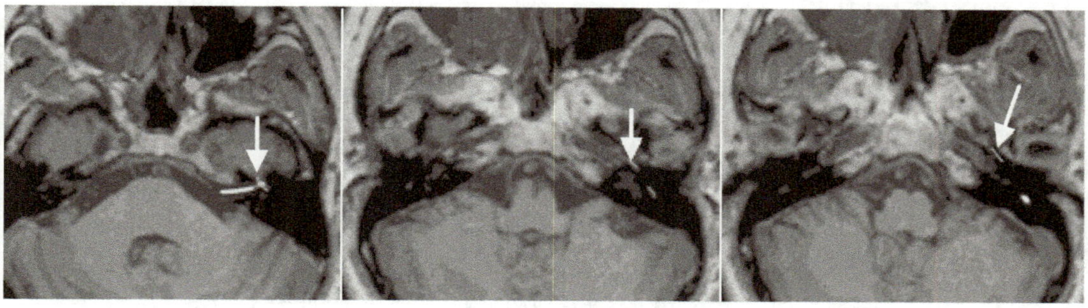

图 16-37　岩浅大神经

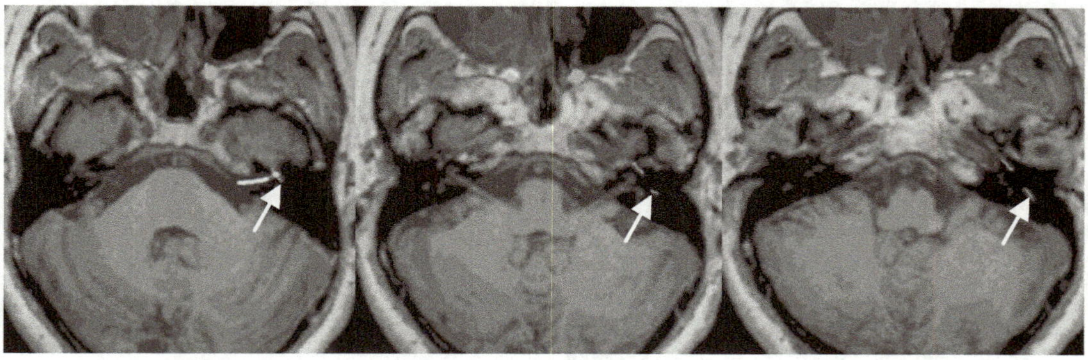

图 16-38　鼓室段(水平段)

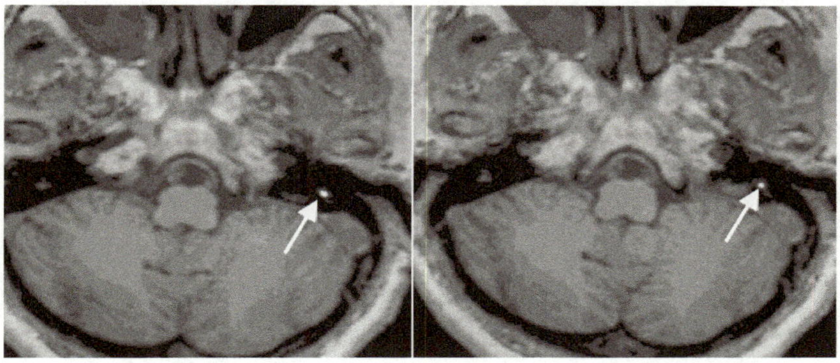

图 16-39　乳突段(垂直段)

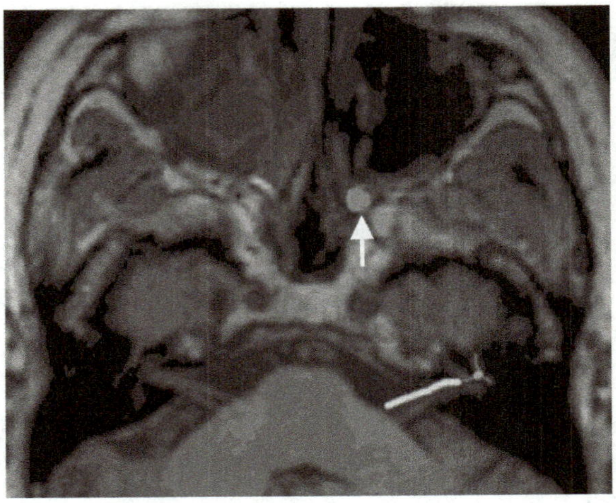

图 16-40　翼腭神经节(白箭头)

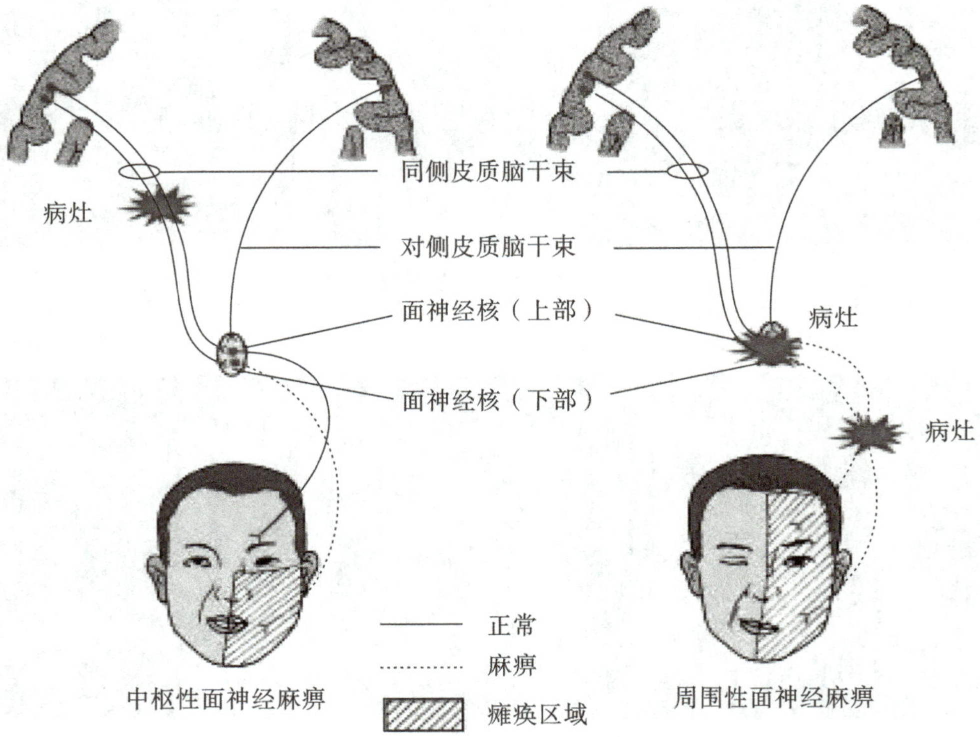

图 16-41　中枢性及周围性面神经麻痹

中枢性面神经麻痹，又称“核上瘫”，是上运动神经元所致的面神经麻痹，病变在一侧中央前回部或皮质延髓束，产生对侧眼裂以下的面肌和舌肌瘫痪

周围性面神经麻痹，又称“核下瘫”，是下运动神经元(面神经核和核以下周围神经)的损伤所致的面神经麻痹，表现为病灶侧所有面肌的瘫痪

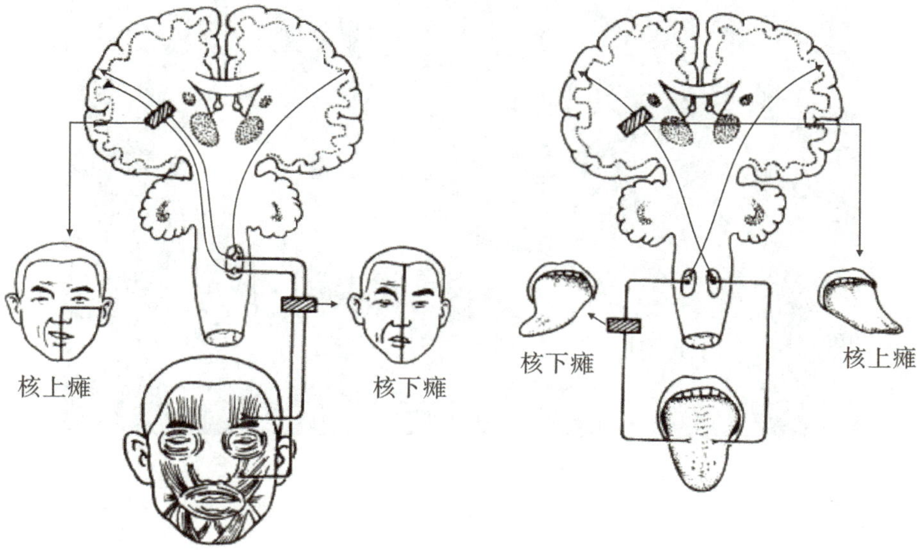

图 16-42 核上瘫和核下瘫

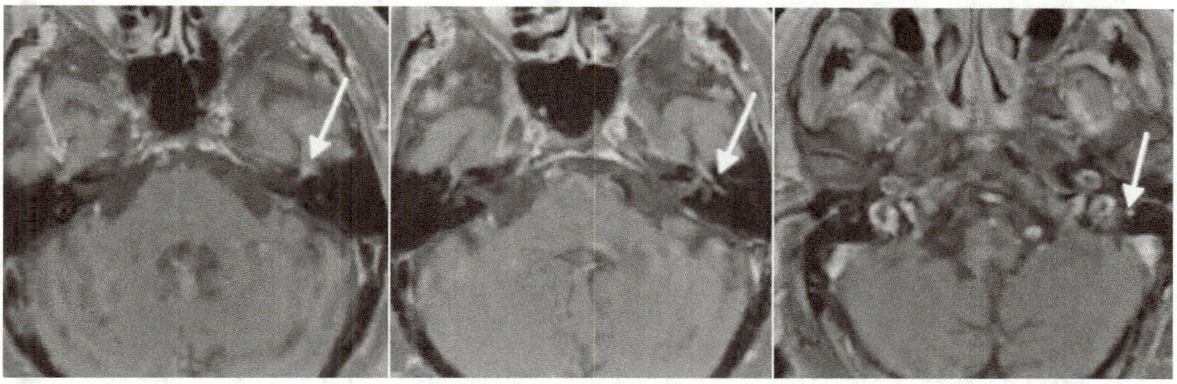

图 16-43 Bell 麻痹

T1 增强，左侧面神经颅内段、迷路段、膝状神经节、鼓室段、乳突段较右侧均明显强化

Bell 麻痹，又称面神经炎，特发性面神经麻痹，俗称"面瘫"，是因茎乳孔内面神经非特异性炎症所致的周围性面瘫，以面部表情肌群运动功能障碍为主要特征，一般症状是口眼歪斜。增强 MRI 表现为颞骨内面神经阶段性异常强化

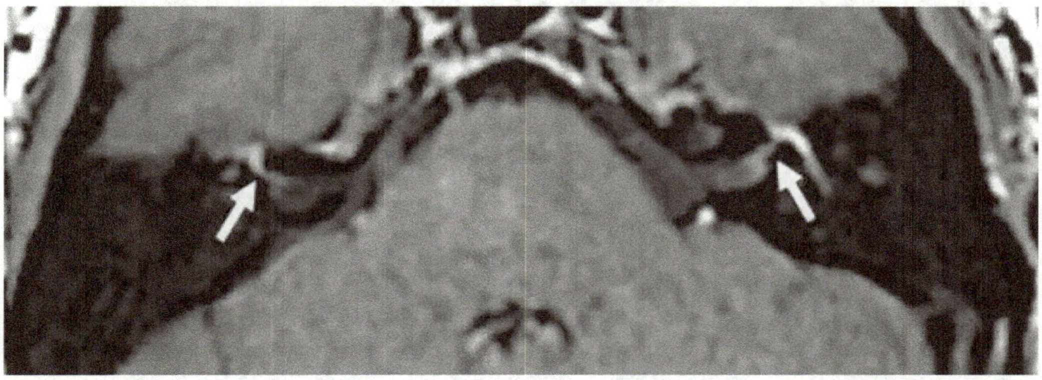

图 16-44 慢性炎性脱髓鞘多神经病变患者

T1WI 增强，双侧面神经迷路段、膝状神经节异常强化

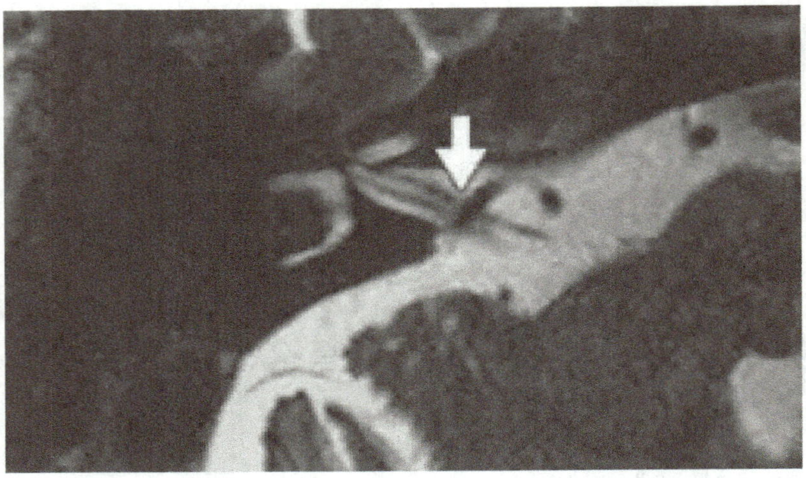

图 16-45 面肌痉挛

T2WI 可见小脑前下动脉压迫面神经

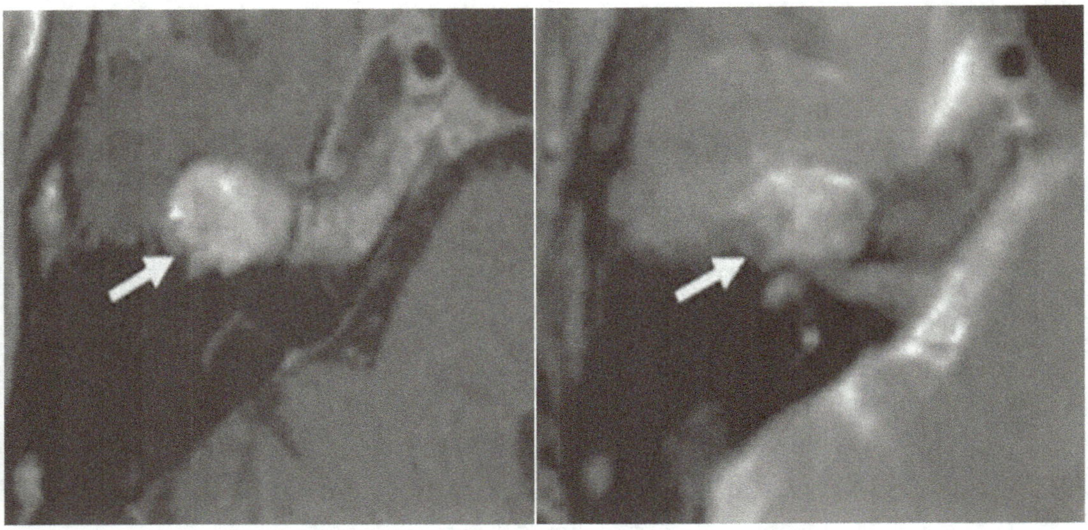

图 16-46 施万细胞瘤

膝状神经节和迷路段受累

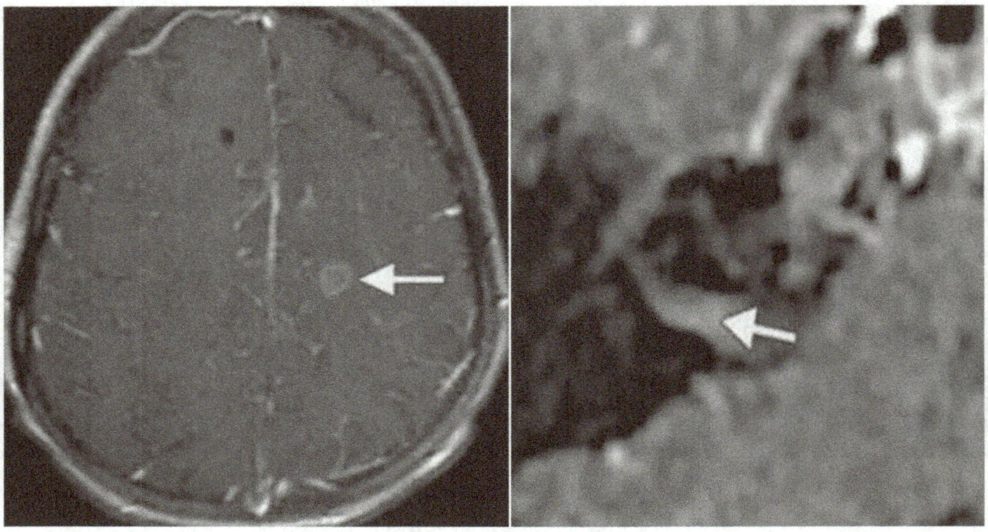

图 16-47 中枢神经系统淋巴瘤

T1 增强右侧面神经颅内段异常强化

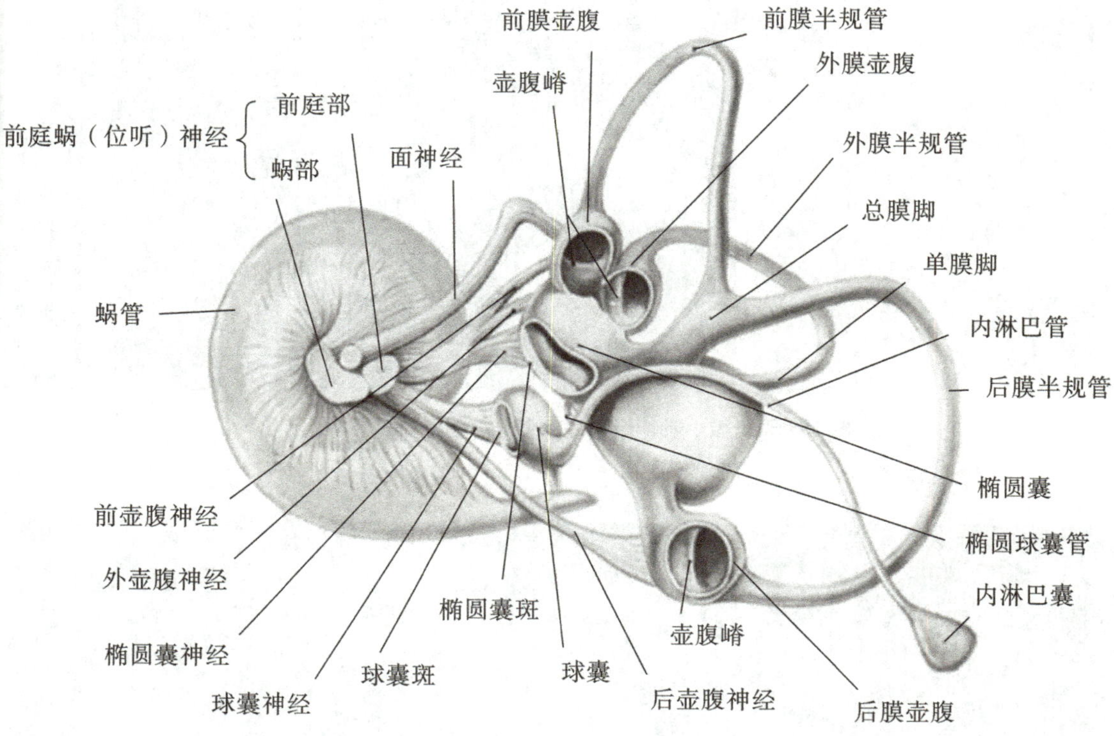

图 16-48　前庭蜗(位听)神经解剖

在内听道中,前上为面神经,位听神经分为三部分,耳蜗段(前下)、前庭上段(后上)、前庭下段(后下)

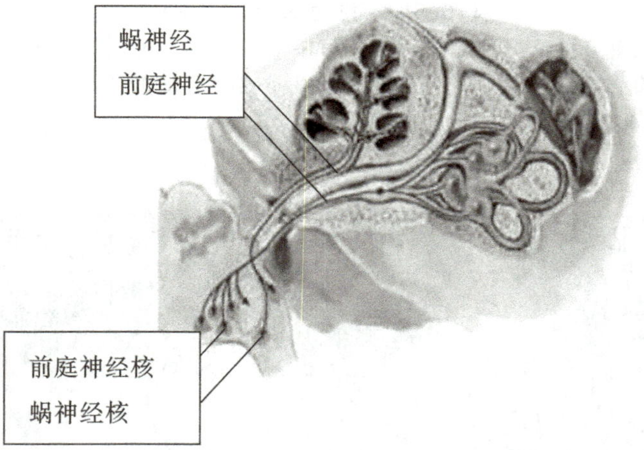

图 16-49　前庭蜗(位听)神经

前庭神经,反射性调节机体的平衡,调节机体对各种加速度的反应,病损表现为眩晕,眼球震颤,平衡障碍。蜗神经,传导听觉,病损表现为听力障碍和耳鸣

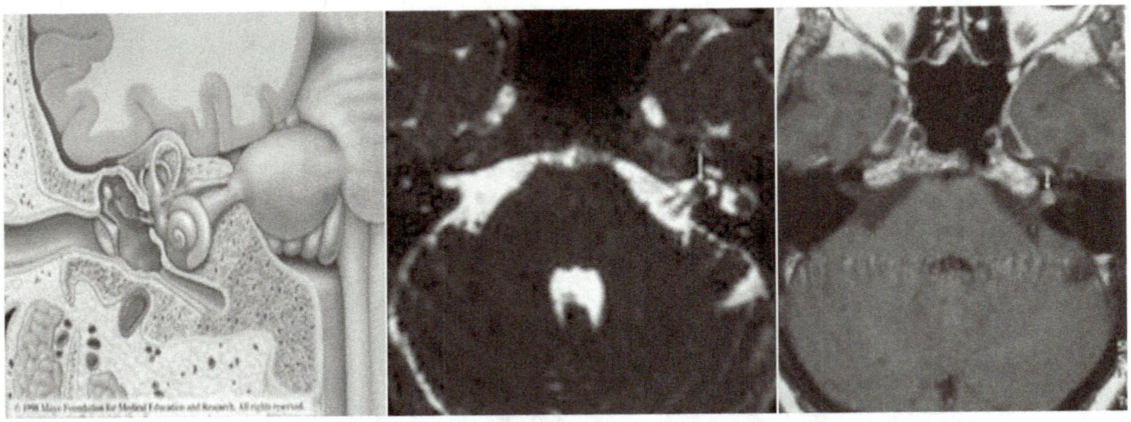

图 16-50 微小听神经瘤(女,45 岁,左侧面肌痉挛 1 年)

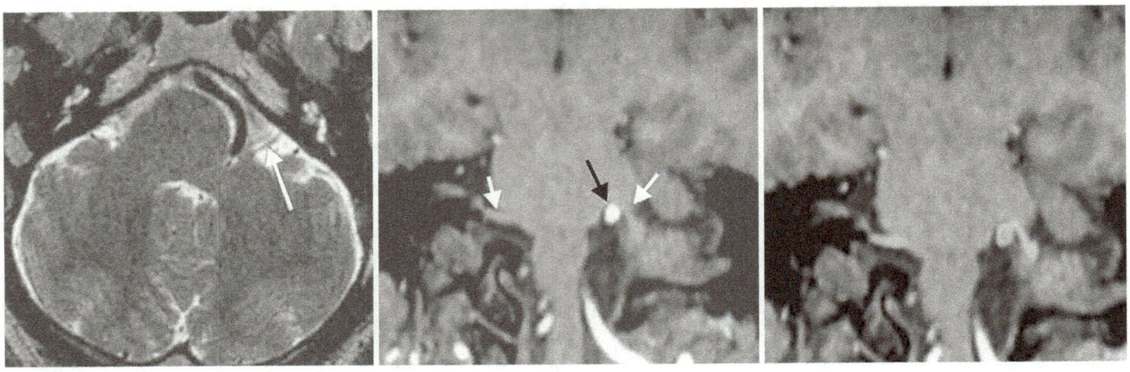

图 16-51 面肌痉挛(男,54 岁)

轴位 T2WI 图像显示左侧第七和第八神经复合体的根出口区有占位效应。冠状位 TOF MRA 显示左侧椎动脉延长扩张(黑箭头和红色阴影部分),导致左侧第七和第八神经复合体上抬(白色箭头和黄色阴影部分),左侧第七、第八对神经根较右侧与脑桥边缘的角度增大

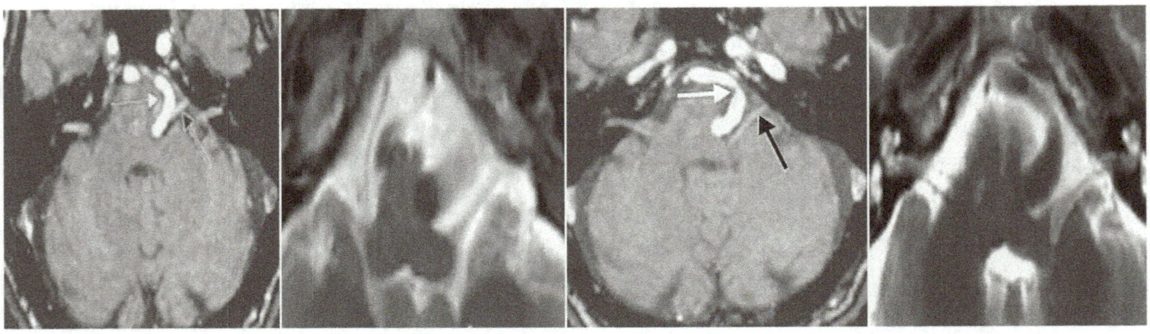

图 16-52 听神经受压(男,67 岁,有眩晕和偶尔波动性耳鸣病史)

TOF MRA 图像显示 BA 延长扩张(白箭头),在脑桥左侧表面第七和第八神经起始处形成肿块效应。MRI 图像显示神经由于 VBD 的占位效应受压延长

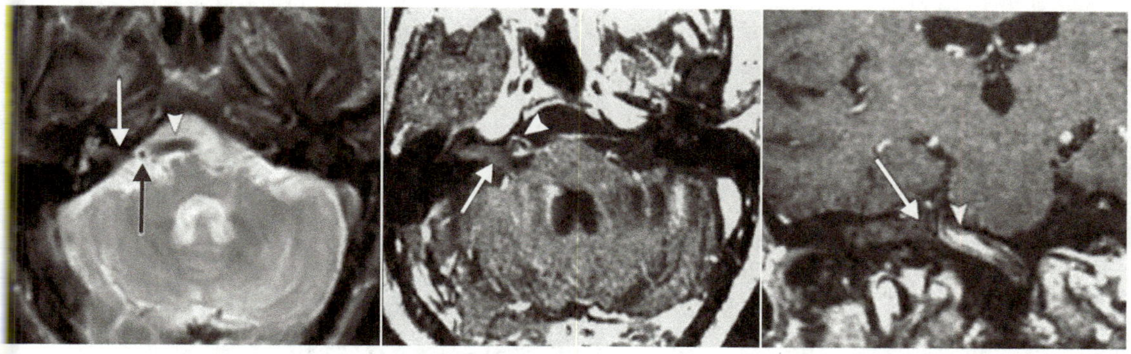

图 16-53 面神经和听神经受压（男，74 岁，有感音神经性耳聋病史）

轴位 T2WI 和轴位以及冠状位增强 T1WI 显示左侧椎动脉延长扩张（箭头）沿脑桥前中线和脑桥基底部走行，并与第七和第八对脑神经复合体（白箭头）毗邻，在与右侧椎动脉（黑箭头）汇合之前一直未超过右桥小脑角池

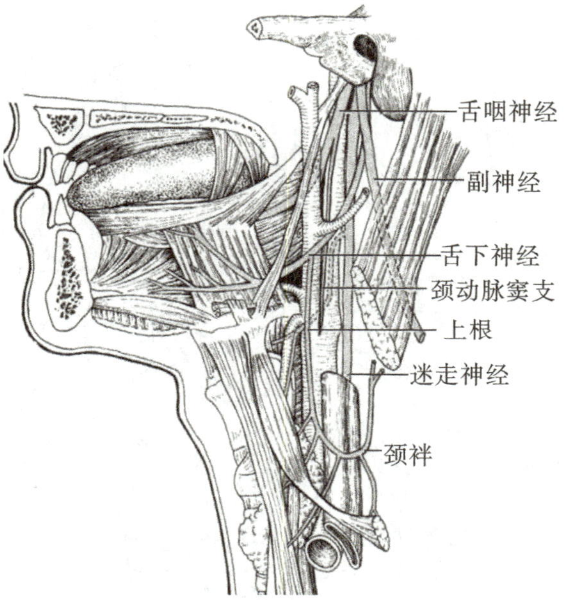

图 16-54 后组颅神经（舌咽神经、迷走神经、副神经、舌下神经）

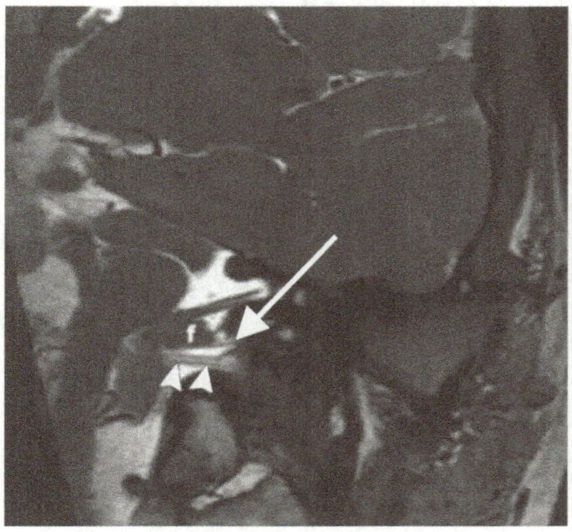

图 16-55 舌咽神经

由外侧延髓发出，穿小脑延髓池，经颈静脉孔（在颈静脉孔中，舌咽神经位于迷走神经及副神经前方）出颅

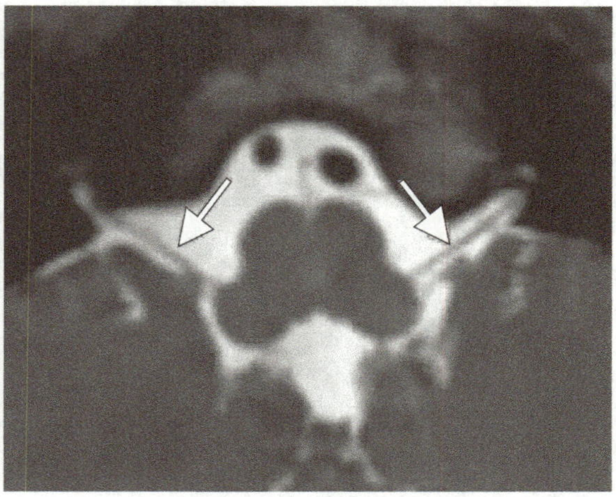

图 16-56 轴位 T2WI 图像显示舌咽神经（箭头）从上延髓腹侧离开脑干，与迷走神经一同出脑

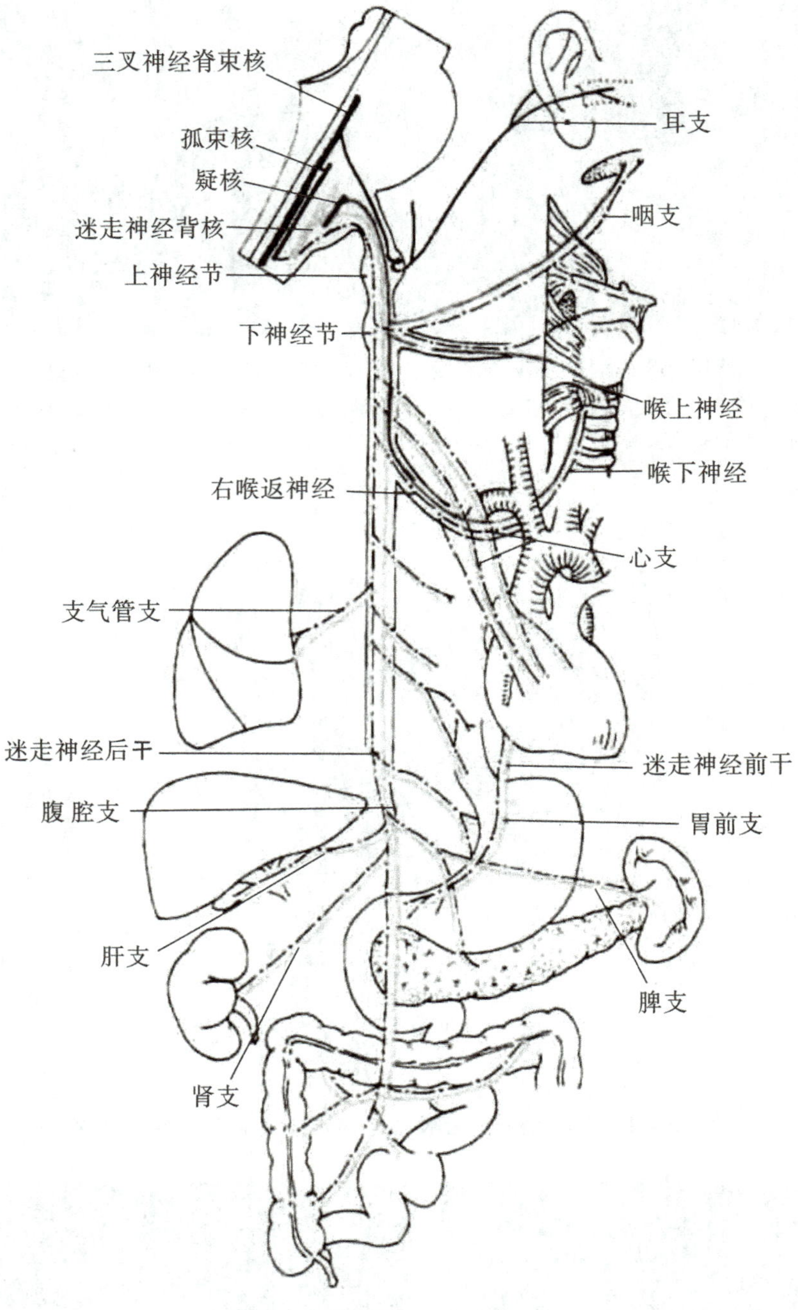

图 16-57 迷走神经分支

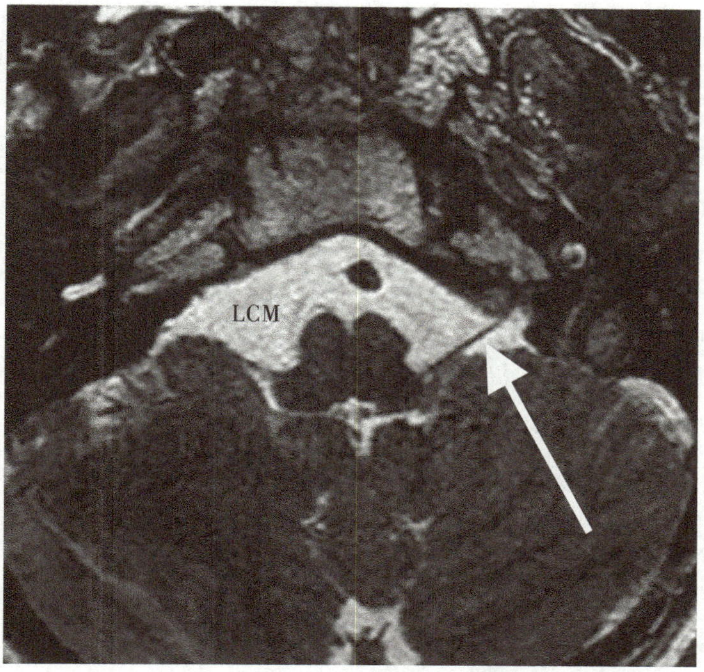

图 16-58　左侧迷走神经（包括出现在延髓两侧及后外侧沟的两个神经根）

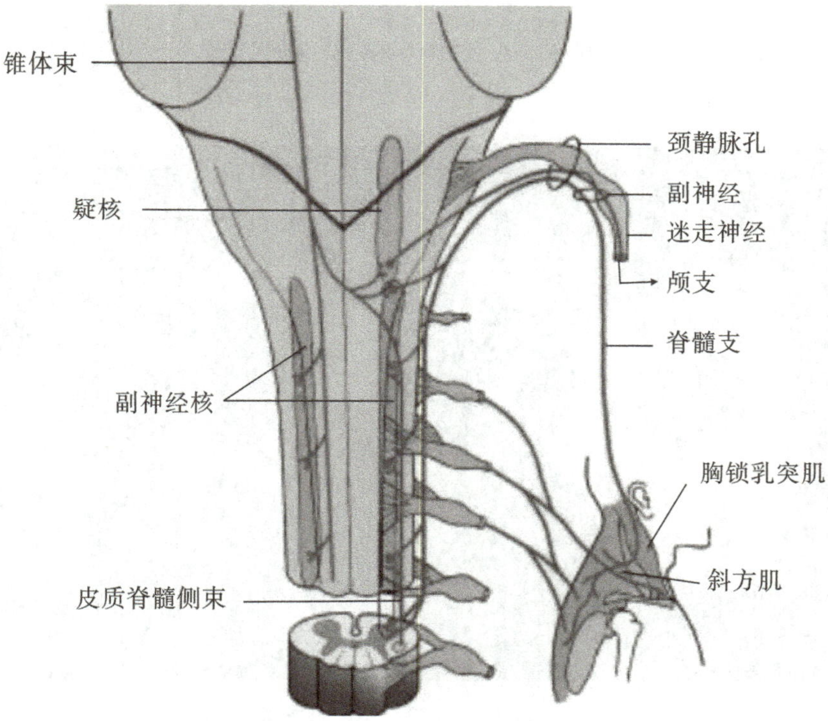

图 16-59　副神经的分支及分布

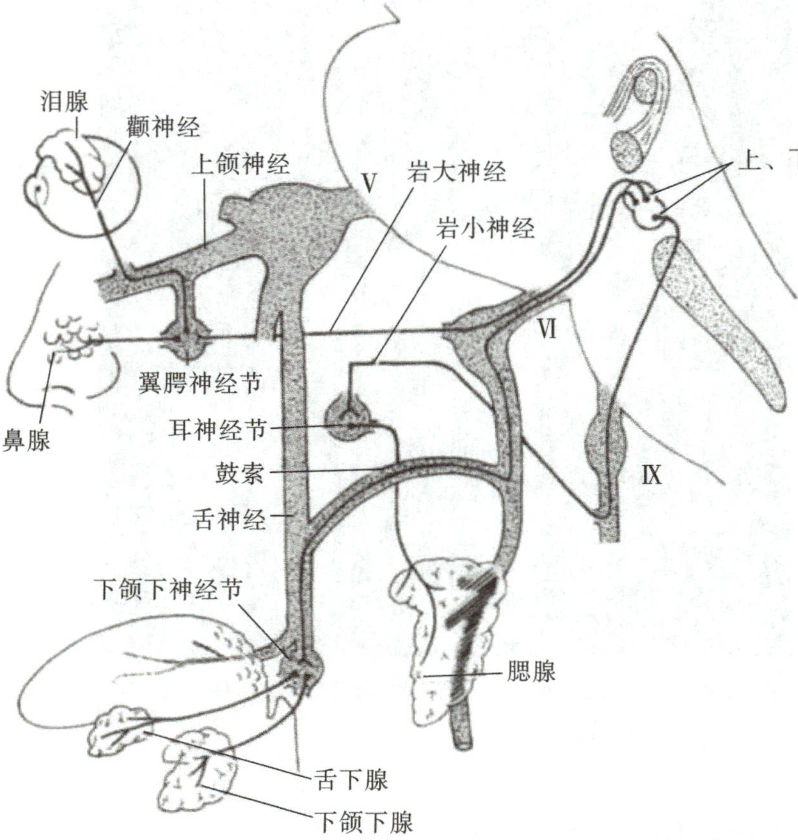

图 16-60 头面部腺体的副交感神经支配

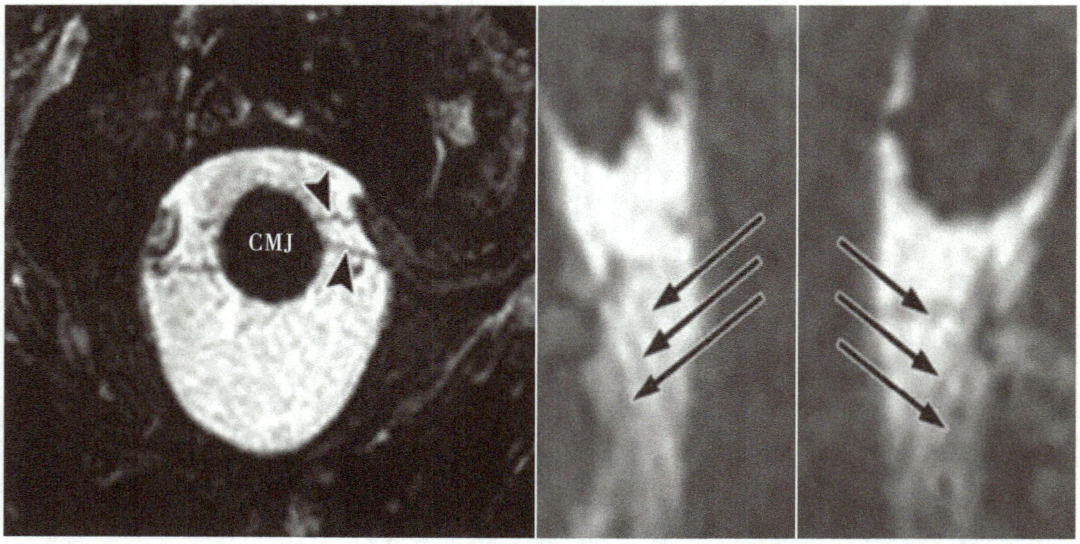

图 16-61 副神经(由多个脑根和脊髓根构成)

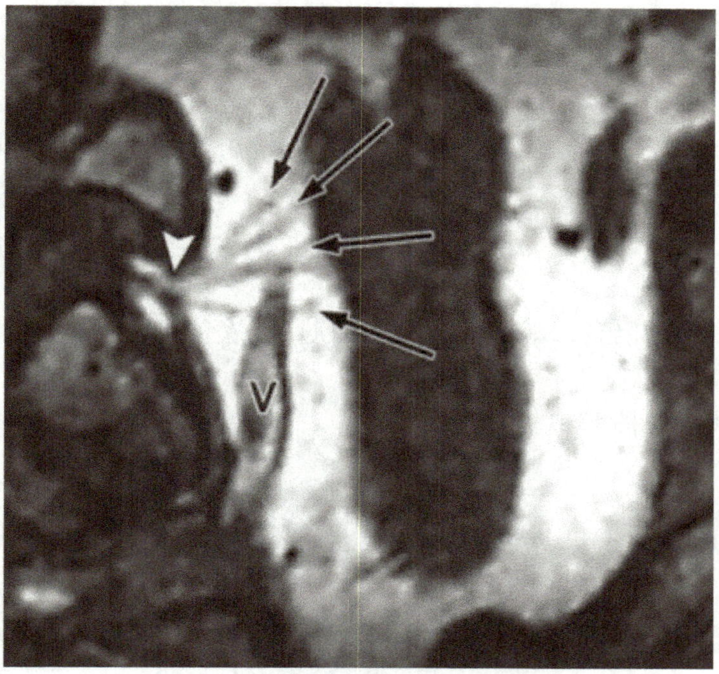

图 16-62 舌下神经

斜冠状位，在延髓内以神经根束的形式由延髓腹外侧沟进入小脑延髓池，再经舌下神经管穿出颅内

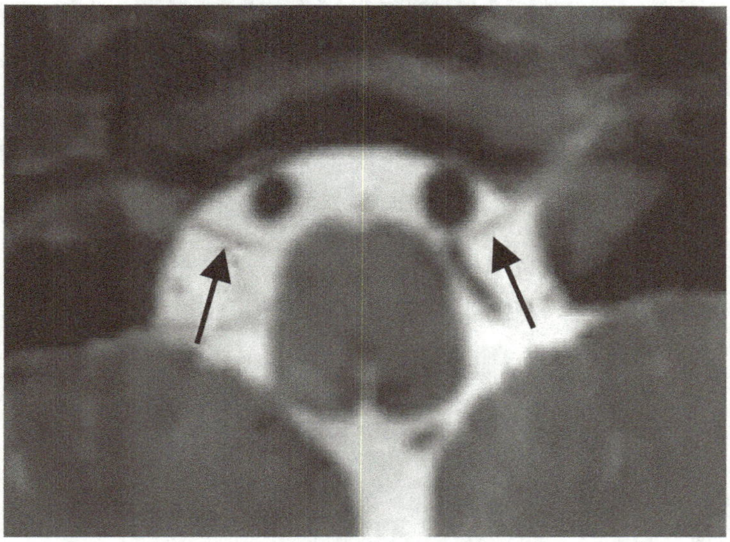

图 16-63 轴位 T2WI 图像显示舌下神经（箭头）出现于延髓腹内侧，通过舌下神经管离开颅底

第十七章　脑　干

第一节　解剖及神经核团

脑干解剖及神经核团见图 17-1 ~ 图 17-6。

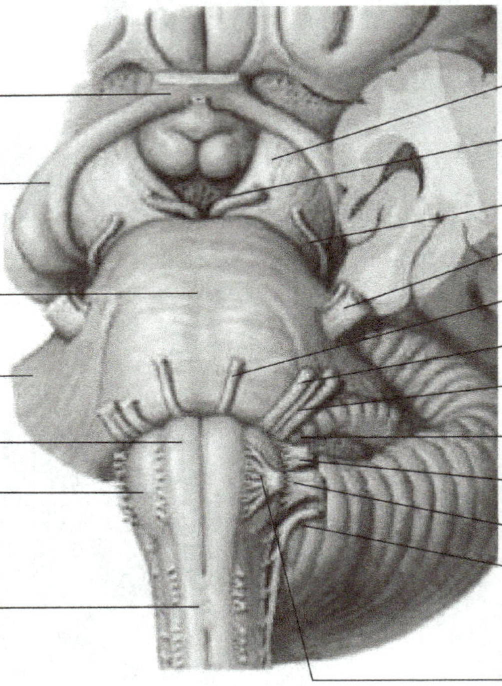

图 17-1　脑干解剖(腹侧面)

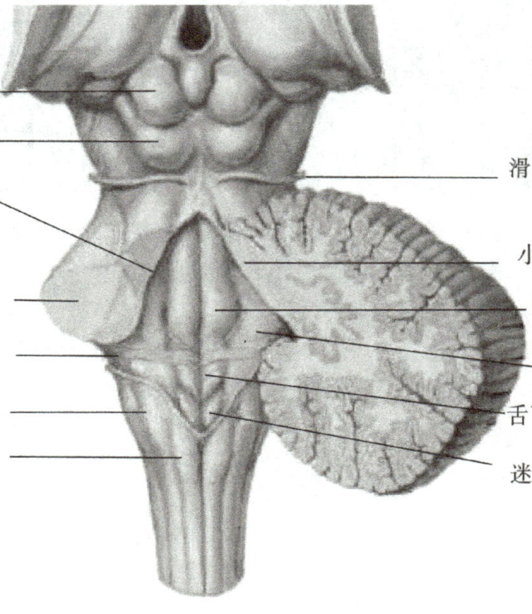

图 17-2　脑干解剖(背侧面)

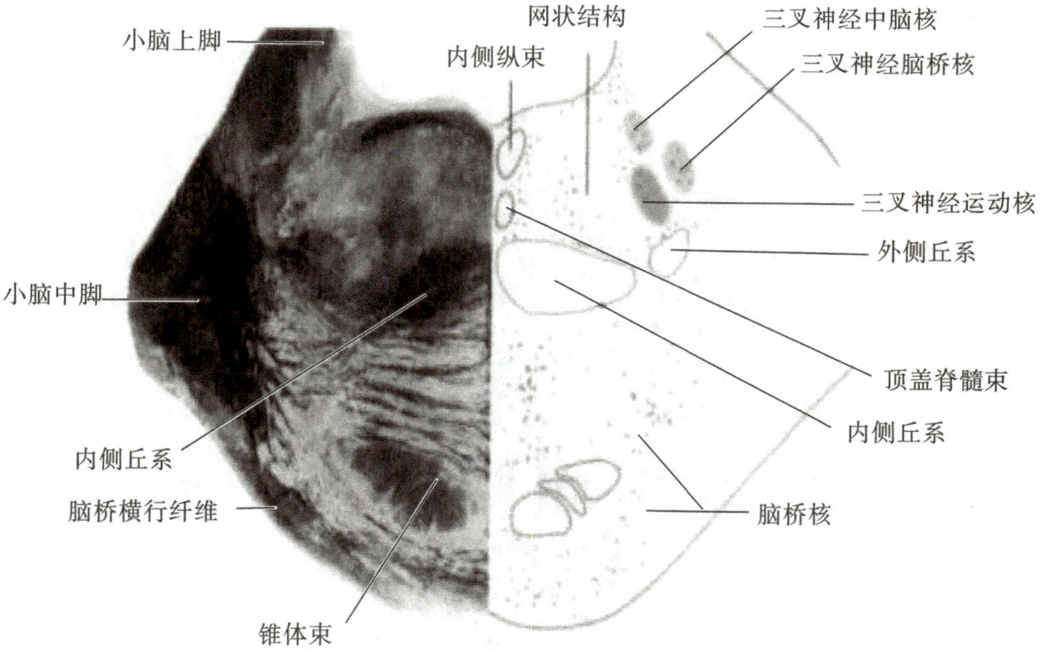

图 17-3 网状结构

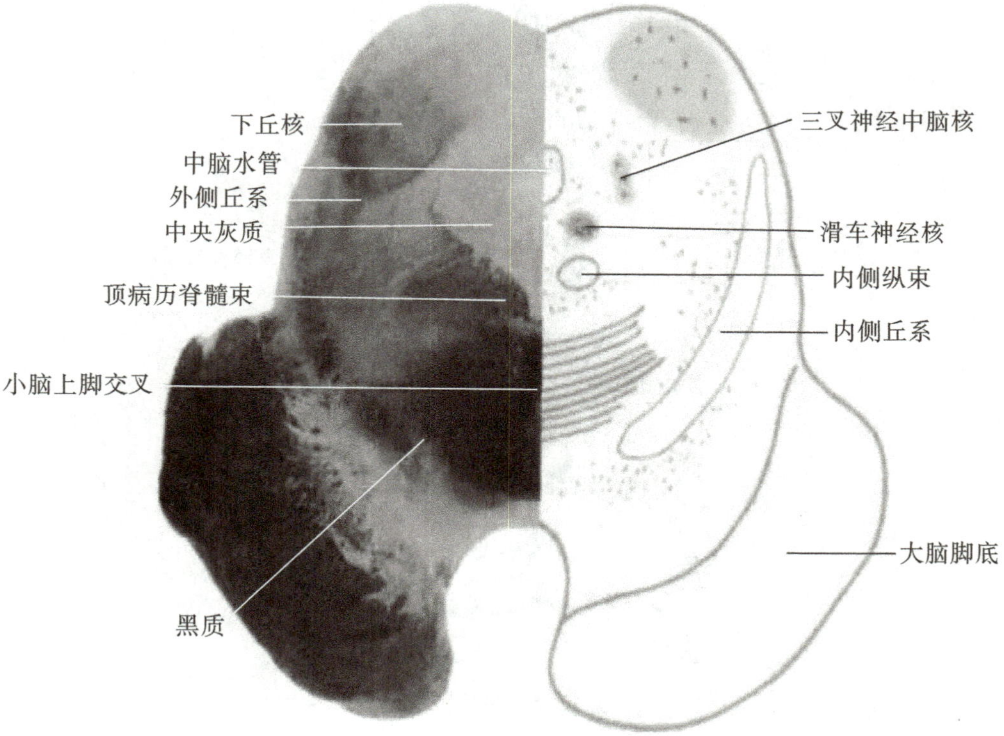

图 17-4 中脑导水管及周围灰质

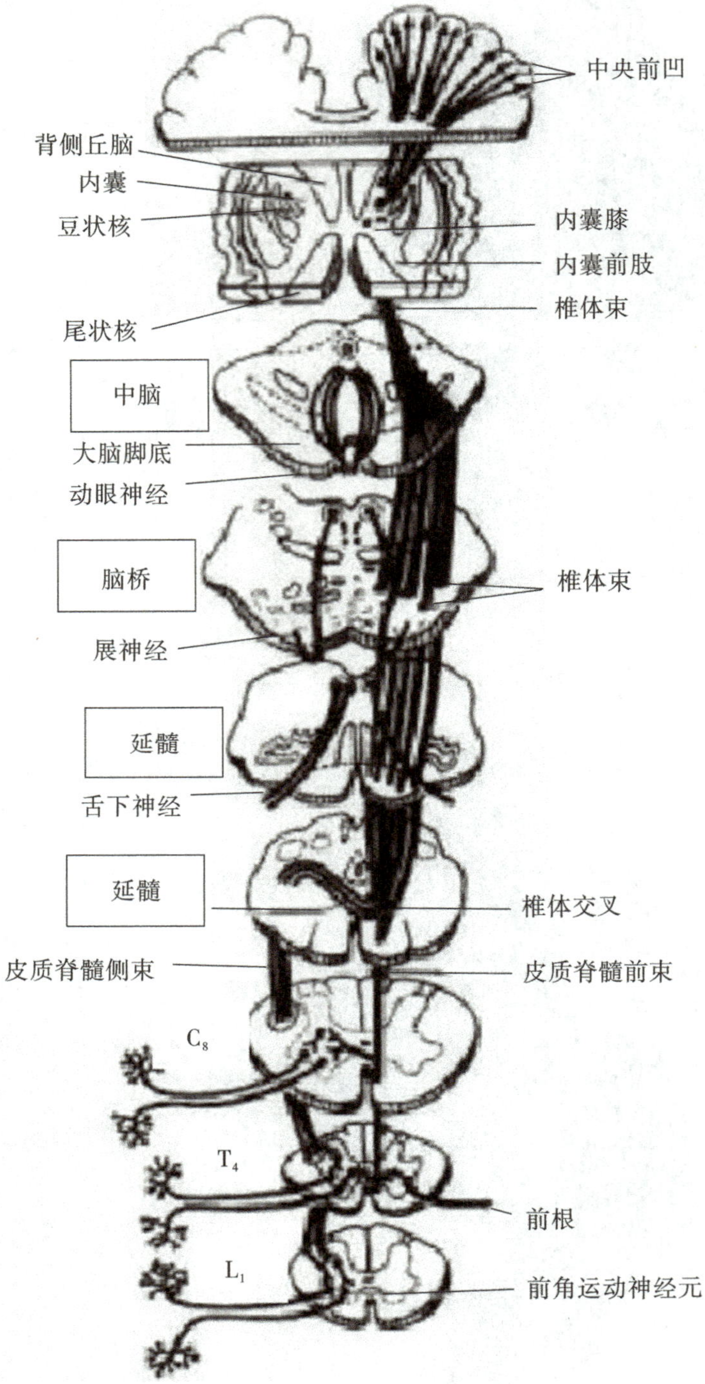
中央前凹
背侧丘脑
内囊
豆状核
内囊膝
内囊前肢
椎体束
尾状核
中脑
大脑脚底
动眼神经
脑桥
椎体束
展神经
延髓
舌下神经
延髓
椎体交叉
皮质脊髓侧束
皮质脊髓前束
C8
T4
前根
L1
前角运动神经元

图 17-5 皮质脊髓束

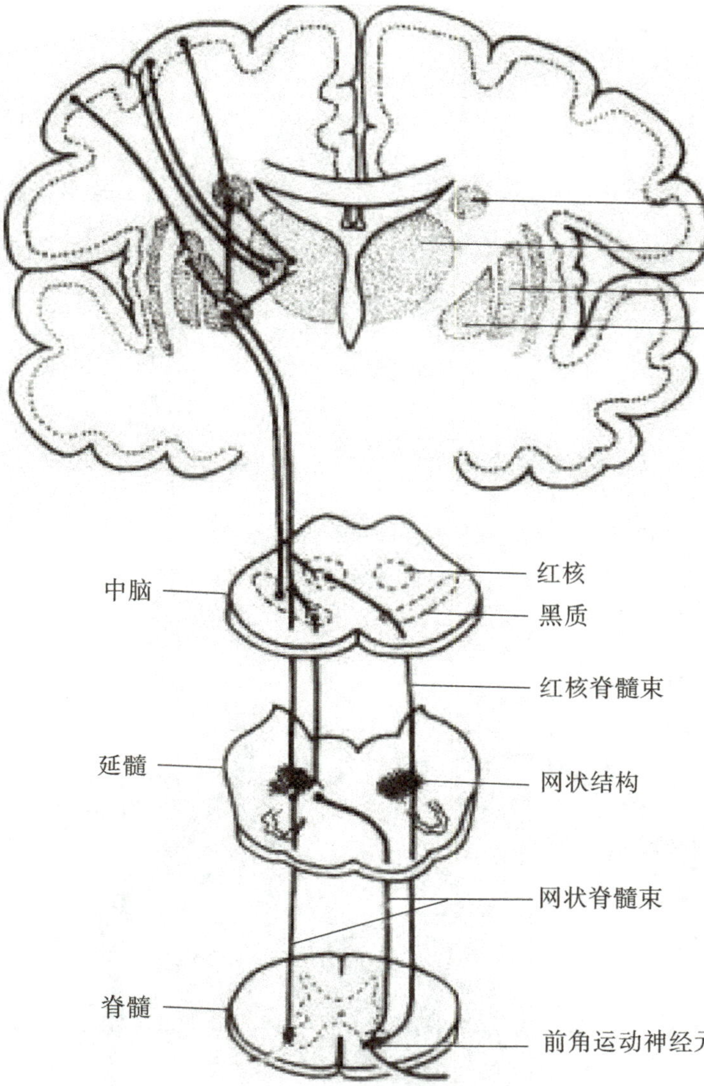

图 17-6 皮质-纹状体-丘脑-皮质系统

第二节 常见脑干临床综合征

常见脑干临床综合征见图 17-7 ~ 图 17-14。

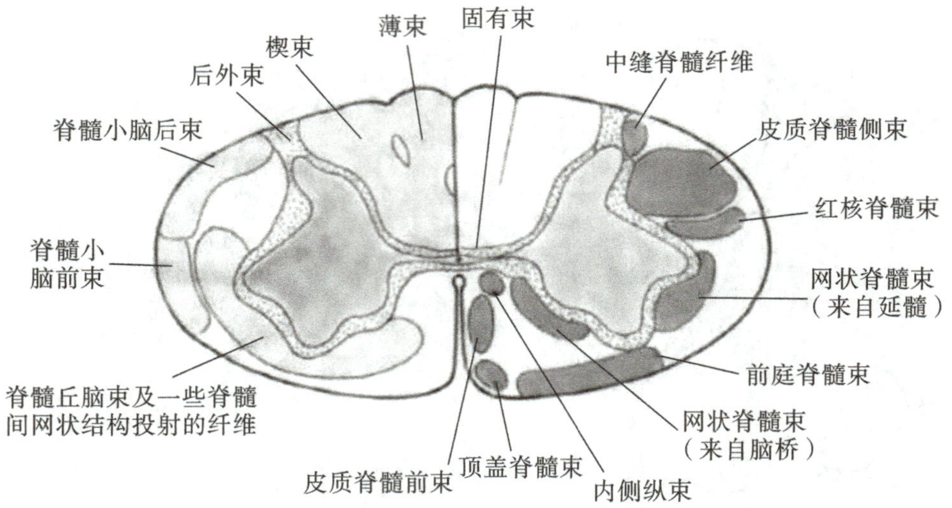

图 17-7 中脑、红核综合征(Benedikt 综合征)

病变部位:动眼神经、红核、黑质、内侧丘系

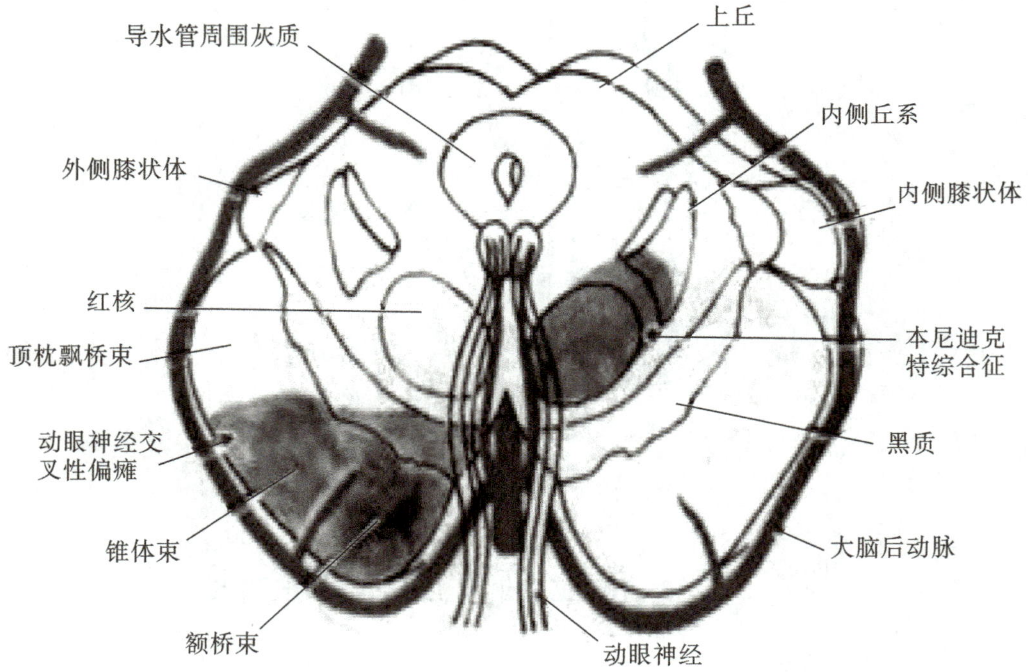

图 17-8 中脑、大脑脚综合征(Weber 综合征)

病变部位:动眼神经、锥体束、黑质

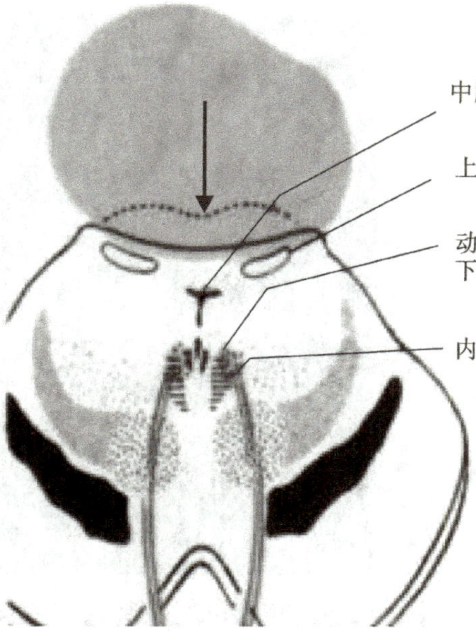

图 17-9 中脑、四叠体综合征(Parinaud 综合征)

病变部位:中脑顶盖、上丘、动眼神经核、内侧纵束

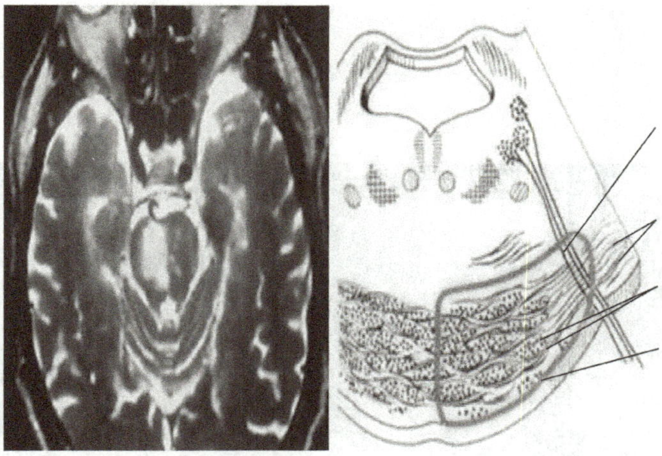

图 17-10 桥脑、脑桥腹内侧综合征(Fovil 综合征)

由基底动脉旁中央支血供障碍引起

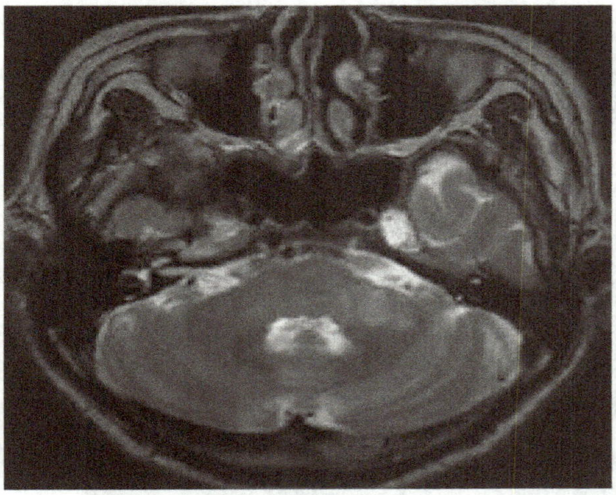

图 17-11 桥脑、脑桥腹外侧综合征(Millard-Gubler 综合征)

由基底动脉周围支、小脑前下动脉阻塞引起

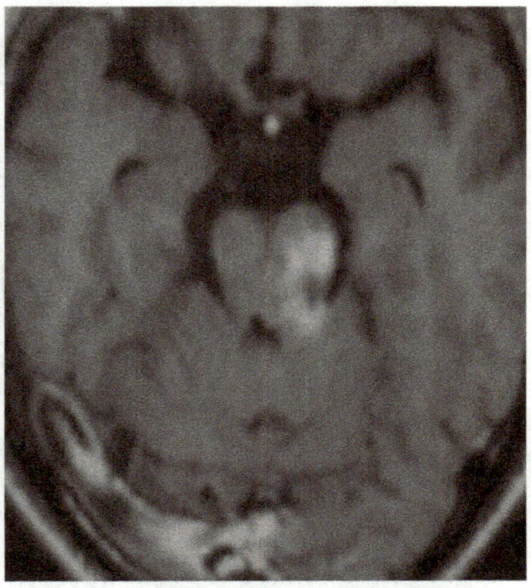

图 17-12 桥脑、脑桥被盖部综合征(Raymond-Cestan 综合征)

由基底动脉长周支、小脑上动脉闭塞引起

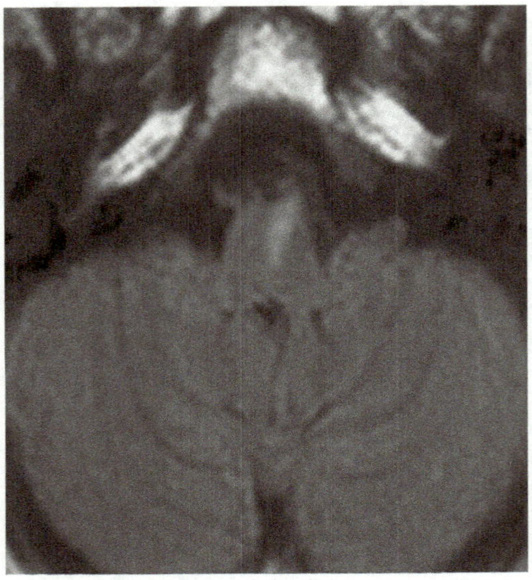

图 17-13 延髓内侧综合征(Dejerine 综合征)

病变部位:延髓中腹侧,由椎动脉分支或基底动脉起始部阻塞、动脉瘤压迫所致

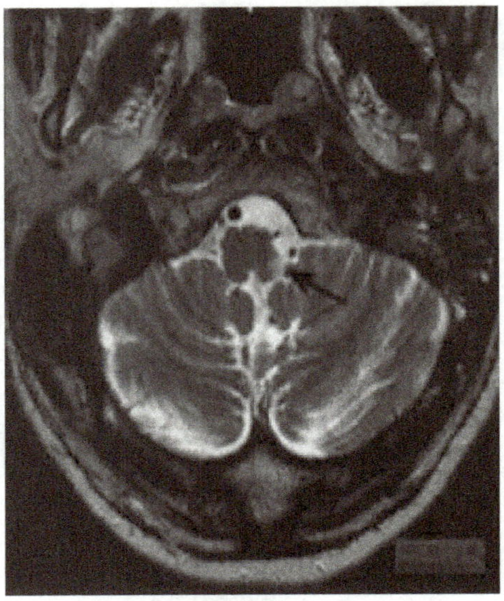

图 17-14 延髓背外侧综合征(Wallenberg 综合征)

病变部位:延髓上段背外侧,由椎动脉或小脑后下动脉闭塞所致

第三节 脑干病变

脑干病变见图 17-15 ~ 图 17-48。

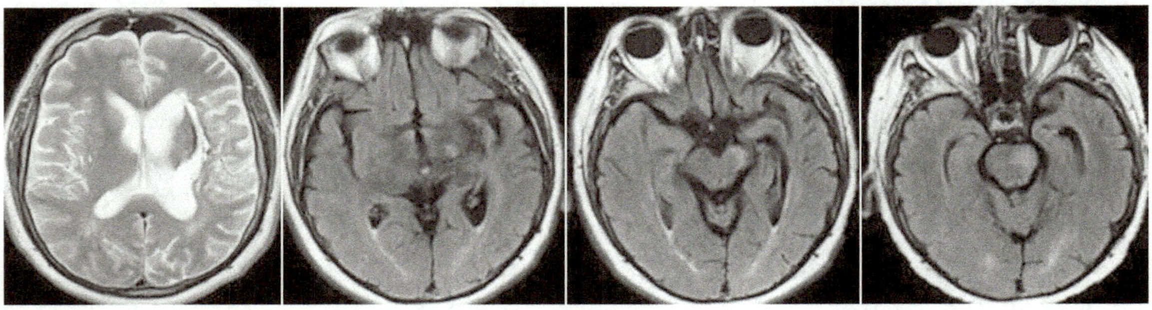

图 17-15 华勒氏变性(1)

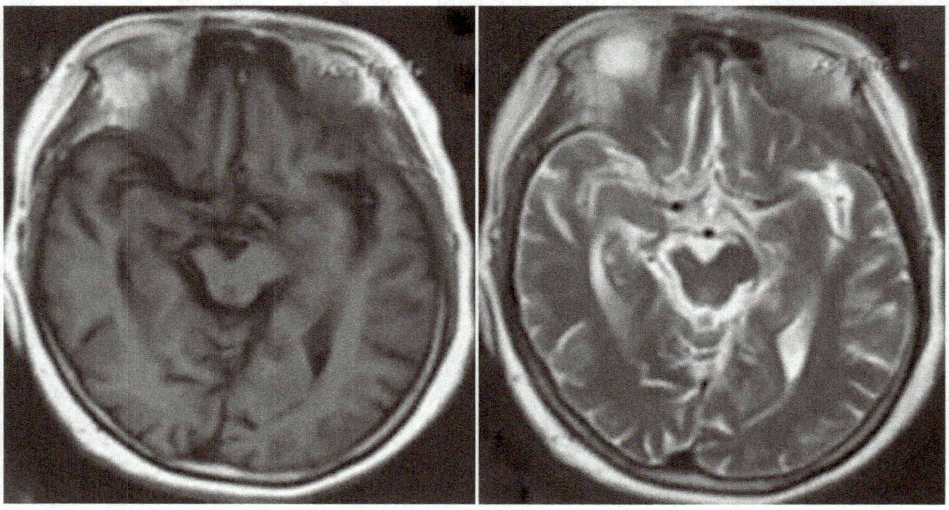

图 17-16 华勒氏变性(2)

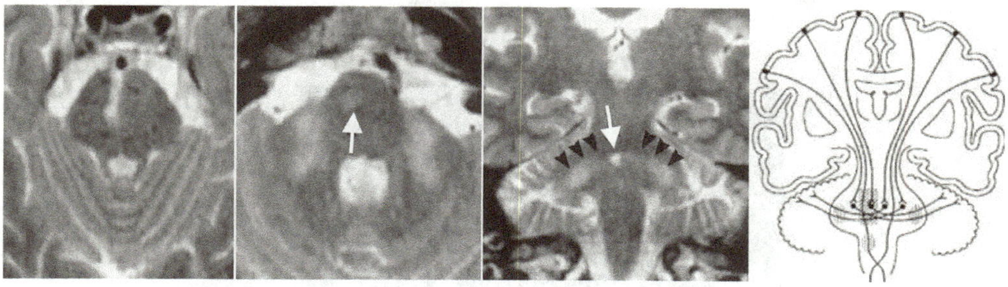

图 17-17 华勒氏变性(3)

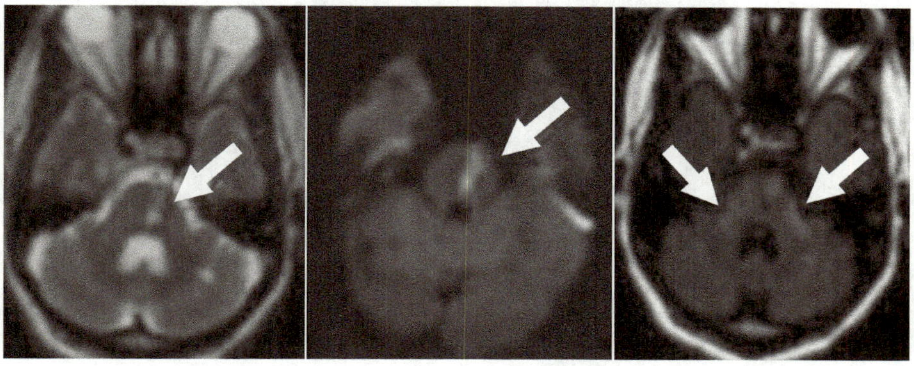

图 17-18 皮质-脑桥-小脑束通路损害所致 WD

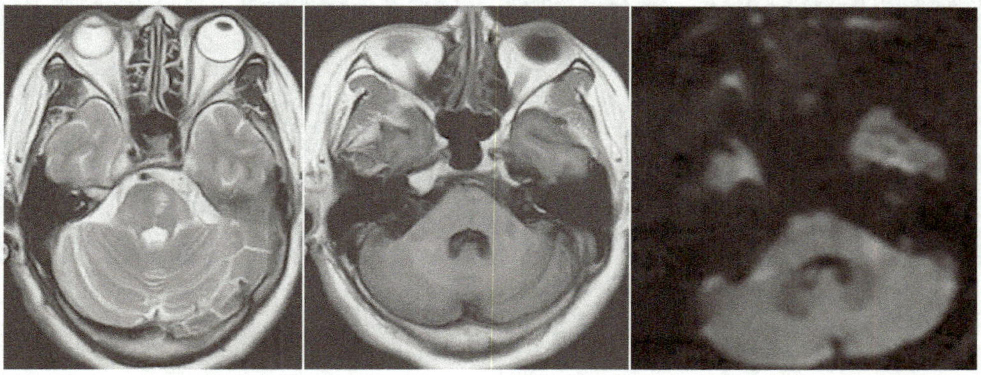

图 17-19 女,61 岁,半年前脑桥梗死,华勒氏变性

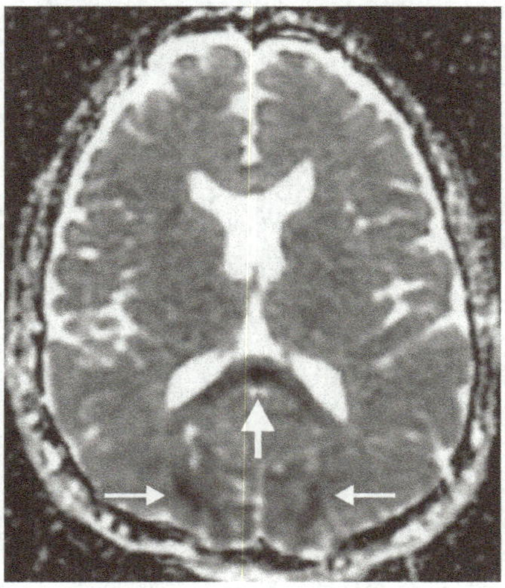

图 17-20 神经营养不良-Wallerian 变性

ADC 图显示双侧枕叶及胼胝体压部弥散受限,可能代表交叉白质束急性 Wallerian's 变性

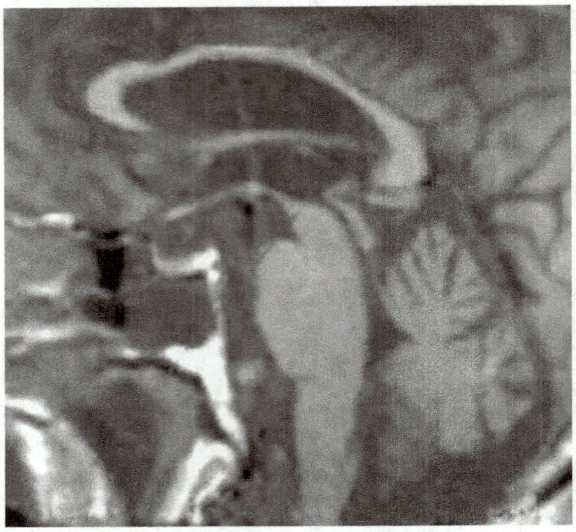

图 17-21　进行性核上麻痹(PSP)

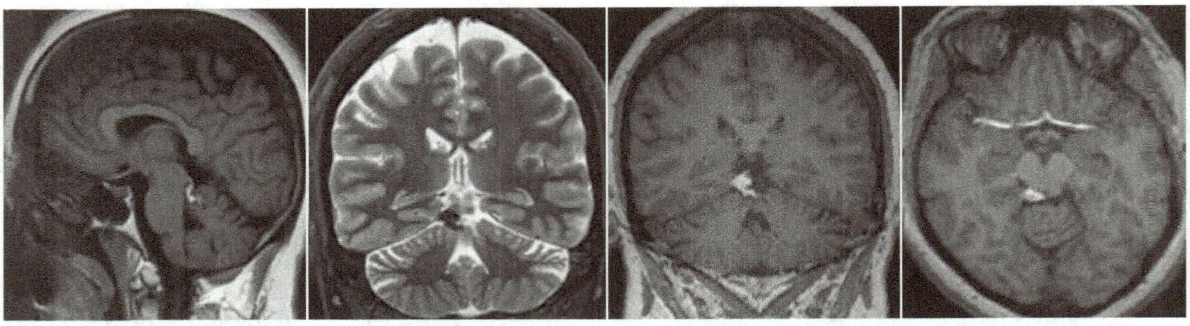

图 17-22　中脑被盖脂肪瘤

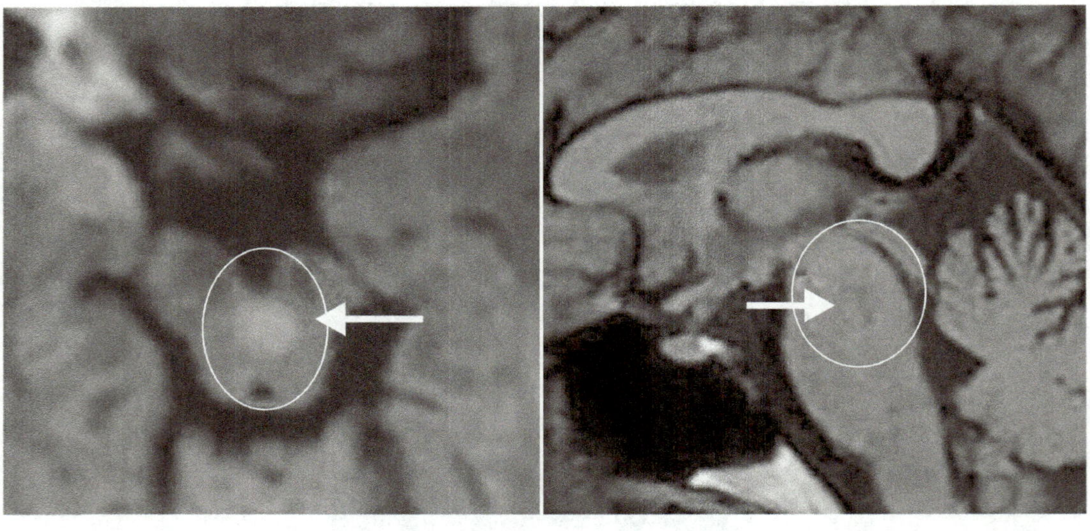

图 17-23　在中脑下部水平的汇合交叉即小脑上脚交叉,DWI 呈高信号,小脑上脚又称结合臂

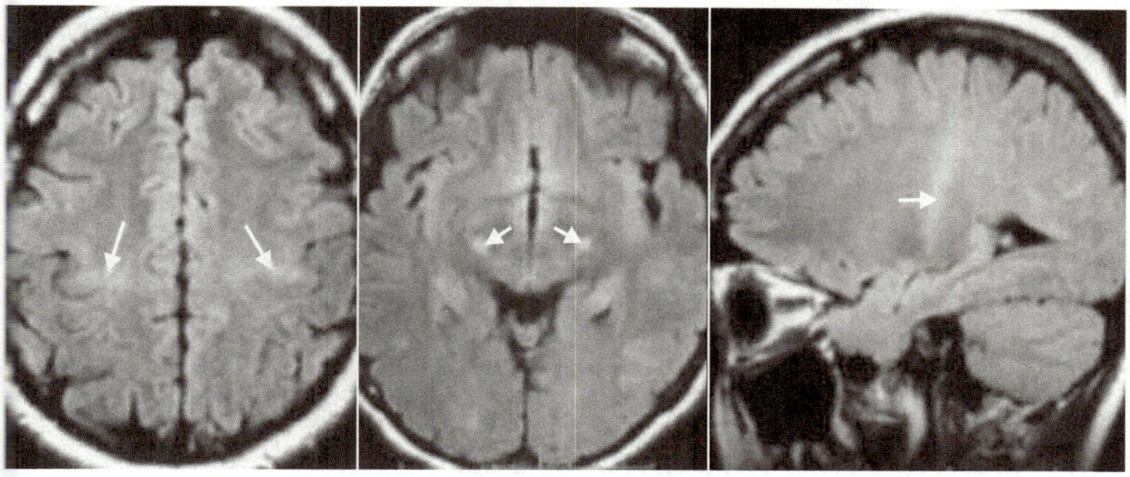

图 17-24　肌萎缩侧索硬化(ALS)

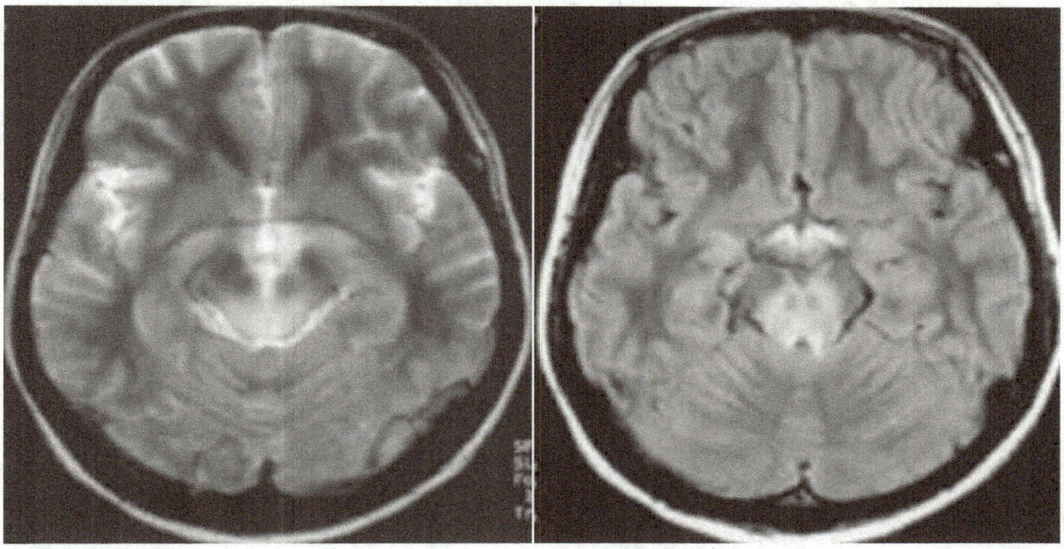

图 17-25　脑干脑炎

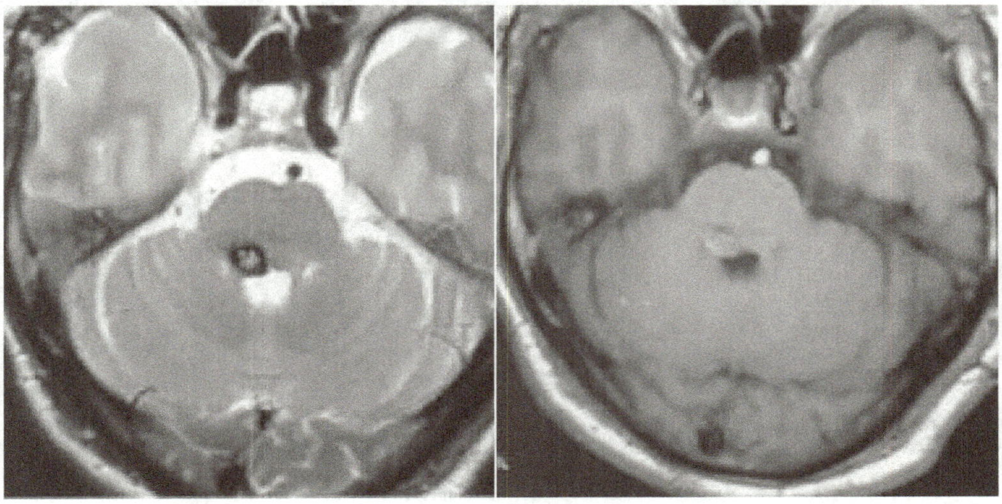

图 17-26　脑桥海绵状血管瘤

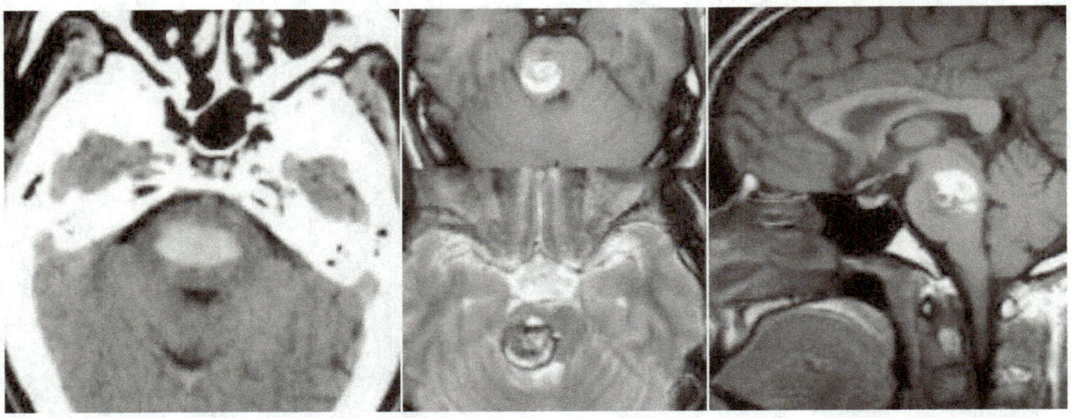

图 17-27　脑桥出血

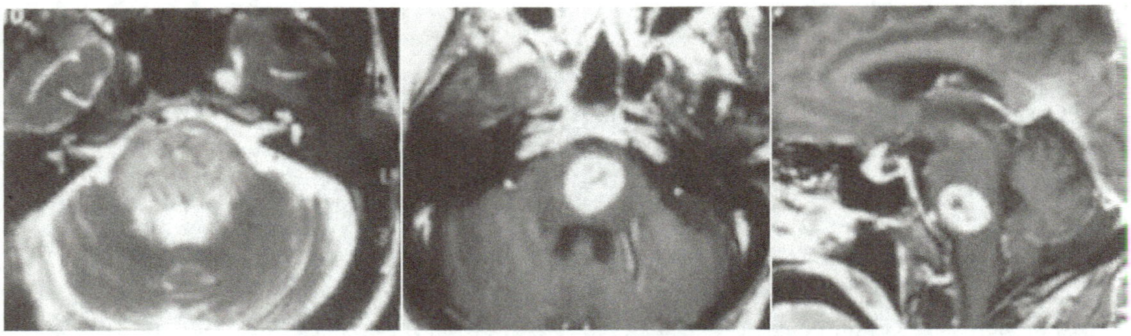

图 17-28　脑桥转移瘤

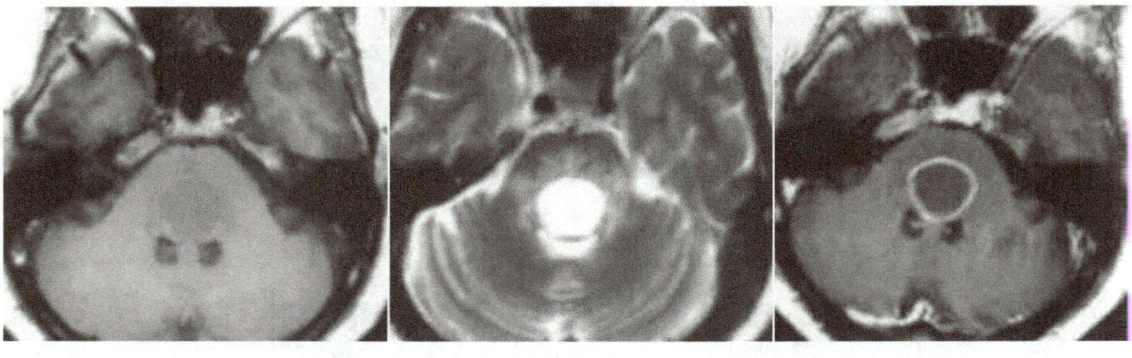

图 17-29　脑桥脓肿

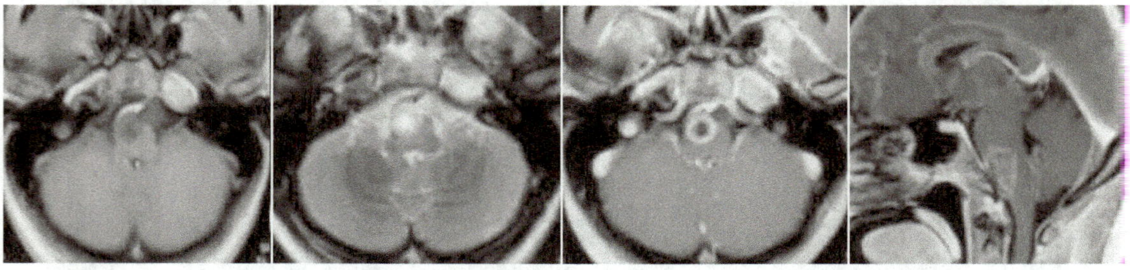

图 17-30　脑桥胶质瘤

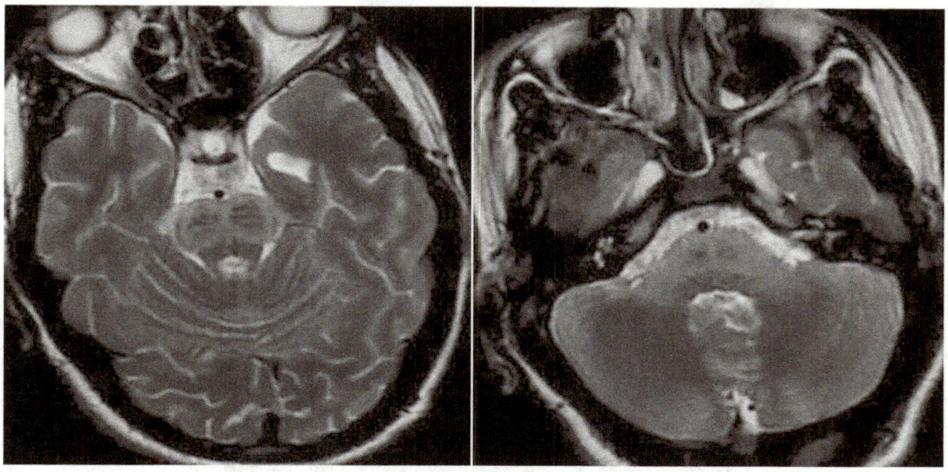

图 17-31　脑桥孤立性亚急性硬化性全脑炎

男，16岁，在6个月内进展为广泛的肌痉挛性抽搐及认知感觉减退，T2WI 示脑桥腹侧和双侧小脑中脚（后图）高信号

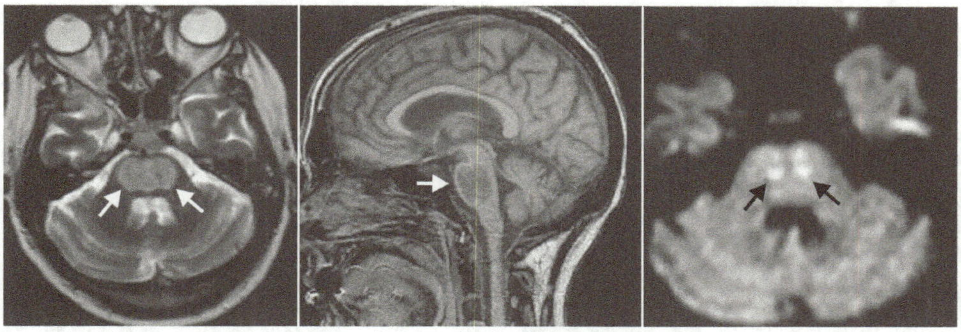

图 17-32　脑桥中央髓鞘溶解症（CPM）

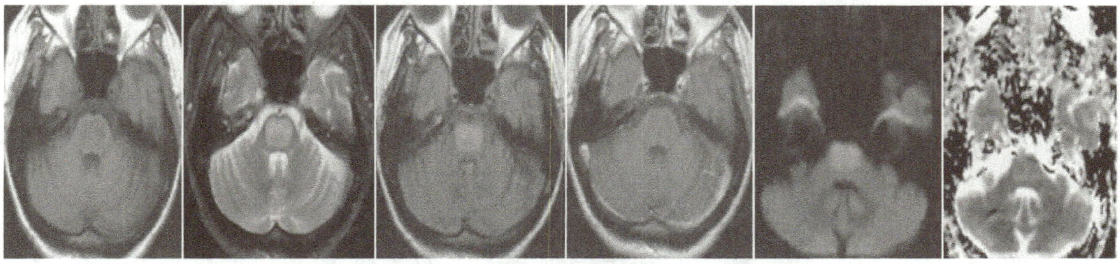

图 17-33　脑桥中央髓鞘溶解症（CPM）

T1WI 示脑桥体积轻度缩小，内见低信号；T2WI 及 FLAIR 示脑桥中央高信号，周围未见累及；增强未见明显强化；DWI 脑桥可见弥散受限区和 ADC 值升高

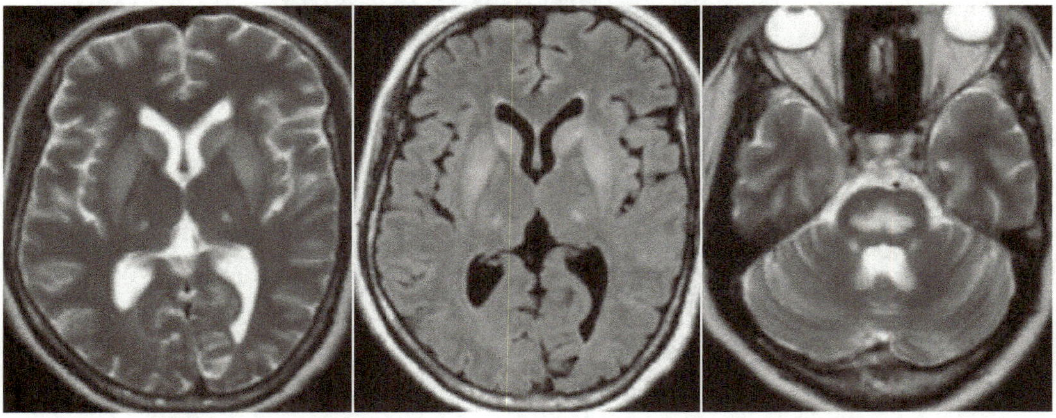

图 17-34　脑桥中央髓鞘溶解症（CPM）及脑桥外髓鞘溶解症（EPM）

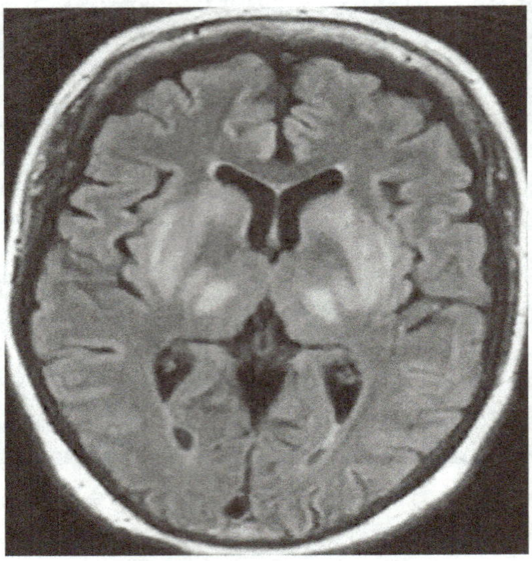

图 17-35　脑桥外髓鞘溶解症(EPM)

轴位 FLAIR 示因渗透性脱髓鞘病变(OM)所致纹状体、丘脑和内囊区域双侧对称性高信号

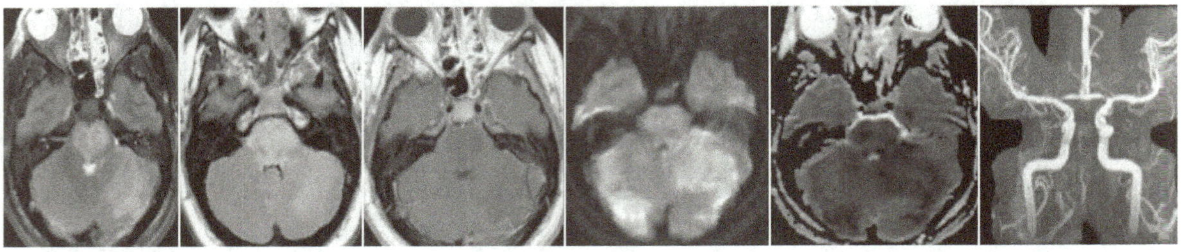

图 17-36　脑桥梗死

T2WI 及 FLAIR 示轻度增大的脑桥内见散在的高信号,注意:累及左侧小脑半球的片状高信号,增强扫描未见明显异常强化;DWI 脑桥和双侧小脑半球可见弥散受限及与之相一致的弥散系数降低;脑 MRA 示左侧椎动脉未显示和基底动脉不规则不完全充盈

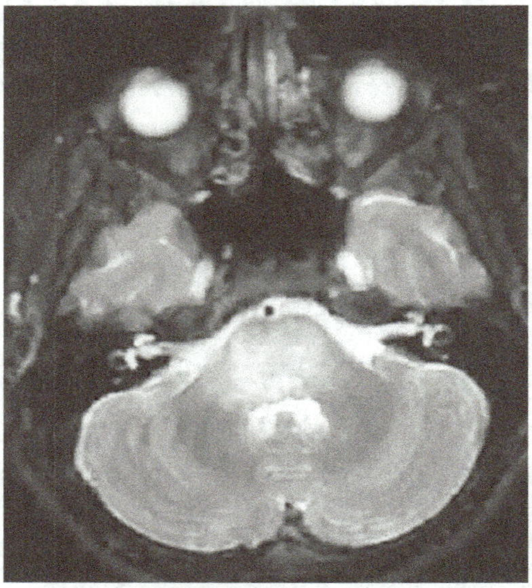

图 17-37　急性播散性脑脊髓炎(ADEM)

轴位 T2WI 示脑桥散在高信号病灶,同时周边区域也受累;治疗后随访,患者症状和 MRI 异常信号均消失

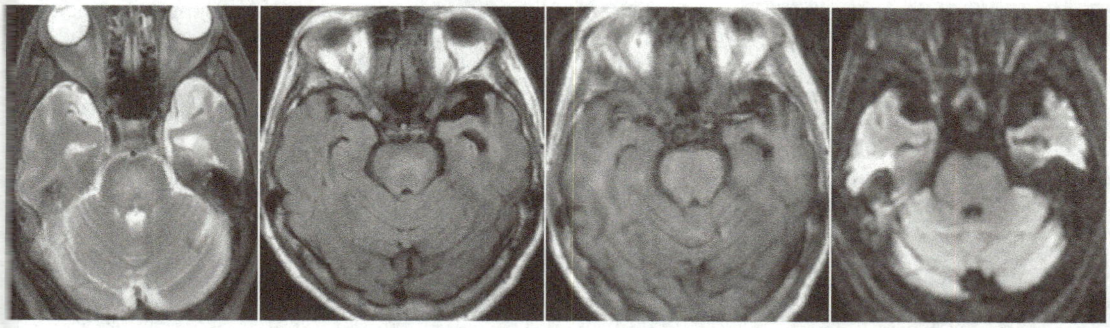

图 17-38 多发性硬化(MS)

T2WI 及 FLAIR 示脑桥中央片状高信号,在幕上白质也可见斑片状高信号,T1WI 示脑桥信号无变化,DWI 未见弥散受限信号

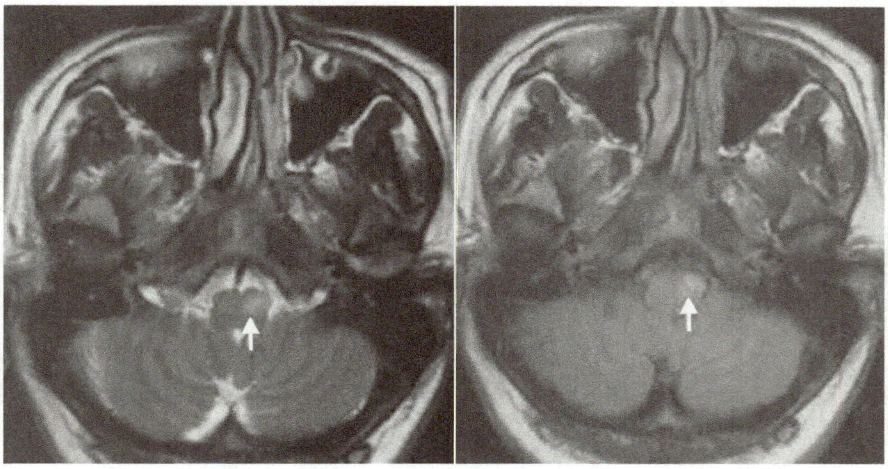

图 17-39 肥大性下橄榄核变性(HOD)

图示双侧下橄榄核信号增高,体积肥大,左侧明显(白箭头)

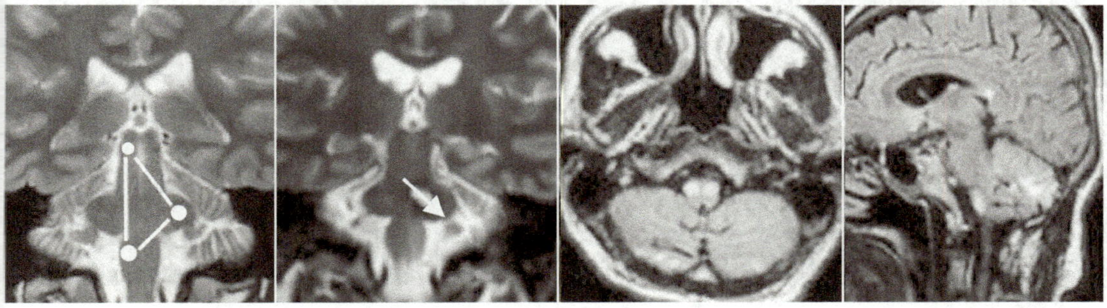

图 17-40 肥大性下橄榄核变性(HOD)

是涉及齿状核-红核-橄榄核环路的神经元变性疾病的一种少见类型,绝大多数继发于中脑、脑桥、小脑病变(出血、梗死、肿瘤)后的一段时间

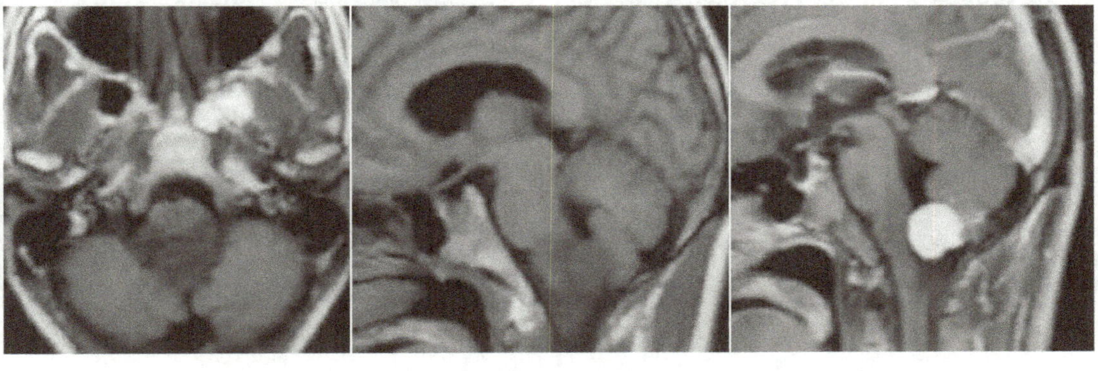

图 17-41 延髓血管母细胞瘤(血管网织细胞瘤)(男,43 岁)

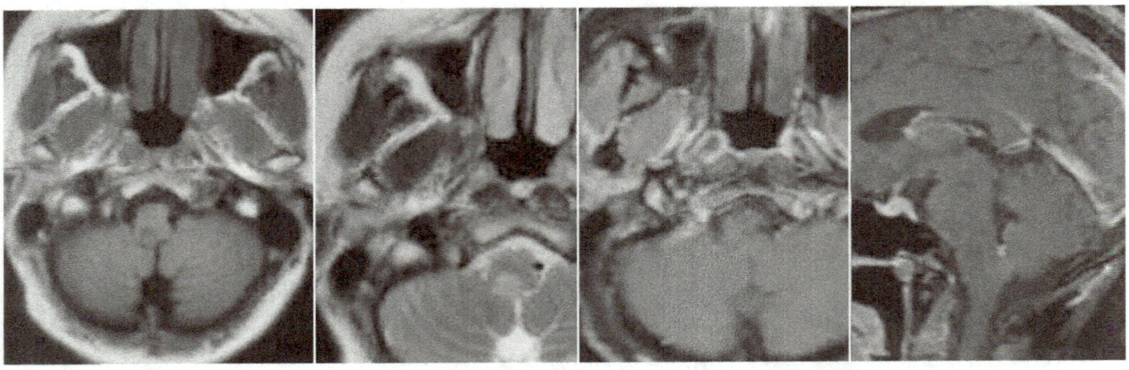

图 17-42 延髓弥漫性星形细胞瘤(WHO Ⅱ级)(女,39 岁)

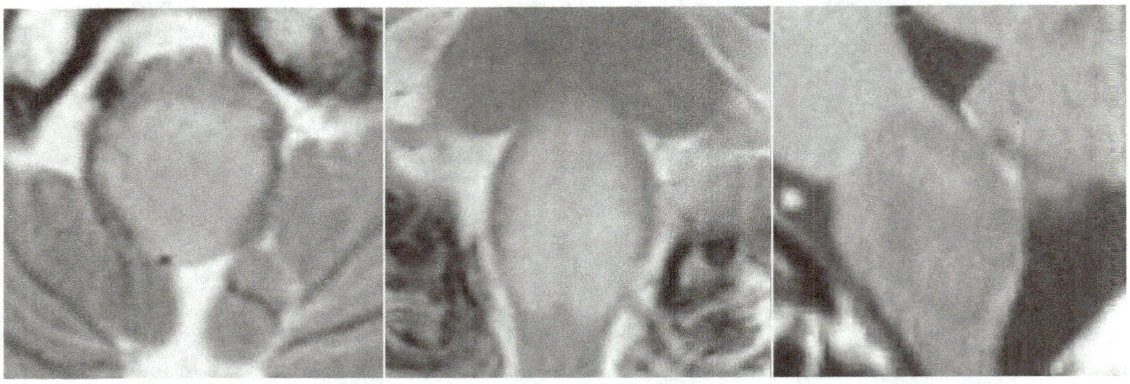

图 17-43 延髓弥漫性星形细胞瘤(男,46 岁)

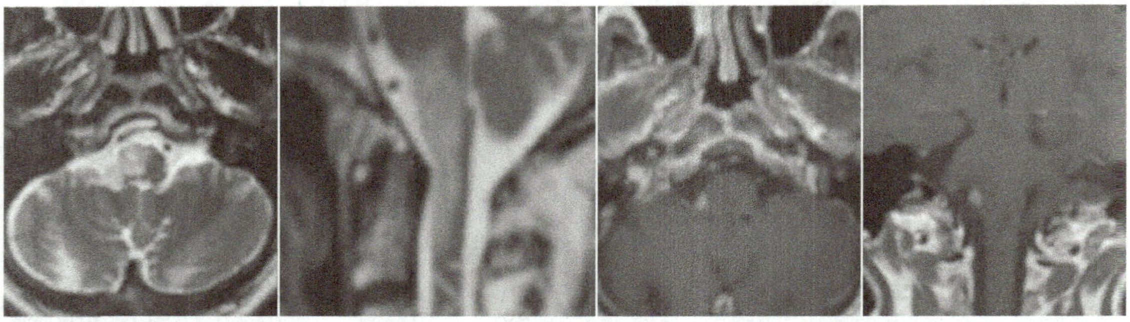

图 17-44 间变型星形细胞瘤(男,47 岁)

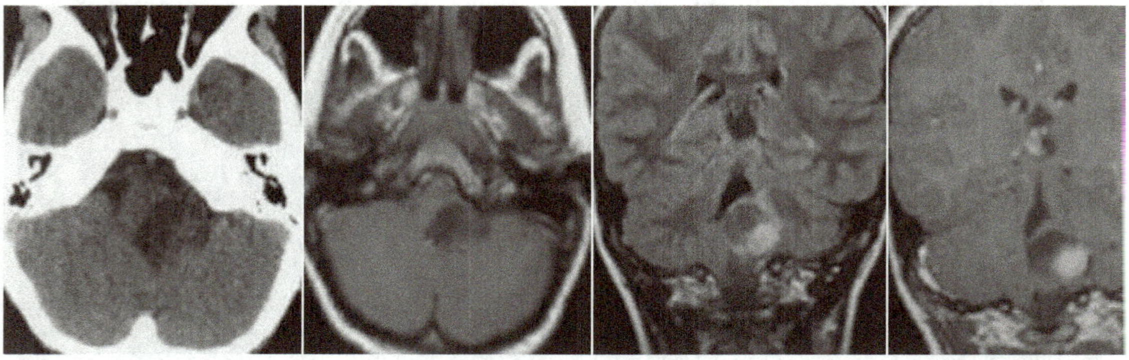

图 17-45 延髓室管膜瘤(男,8 岁)

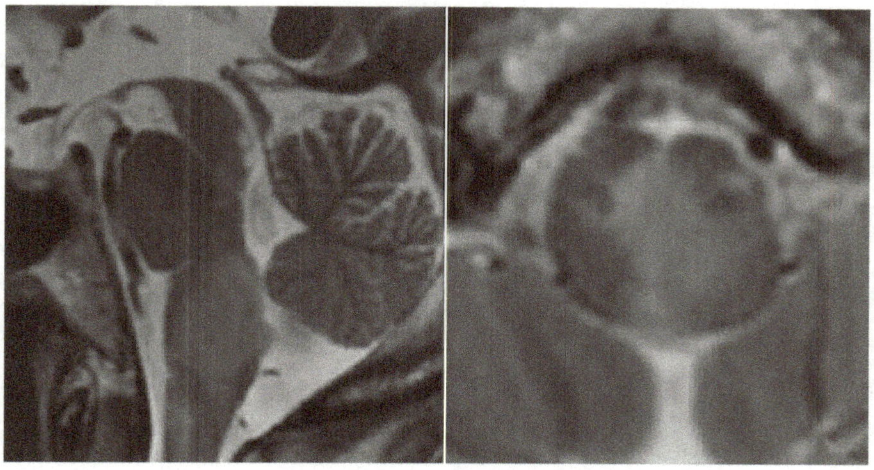

图 17-46 延髓胶质母细胞瘤,罕见

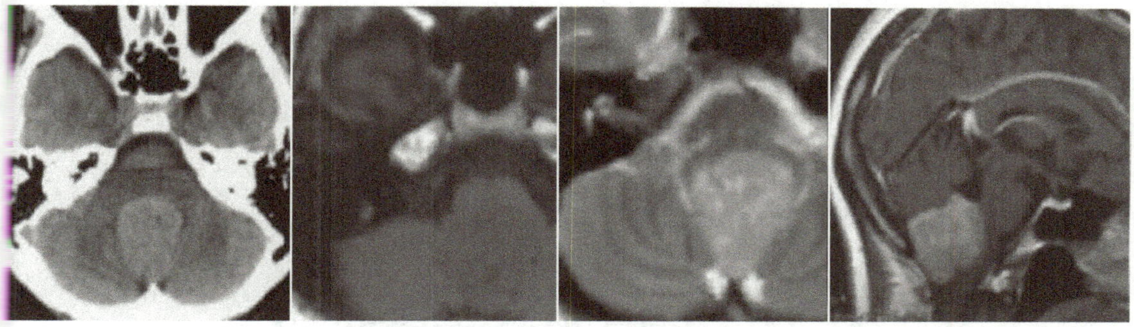

图 17-47 延髓生殖细胞瘤(女,30 岁)

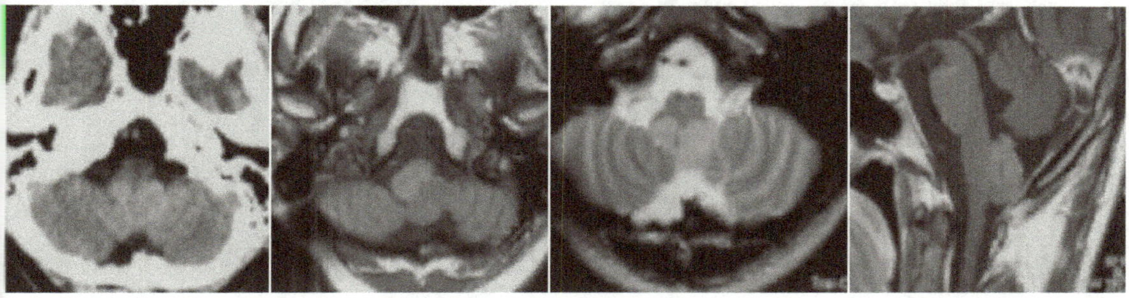

图 17-48 延髓生殖细胞瘤(男,24 岁)

第十八章　间　脑

第一节　间脑解剖

间脑包含背丘脑、上丘脑、下丘脑、底丘脑、后丘脑 5 部分(图 18-1 ~ 图 18-6)。

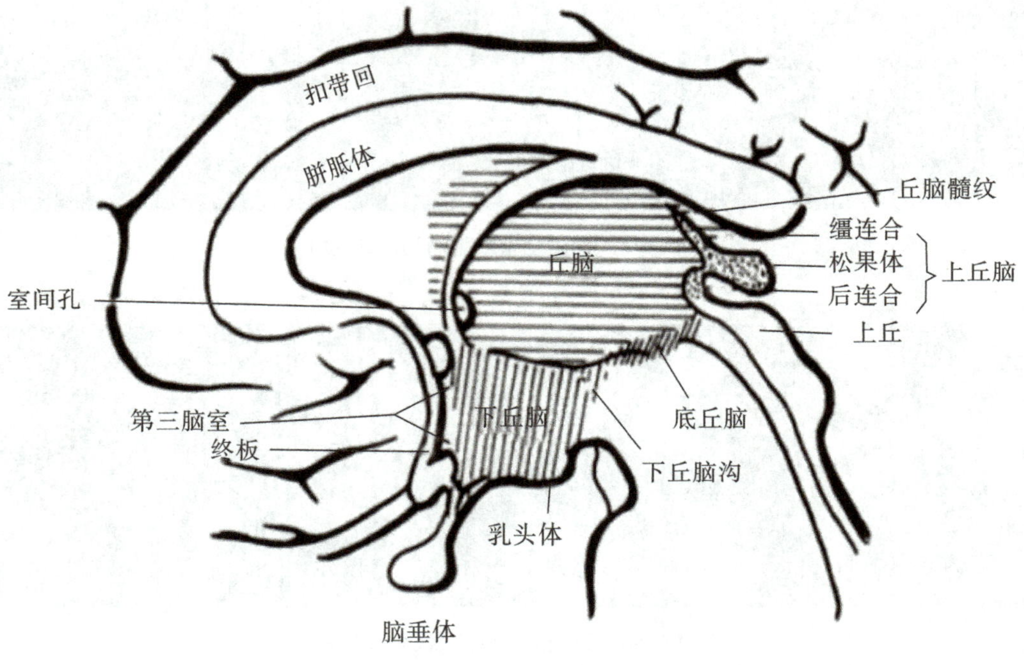

图 18-1　脑矢状切面

示一侧间脑的范围与分部(未绘出后丘脑)

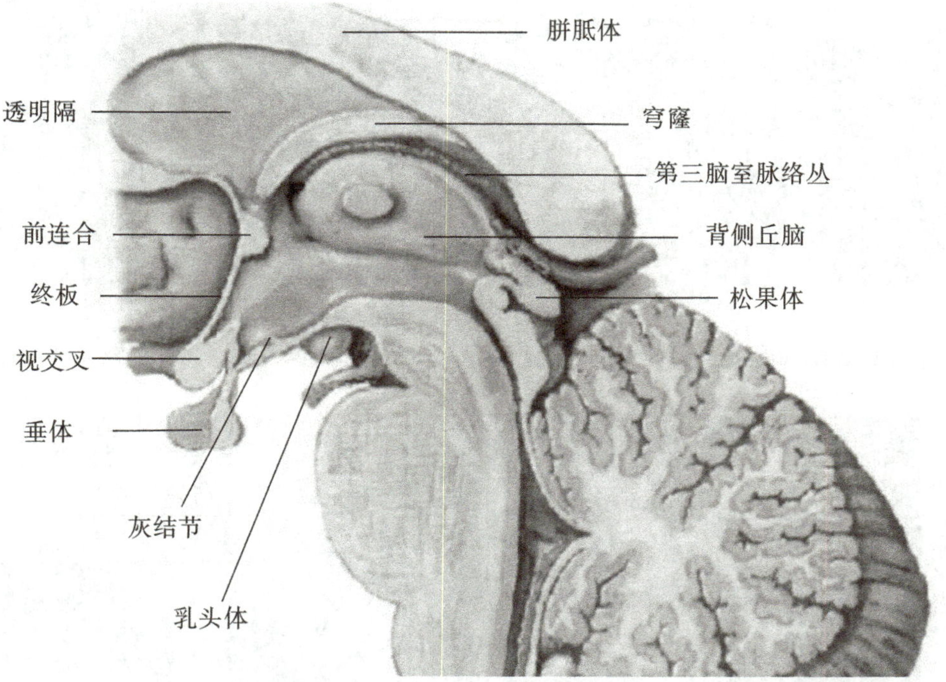

图 18-2　背侧丘脑

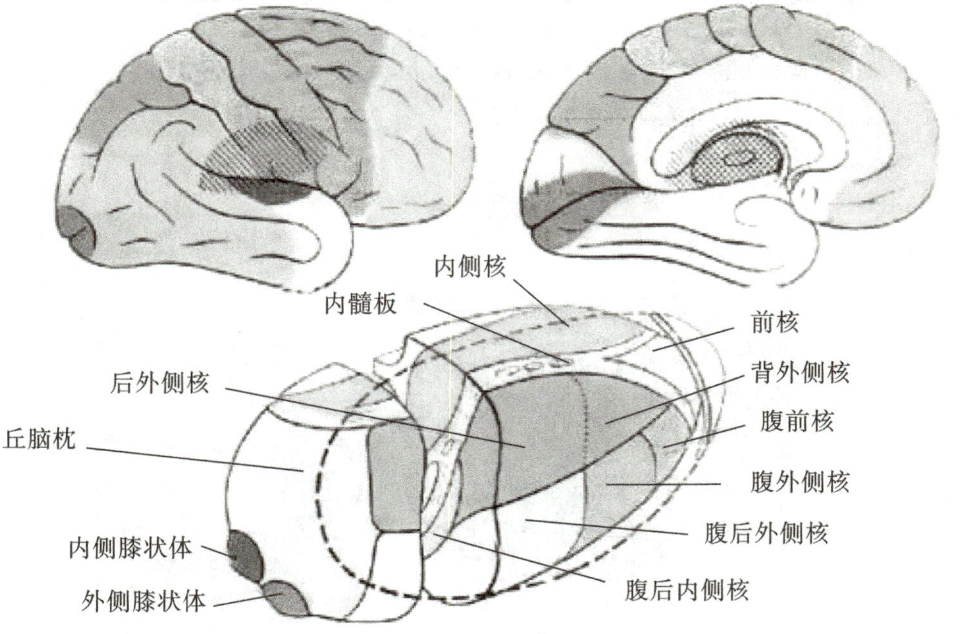

图 18-3　背丘脑核团模式

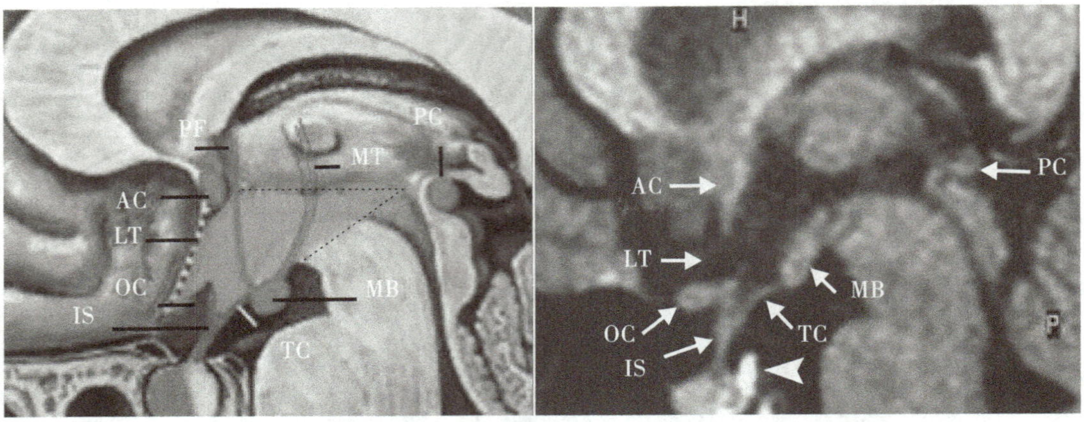

图 18-4　下丘脑正中矢状面

AC. 前联合　LT. 终板　OC. 视交叉　IS. 漏斗柄　TC. 灰结节　MB. 乳头体　PC. 后联合　PF. 联合后穹窿　MT. 乳头丘脑束

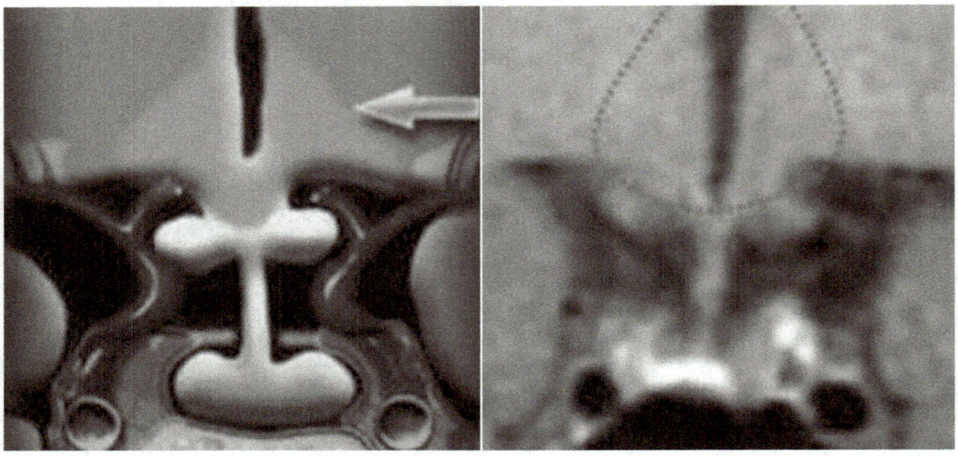

图 18-5　下丘脑

位于第三脑室外侧壁及下壁，好发胶质瘤、错构瘤、生殖细胞瘤、嗜酸性肉芽肿

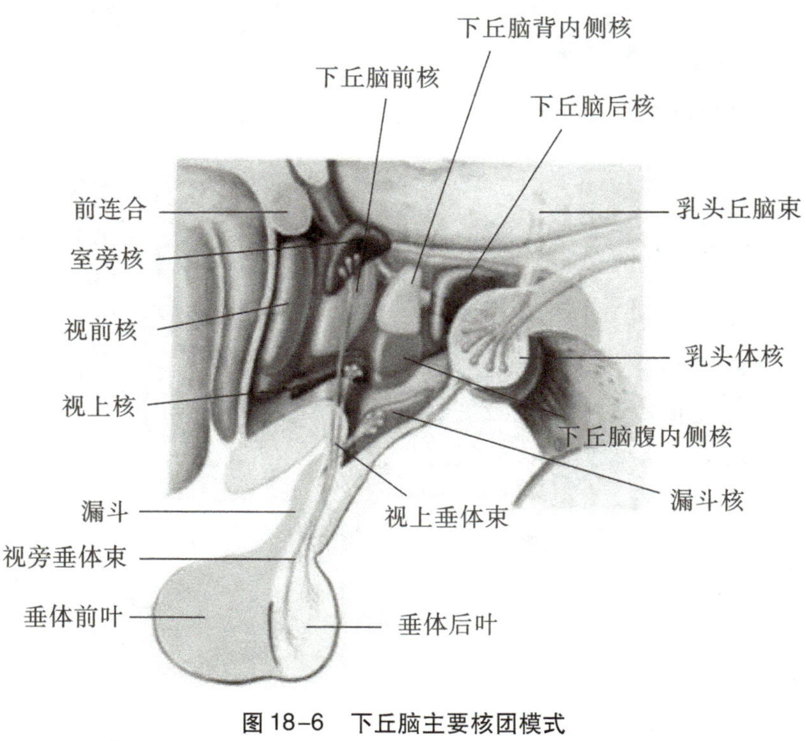

图 18-6　下丘脑主要核团模式

下丘脑又称丘脑下部，位于大脑腹面、丘脑的下方，构成第三脑室的下壁，界限不甚分明，向下延伸与垂体柄相连，通常将下丘脑从前向后分为3个区：视上部位于视交叉上方，由视上核和室旁核所组成；结节部位于漏斗的后方；乳头部位于乳头体。下丘脑是调节内脏活动和内分泌活动的较高级神经中枢所在，能调节垂体前叶功能，合成神经垂体激素及控制自主神经功能。

第二节　间脑病变

间脑病变见图18-7～图18-21。

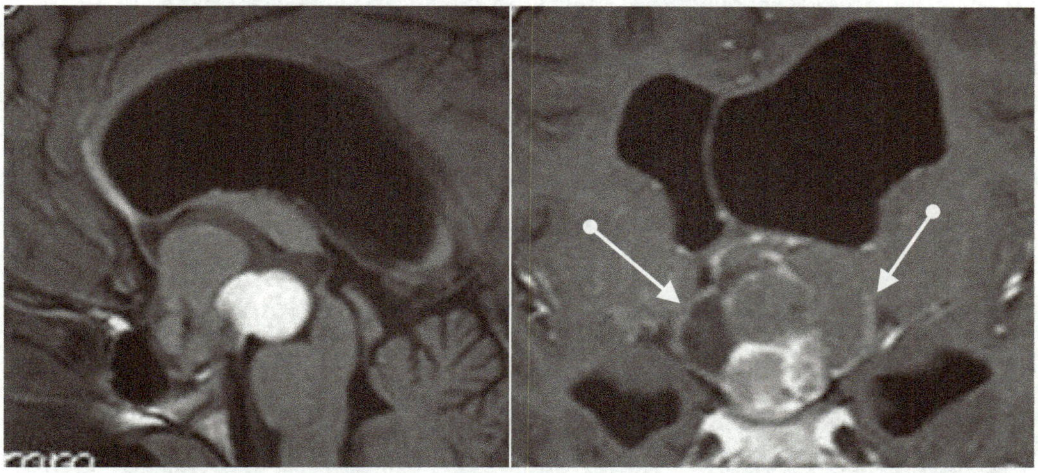

图18-7　造釉细胞型颅咽管瘤（男，12岁，头痛及视物模糊）

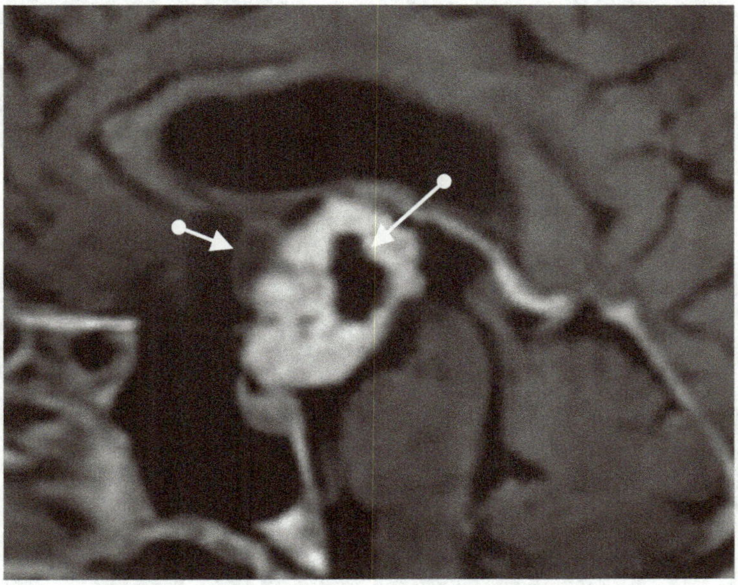

图18-8　视乳头颅咽管瘤（男，39岁，头痛）

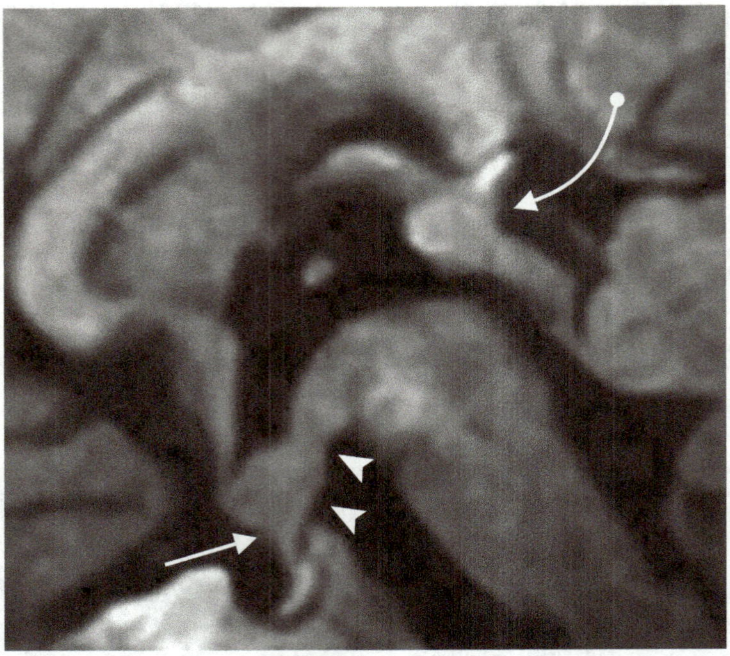

图 18-9　生殖细胞瘤(女,3 岁,中枢性尿崩)

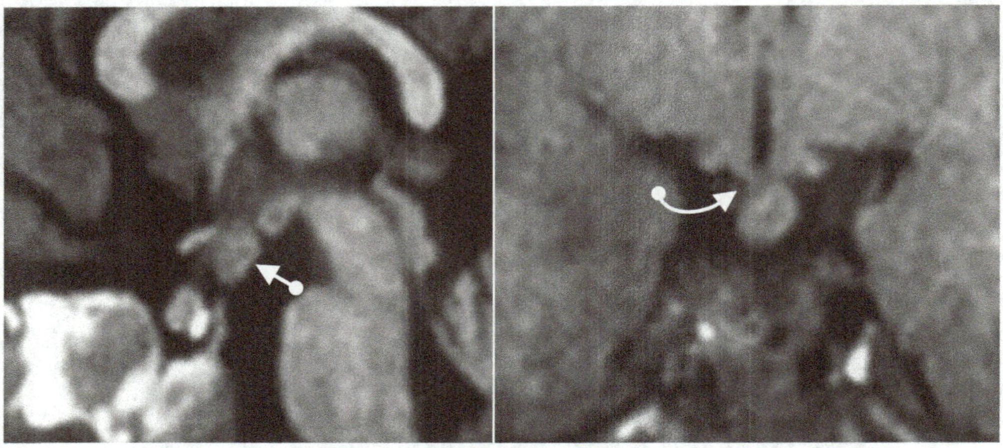

图 18-10　下丘脑旁灰结节错构瘤(男,7 岁,性早熟)

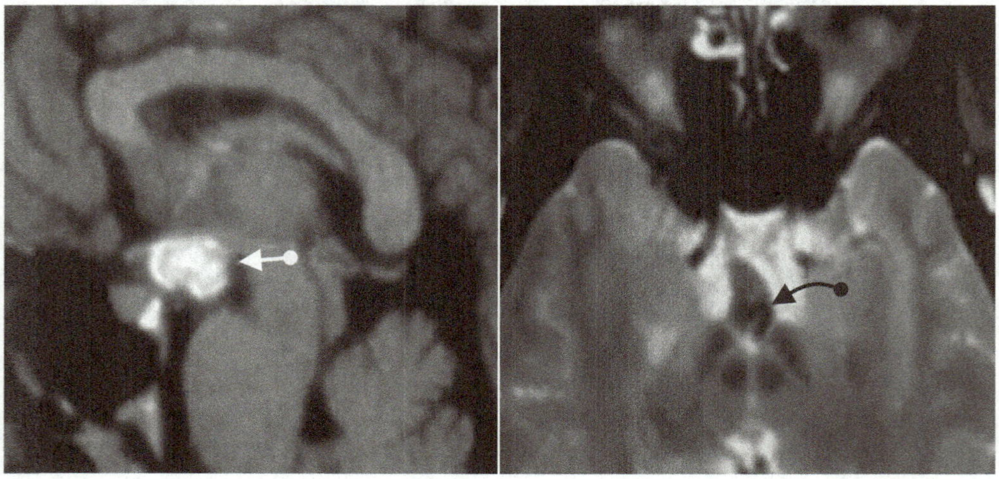

图 18-11　下丘脑旁脂肪瘤(女,43 岁,头痛,视力模糊)

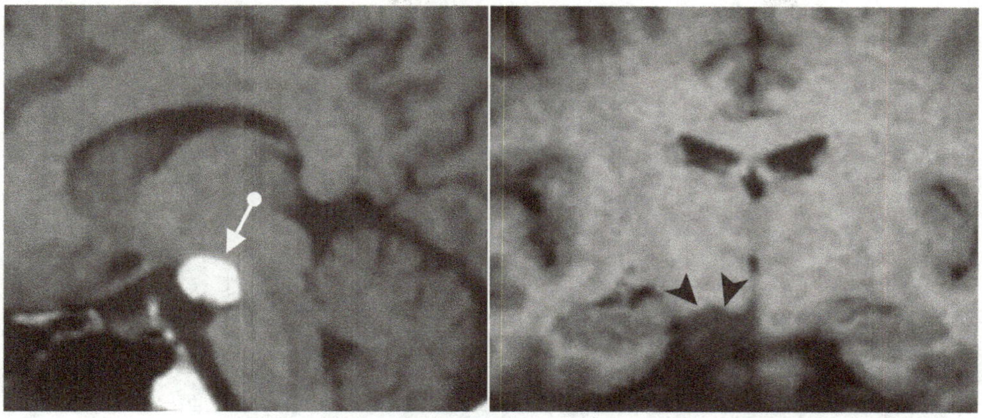

图 18-12 皮样囊肿(男,30 岁,头痛)

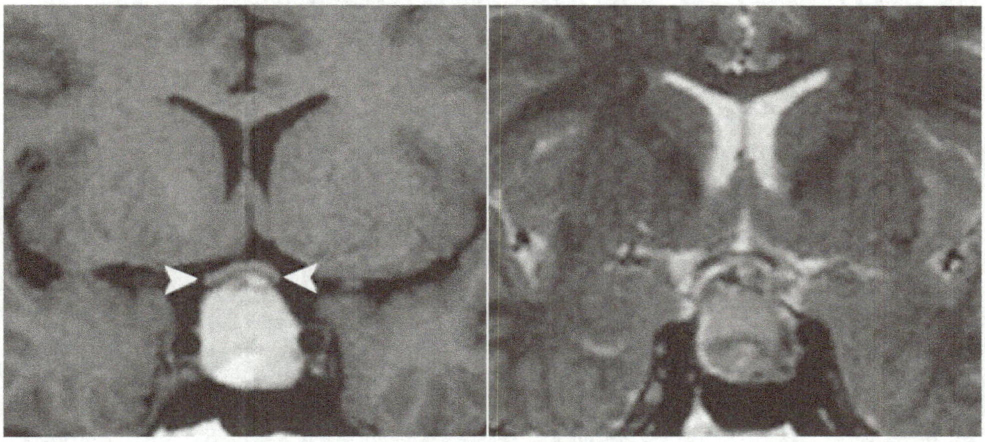

图 18-13 Rathke's 裂囊肿(女,50 岁,复视)

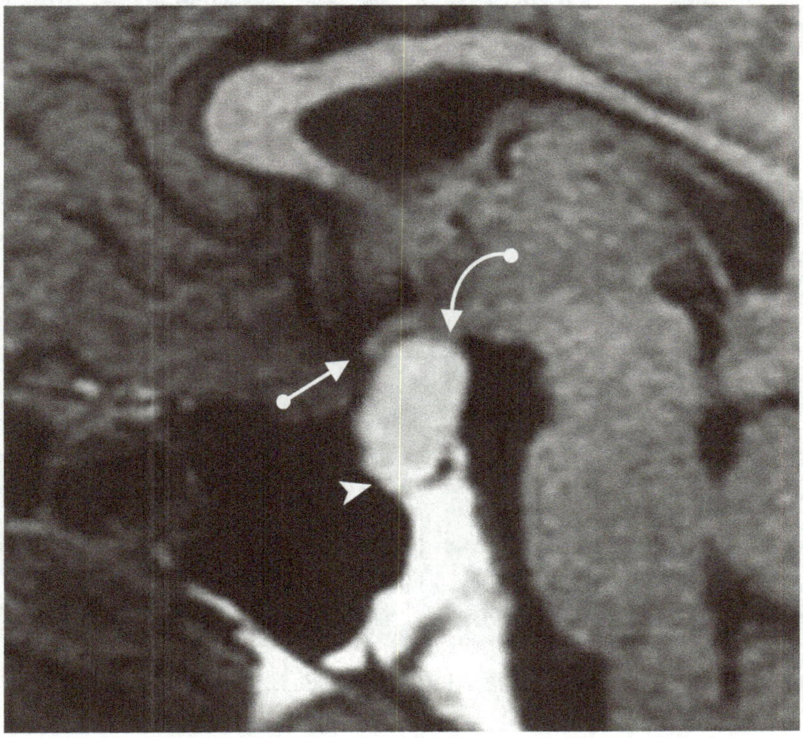

图 18-14 胶样囊肿(男,44 岁,视力下降)

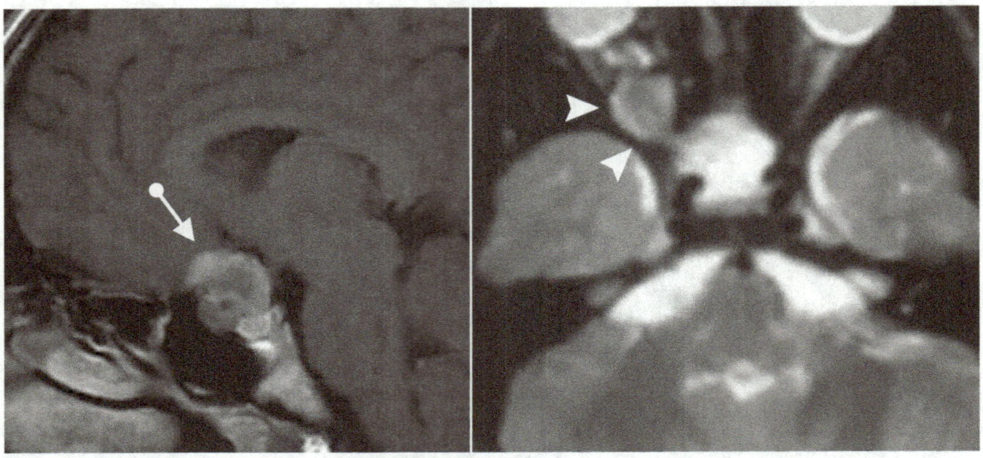

图 18-15　下丘脑-视交叉神经胶质瘤(男,4 岁,患有神经纤维瘤 1 型)

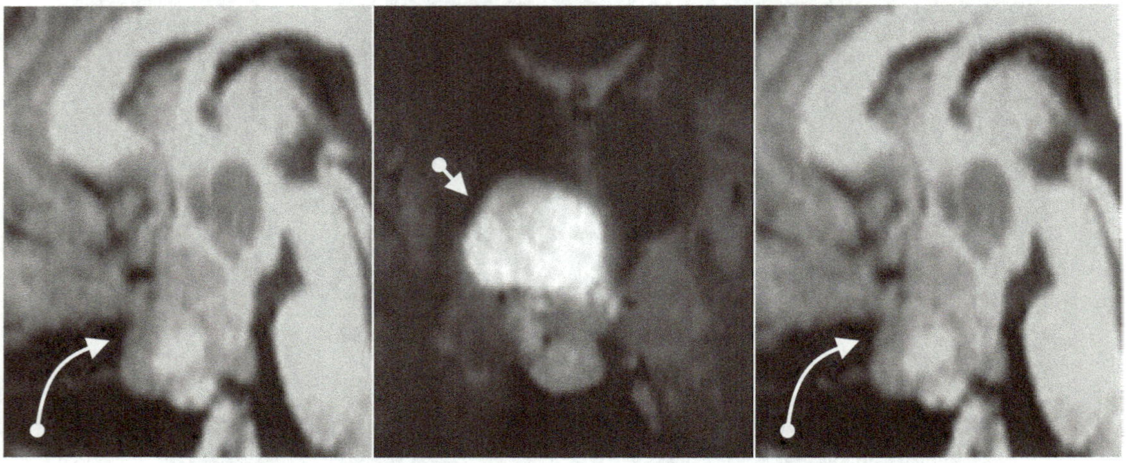

图 18-16　下丘脑神经节细胞胶质瘤(男,20 岁,头痛及视物模糊)

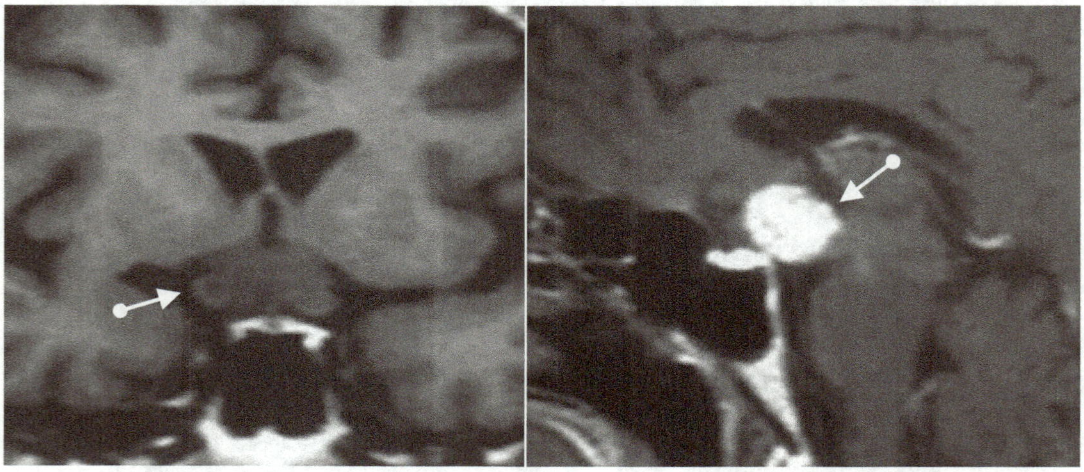

图 18-17　迷芽瘤(男,55 岁,进行性视力下降)

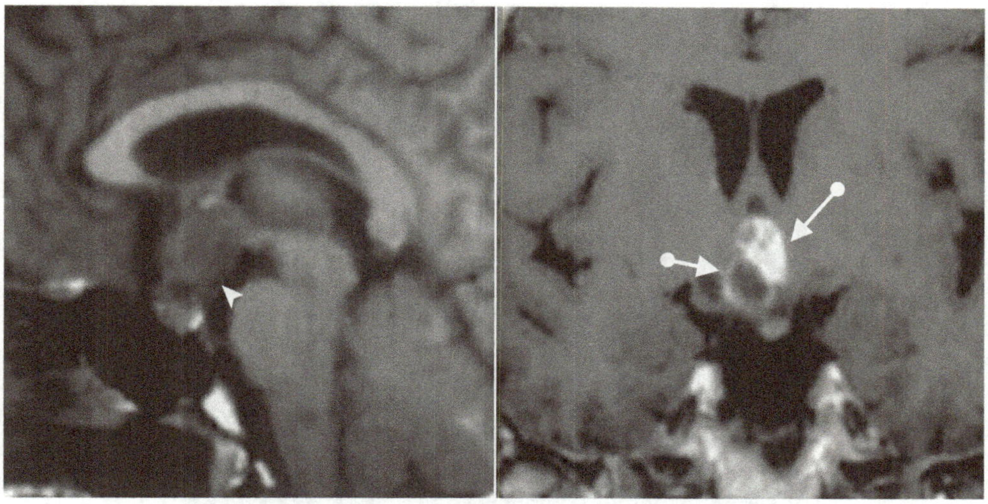

图 18-18 下丘脑血管母细胞瘤(女,54 岁,头痛)

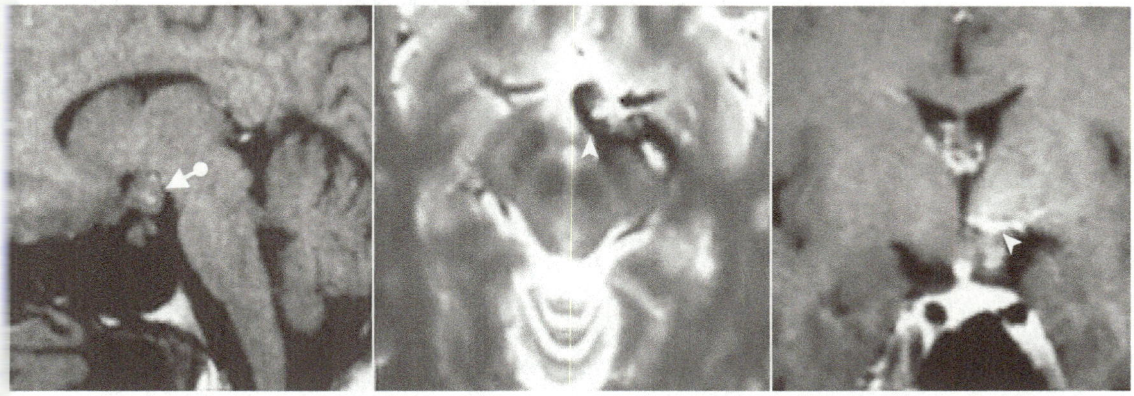

图 18-19 下丘脑海绵状血管瘤(男,9 岁,急性视力减退)

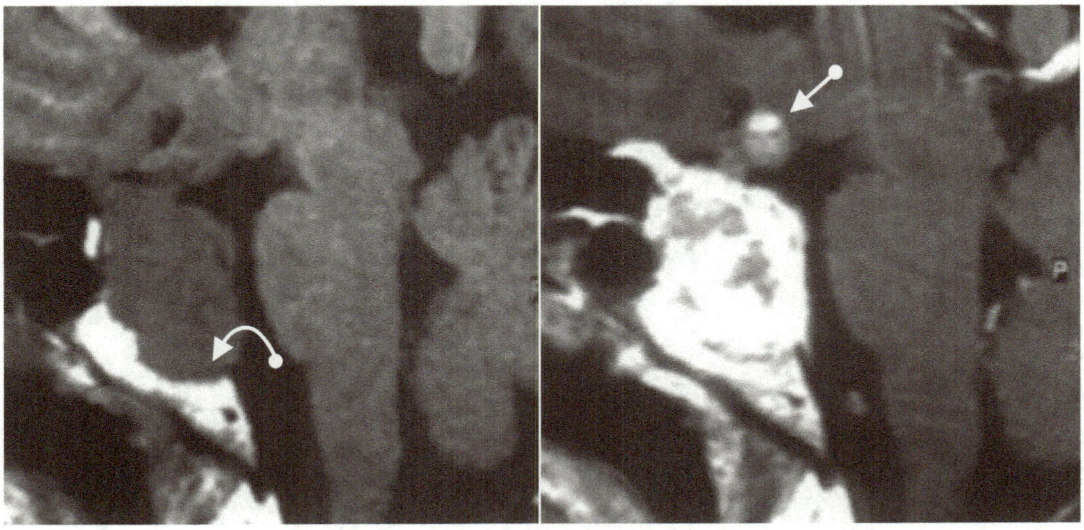

图 18-20 转移性腺癌(女,46 岁,乳腺癌病史)

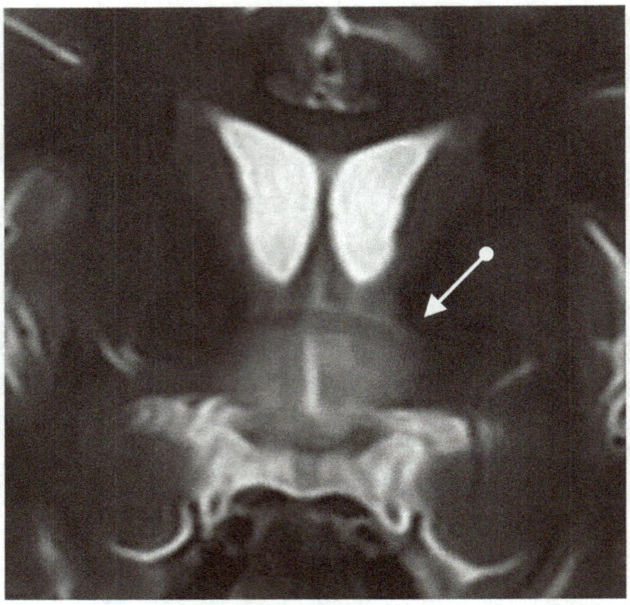

图 18-21　间脑炎(男,35 岁,主要症状:尿崩)

第十九章　垂体及鞍区

第一节　垂体解剖及病变分类

垂体解剖及病变分类见图 19-1 ~ 图 19-5。

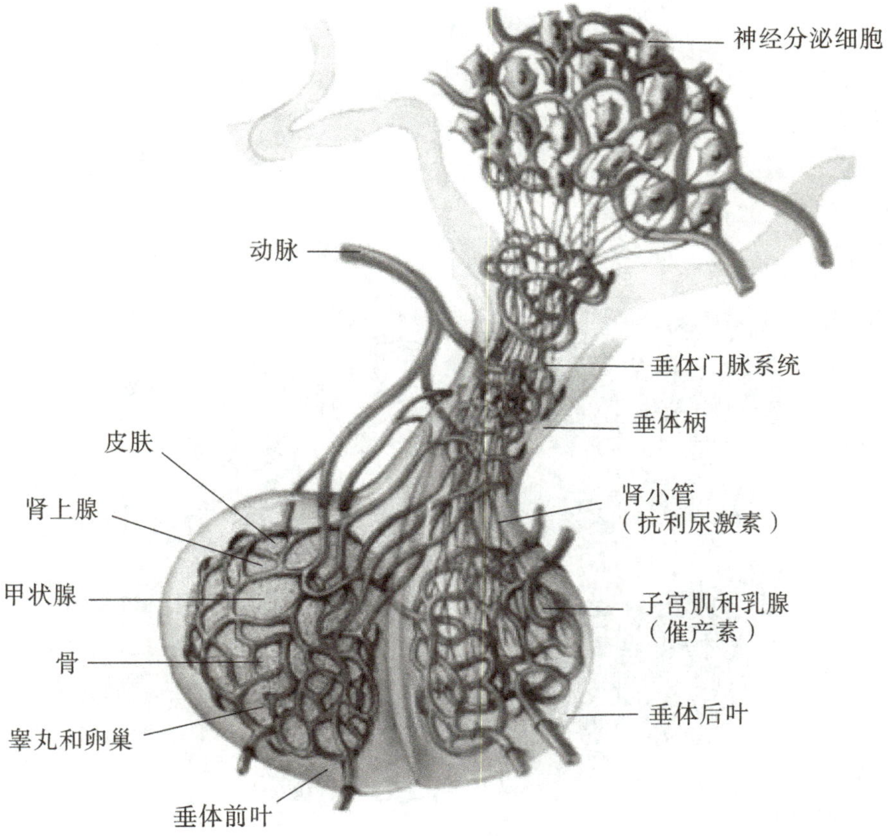

图 19-1　内分泌腺的中枢调节

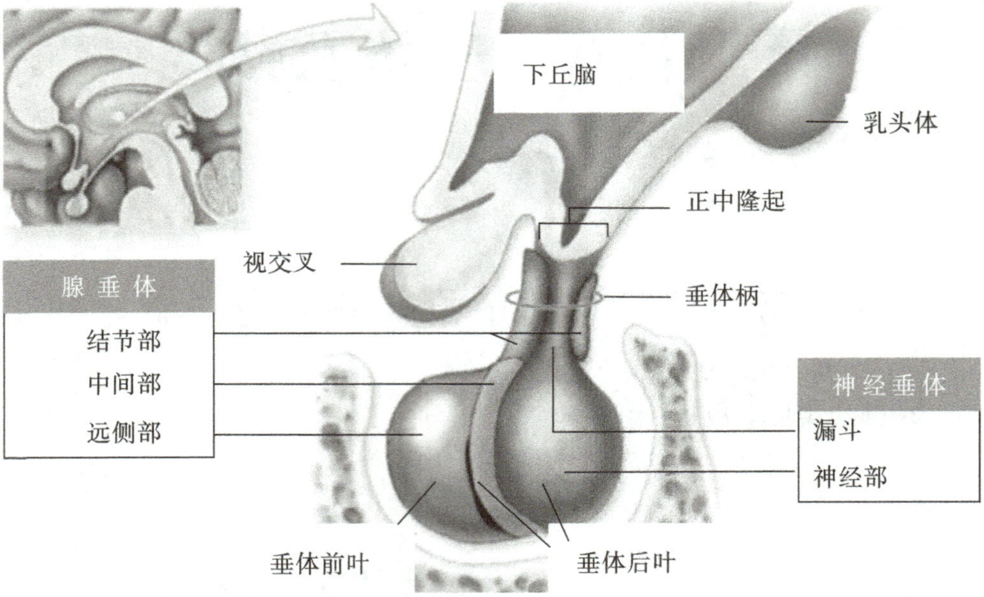

图 19-2 垂体解剖

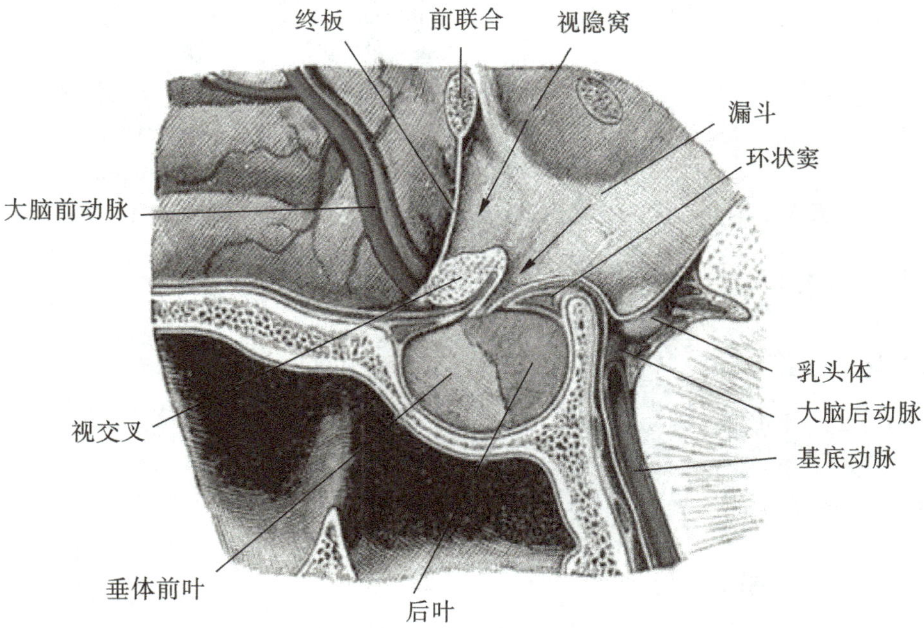

图 19-3 垂体解剖

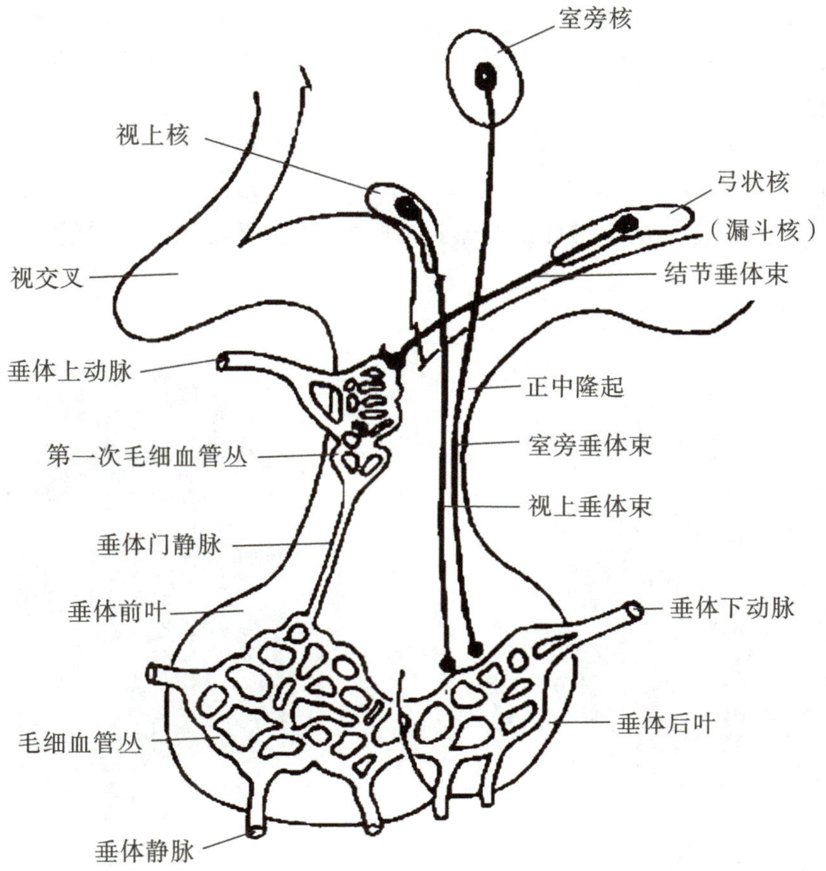

图 19-4　垂体-门脉系统

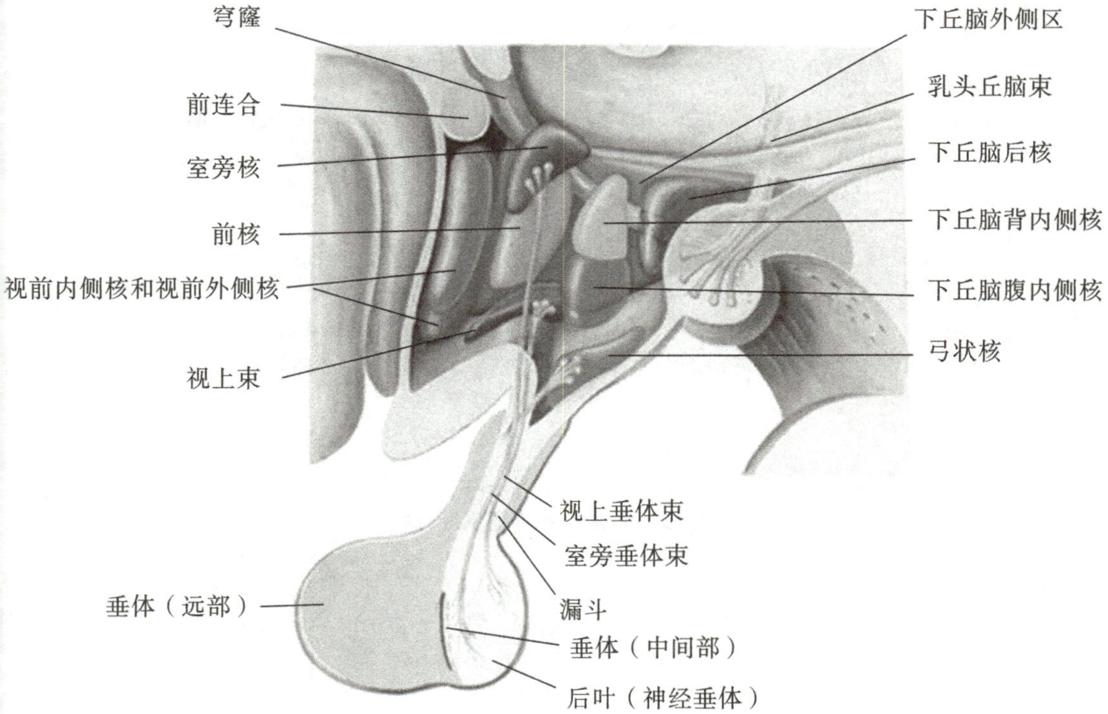

图 19-5　下丘脑、垂体核团模式

垂体激素分泌：垂体前叶（两侧叶生长激素及泌乳素细胞分泌 GH、PRL 为主，中间部分泌 ACTH 促肾上腺皮质激素、TSH 促甲状腺激素为主）；另分泌黄体生成素、卵泡刺激素和黑色细胞刺激素等 7 种。垂体后叶分泌 ADH 抗利尿激素及 OT 催产素。正常垂体动态增强强化顺序为垂体后叶、垂体柄、腺垂体结节部、腺垂体两侧叶。

抗利尿激素（又称血管升压素）是由下丘脑的视上核和室旁核的神经细胞分泌的 9 肽激素，经下丘脑-垂体束到达神经垂体后叶后释放出来。其主要作用是提高远曲小管和集合管对水的通透性，促进水的吸收，是尿液浓缩和稀释的关键性调节激素。此外，该激素还能增强内髓部集合管对尿素的通透性。

垂体病变分类见图 19-6 ~ 图 19-8。

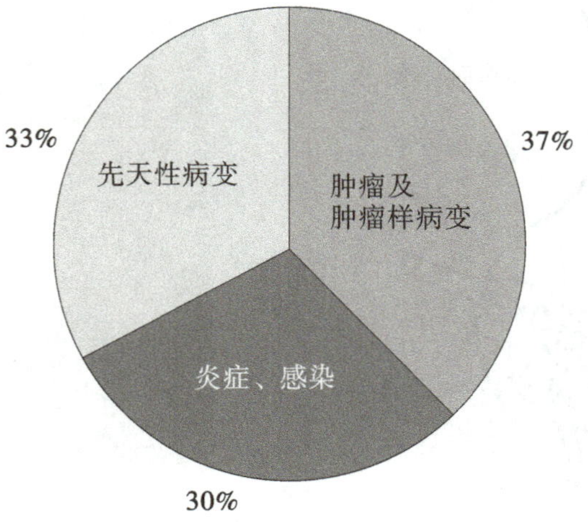

图 19-6 垂体病变分类

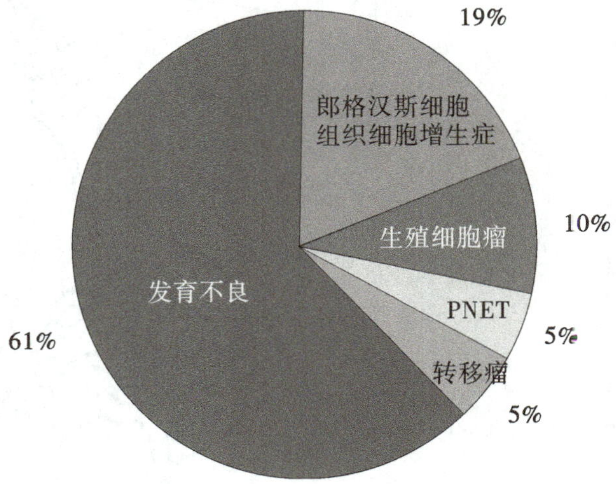

图 19-7 儿童垂体柄病变分类

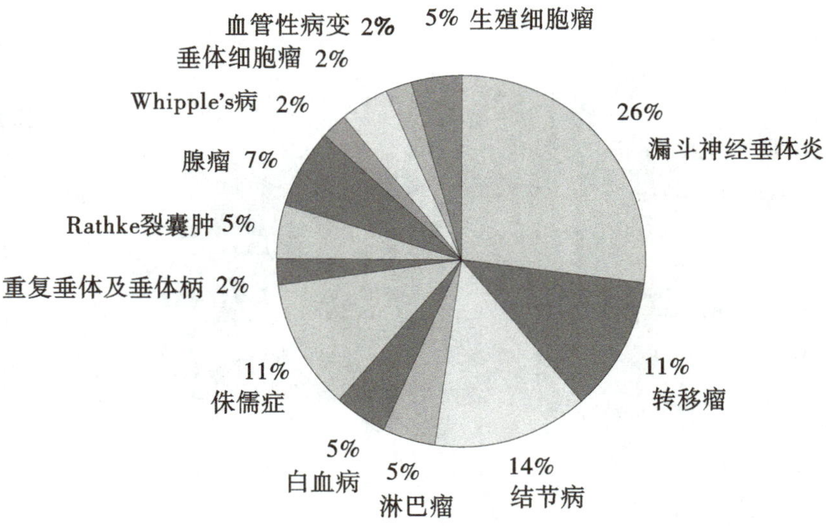

图 19-8 成人垂体柄病变分类

第二节 垂体柄病变

垂体柄病变见图 19-9 ~ 图 19-26。

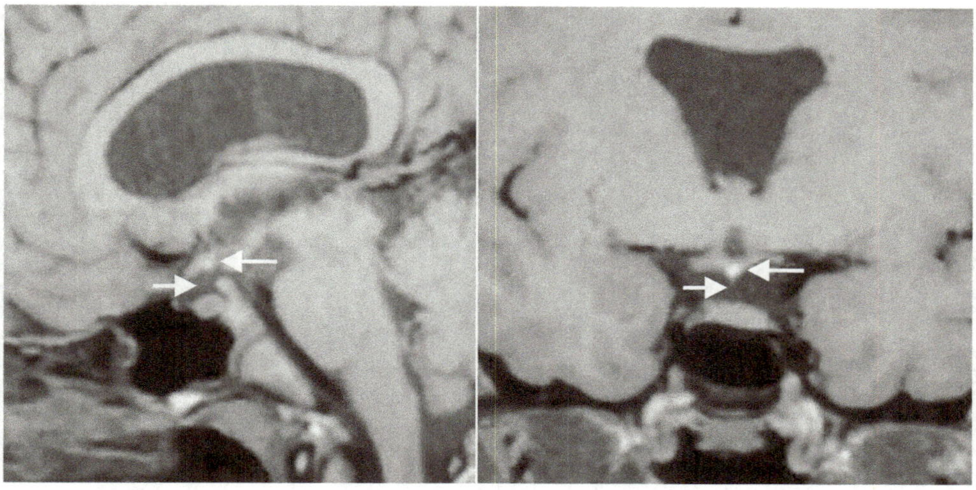

图 19-9　垂体发育不良

男,17 岁,生长激素缺乏,嗅觉缺失。垂体柄变细,神经垂体移位,透明隔缺如

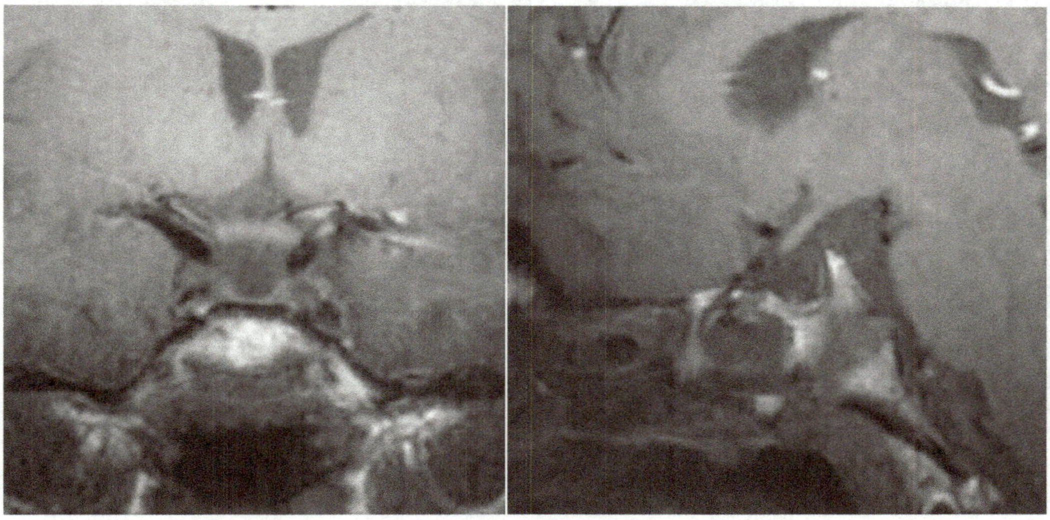

图 19-10　垂体发育低下和垂体侏儒

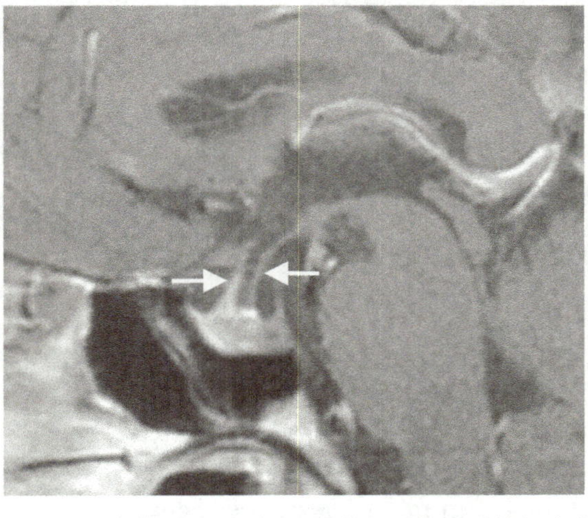

图 19-11　重复垂体(男,69 岁,无症状。垂体及垂体柄完全重复)

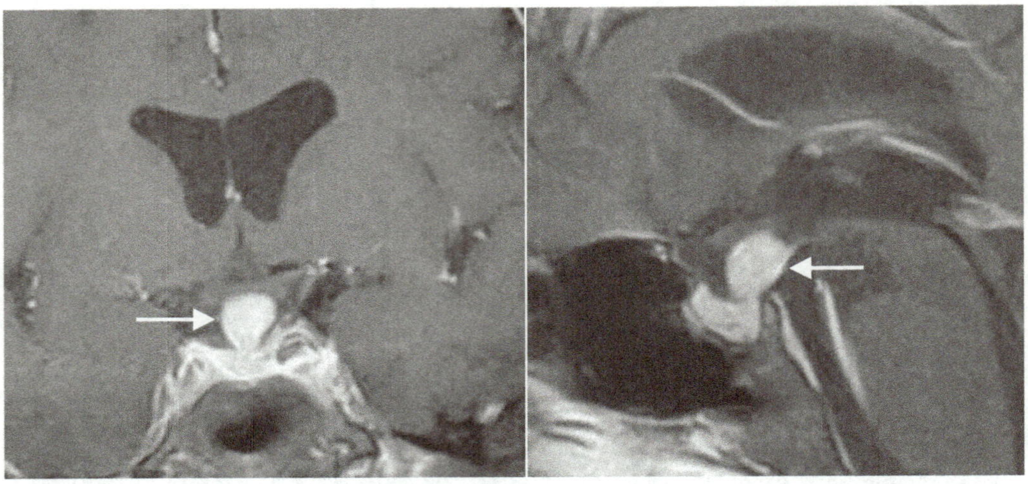

图 19-12　漏斗神经垂体炎(男,50 岁)

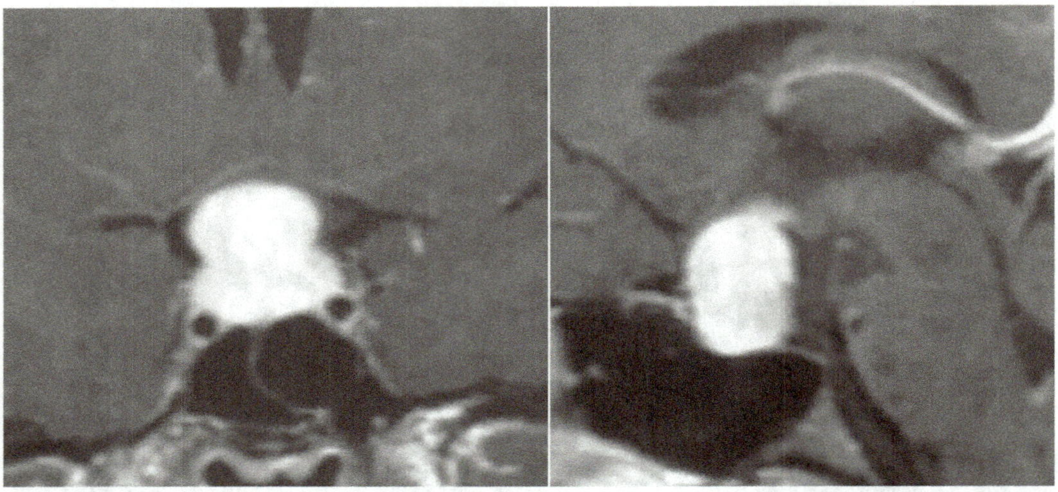

图 19-13　垂体炎,非典型漏斗神经垂体炎(女,23 岁,产后)

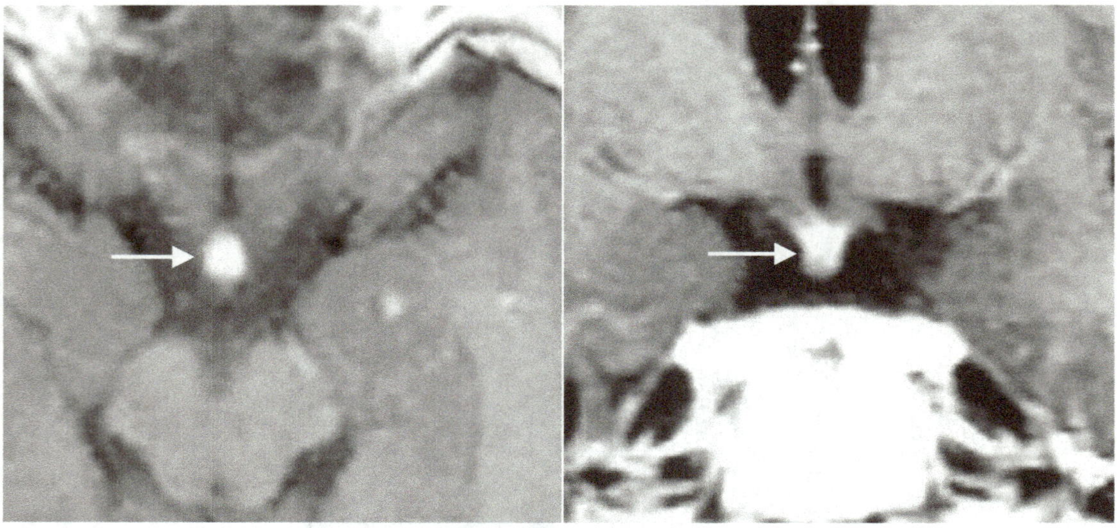

图 19-14　结节病(男,36 岁)

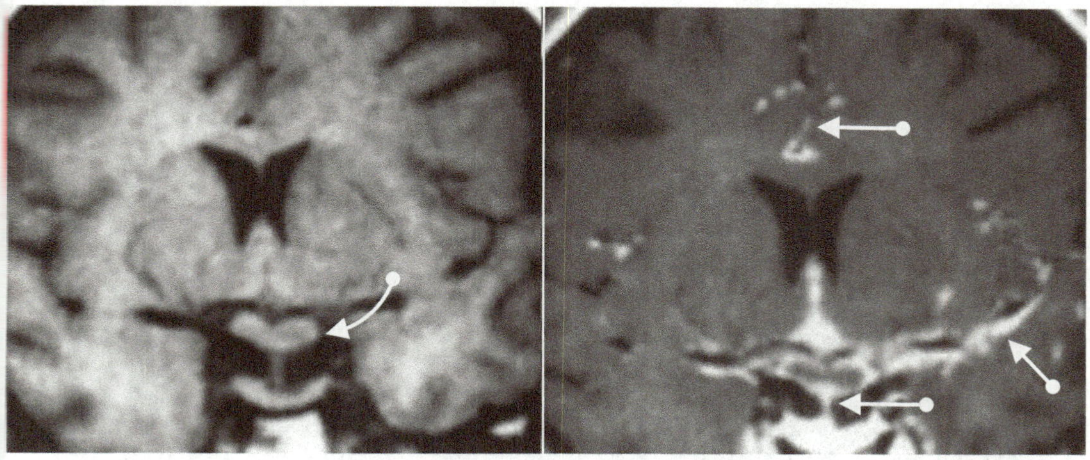

图 19-15 神经结节病(女,32 岁,尿崩)

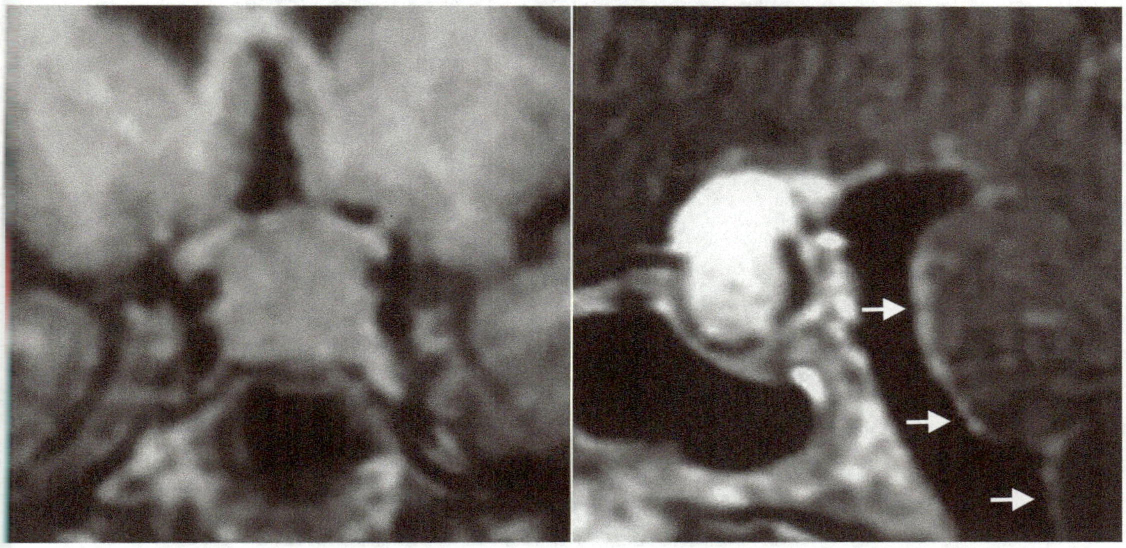

图 19-16 继发于结节病的肉芽肿性垂体炎(女,39 岁)

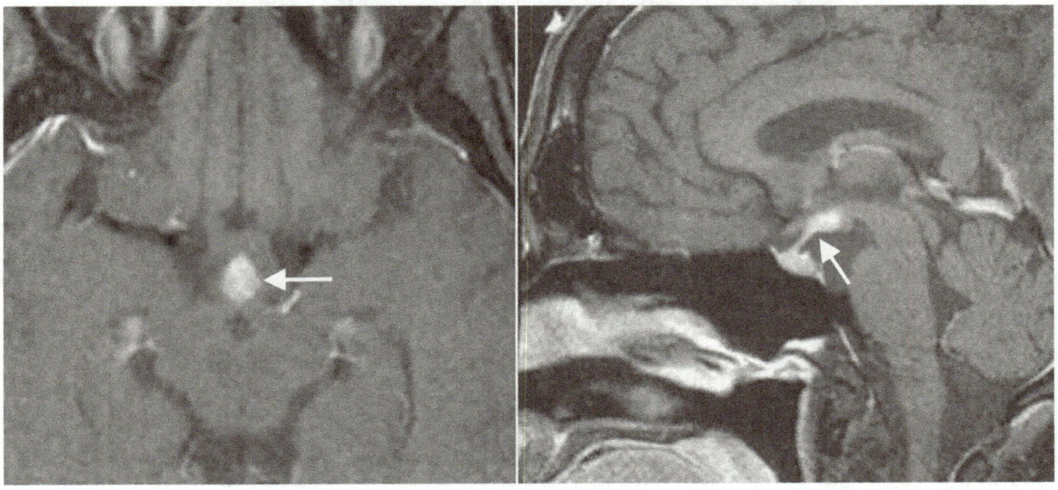

图 19-17 炎性肉芽肿(Whipple 病)(男,42 岁)

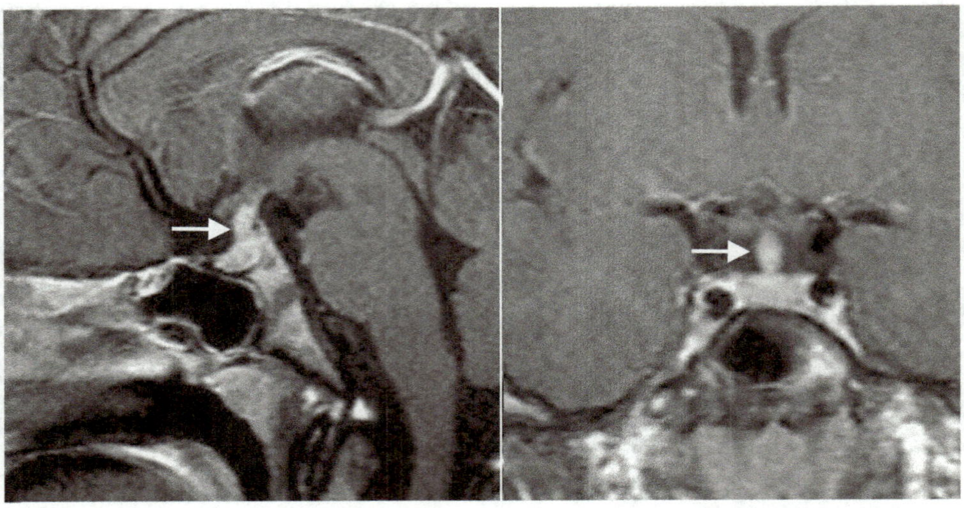

图 19-18　朗格汉斯细胞组织细胞增生症(LCH)(男,14 岁,垂体柄局限性增粗)

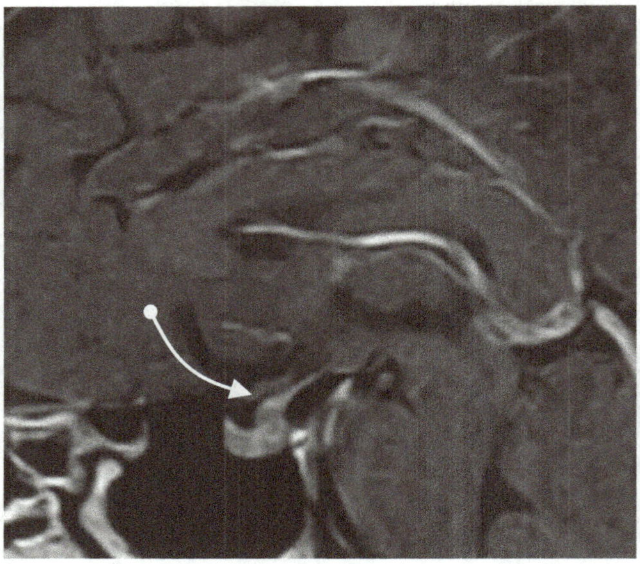

图 19-19　朗格汉斯细胞组织细胞增生症(LCH)(男,8 岁,尿崩)

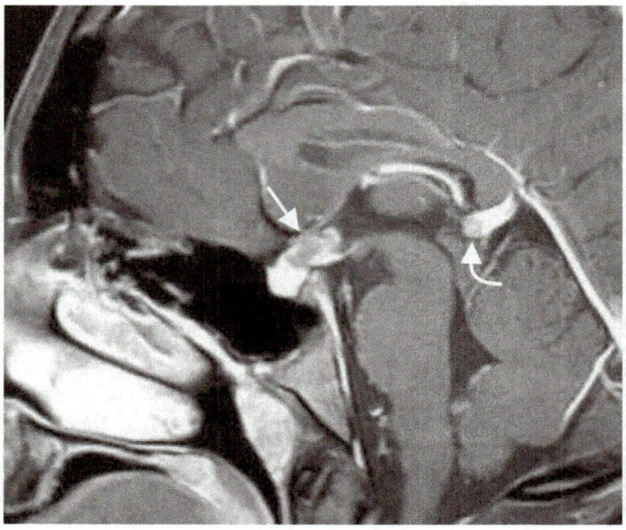

图 19-20　垂体柄及松果体占位(女,40 岁,生殖细胞瘤)

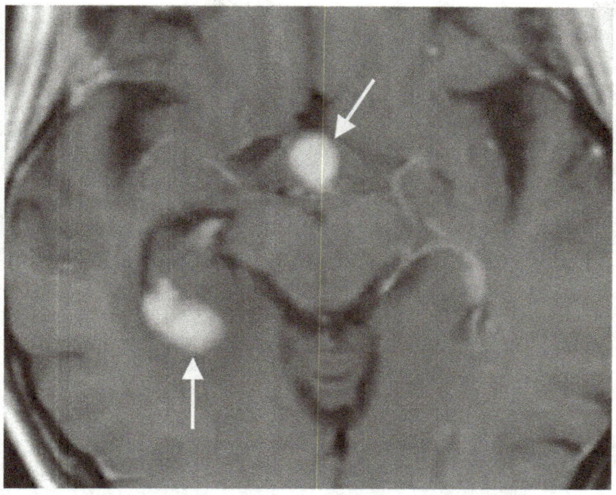

图 19-21 右侧脑室颞角旁及垂体柄肿物(男,62 岁,淋巴瘤)

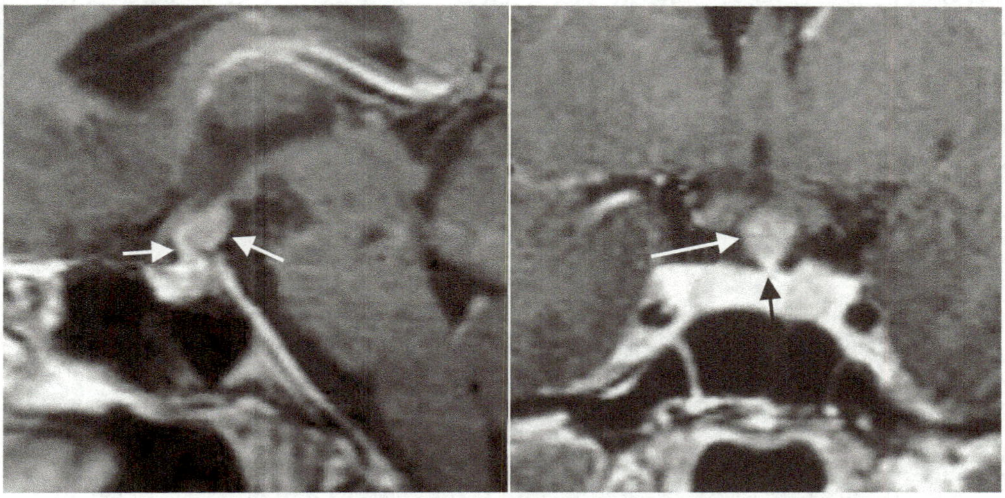

图 19-22 垂体柄肿物(女,35 岁,泌乳素升高,垂体柄泌乳素瘤)

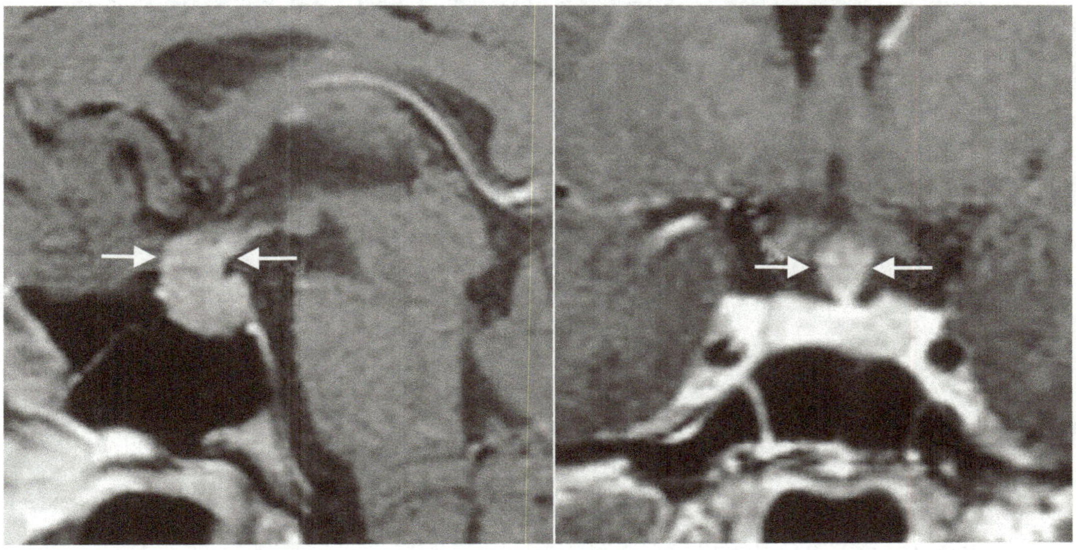

图 19-23 垂体柄肿物,垂体细胞瘤(男,35 岁)

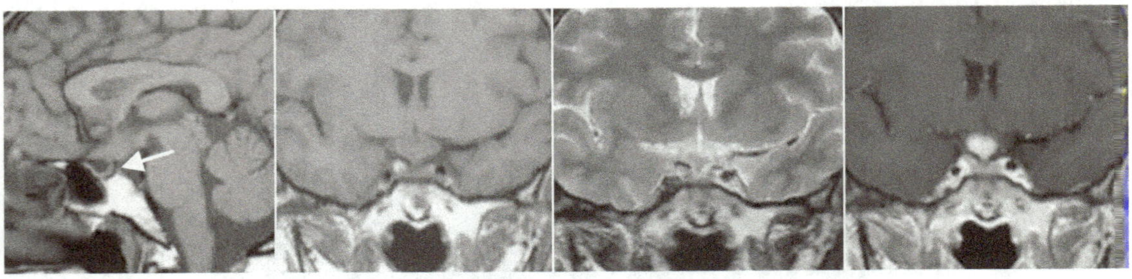

图 19-24 正中隆起星形细胞瘤

继发性中枢性尿崩症，垂体后叶高信号消失，垂体后叶呈较低信号

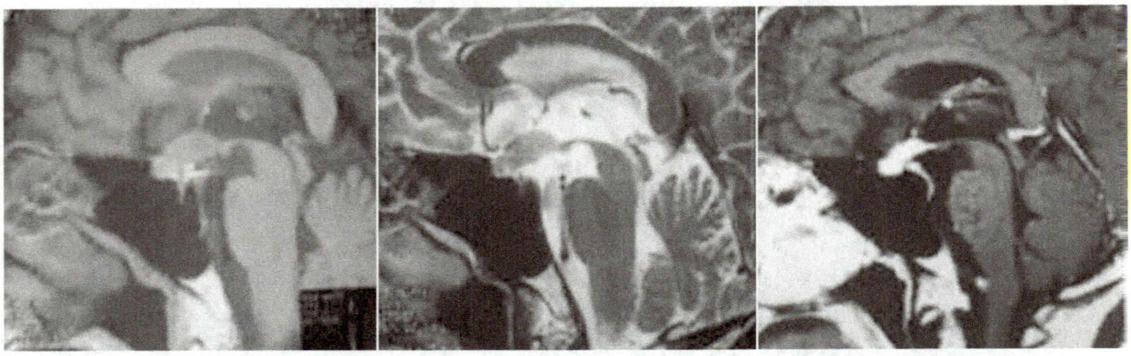

图 19-25 垂体柄及正中隆起增大

男，42 岁，性欲低下半年，尿崩症 1 个月，考虑炎症，经激素治疗后半年，病灶明显吸收

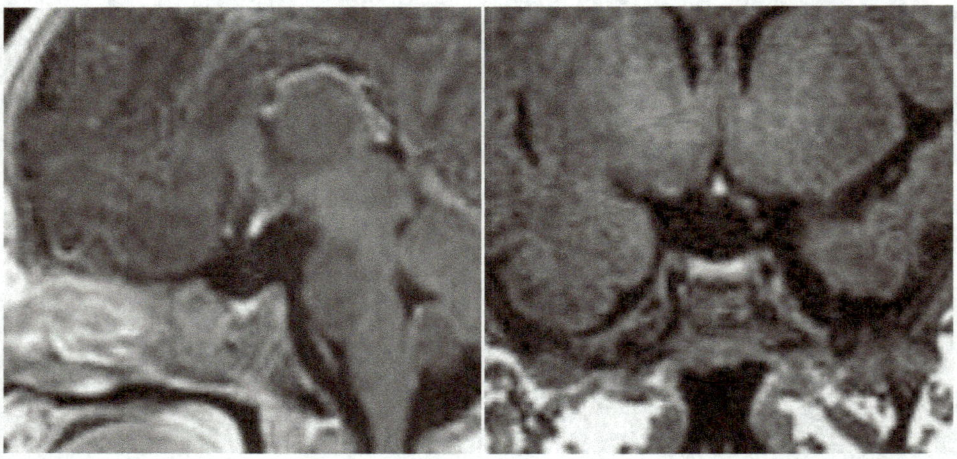

图 19-26 垂体柄阻断综合征

垂体柄阻断综合征（PSIS），是指垂体柄横断，下丘脑分泌的激素无法通过垂体门脉系统作用于垂体前叶所致的一系列临床症候群。PSIS 主要三联征，垂体柄缺如或明显纤细，垂体后叶异位，垂体前叶发育不良

第三节 垂体病变

垂体病变见图 19-27～图 19-57。

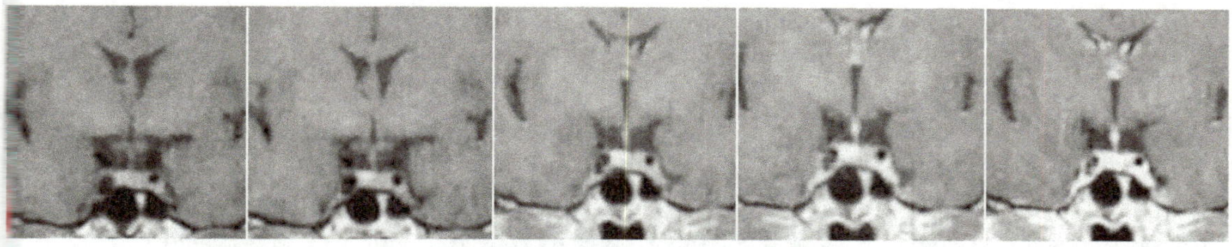

图 19-27　正常垂体后叶强化早于垂体其他部,最后整个垂体均匀强化

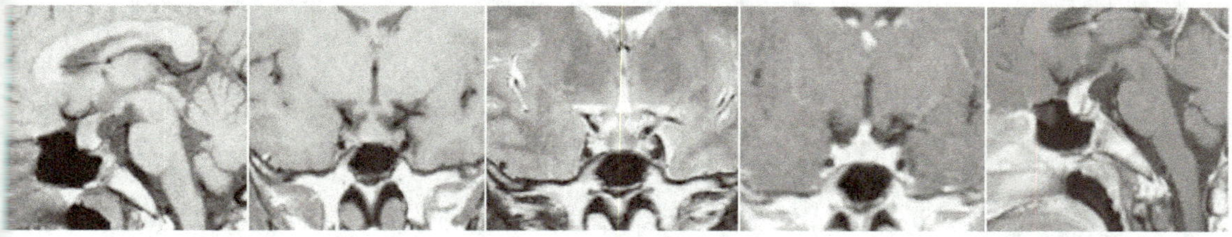

图 19-28　垂体生理性增生

多见于青春期,女性妊娠、哺乳期,中间叶为 Rathke's 囊残余,不强化,应与垂体腺瘤鉴别

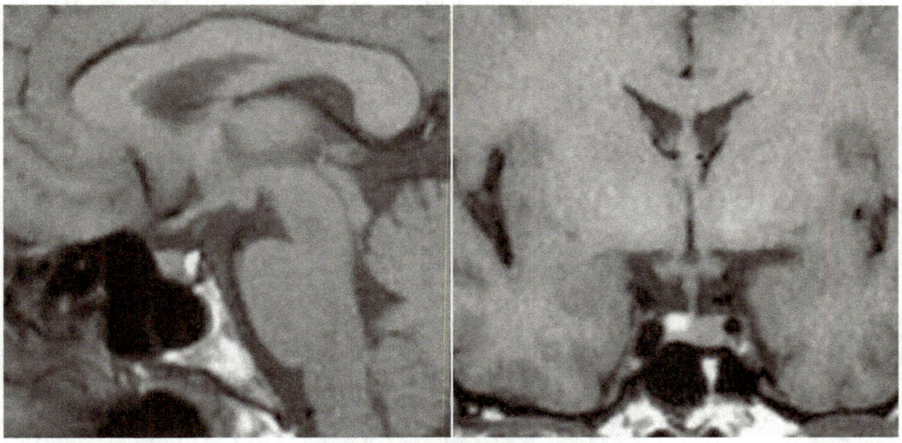

图 19-29　为正常发育变异(垂体后叶偏位)

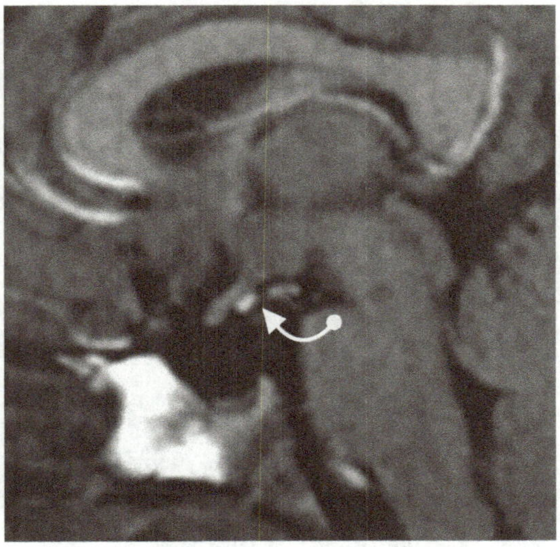

图 19-30　异位垂体后叶(男,8 岁,发育迟缓)

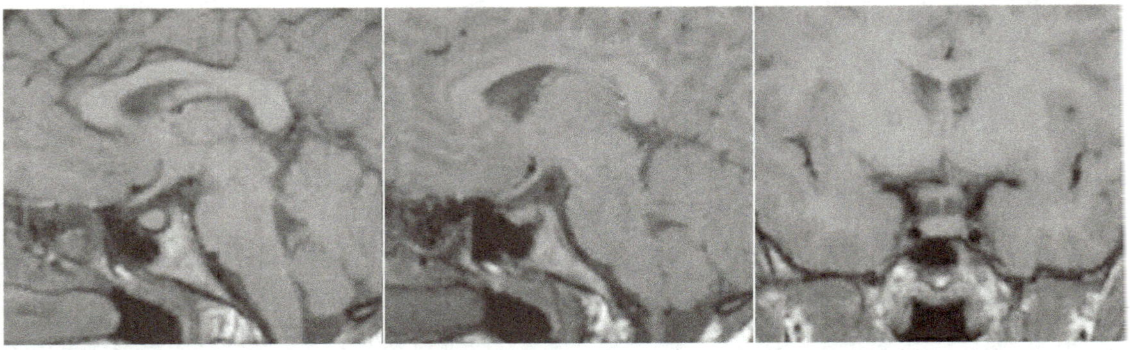

图 19-31 原发性中枢性尿崩症

垂体后叶高信号消失,为低信号,下丘脑垂体区未见肿瘤性病变

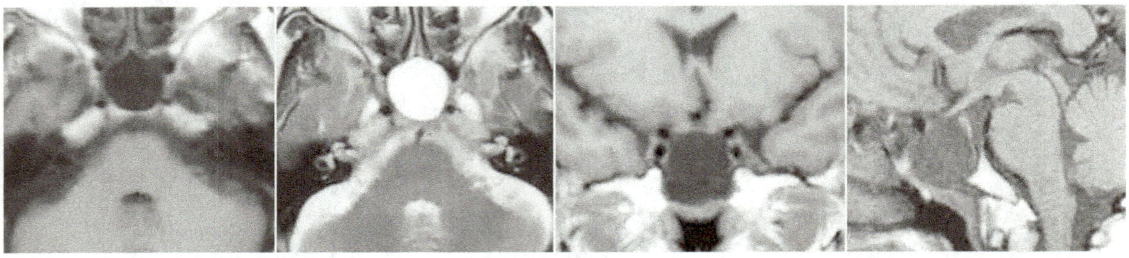

图 19-32 垂体囊肿

垂体区为囊性液体信号,多不能区分正常垂体组织

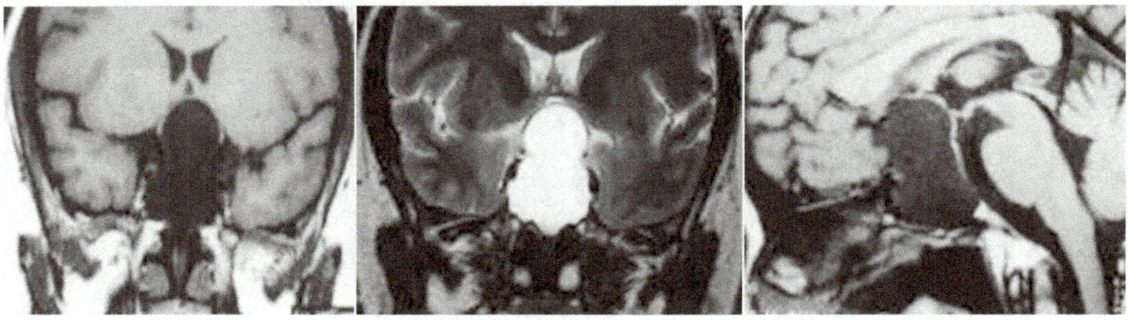

图 19-33 垂体囊肿

有囊壁结构,液体局限化,具占位效应

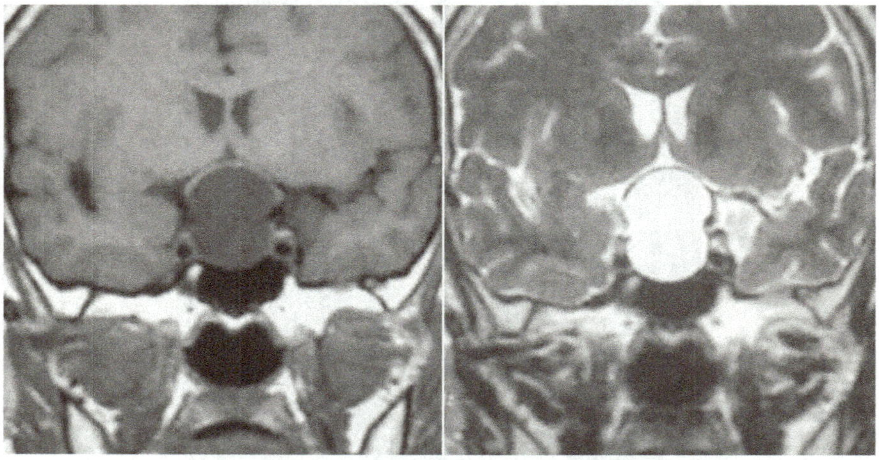

图 19-34 蛛网膜囊肿

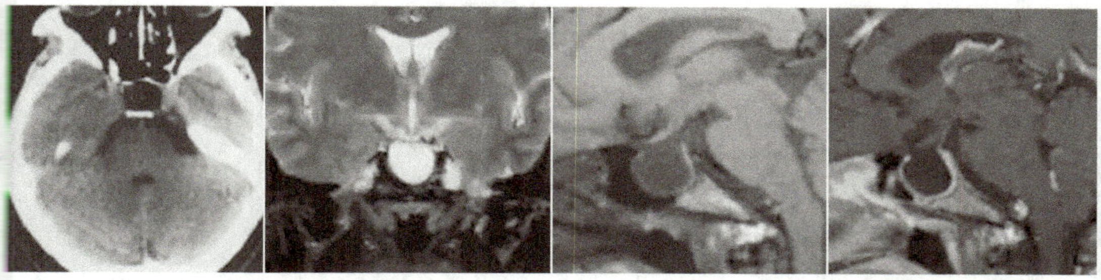

图 19-35　空泡蝶鞍

垂体组织受压位于垂体窝的周围，视交叉下移，可有垂体功能减退的症状

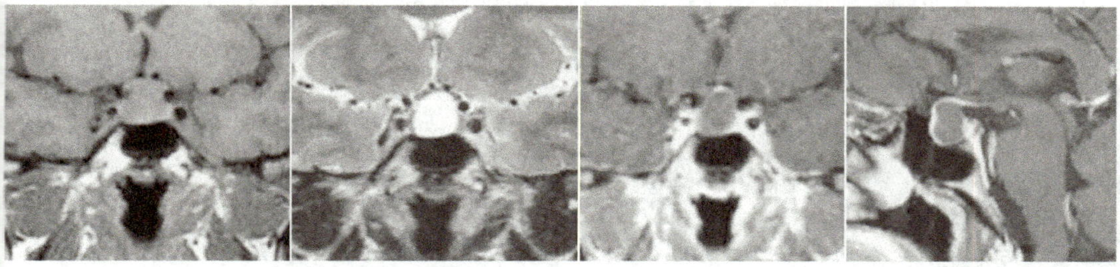

图 19-36　Rathke's 裂囊肿

位于垂体前后叶之间，信号与囊液的性质有关，对前后叶及邻近结构产生压迫，增强无强化

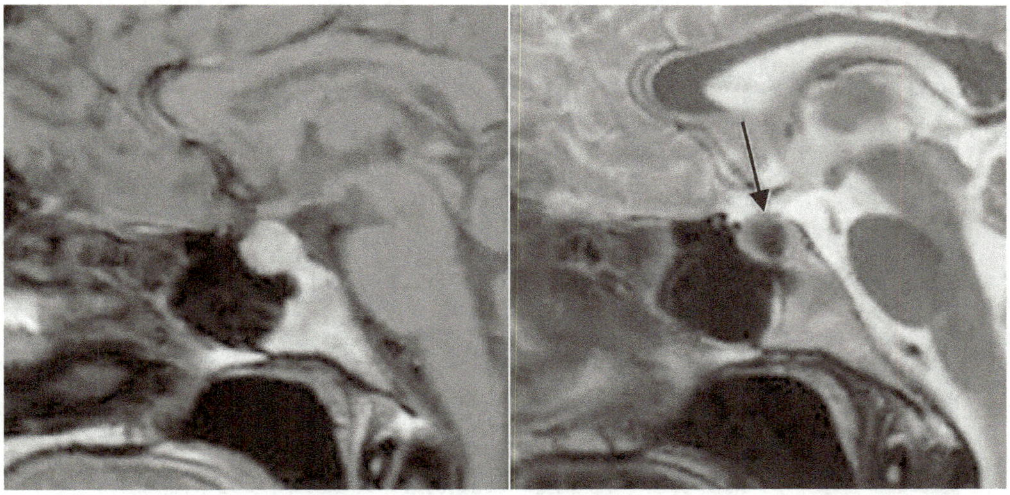

图 19-37　鞍内 Rathke's 囊肿（男，22 岁）

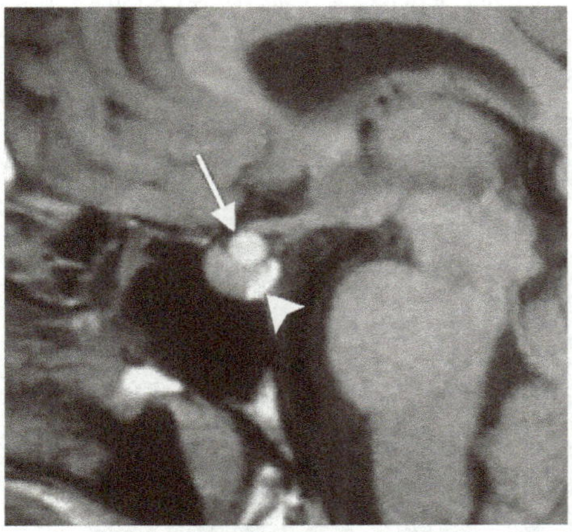

图 19-38　高泌乳素血症（女，28 岁）

MRI 示鞍上 Rathke's 囊肿，鞍隔孔区圆形均匀高信号。PRL 正常小于 25 ng/mL；大于 75 ng/mL 肿瘤的可能性较大；大于 200 ng/mL 肯定肿瘤

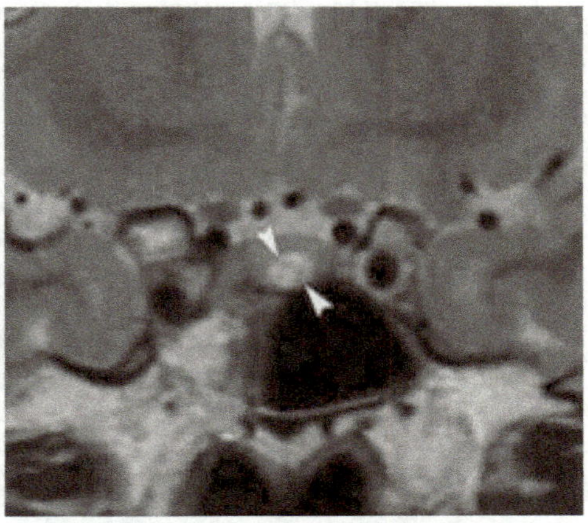

图 19-39　高泌乳素血症（女，32 岁）

鞍内 Rathke's 囊肿，T2WI 囊肿内低信号结节为蛋白质结晶

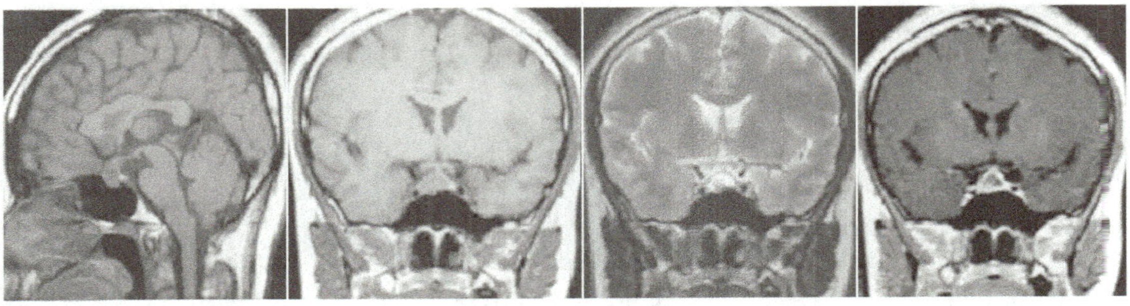

图 19-40 垂体微腺瘤

多呈低于正常垂体的强化结节,但也可呈富血供的高强化结节,正常垂体组织受压

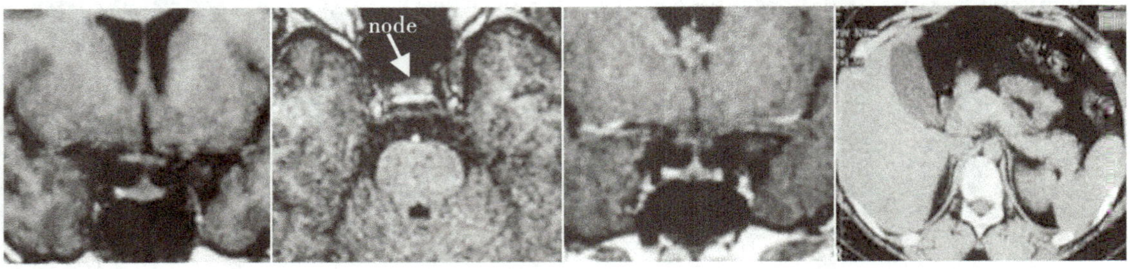

图 19-41 ACTH 腺瘤

肿瘤小或不能显示,多位于中间部

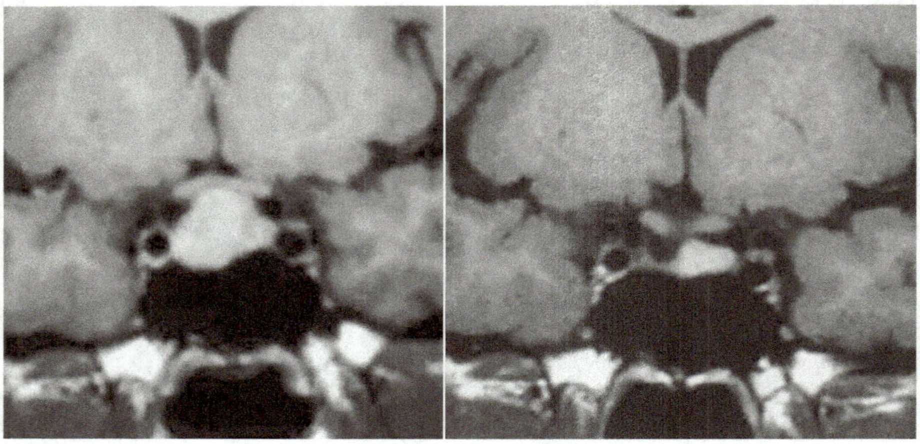

图 19-42 垂体右份 PRL 腺瘤(女,19 岁)

原发性闭经,溴隐停治疗 18 个月,右侧肿瘤消失,左侧残余腺垂体分泌旺盛,呈 T1 高信号改变

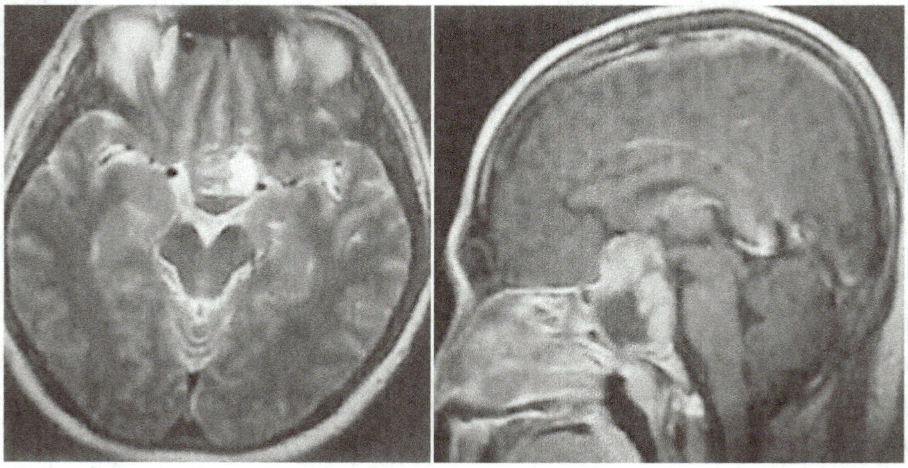

图 19-43 垂体瘤

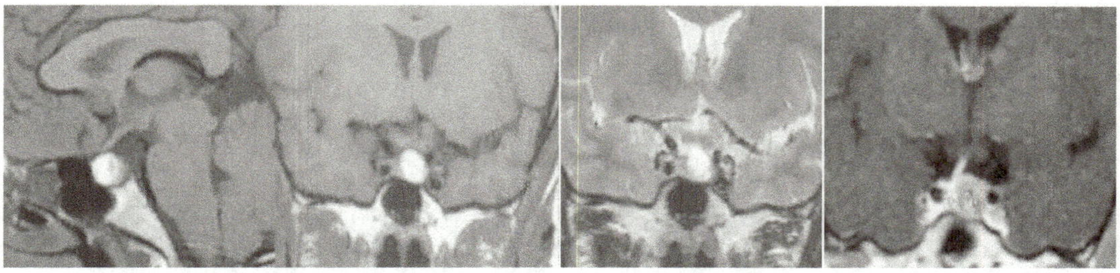

图 19-44　垂体卒中

多见于垂体瘤出血，MRI 能显示垂体内的出血信号，难以显示垂体肿瘤的异常强化

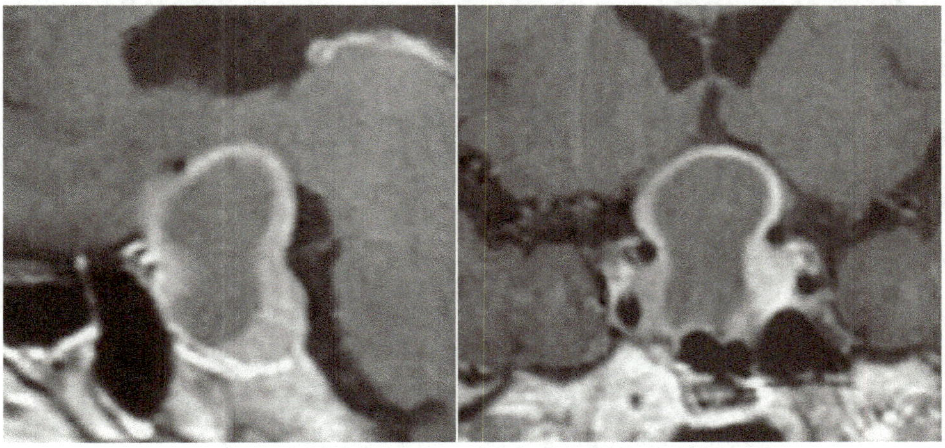

图 19-45　囊性垂体瘤

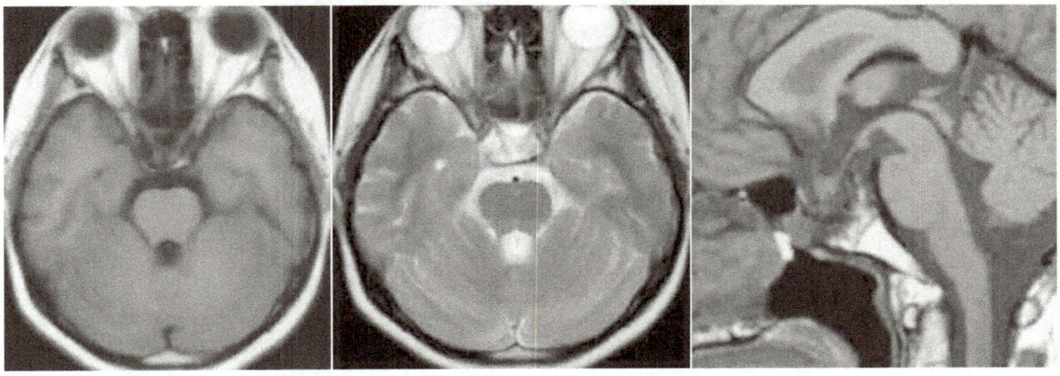

图 19-46　视交叉下疝形成（女，42 岁，垂体瘤术后视力下降）

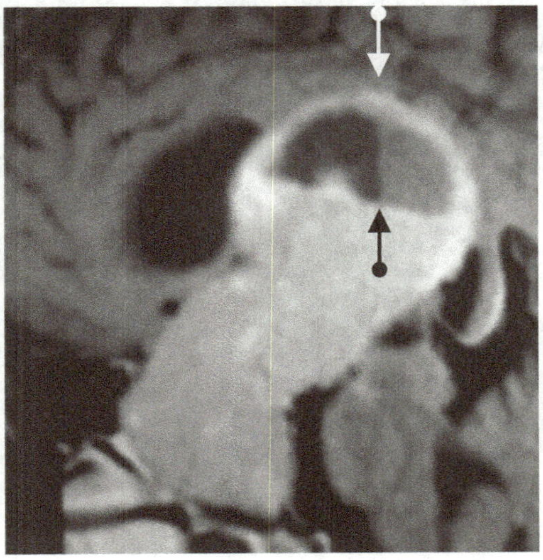

图 19-47　垂体腺瘤伴出血（可见液平面）（女，42 岁，头痛及视野缺损）

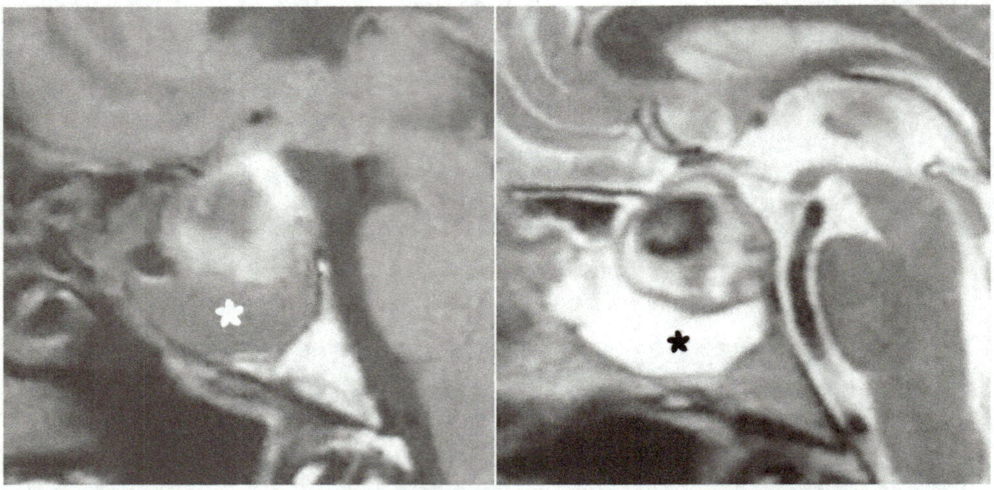

图 19-48 垂体内见出血信号伴蝶窦积液(男,54 岁,急性头痛伴眼肌麻痹,垂体卒中)

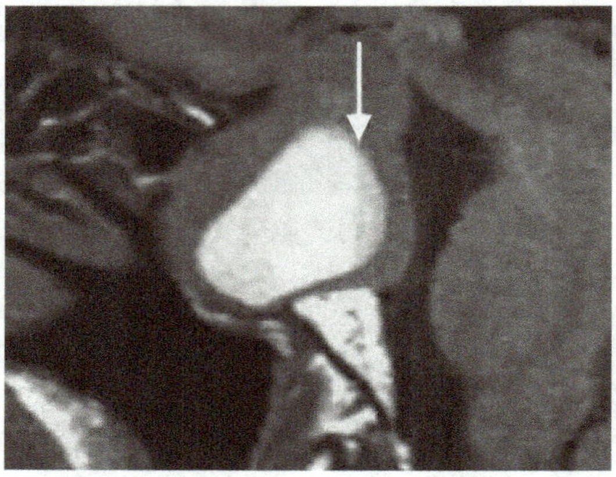

图 19-49 垂体瘤出血(男,43 岁)

见垂体肿瘤向鞍上生长,肿瘤内出血,表现为高信号,见液-液平面

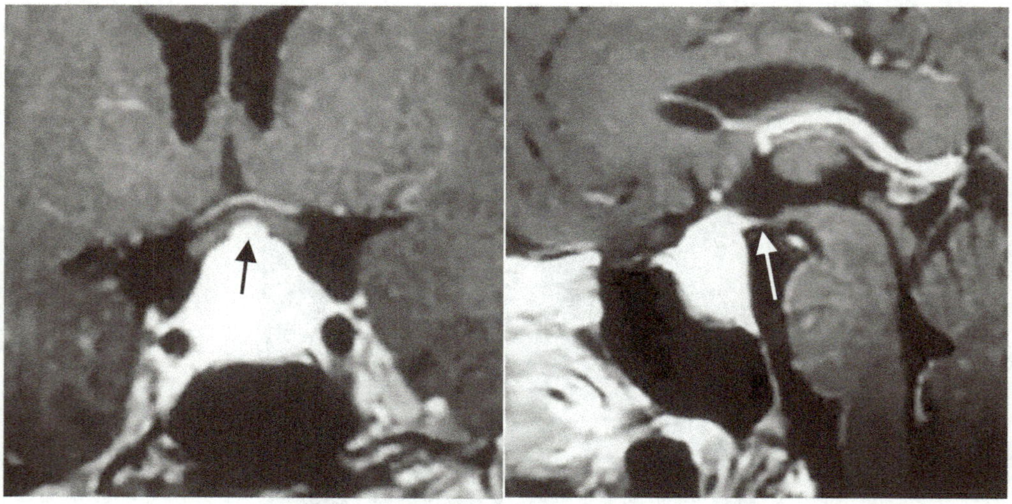

图 19-50 淋巴细胞性垂体炎(女,48 岁)

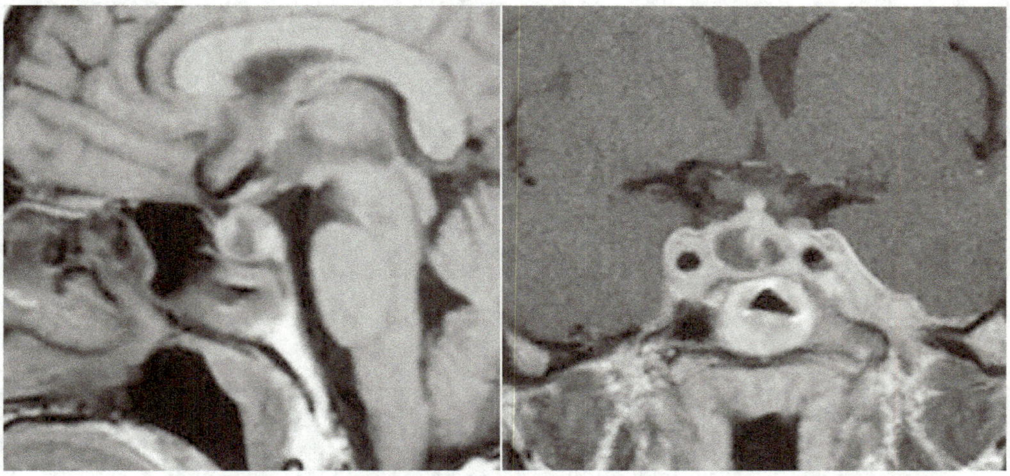

图 19-51　垂体脓肿（海绵窦及蝶窦炎症累及）（男，28 岁，发热、头痛）

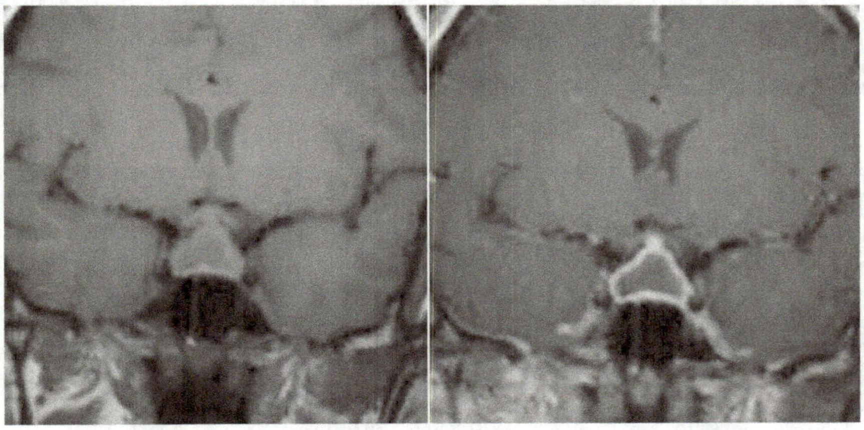

图 19-52　垂体脓肿

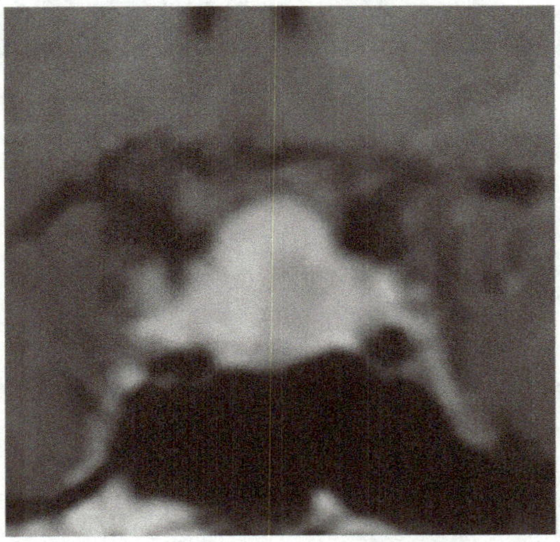

图 19-53　继发于弓形体病的垂体脓肿（女，27 岁）

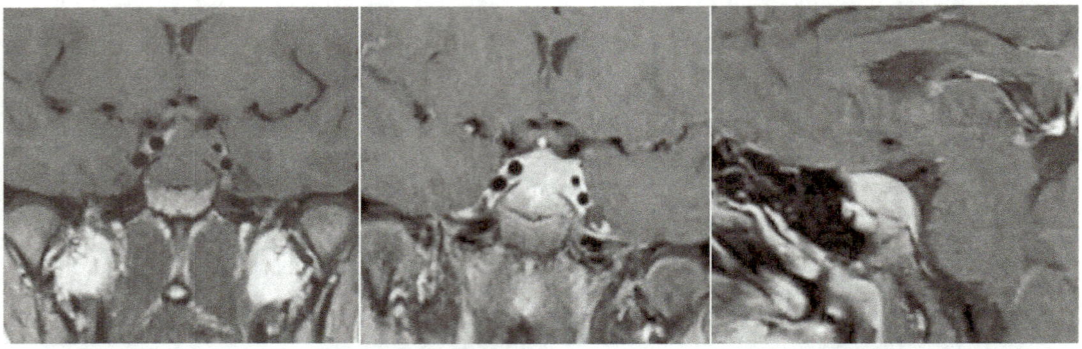

图 19-54 Rosai-Dorfman 病(女,12 岁)

头痛伴左侧眶后部疼痛 2 个月,也称为窦性组织细胞增生伴巨大淋巴结病

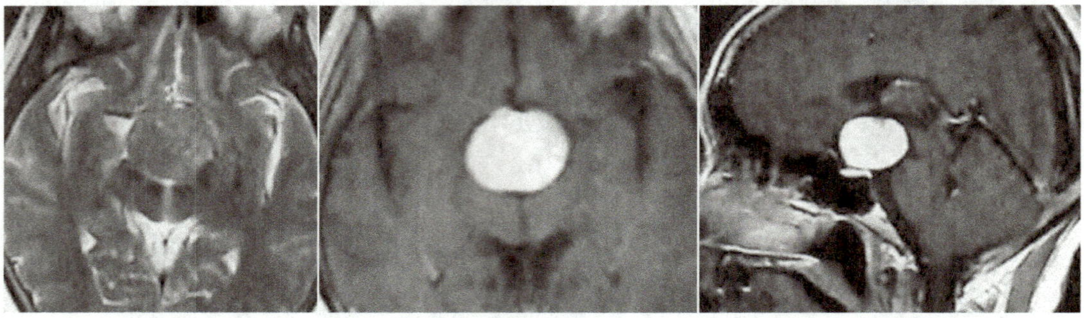

图 19-55 颗粒细胞瘤

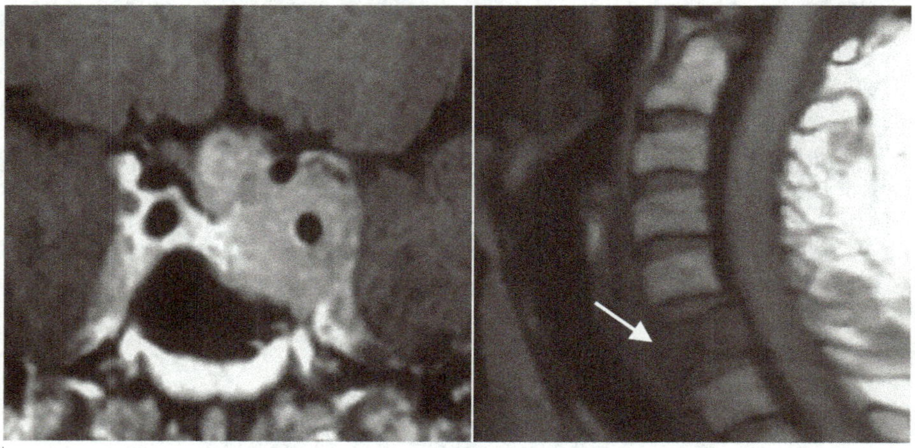

图 19-56 垂体癌转移至颈椎(女,36 岁)

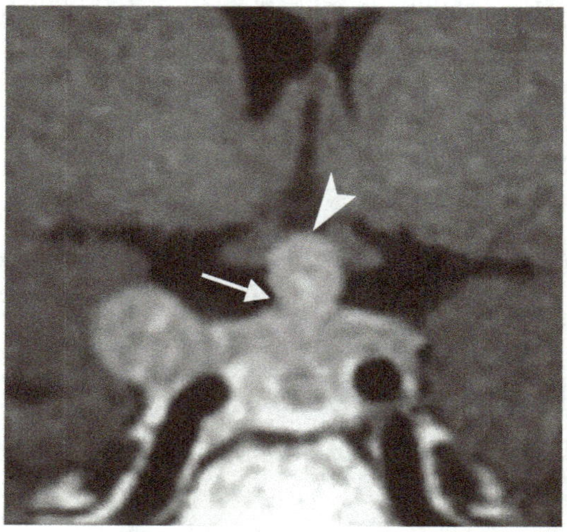

图 19-57 蝶鞍及垂体转移瘤(女,49 岁,乳腺癌术后 3 年)

第四节　鞍区及鞍旁病变

鞍区及鞍旁病变见图 19-58 ~ 图 19-78。

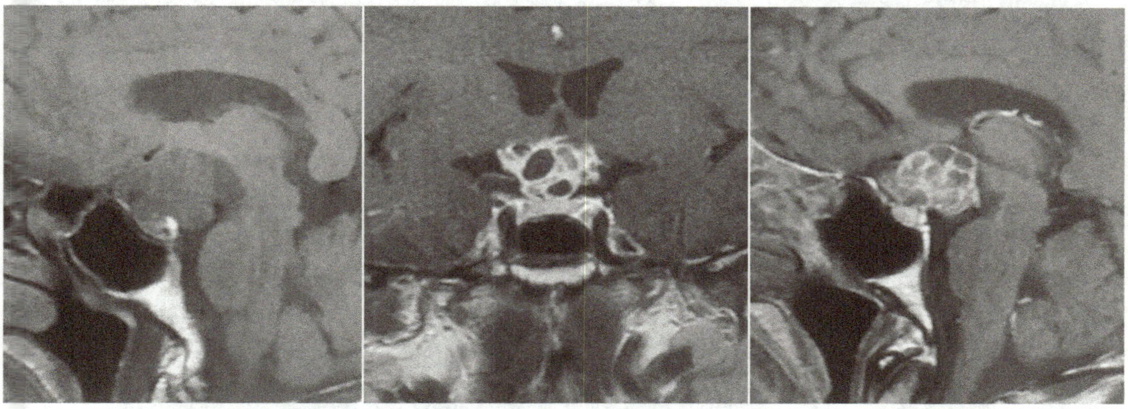

图 19-58　颅咽管瘤(1)

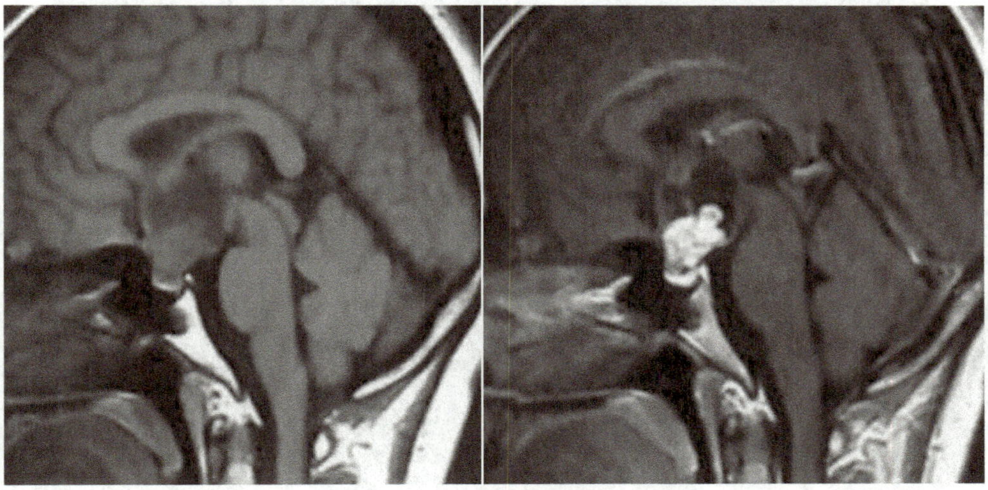

图 19-59　颅咽管瘤(2)

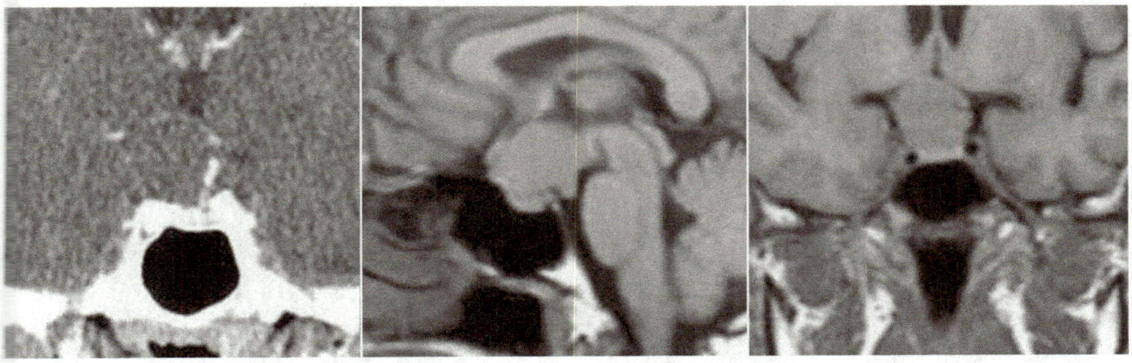

图 19-60　颅咽管瘤(3)

部分见钙化,8 ~ 12 岁及 40 ~ 60 岁为好发年龄,可引起头痛、视力下降及中枢性尿崩症

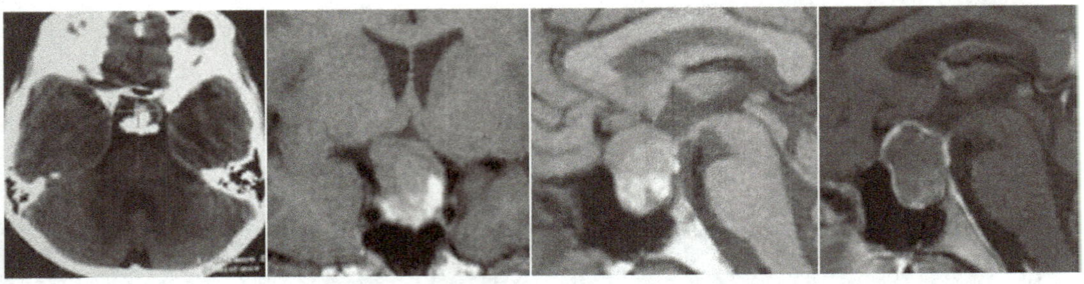

图 19-61　鞍上及鞍内生长的颅咽管瘤

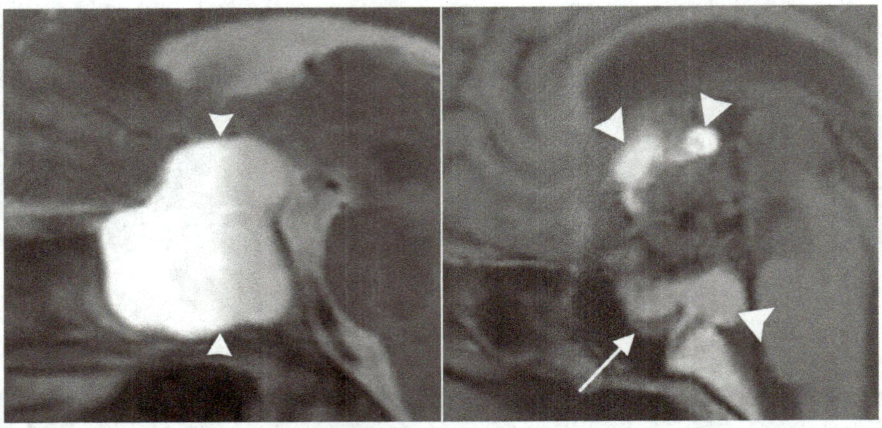

图 19-62　垂体瘤出血(前图)与颅咽管瘤(后图)比较

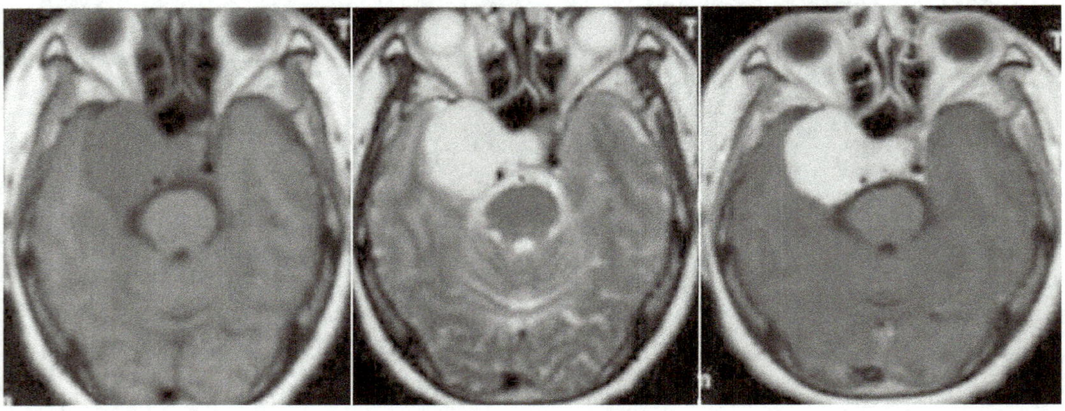

图 19-63　硬膜型海绵状血管瘤(女,41 岁)

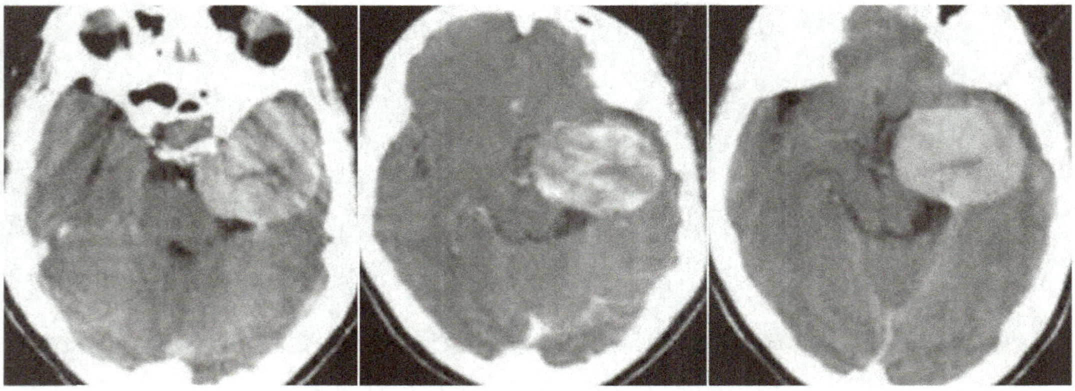

图 19-64　左侧鞍旁海绵状血管瘤(女,43 岁)

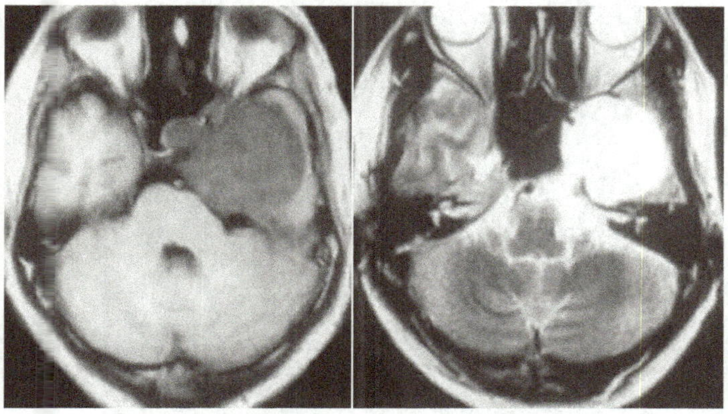

图 19-65　左侧鞍旁海绵状血管瘤

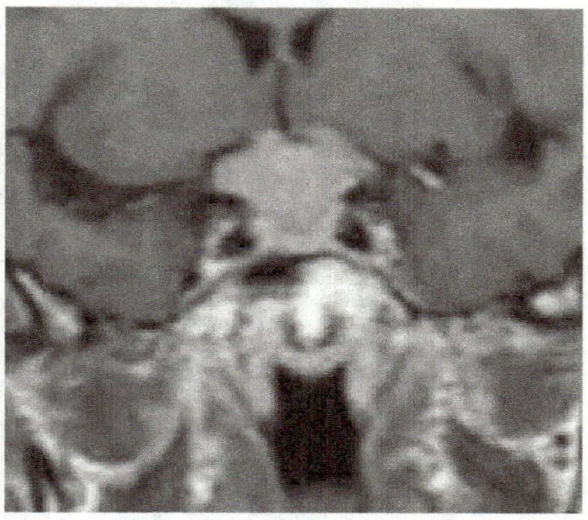

图 19-66　鞍结节脑膜瘤，鞍上肿瘤，通过鞍隔孔向鞍内生长，正常垂体受压

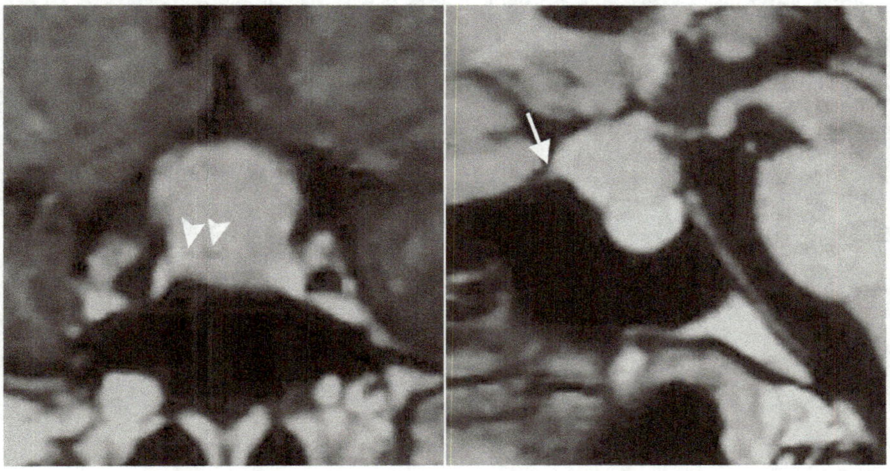

图 19-67　鞍上中线脑膜瘤（女，32 岁）

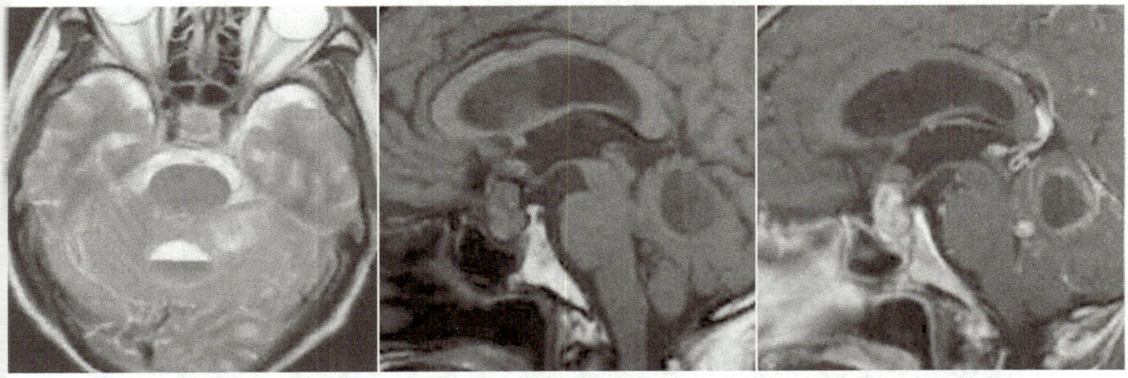

图 19-68　其他区域常合并转移病灶（鞍区转移性肿瘤）

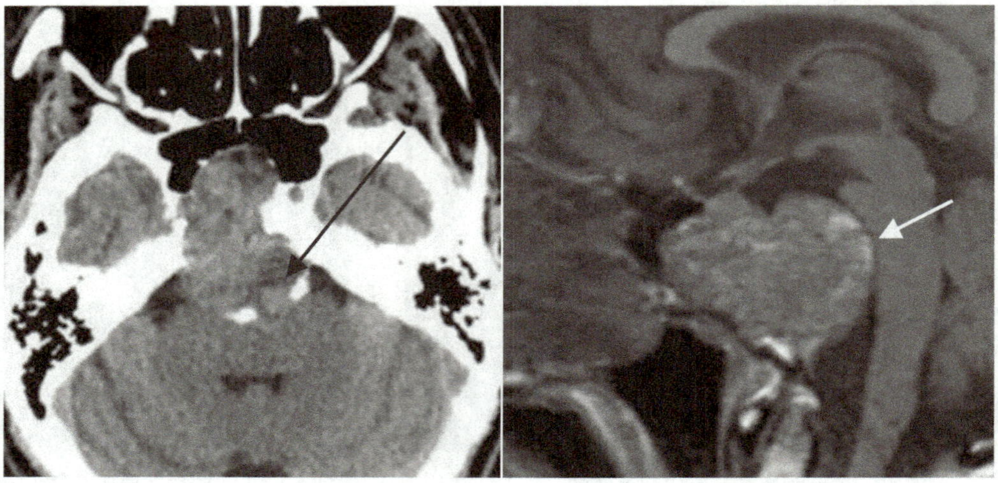

图 19-69 斜坡骨质破坏，T1 见混杂高信号（脊索瘤）

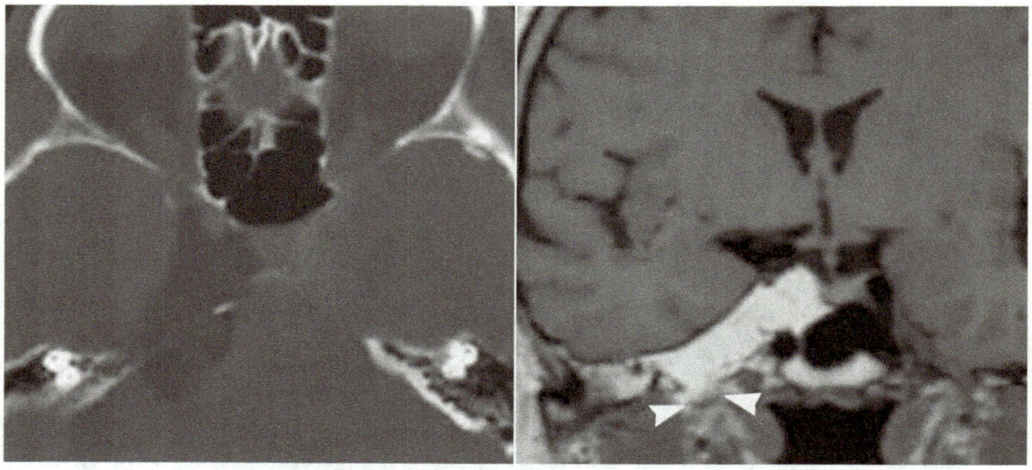

图 19-70 右侧面部疼痛，右侧三叉神经脂肪瘤（男，34 岁）

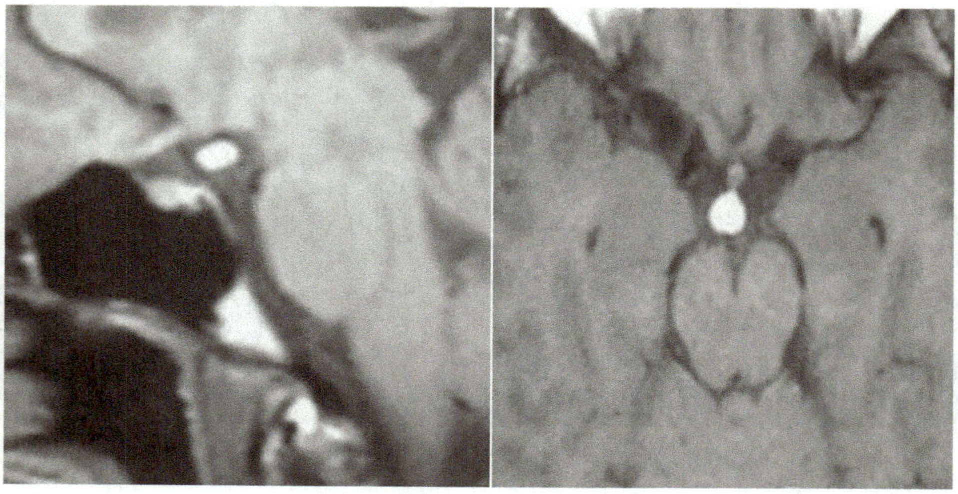

图 19-71 鞍上下丘脑脂肪瘤

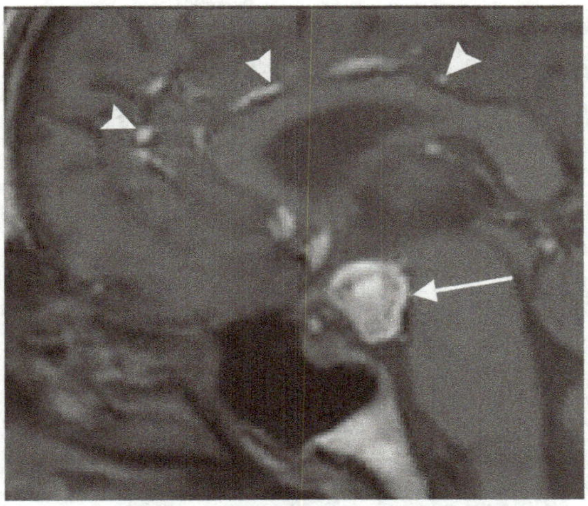

图 19-72　蛛网膜下腔播散(皮样囊肿破裂)

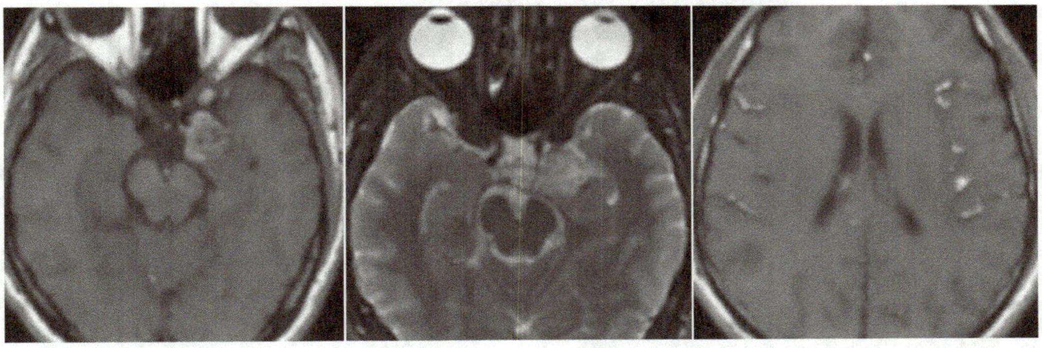

图 19-73　皮样囊肿破裂

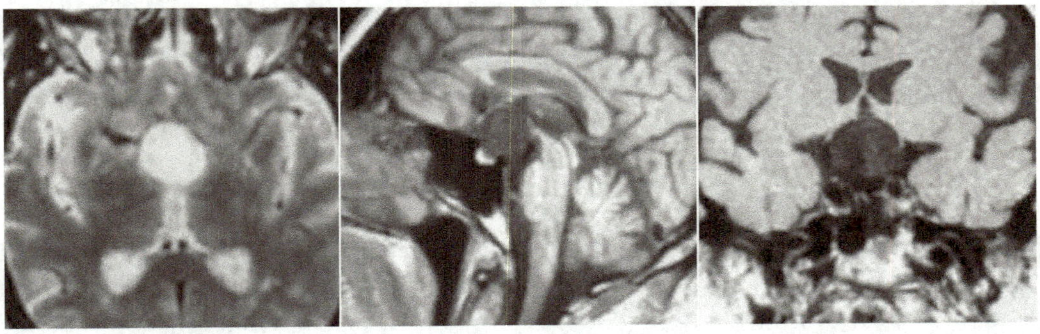

图 19-74　表皮样囊肿

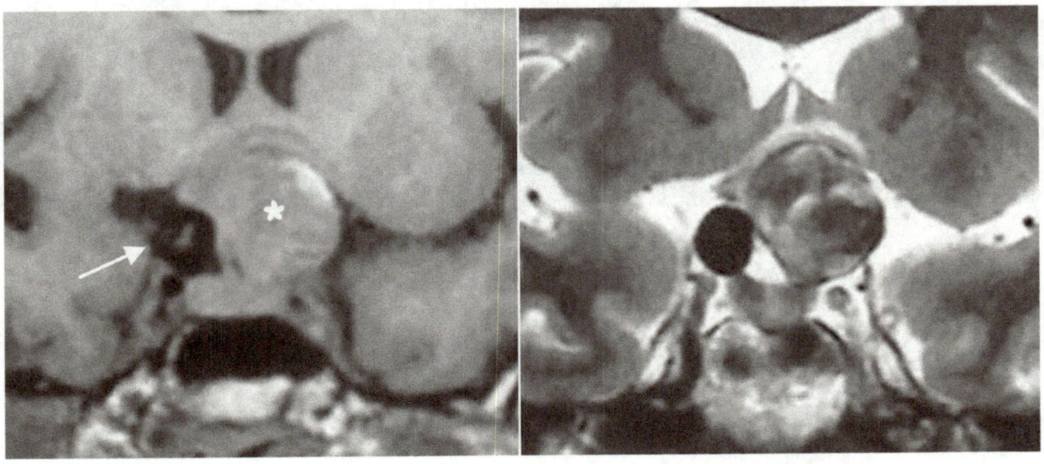

图 19-75　双侧颈内动脉动脉瘤(左侧动脉瘤内血栓形成)

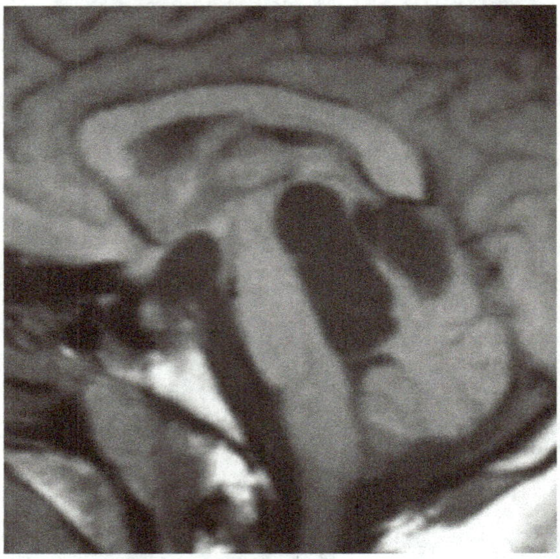

图 19-76 鞍上池、导水管区、上蚓池囊虫病囊肿

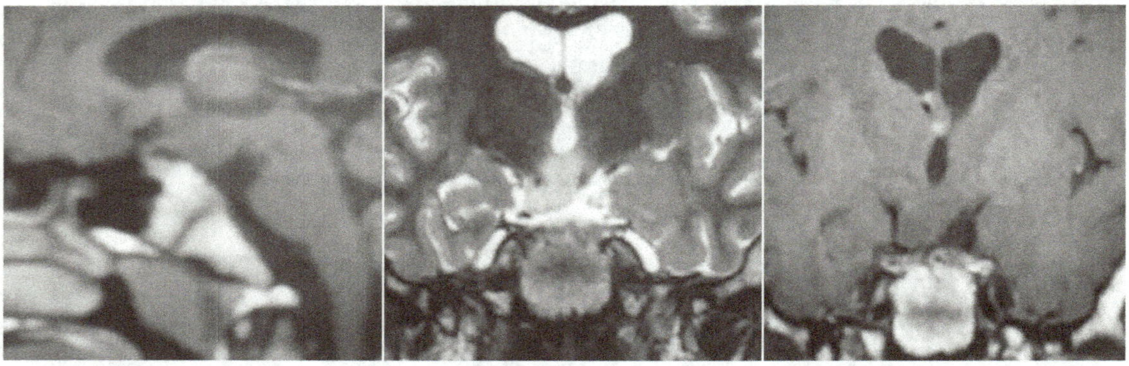

图 19-77 灰结节错构瘤

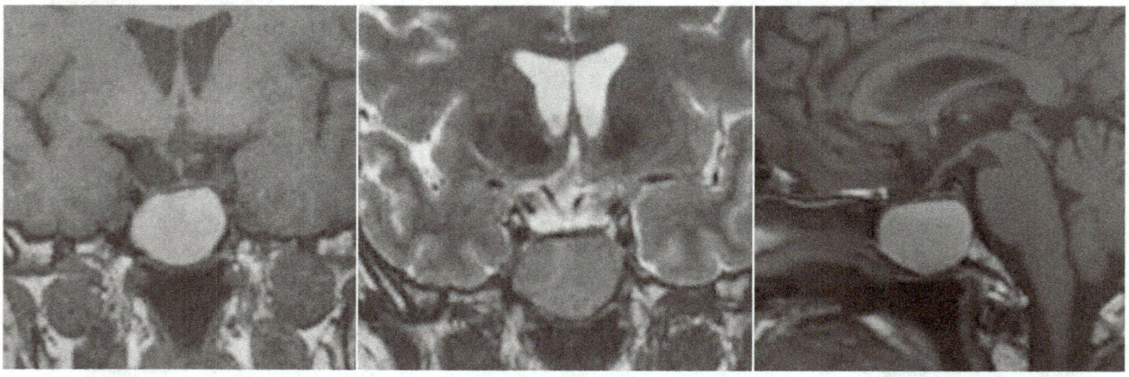

图 19-78 蝶窦黏液囊肿

第二十章　胼胝体

胼胝体病变见图 20-1 ~ 图 20-20。

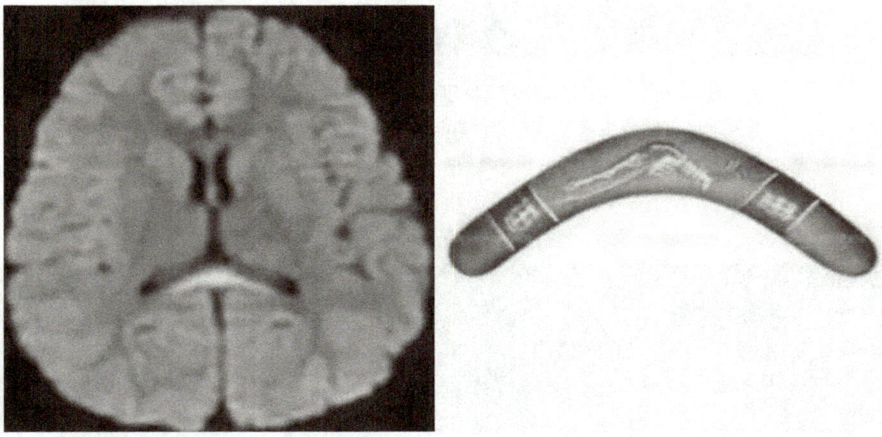

图 20-1　可逆性胼胝体压部病变综合征(RESLES)(弥散受限回旋镖征)

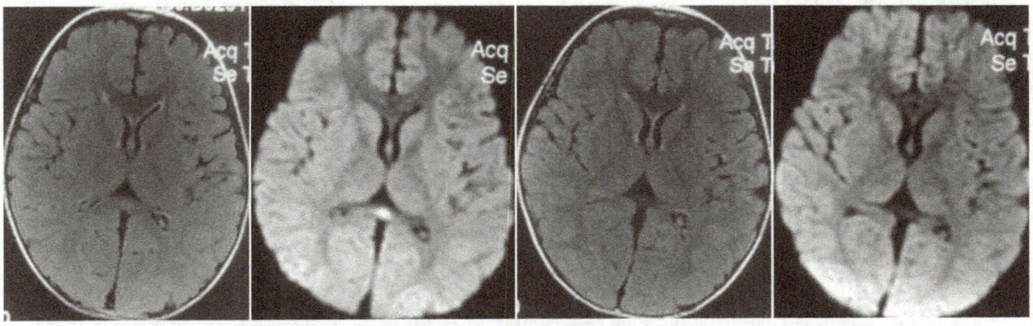

图 20-2　可逆性胼胝体压部病变综合征治疗前后(男,4 岁)

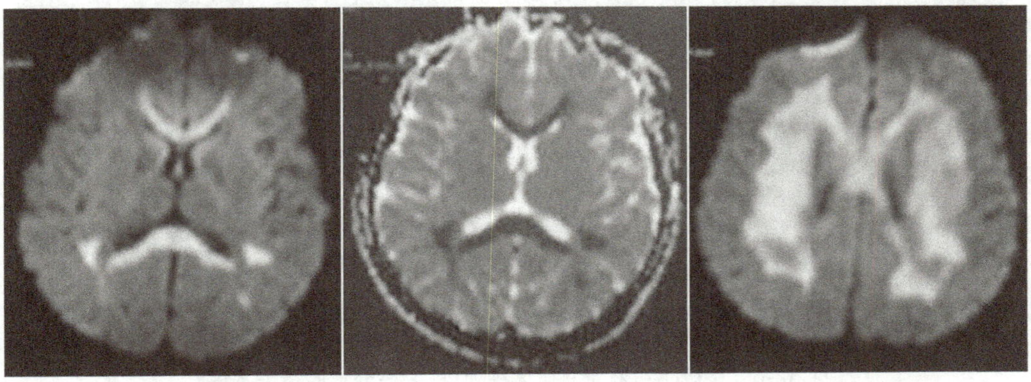

图 20-3　原发性胼胝体变性(又称 Marchiafava-Bignami 综合征,MBD)(男,28 岁,长期酗酒)

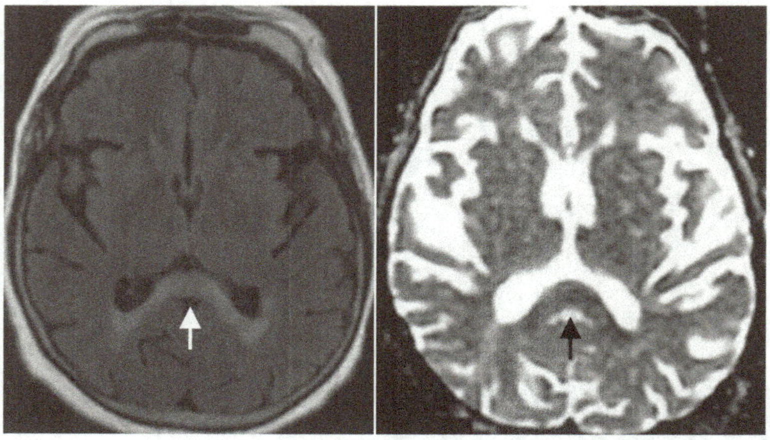

图 20-4 Marchiafava-Bignami 综合征(马-毕二氏病)

是由于严重的维生素 B_{12} 缺乏导致的胼胝体原发性脱髓鞘疾病,常见于慢性酒精中毒患者

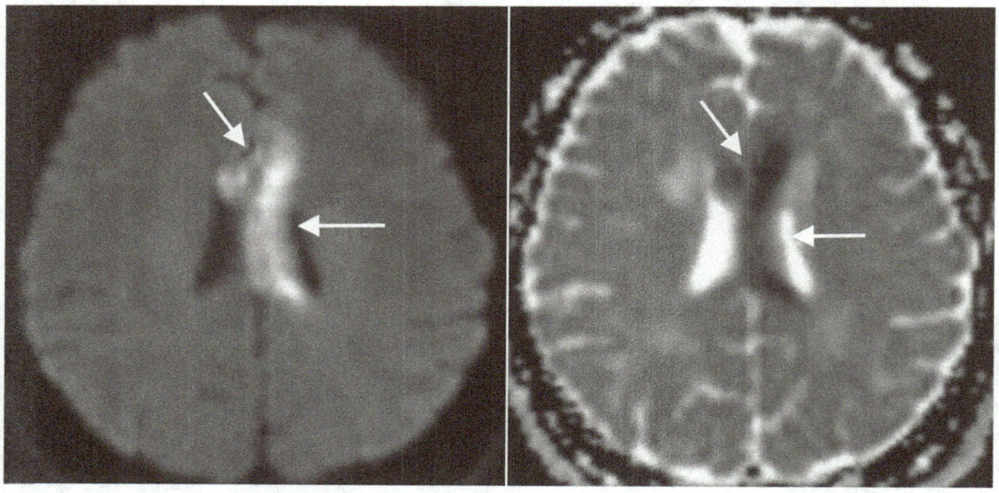

图 20-5 胼胝体梗死

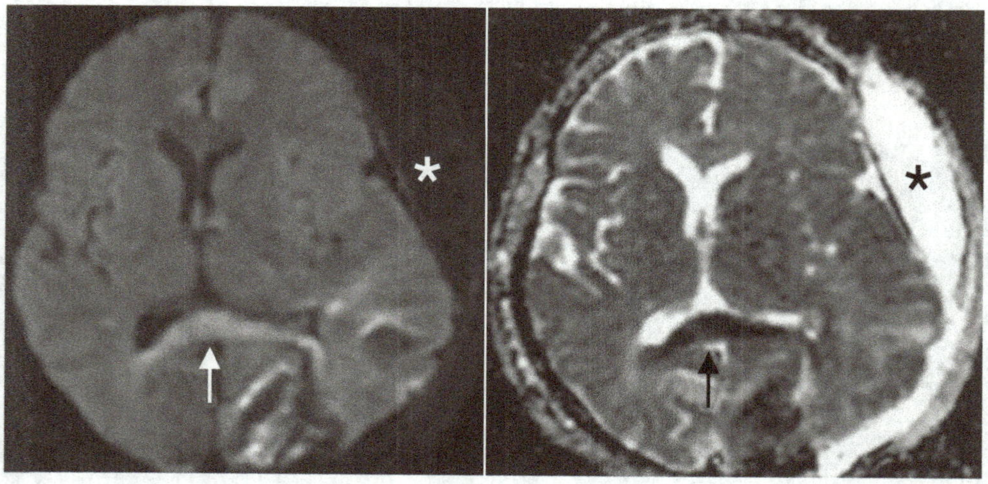

图 20-6 硬膜下积液及胼胝体梗死(左硬膜外血肿清除术后)

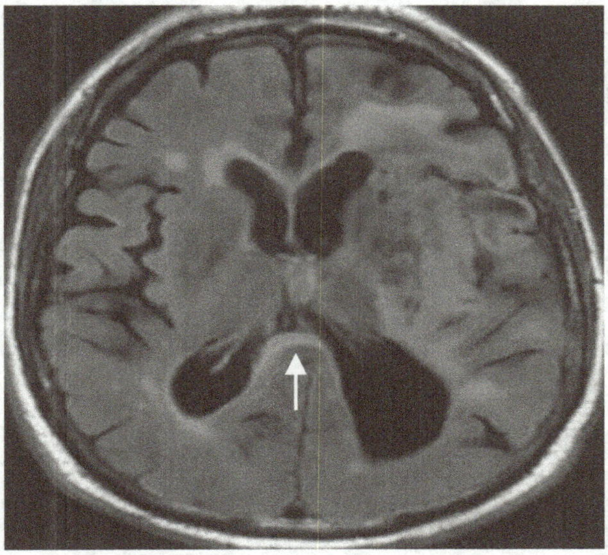

图 20-7　胼胝体胶质增生（左侧颞叶胶质瘤放疗后）

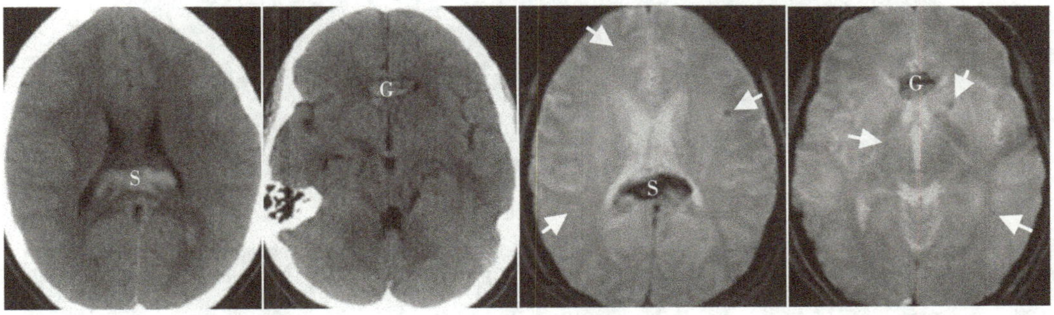

图 20-8　创伤性脑损伤（TBI）

CT 及 T2 星 GRE 序列

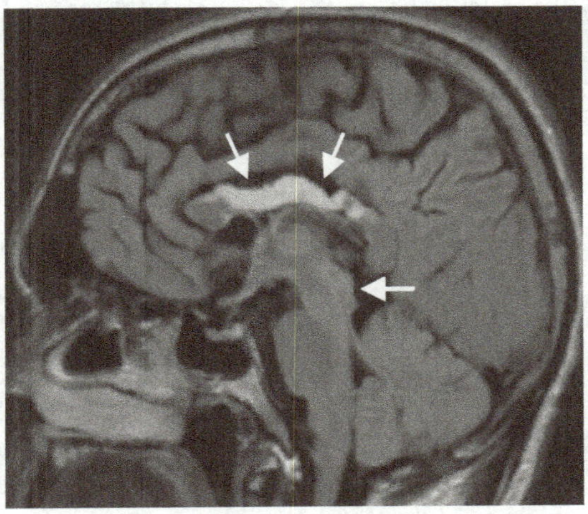

图 20-9　顶盖胶质瘤导致慢性脑积水

脑脊液分流术，显示胼胝体体部增大，背侧呈特征的扇贝状

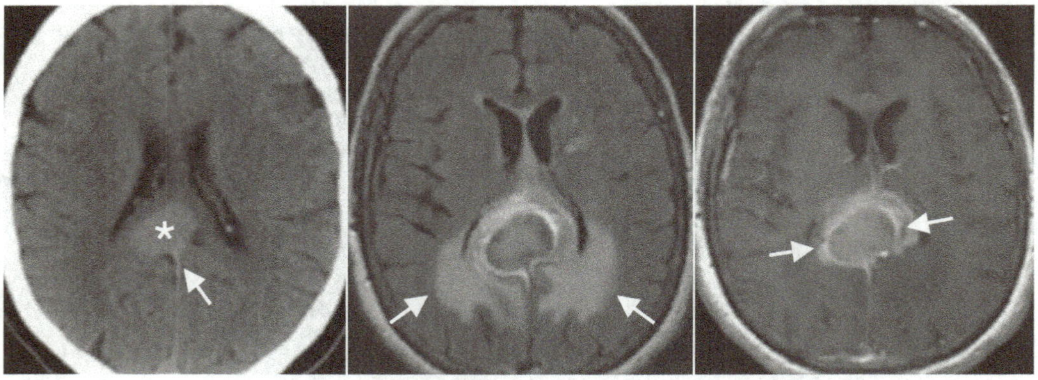

图 20-10 胼胝体脑膜瘤

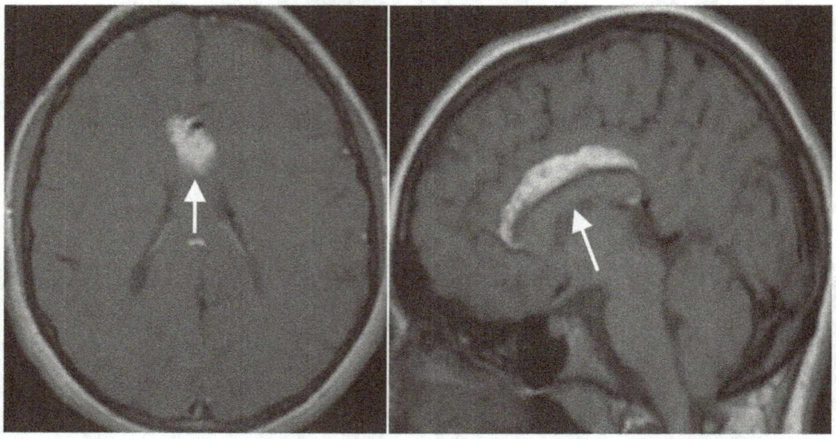

图 20-11 胼胝体脂肪瘤

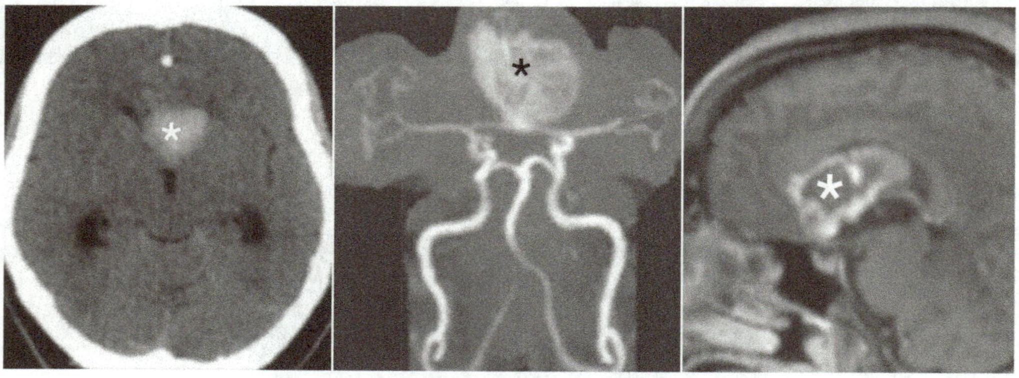

图 20-12 前交通动脉瘤破裂累及胼胝体膝部

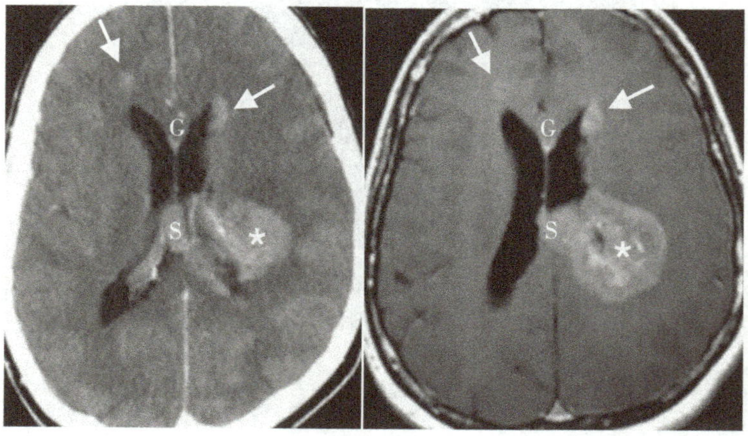

图 20-13 肺癌颅内转移(增强扫描)

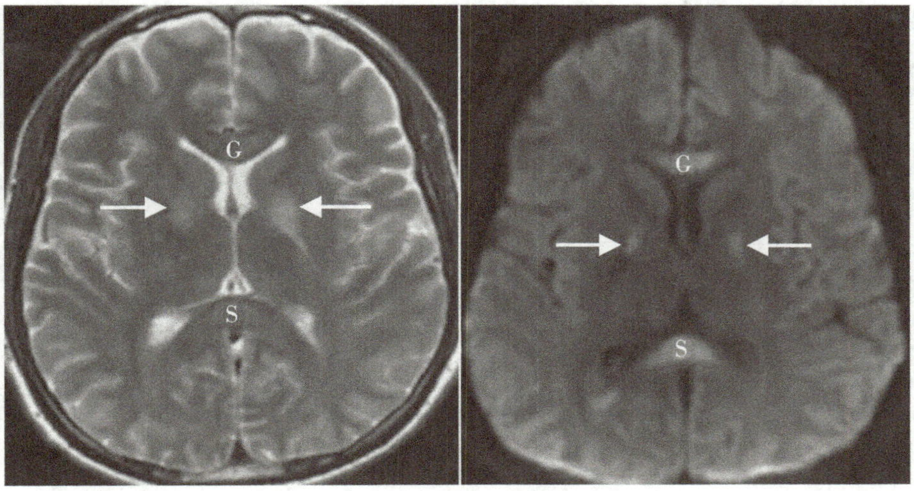

图 20-14 缺氧缺血性脑病(HIE)

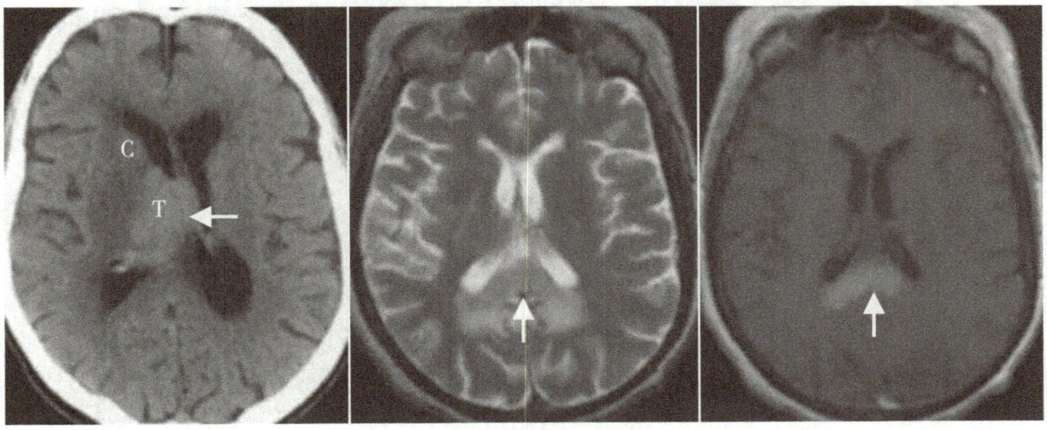

图 20-15 两例原发性中枢神经系统淋巴瘤

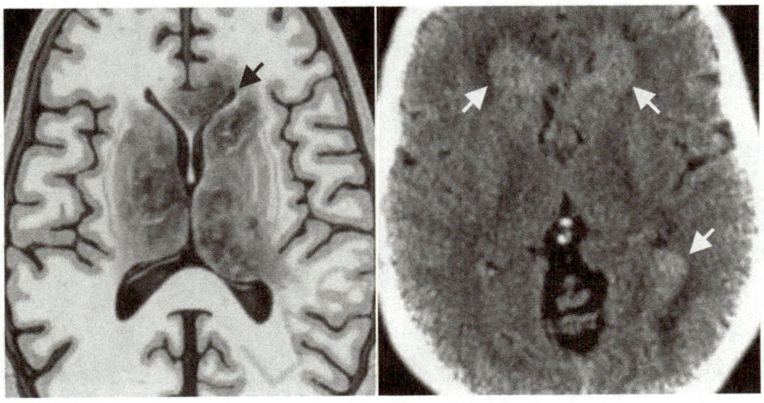

图 20-16 原发性中枢神经系统淋巴瘤

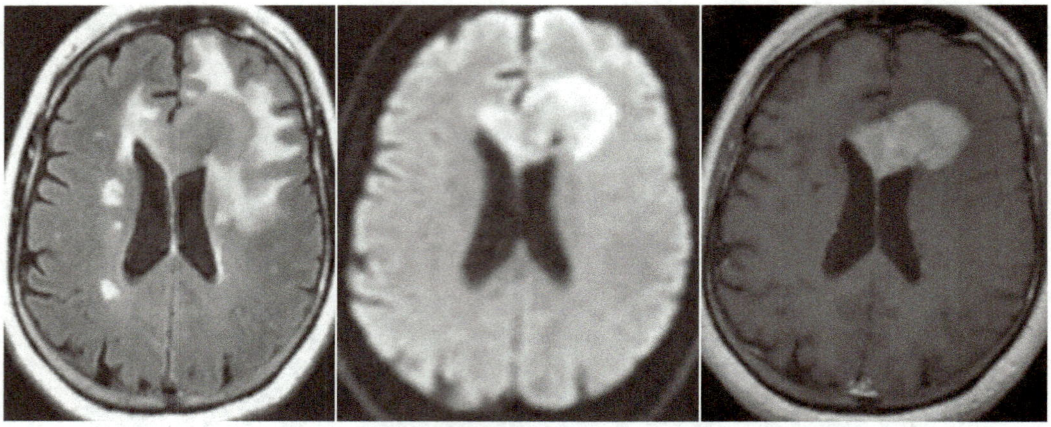

图 20-17　淋巴瘤

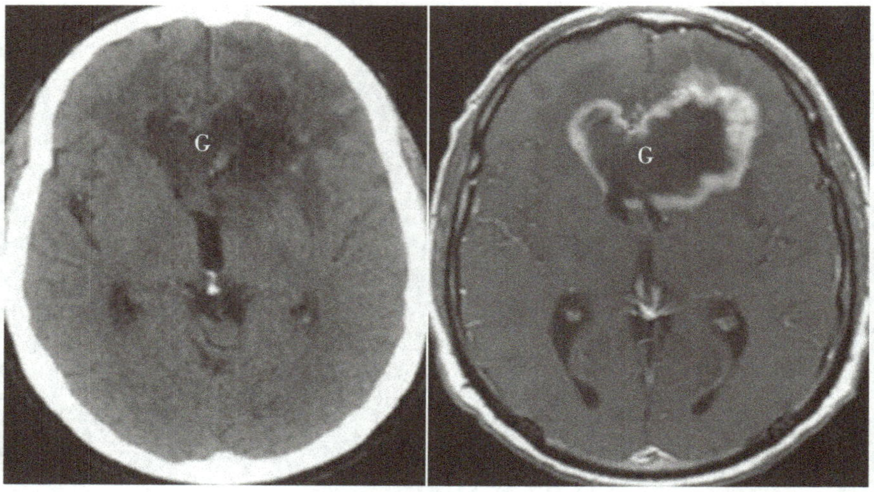

图 20-18　胼胝体多形性胶质母细胞瘤(GBM)

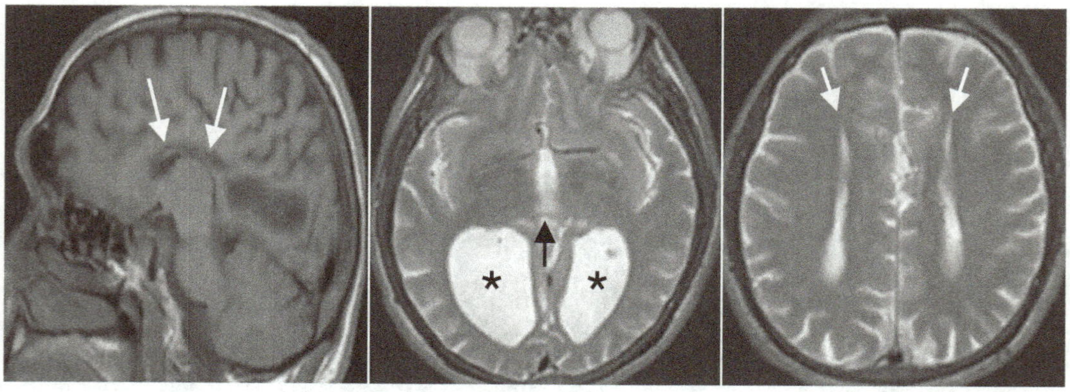

图 20-19　胼胝体发育不全

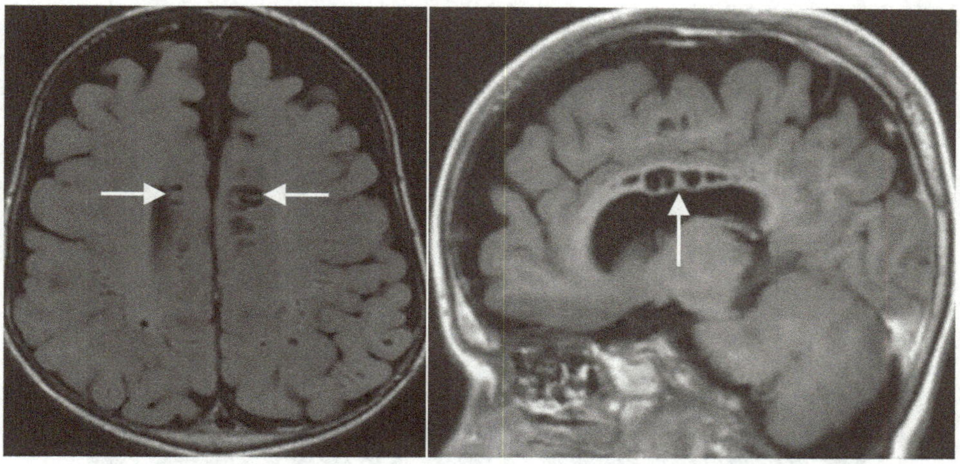

图 20-20　黏多糖贮积症 2 型(Hunter 综合征)

第二十一章 松果体

松果体病变见图 21-1 ~ 图 21-10。

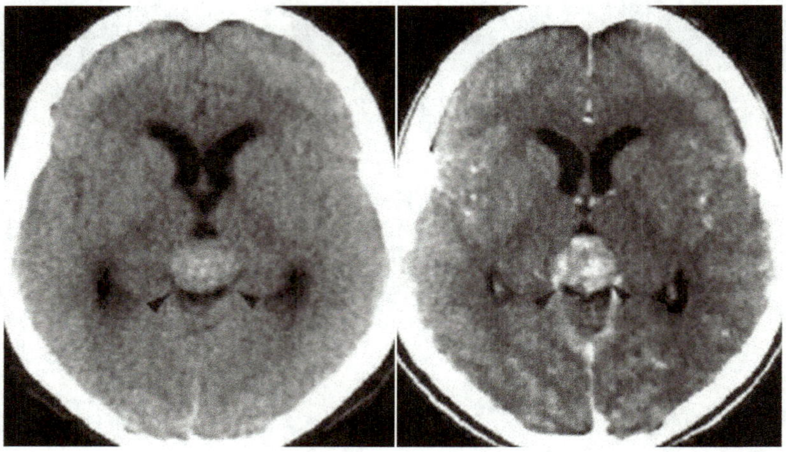

图 21-1 松果体细胞瘤(1)

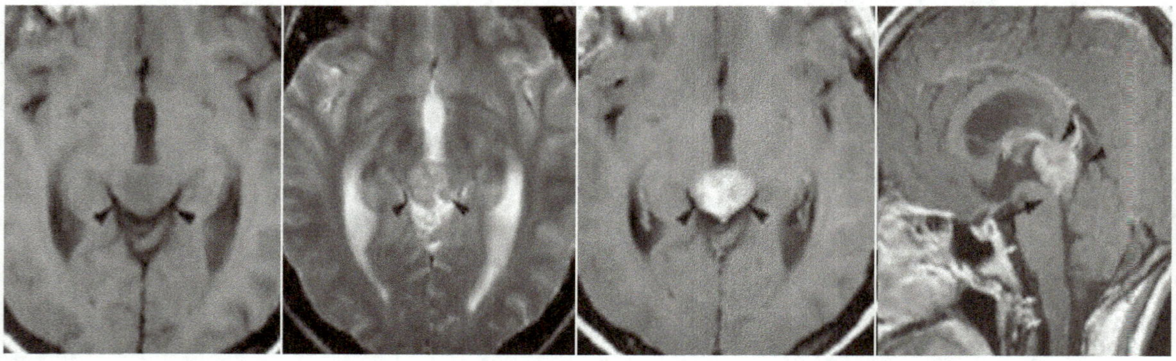

图 21-2 松果体细胞瘤(2)

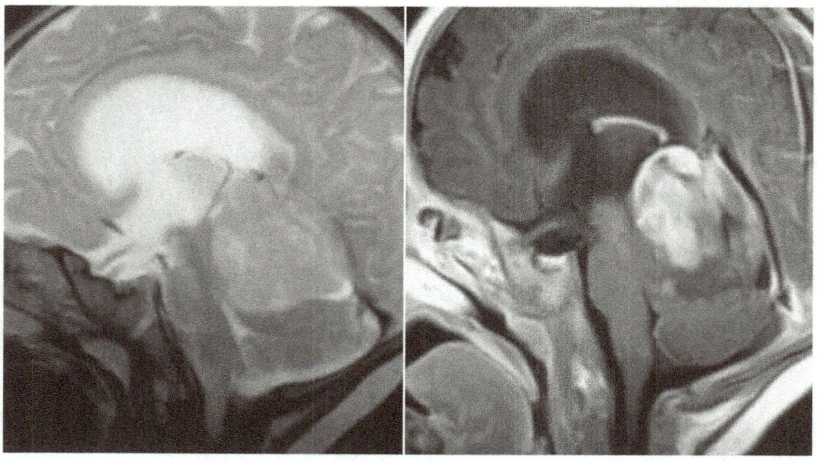

图 21-3 松果体母细胞瘤(男,3 岁)

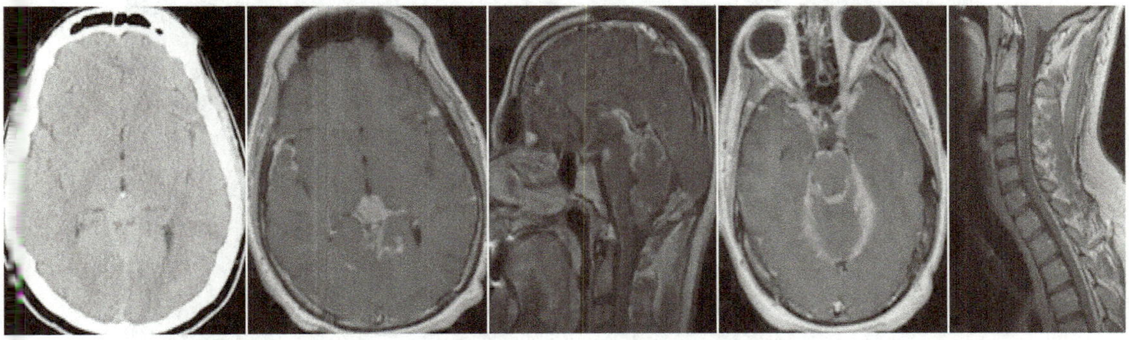

图 21-4　松果体母细胞瘤并脑脊液播散转移

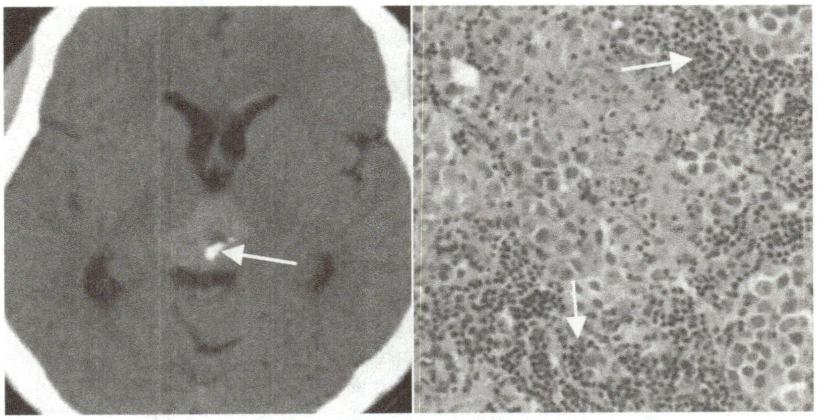

图 21-5　生殖细胞瘤(男,15 岁)

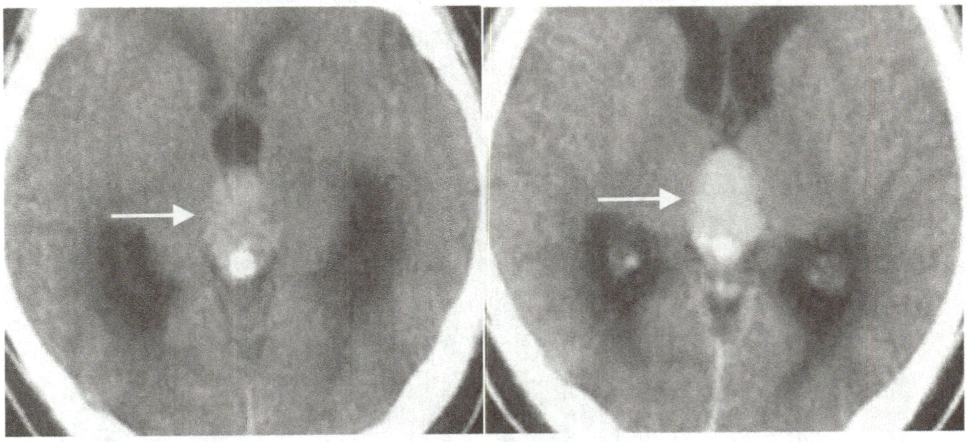

图 21-6　生殖细胞瘤(男,20 岁)

松果体区椭圆形稍高密度肿物(白箭头),包绕钙化的松果体,第三脑室及侧脑室扩大,增强后肿物明显及均匀强化(白箭)

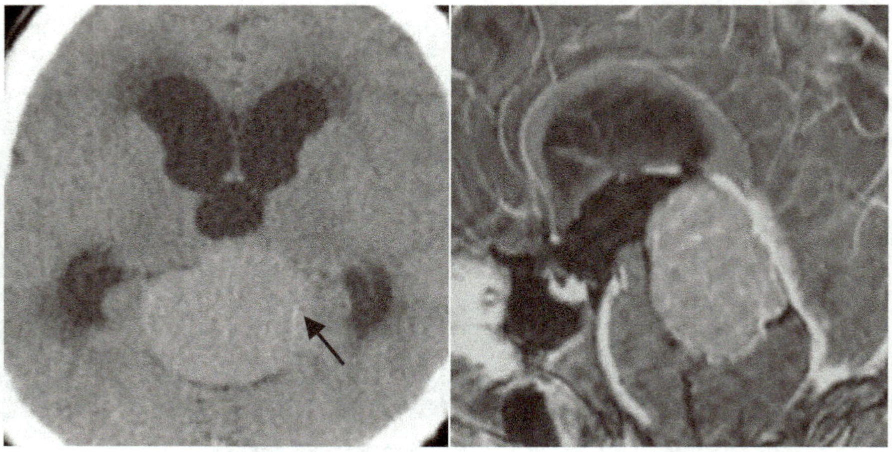

图 21-7　脑膜瘤(女,42 岁)

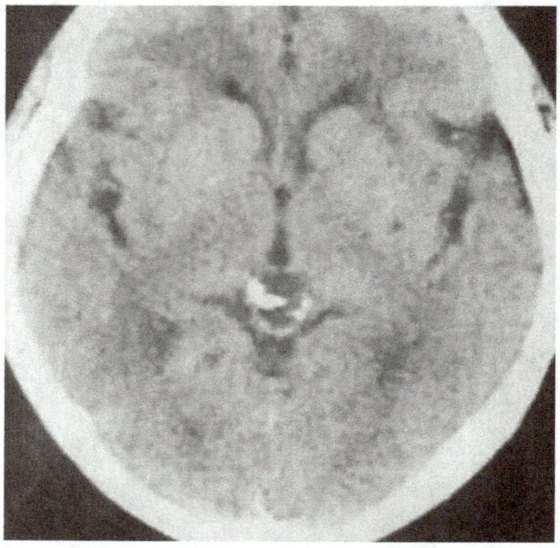

图 21-8　松果体畸胎瘤

CT 平扫示松果体肿瘤,密度不均匀,不规则斑点状钙化

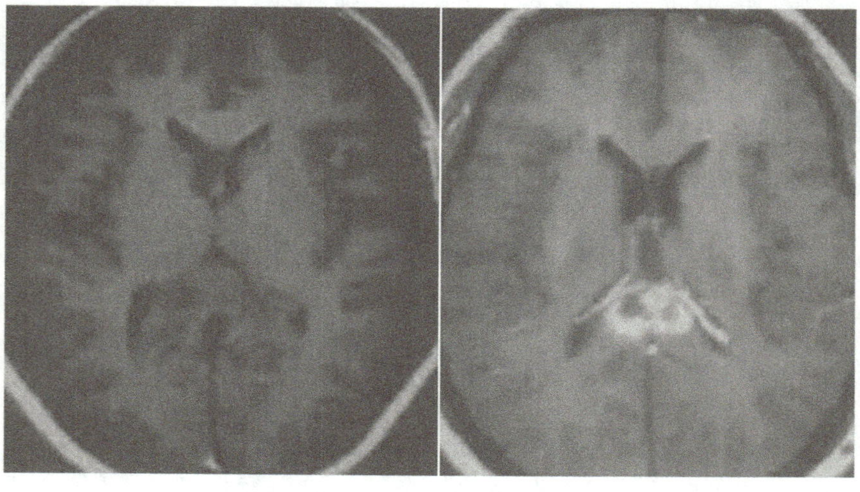

图 21-9　胶质母细胞瘤(男,31 岁)

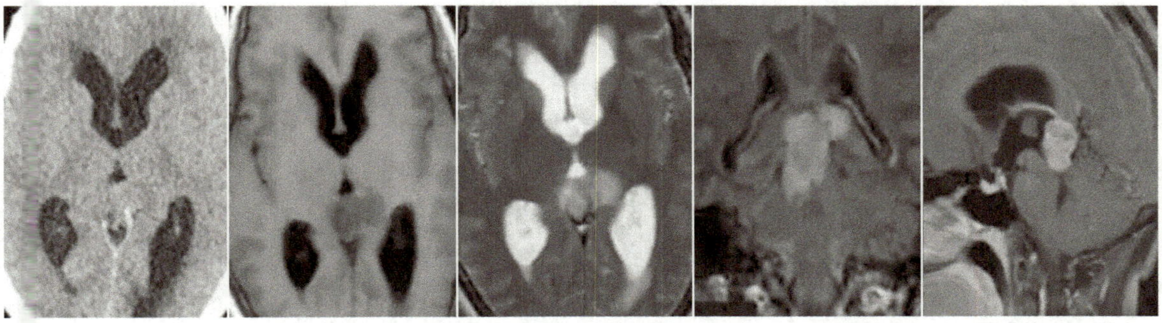

图 21-10　巨细胞型胶质母细胞瘤(WHO Ⅳ级)(女,54 岁)

第二十二章　小　脑

小脑病变见图 22-1 ~ 图 22-33。

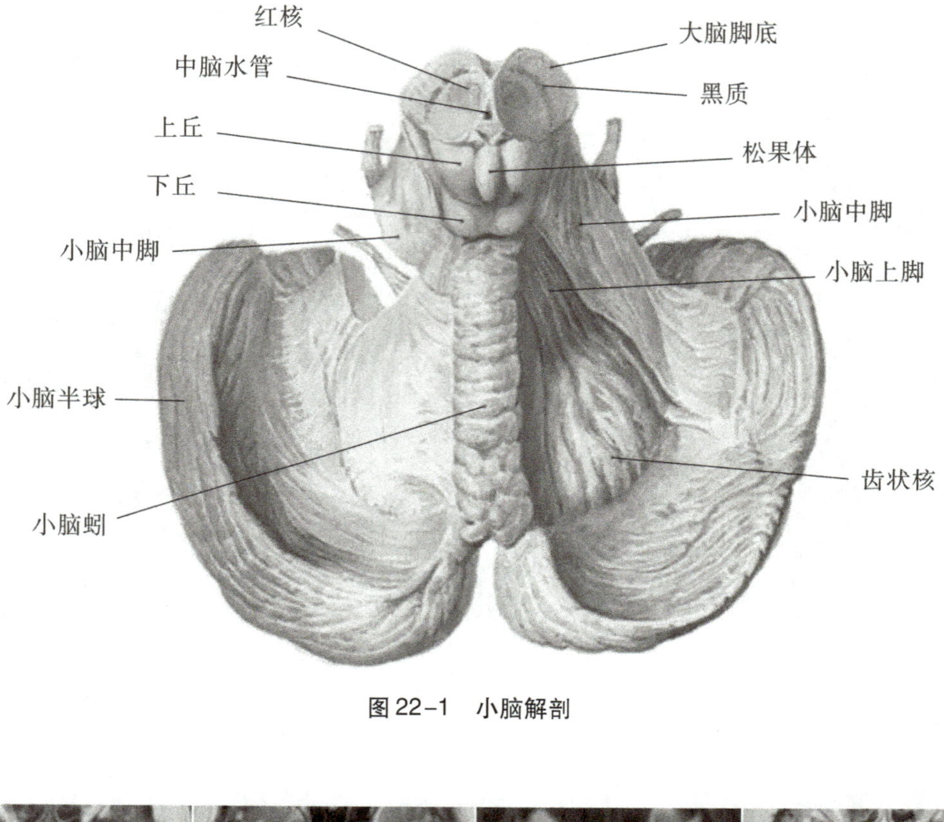

图 22-1　小脑解剖

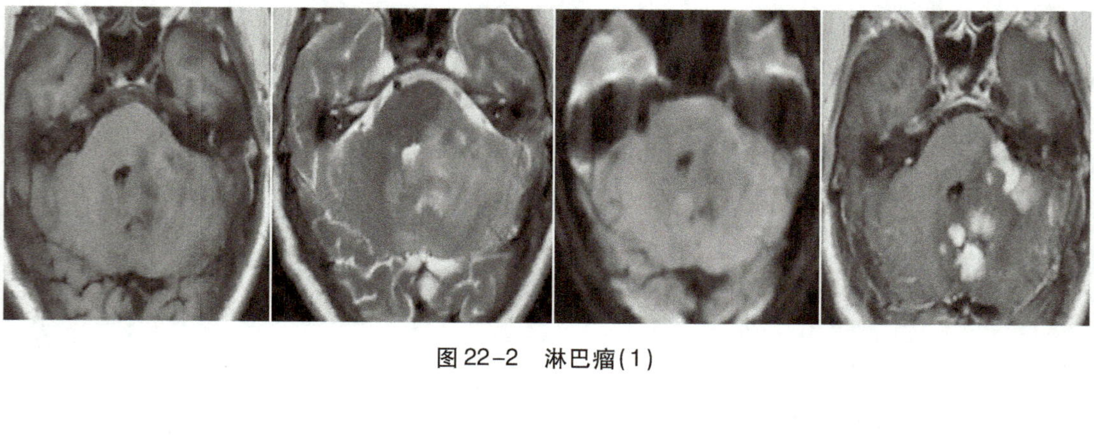

图 22-2　淋巴瘤(1)

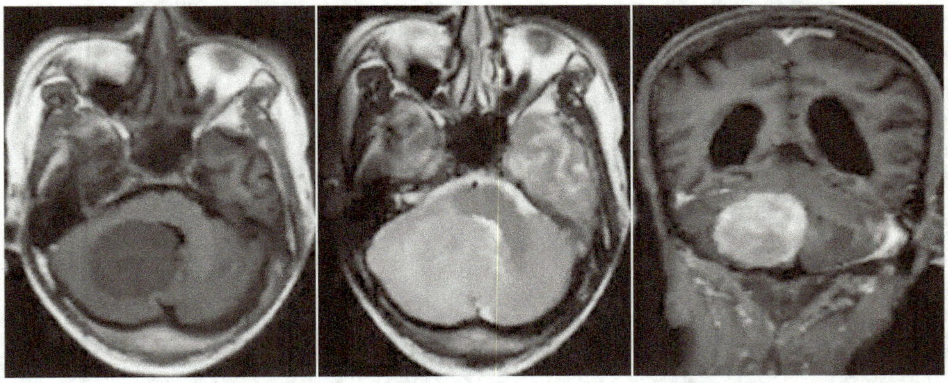

图 22-3　淋巴瘤(2)

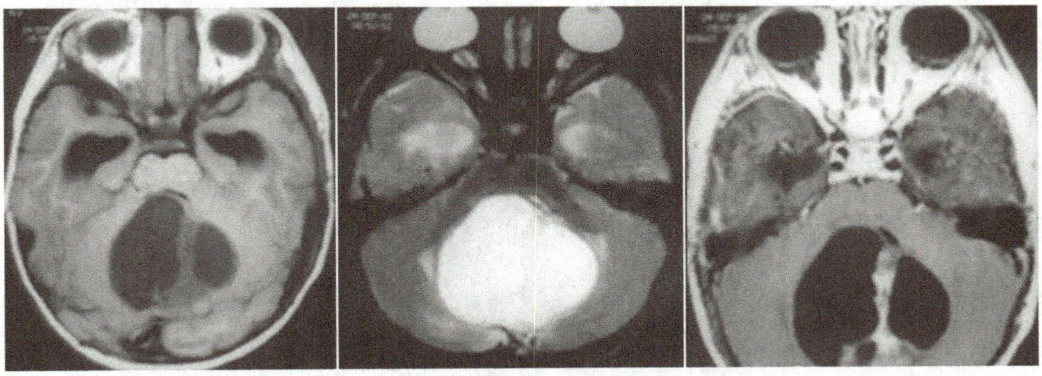

图 22-4　少年小脑毛细胞型星形细胞瘤

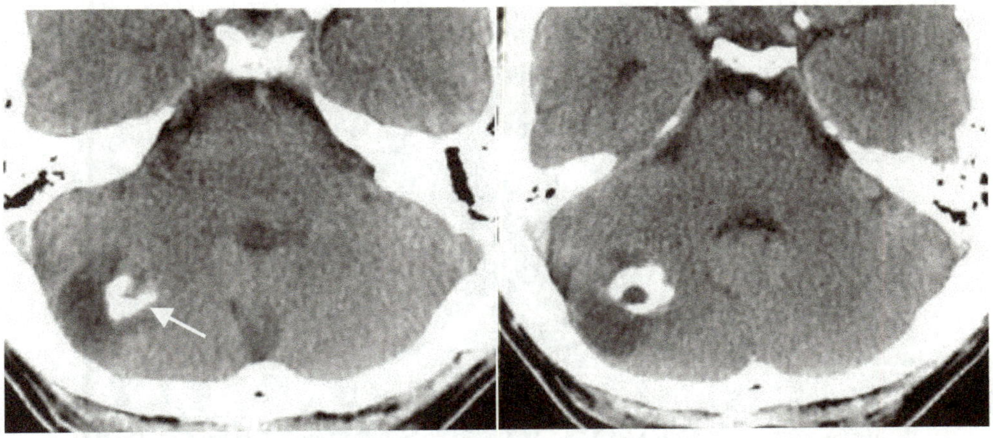

图 22-5　毛细胞型星形细胞瘤(男,27 岁,低密度肿物,部分囊变,斑片状钙化)

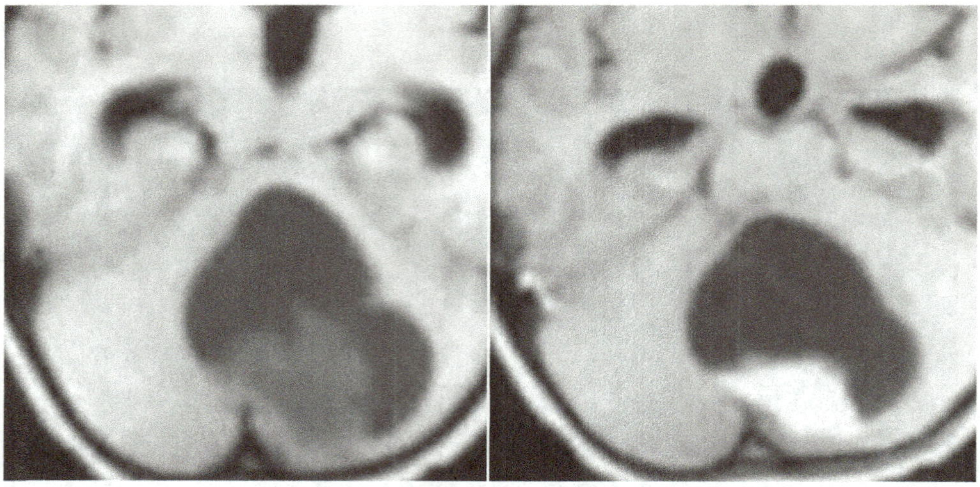

图 22-6　小脑囊实性毛细胞型星形细胞瘤(男,15 岁)

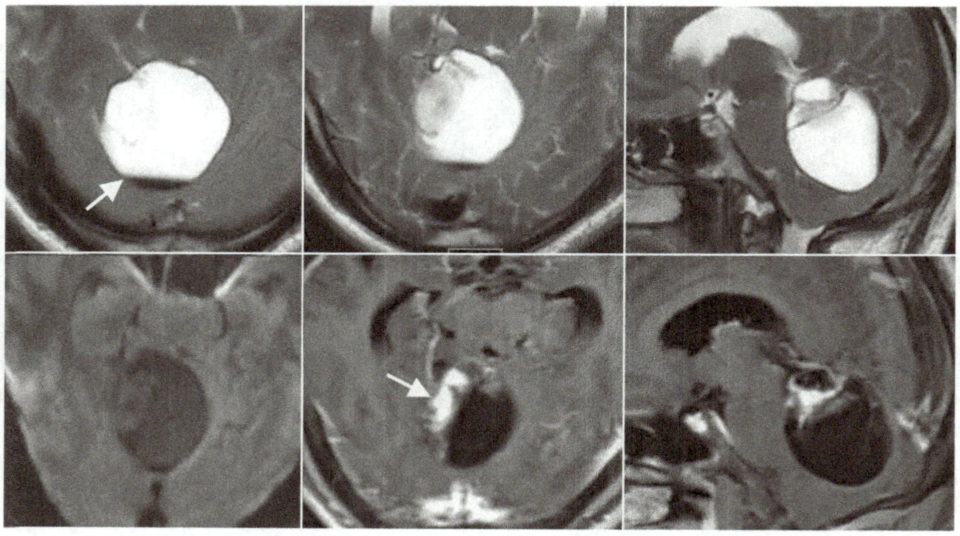

图 22-7　毛细胞型星形细胞瘤(男,32 岁,囊实性,壁结节不规则明显强化)

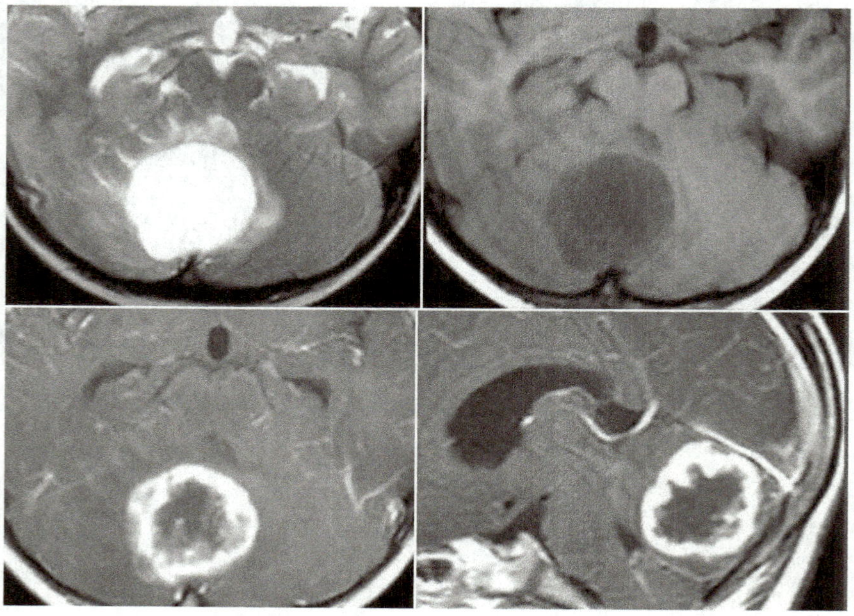

图 22-8　弥漫性星形细胞瘤(女,4 岁,明显不均质环状强化)

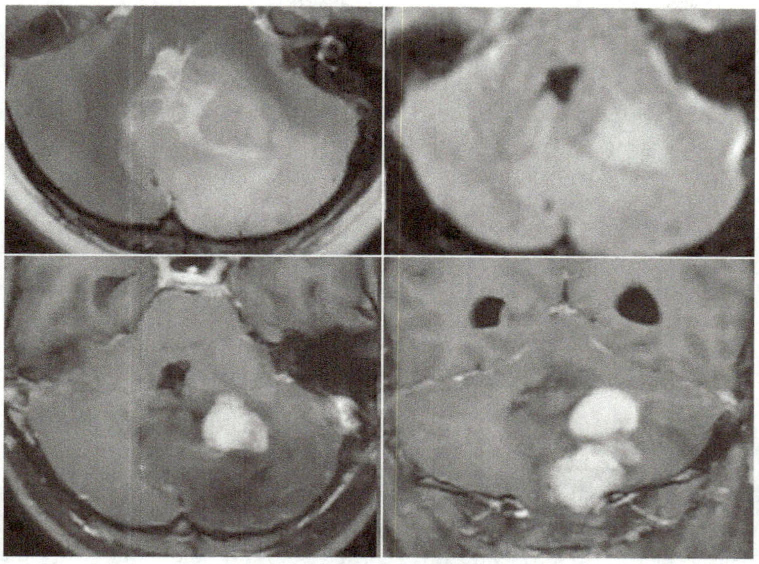

图 22-9　间变性星形细胞瘤

女,30 岁,大片状不均质长 T1 长 T2 信号,局部弥散受限,多发不规则团块状强化

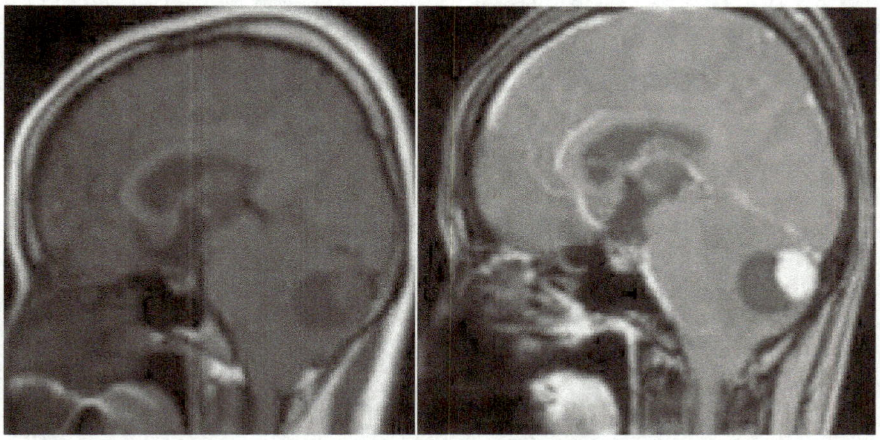

图 22-10　小脑囊结节型血管母细胞瘤(血管网状细胞瘤)

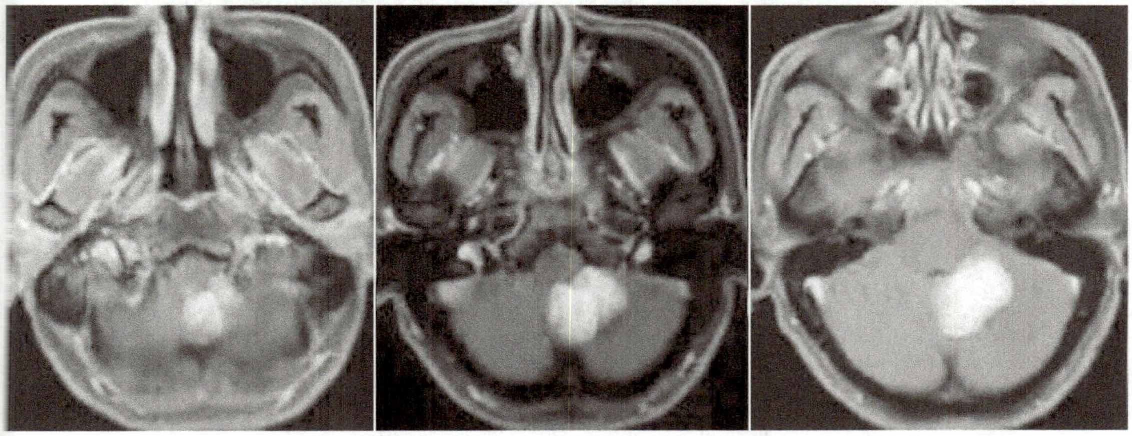

图 22-11　实质型血管母细胞瘤

肿瘤内或瘤周蛇形、迂曲的条状血管流空为本病特征性表现,增强扫描后界限更清晰,呈明显强化

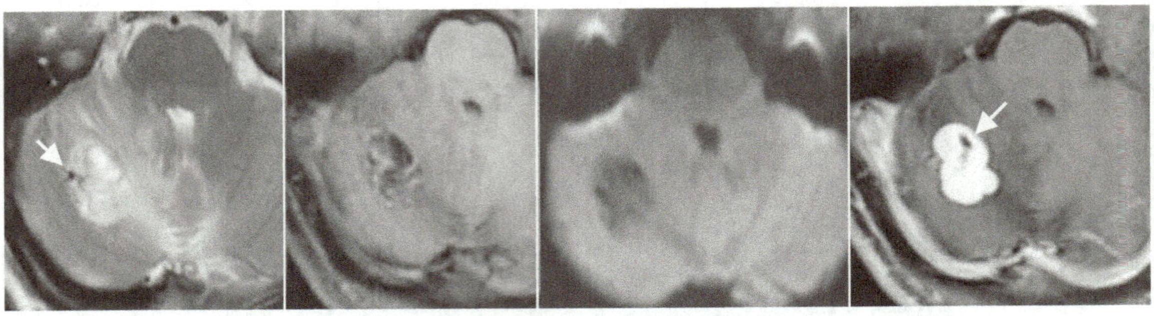

图 22-12 血管母细胞瘤(男,40 岁)

实性结节,瘤内流空血管,明显强化,瘤内见囊变区,弥散不受限

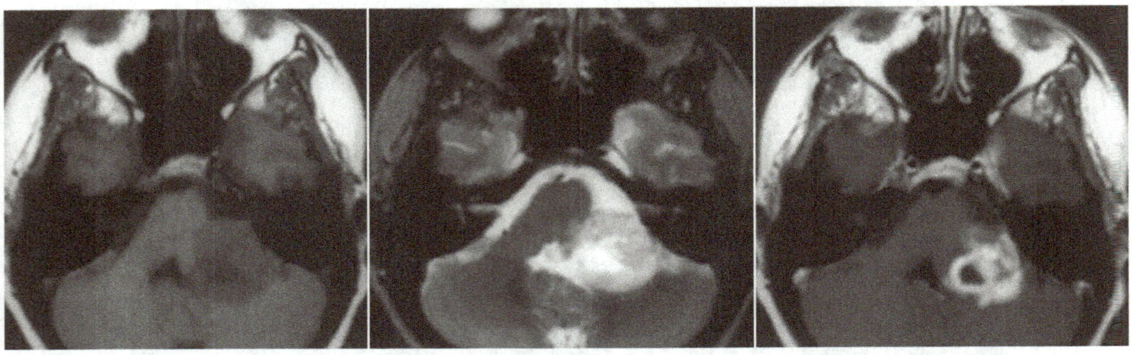

图 22-13 左侧脑桥臂胶质母细胞瘤

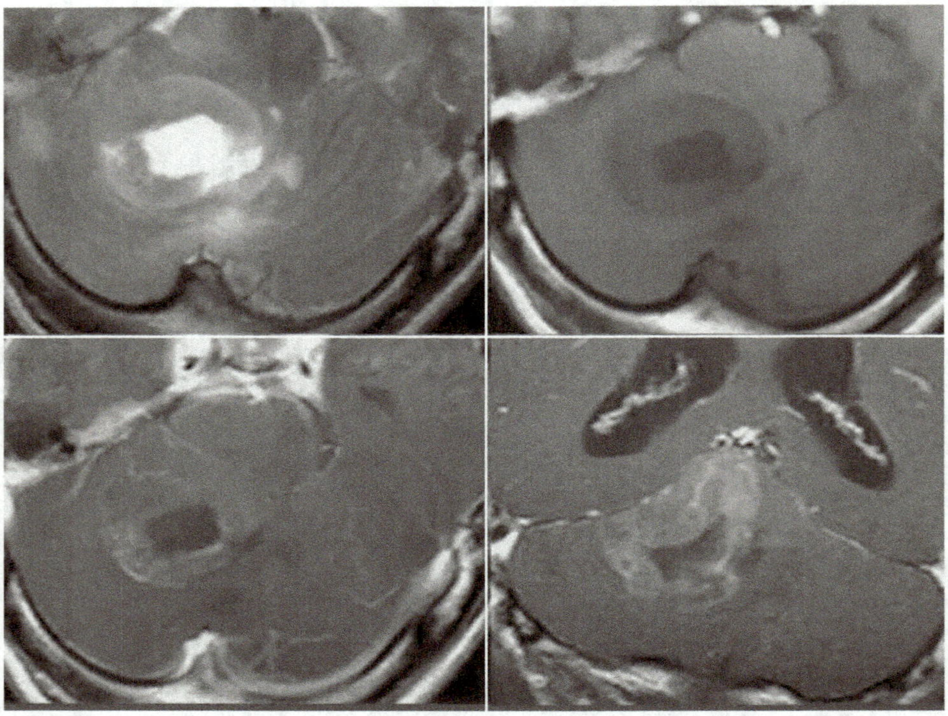

图 22-14 胶质母细胞瘤

男,55 岁,实性部分不规则环状强化,中心囊变

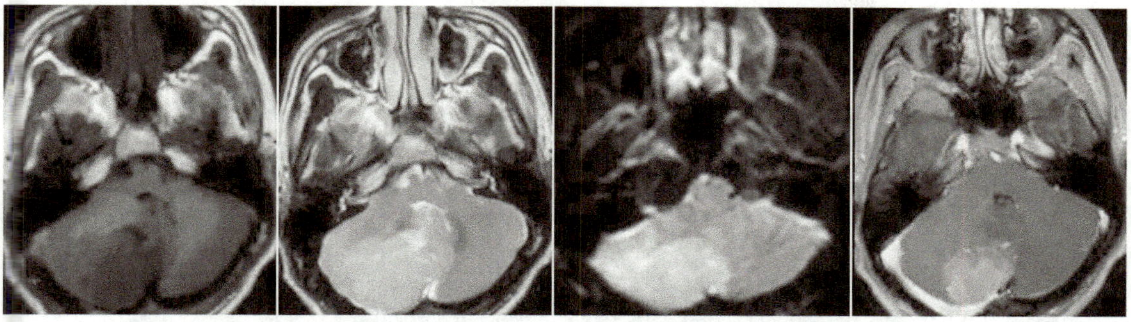

图 22-15　右侧小脑半球及小脑蚓部髓母细胞瘤(男,8 岁)

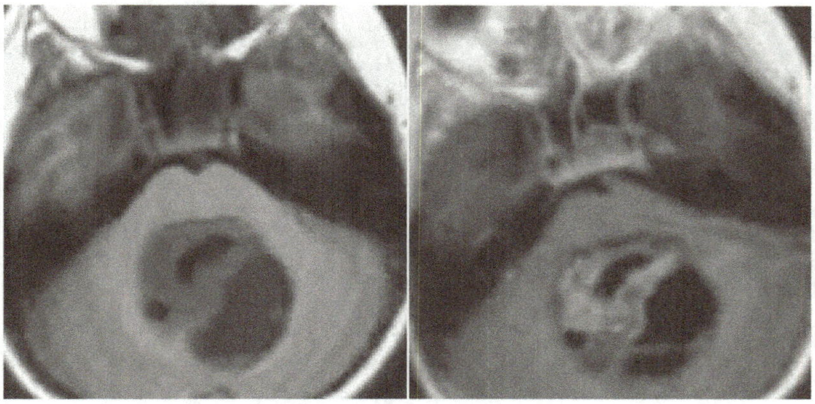

图 22-16　小脑蚓部髓母细胞瘤

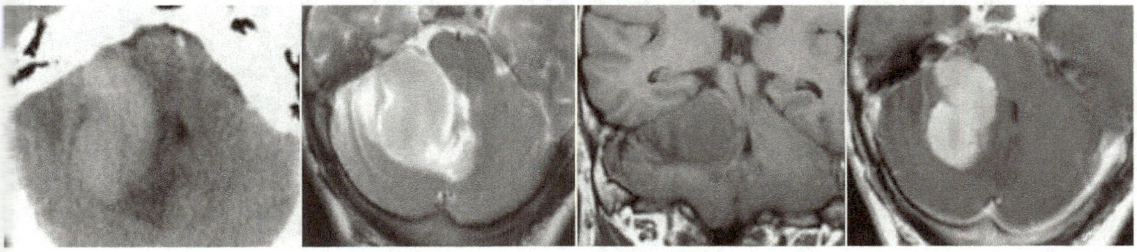

图 22-17　髓母细胞瘤(男,31 岁)

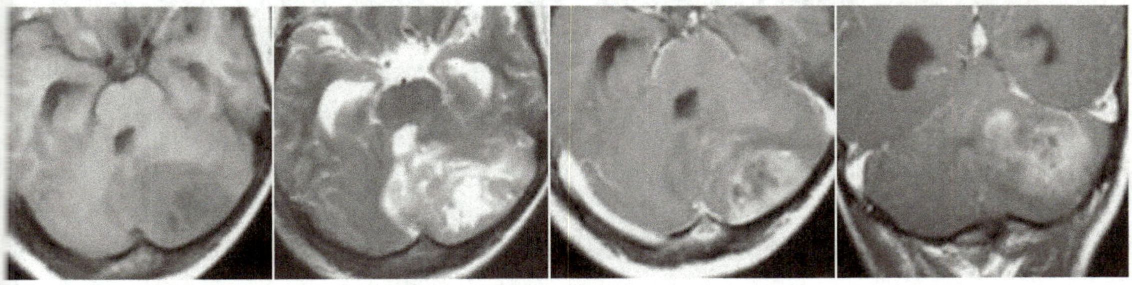

图 22-18　髓母细胞瘤(女,42 岁)

明显不均质强化,多发斑点状坏死囊变区

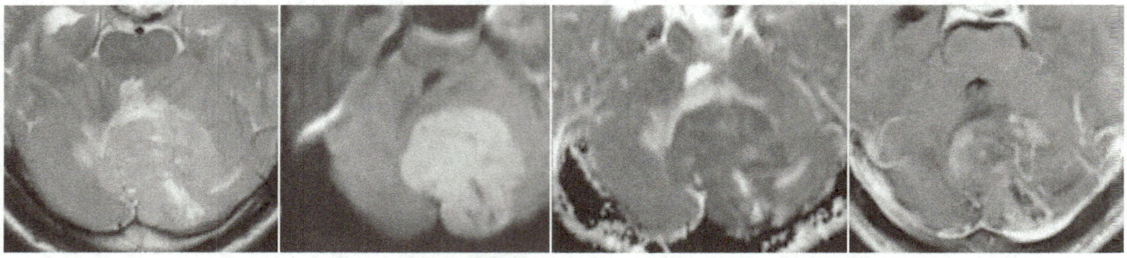

图 22-19 髓母细胞瘤(男,30 岁)

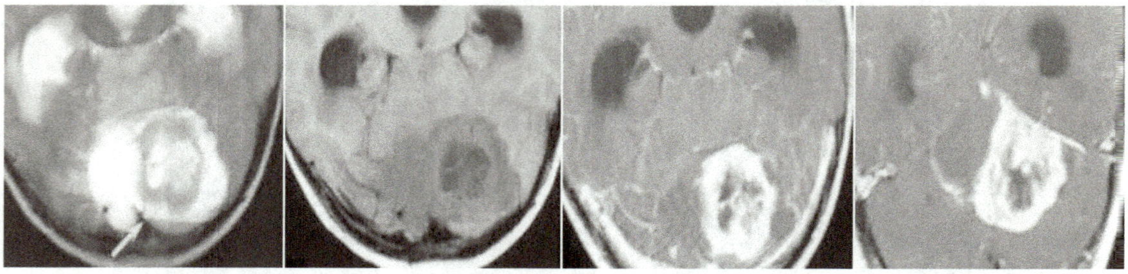

图 22-20 室管膜瘤(女,3 岁)

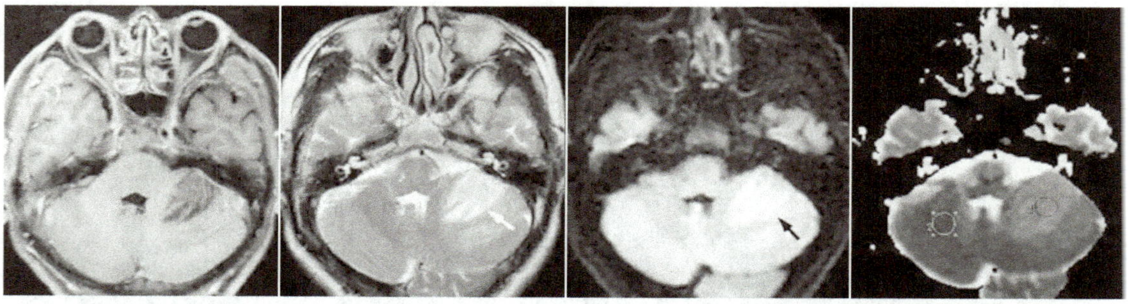

图 22-21 小脑发育不良性神经节细胞瘤(LDD,虎纹征)(男,53 岁)

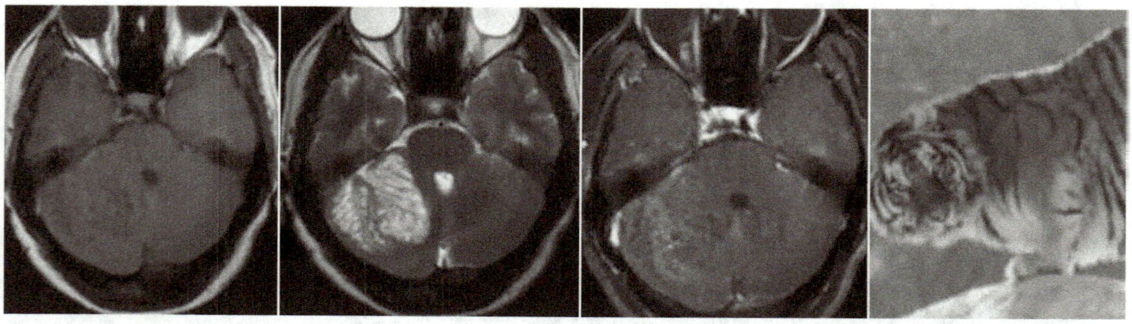

图 22-22 小脑发育不良性神经节细胞瘤(1)

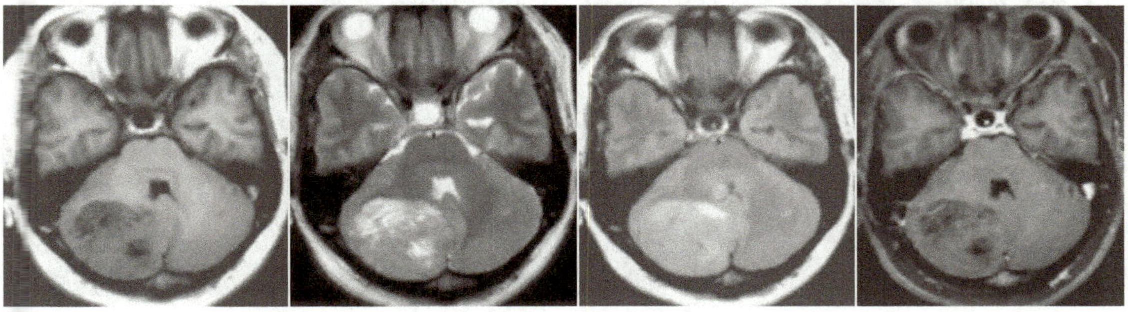

图 22-23　小脑发育不良性神经节细胞瘤(2)

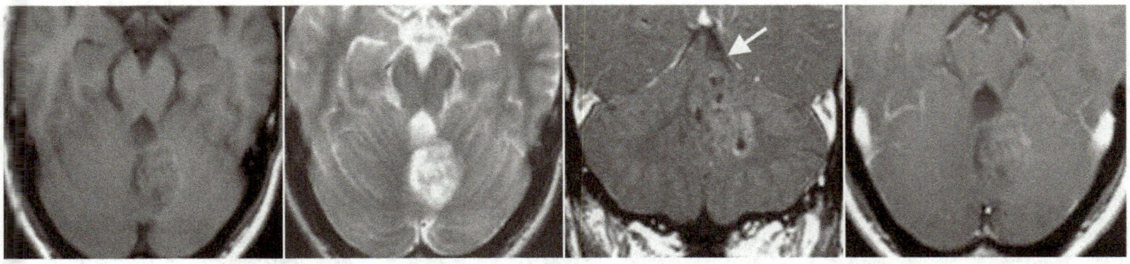

图 22-24　胚胎发育不良性神经上皮肿瘤(DNET)

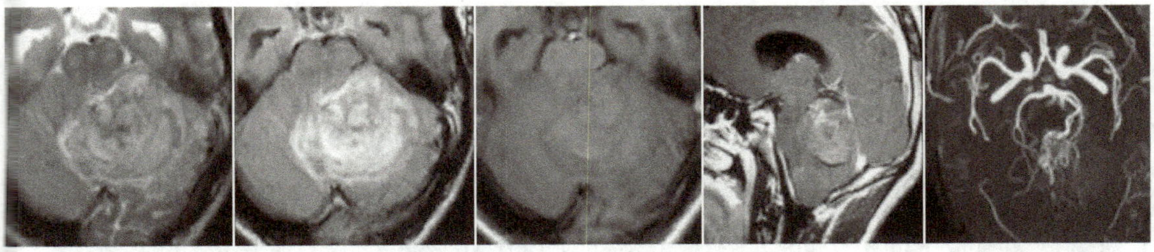

图 22-25　小脑 AVM(男,20 岁)

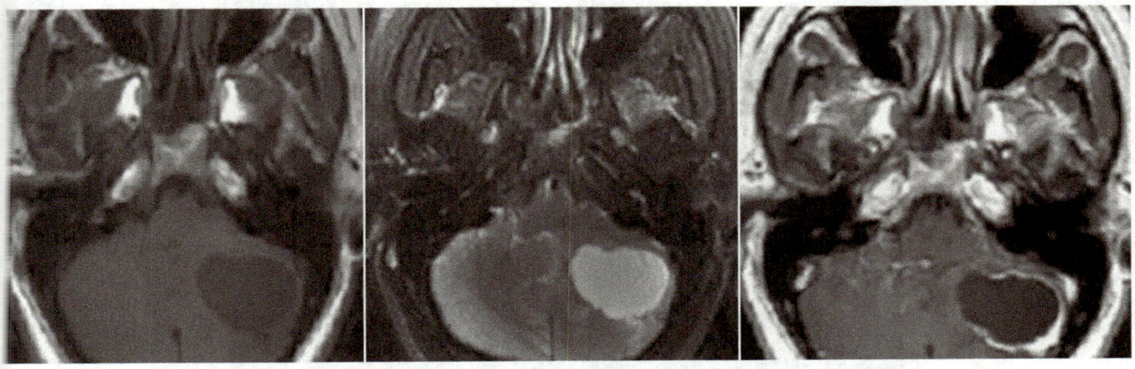

图 22-26　转移瘤

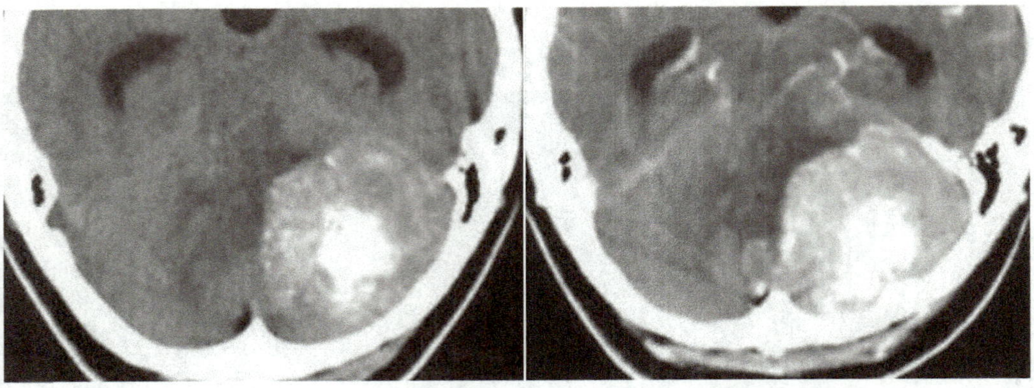

图 22-27　纤维型脑膜瘤(女,52 岁)

瘤内大量钙化,明显强化,周围轻度水肿

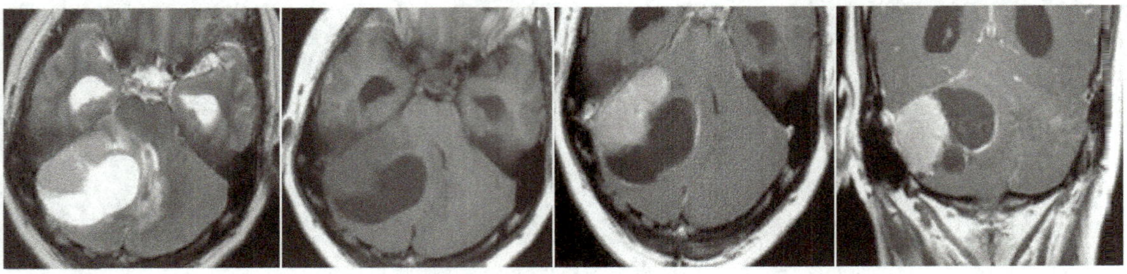

图 22-28　脑膜瘤(女,34 岁)

小脑实质受压,明显强化,周围囊变

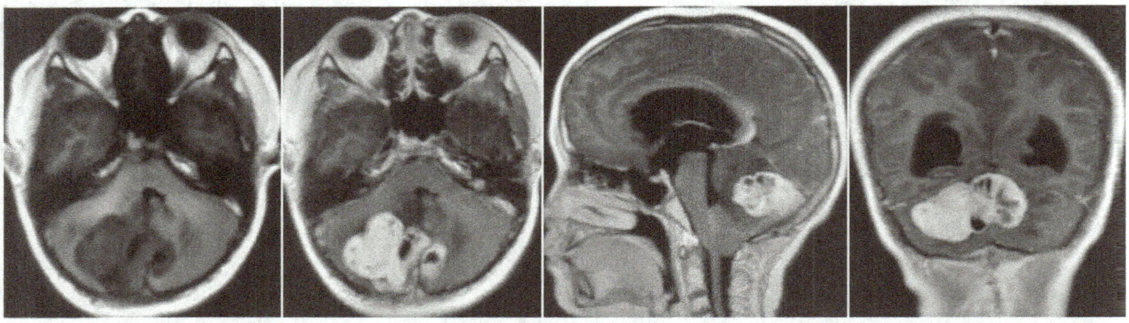

图 22-29　右侧小脑半球恶性脑膜瘤术后复发(男,10 岁)

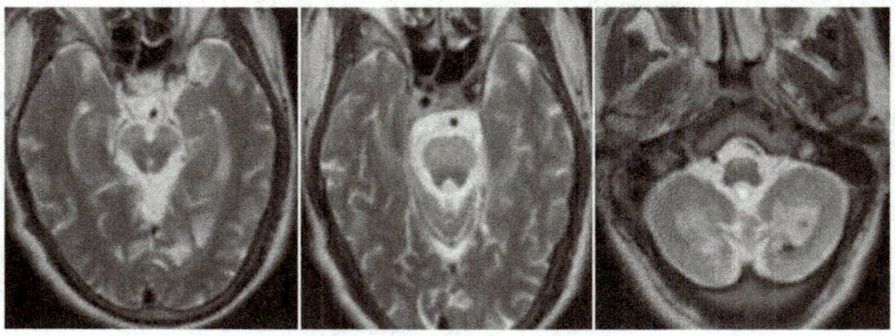

图 22-30　脑腱黄瘤病(CTX)

表现为与年龄不相符的脑萎缩,双侧小脑(齿状核),脑桥腹侧、双侧大脑脚、内囊后支对称性长 T1 长 T2 信号,DWI 轻度扩散受限,双侧跟腱增粗

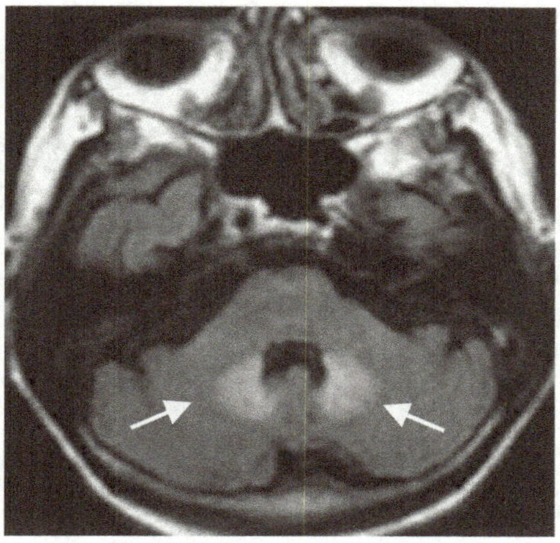

图 22-31　甲硝唑脑病

女，74 岁，甲硝唑治疗 6 周，T2 Flair 双侧齿状核高信号

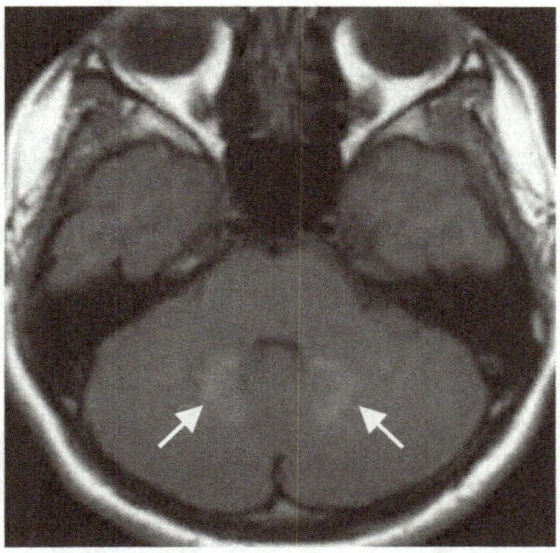

图 22-32　双侧齿状核及苍白球 T1WI 高信号

多次钆造影剂增强扫描

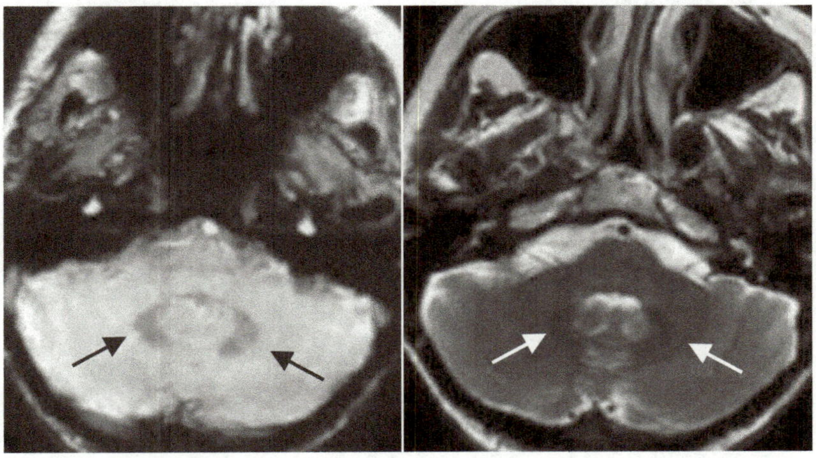

图 22-33　脑组织铁沉积性神经变性疾病（SWI 及 T2WI 序列）

第二十三章　脑桥小脑角区病变

第一节　脑桥小脑角区解剖

脑桥小脑角区（CPA）解剖见图 23-1～图 23-8。

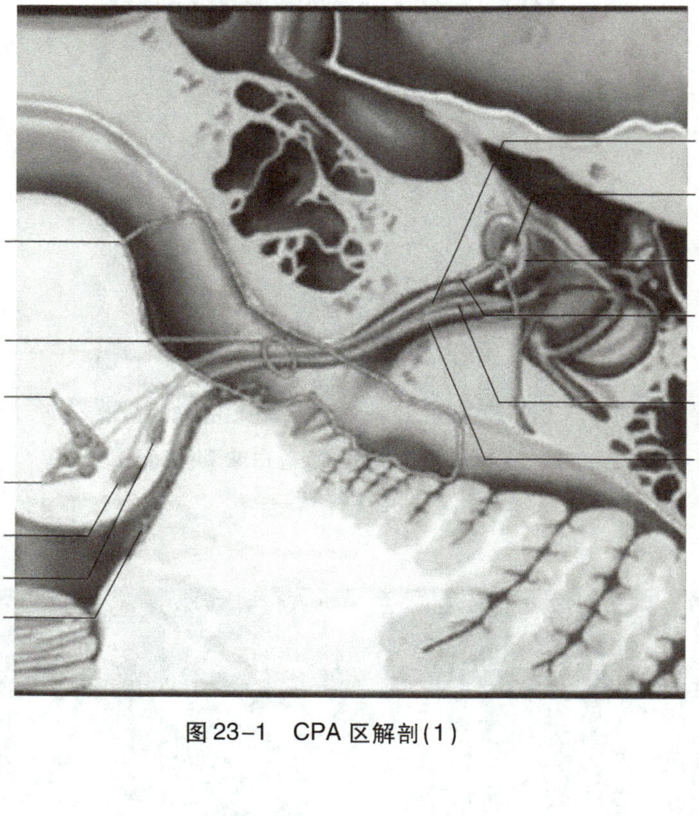

图 23-1　CPA 区解剖(1)

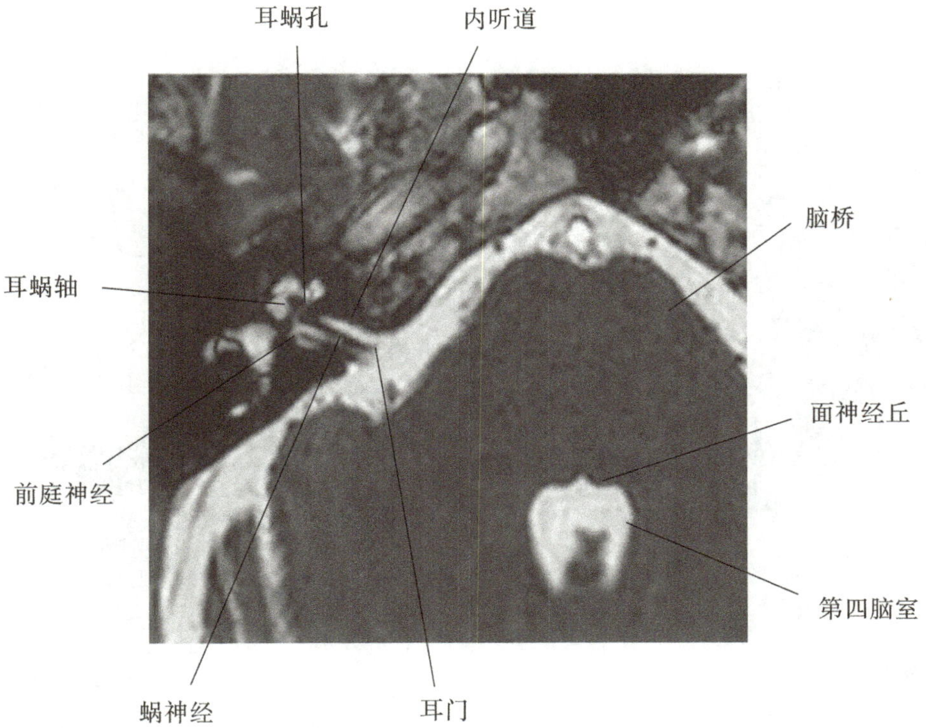

图 23-2　CPA 区解剖(2)

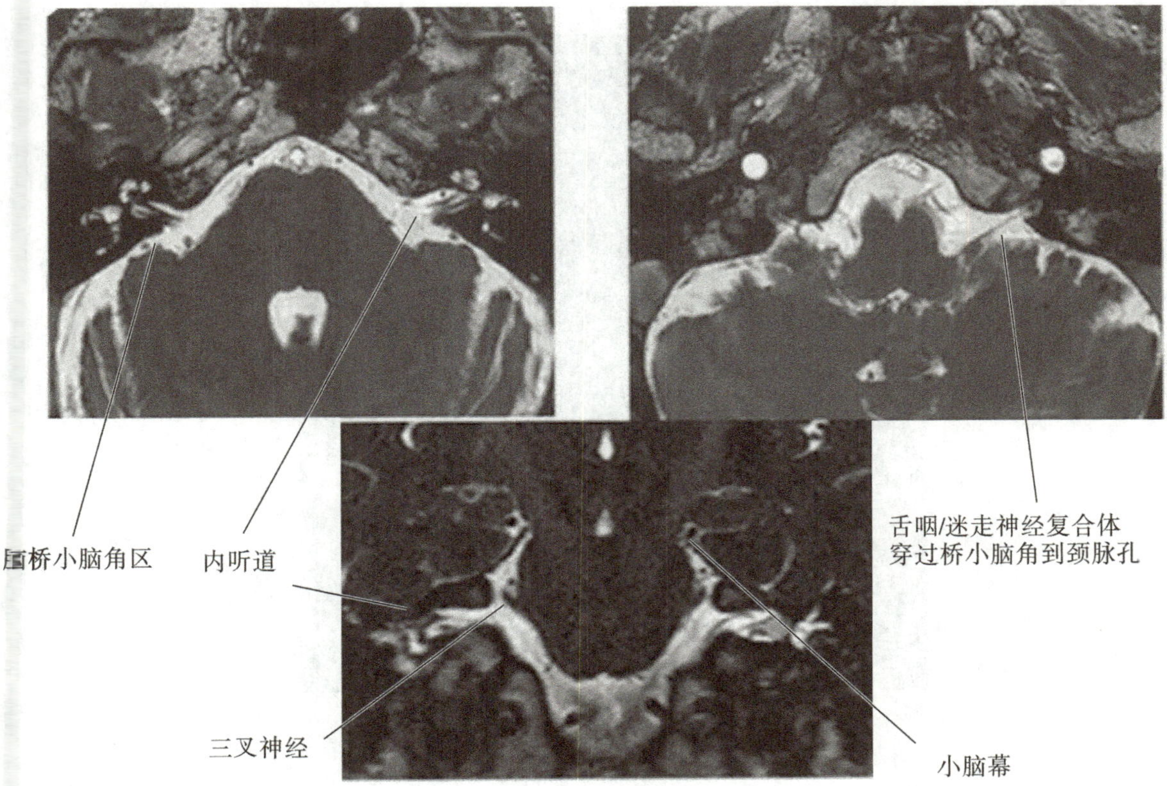

图 23-3　脑桥小脑角区解剖

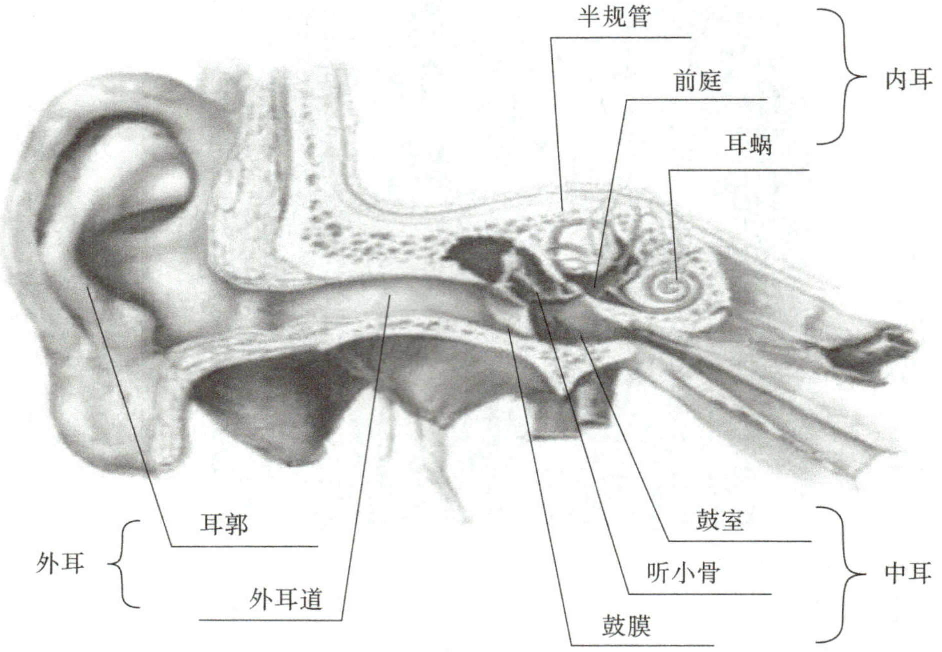

图 23-4 外耳、中耳、内耳

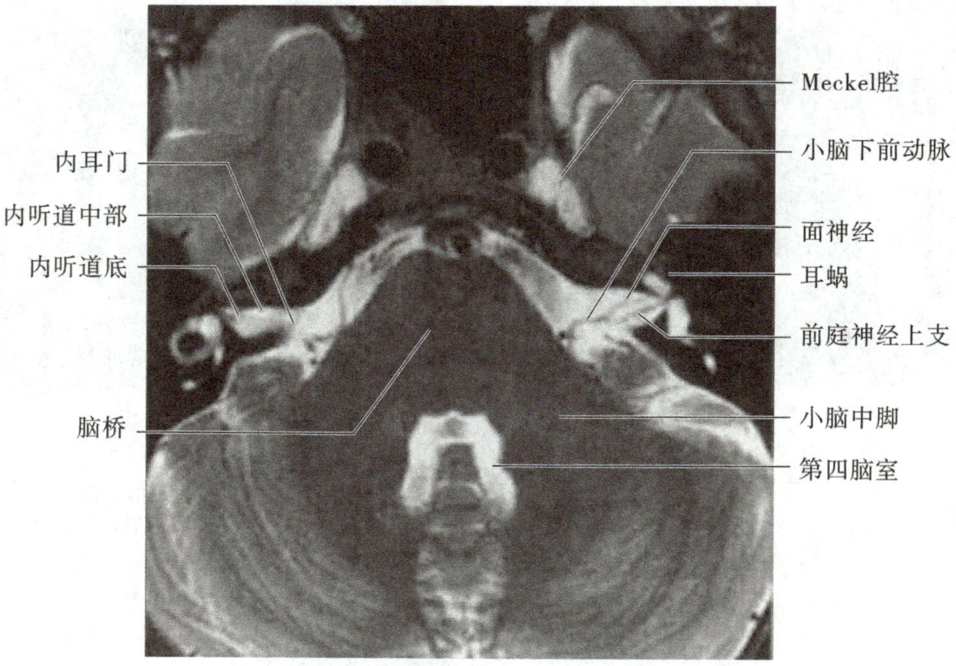

图 23-5 影像解剖(1)

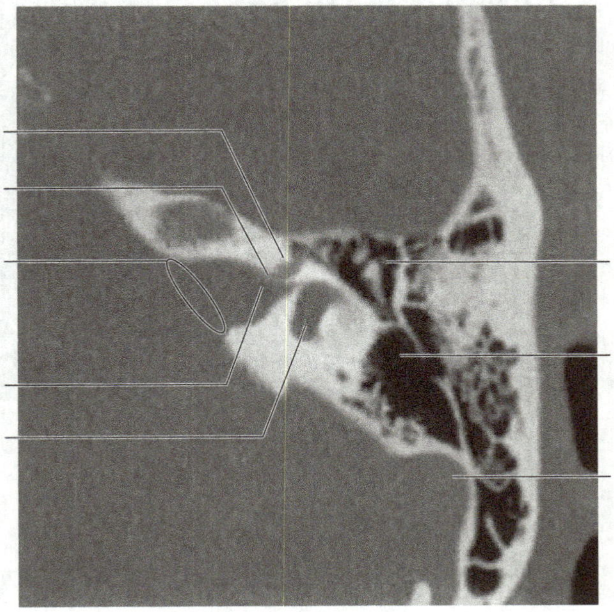

图 23-6 影像解剖(2)

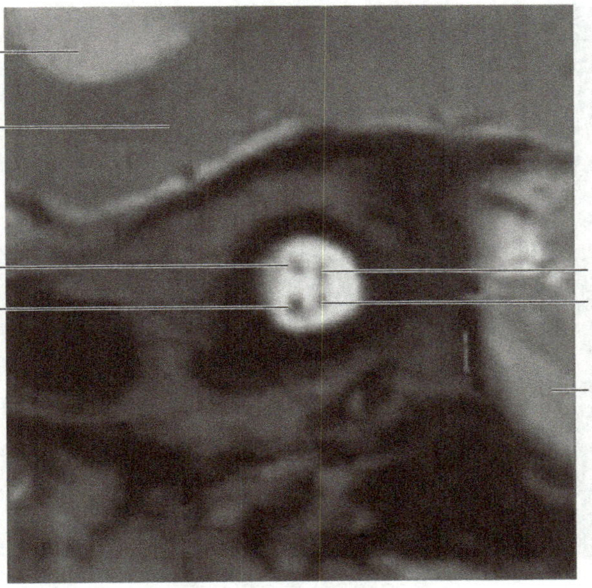

图 23-7 影像解剖(3)

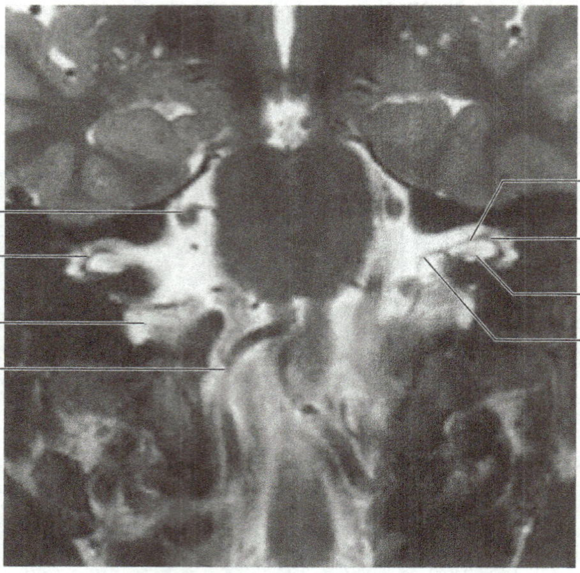

图 23-8 影像解剖(4)

第二节 脑桥小脑角区病变

CPA 病变见图 23-9～图 23-37。

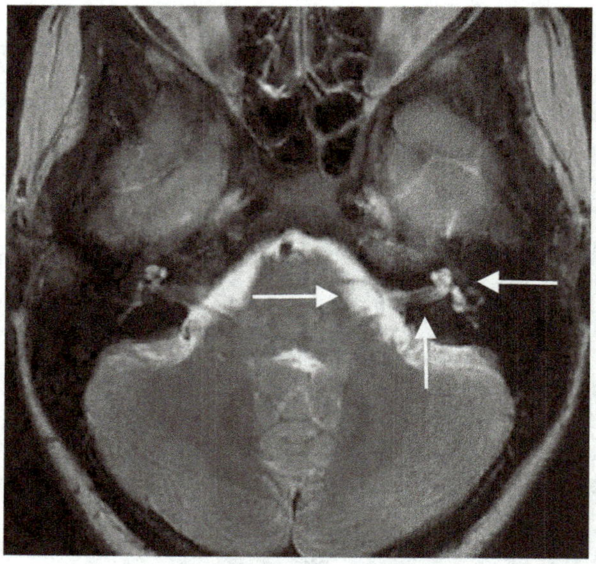

图 23-9 小脑角区病变

左箭头所示为正常耳蜗长 T2 信号;右箭头所示为桥小脑角池长 T2 信号,其内线形低信号为听神经及小血管流空信号;下方箭头所示为正常听神经稍长 T2 信号,MRI 无法清晰显示内听道骨质结构

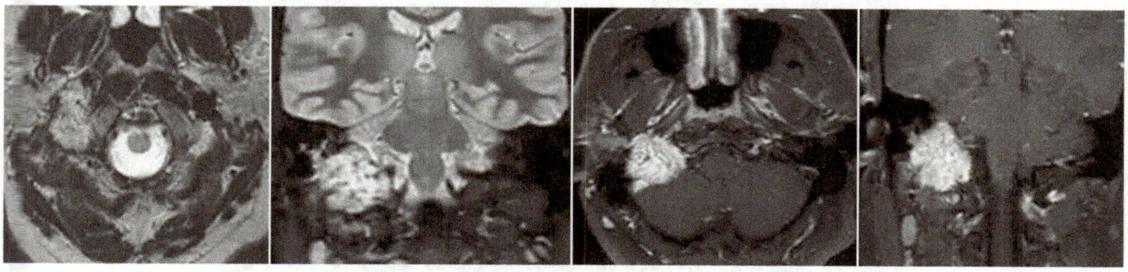

图 23-10　副神经节瘤(1)

患者右侧搏动性耳鸣，影像学可见右侧颈静脉球瘤以颈静脉为中心延伸到右侧桥小脑角，由血管流空信号和出血信号组合而产生典型"胡椒盐"征

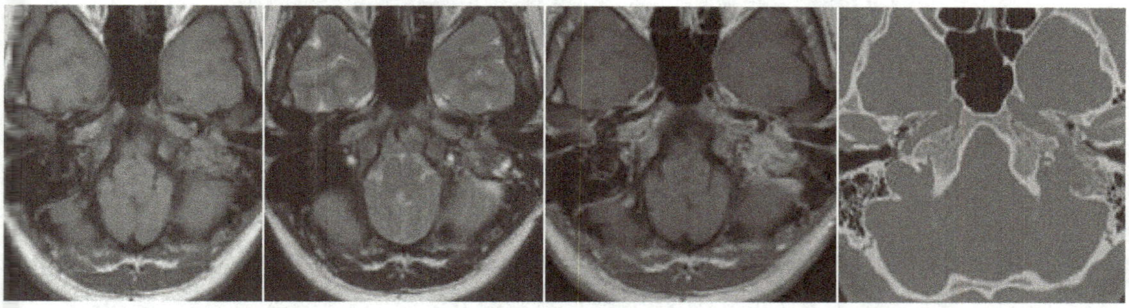

图 23-11　副神经节瘤(2)

发生于颈静脉孔区或中耳，良性、局部侵袭性肿瘤，CT 见虫噬样骨质破坏，MRI 血管流空和点状出血信号混杂，明显强化呈"椒盐"征

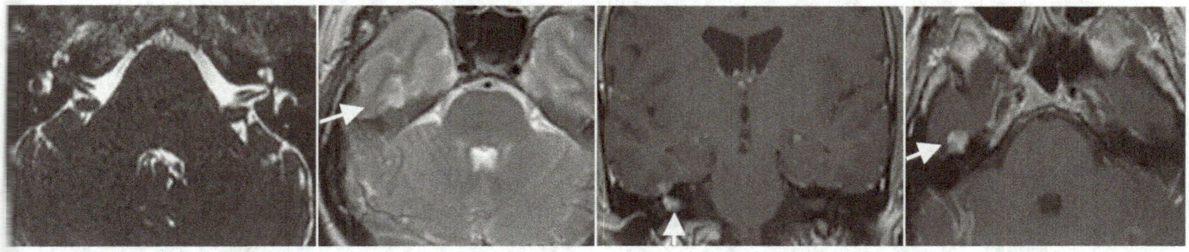

图 23-12　右侧面神经鞘瘤

位于右侧内听道基底部，可见膝状神经节和内听道处强化肿物

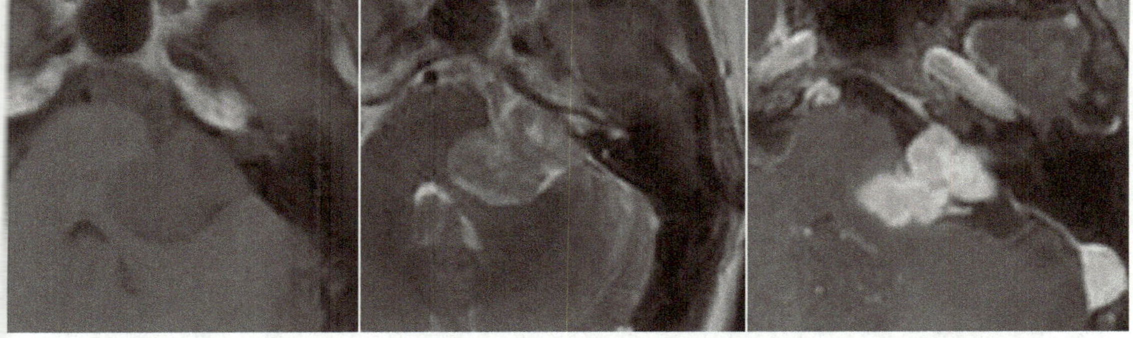

图 23-13　面神经鞘瘤

延面神经走行，内听道无扩大，明显强化

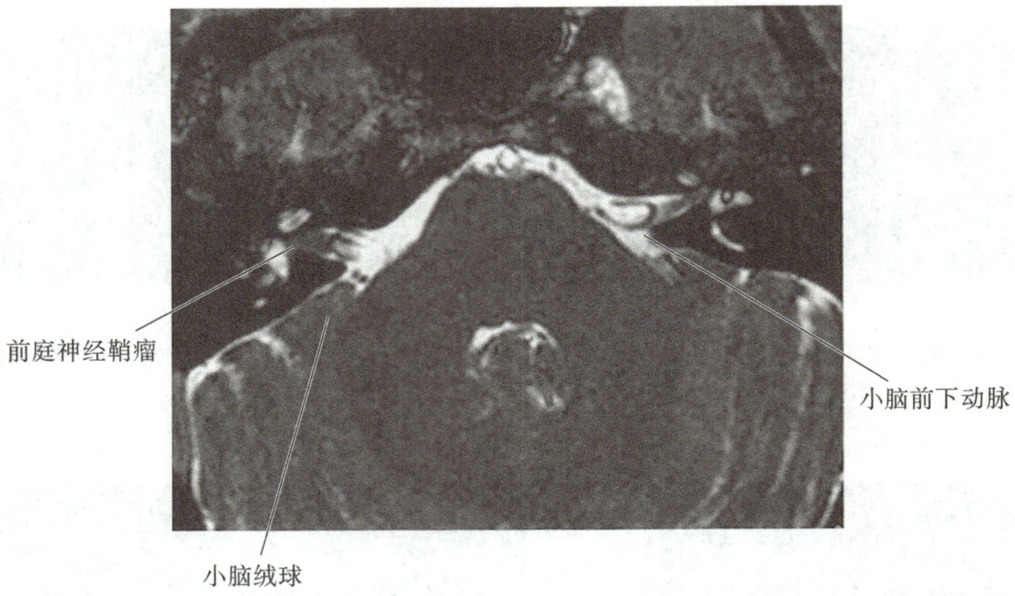

图 23-14 右侧前庭神经鞘瘤

位于内听道基底部，向上延伸至耳蜗孔，病变随访 3 年以上未见进展

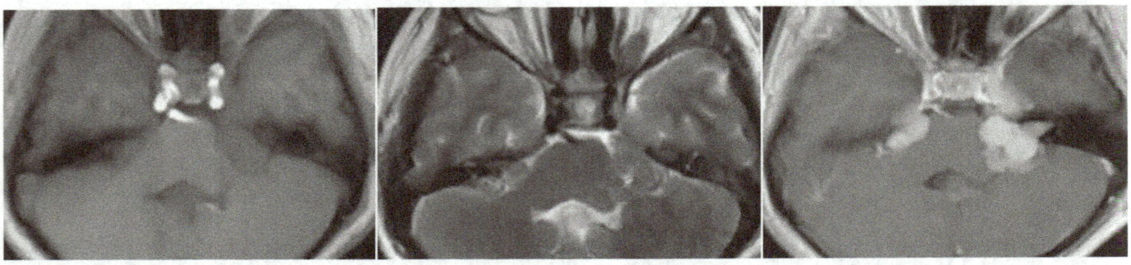

图 23-15 神经纤维瘤病 Ⅱ 型（双侧听神经鞘瘤）

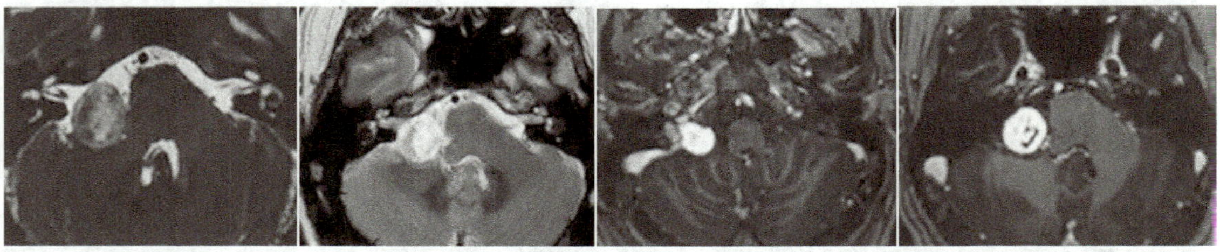

图 23-16 右侧舌咽神经、迷走神经鞘瘤

可见桥小脑角区域混杂信号的肿物，增强扫描可见显著强化，右侧小脑中脚受压变形，病灶向下延伸并进入颈静脉孔

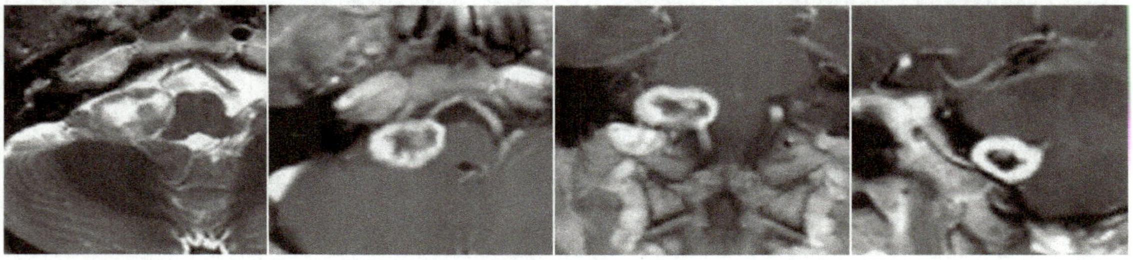

图 23-17 右侧舌咽神经鞘瘤（男，28 岁）

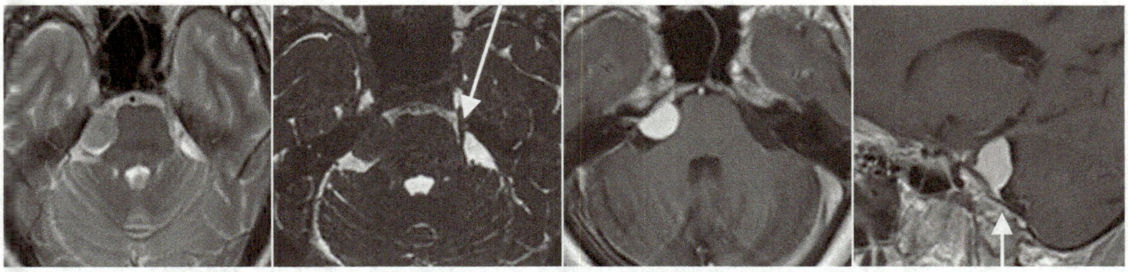

图 23-18　右侧桥小脑角区脑膜瘤

可见类圆形病灶压迫右三叉神经和脑桥，增强扫描可见显著均匀强化，强化的硬脑膜尾沿着颞骨岩部向下延伸。脑膜瘤起源于岩锥尖部硬脑膜的帽状细胞

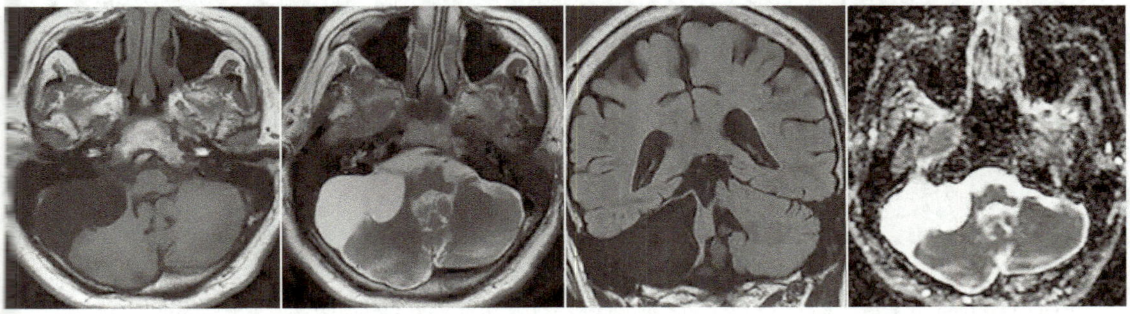

图 23-19　蛛网膜囊肿

右侧桥小脑角区呈脑脊液信号的不规则肿物，右侧小脑半球受压变形

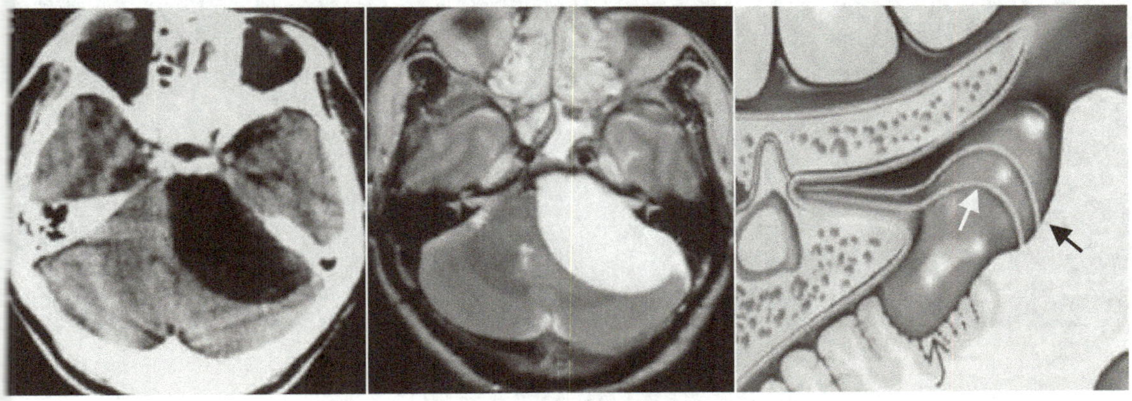

图 23-20　蛛网膜囊肿

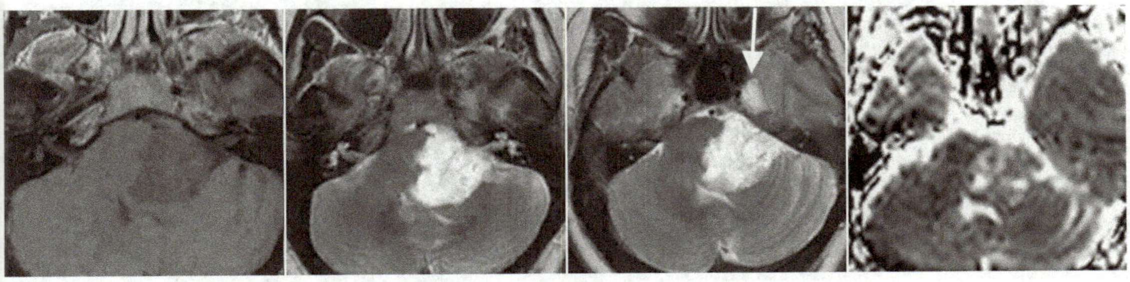

图 23-21　左侧桥小脑角区表皮样囊肿

病灶呈 T1 低信号、T2 高信号，DWI 上弥散受限，延伸至 Meckel 氏腔（箭头），左侧小脑中脚和第四脑室受压，三叉神经、面神经、听神经也被压迫

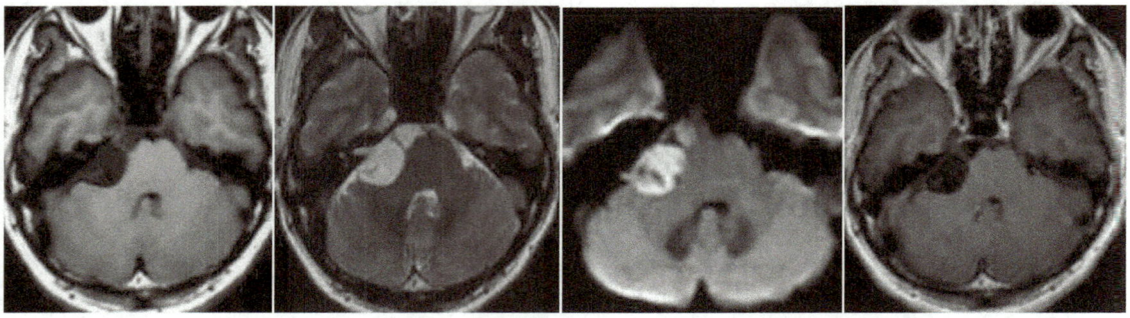

图 23-22　右 CPA 表皮样囊肿（胆脂瘤、珍珠瘤）

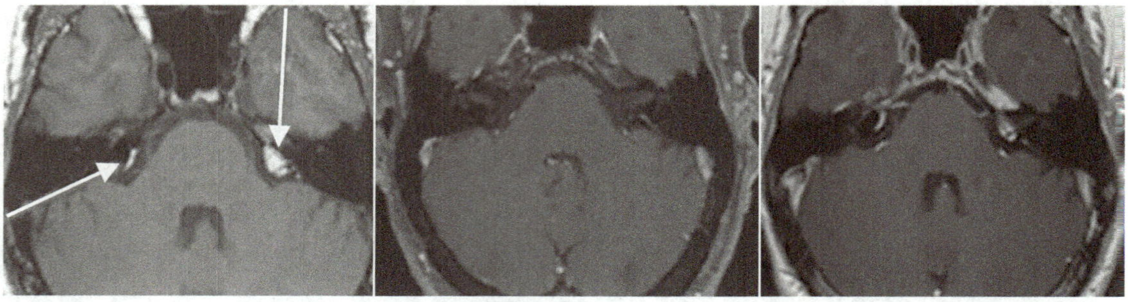

图 23-23　双侧桥小脑角区脂肪瘤

T1WI 呈高信号，压脂像呈低信号，如果只根据增强扫描的图像，很容易将脂肪瘤误认为前庭神经鞘瘤或脑膜瘤

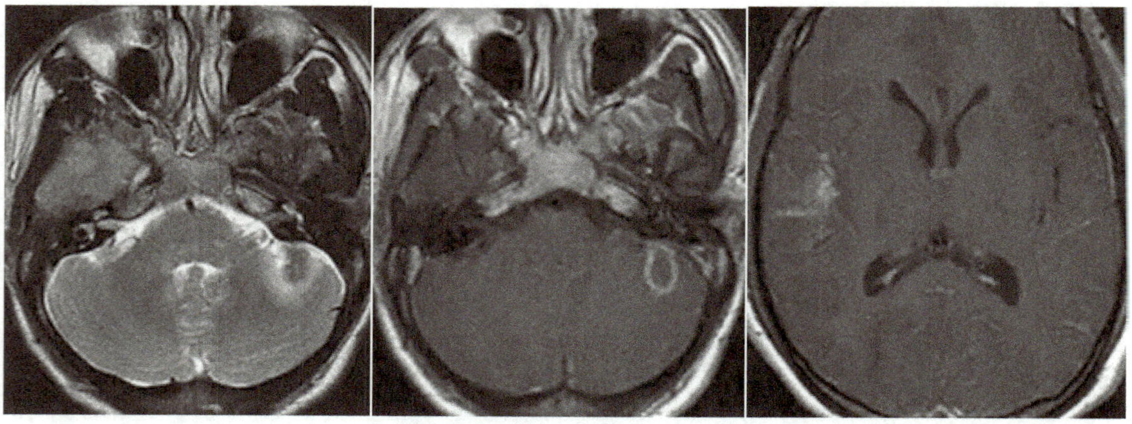

图 23-24　结核瘤

左侧小脑表面可见一环形强化的结核瘤，膨胀进入脑桥小脑角区，并呈现出类似于轴外病变的外观，不过由于存在小脑水肿，该病灶更可能源于轴内。此外，右侧外侧裂可见脑膜强化，即脑膜炎的证据

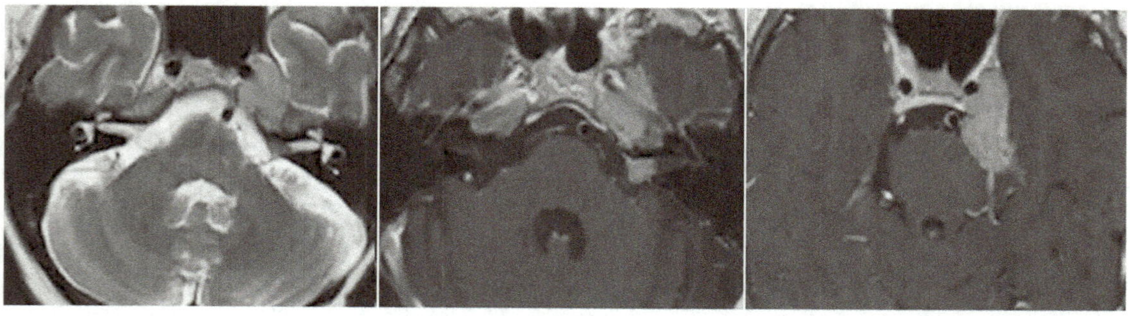

图 23-25　乳腺癌所致恶性脑膜炎

可见左侧内听道强化肿物，类似于前庭神经鞘瘤，桥脑池中另可见一肿物，沿着左三叉神经的走行路径延伸

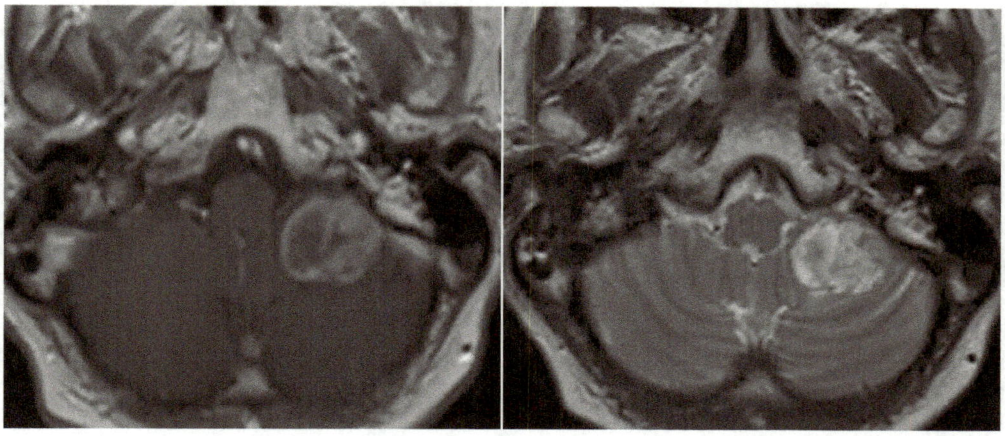

图 23-26　肺部原发肿瘤转移

左侧桥小脑角区可见转移灶，当桥小脑角区结构不清时，有时很难区别是轴内病变还是轴外病变，这种不均匀的强化提示转移瘤，小脑无水肿则提示轴外病变

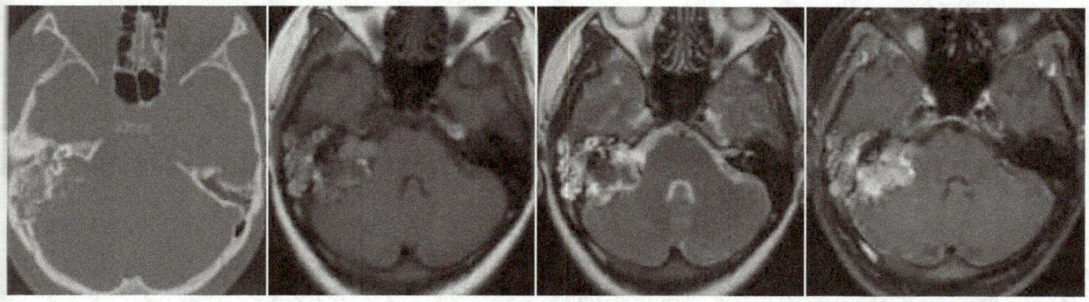

图 23-27　内淋巴囊肿瘤（侵袭性乳头状腺瘤）

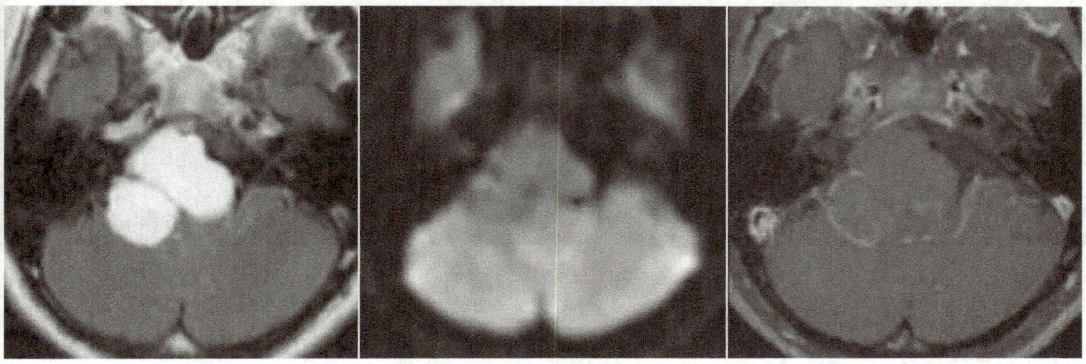

图 23-28　神经管原肠囊肿

先天性囊性肿块，由内胚层起源的黏蛋白分泌上皮构成

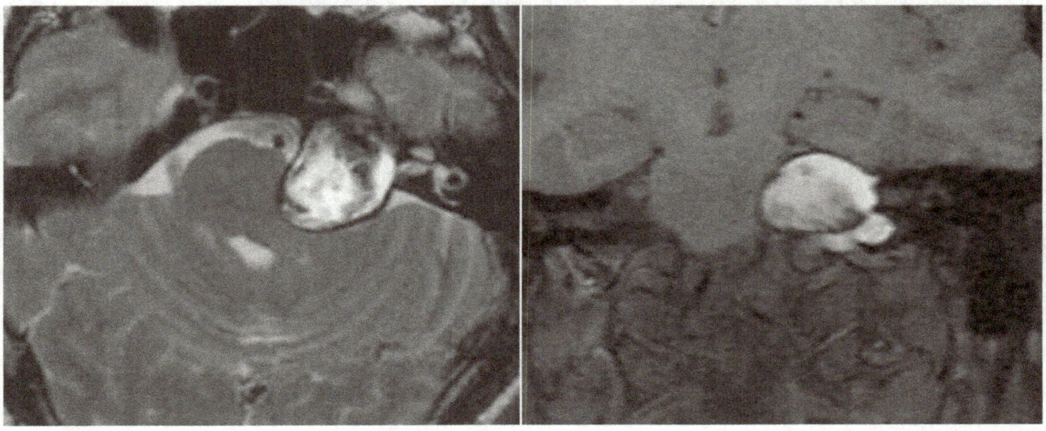

图 23-29　胆固醇肉芽肿

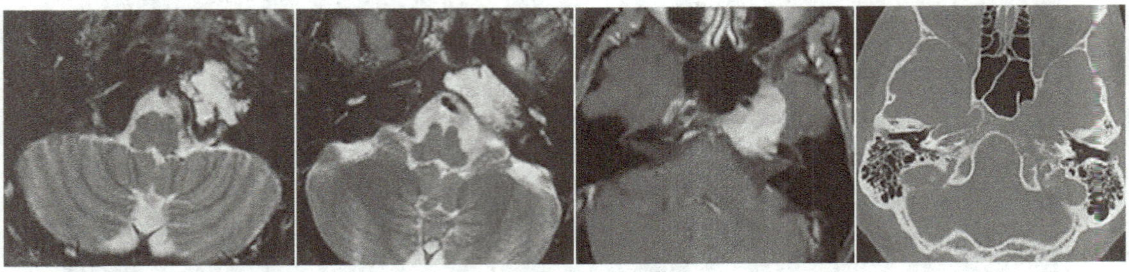

图 23-30 软骨肉瘤(1)

可见肿物破坏颅底，延伸至桥小脑角和海绵窦。其起源位置和 T2WI 上的明亮高信号表明它是一种软骨瘤，颅底的 CT 扫描骨窗证实了病灶的起源和骨质破坏的性质

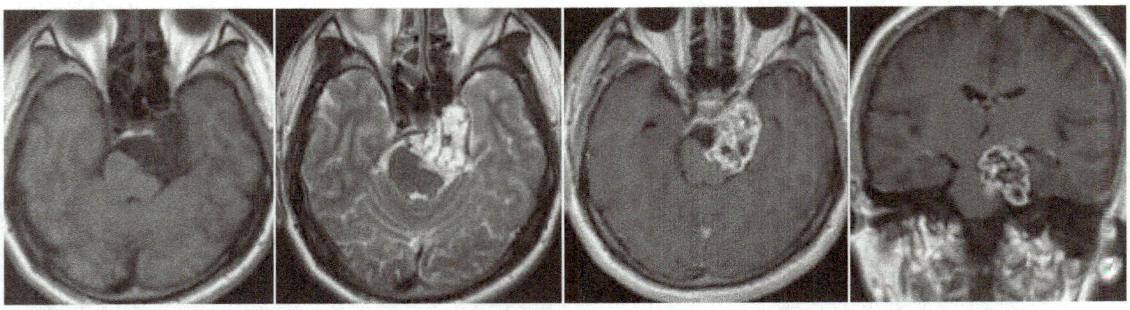

图 23-31 软骨肉瘤(2)

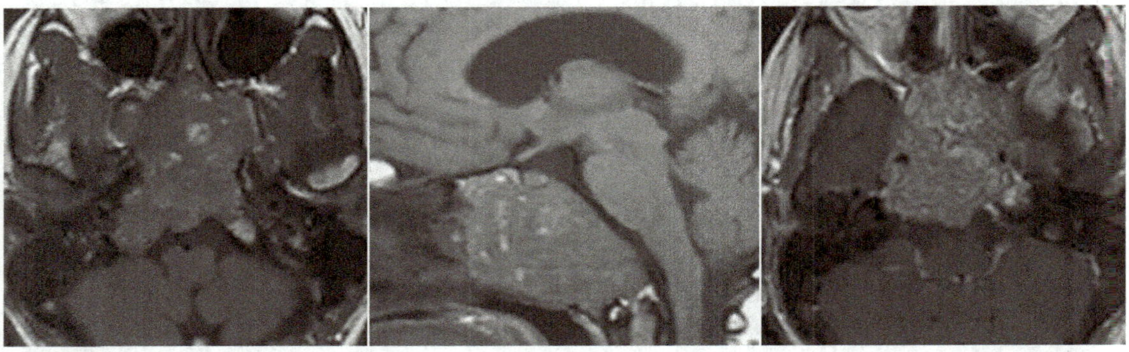

图 23-32 脊索瘤

中线区可见一巨大不规则占位，斜坡和蝶窦被破坏，肿瘤延伸到右侧的脑池和桥小脑角区。脊索瘤 MRI 上常表现为 T2 高信号和 T1 上的局灶性高信号

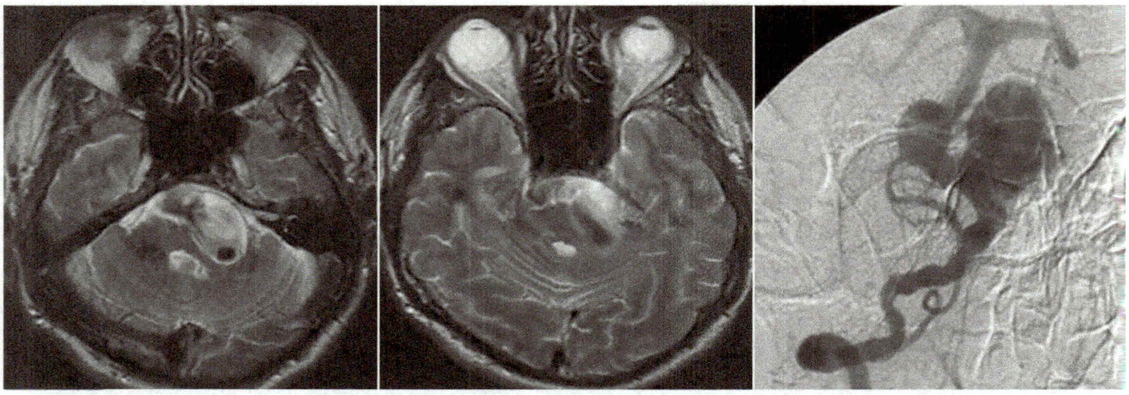

图 23-33 巨大椎-基底动脉连接处动脉瘤

患者表现为延髓症状，影像学显示左侧桥小脑角区不规则占位性病变，并呈流空信号，第四脑室受压变形，通过血管造影最终证实了巨大动脉瘤的诊断

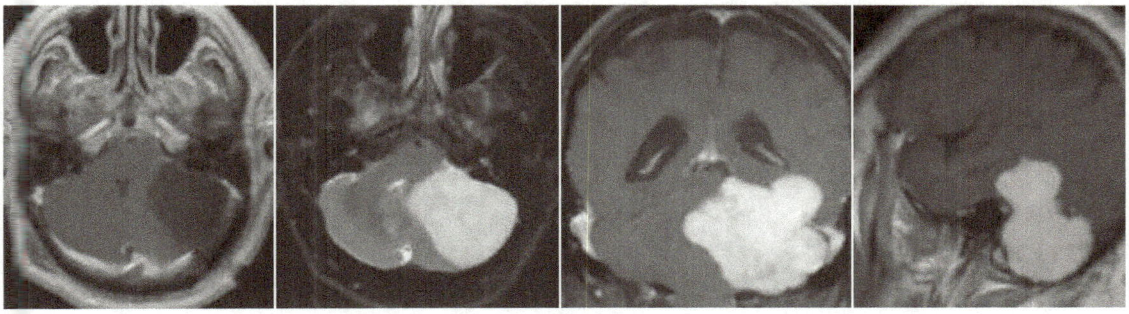

图 23-34　硬膜外海绵状血管瘤

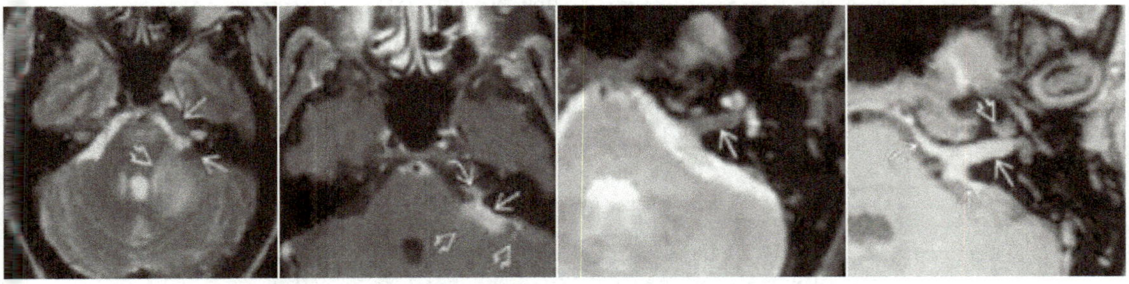

图 23-35　结节病

多系统受累的肉芽肿性疾病，非干酪性、类上皮细胞性肉芽肿

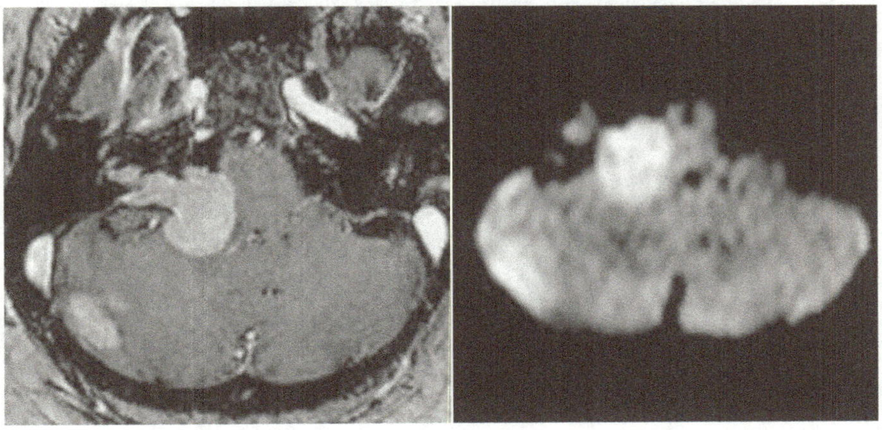

图 23-36　淋巴瘤

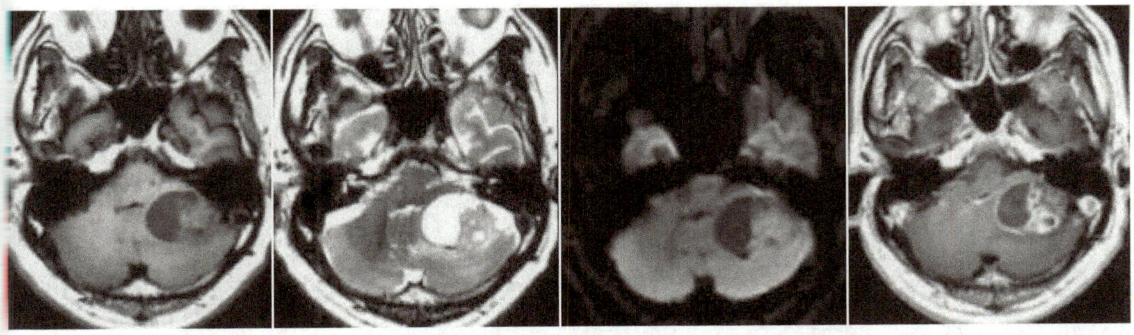

图 23-37　胶质母细胞瘤

第二十四章　脑膜病变

第一节　脑膜病变

脑膜病变见图 24-1 ~ 图 24-20。

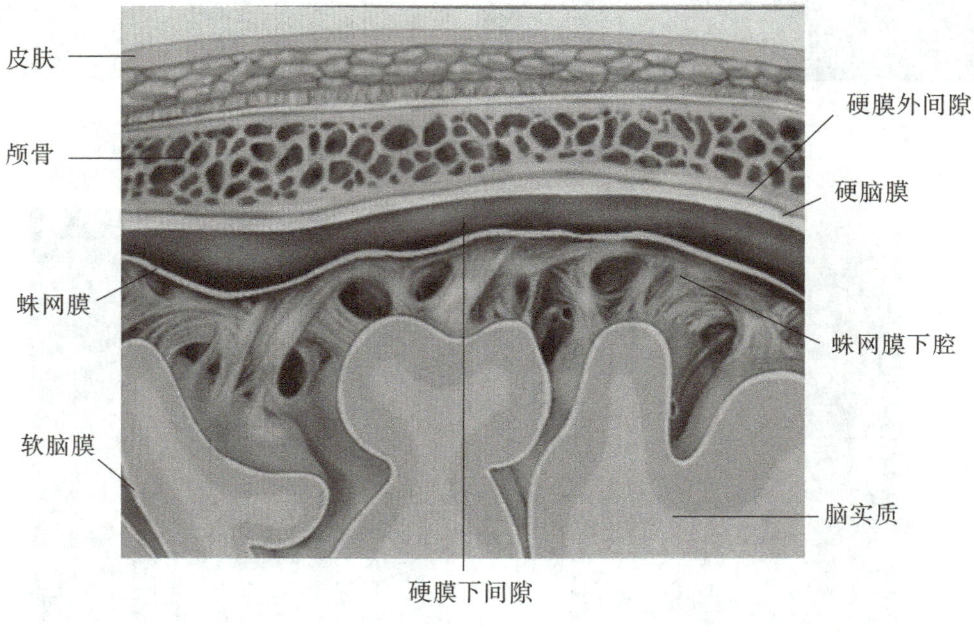

图 24-1　脑膜解剖

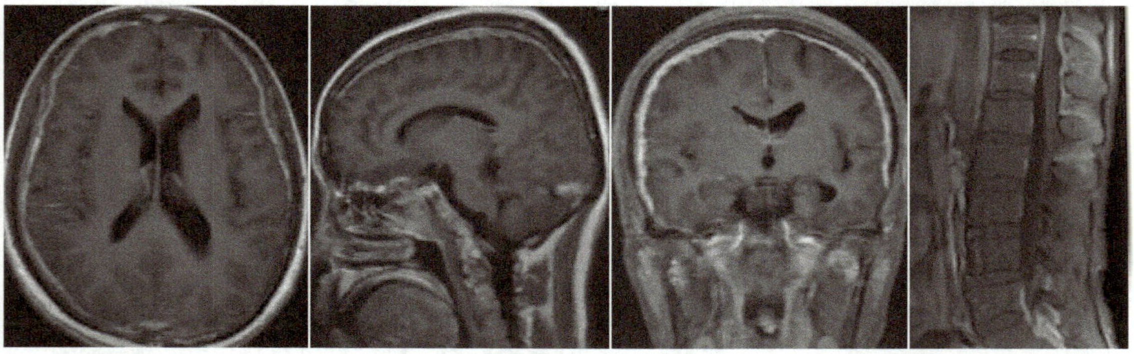

图 24-2　肥厚性硬脑膜炎(HCP)

硬脑膜、硬脊膜增厚强化。HCP 根据病因分为继发性(SHCP)和特发性(IHCP)两大类

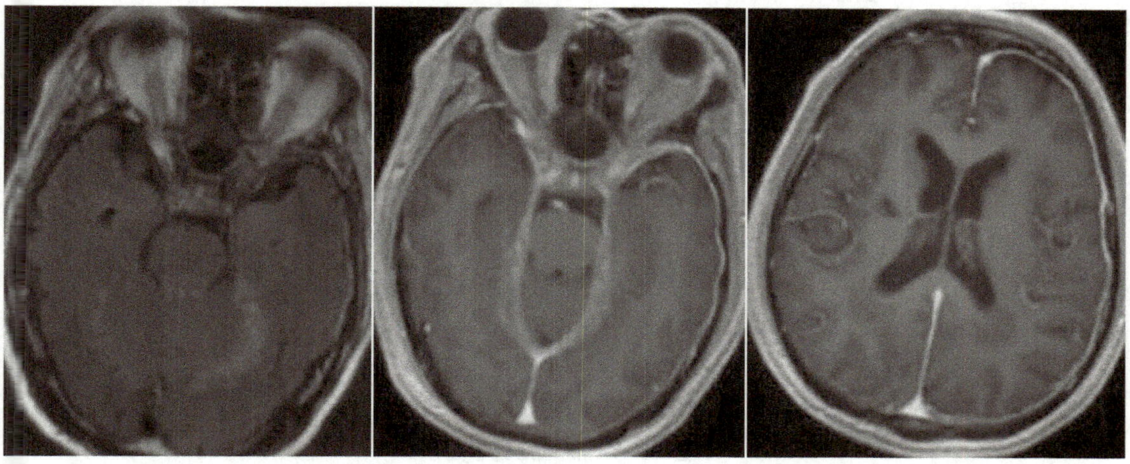

图 24-3 特发性肥厚性硬脑膜炎（男，68 岁）

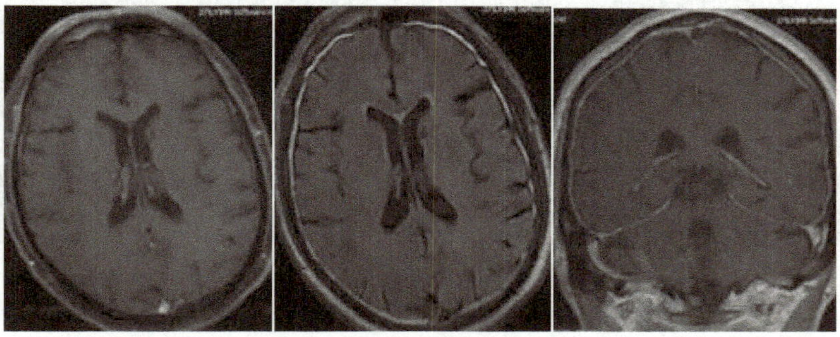

图 24-4 特发性肥厚性硬脑膜炎（两肺特发性间质性肺炎）

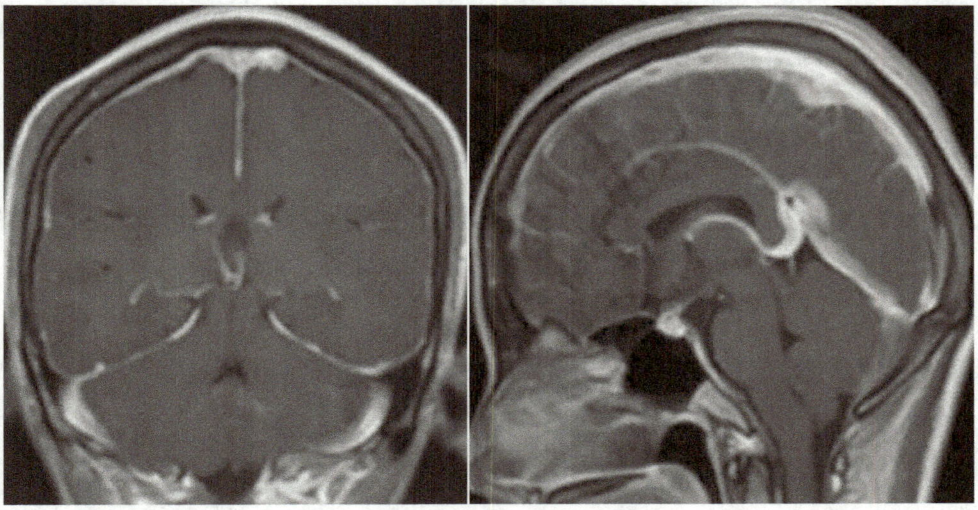

图 24-5 低颅压综合征

本病是一组由多种原因引起的脑脊液压力低于 60 mmH_2O（5.88 kPa）时产生一系列表现的临床综合征，分为原发性（PIH）和继发性（SIH）两种。MRI 诊断主要依据为硬脑膜线样强化和硬膜下积液、静脉窦扩张和脑下垂等

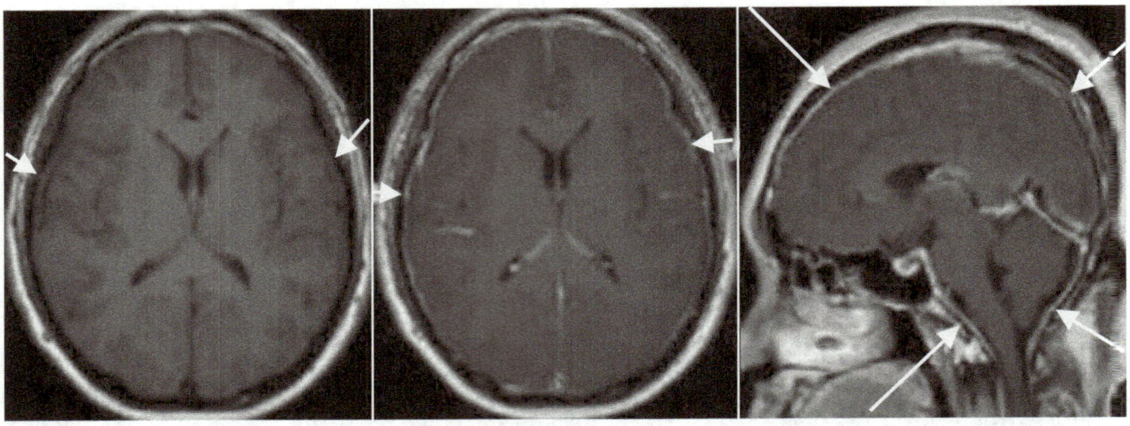

图 24-6 低颅压综合征

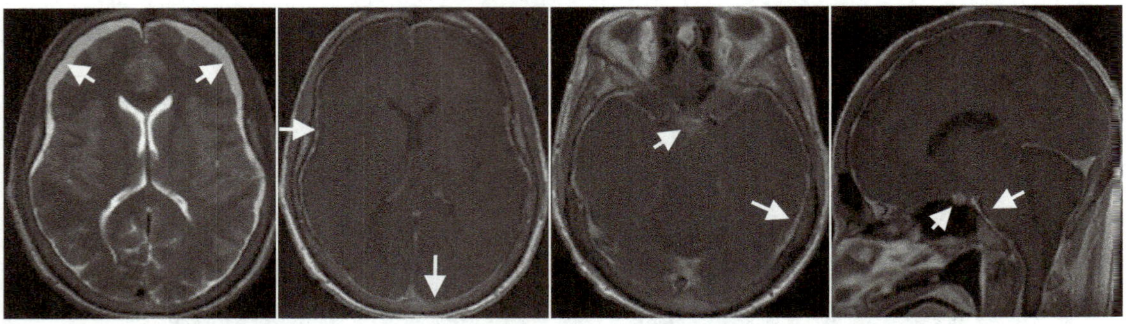

图 24-7 自发性低颅压综合征

双侧硬脑膜下积液，弥漫性硬脑膜强化，垂体充血，脑干下垂

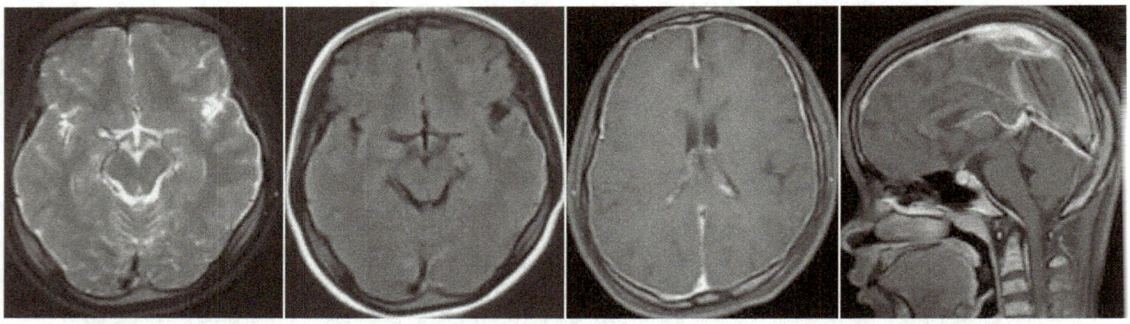

图 24-8 对称性弥漫性硬脑膜增厚并线样强化（男，10 岁）

此症是低颅压综合征 MRI 特征性也是阳性率最高的表现

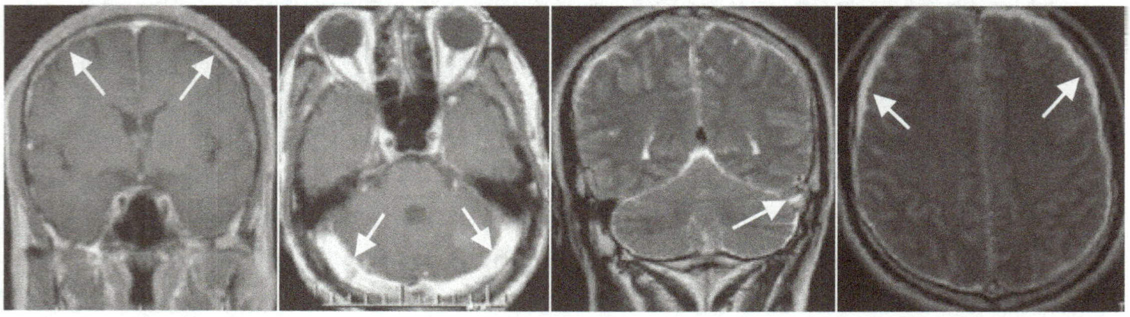

图 24-9 低颅压综合征合并静脉窦血栓形成（男，39 岁，头痛 20 d）

硬脑膜广泛强化，双侧横窦扩张，静脉窦血栓，双侧额顶叶硬膜下积液

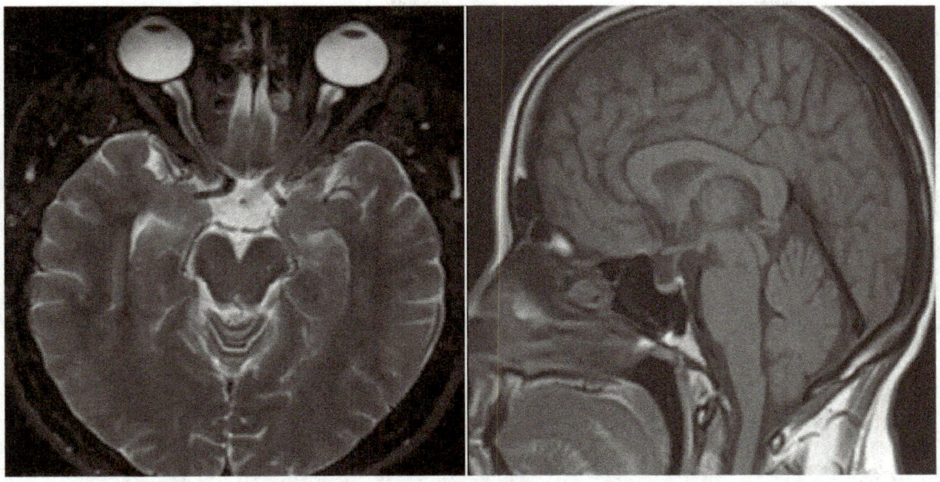

图 24-10　特发性颅内高压(高颅压综合征)

病人持续性头痛,可疑癫痫,双侧视神经鞘内脑脊液凸显,并双侧视神经扭曲,视神经乳头扁平。另外可见增大的空蝶鞍。脑室大小正常或轻度缩小

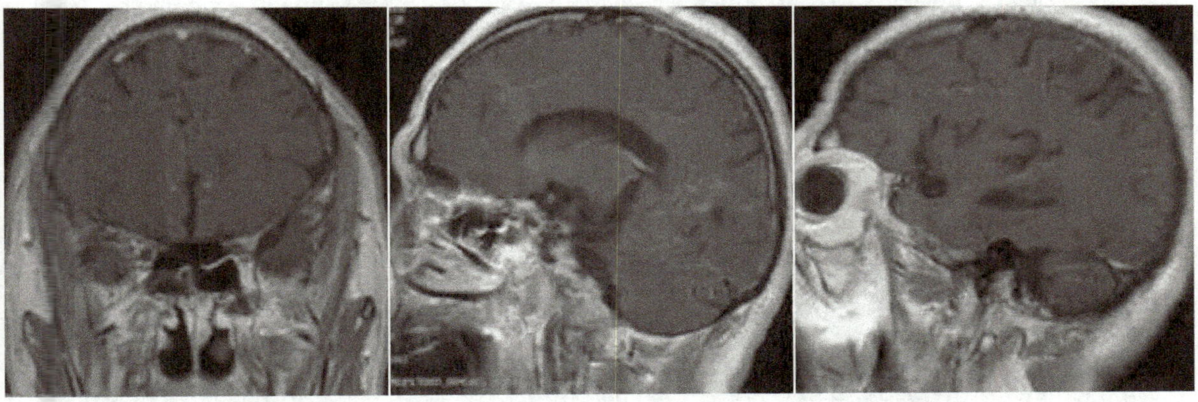

图 24-11　肺癌脑膜转移

脑膜癌病,又称癌性脑膜炎,脑膜转移瘤,是指恶性肿瘤细胞弥漫性或多灶性脑膜播散或浸润的一类疾病。按 MRI 强化方式分 4 型:完全软脑模型,硬脑膜型,脊髓软脊膜型,单纯脑积水型

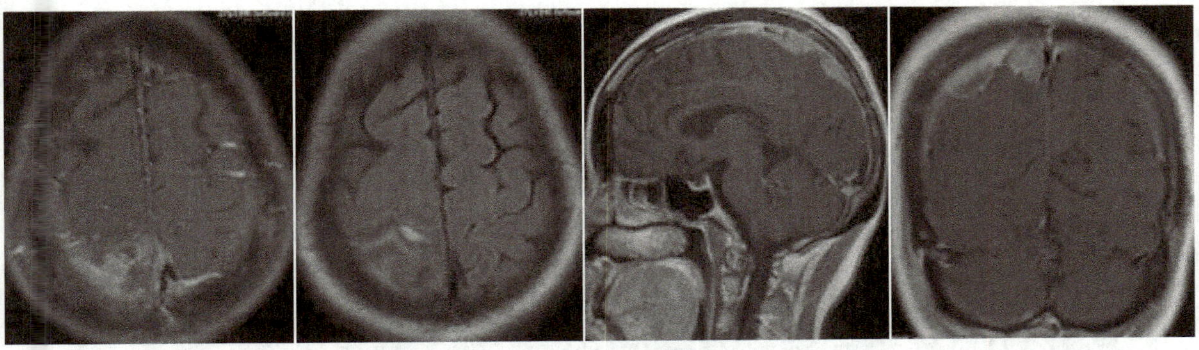

图 24-12　宫颈癌(硬脑膜及软脑膜转移)

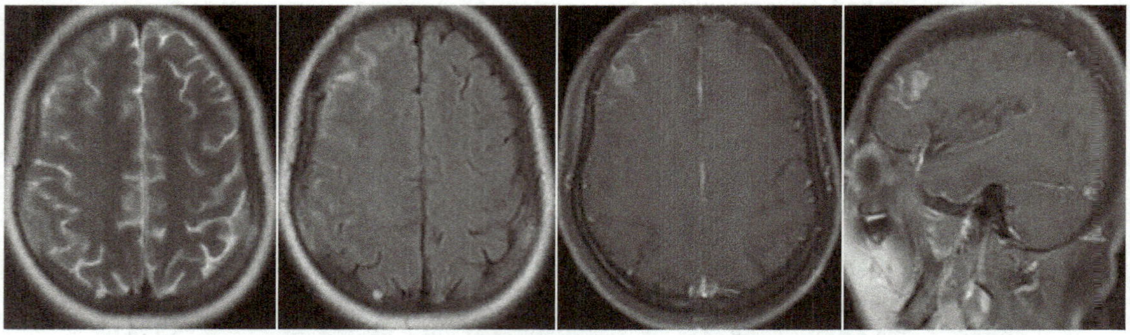

图 24-13　肺癌(软脑膜脑转移)

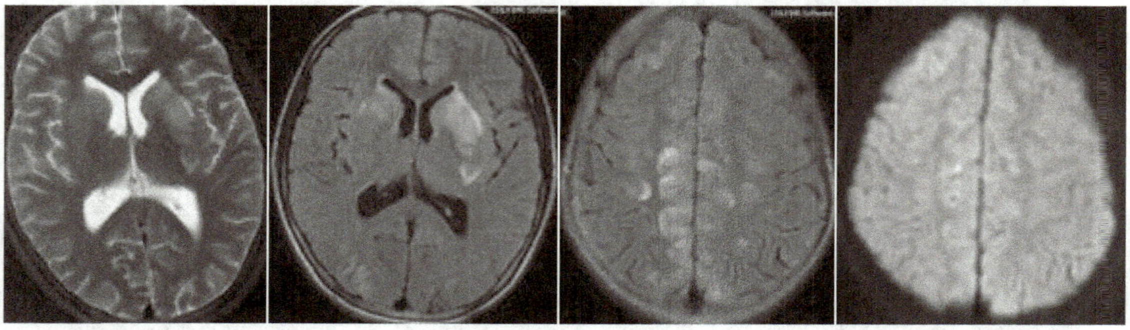

图 24-14　病毒性脑膜炎

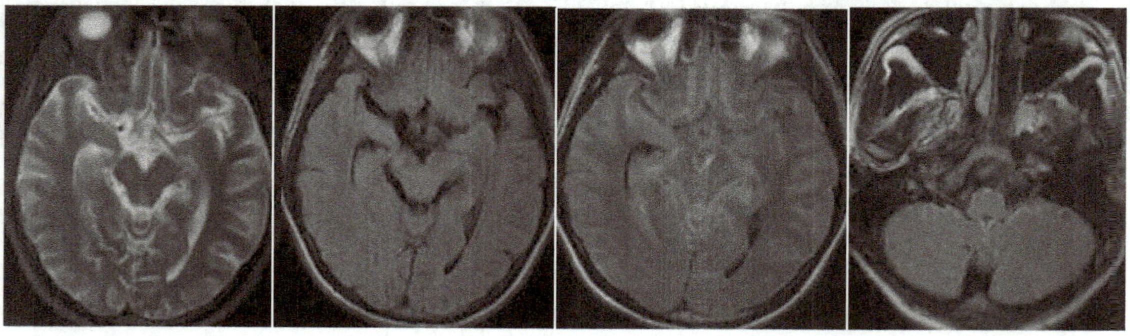

图 24-15　结核性脑膜炎

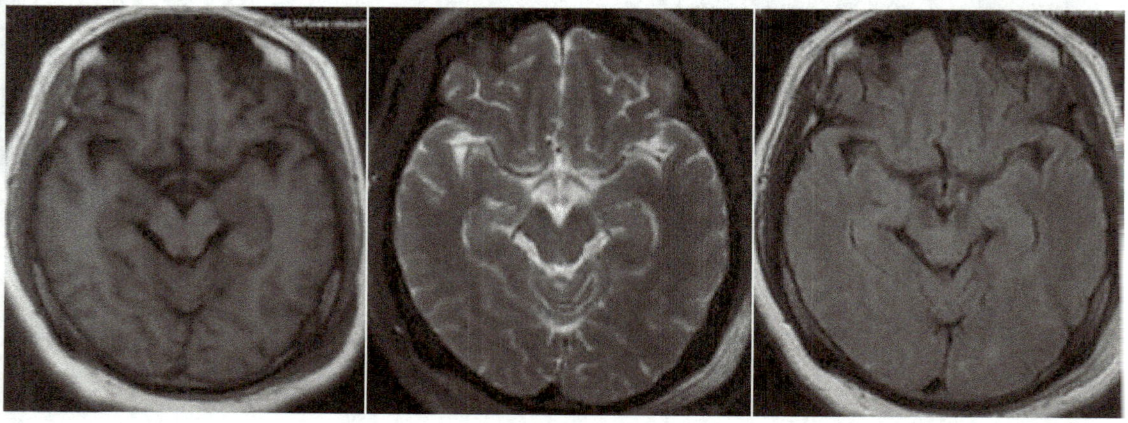

图 24-16　双侧枕叶蛛网膜下腔出血(外伤)

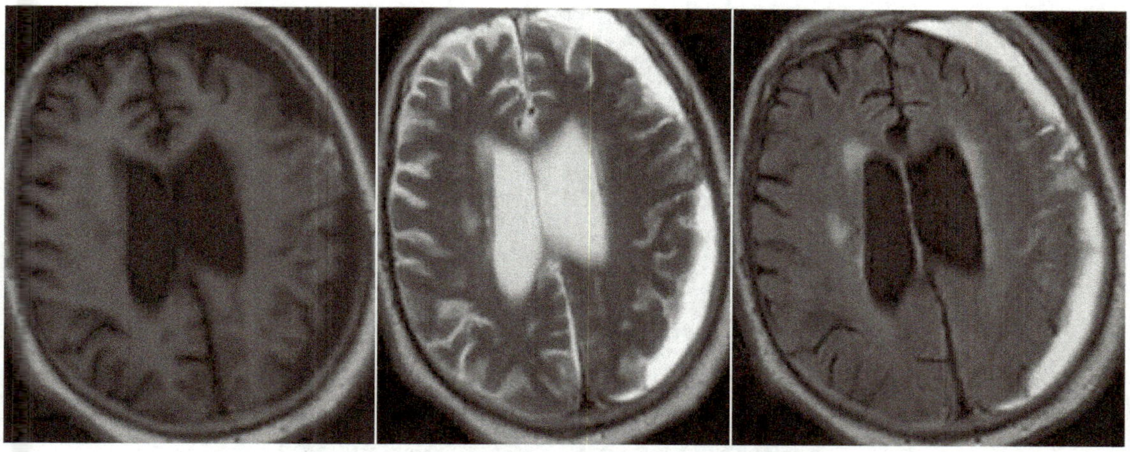

图 24-17　动脉硬化(硬膜下、蛛网膜下腔出血)

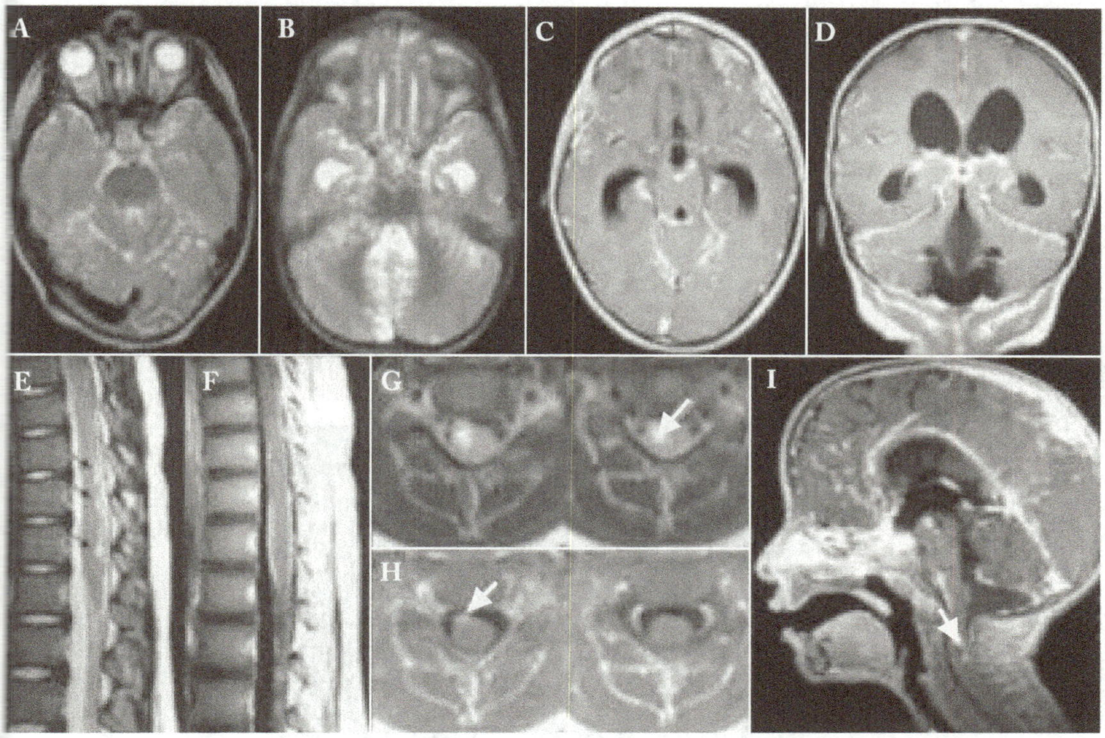

图 24-18　弥漫性脑膜神经节胶质肿瘤

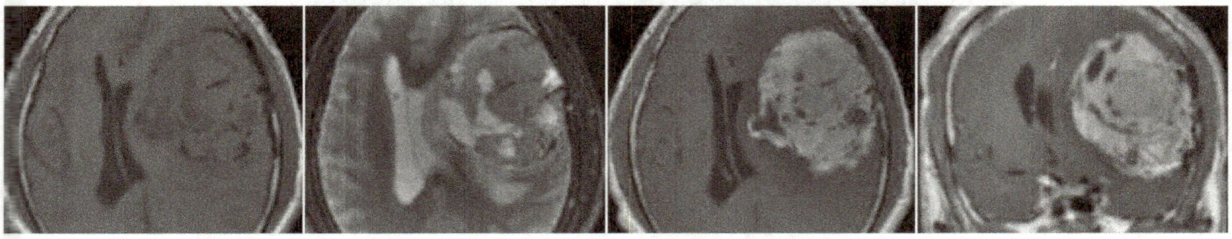

图 24-19　脑膜血管外皮细胞瘤(M-HPC)

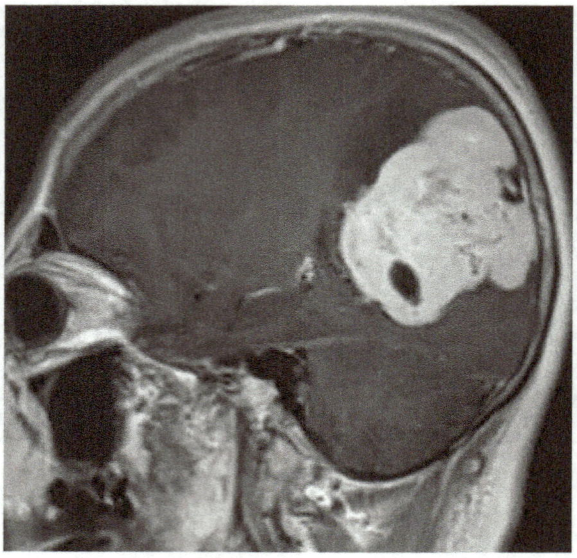

图 24-20　血管周细胞瘤

与脑膜关系密切，好发部位与脑膜瘤相似，多与邻近硬脑膜窄基底相连，脑膜尾征相对少见，明显不均匀强化，肿瘤内见血管影

第二节　硬脑膜强化的病变

硬脑膜强化的病变见图 24-21～图 24-30。

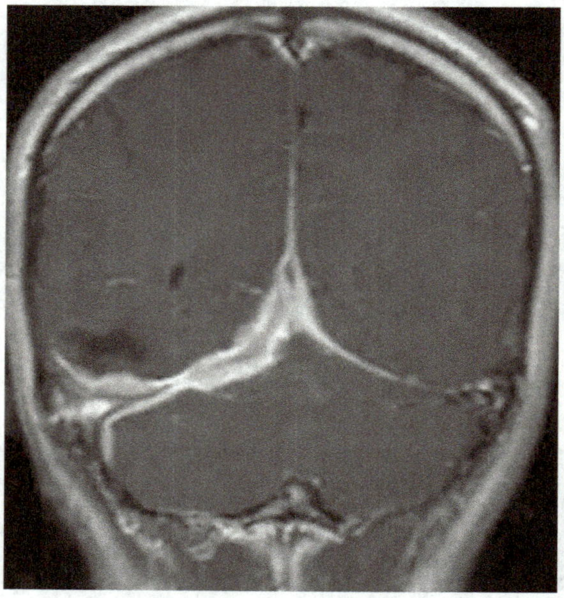

图 24-21　肥厚性硬脑膜炎

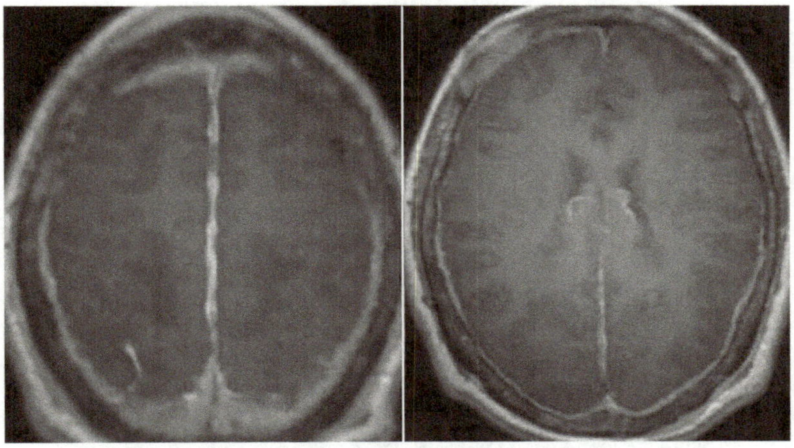

图 24-22　脑膜癌病

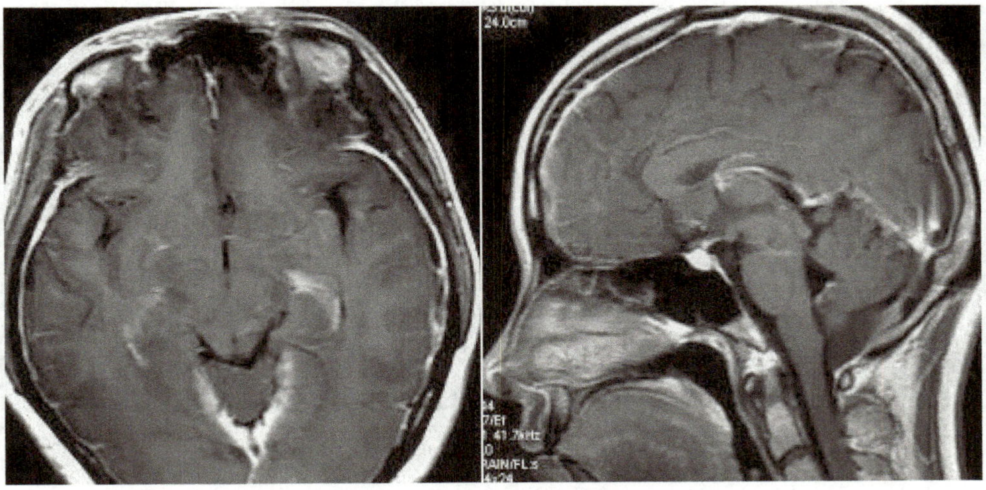

图 24-23　低颅压综合征

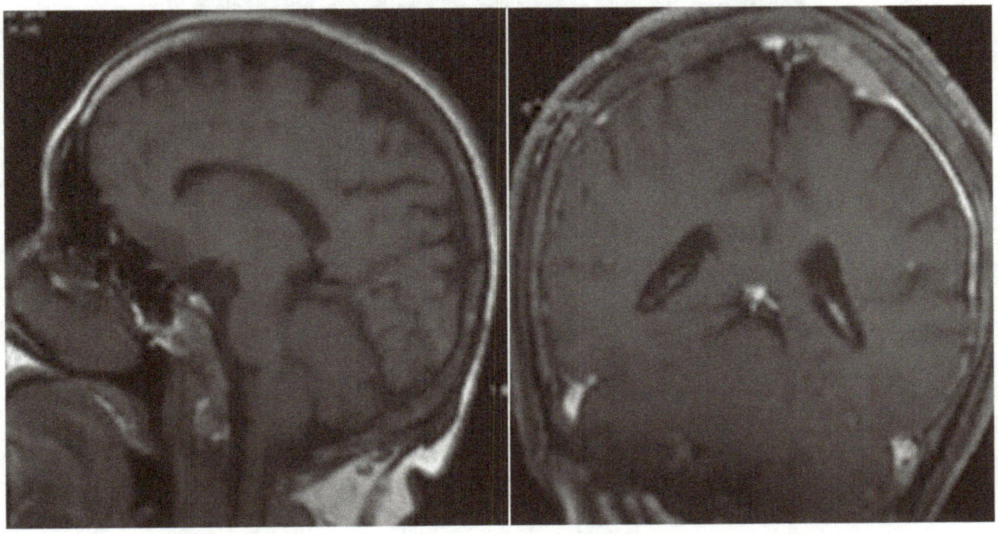

图 24-24　多发骨髓瘤合并浆细胞白血病

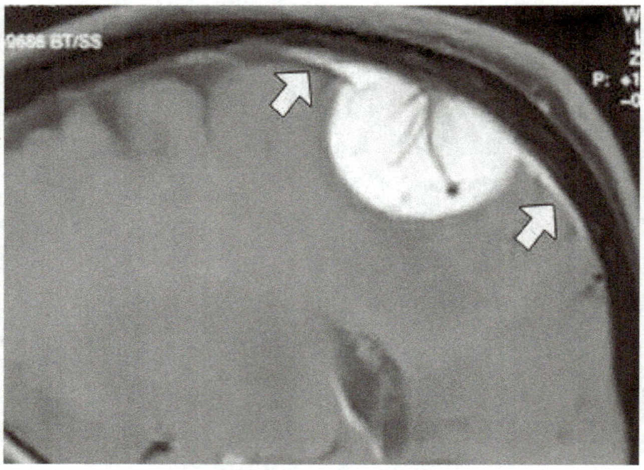

图 24-25 脑膜瘤侵犯脑膜(引起硬脑膜强化)

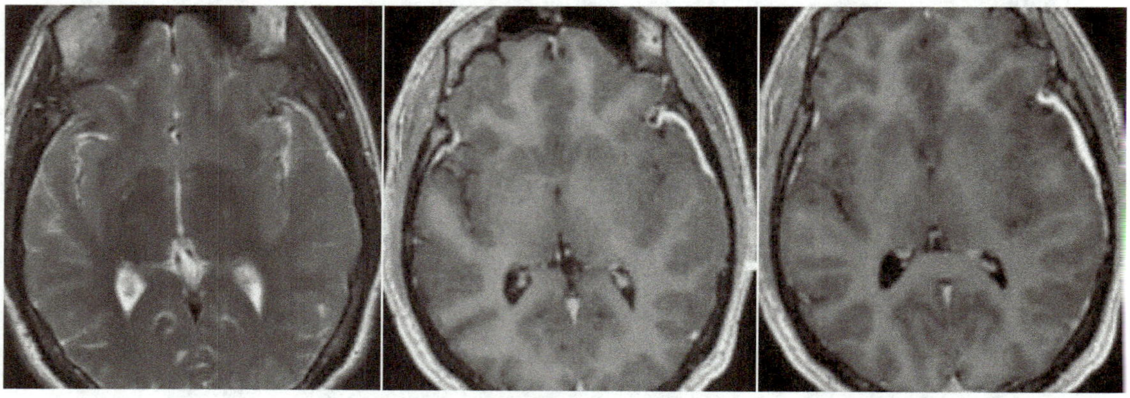

图 24-26 扁平脑膜瘤(为不典型脑膜瘤)

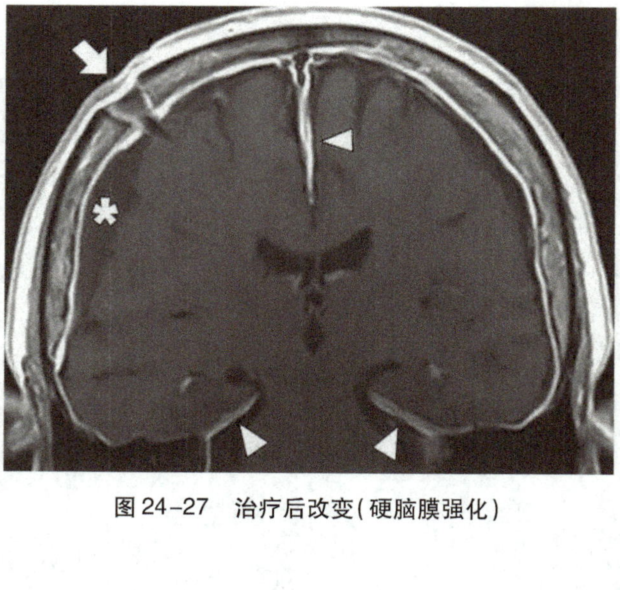

图 24-27 治疗后改变(硬脑膜强化)

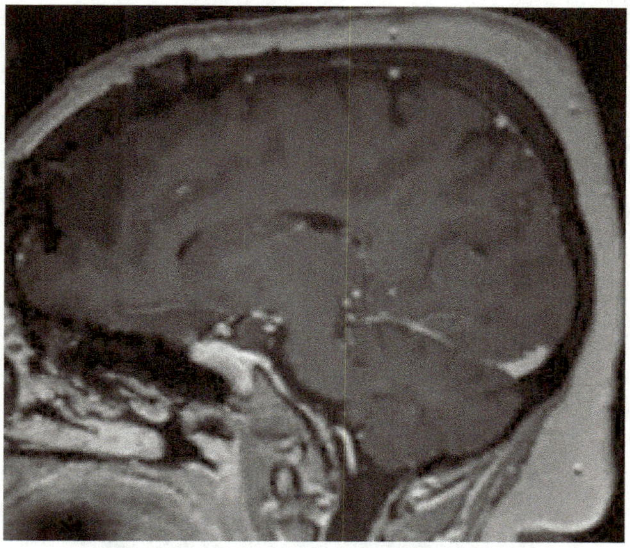

图 24-28　自身免疫性疾病（如神经结节病等）

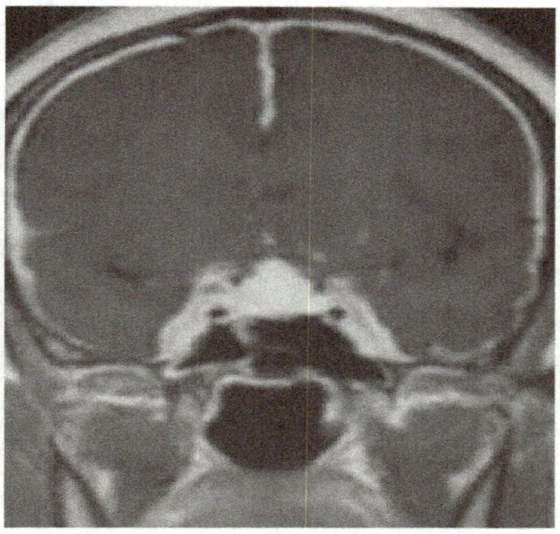

图 24-29　肉芽肿性疾病

示鞍内、鞍上、双侧海绵窦、硬脑膜弥漫性增厚

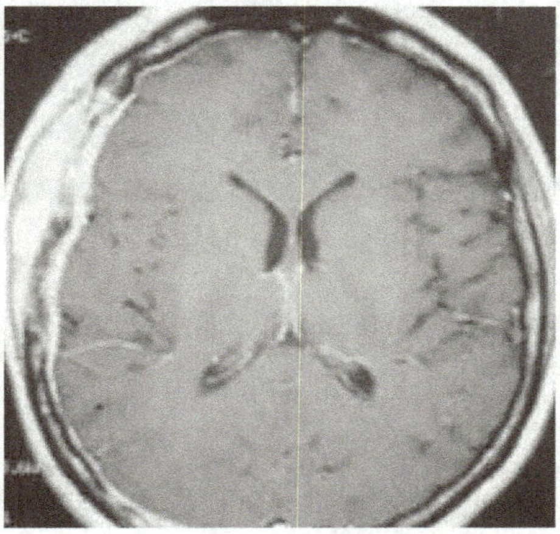

图 24-30　淋巴瘤

第三节　软脑膜强化的病变

软脑膜强化的病变见图 24-31～图 24-44。

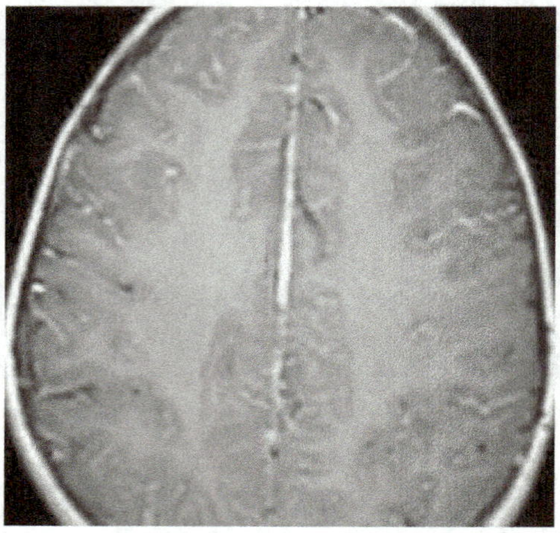

图 24-31　脑膜炎（弥漫的脑沟强化）

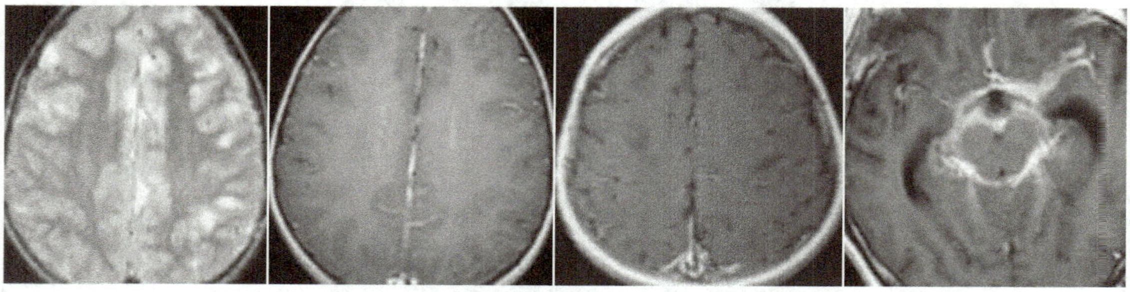

图 24-32　真菌性脑炎

脑回样高信号，提示早期脑炎，脑沟及大脑纵裂强化，脚间池及环池强化灶，因脑积水致颞角扩张

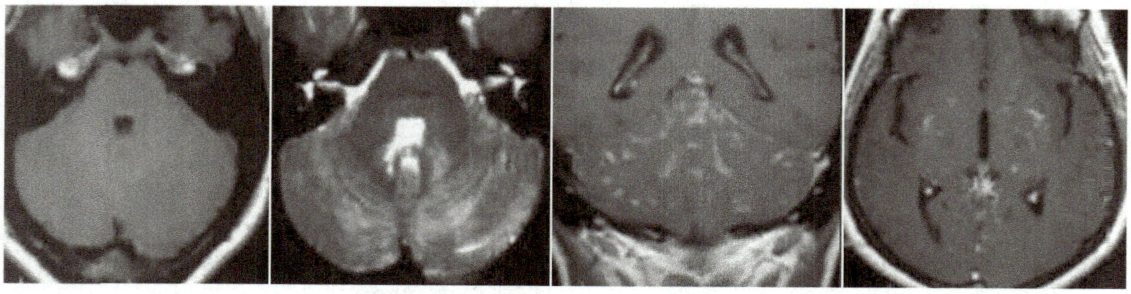

图 24-33　隐球菌病

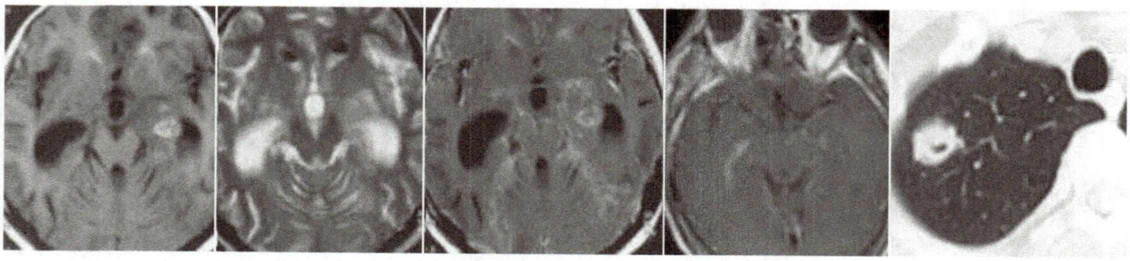

图 24-34　隐球菌脑膜炎

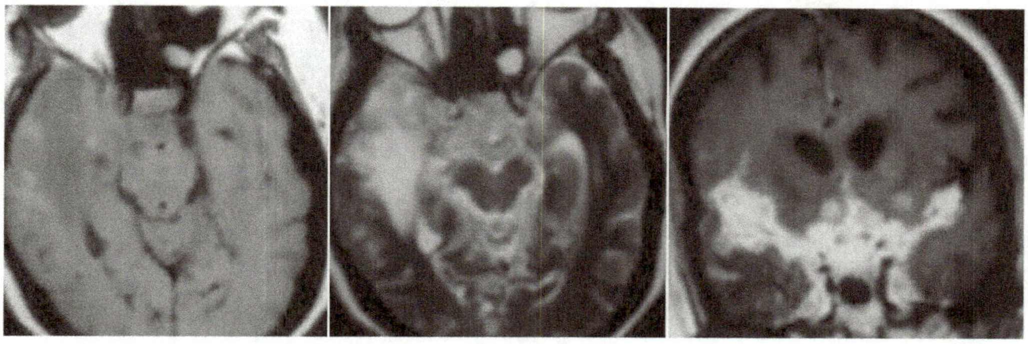

图 24-35　结核性脑膜炎

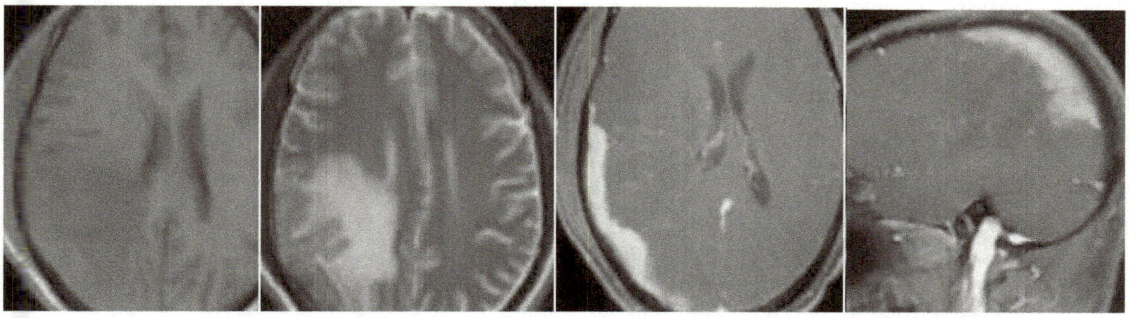

图 24-36　脑膜 Rosai-Dorfman 病(RDD,又称窦组织细胞增生伴巨大淋巴结病)

本病是一种罕见的良性组织增生症,可能与病毒感染或自身免疫功能异常有关。青少年多发,颈部常见无痛性淋巴结肿大,有自愈性。大部分侵犯脑表面硬脑膜和脑实质(草帽征),脑实质可见炎症特征的柔脑膜强化(毛刺征),病灶大小不相称,水肿常见(肉芽肿性病变特点)。T2WI 有低信号及脑膜明显异常增厚,硬脑膜、脑实质及软脑膜受累及,可考虑 RDD 的可能

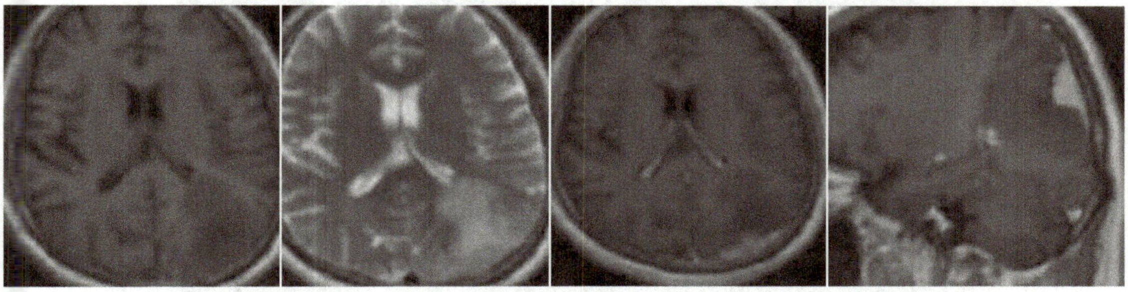

图 24-37　头晕伴失语半月,NS(-),RDD(男,43 岁)

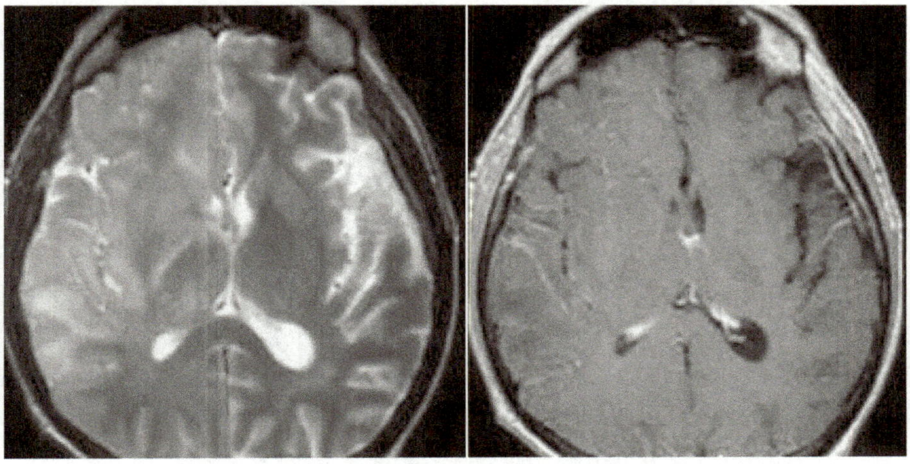

图 24-38　脑挫伤(右颞叶),脑沟软脑膜异常强化

系血脑屏障被破坏所致

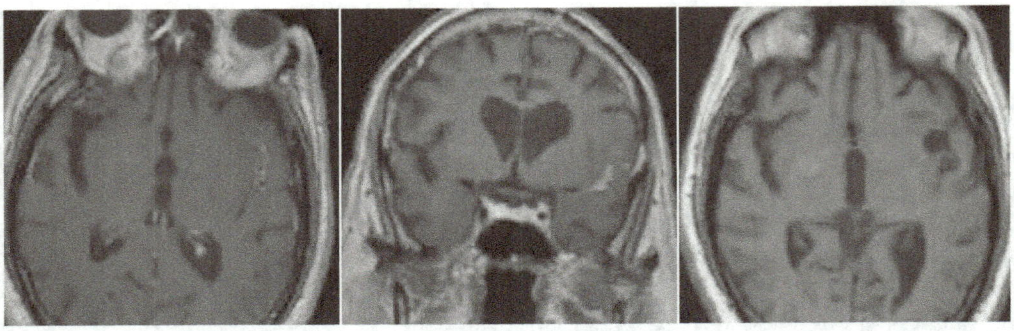

图 24-39　囊虫病(脑池型)

左侧裂池软脑膜强化

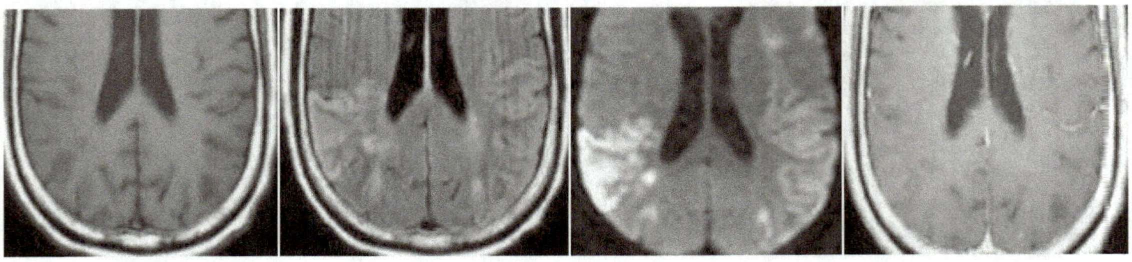

图 24-40　急性脑梗死(脑沟轻度强化)

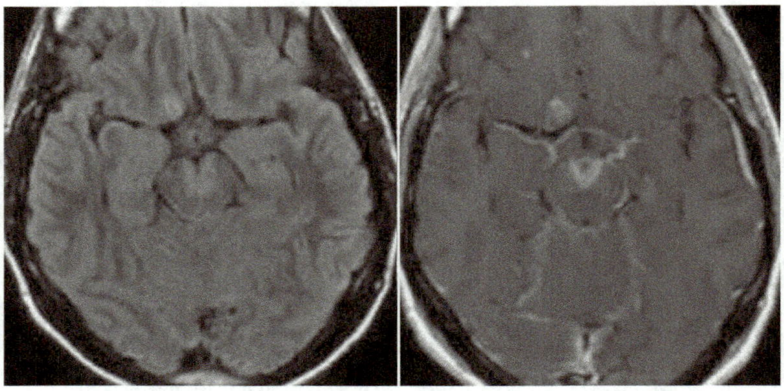

图 24-41　软脑膜转移瘤(1)

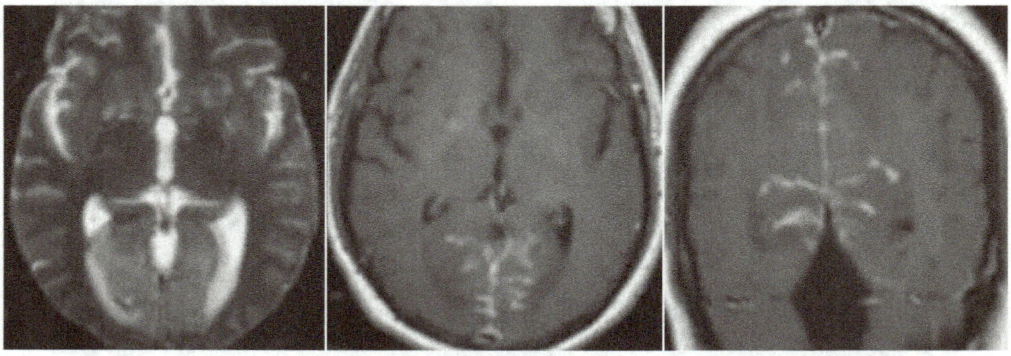

图 24-42　软脑膜转移瘤(2)

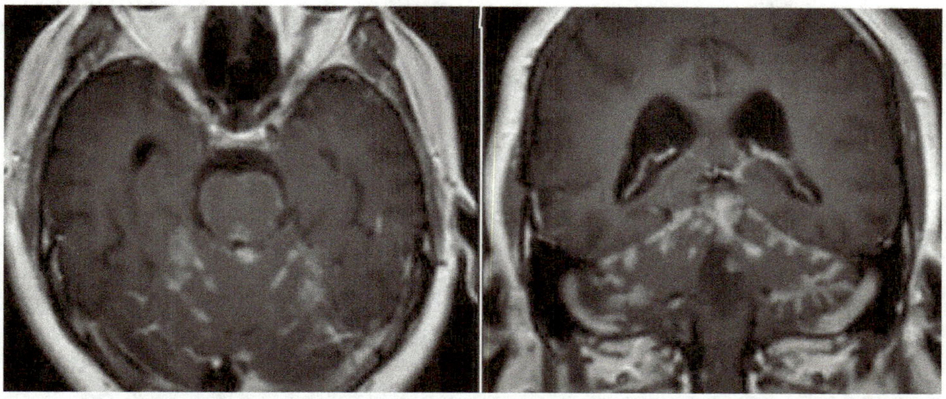

图 24-43　颅内结节病

示小脑弥漫性软脑膜强化。颅内结节病可表现为脑膜炎，脑内肉芽肿、脑膜脑炎

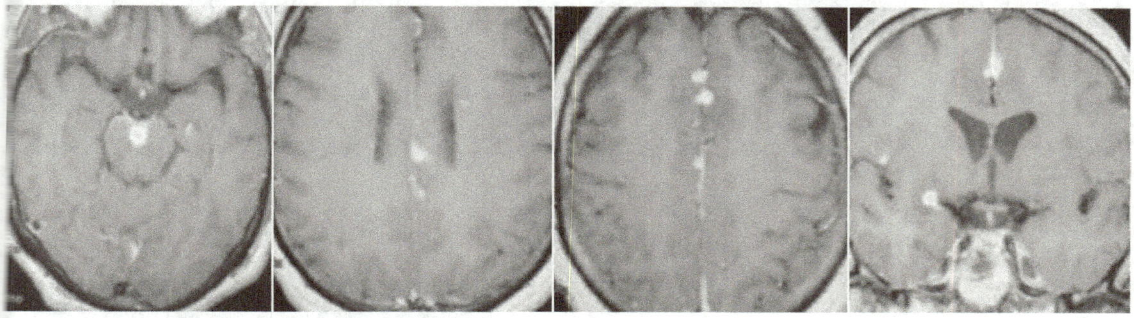

图 24-44　脑膜血管梅毒

软脑膜、硬脑膜强化

第四节　“脑膜尾征”病变

“脑膜尾征”病变见图 24-45～图 24-56。

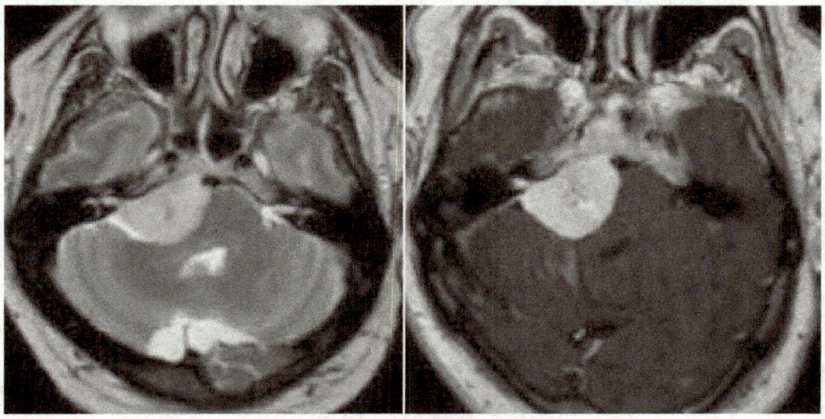

图 24-45　脑膜瘤

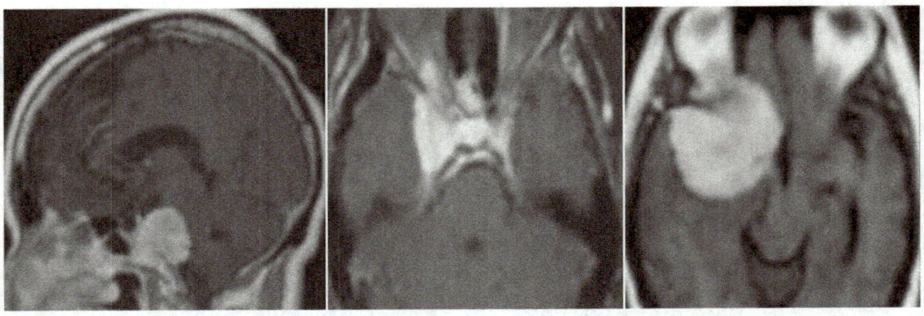

图 24-46 不同部位不同性质脑膜瘤

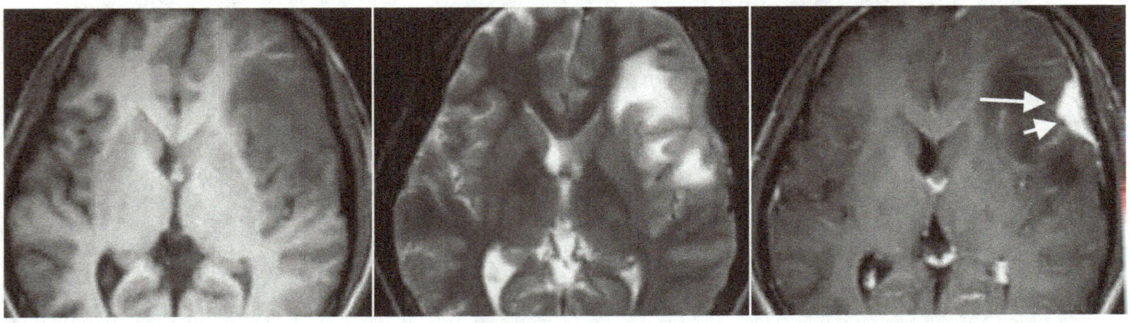

图 24-47 淋巴瘤

(白长箭头)系"脑膜尾征",(白短箭头)系"毛刺征"

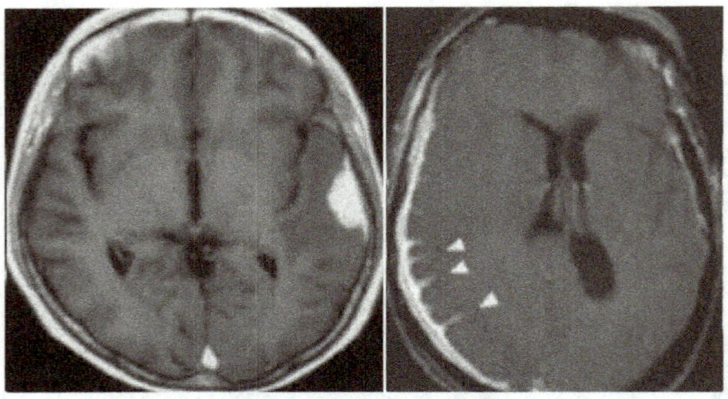

图 24-48 颅内轴外淋巴瘤

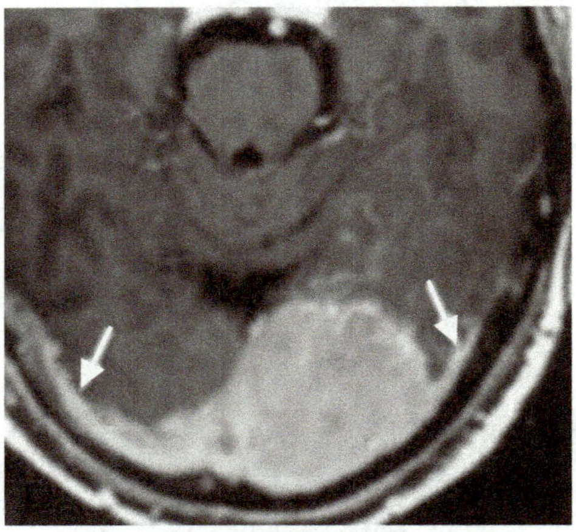

图 24-49 脑转移"脑膜尾征"

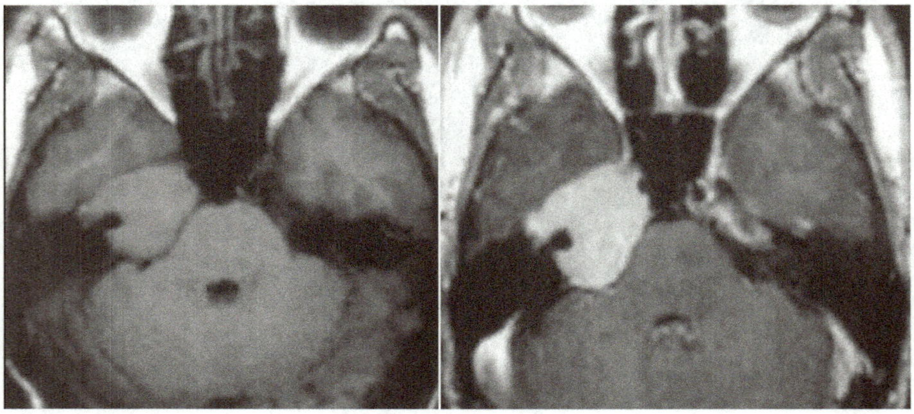

图 24-50 浆细胞肉芽肿

本病是颅内罕见的特发性肉芽肿性病变,以多克隆浆细胞增生为特征,可见"脑膜尾征"

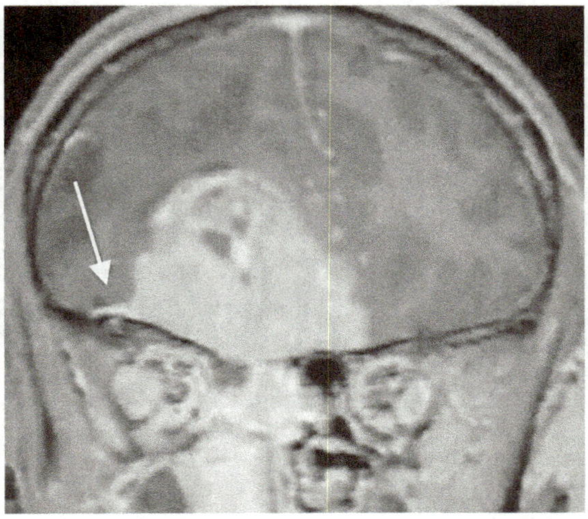

图 24-51　外周型原始神经外胚层肿瘤（PNET）

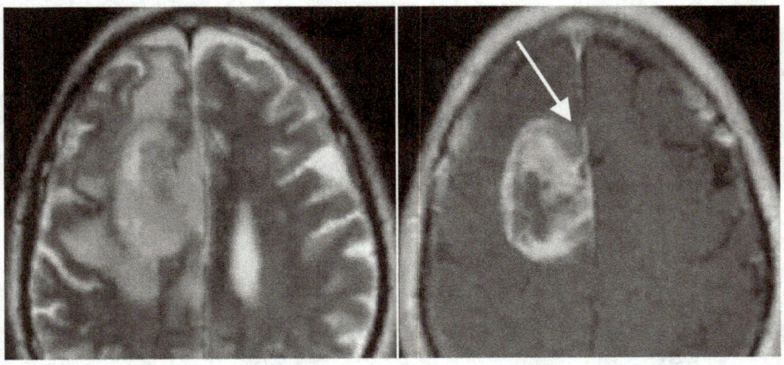

图 24-52　胶质肉瘤

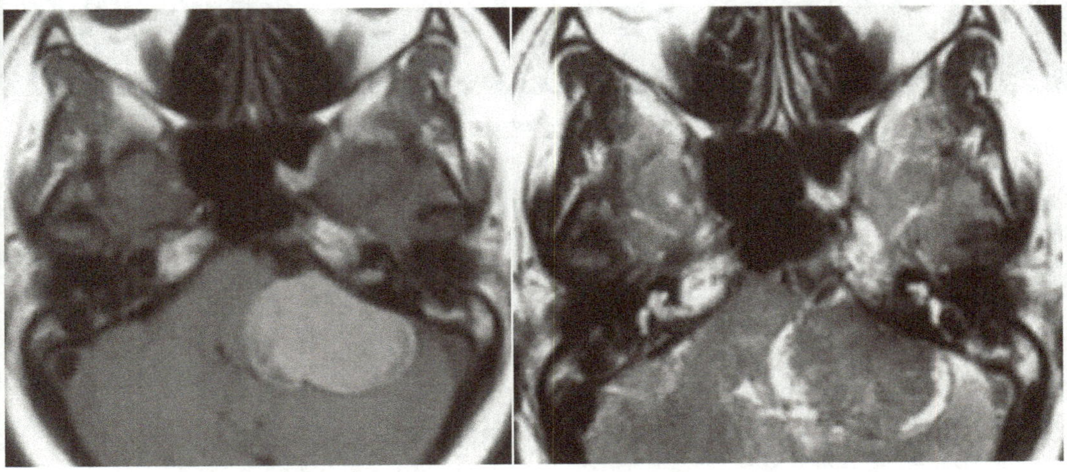

图 24-53　黑色素瘤（典型短 T1 信号病变）

箭头示“脑膜尾征”

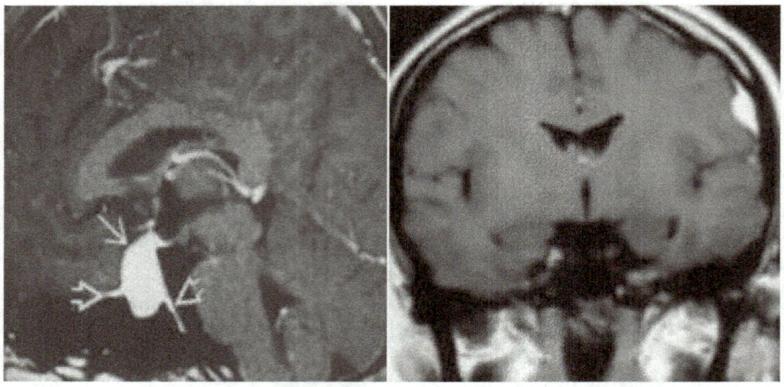

图 24-54 淋巴细胞性垂体炎及海绵状血管瘤“脑膜尾征”

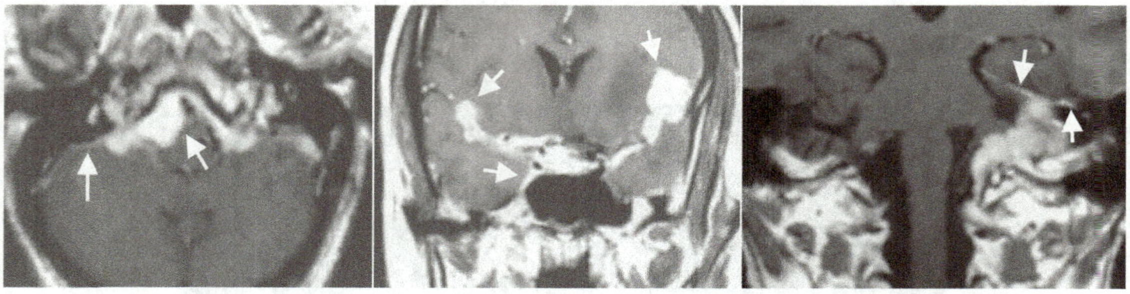

图 24-55 神经系统结节病、结核、肉芽肿性多血管炎的“脑膜尾征”

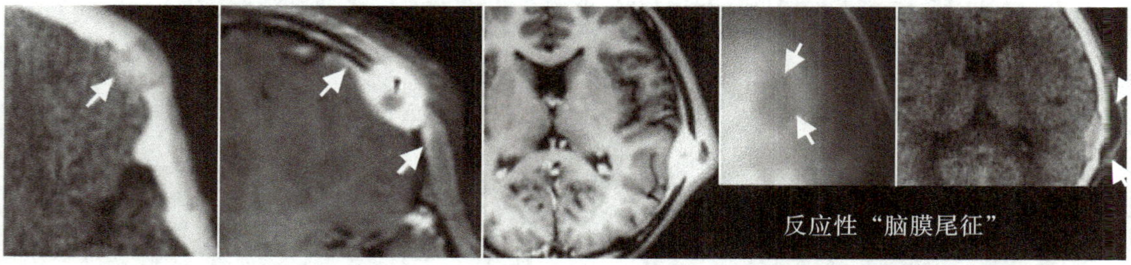

图 24-56 炎性、肉芽肿性疾病(颅骨嗜酸性肉芽肿)

本病是朗格汉斯细胞组织细胞增生症三大类型中最常见的一种,影像学表现以骨质破坏、组织细胞增生及嗜酸性粒细胞浸润为主;早期或活动性肉芽肿表现为骨内溶骨性骨质破坏,可有软组织肿块形成,病变修复期可有周边硬化,不同病程影像学表现不同

第二十五章　颅底、后颅窝及颅颈交界

第一节　颅底骨及鼻骨解剖

颅底骨及鼻骨解剖见图 25-1 ~ 图 25-25。

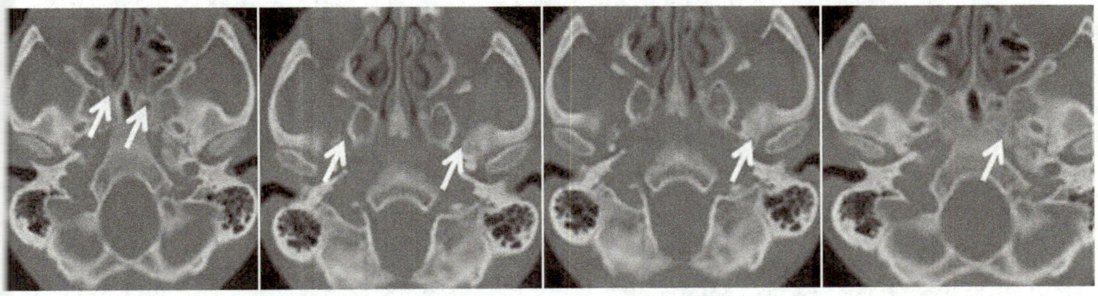

图 25-1　蝶腭孔、卵圆孔、棘孔、破裂孔

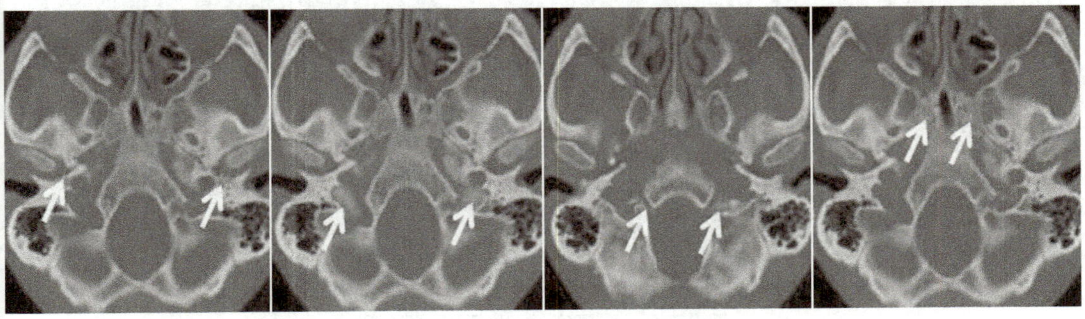

图 25-2　颈动脉管(外口)、颈静脉孔、舌下神经管、翼管

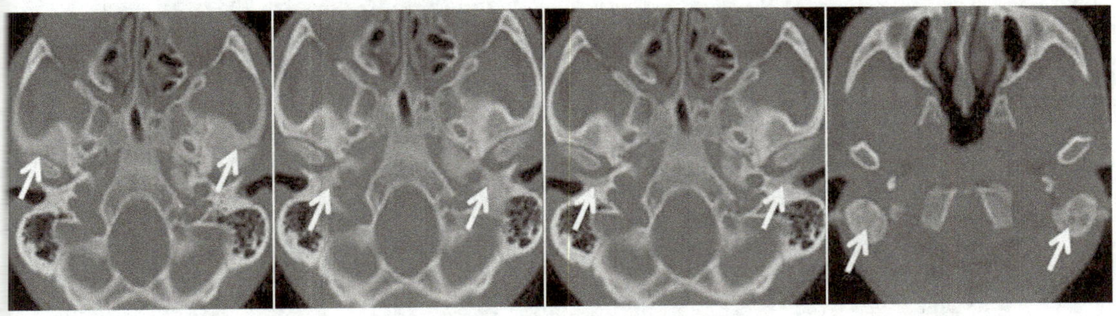

图 25-3　颞骨(鳞部、岩部、鼓部、乳突部)

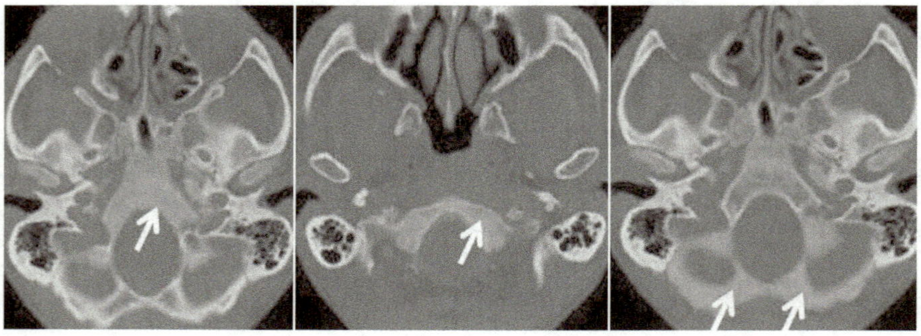

图 25-4 枕骨(斜坡、髁或基底部、鳞部)

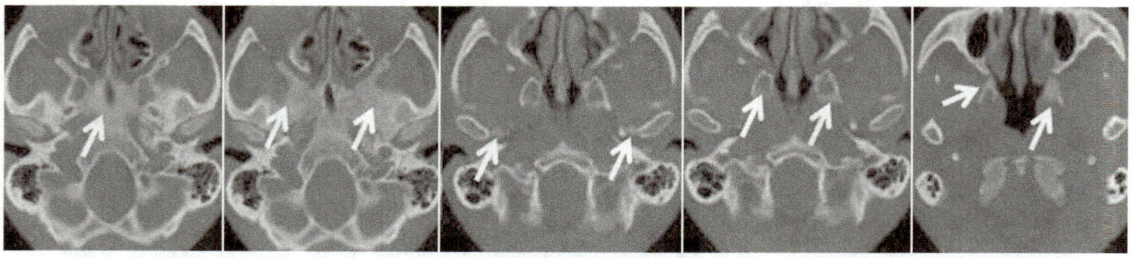

图 25-5 蝶骨体、蝶骨大翼、蝶骨嵴、翼板、翼突

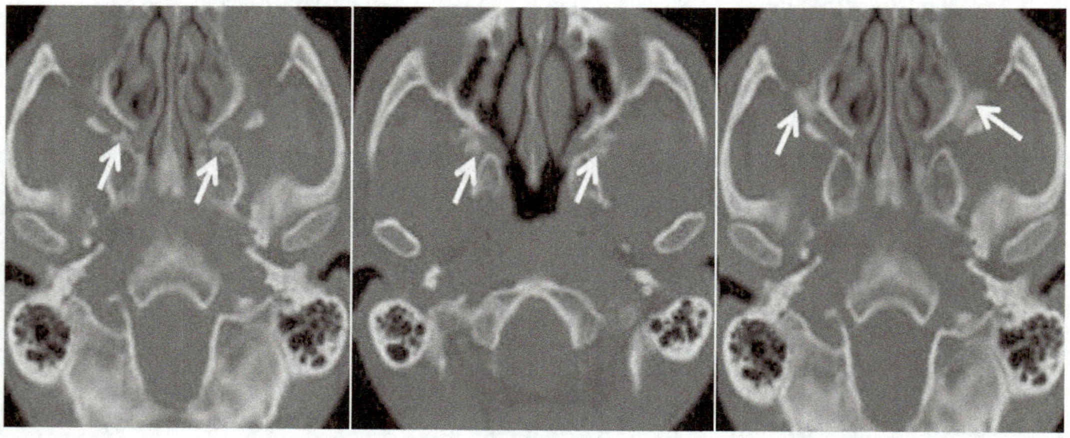

图 25-6 翼腭窝、翼上颌裂、眶下裂

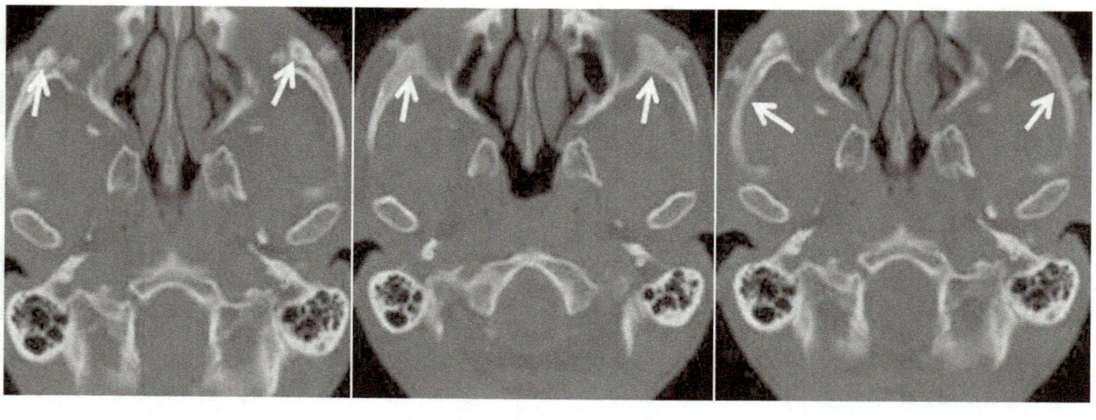

图 25-7 颧面缝、颧骨、颧弓

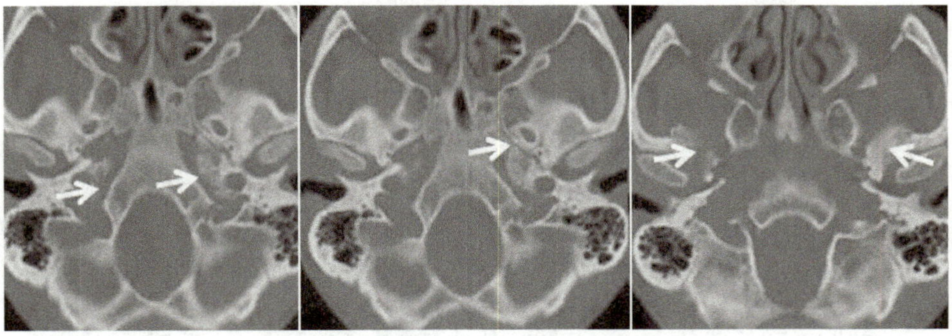

图 25-8 岩枕裂、岩蝶裂、蝶鳞缝

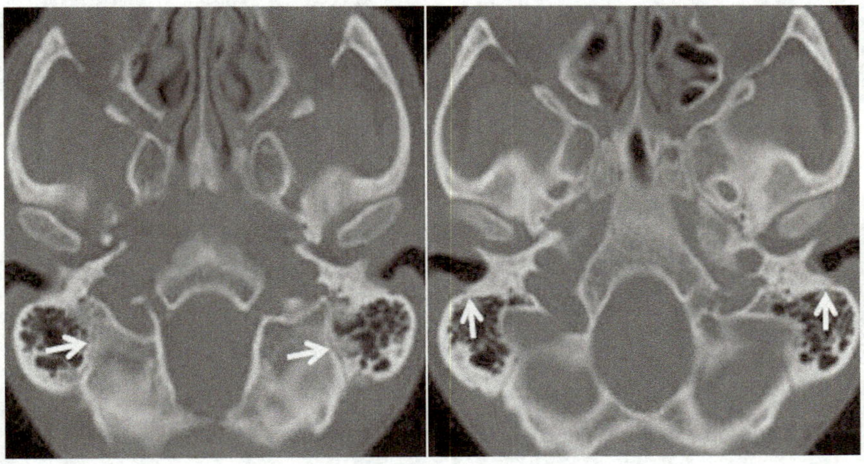

图 25-9 枕乳缝、鼓乳突裂

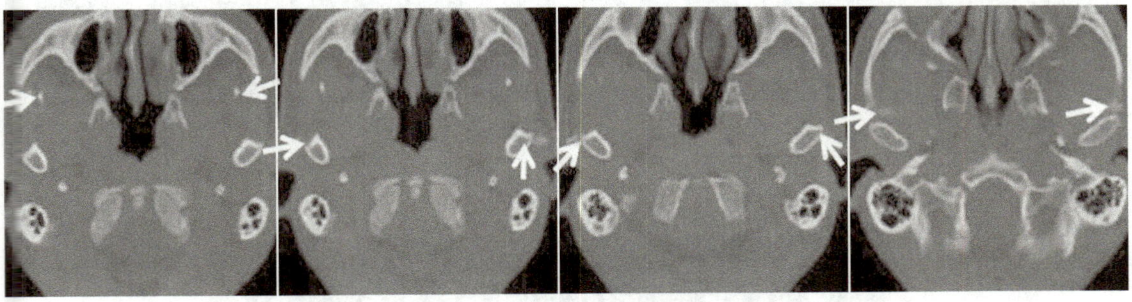

图 25-10 下颌骨冠状突、下颌颈、下颌骨髁状突、关节结节(颧弓前根部)

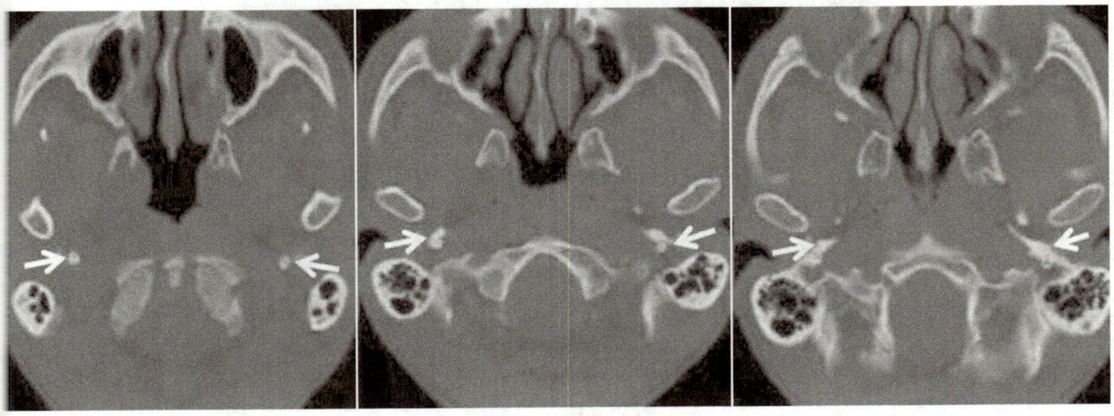

图 25-11 茎突及茎突基底部

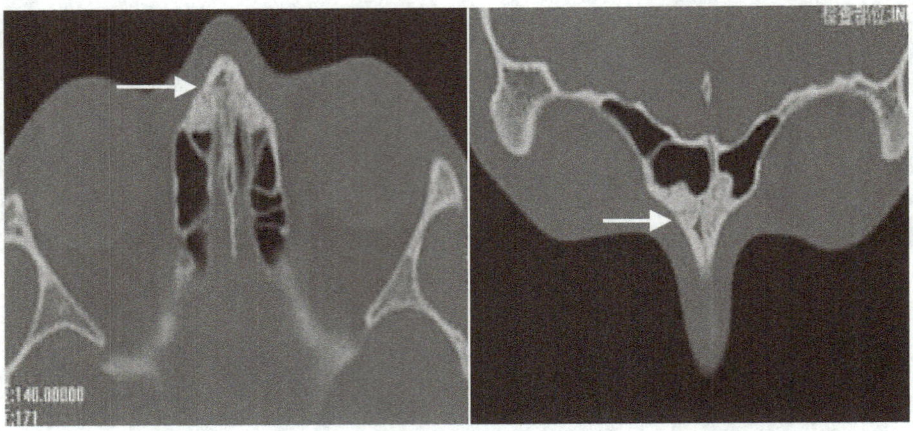

图 25-12　鼻额缝

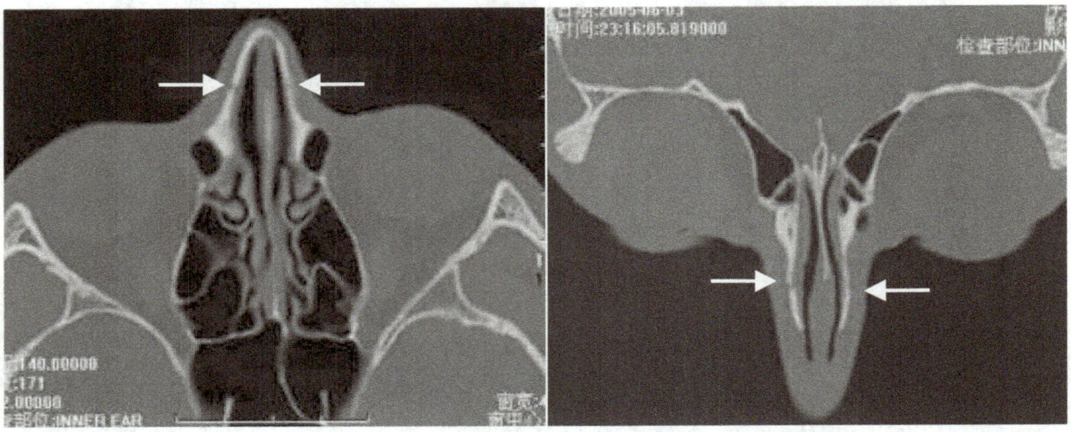

图 25-13　鼻颌缝

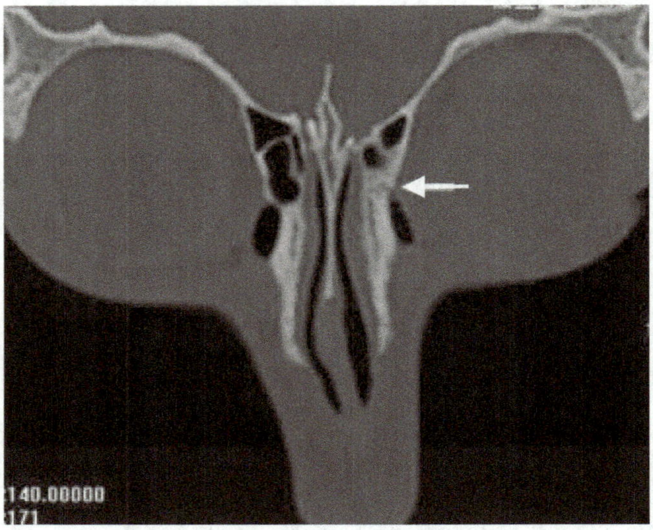

图 25-14　额颌缝

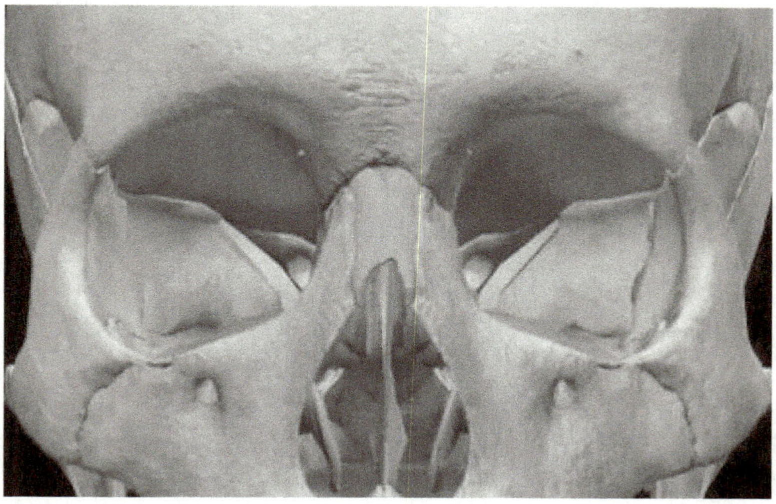

图 25-15　鼻骨(蓝色区域)为成对的长方形骨板(位于两侧上颌骨的额突之间)

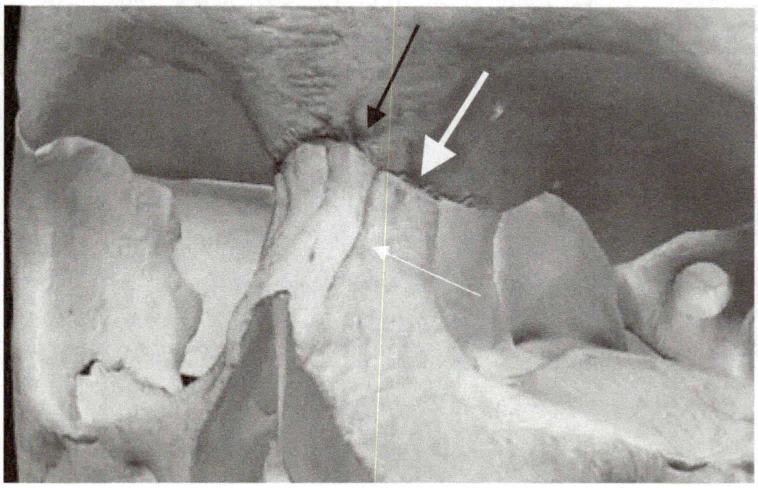

图 25-16　斜位:鼻额缝(黑箭)、鼻上颌缝(白细箭)、额颌缝(白粗箭)

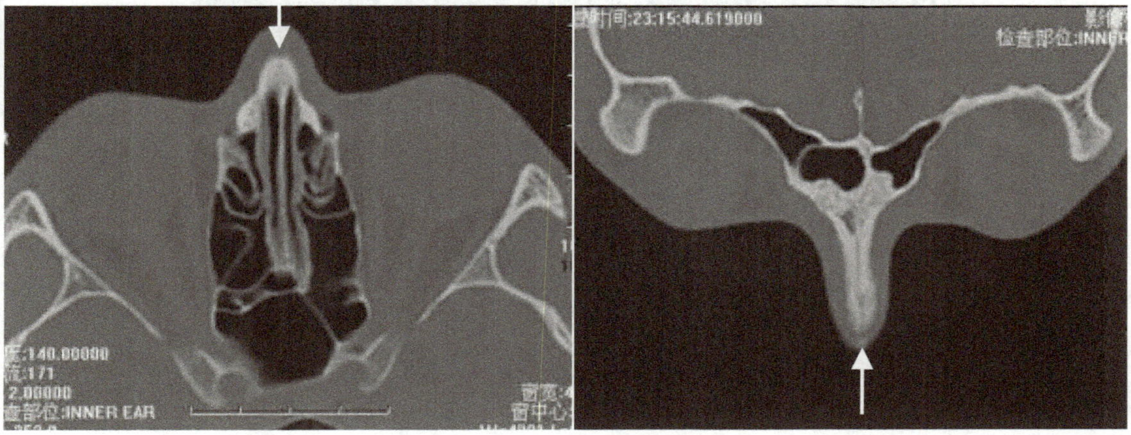

图 25-17　鼻骨间缝

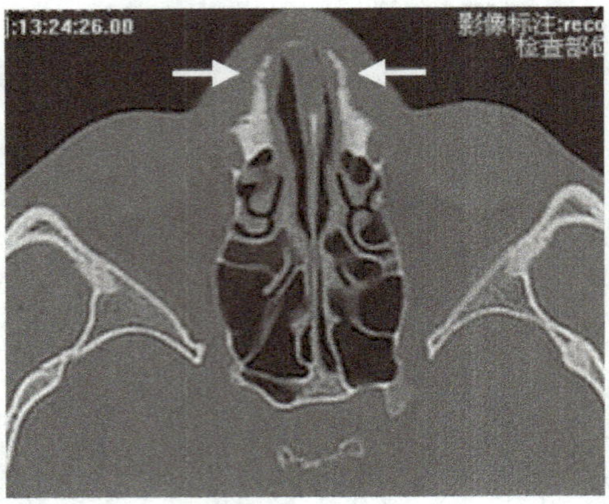

图 25-18　缝间骨

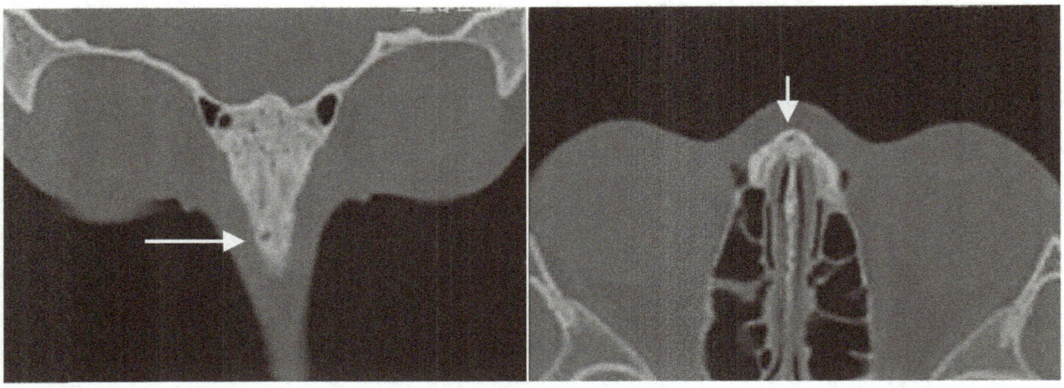
图 25-19　鼻骨孔

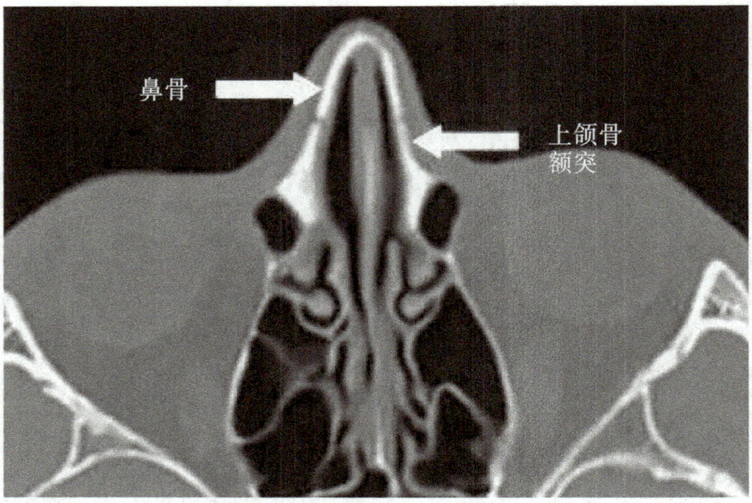

图 25-20　鼻骨横断面 HRCT

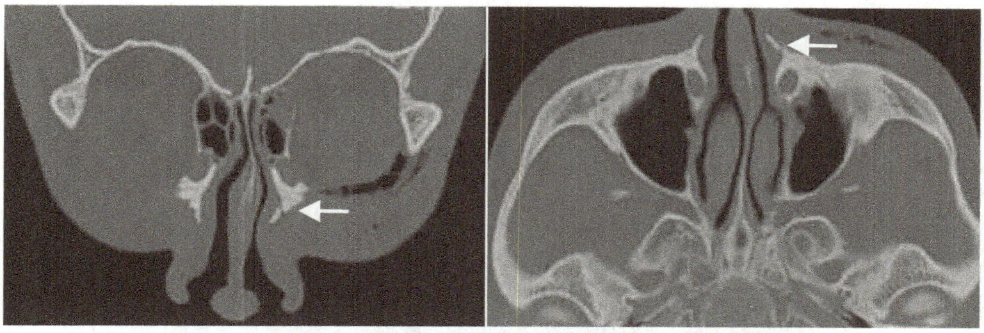

图 25-21　左上颌骨额突骨折

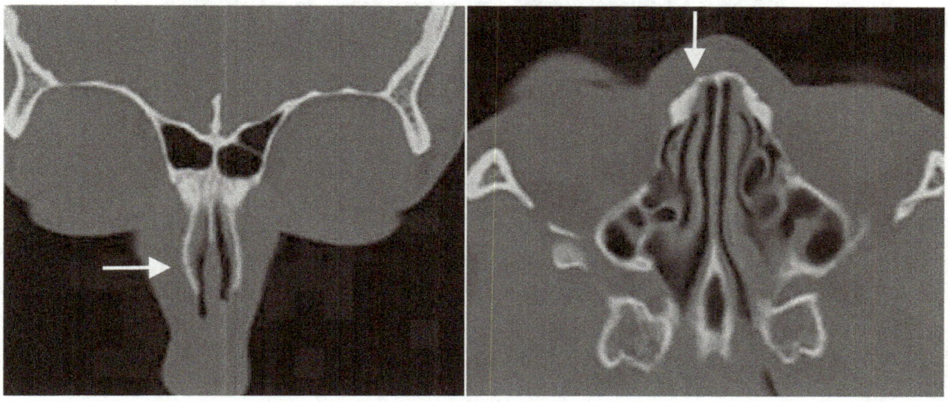

图 25-22　右侧鼻骨线形骨折

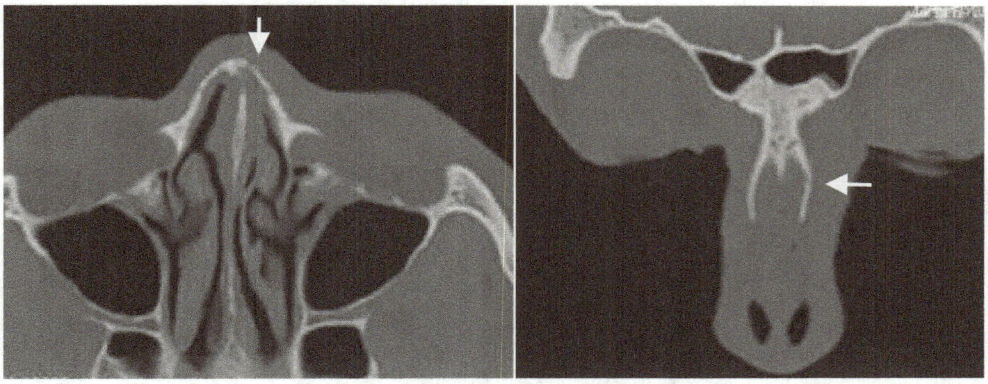

图 25-23　左侧鼻骨线形骨折

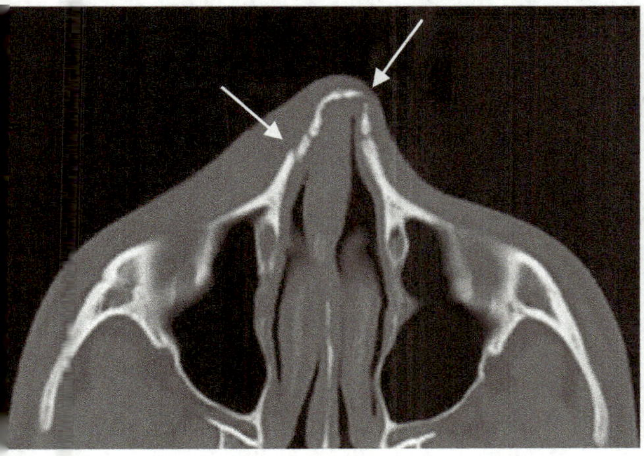

图 25-24　右侧上颌骨额突骨折（左箭），左侧鼻骨骨折（右箭）

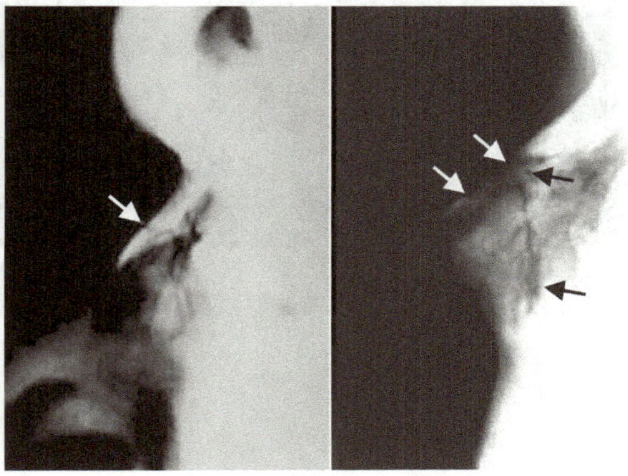

图 25-25　鼻骨线形骨折及粉碎性骨折

第二节 颅底病变

寰枕部畸形是指颅底颈椎交界区畸形，包括颅底凹陷征、扁平颅底、寰枕融合及寰枢椎脱位等，其常伴有小脑扁桃体下疝、脊髓空洞症及蛛网膜粘连等（图 25-26 ~ 图 25-43）。

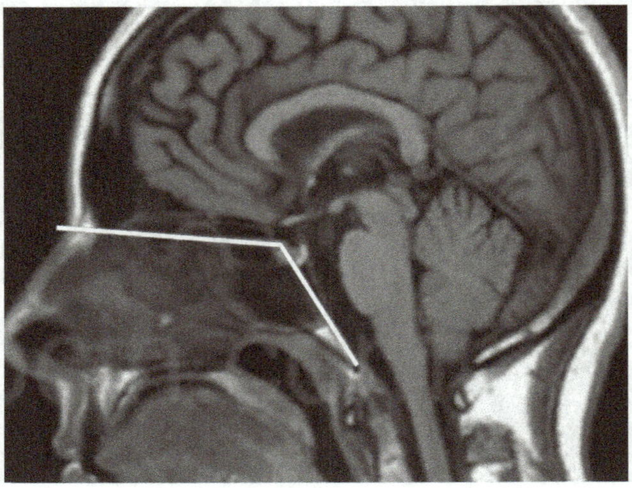

图 25-26 颅底角

从蝶鞍中心点向鼻根部（鼻额缝）和枕骨大孔前缘各做一连线，两线夹角称颅底角，正常为 135°左右，大于 145°则提示扁平颅底

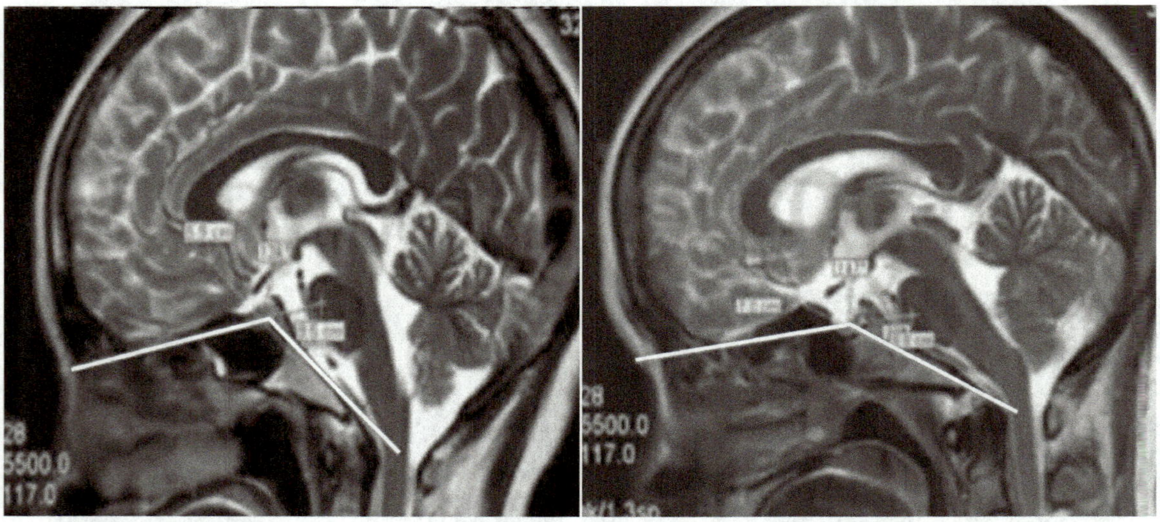

图 25-27 正常人与扁平颅底患者比较

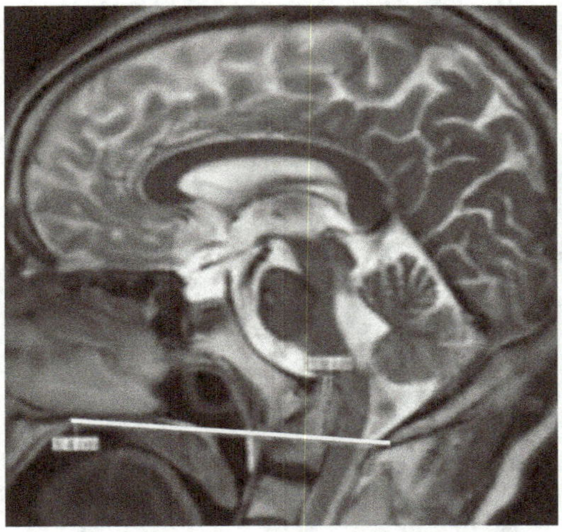

图 25-28 颅底凹陷(齿状突超出钱氏线大于 3 mm,甚至达 19 mm)

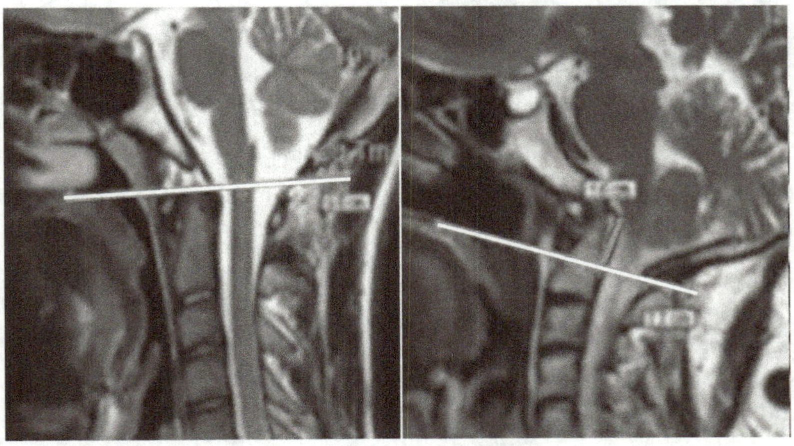

图 25-29 正常人与颅底凹陷患者比较

颅底凹陷指枕骨大孔周围的颅底骨向上方凹陷进入颅腔,并使之下方的寰、枢椎,特别是齿状突升高甚至进入颅底

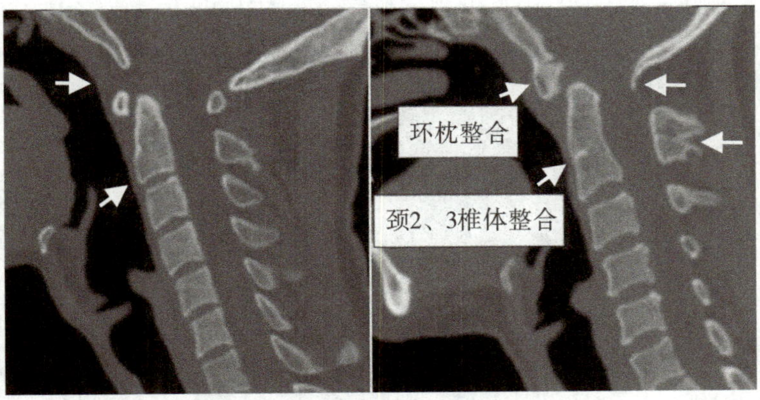

图 25-30 钱氏线、麦氏线,齿状突超过二者 3 mm、6 mm 为异常

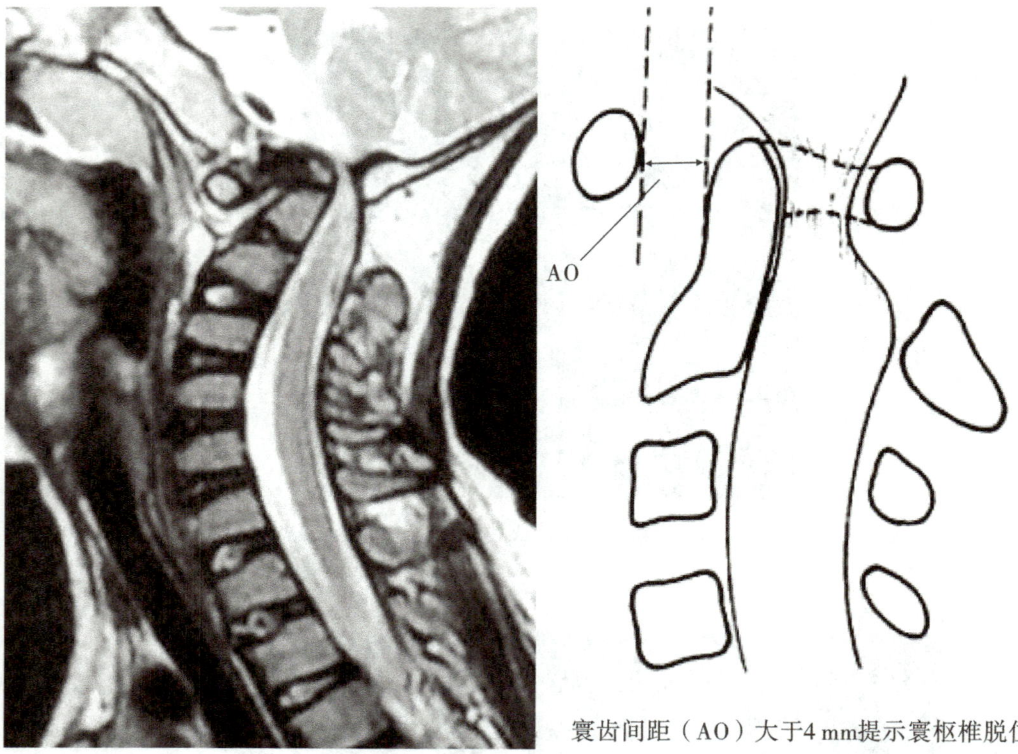

图 25-31　寰枢关节脱位

表现为寰椎前弓与齿状突之间的关节间隙增宽，正常成人此间隙小于 2 mm，儿童小于 4 mm。齿状突可偏位，致使与两侧块间的间隙不对称

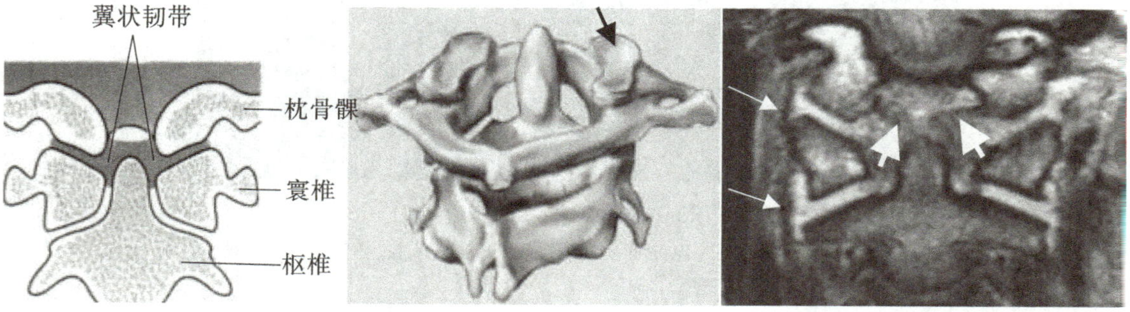

图 25-32　枕骨髁与 C1 上关节面形成关节

寰枕关节（$C_{0\sim1}$无间盘）；翼状韧带，从齿突尖到枕骨；后图粗箭头示翼状韧带损伤，细箭头示寰枕、寰枢关节囊肿胀

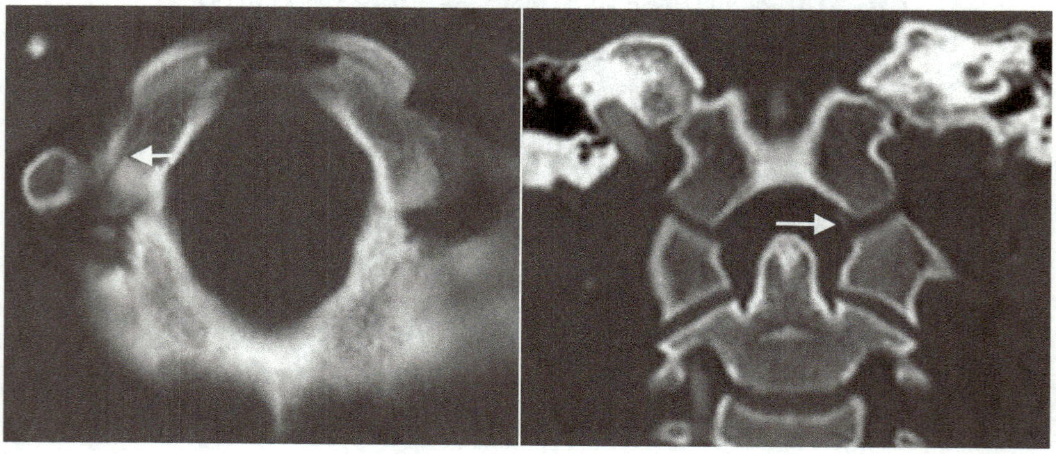

图 25-33　枕骨髁骨折

前图白箭头示右侧枕骨髁线性骨折；后图白箭头示左侧枕骨髁撕脱骨折

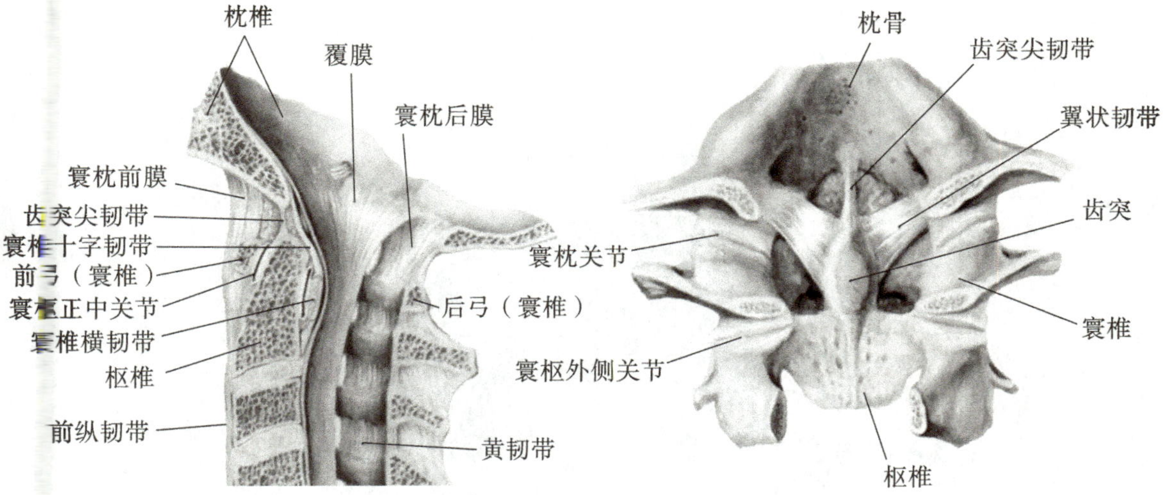

图 25-34　寰枢椎大体解剖

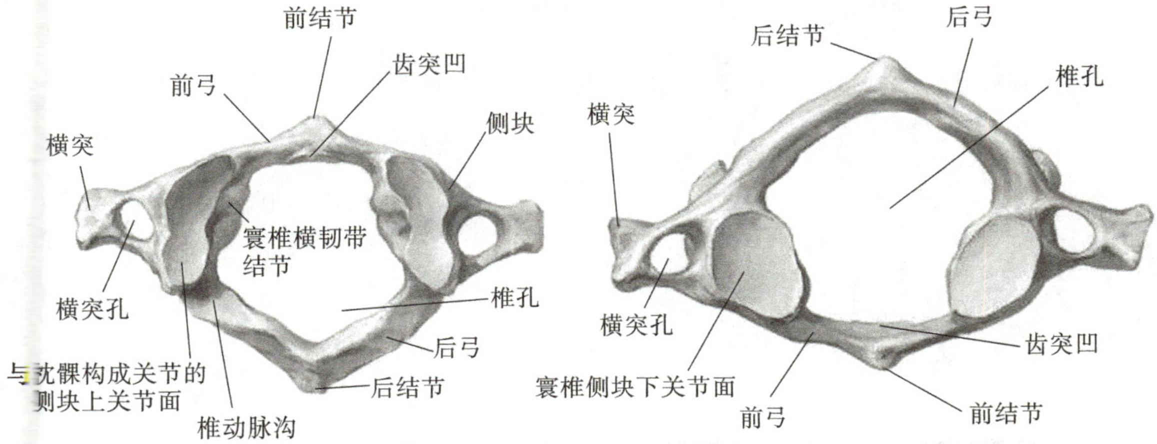

图 25-35　寰椎(上面观、下面观)

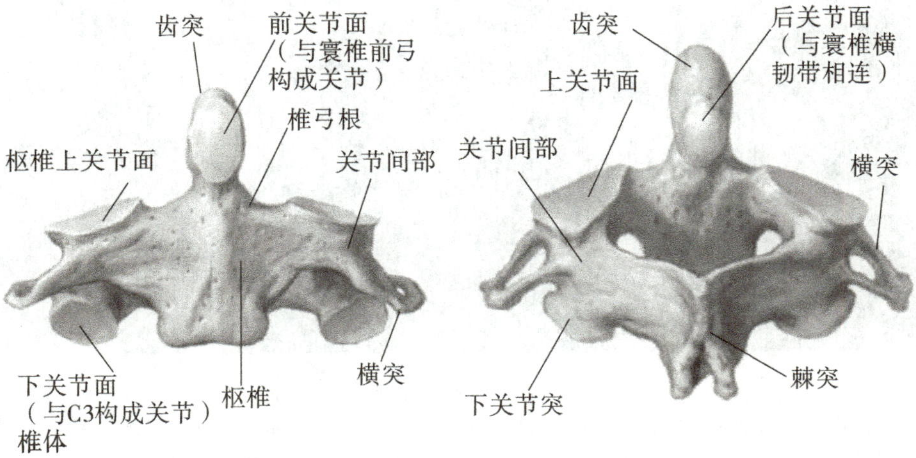

图 25-36　枢椎(上面观、前面观、后面观)

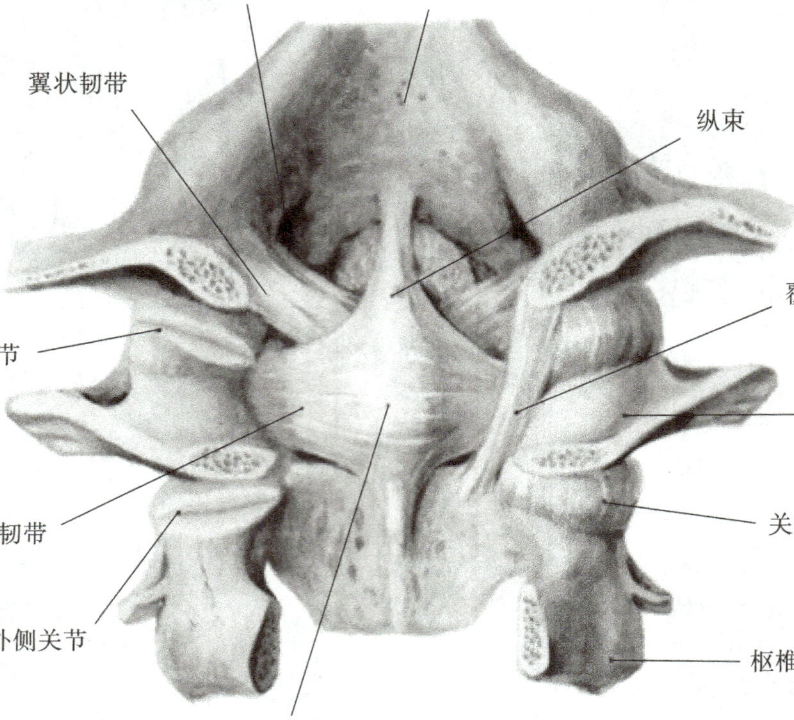

图 25-37　寰枕及寰枢关节(后面观)

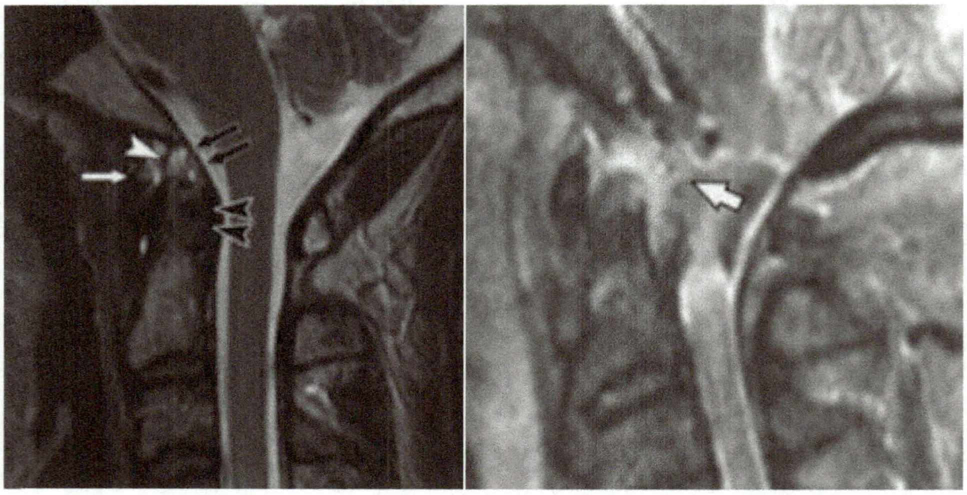

图 25-38　韧带

前图白箭头示前寰枕韧带,白三角示尖韧带,黑箭头示覆膜,黑三角示横韧带。后图示尖韧带、十字韧带、覆膜撕裂伴脊髓损伤及少量出血

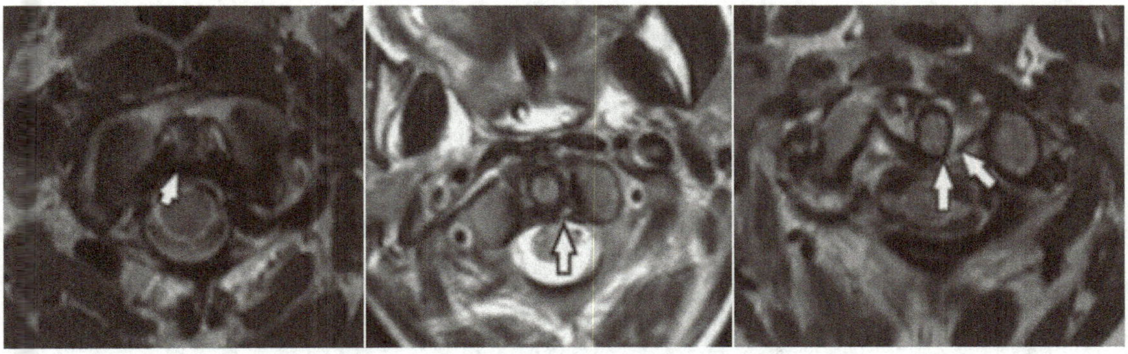

图 25-39　横韧带

前图白箭头示横韧带，连接两侧块；中图白箭头示横韧带撕裂；后图白箭头示横韧带损伤

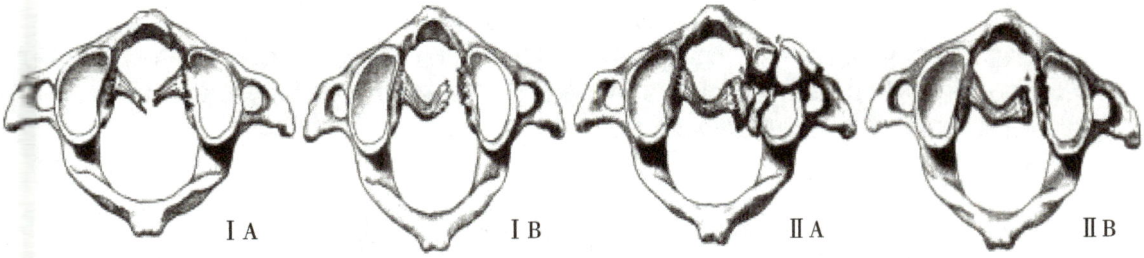

图 25-40　寰椎横韧带损伤的两种类型

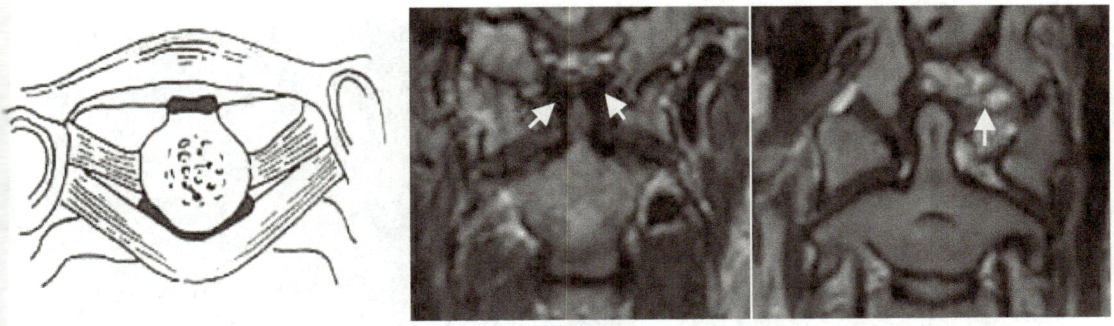

图 25-41　翼状韧带及翼状韧带损伤

前图示翼状韧带、横韧带；中图白箭头示翼状韧带，从齿突尖到枕骨；后图白箭头示左侧齿状突-侧块间距增宽伴翼状韧带损伤

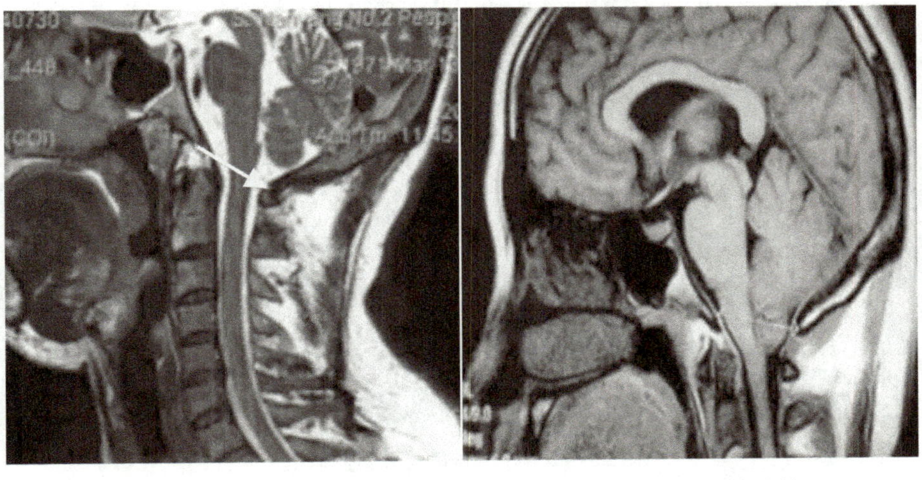

图 25-42　正常人与 Chiari 畸形（小脑扁桃体下移畸形）患者比较

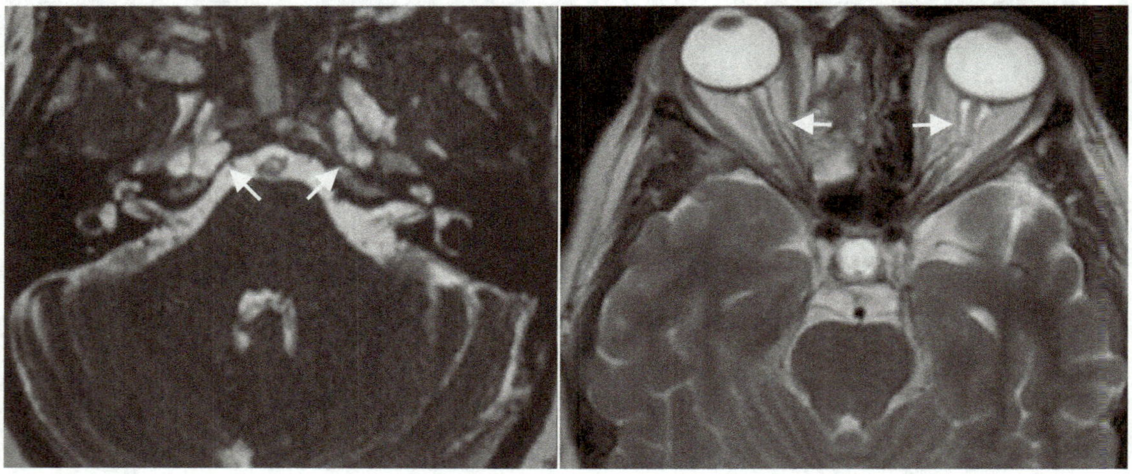

图 25-43 三叉神经痛

女，63 岁，突发三叉神经痛；FIESTA 及 T2WI 示颞骨岩尖脑膨出，是指颅内蛛网膜或硬脑膜通过 Meckel 氏腔突入岩尖部；（前图）示双侧 Meckel 氏腔延伸至岩尖部，信号与脑脊液信号相似，右侧为著；（后图）示双侧视神经鞘蛛网膜下腔增宽，常可合并空泡蝶鞍，主要与长期颅内压增高有关

第三节 肿瘤及肿瘤样病变

肿瘤及肿瘤样病变见图 25-44 ~ 图 25-64。

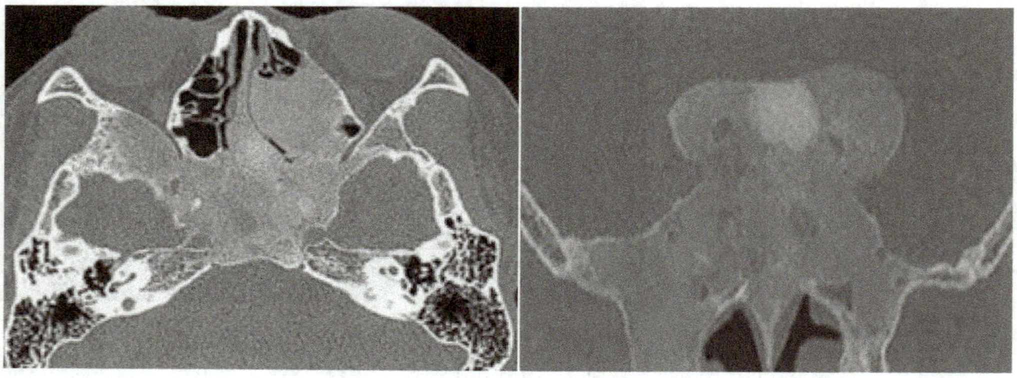

图 25-44 骨纤维异常增殖症

又称为骨纤维结构不良，纤维软骨结构不良或骨泛化性纤维囊性病，青少年发病，病因及发病机制不明

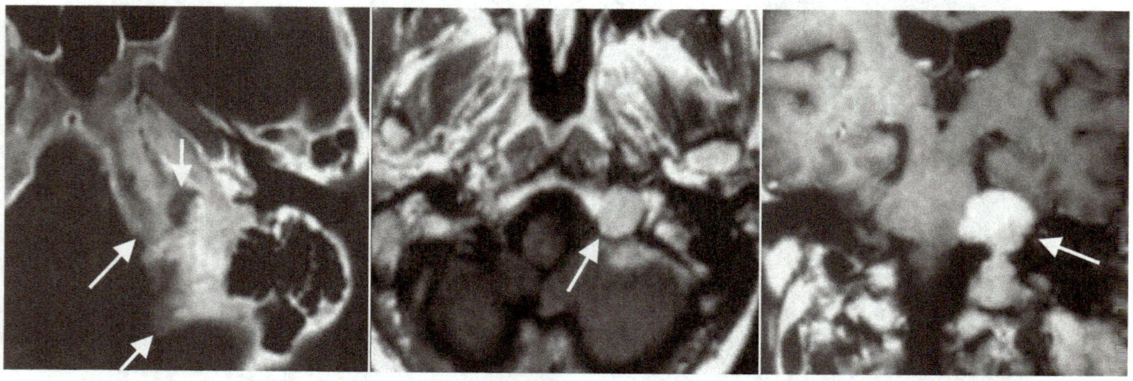

图 25-45 左侧颈静脉孔区脑膜瘤

颈静脉孔扩大不明显，邻近骨质可增生硬化

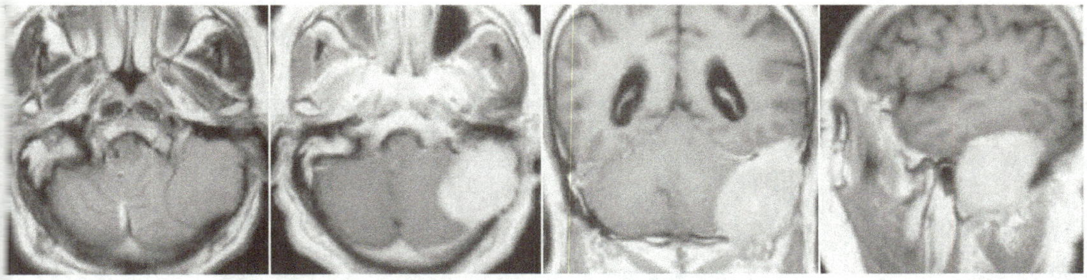

图 25-46　后颅窝孤立性髓外浆细胞瘤（男，63 岁）

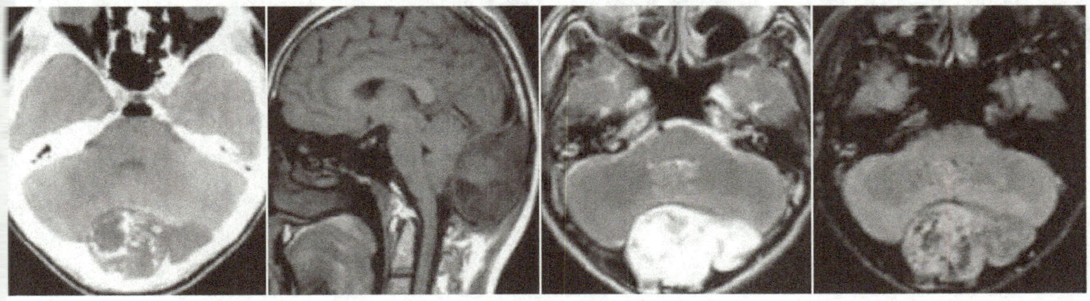

图 25-47　后颅窝皮样囊肿（男，40 岁）

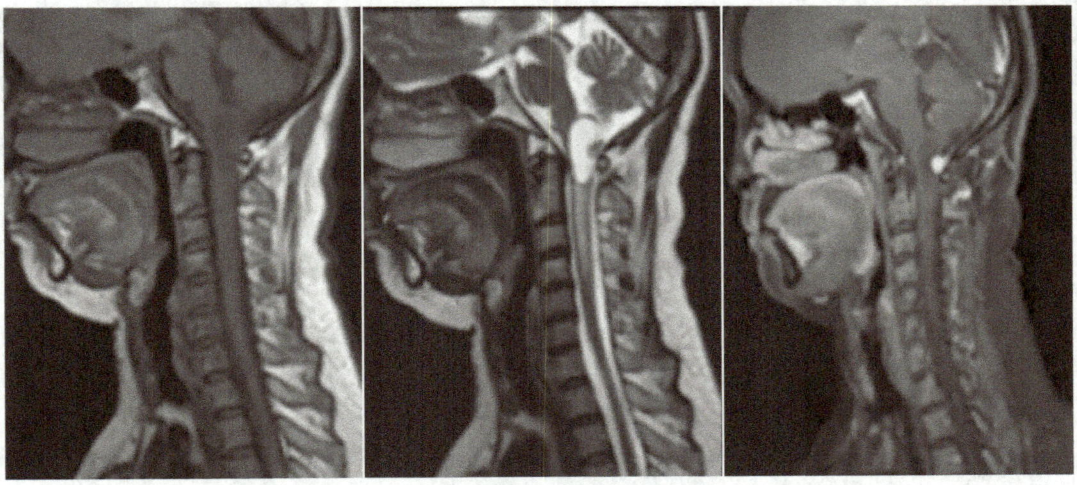

图 25-48　颈延髓交界血管母细胞瘤（女，49 岁）

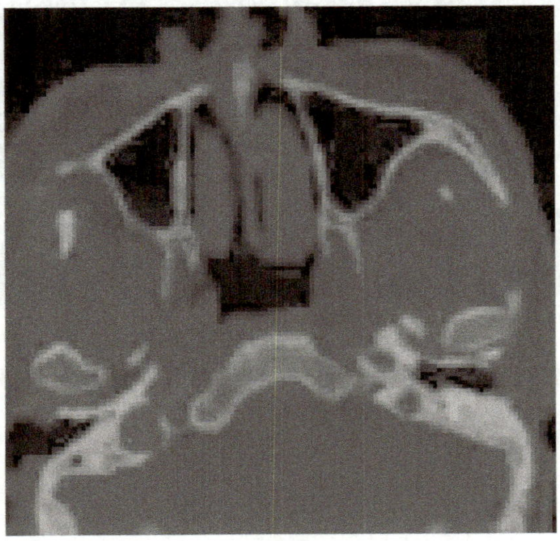

图 25-49　颈静脉孔不对称（变异）

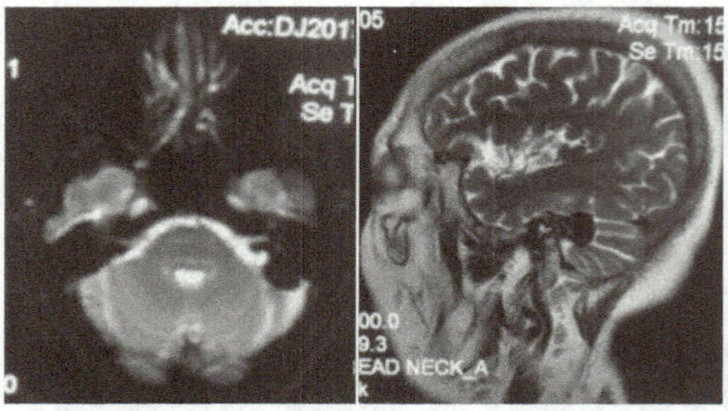

图 25-50　左侧颈静脉球高位(女,68 岁)

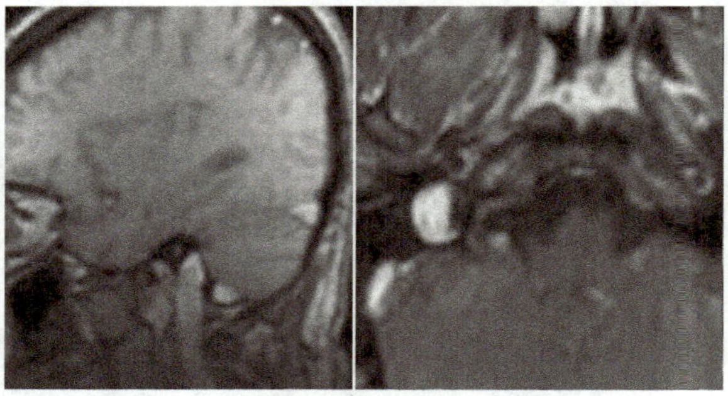

图 25-51　右侧颈静脉球高位

颈静脉球是乙状窦和颈内静脉上部连接处的球形膨大,高位颈静脉球延伸至中耳,超过耳蜗基底转下缘;CT 表现在中耳下鼓室层面见骨缺损被软组织肿块代替

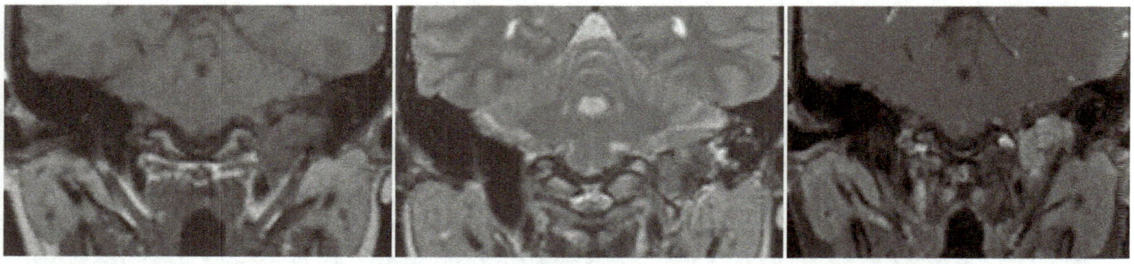

图 25-52　颈静脉球瘤

颈静脉球瘤,亦称为非嗜铬性副神经节瘤、副神经节瘤、血管球瘤或化学感受器瘤等。为起源于颈静脉球壁的化学感受器的良性血管性肿瘤,占头颈部肿瘤的 0.6%。影像学表现为颈静脉孔区软组织肿块,边界清楚,可向颅内、外蔓延。颈静脉孔扩大,周边骨质呈虫蚀样骨质破坏。肿瘤较大时可侵犯中耳鼓室、内听道、颈动脉管、舌下神经管等结构。增强检查呈明显强化。MRI 可见特征性的“盐-胡椒”征

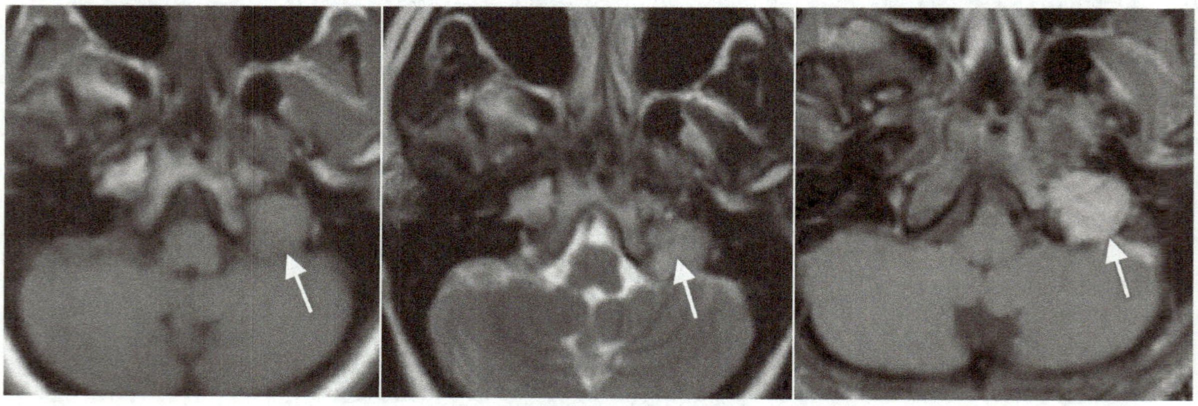

图 25-53　左侧颈静脉球瘤

左侧颈静脉球瘤是副神经节瘤,无包膜,边界不清,较大者边缘分叶压迫颈内动静脉向前内移位,增强扫描典型者呈“椒-盐征”,囊变钙化少见;扩大的颈静脉孔边界不光整,呈“虫蚀样”改变

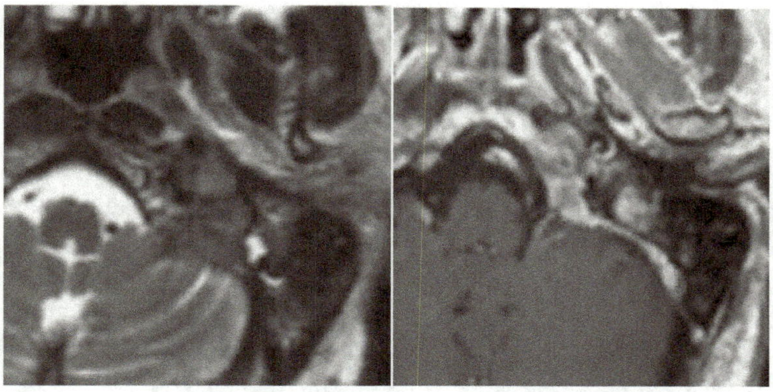

图 25-54 鼓室球瘤

左侧颞骨区肿块，边界不清，信号混杂，增强不均匀强化

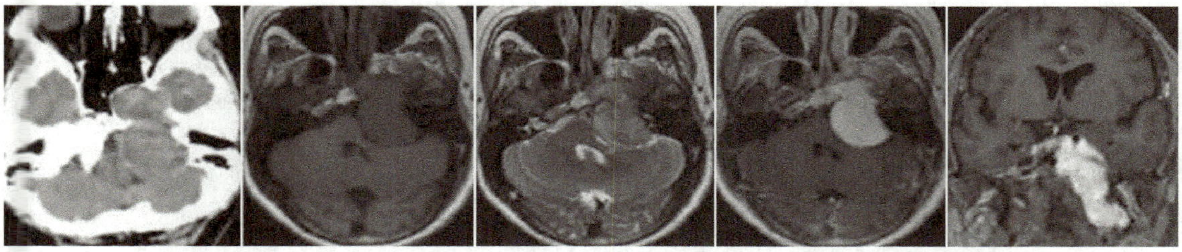

图 25-55 左侧神经鞘瘤

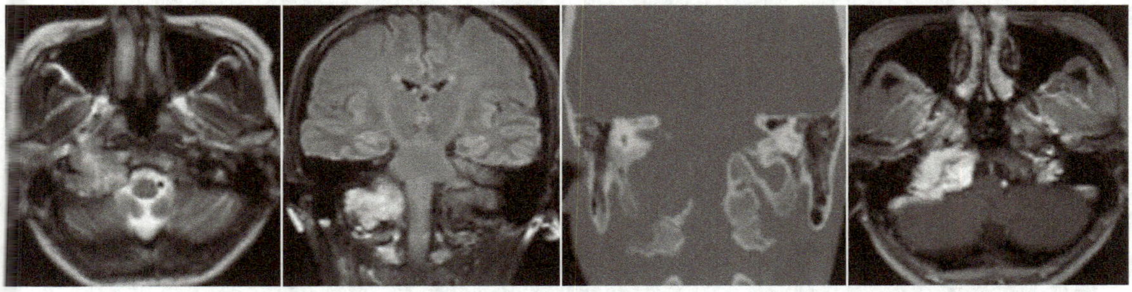

图 25-56 右侧颈静脉孔神经鞘瘤（女，41 岁）

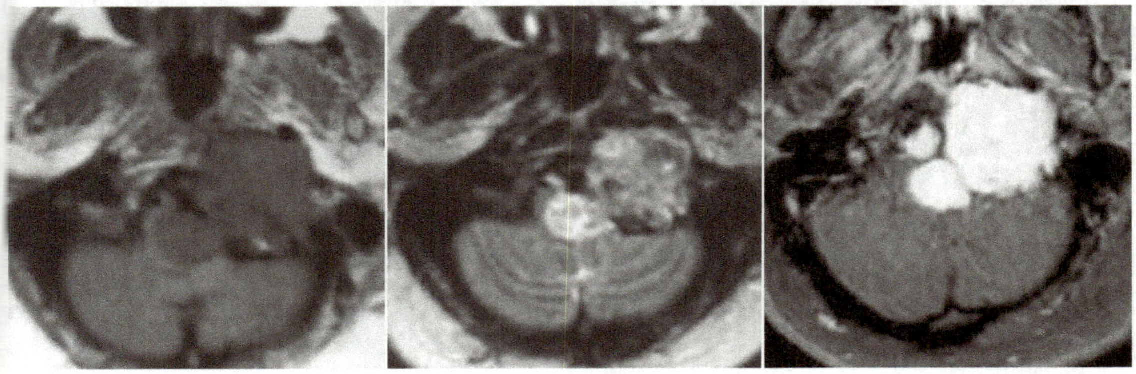

图 25-57 左颈静脉孔区舌咽神经神经鞘瘤

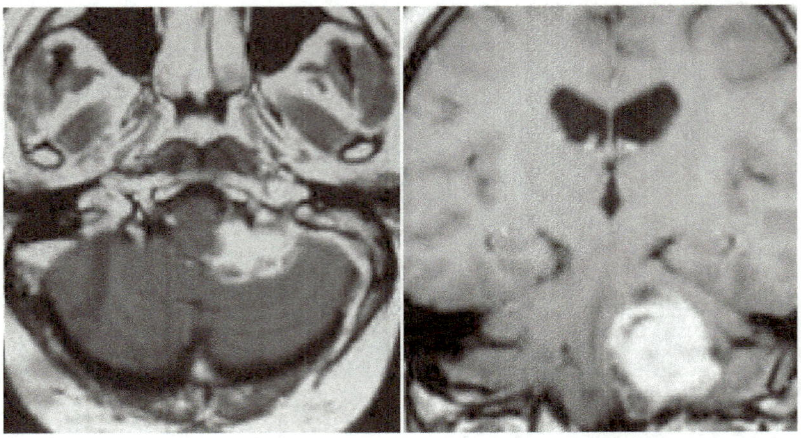

图 25-58　左侧舌咽神经神经鞘瘤

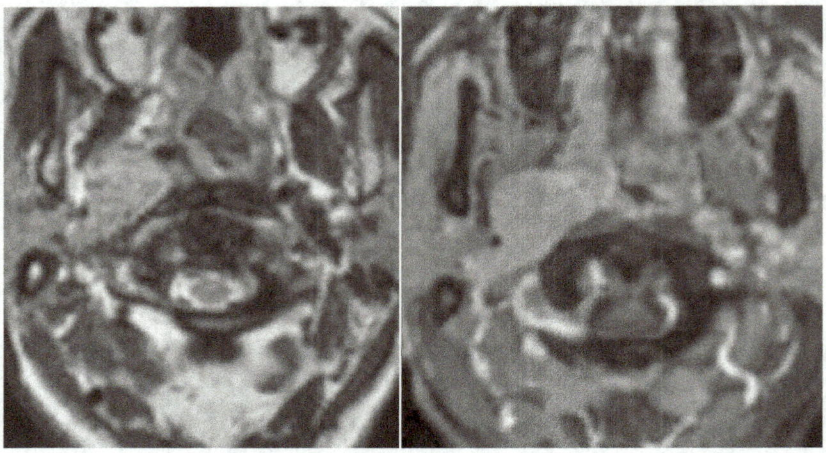

图 25-59　右侧颈静脉孔区迷走神经神经鞘瘤

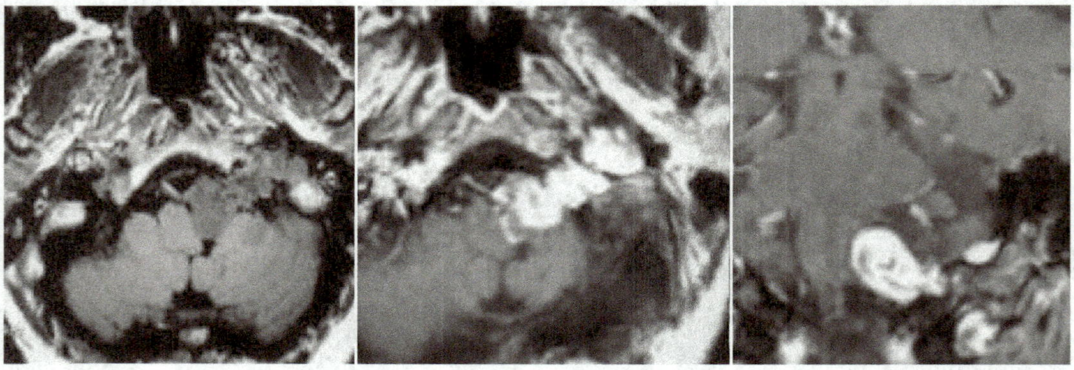

图 25-60　左侧舌下神经神经鞘瘤

神经鞘瘤，起源于施万细胞构成的神经鞘膜，发生于不同的颅神经，表现为不同的临床症状体征。占颅内肿瘤5% ~10%，听神经鞘瘤最常见，好发于桥小脑角区，内听道扩大。三叉神经鞘瘤好发于三叉神经根部、半月神经节和海绵窦，呈哑铃型，跨中、后颅窝生长。舌下神经鞘瘤好发于舌下神经走行区，舌下神经管附近，沿舌下神经跨颅内、外生长

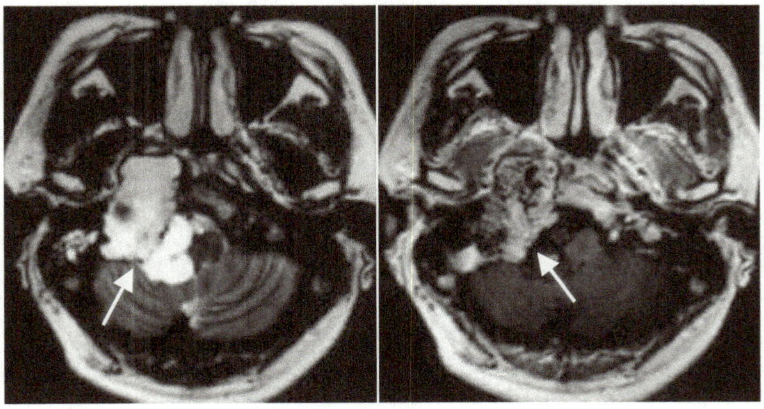

图 25-61　脊索瘤(1)

溶骨性破坏，软组织肿块，内可见点片状钙化，T2 显著高信号，增强轻-中度强化，可呈网格状强化

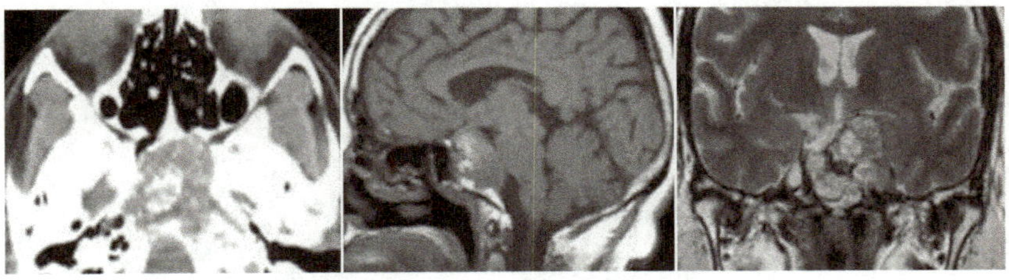

图 25-62　脊索瘤(2)

脊索瘤，起源于残余脊索组织的一种良性低度恶性的肿瘤，缓慢进行性生长，病程长，部分可发生转移。发病率低，占颅内肿瘤 0.15% ~0.2%。发病年龄广泛，高峰年龄在 20 ~40 岁。颅底脊索瘤大多位于中线的枕骨斜坡、蝶-枕软骨联合处，伴明显的骨质破坏，增强检查显示不均匀强化

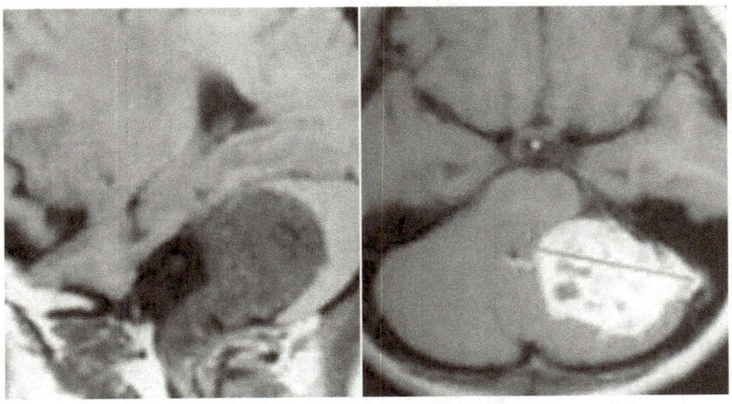

图 25-63　左侧后颅窝软骨肉瘤

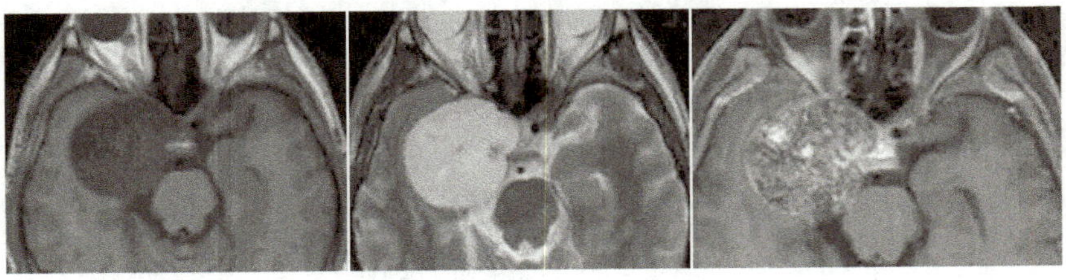

图 25-64　软骨肉瘤

软骨肉瘤，颅底软骨肉瘤少见，常由骨软骨瘤恶变而来，主要见于蝶骨、筛骨及枕骨。影像学表现为颅底溶骨性破坏，边界不清且不规则的软组织肿物，瘤体密度不均匀，可见半环形、点片状或不规则形钙化。瘤体不同程度强化，强化程度与肿瘤分化及血供有关

第二十六章　海马、岛带区及边缘系统

第一节　海　马

海马解剖结构见图 26-1 ~ 图 26-20。

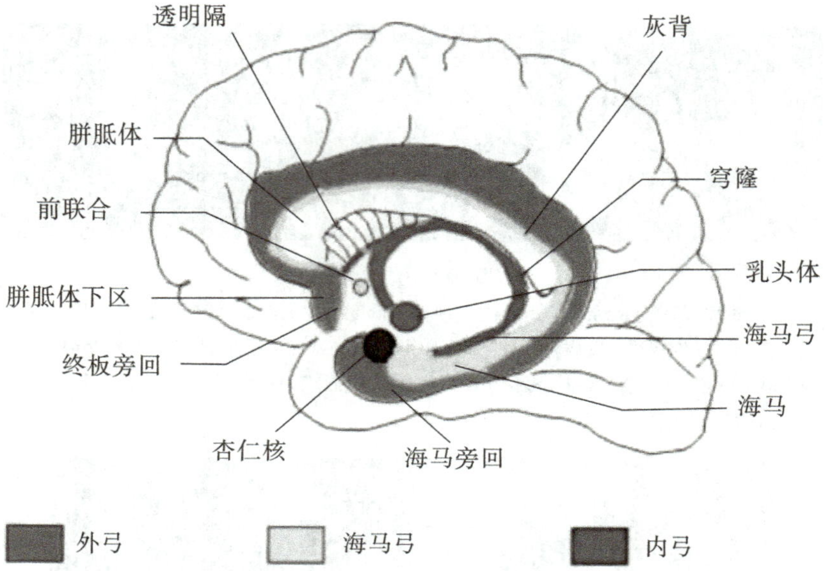

图 26-1　海马

内弓，系白质成分，也称第三弓，包括海马连接纤维（海马白质），穹窿，海马伞

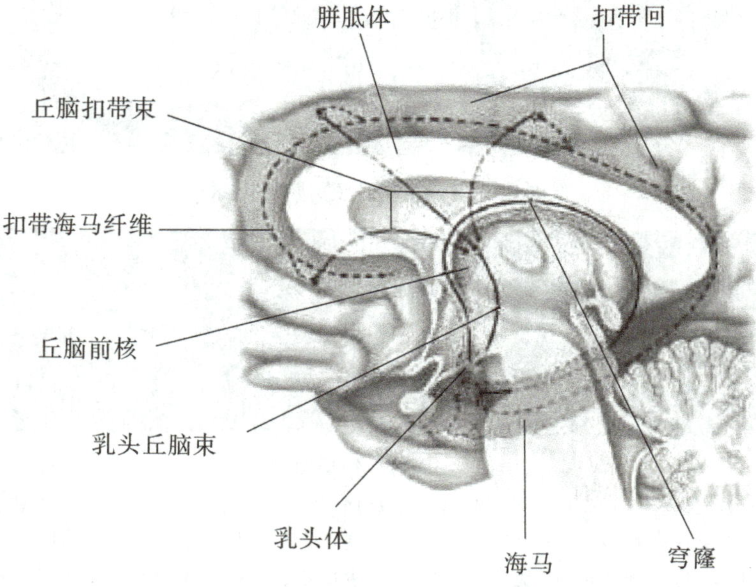

图 26-2　扣带海马纤维

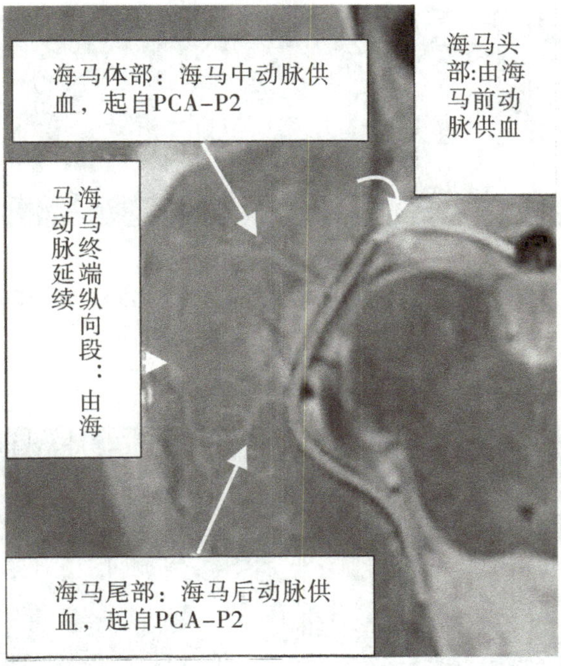

图 26-3　终板旁回及灰背

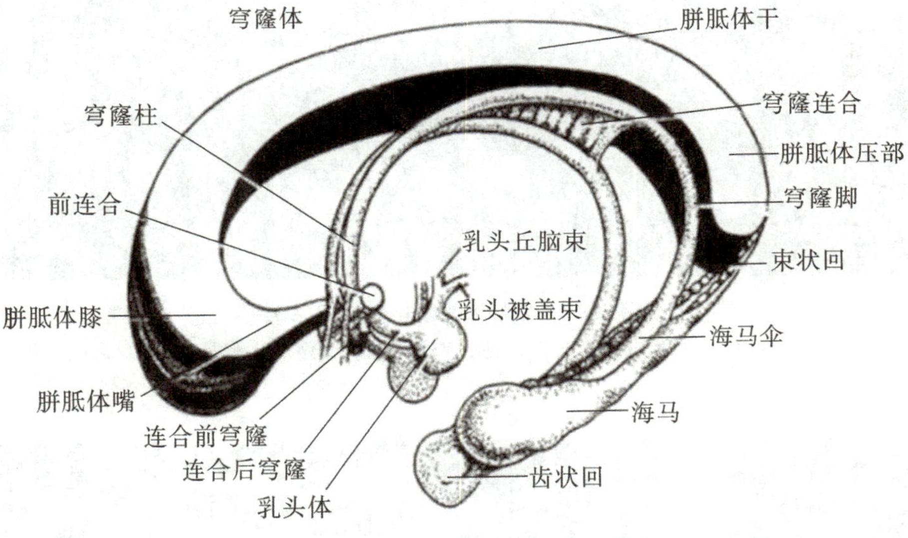

图 26-4　海马结构

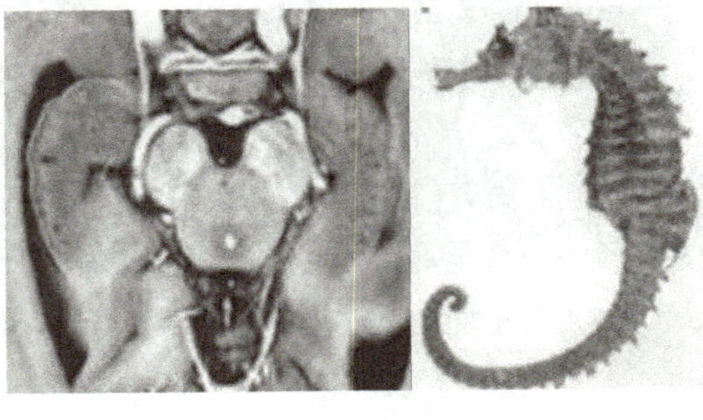

图 26-5　海马结构

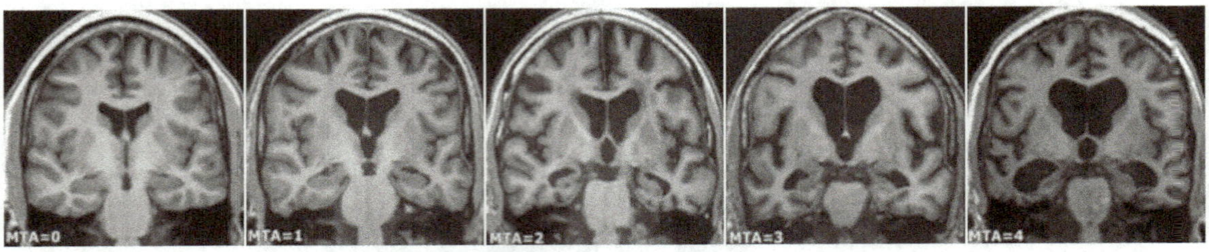

图 26-6　海马萎缩分级

0 级:没有萎缩;1 级:仅有脉络膜裂增宽;2 级:同时伴有侧脑室颞角扩大;3 级:海马体积中度缩小(高度下降);4 级:海马体积重度缩小

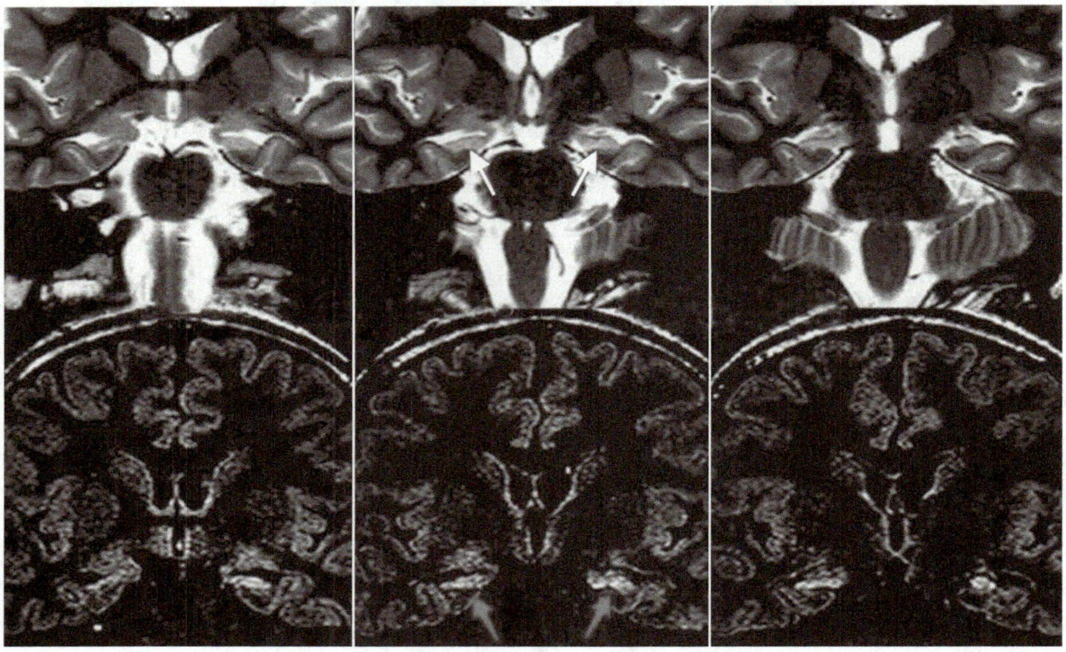

图 26-7　双侧海马硬化(男,17 岁)

T2WI 及 T2 Flair 像,3 mm/0.3 mm。海马硬化,薄层 T2 Flair 是首选序列,最好是矢状、冠状一起扫描

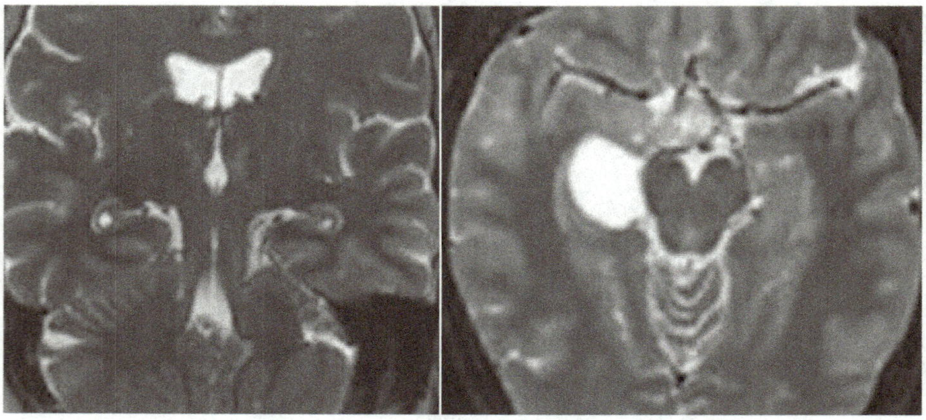

图 26-8　双侧海马间沟的残余囊肿及右侧海马脉络膜裂囊肿

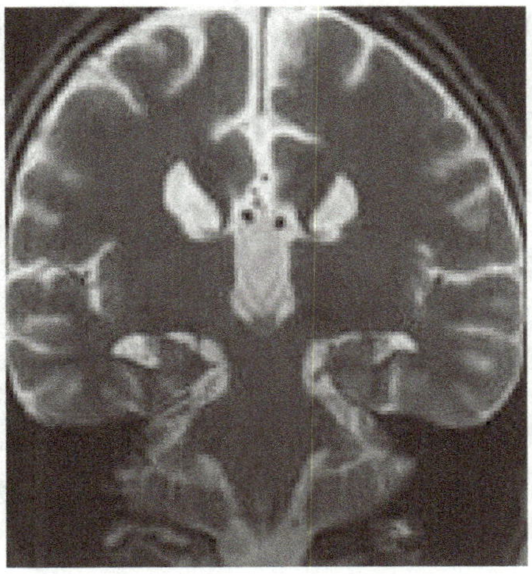

图 26-9　智力缺陷及癫痫(男,25 岁)

双侧海马呈球形,系双侧海马不完全倒置,合并胼胝体发育不全

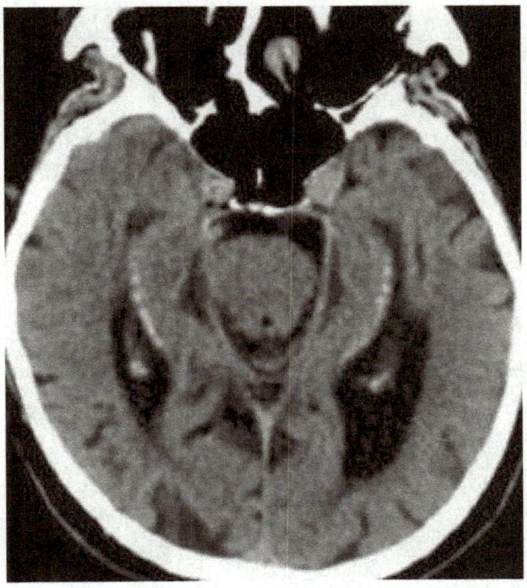

图 26-10　海马钙化(女,69 岁)

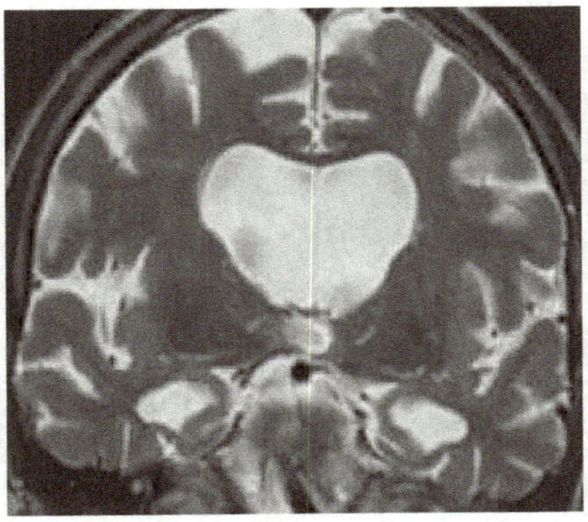

图 26-11　Alzheimer 痴呆进展期患者(男,84 岁,示颞叶内侧萎缩,MTA 评分 4 分)

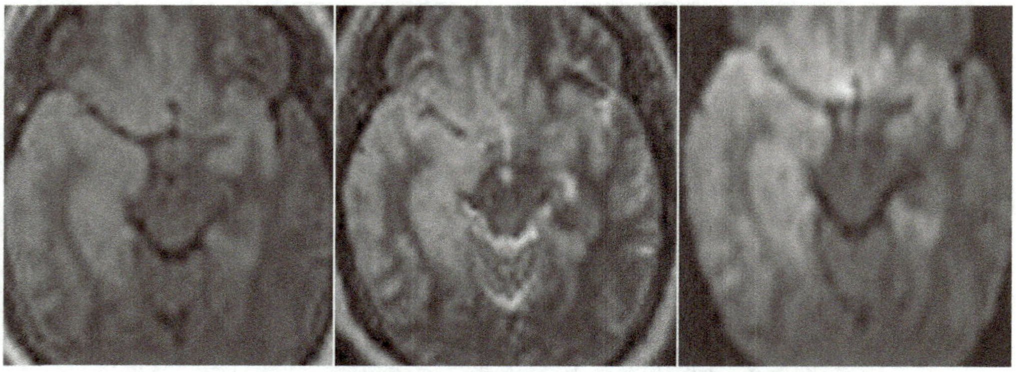

图 26-12 急性癫痫，单纯疱疹性脑炎（男，44 岁，发热，头痛）

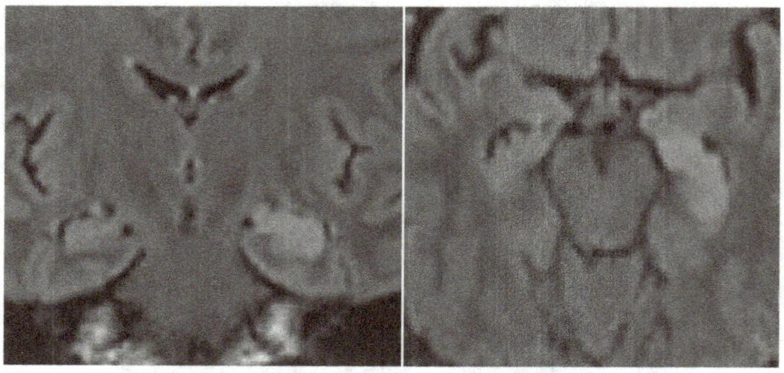

图 26-13 边缘叶脑炎

左侧海马肿胀及高信号，增强左侧杏仁核不连续斑片状强化

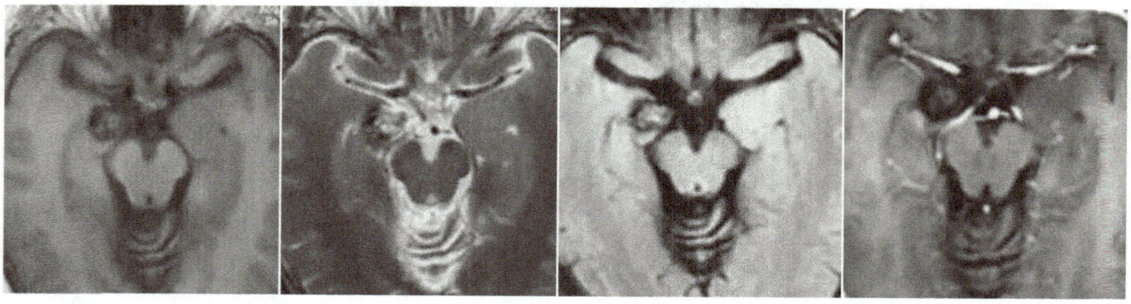

图 26-14 右侧海马海绵状血管瘤

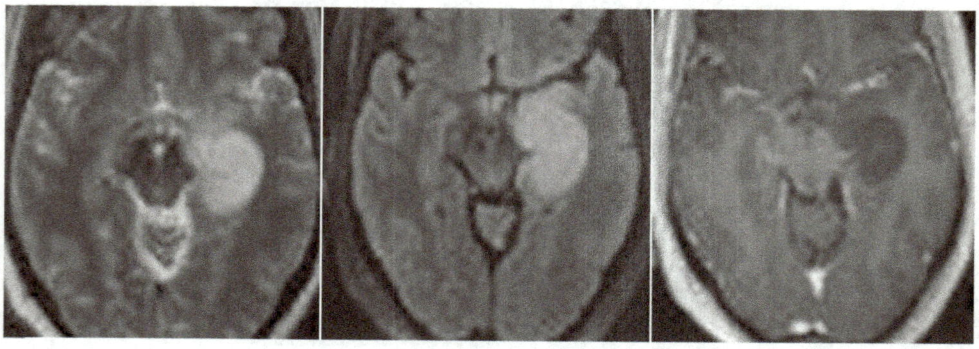

图 26-15 左侧海马低级别胶质瘤

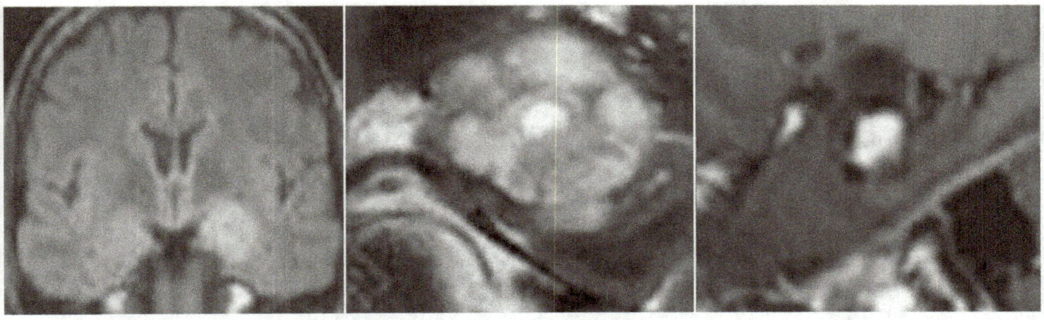

图 26-16　节细胞胶质瘤

左侧杏仁核广泛的 T2 Flair 高信号，病灶局限性侵犯左侧海马头，T2WI 放大图像示病灶内囊变，增强结节状强化

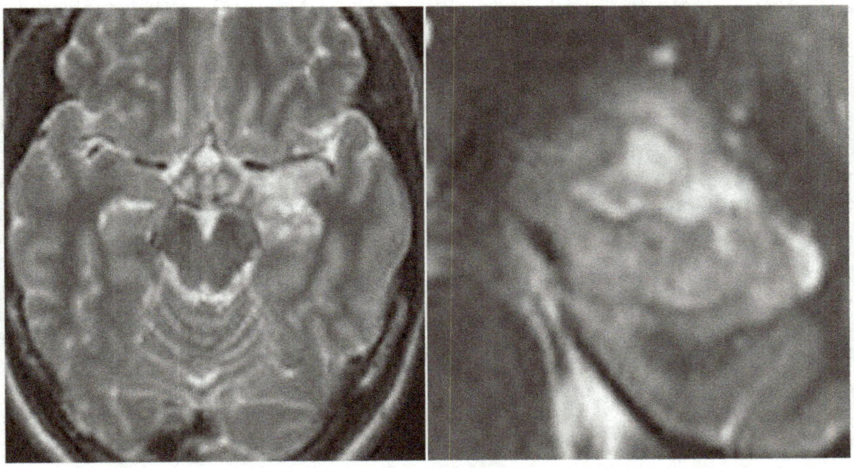

图 26-17　DNET 左侧颞叶内侧皮质和皮质下白质多囊性肿块

侵犯左侧杏仁核和海马头

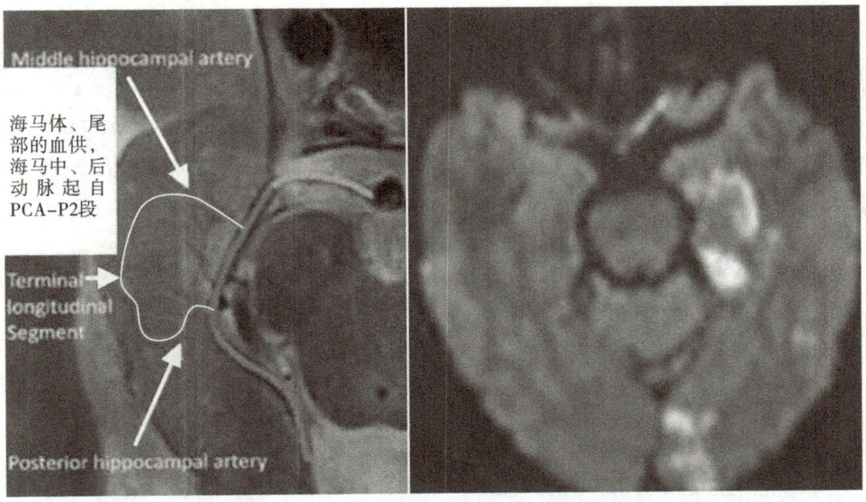

图 26-18　DWI 左侧海马体尾部弥散受限

为 PCA 纵向末端动脉段卒中，同时左枕叶皮质见弥散受限

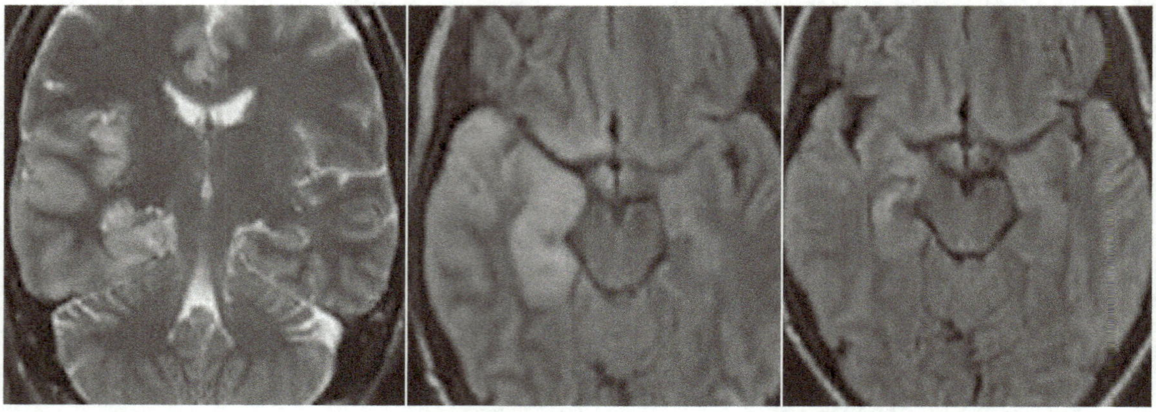

图 26-19 皮质水肿

孕妇,30 岁,妊娠期停用抗癫痫药后引起癫痫持续转态,右颞岛叶及海马水肿,无弥散受限、无强化,(后图)示抗癫痫治疗 1 个月后随访,见右侧海马萎缩、信号增高,反映继发性胶质增生或颞叶内侧硬化,在排除其他原因后,诊断为癫痫引起的皮质水肿

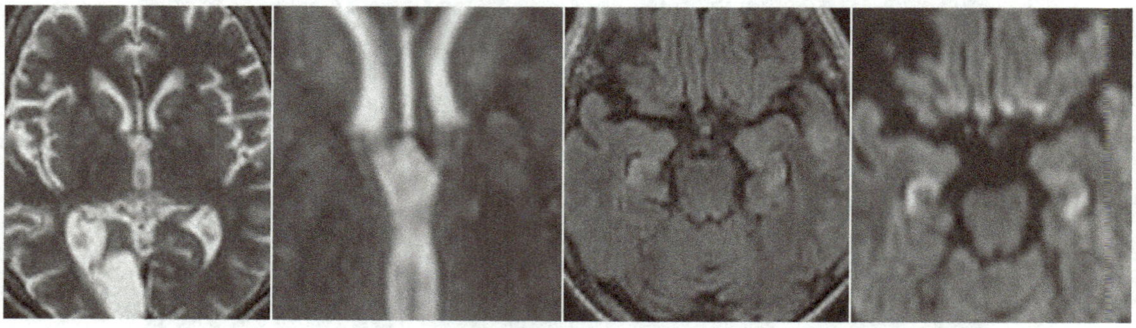

图 26-20 低血糖脑病

女,60 岁,糖尿病患者,既往右顶叶脑梗死,本次胰岛素注射过量。双侧尾状核、豆状核见斑片状稍高信号,双侧海马高信号并弥散受限,诊断为低血糖脑病

第二节 岛带区

岛叶呈三角形岛状,位于外侧沟深面,被额顶颞叶所掩盖。岛叶是边缘系统脑炎的好发部位之一,其次是颞叶及扣带回,包括单纯疱疹性脑炎、副肿瘤综合征等。岛带区由外向内依次为岛叶及皮层下白质,最外囊、屏状核、外囊。岛带征,是岛叶皮层缺血的特征性表现,脑岛灰质、白质界限模糊,呈均一的淡的低密度度影,预示着大面积 MCA 梗死(图 26-21 ~ 图 26-29)。

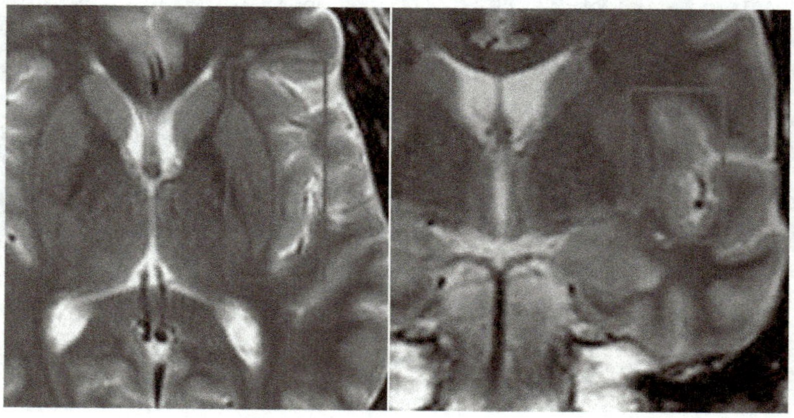

图 26-21 岛叶

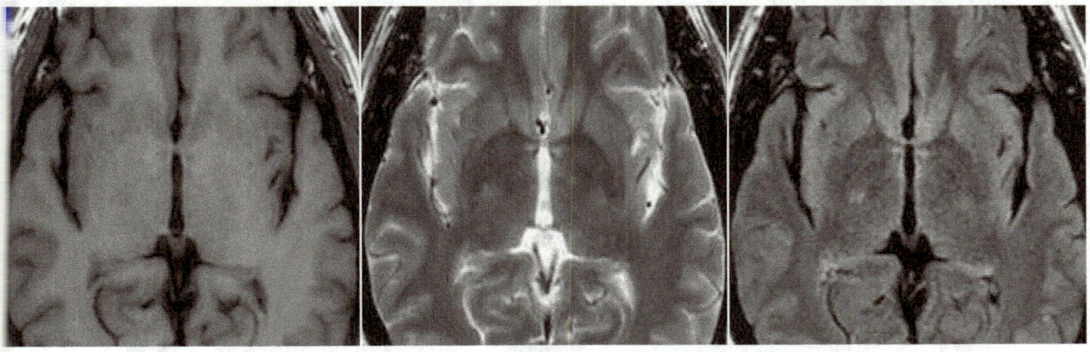

图 26-22　左侧岛叶皮质下、最外囊区扩大的血管周围间隙

边缘系统脑炎，包括病毒感染所致（单纯疱疹病毒性脑炎最常见）、自身抗体介导性边缘性脑炎（AMLE，副肿瘤性边缘性脑炎属于这一类）、自身免疫性边缘性脑炎等（图 26-23～图 26-29）。

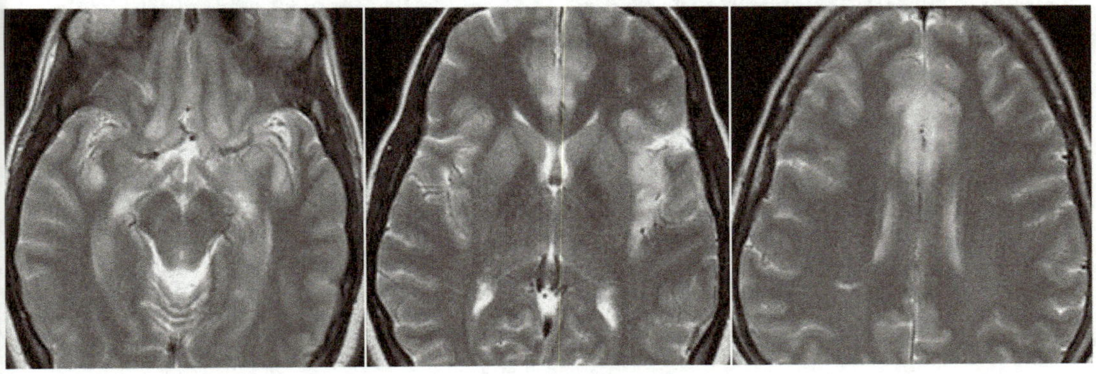

图 26-23　单纯疱疹性脑炎（1）
双侧颞叶、岛叶、扣带回不对称累及

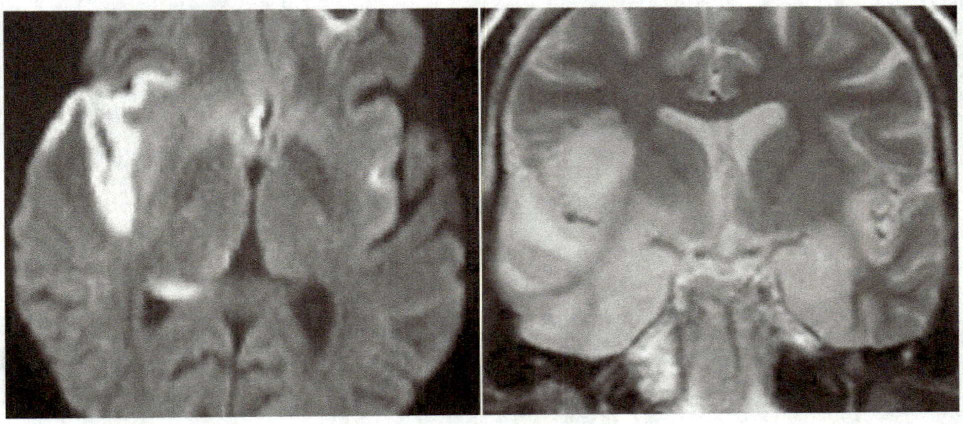

图 26-24　单纯疱疹性脑炎（2）
双侧颞叶、岛叶、扣带回不对称累及

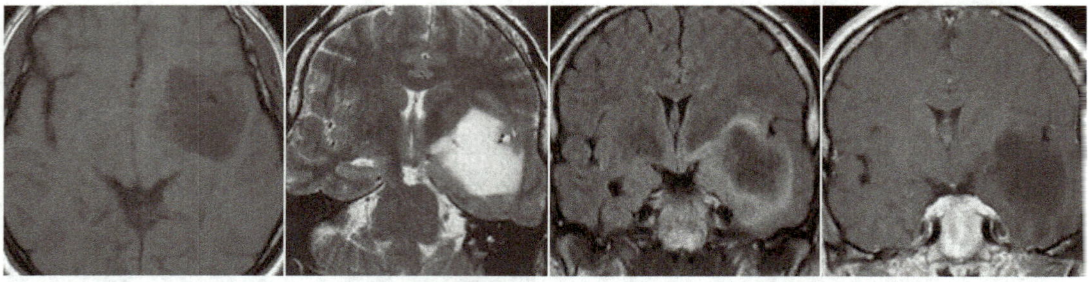

图 26-25 典型的弥漫型星形细胞瘤(WHO Ⅱ级)(1)

颞额岛叶均累及;跨脑叶,皮质下白质为主;T1 低信号,T2 高信号,Flair 内低外高信号,DWI 等低信号为主,ADC 高信号,增强无或局部轻度强化

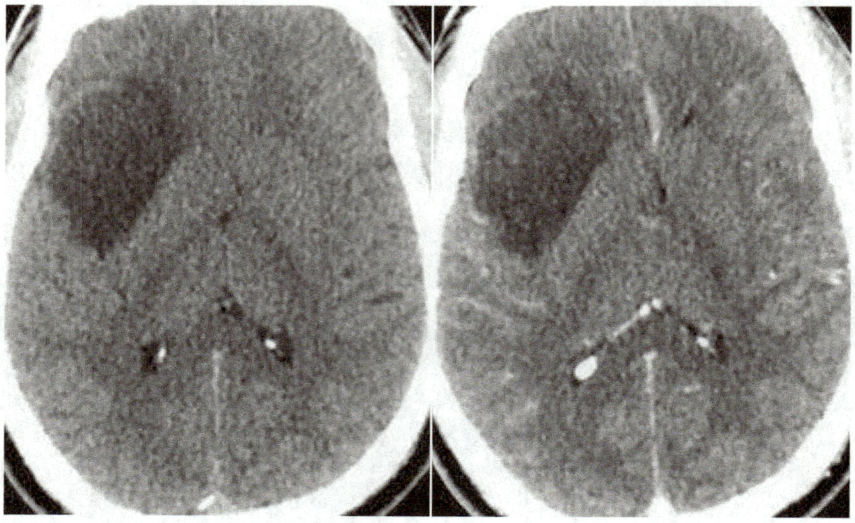

图 26-26 典型的弥漫型星形细胞瘤(WHO Ⅱ级)(2)

右侧额岛叶累及

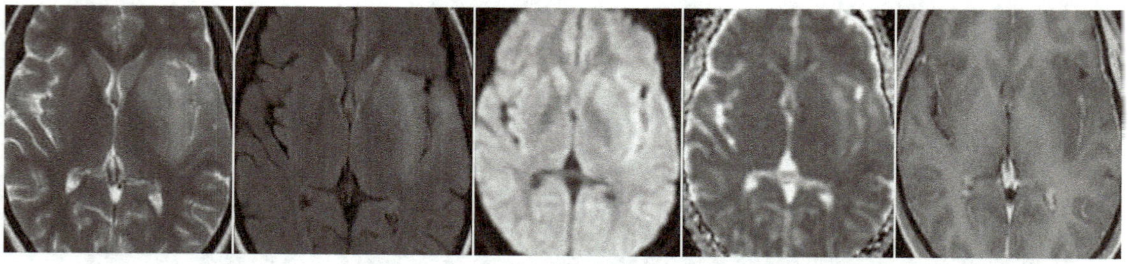

图 26-27 典型的弥漫型星形细胞瘤(WHO Ⅱ级)(3)

左侧颞岛叶累及

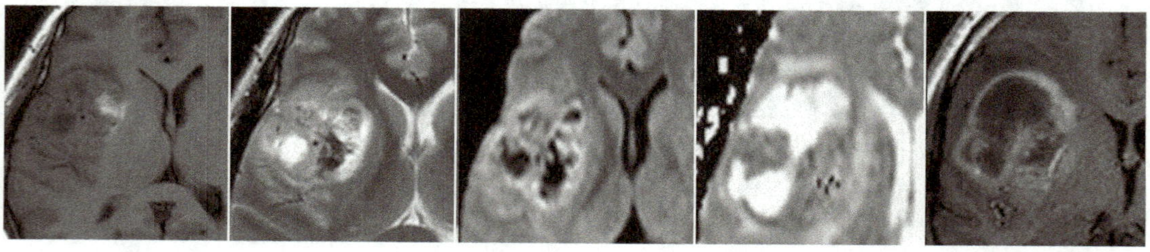

图 26-28 胶质母细胞瘤(女,49 岁,突发头痛头晕恶心呕吐 2 d)

右侧额岛叶累及

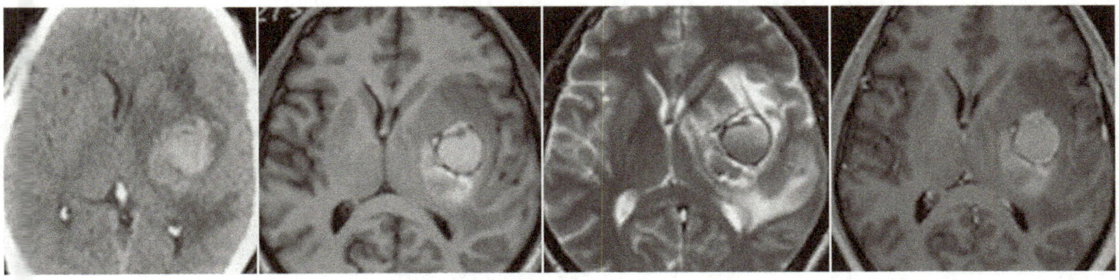

图 26-29　原发性黑色素瘤

第三节　边缘脑区非肿瘤性病变

边缘脑区非肿瘤性病变见图 26-30 ~ 图 26-46。

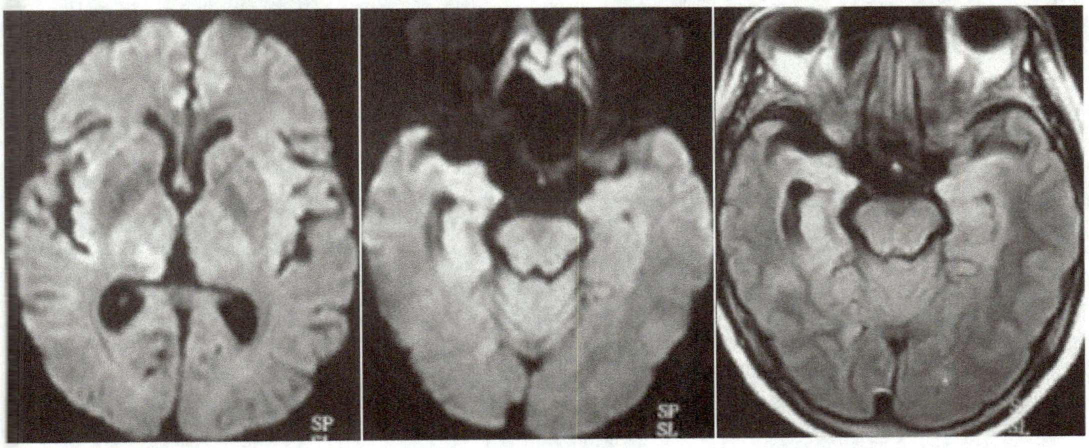

图 26-30　热射病(1)

女,55 岁,高温暴晒下劳动,晕倒后意识不清 7 h,无发热。基底节及海马信号异常,热射病(致命性中暑)

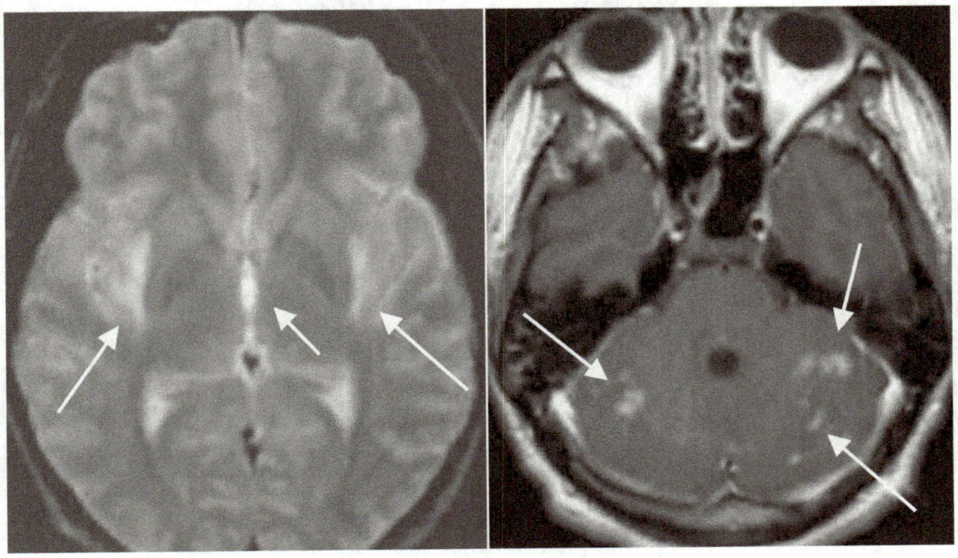

图 26-31　热射病(2)

男,17 岁,户外高温下剧烈体育运动后,意识障碍,体温明显升高

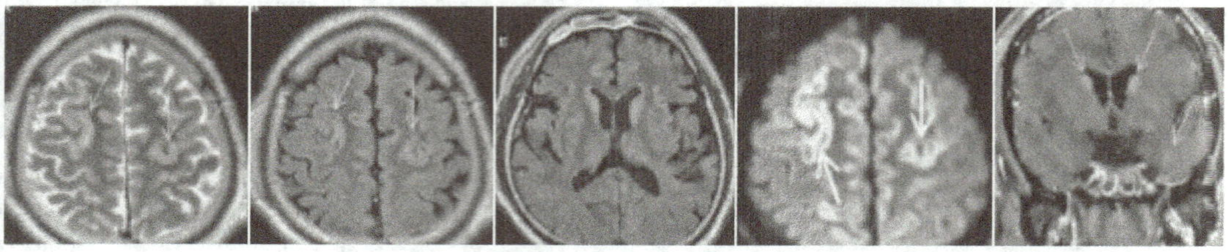

图 26-32 热射病(3)

男,52 岁,户外高温潮湿环境下长时间工作突发昏迷,体温 42 ℃

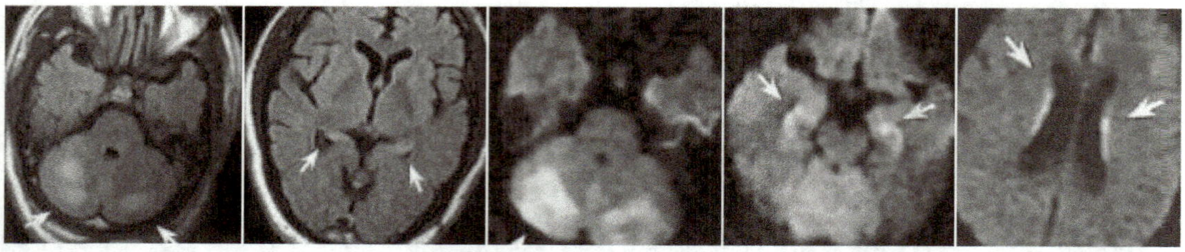

图 26-33 热射病(4)

男,54 岁,身体严重烧伤,出现神志改变、呼吸衰竭,体温高达 42 ℃

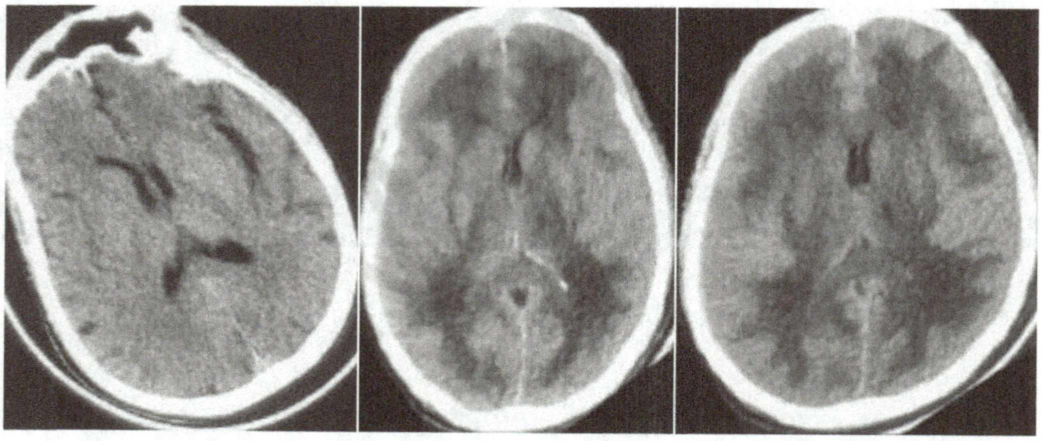

图 26-34 热射病(5)

男,51 岁,发热伴意识不清,高温环境下工作

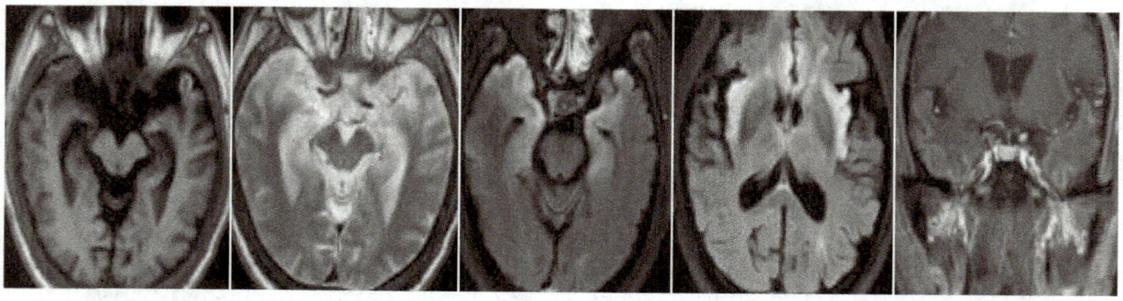

图 26-35 单纯疱疹病毒性脑炎

男,58 岁,发热头晕 6 d,意识障碍 3 d

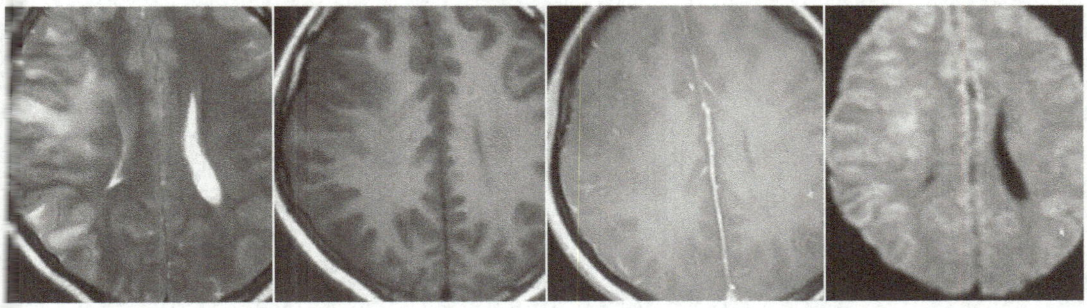

图 26-36　带状疱疹病毒性脑炎

女,22 岁,头痛、呕吐伴意识障碍 12 d

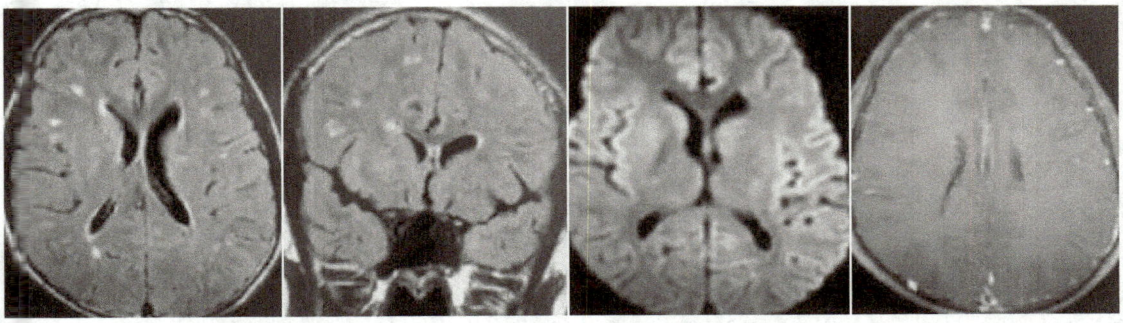

图 26-37　(甲流)病毒性脑炎

男,16 岁,发热,头痛,呕吐 1 周,脑膜刺激征阳性,甲流抗体强阳性

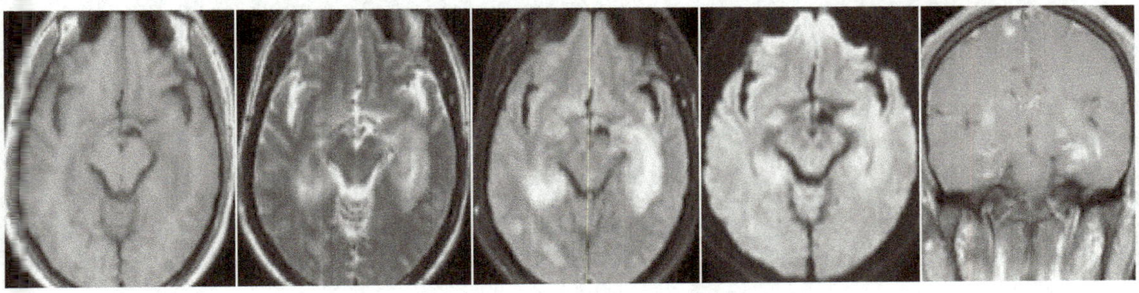

图 26-38　自身免疫性脑炎

男,36 岁,无明显诱因记忆力下降 7 d

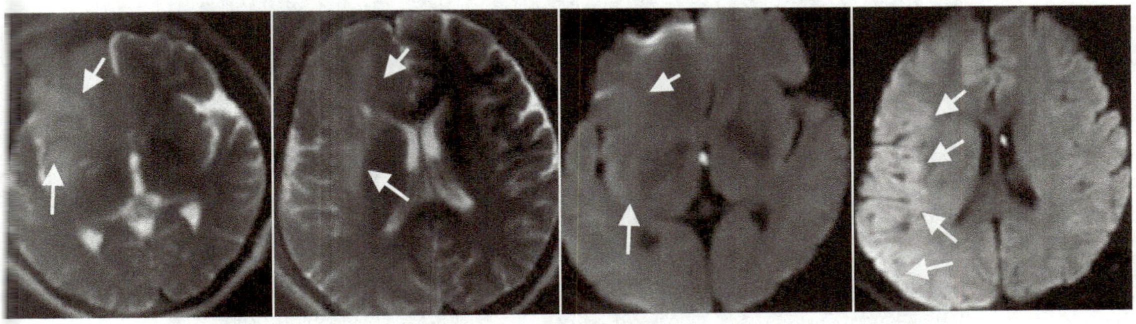

图 26-39　抗 NMDAR 脑炎(1)

男,57 岁,有癫痫、发热及精神症状,是自身免疫性脑炎中最常见的一种,占 70% ~80% ,85% 有癫痫发作症状;病因不明脑炎中,抗 NMDAR 脑炎约占 16.2% ,女性患者与卵巢畸胎瘤有相关性

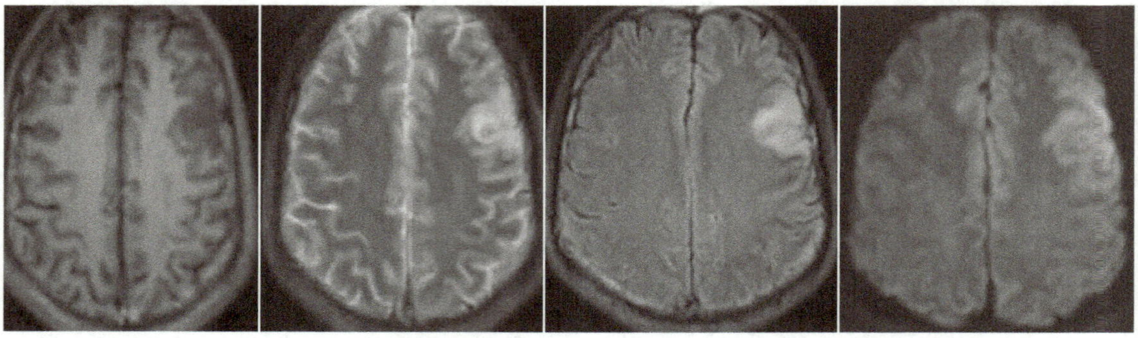

图 26-40 抗 NMDAR 脑炎(2)

男,39 岁,记忆力下降、抽搐,抗 NMDAR 抗体阳性

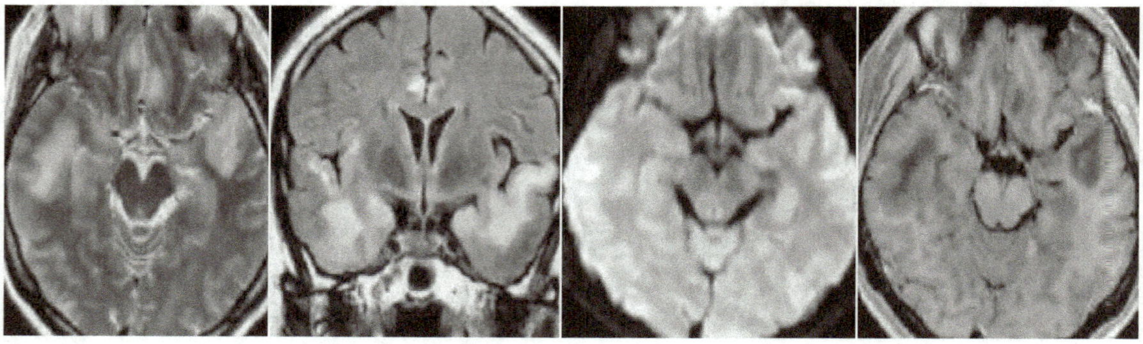

图 26-41 副肿瘤边缘叶脑炎(1)

是指由中枢神经系统外恶性肿瘤的远隔效应导致边缘系统损害,出现一系列神经精神症状为特征的副肿瘤综合征

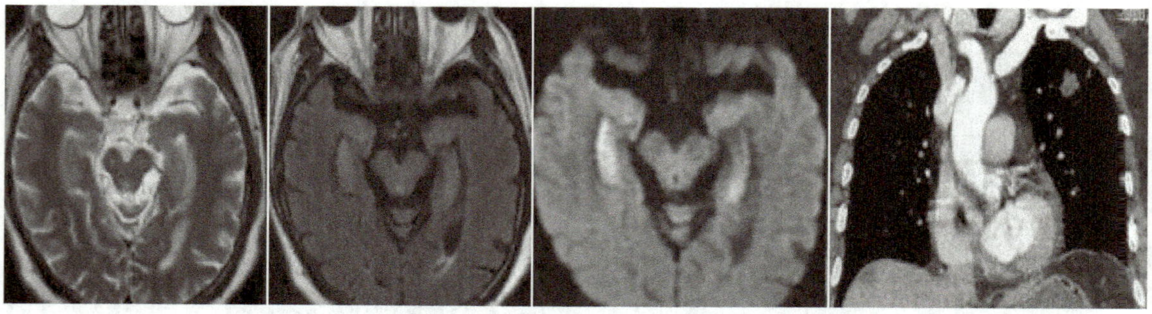

图 26-42 副肿瘤边缘叶脑炎(2)

男,66 岁,反应迟钝,记忆力差,偶有低热,言语增多,边缘脑区出现对称或不对称异常信号,胸部见占位

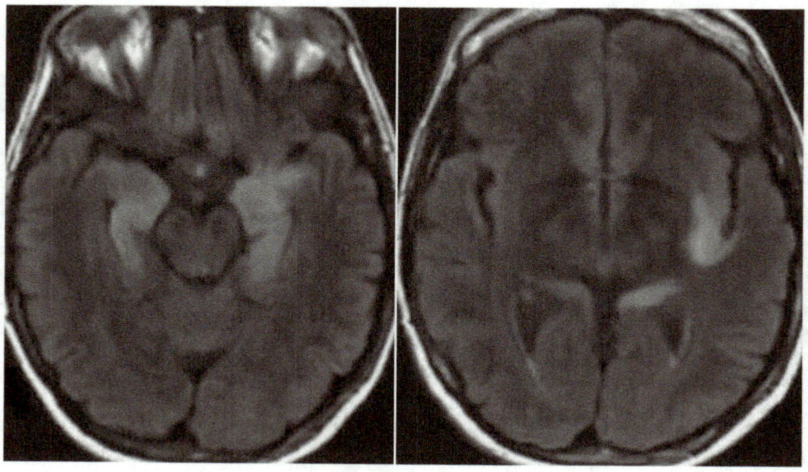

图 26-43 副肿瘤边缘叶脑炎(3)

女,43 岁,意识模糊,进行性恶化 3 周,胸部 CT 见右肺门及隆突下淋巴结,隆突下淋巴结活检证实为原发性大细胞神经内分泌 癌

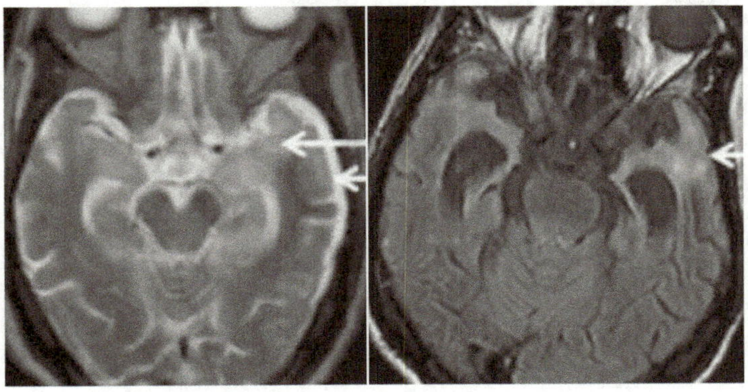

图 26-44 脑实质型神经梅毒(1)

累及海马及额颞叶,临近脑组织明显萎缩

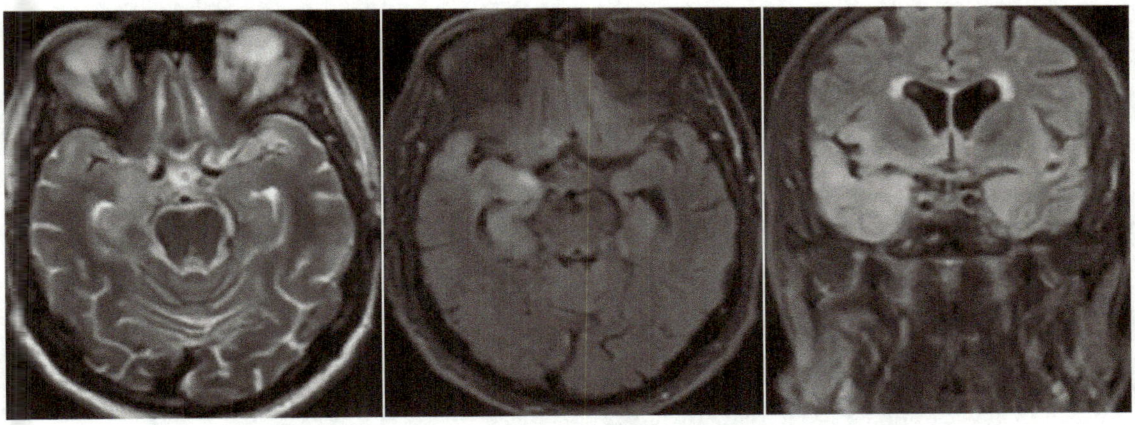

图 26-45 脑实质型神经梅毒(2)

男,66 岁,定向力障碍及认知功能下降 5 d,癫痫发作 1 次,血清和脑脊液梅毒 ELISA 筛查和 FTA-IgG 阳性

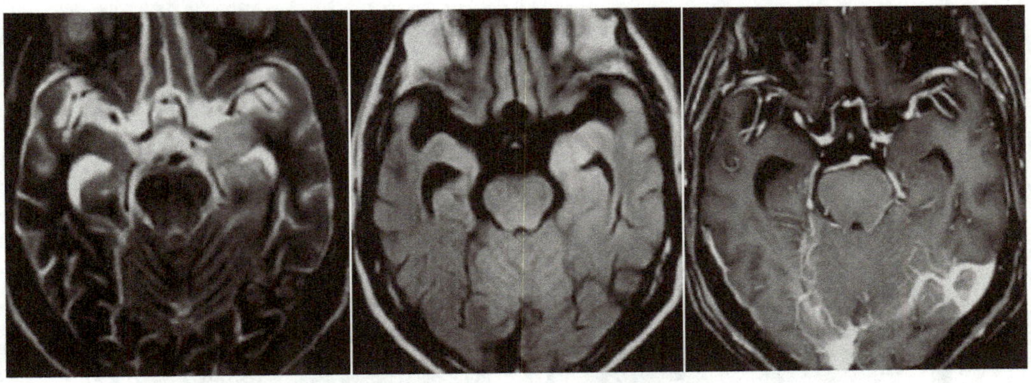

图 26-46 脑实质型神经梅毒(3)

男,30 岁,突发头痛伴意识障碍 7 d

第二十七章　钙　化

第一节　生理性钙化

生理性钙化见图 27-1 ~ 图 27-6。

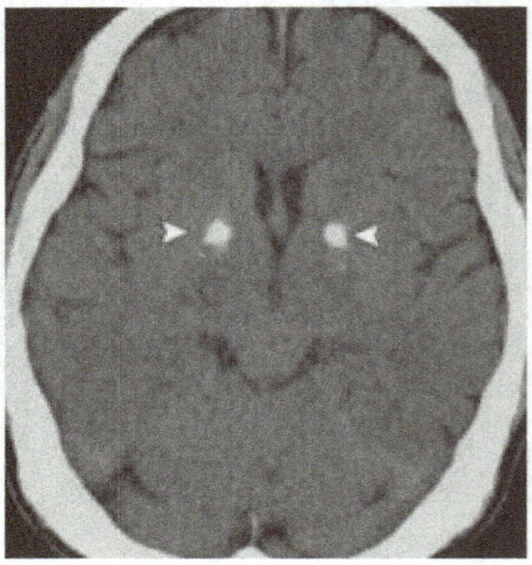

图 27-1　苍白球钙化

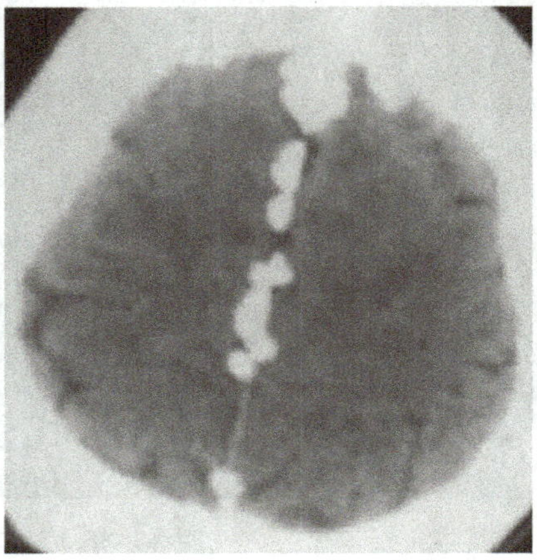

图 27-2　大脑镰钙化

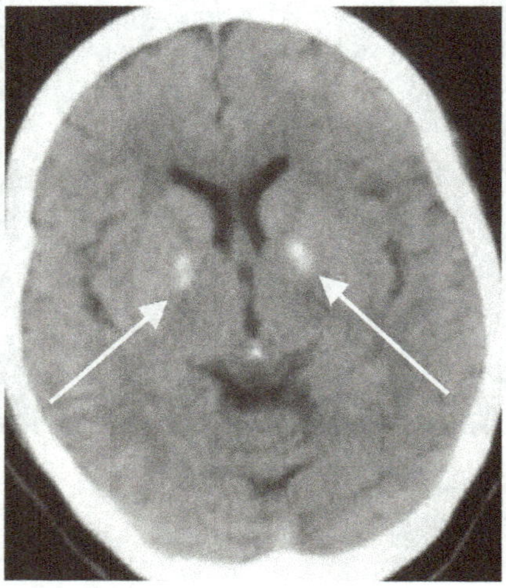

图 27-3　基底节钙化

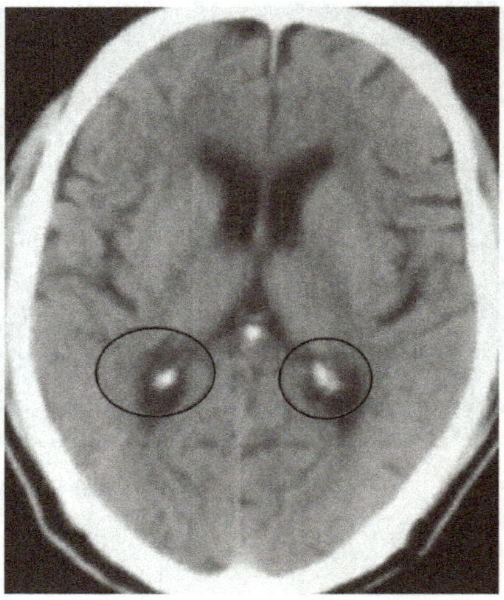

图 27-4　脉络膜丛钙化

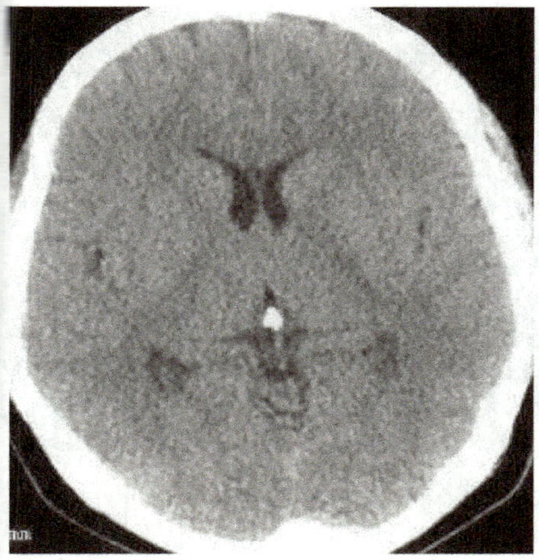

图 27-5　松果体钙化

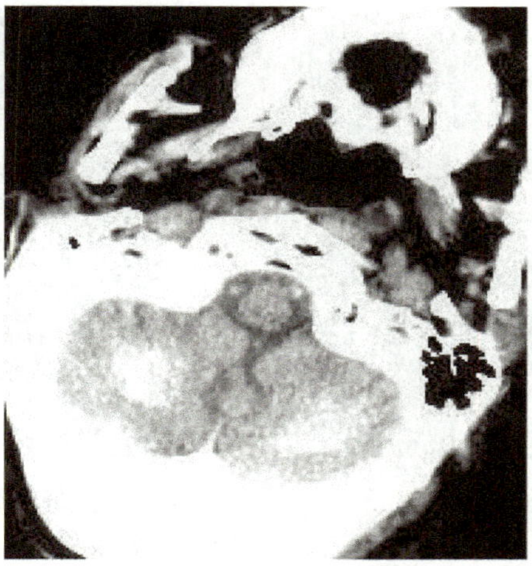

图 27-6　小脑齿状核钙化（生理性、病理性均可）

钙化与基底节少量出血的鉴别：钙化，多见于中老年女性，多有代谢性疾病史，病理上为终末血管壁钙盐沉积，临床多无症状，大多对称性分布于苍白球，周围无水肿，CT 表现密度高，CT 值 80 ~ 115 HU，动态观察无变化，T1 多为低或高信号，T2 为低信号，不随时间而变化。少量出血，多见于中老年男性，多有高血压、糖尿病病史，病理上为豆纹动脉或穿通支破裂，临床多有肢体活动受限、口眼歪斜症状，大多单侧发病，内囊区多见，周围可见水肿，CT 表现密度高，CT 值 50 ~ 70 HU，动态观察密度逐渐减低，MR 信号随血红蛋白演变而变化（图 27-7 ~ 图 27-10）。

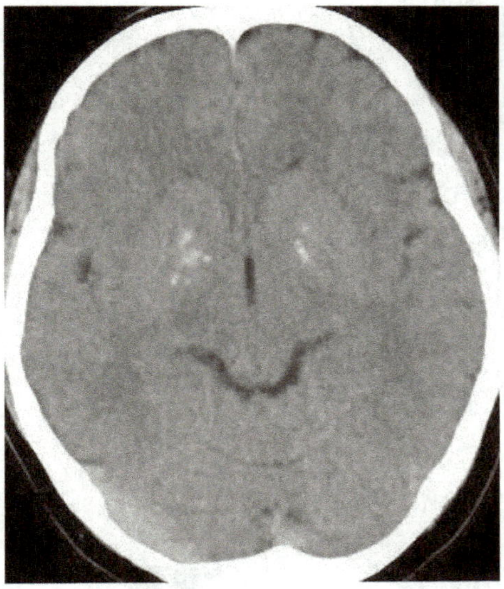

图 27-7　生理性钙化

双侧苍白球多发斑片状高密度影，密度较高，边界清晰，对称性分布，无灶周水肿

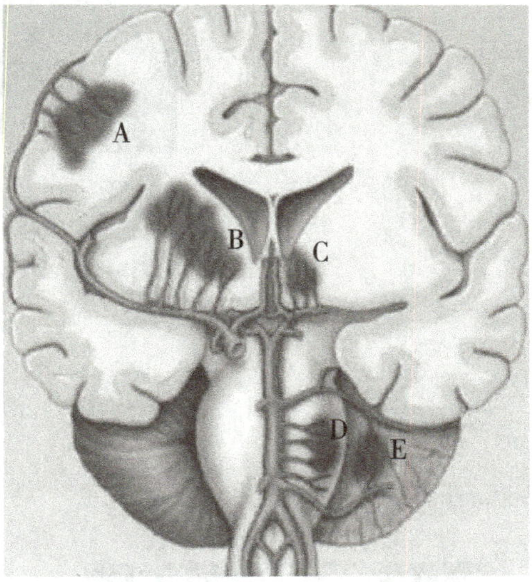

图 27-8　基底节区出血

A. 皮质动脉的穿通支：脑叶出血；B. 外侧纹状体动脉：壳核出血；C. 丘脑穿通动脉：丘脑出血；D. 旁正中动脉：脑桥出血；E. SCA 和 AICA 的分支：小脑出血（齿状核）

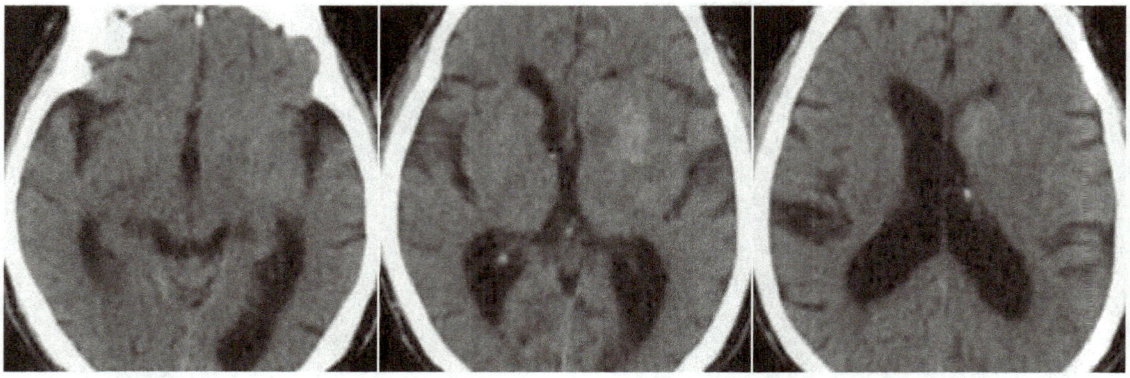

图 27-9　左侧基底节区及尾状核头稍高密度影

边界不清，周围见稍低密度水肿，左侧脑室前角受压变小，有占位效应，系出血

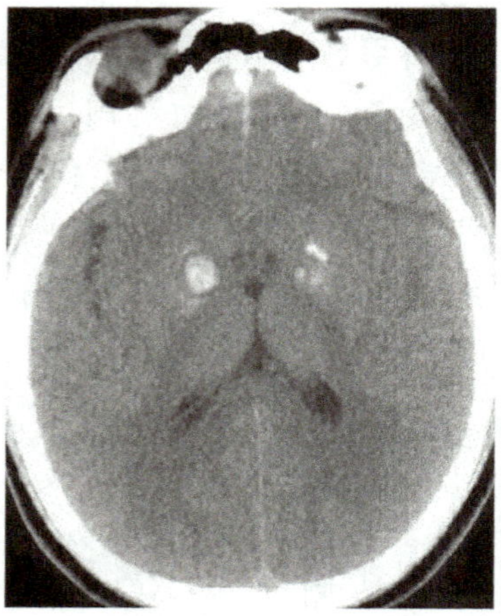

图 27-10　右侧基底节区出血

周围有低密度水肿环，轻度占位效应。左侧为基底节区多发钙化灶，边界清晰，无灶周水肿

第二节　钙化性病变

钙化性病变见图 27-11 ~ 图 27-39。

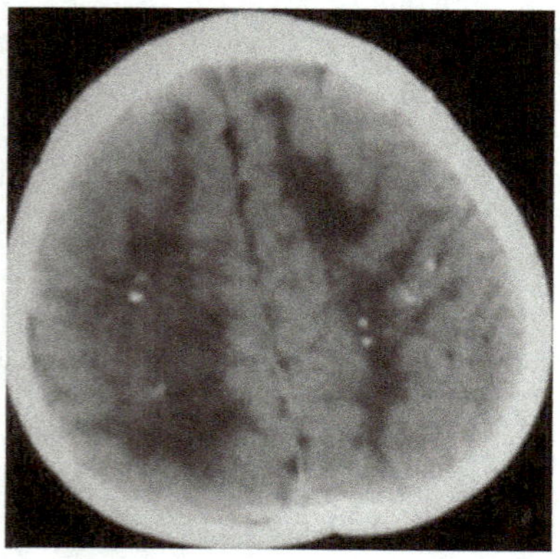

图 27-11　TORCH 综合征

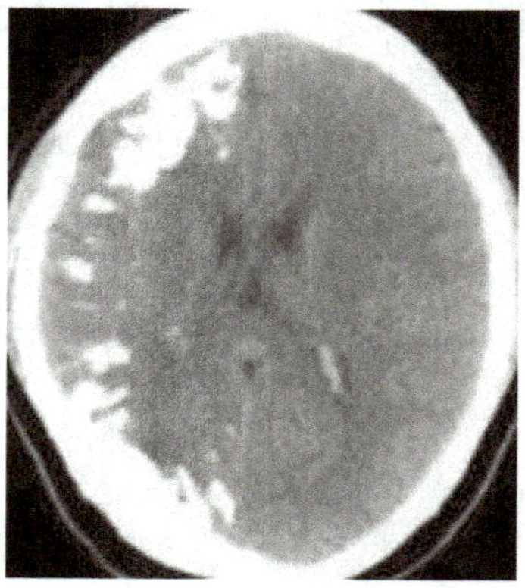

图 27-12　脑三叉神经血管瘤病（Sturge-Weber 综合征）

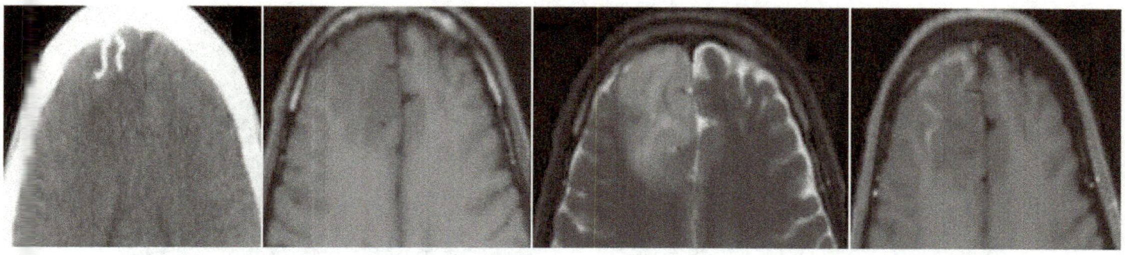

图 27-13　少突胶质细胞瘤

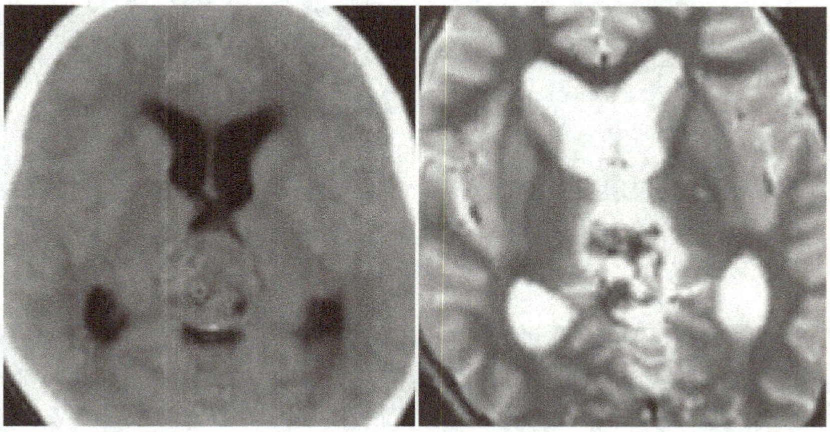

图 27-14　生殖细胞瘤

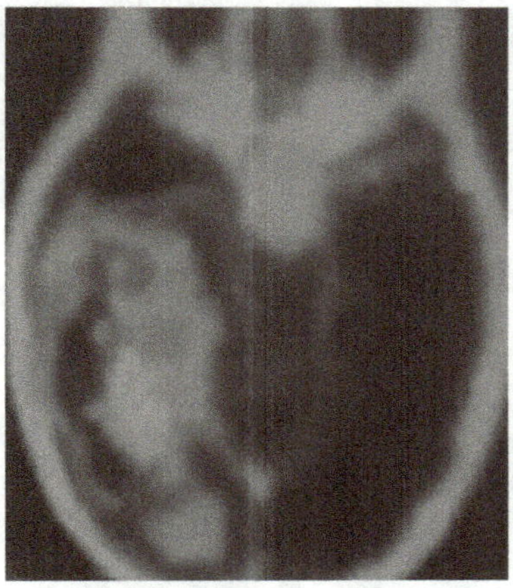

图 27-15　神经母细胞瘤

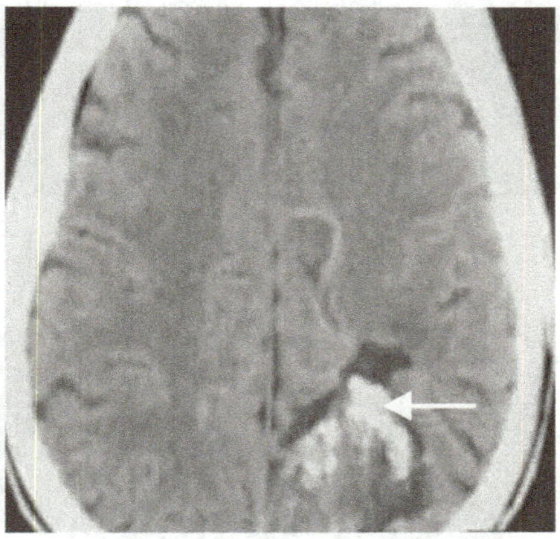

图 27-16　动静脉畸形

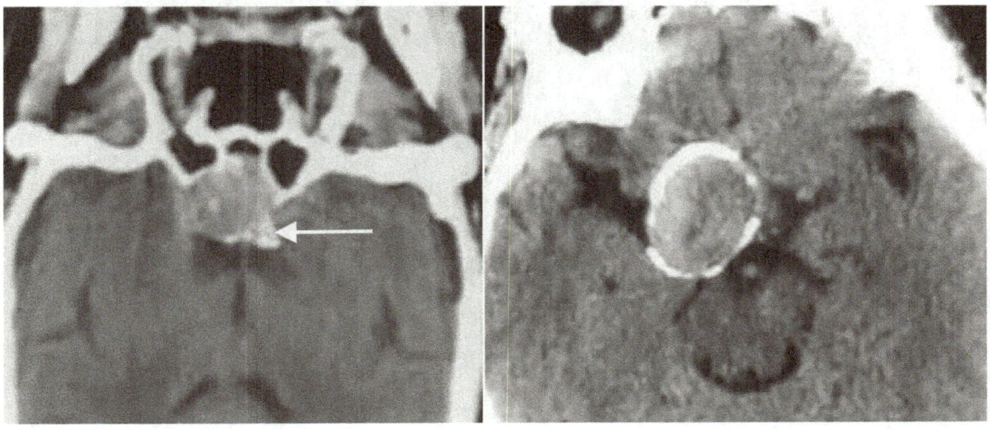

图 27-17　颅内动脉瘤

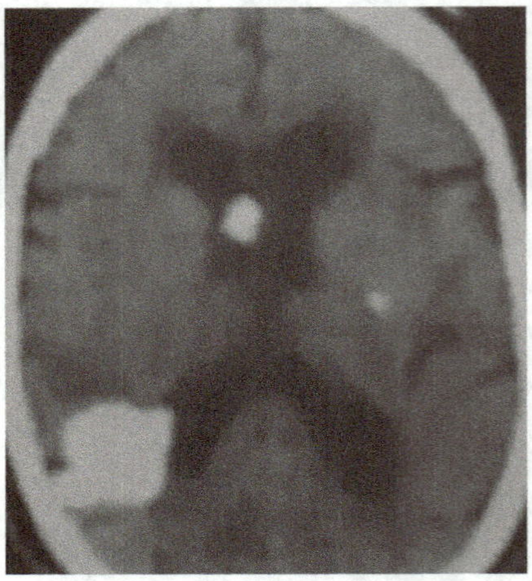

图 27-18 颅内结核(结核瘤)

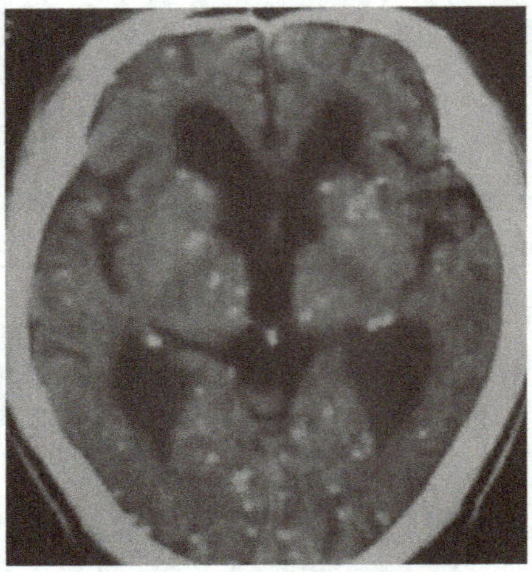

图 27-19 脑囊虫病

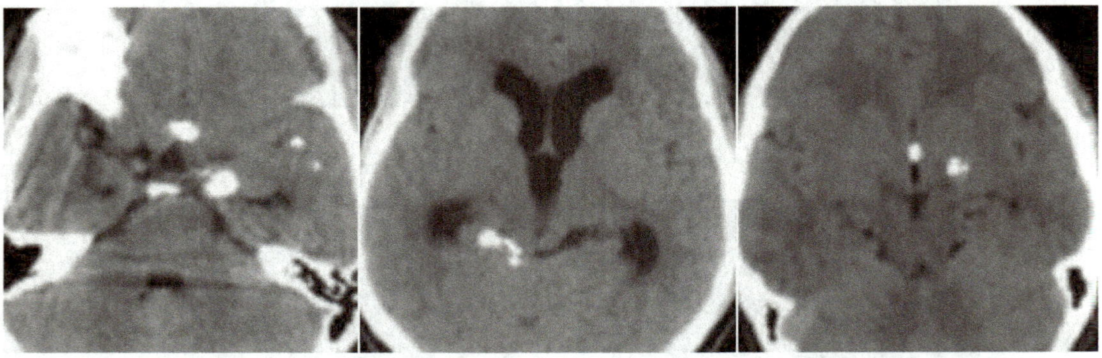

图 27-20 脑结核病

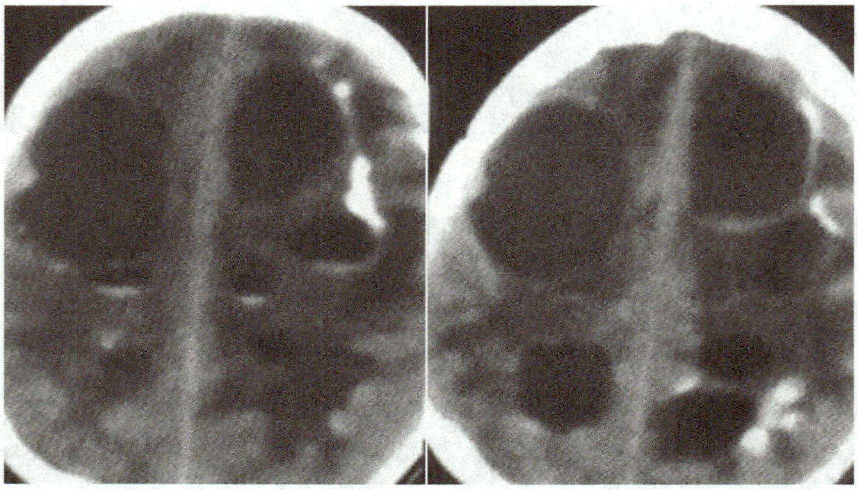

图 27-21 脑包虫病

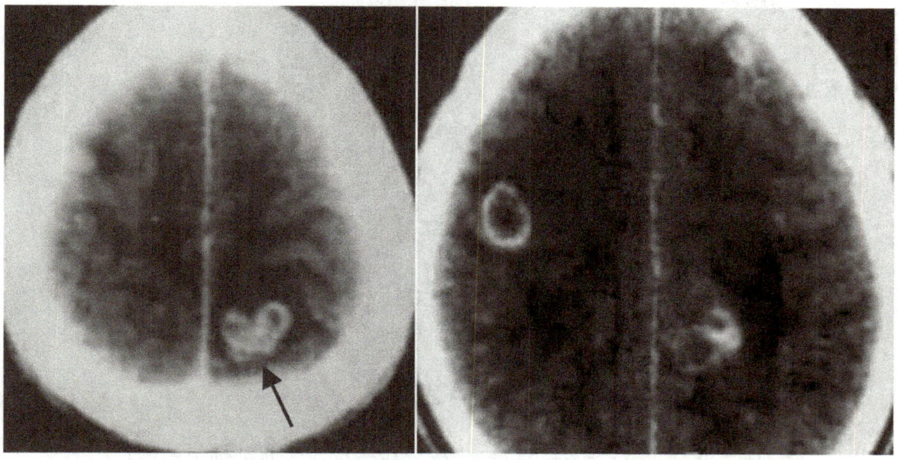

图 27-22　脑肺吸虫病

晚期病灶区出现钙化，且常为蛋壳样钙化

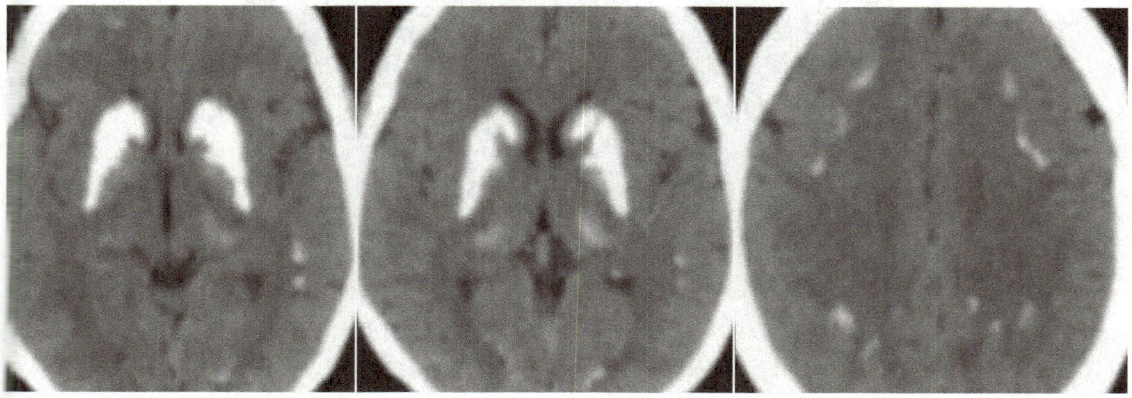

图 27-23　甲状旁腺功能低下

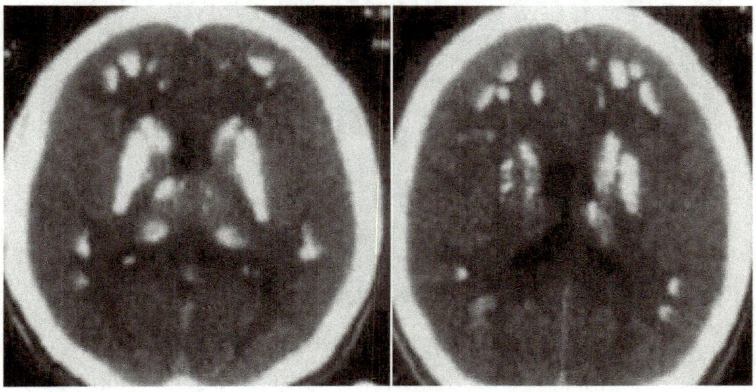

图 27-24　假性甲状旁腺功能低下（PHP）

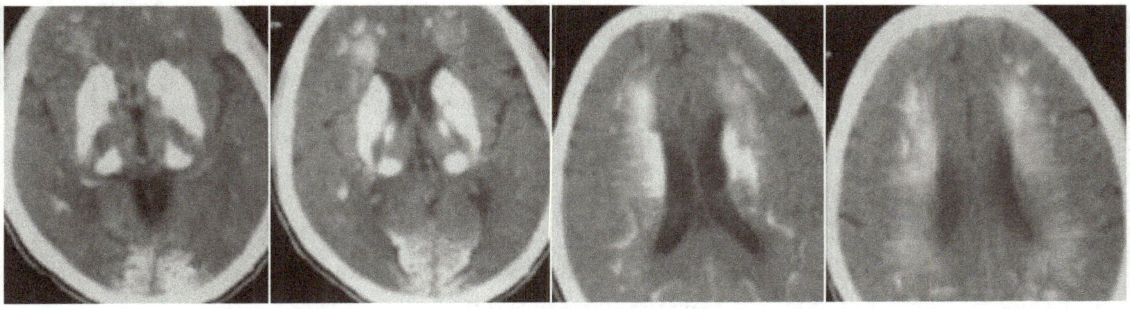

图 27-25　Fahr's 病（1）（特发性、家族性脑血管铁钙质沉着症）

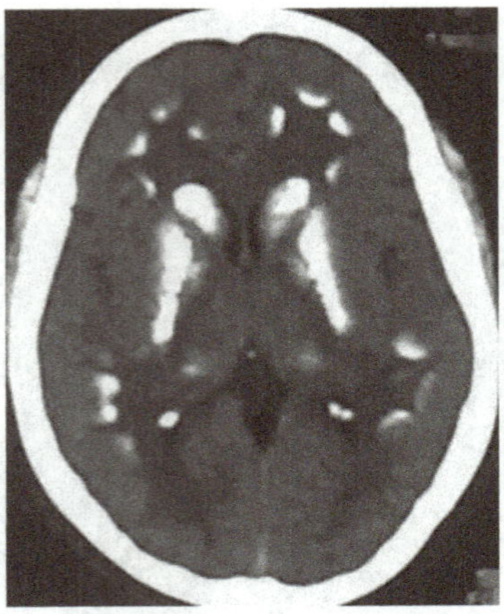

图 27-26 Fahr's 病(2)(特发性家族性脑血管亚铁钙沉着症)

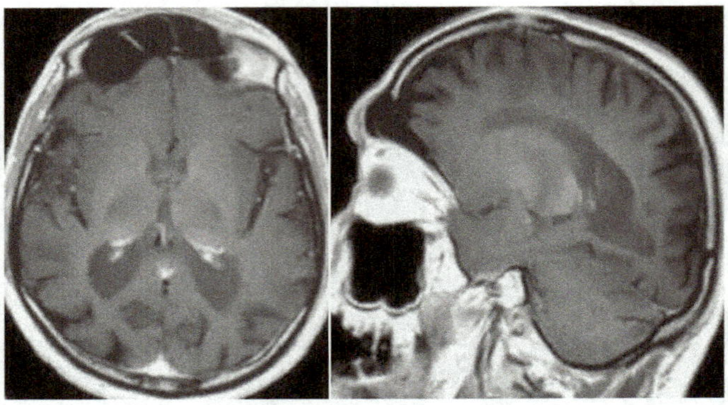

图 27-27 Fabry 病(男,38 岁,透析治疗后)

增强双侧对称性豆状核及丘脑枕高信号

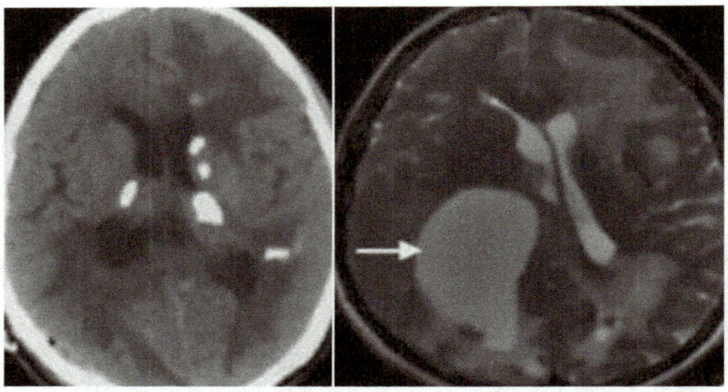

图 27-28 伴钙化与囊变的脑白质病(LCC)

典型影像学"三联征",包括大脑深部核团和白质的钙化、广泛的脑白质变性和多发脑内囊肿

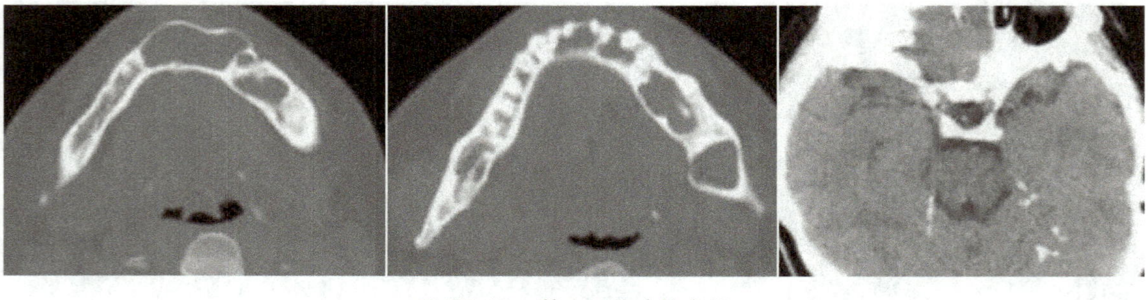

图 27-29 基底细胞痣综合征

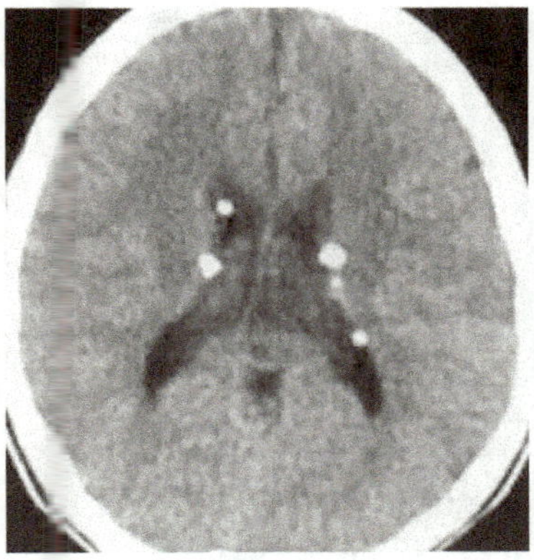

图 27-30　结节性硬化

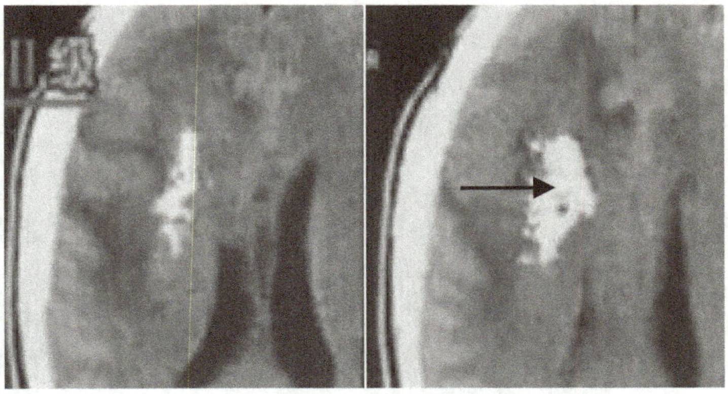

图 27-31　星形细胞瘤

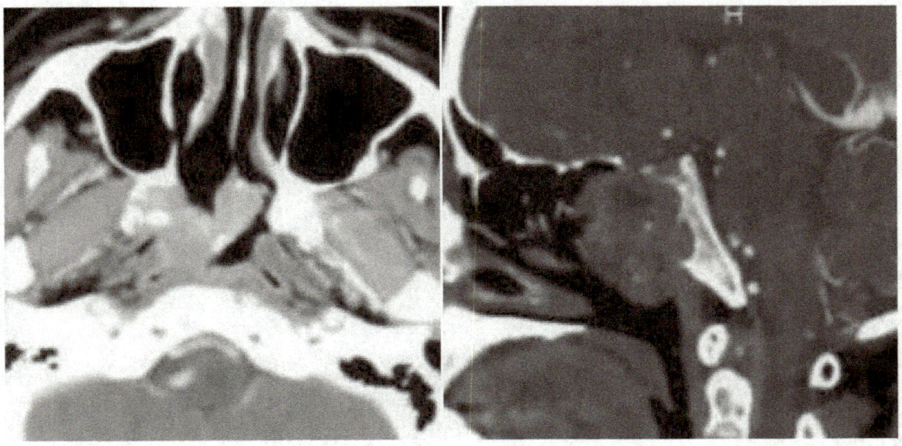

图 27-32　脊索瘤

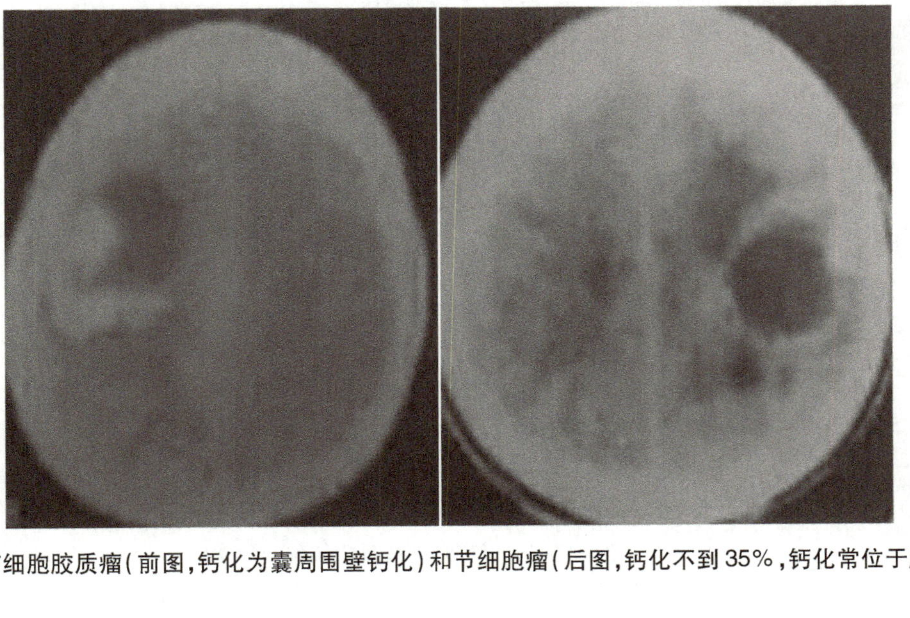

图 27-33　节细胞胶质瘤(前图,钙化为囊周围壁钙化)和节细胞瘤(后图,钙化不到 35%,钙化常位于肿瘤囊变区)

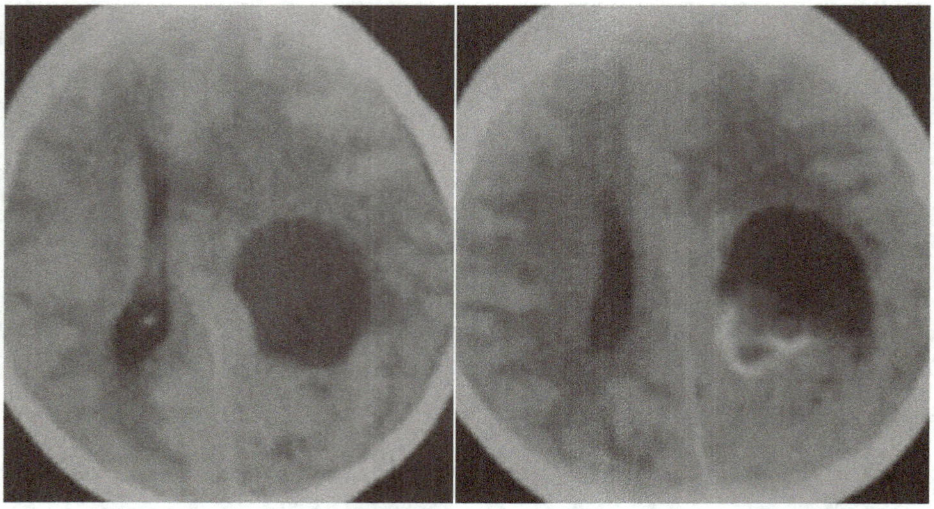

图 27-34 室管膜瘤

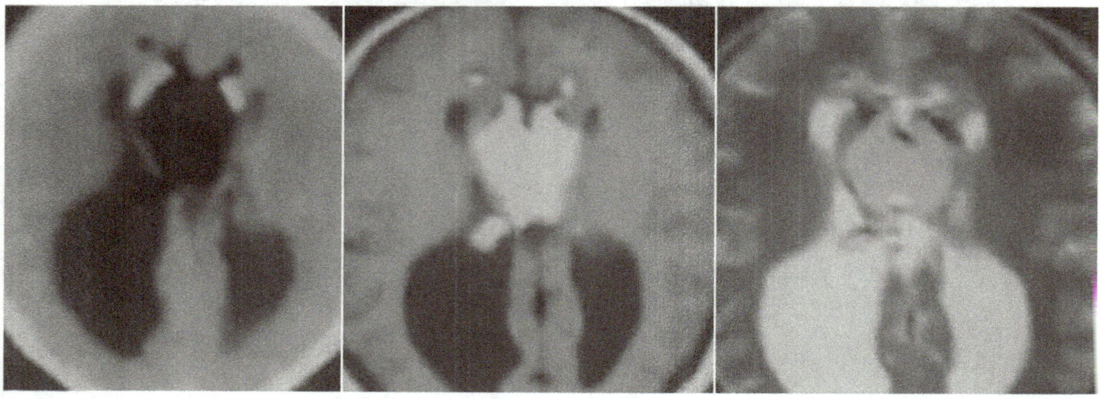

图 27-35 脂肪瘤

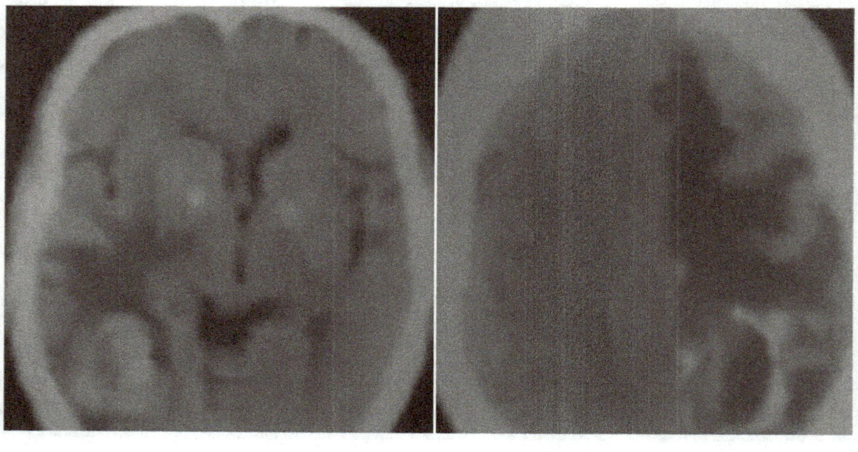

图 27-36 肺癌转移、乳癌转移

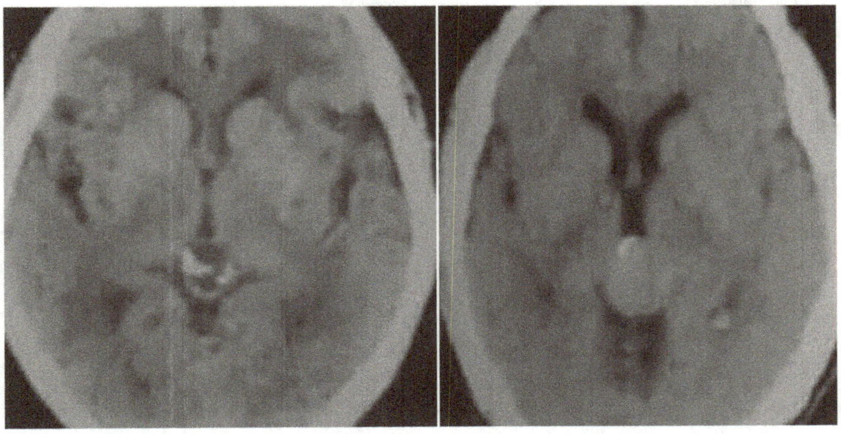

图 27-37 松果体区畸胎瘤（前图）和松果体细胞瘤（后图）

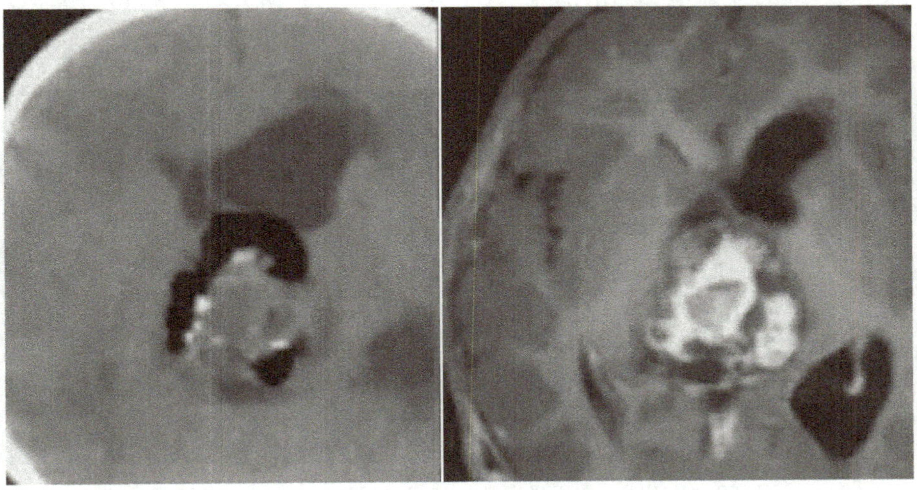

图 27-38 畸胎瘤

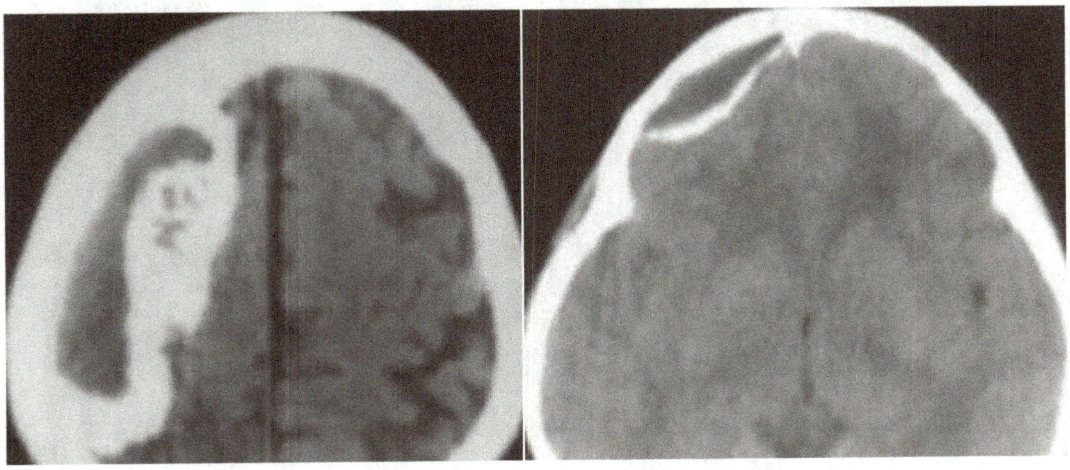

图 27-39 外伤后颅内钙化

第二十八章　常规序列信号异常病变

第一节　T1WI 高信号病变

T1WI 高信号病变不仅有含脂肪及出血病变，还有缺血、囊肿、蛋白、黑色素、矿物质沉积等。T1 高信号的原因主要有：①结合水效应（自由水成为结合水）；②顺磁性物质（金属物质沉积）；③脂类分子（运动频率与 Larmor 频率相似）（图 28－1～图 28－13）。

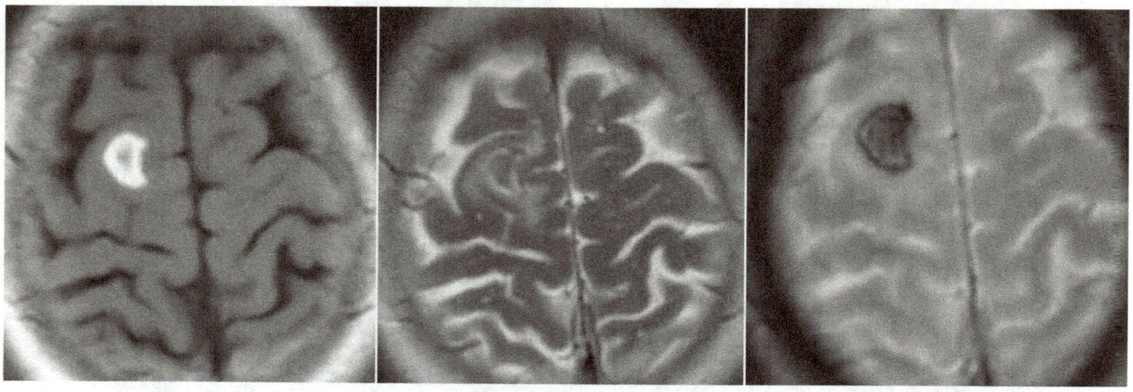

图 28－1　出血（主要是高铁血红蛋白超强顺磁性作用所致）

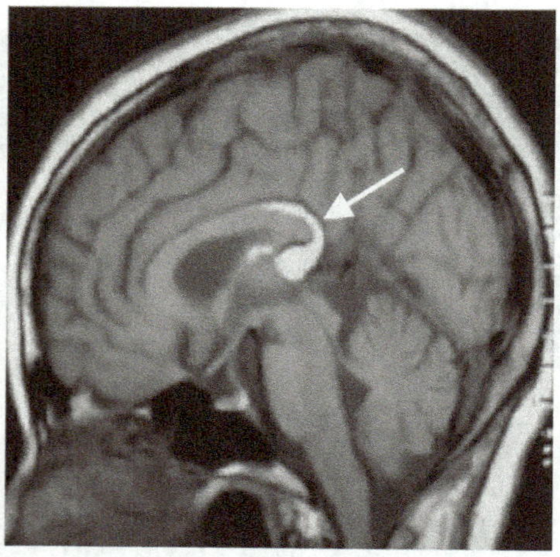

图 28－2　胼胝体脂肪瘤

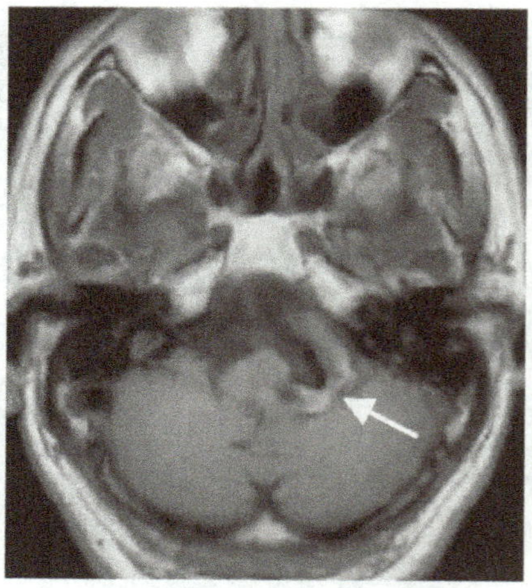

图 28－3　动脉扩张迂曲

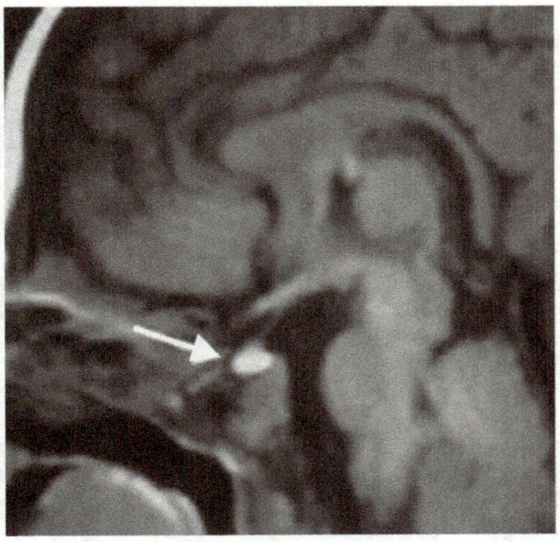

图 28-4 神经垂体

抗利尿激素与血管加压素的神经内分泌滤泡附近水分子弛豫增强

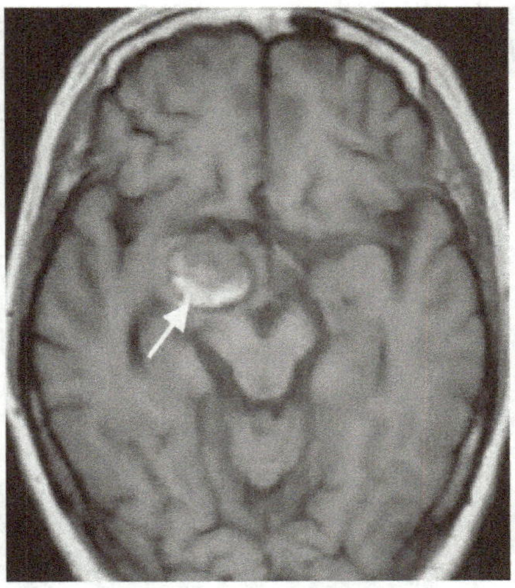

图 28-5 动脉瘤

慢血流造成的流动相关增强与血栓形成

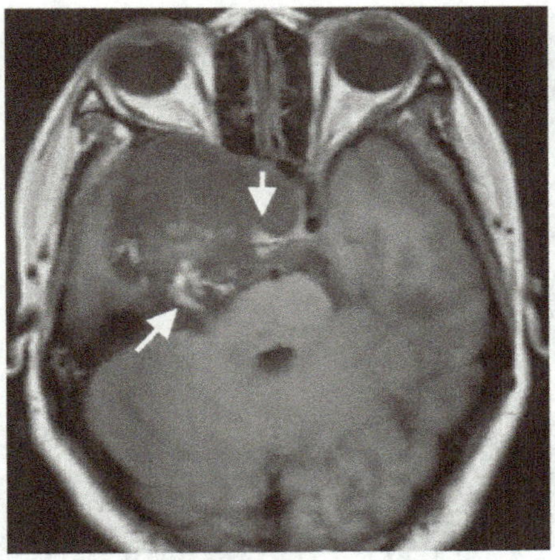

图 28-6 钙化

顺磁性钙盐+其他顺磁性物质,本例为软骨瘤

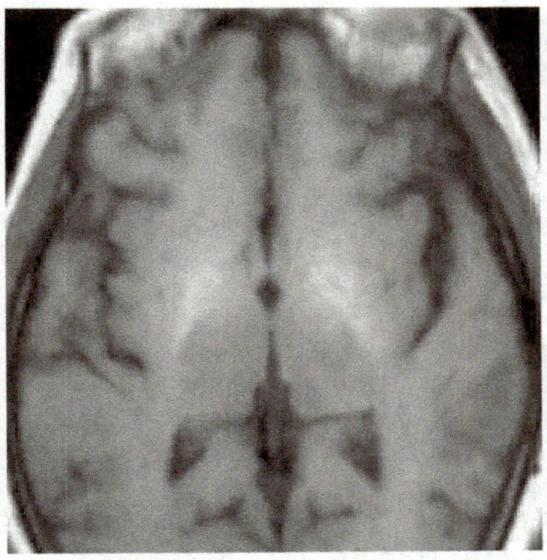

图 28-7 肝性脑病

锰过度沉积所致

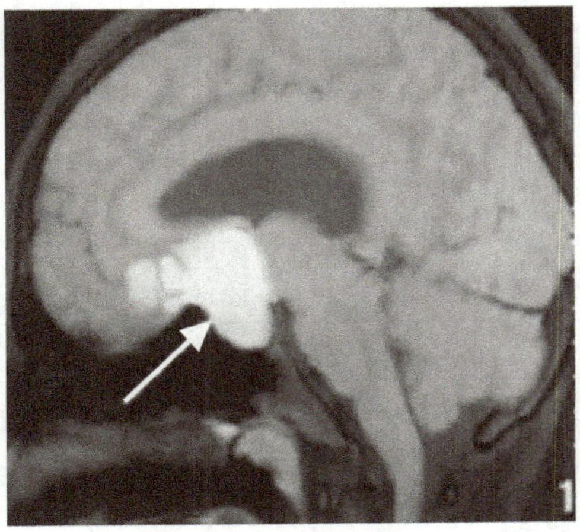

图 28-8 颅咽管瘤

含蛋白物质,T1 高信号

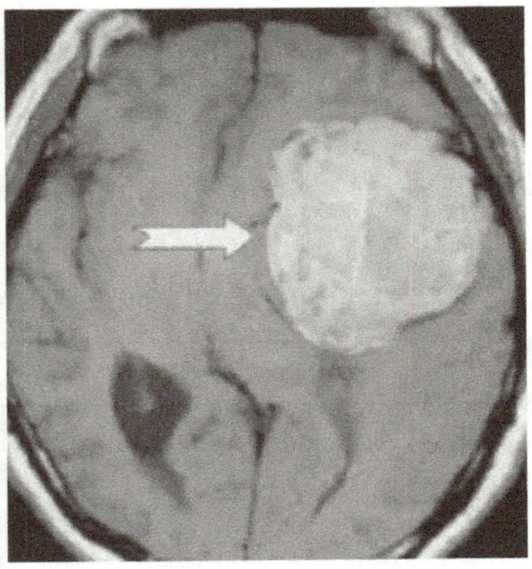

图 28-9 黑色素瘤

黑色素的自由基含有不成对电子和氢质子的顺磁性效应

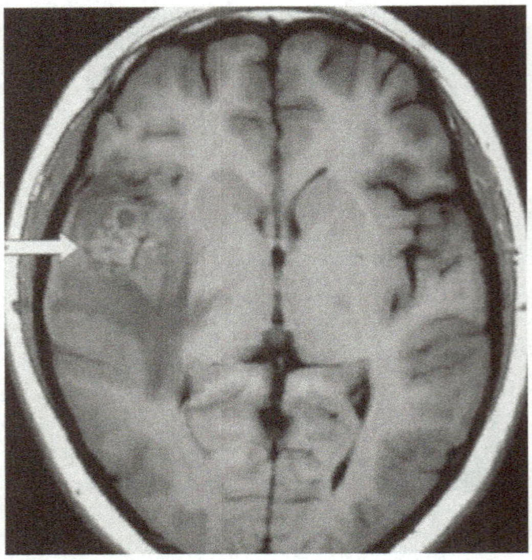

图 28-10 结核性肉芽肿

巨噬细胞吞噬脂质,致 T1 高信号

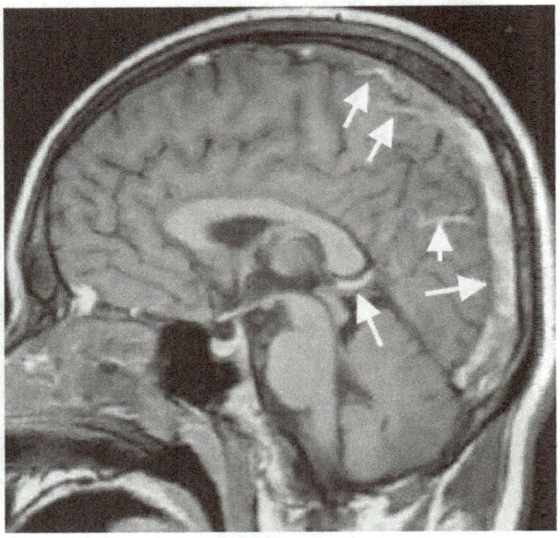

图 28-11 静脉窦血栓

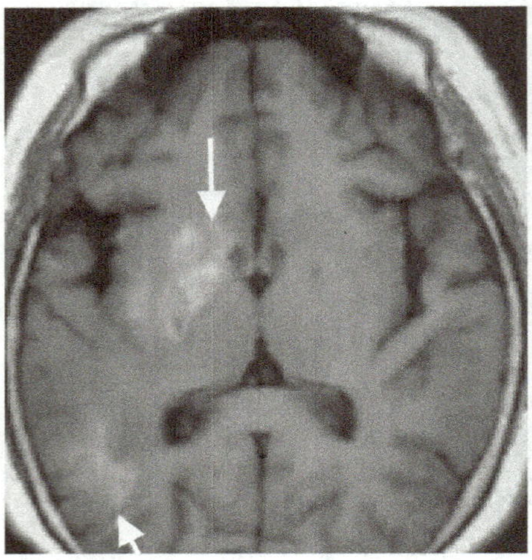

图 28-12 脑梗死出血转化

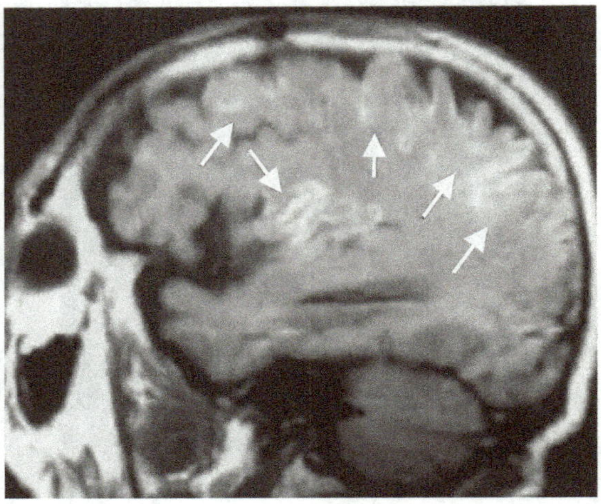

图 28-13 脑梗死后皮层层状坏死

坏死碎屑中的蛋白变性或少量顺磁性物质沉积

第二节 T2WI 低信号病变

脑内 T2WI 低信号病变大致分为八大类,现总结如表 28-1 所示。

表 28-1 脑内 T2WI 低信号病变分类

分类	项目
血红蛋白降解物	去氧血红蛋白、细胞内正铁血红蛋白、含铁血黄素(血肿、出血性梗死、微出血等)
含黑色素病变	黑色素瘤
富含黏液或蛋白病变	Rethke 裂囊肿,胶样囊肿
富含细胞病变	淋巴瘤、髓母细胞瘤、高级别胶质瘤
矿物质沉积	铁、铜、钙

续表 28-1

分类	项目
流空效应	动脉瘤、血管畸形、脑脊液
含气体腔隙	气体（颅内积气）
造影剂	Gd-DTPA

T2WI 低信号病变见图 28-14 ~ 图 28-27。

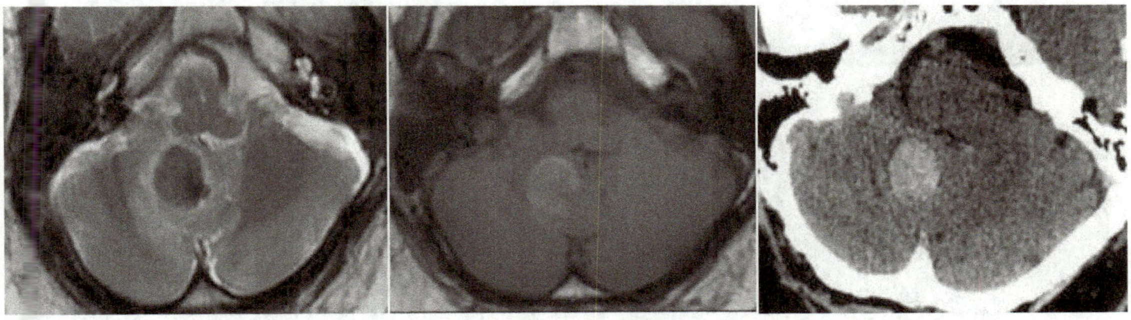

图 28-14　右侧小脑半球出血（7 h）

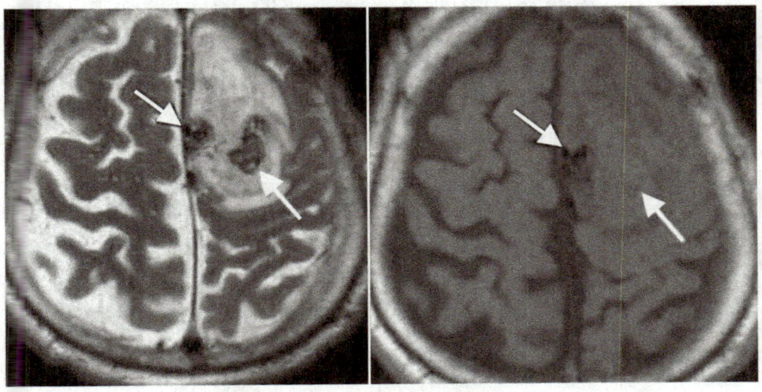

图 28-15　动静脉畸形伴出血

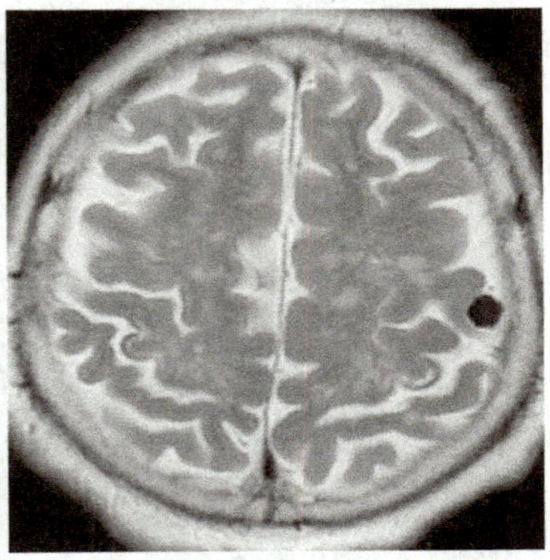

图 28-16　脑膜瘤钙化

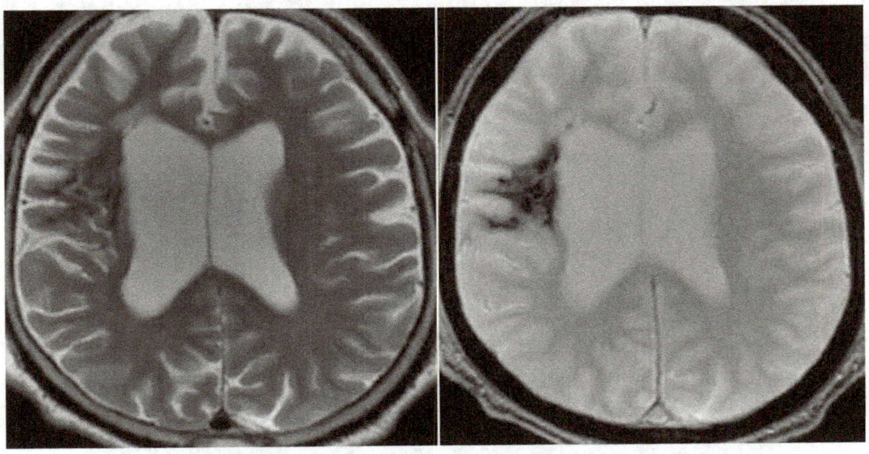

图 28-17　慢性出血性梗死

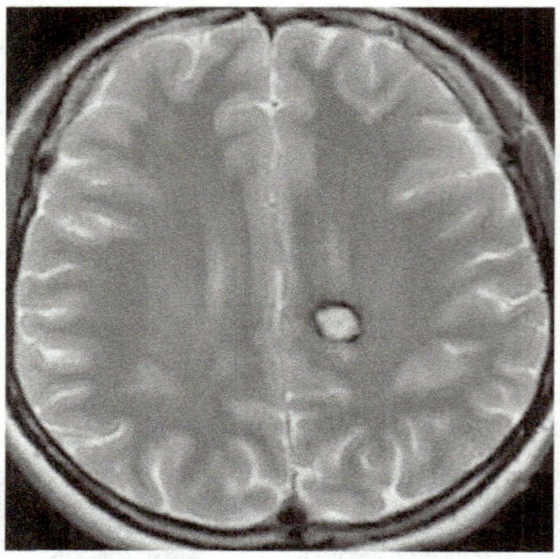

图 28-18　海绵状血管瘤

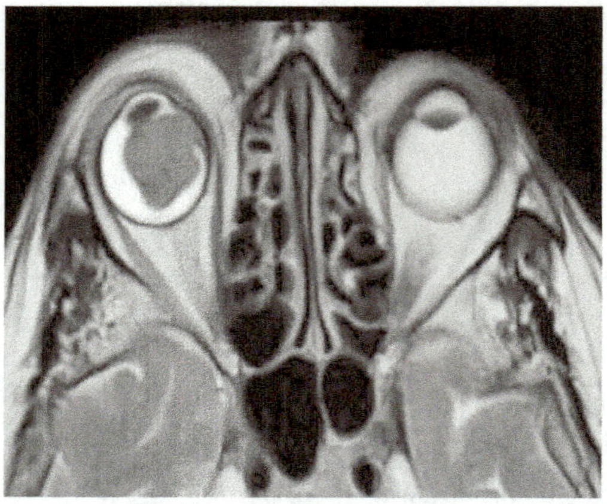

图 28-19　黑色素瘤(属含黑色素类病变)

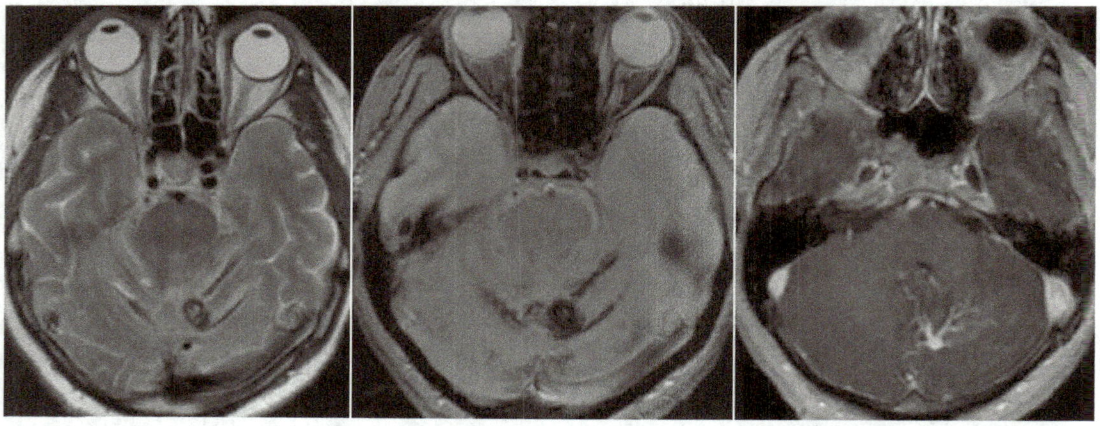

图 28-20　发育性静脉畸形

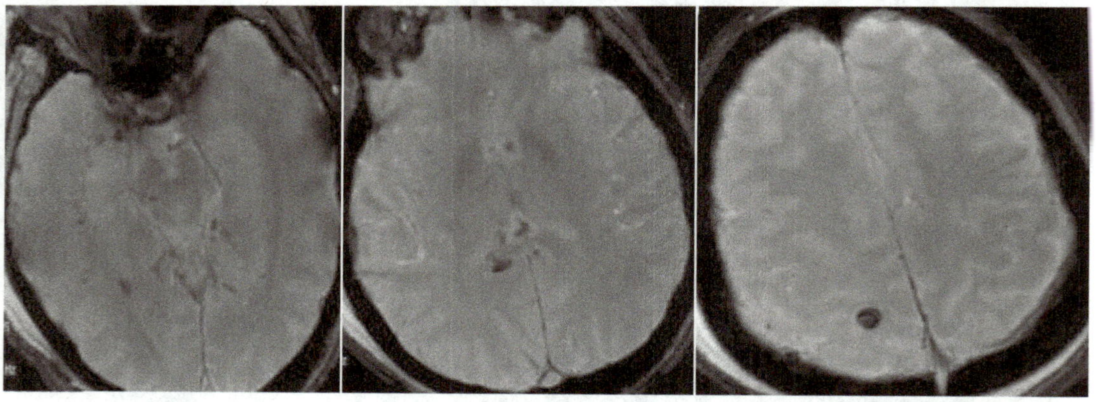

图 28-21　弥漫性轴索损伤

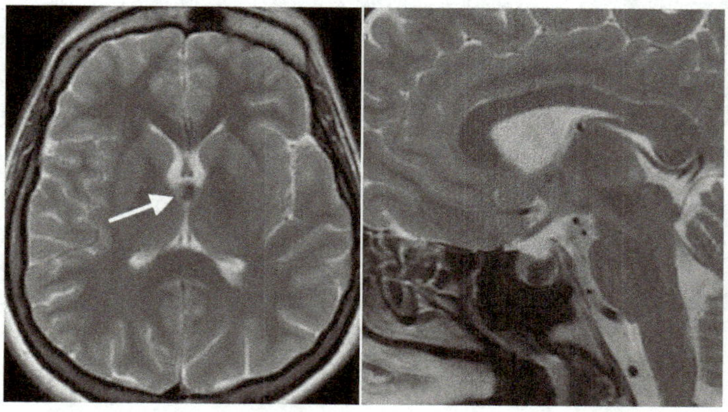

图 28-22　胶样囊肿及 Rathke's 囊肿(富含黏液或蛋白病变)

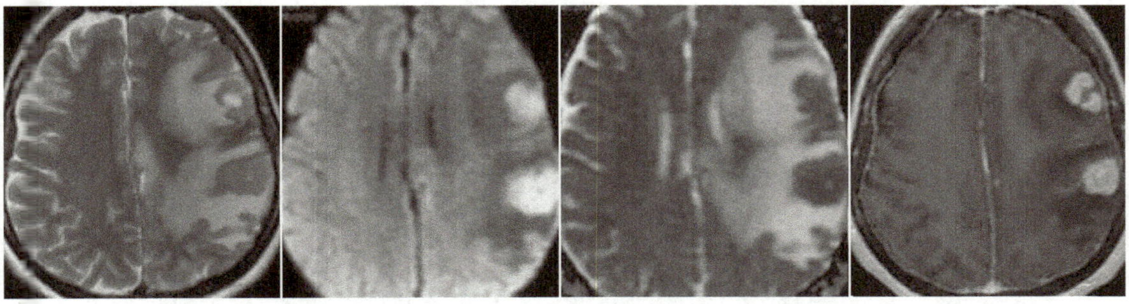

图 28-23 原发性中枢神经系统淋巴瘤(富含细胞病变)

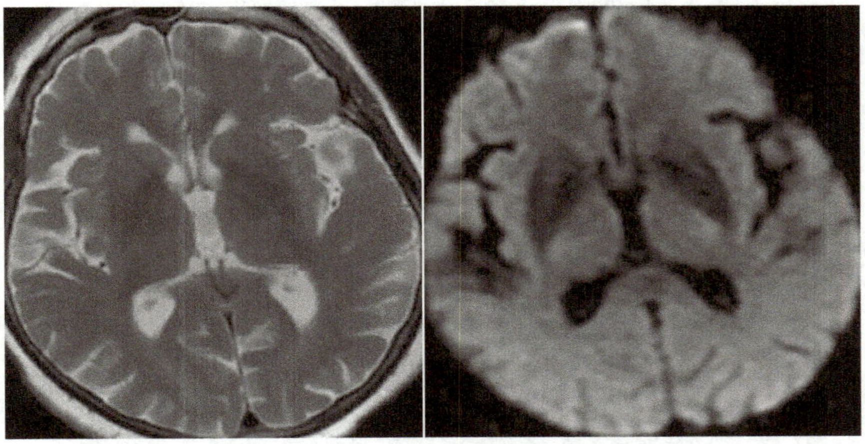

图 28-24 矿物质(铁)沉积,可见于正常老年人

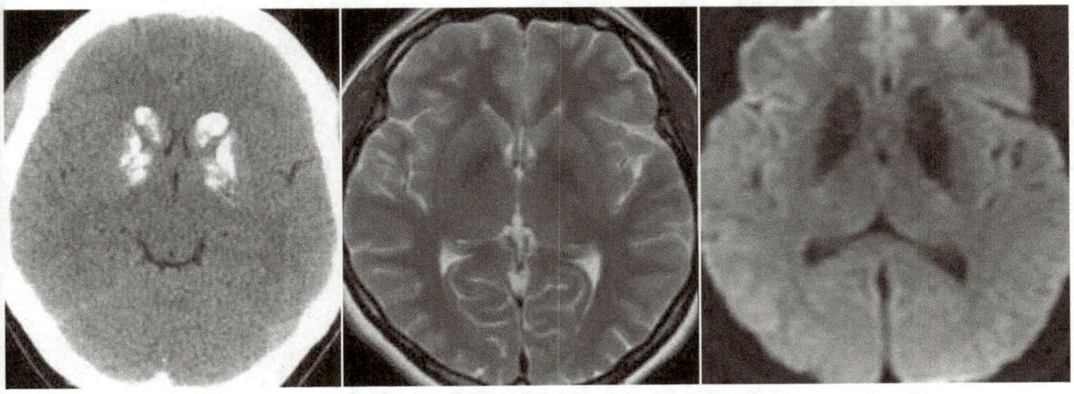

图 28-25 Fahr's 病

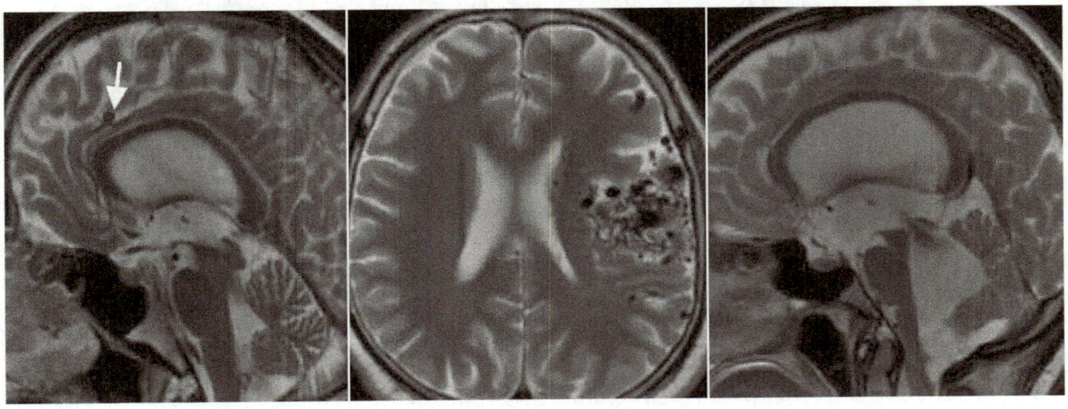

图 28-26 流空效应(分别为动脉瘤、动静脉畸形、脑积水的脑脊液流动)

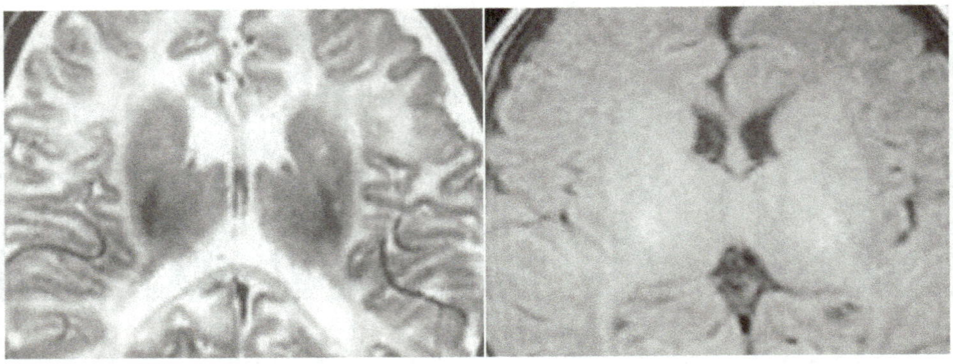

图 28-27　正常 2 个月婴儿(正常髓鞘化)

第三节　T2 Flair 高信号病变

T2 Flair 高信号病变见图 28-28 ~ 图 28-33。

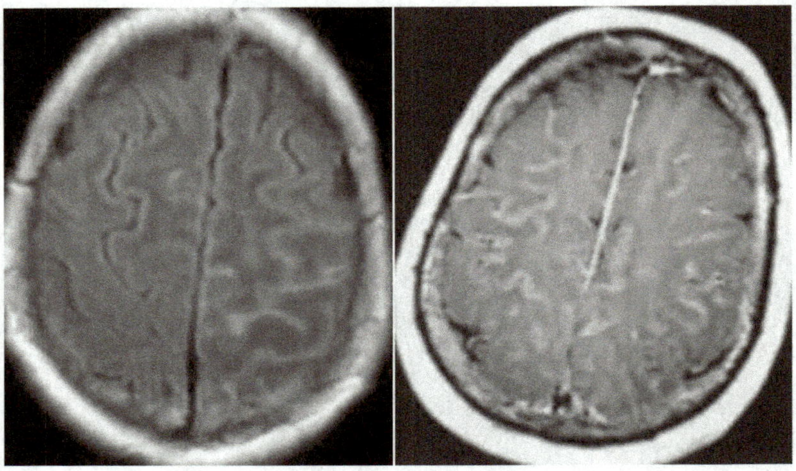

图 28-28　脑膜炎

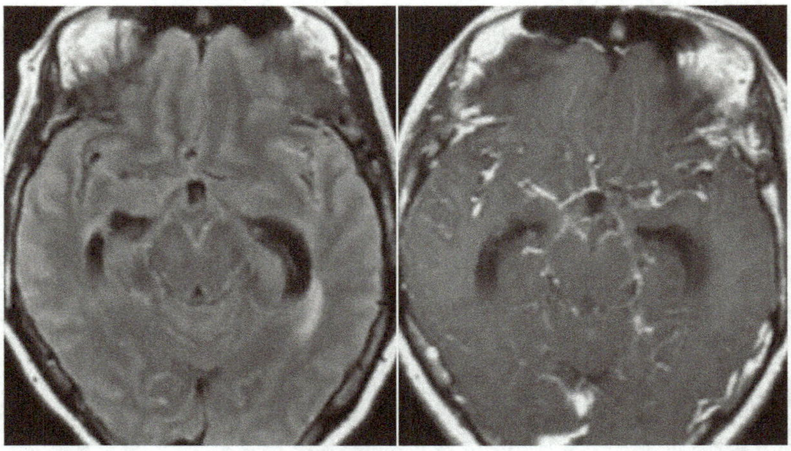

图 28-29　结核性脑膜炎

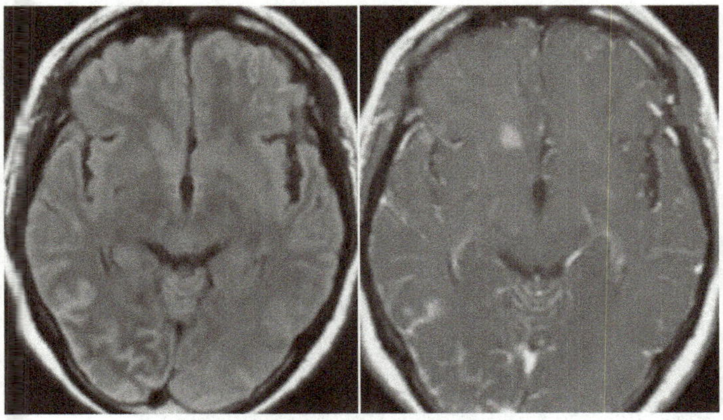

图 28-30　癌性脑膜炎

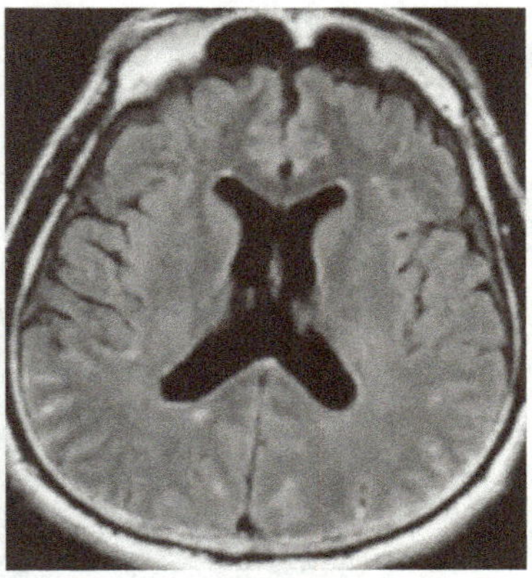

图 28-31　蛛网膜下腔出血(SAH)

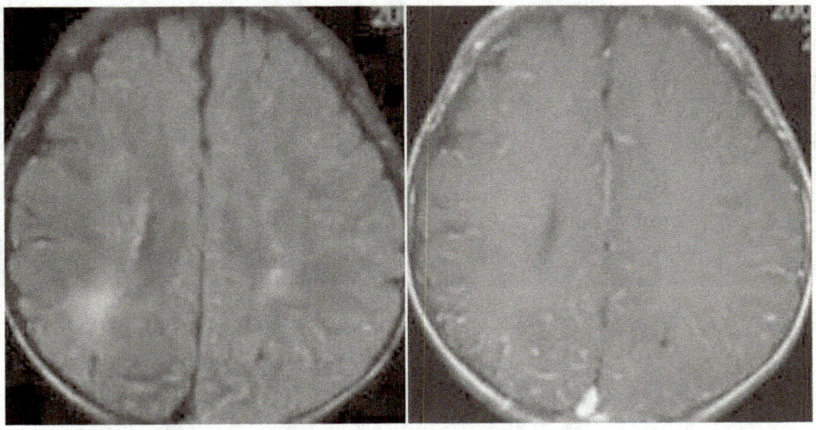

图 28-32　烟雾病

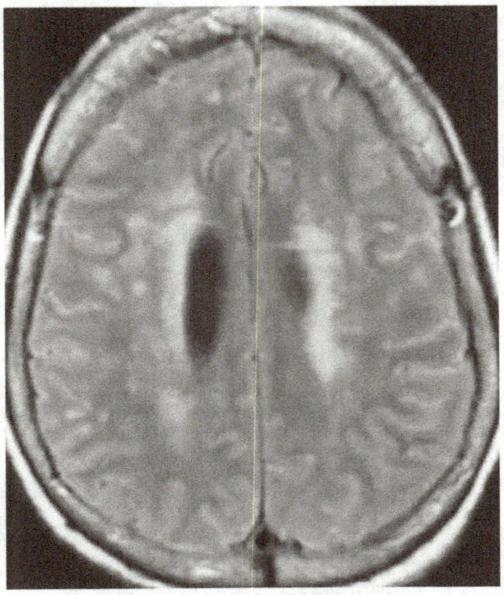

图 28-33　氧合过度

脑沟内高信号与接受高浓度氧有关，白质高信号可能与缺血有关

第四节 脑内环形强化病变

脑内环形强化病变见图 28-34 ~ 图 28-45。

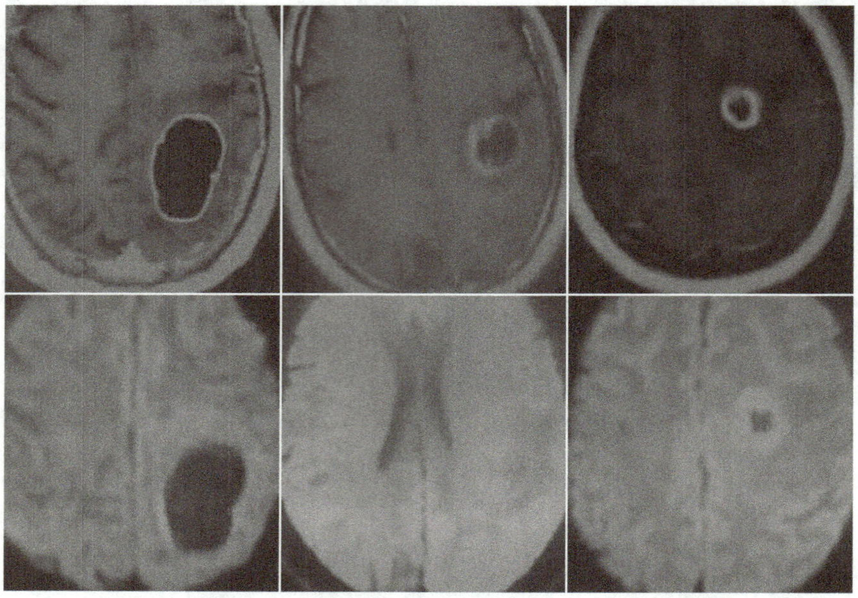

图 28-34 3 例脑内环形强化病变(DWI 内部扩散不受限,代表坏死区,系肿瘤性病变)

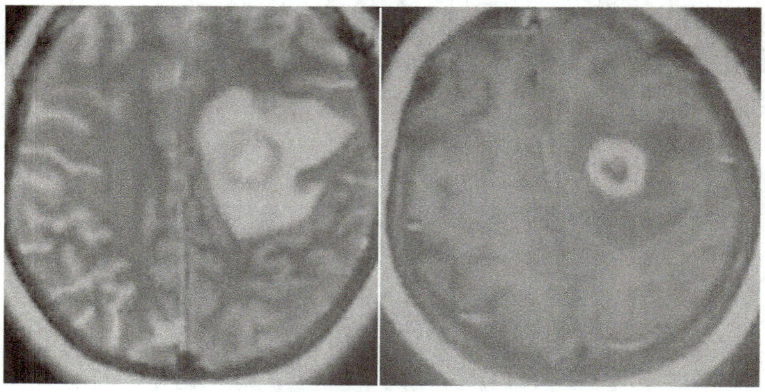

图 28-35 间变性星形细胞瘤

胶质母细胞瘤或间变性星形细胞瘤:因生长速度快,可在中心形成坏死,呈环形强化;其腔内DWI 信号不高,可出现 Lip/Lac 峰;环壁强化明显,rCBV 大于 3.5;Cho 峰明显升高,NAA 降低;瘤周水肿,Cho 峰升高,NAA 降低,rCBV 大于 1.2

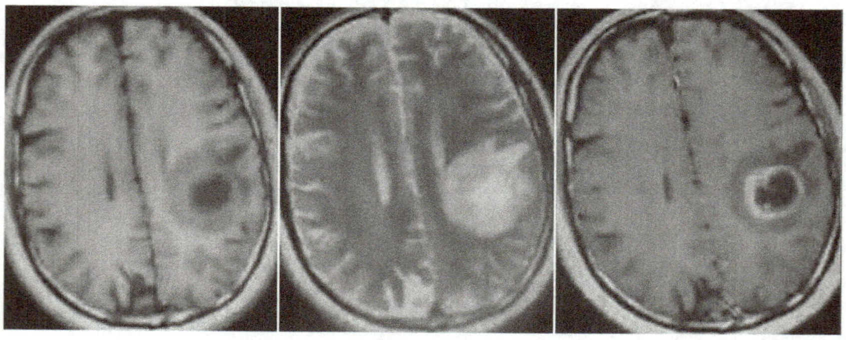

图 28-36 多形性胶质母细胞瘤(1)

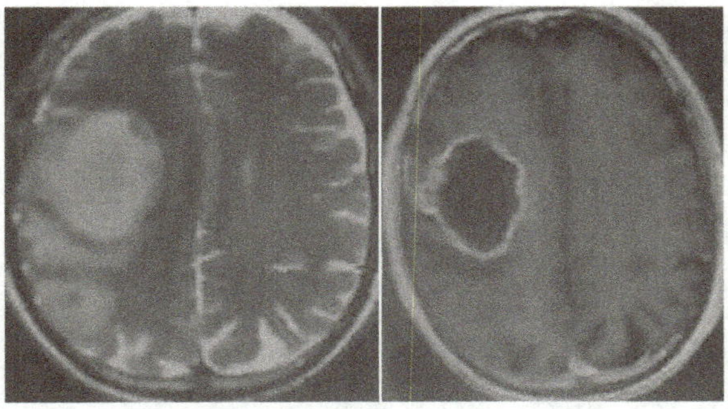

图 28-37　多形性胶质母细胞瘤(2)

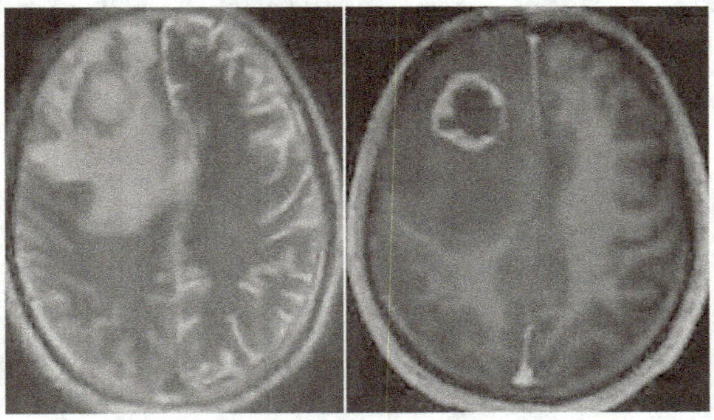

图 28-38　转移瘤

常位于皮质下及灰白质交界区,周围有较明显水肿;其腔内 DWI 信号不高,可出现 Lip 峰;环壁强化明显,rCBV 明显升高,Cho 峰明显升高,NAA 缺失,Cr 显著降低或缺失;瘤周水肿,Cho 不高,NAA 降低,rCBV 小于 0.5

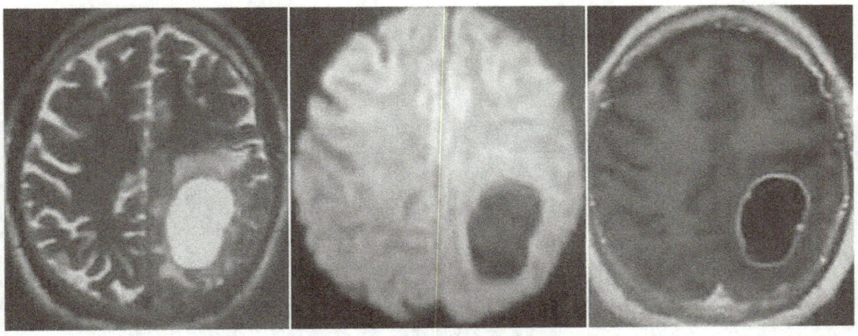

图 28-39　单发脑转移瘤

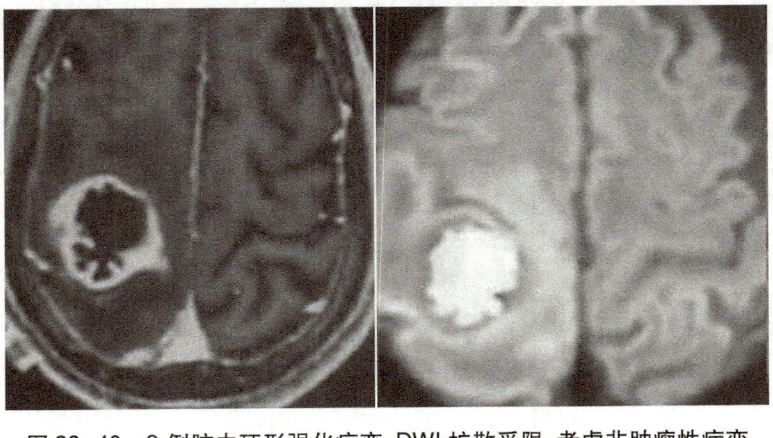

图 28-40　3 例脑内环形强化病变,DWI 扩散受限,考虑非肿瘤性病变

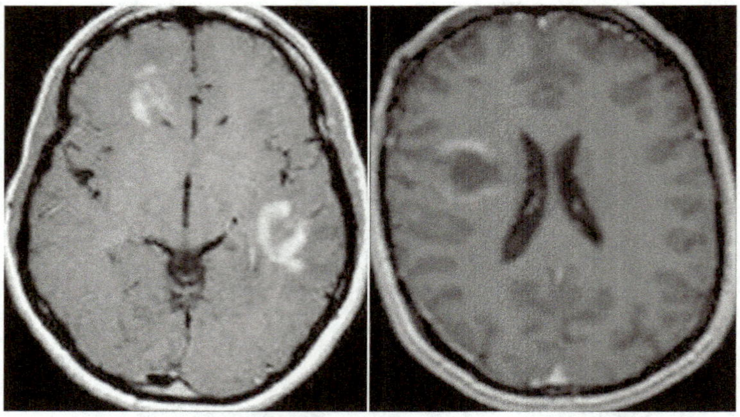

图 28-41 瘤样脱髓鞘(1)

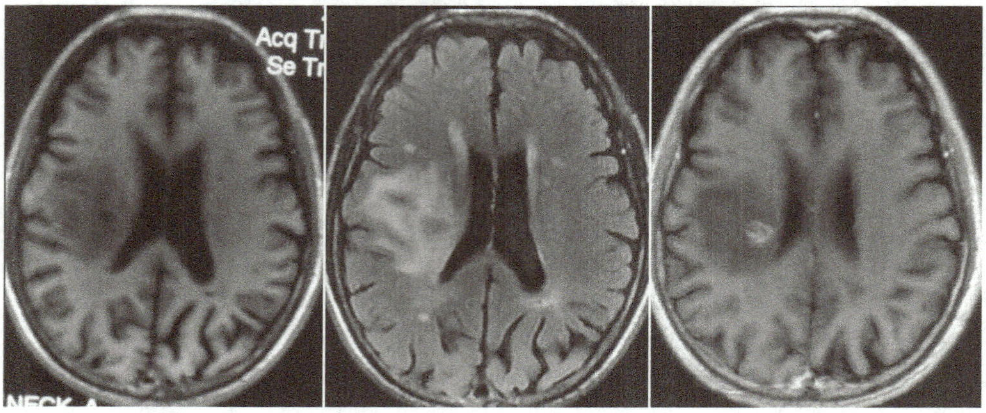

图 28-42 瘤样脱髓鞘(2)

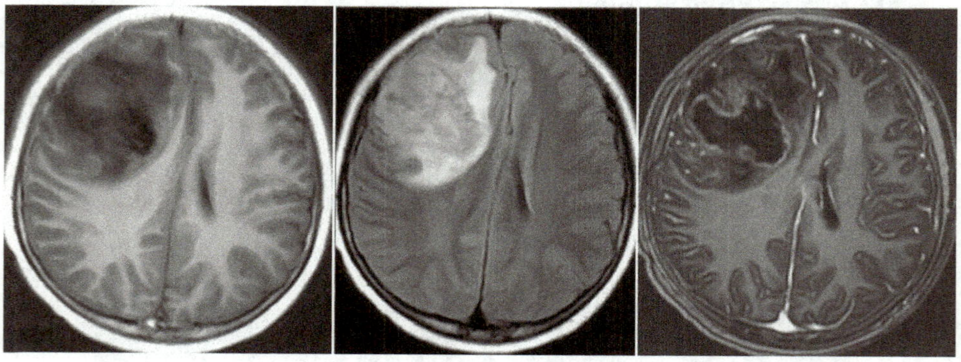

图 28-43 瘤样脱髓鞘(3)

DWI 新鲜病灶呈轻中度高信号，信号低于急性脑梗死，高于肿瘤；亚急性或慢性期，DWI 信号明显减低。急性期部分病灶周边呈环形强化，典型者呈开环状强化。MRS：Glx 增高，Cho、Lac、Lip 升高，NAA 降低，rCBV 低

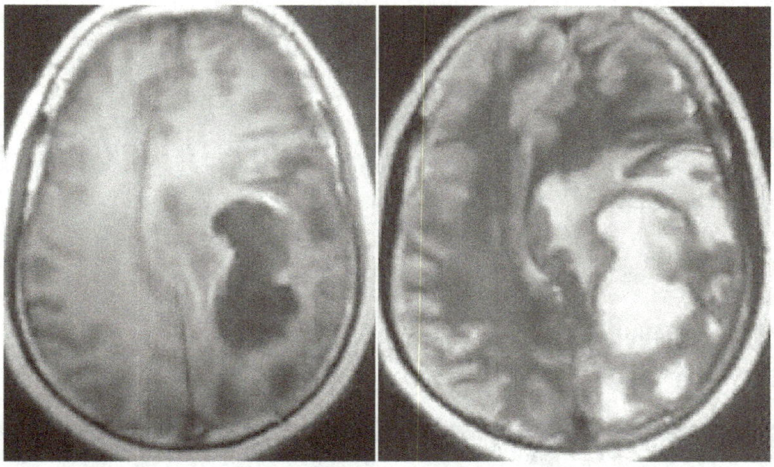

图 28-44　细菌性脑脓肿（草绿色链球菌）

脑脓肿的脓腔 T1 低信号，T2 高信号，信号较为均质，DWI 高信号，ADC 值降低；MRS 可出现特征性的乙酸盐、琥珀酸盐、氨基酸峰，Lac、Lip 升高，NAA、Cho、Cr 消失。脓肿壁 T1 等或稍高信号，T2 内壁可见低信号环，环形强化，强化的环较薄，内壁光整，rCBV 降低

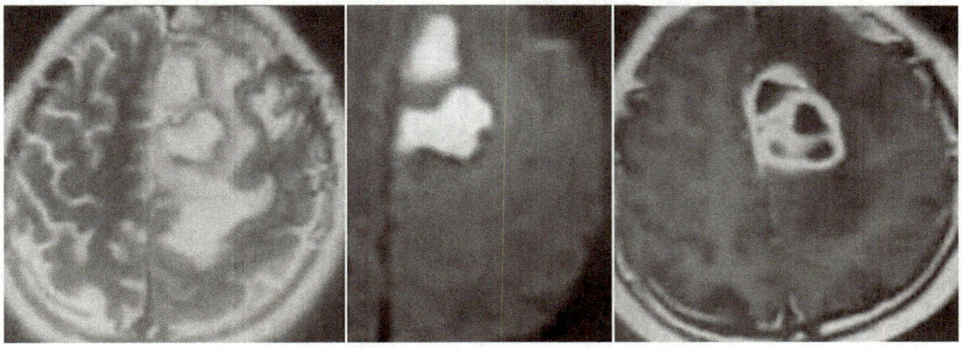

图 28-45　细菌性脑脓肿（表皮样葡萄球菌）

第二十九章　磁敏感加权成像

磁敏感加权成像(susceptibility weighted imaging,SWI)(见图 29-1 ~ 图 29-38)。

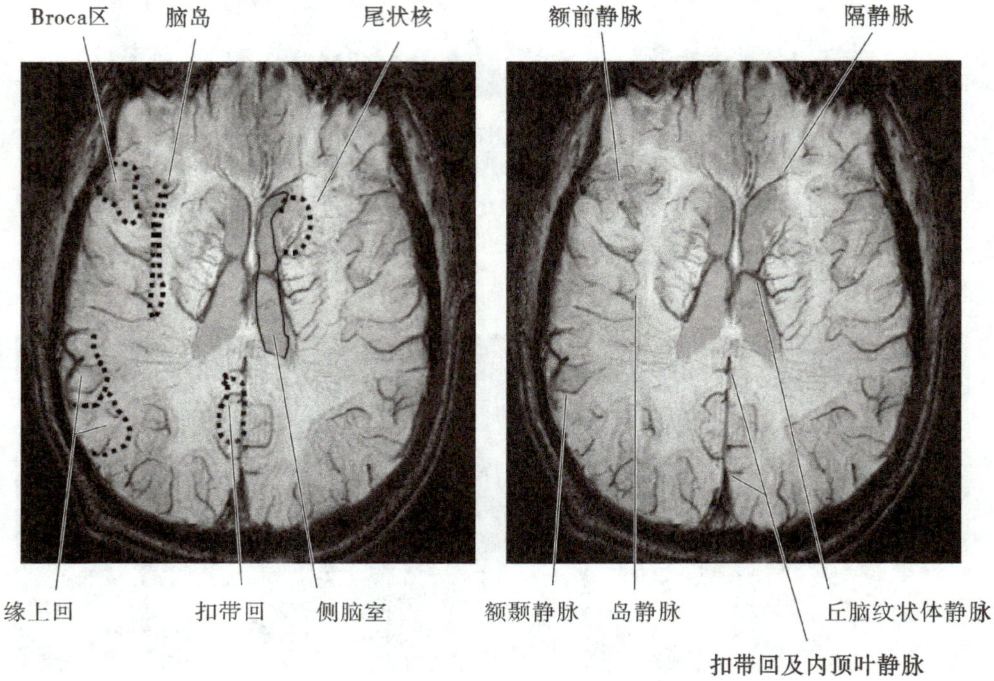

图 29-1　SWI 小静脉解剖

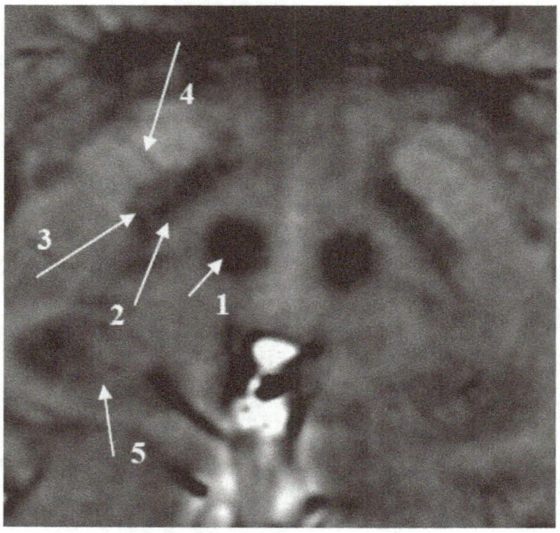

图 29-2　SWI 黑质、红核解剖

1. 红核　2. 黑质致密部　3. 黑质网状部　4. 大脑脚　5. 内侧膝状体

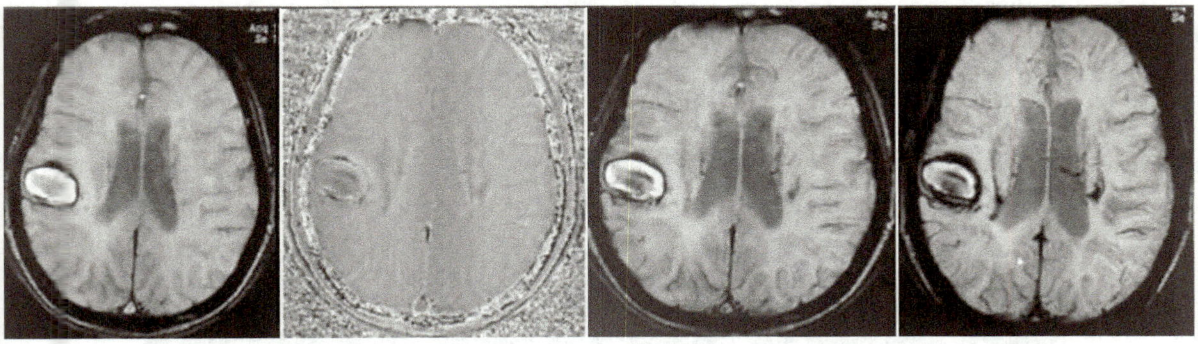

图 29-3　SWI 四副图

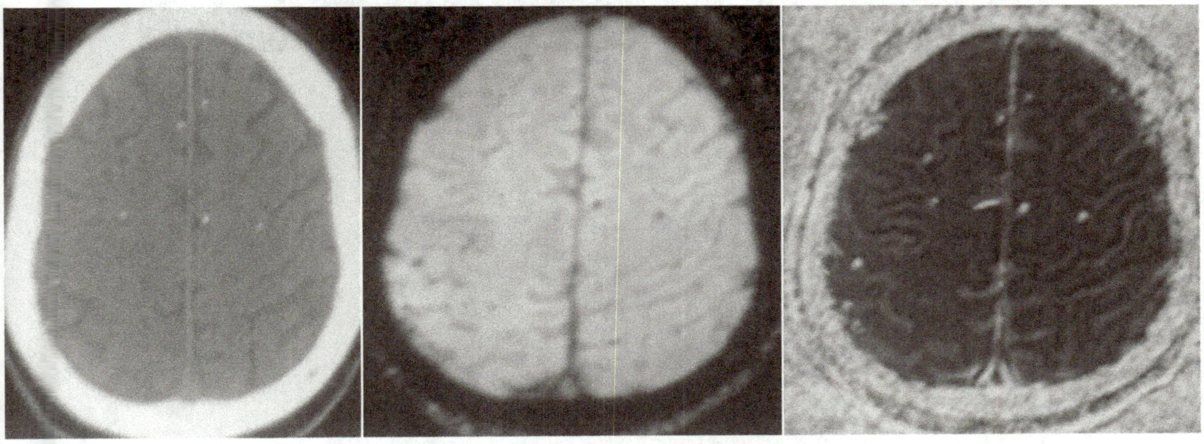

图 29-4　CT、SWI 及相位图显示脑囊虫感染钙化(钙化为反磁性物质,相位图为高信号)

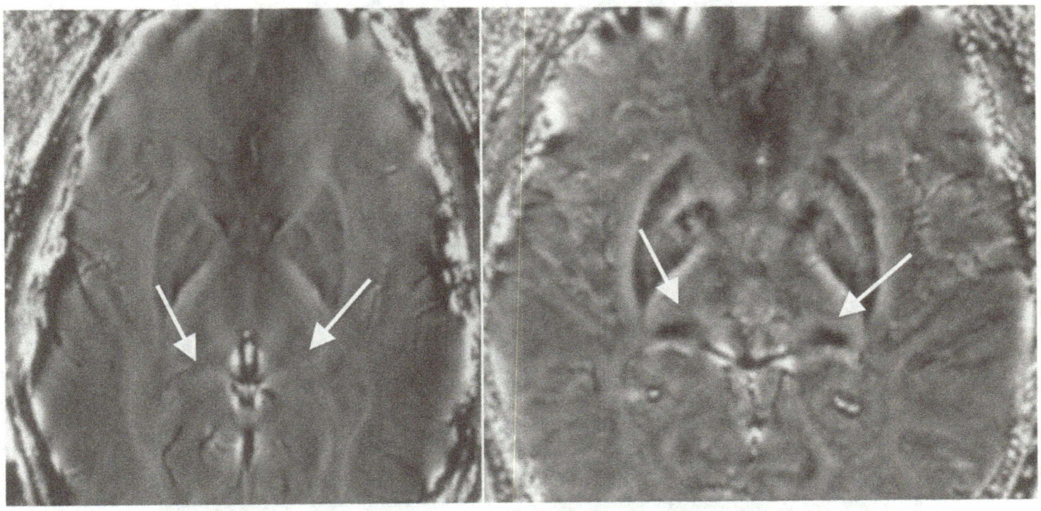

图 29-5　相位图正常志愿者(前图),MS 患者(后图)

可见双侧丘脑枕铁(顺磁性物质)沉积的低信号

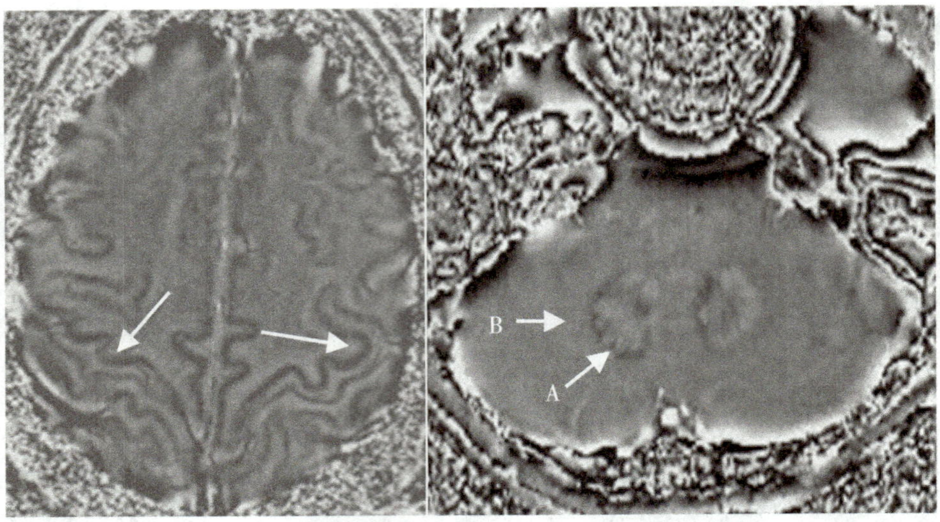

图 29-6 阿尔茨海默病

中央前回皮质、齿状核铁质含量增高(相位图)低信号

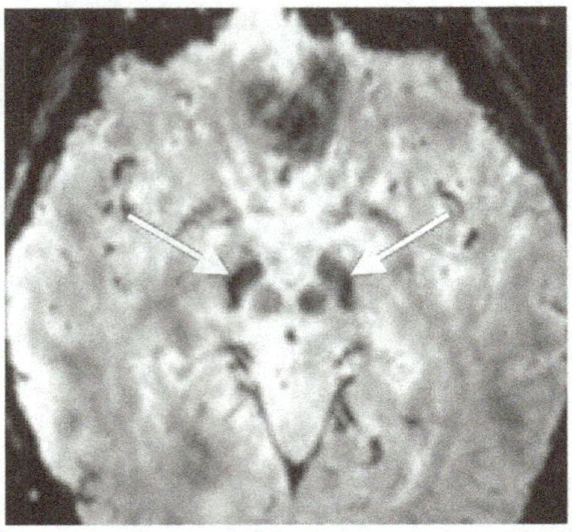

图 29-7 帕金森病

SWI 显示黑质铁质含量增高低信号

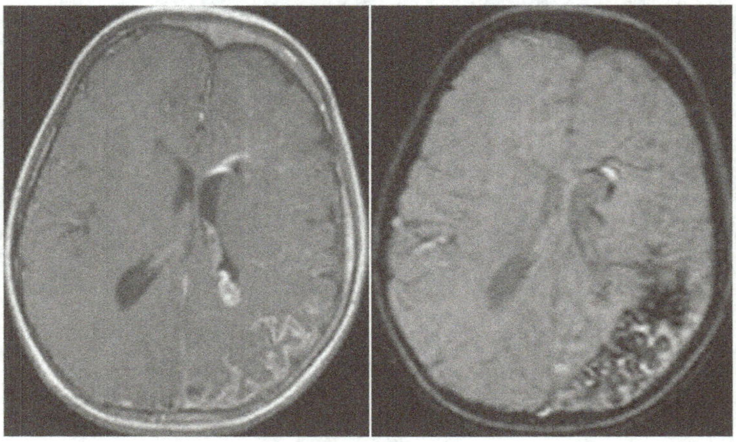

图 29-8 斯德奇-韦伯(Sturge-Weber)综合征

增强 T1WI 显示软脑膜强化,增强后 SWI 显示皮质下低信号(脱氧血红蛋白增加,局部静脉血容量增加)和(或)钙化

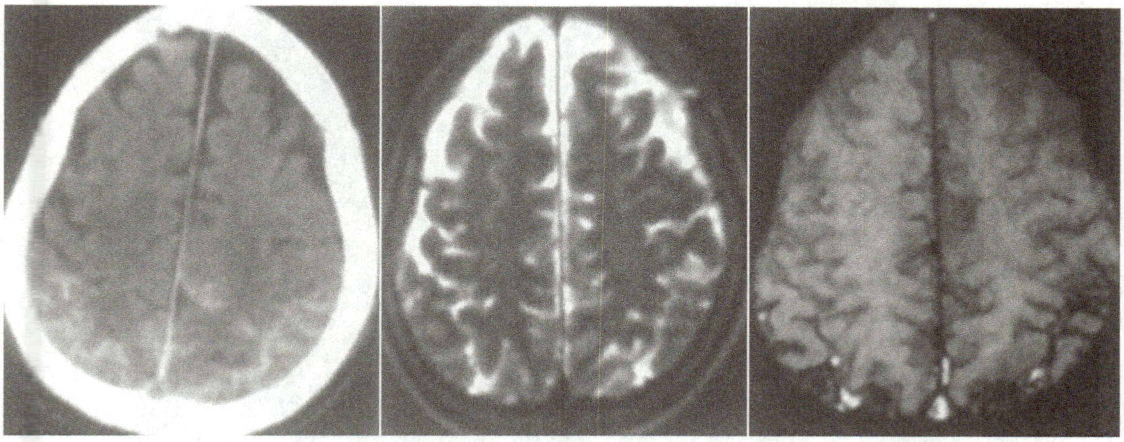

图 29-9 蛛网膜下腔出血(SAH)

SWI 氧合血红蛋白呈高信号,脱氧血红蛋白(顺磁性)呈低信号

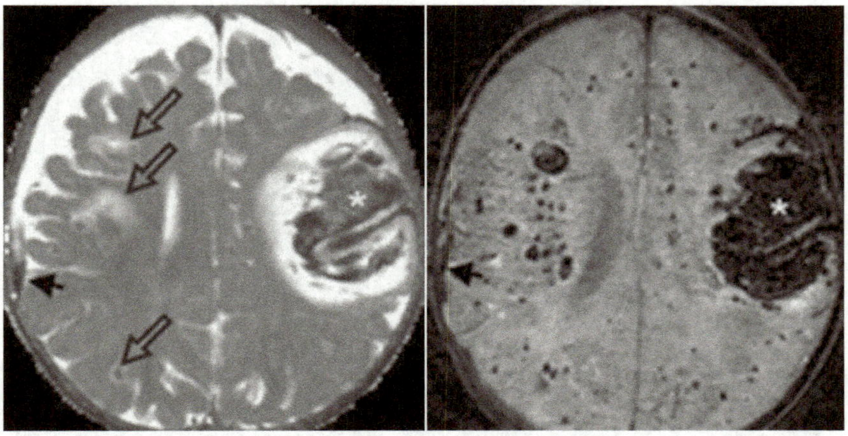

图 29-10 白血病脑内出血灶

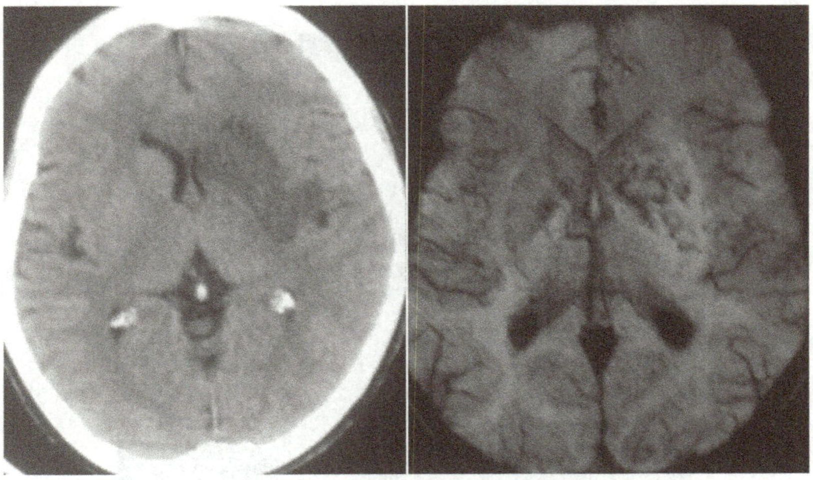

图 29-11 SWI 发现急性梗死灶内出血

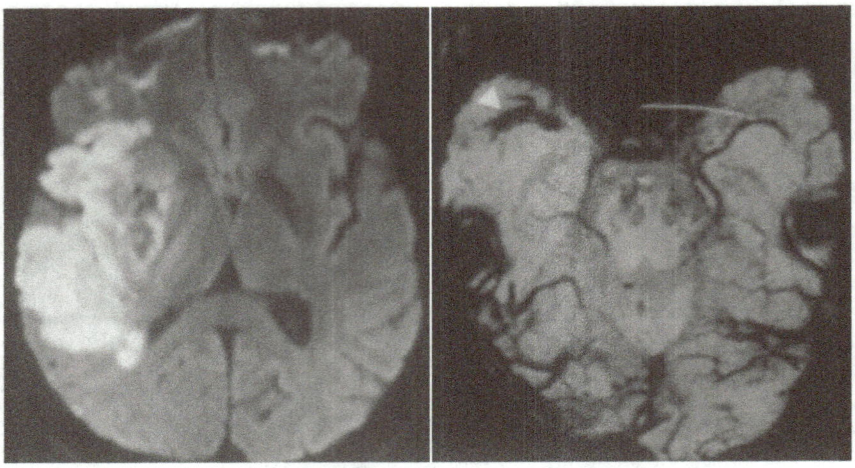

图 29-12　SWI 发现阻塞动脉的急性血栓

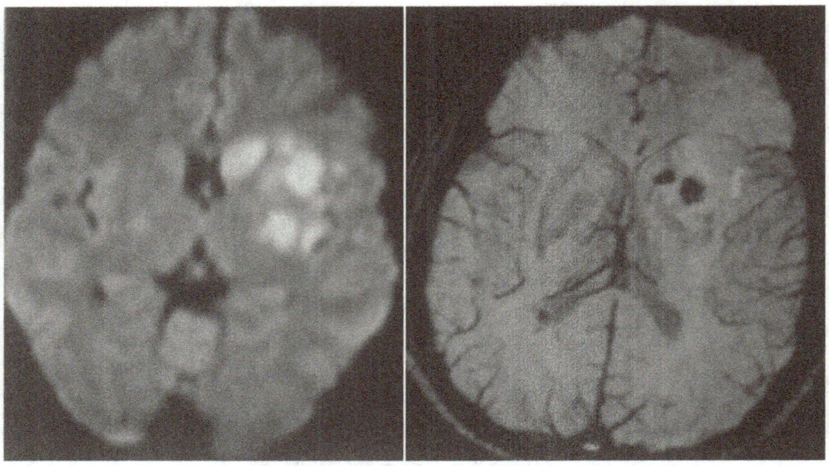

图 29-13　SWI 显示梗死溶栓后出血

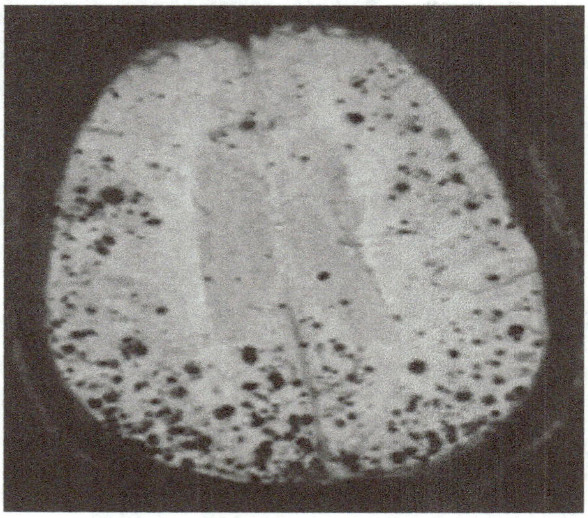

图 29-14　脑血管淀粉样变性(CAA)

SWI 序列显示微出血灶非常广泛严重,而深部脑白质和脑室周围并未受累

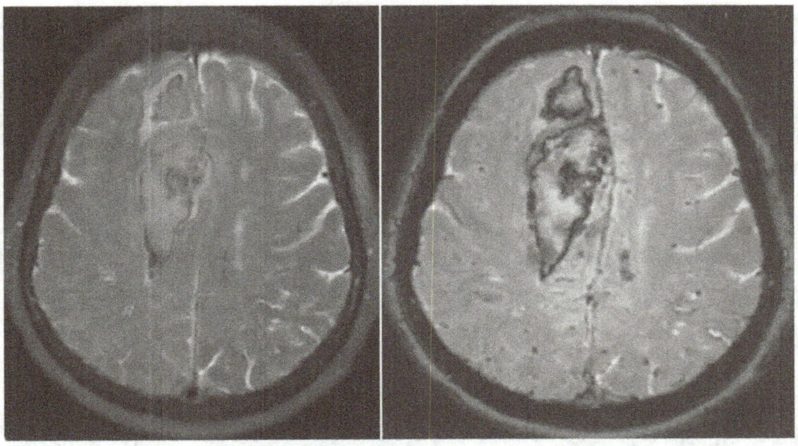

图 29-15　脑淀粉样血管病(CAA)

T2 及 GRE 序列显示老年患者右侧额叶血肿，同一层面 GRE 显示脑皮质及皮质下多发微出血灶

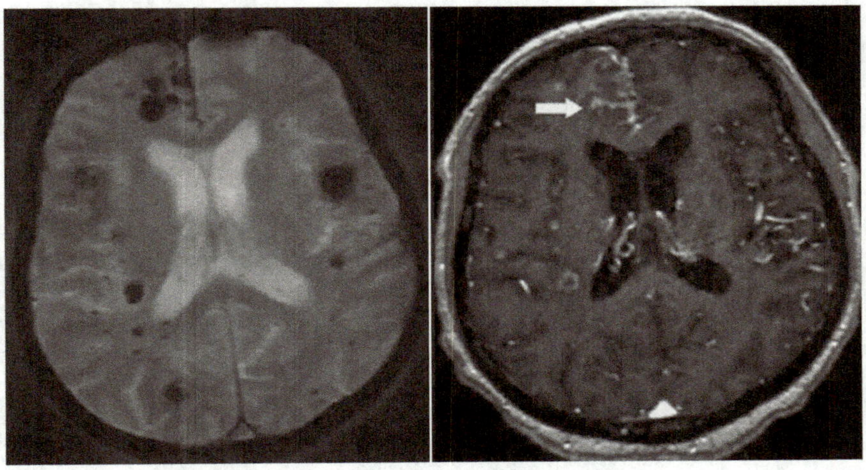

图 29-16　肺癌脑转移瘤出血

在 GRE 序列的表现与 CAA 相似，但增强扫描后多个病灶可见强化，提示转移性病变，有柔脑膜的转移(箭头所指)

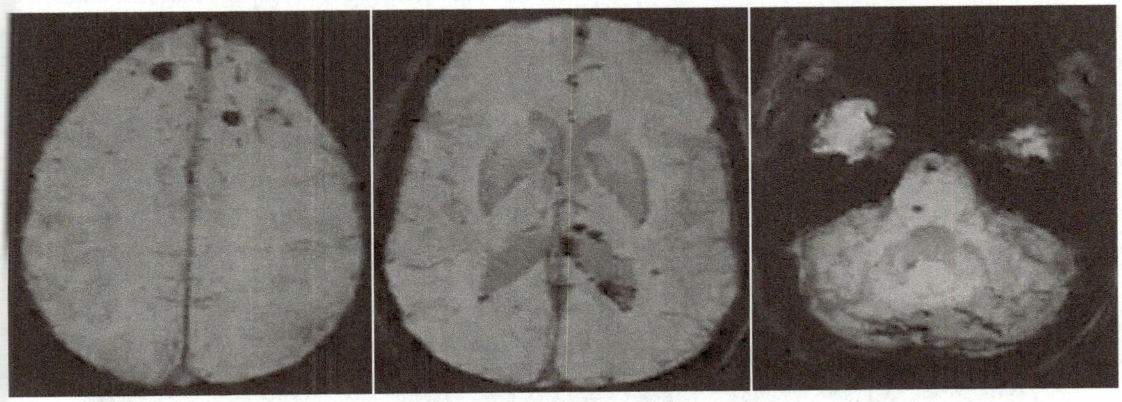

图 29-17　弥漫性轴索损伤(DAI)

脑组织内点状出血多特征性分布于灰白质交界区、胼胝体压部及背外侧脑干

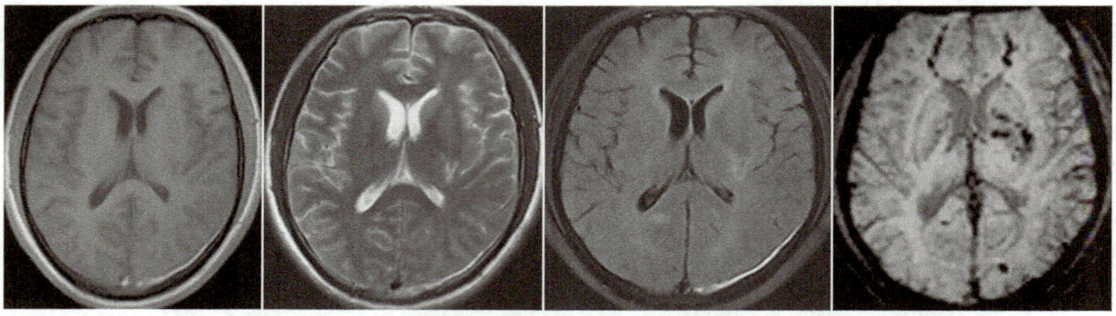

图 29-18　弥漫性轴索损伤（男，32 岁，外伤后昏迷）

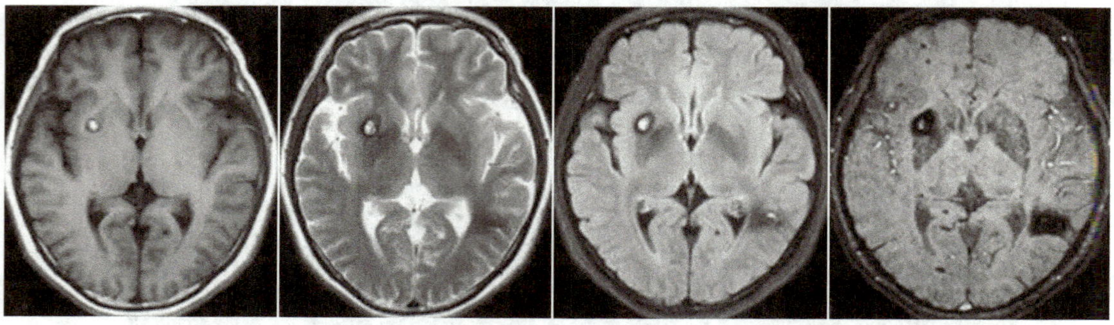

图 29-19　海绵状血管瘤（1）

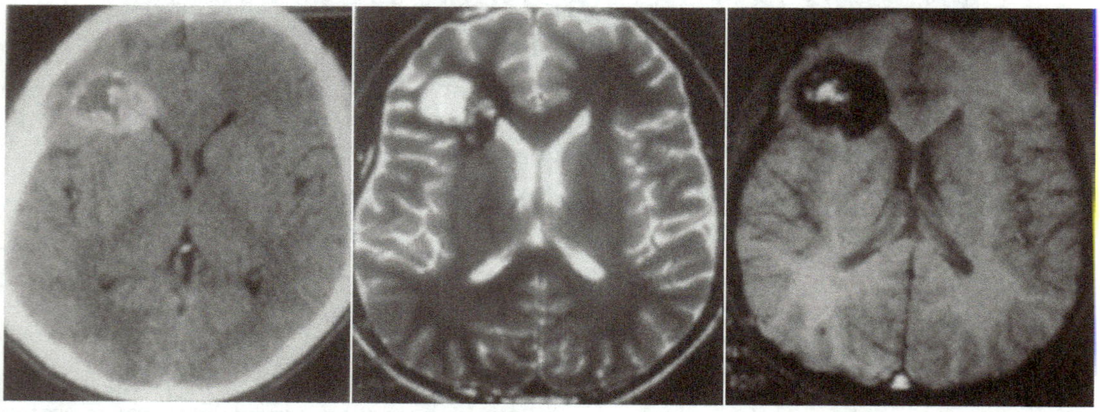

图 29-20　海绵状血管瘤（2）

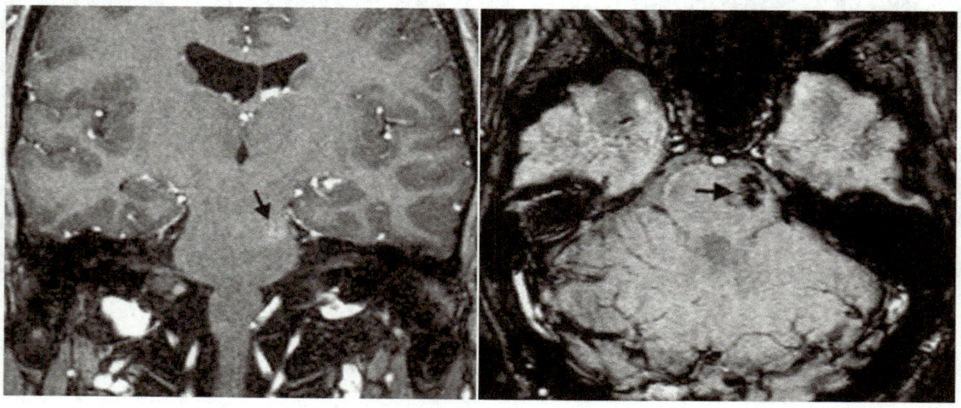

图 29-21　脑桥海绵状血管瘤

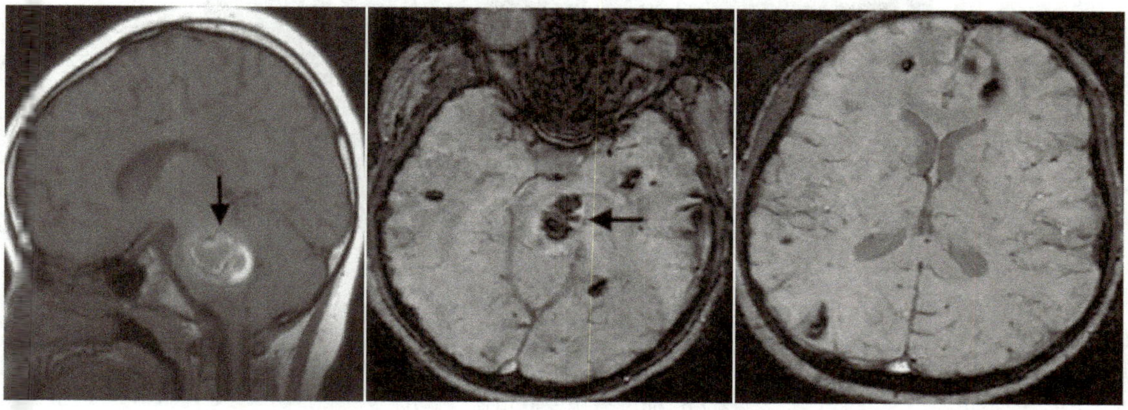

图 29-22 多发出血和未出血的海绵状血管瘤(男,7 岁)

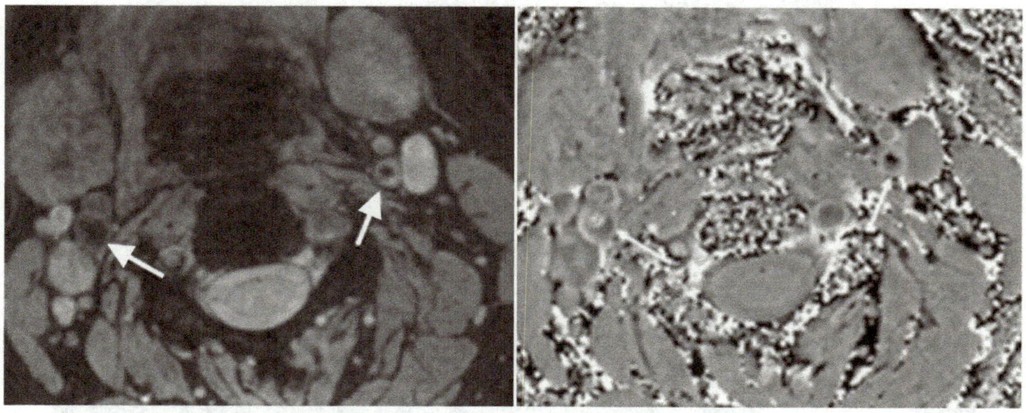

图 29-23 双侧颈动脉炎(女,25 岁)

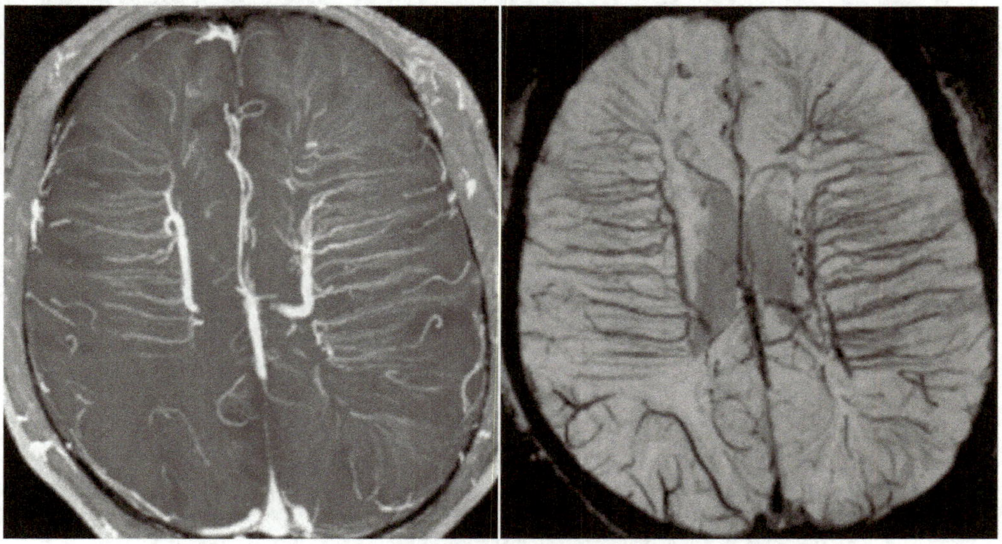

图 29-24 双侧大脑半球静脉发育畸形

女,39 岁,偏头痛,双侧大脑半球深部髓静脉汇入室管膜下静脉

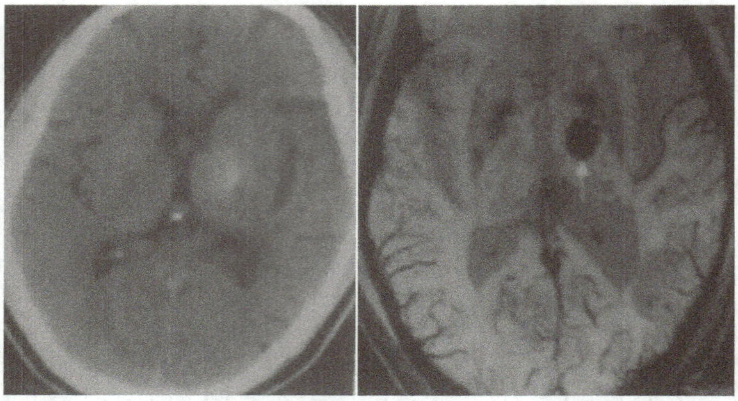

图 29-25　基底节区出血及钙化

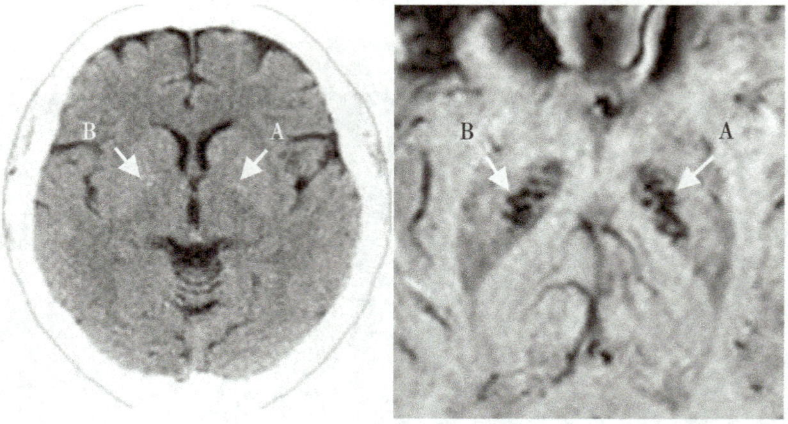

图 29-26　苍白球的矿物质沉积

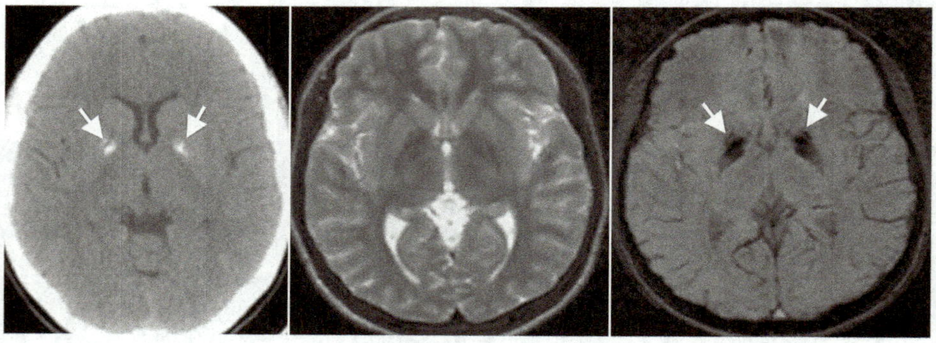

图 29-27　双侧苍白球钙化

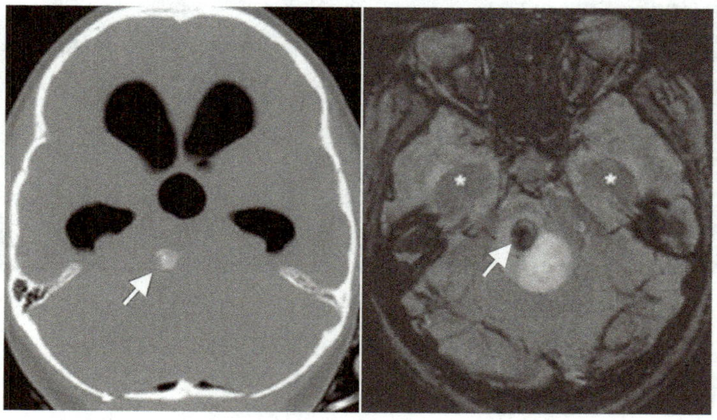

图 29-28　肿瘤钙化斑（黑箭头）

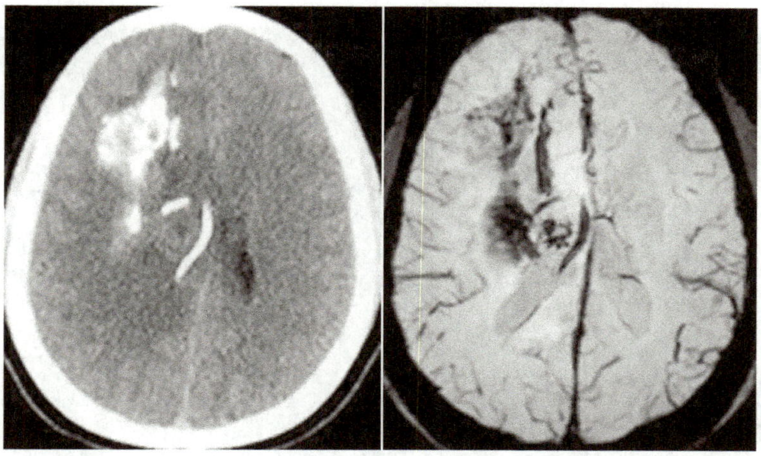

图 29-29　少突胶质细胞瘤钙化斑

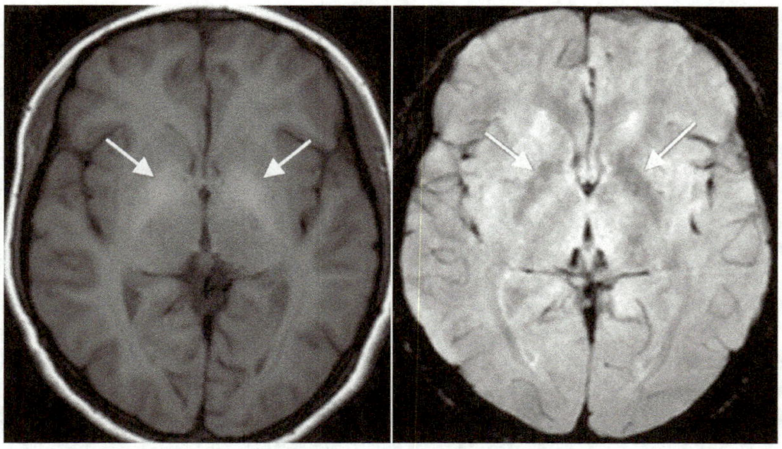

图 29-30　肝豆状核变性

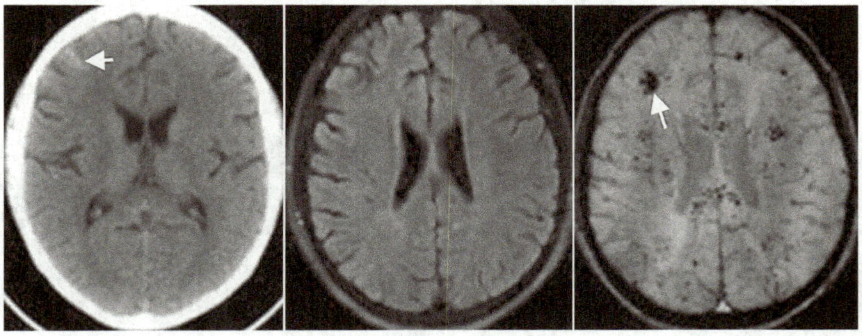

图 29-31　狼疮脑病

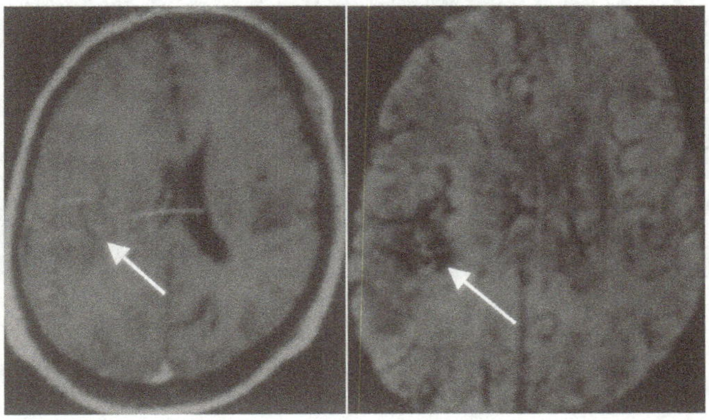

图 29-32　胶质瘤增强 T1 未见强化（SWI 可见肿瘤内出血及静脉）

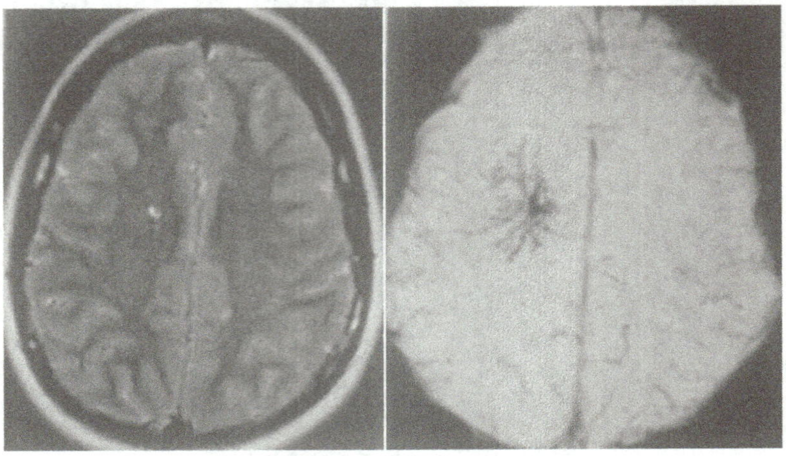

图 29-33　静脉发育畸形

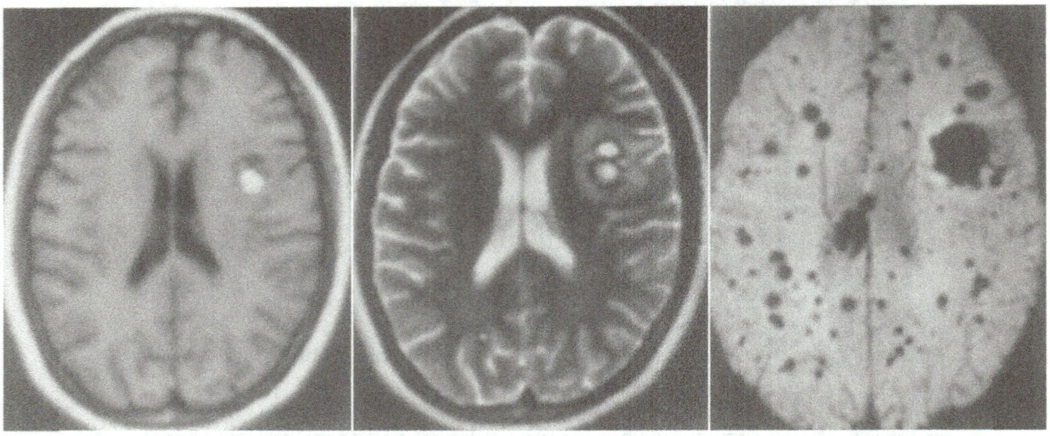

图 29-34　毛细血管扩张症

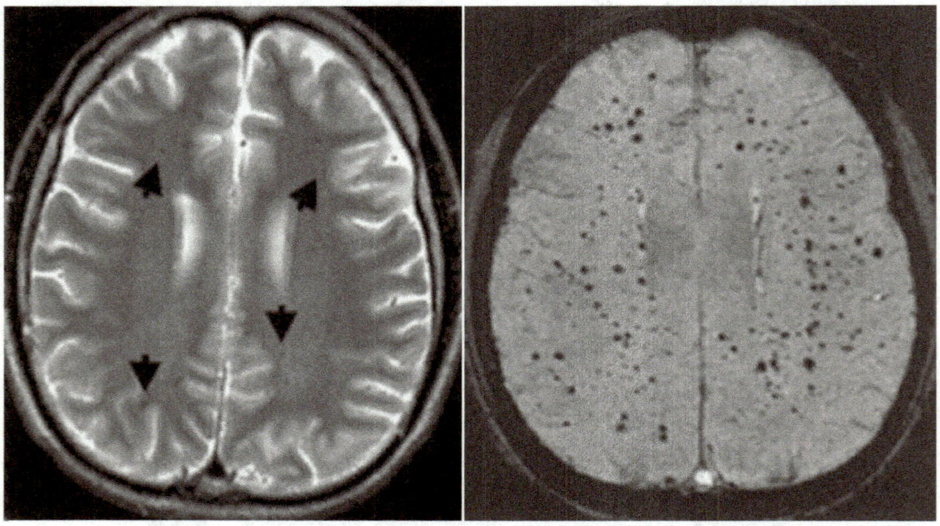

图 29-35　放射性毛细血管扩张症

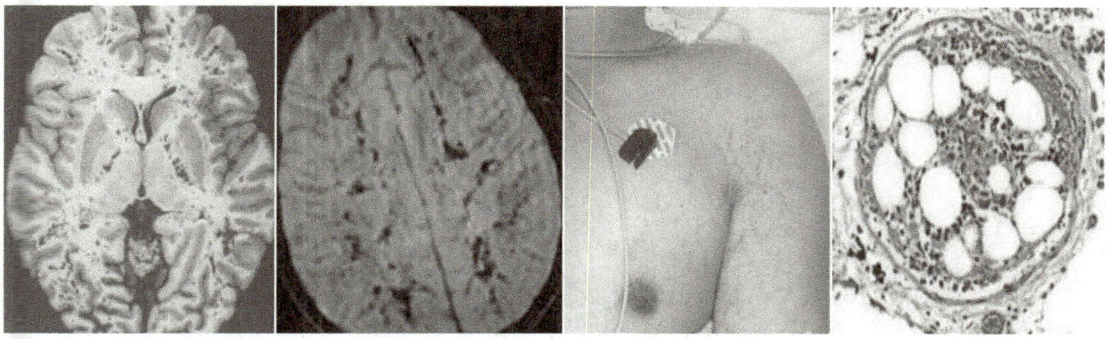

图 29-36 主动脉腔内操作并发颅内脂肪栓塞(多发微出血灶)

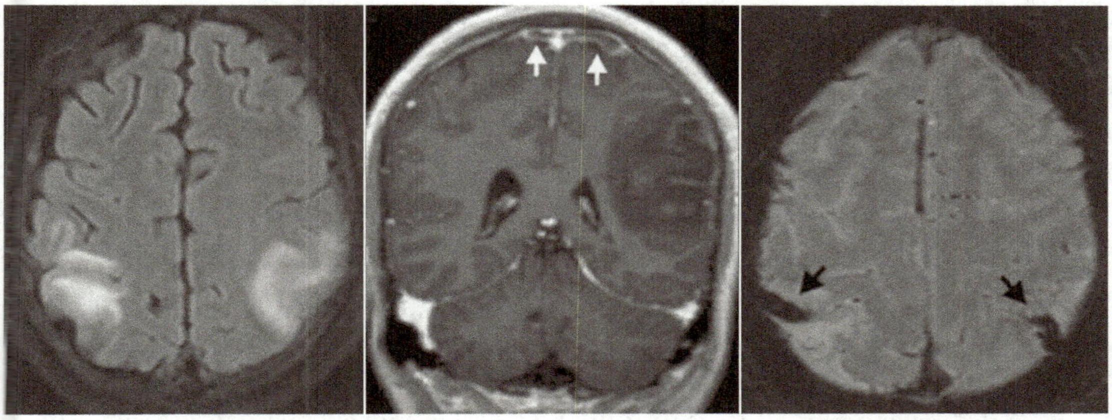

图 29-37 皮质静脉梗死

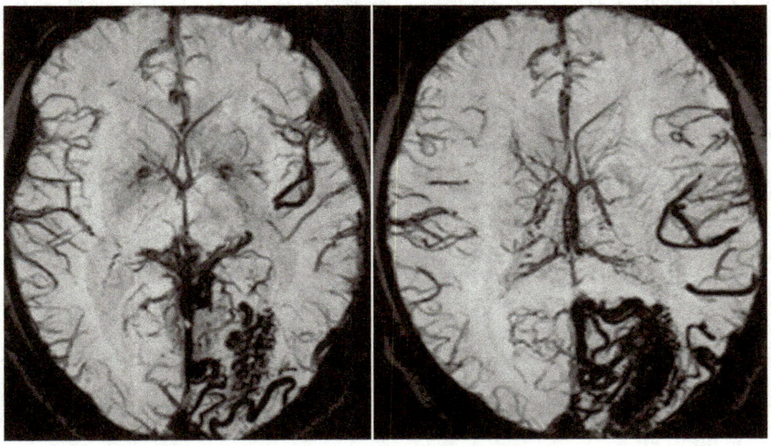

图 29-38 左侧顶枕叶动静脉畸形

第三十章　灌注加权成像

灌注加权成像(perfusion weighted imaging,PWI),是用来反映组织的微血管分布和血流灌注情况的磁共振检查技术,包含三维动脉自旋标记成像(three-dimension arterial spin labeling imaging,3D-ASL)和动态磁敏感对比增强灌注成像(dynamic susceptibility contrast enhanced perfusion weighted imaging,DSC-PWI)两种。

DSC-PWI是利用顺磁性对比剂作为外源性示踪标记物,经静脉团注后,当其首次通过受检组织时,采用快速扫描序列成像,从而获得一系列动态图像的检查方法。常用的检测指标为:相对脑血流量(relative cerebral blood flow,rCBF),是指单位时间内流经一定量脑组织血管结构的血流量,血管结构包括动脉(大、中、小动脉)、毛细血管、静脉、静脉窦,单位是mL/(min·g);rCBF =rCBV/MTT。相对脑血容量(relative cerebral blood volume,rCBV),是指兴趣区内包括毛细血管和大血管在内的血管床容积,单位是mL/g。平均通过时间(mean transit time,MTT),是指血液流经血管结构的时间,所经过的路径不同,其通过时间也不同,因此用平均通过时间表示,主要反映的是对比剂通过毛细血管的时间,单位是秒(s)。达峰时间(time to peak,TTP),是指从注入对比剂开始至浓度达到峰值的时间,主要反映血液到达感兴趣区时间的长短,不是组织本身灌注的特点;TTP与CBF成反比,血流减少会导致对比剂在脑组织中达到峰值所需的时间增加。分析rCBF、rCBV、MTT、TTP的变化情况,并注意与镜像侧比较,根据灌注情况将其分为灌注不足、侧支循环形成、血流再灌注以及过度灌注4类。

当CBF下降,CBV正常或轻度增加,MTT延长者为缺血半暗带,即功能可复性组织。当CBF下降,CBV下降,MTT延长者为梗死组织。当CBF正常或轻度增加,CBV增加,MTT缩短或正常者为血流再灌注。CBF与CBV均显著增加为过度灌注。在正常生理状态下,局部rCBF是由局部脑动脉灌注压(rCPP)和局部脑血管循环阻力(rCVR)决定的。缺血区脑血液动力学改变可分成3个阶段,rCPP正常时,rCBV和rCBV/rCBF(MTT)也维持正常的关系;在代偿期,当rCPP下降时,脑血管将代偿性扩张,血管循环阻力降低以利于维持正常rCBF,此时rCBV和MTT将增高,但脑组织的血液供应仍维持在正常水平,在此阶段脑动脉血供系统对其他原因造成的脑缺血代偿能力下降;在失代偿期,当rCPP继续下降,此时血管扩张已经达到最大程度,代偿性血管扩张将可能失代偿,脑血流量达到最大后开始下降,此时rCBV仍然高于正常水平,MTT明显增高,大脑的氧吸收系数增加以维持正常的能量代谢,在此阶段,脑缺血区尚未产生不可逆性损伤;如果脑组织的血供进一步下降,脑血管扩张失代偿,脑血管塌陷,rCBF和rCBV下降,不足以维持正常的细胞代谢与功能,缺血区可能会产生不可逆损伤。此处r是相对的、平均的、半定量的指标。

在缺血性脑血管病中,灌注不足时,rCBF明显减少、rCBV减少、MTT延长、TTP延长,其中包含TIA、大血管病变、小血管病变;侧支循环形成包含代偿良好(rCBF正常、rCBV正常、MTT延长、TTP延长)和代偿不良(rCBF减低、rCBV正常或增加、MTT延长、TTP延长);血流再灌注(rCBF正常或轻度增加、rCBV增加、MTT缩短或正常、TTP缩短);过度灌注(rCBF显著增加、rCBV显著增加、MTT缩短、TTP缩短)(图30-1、图30-2)。

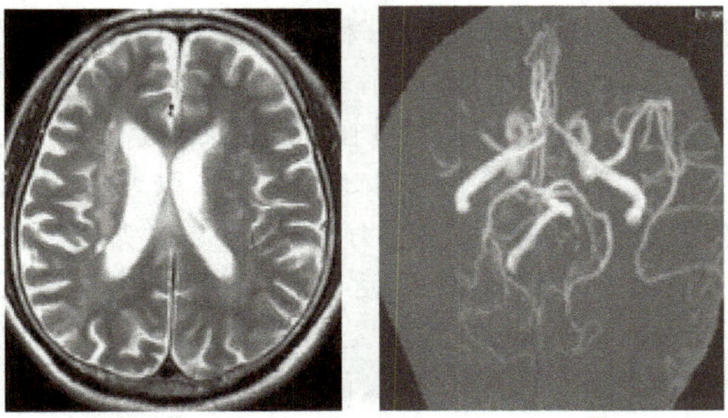

A　　　　　　　　B

图 30-1　右侧脑室旁梗死，侧支循环形成，代偿不良（男，55 岁，左侧肢体活动不灵活 2 个月）

A. T2WI 示右侧脑室旁条片状梗死灶；B. MRA 见右侧大脑中动脉 M1 段以远闭塞

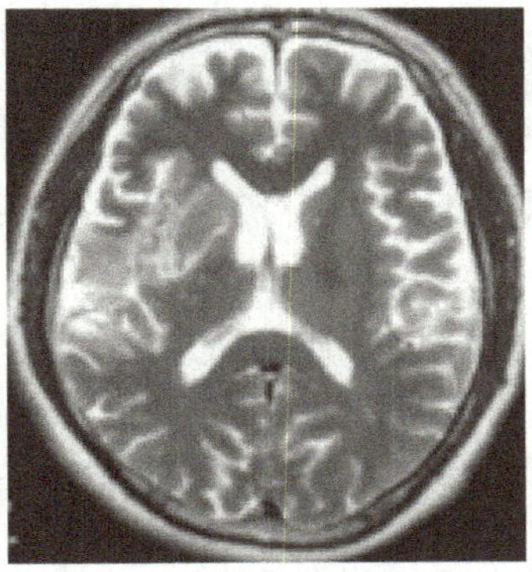

图 30-2　血流再灌注不良（男，56 岁，左侧肢体轻度偏瘫 20 h，梗死溶栓治疗后）

T2WI 示右侧基底节区梗死长 T2 信号

缺血性脑血管病（ICVD）具有发病率、死亡率、致残率、复发率高等特点，充分认识脑动脉狭窄和 ICVD 之间的关系，及早发现脑动脉狭窄并采取相应的干预措施，对有效地防治缺血性卒中十分重要。近年，根据 ICVD 的病生机制及动物实验模型观察结果，提出 ICVD“治疗时间”的概念，并指出 ICVD 的发生、发展与颅内外血管狭窄关系密切。缺血性脑梗死患者的预后和发病年龄、梗死类型、发病部位、病灶大小、发病时间等多方面因素有关。本病的治疗目标是恢复供血、供氧、抑制缺血部位的炎症反应及维持神经结构的功能完整性。DSC-PWI 对评价脑缺血的程度，缺血的脑组织是否会发展为梗死，以及是否需要干预治疗及预后有指导价值。有研究证实：不同 CBF 对应不同的神经功能损伤，当 CBF≥23 mL/（100 g · min）时无自觉症状；CBF<23 mL/（100 g · min）时出现单侧肢体无力；CBF<20 mL/（100 g · min）时脑电图（EEG）、唤醒电位（EP）幅度下降，肢体症状加重。CBF <8 ~ 9 mL/（100 g · min）时出现完全性偏瘫。CBF< 6 ~ 8 mL/（100 g · min）时为不可逆性损害；即使 CBF> 6 ~ 8 mL/（100 g · min），只要缺血持续足够长的时间也会造成脑梗死。溶栓治疗是急性脑梗死患者的一种积极治疗手段，脑梗死急性期溶栓治疗的主要目的是挽救缺血半暗带（ischemic penumbra，IP），磁共振弥散加权成像（DWI）显示不可逆转的梗死核心区，灌注加权成像（PWI）显示脑缺血低灌注区，目前 PWI 与 DWI 不匹配已成为临床判断 IP 较常用的方法。一般情况下，中风发病 3 ~ 6 h 后，IP 将发展成为不可逆的梗死灶，尽可能地保存、挽救 IP 内有活力的组织是近年来的治疗重点。临床上 55% ~ 70% 的中风患者在发病后数小时内表现为此型，有部分病人即使发病时间超过 6 h，溶栓治疗仍有效；梗死灶体积的扩大均发生在 DWI< PWI 时，其梗死体积扩大的原因除组织的血流灌注不足外还可能与迟发性神经元损伤、细胞凋亡、再灌注损伤等有关。DWI 或 PWI 正常，该种情况可能是由于早期部分或完全的自发性血流再通；DWI 与 PWI 体积一致，多为缺乏侧支循环的大面积梗死灶，发病早期即为不可逆性损伤。

DSC-PWI 可早期显示脑灌注不足,在 TIA 患者中,脑实质在常规 T1WI、T2WI、DWI 尚未见异常信号,MRA 可见局部血管狭窄,远端显示不清或稀疏,相应供血区域就呈灌注不足及低灌注改变。此时,rCBF 明显减少、rCBV 减少、MTT 延长、TTP 延长;当一侧供血血管狭窄时往往会通过侧支循环代偿来满足血供,代偿程度取决于个体灌注储备能力,与灌注血管的粗细及走行路程有关,在临床上需要采取治疗措施,早期以药物治疗为主,提高血容量,促进侧支循环形成,改善血管内膜,如果治疗 2 周后复查,仍然显示为低灌注,就要考虑放支架或血管搭桥治疗,当然,这种治疗不应以血管狭窄程度来评价,应以低灌注作为标准。若 TIA 反复发作,就有可能引起 DWI 高信号的微小梗死,这时通过灌注图像可了解梗死灶周围低灌注区面积大小,从而间接反映出是小血管病变引起的腔梗,还是大血管病变引起的梗死,因为大血管病变的病理改变是动脉粥样硬化,而小血管病变的病理改变是管壁的玻璃样变和纤维素样坏死,二者治疗药物不同,由于个人代偿能力不同,同样的大血管病变导致的缺血程度及病理改变不同,因此通过了解灌注图像相对低灌注区面积大小来鉴别大小血管病变,对临床治疗方案的制定有指导意义;据报道,在 2% ~7% 的脑卒中患者中存在 DWI 无明显病灶,见于轻度低灌注,没有严重到足以产生扩散受限,或者因血管再通致 DWI 病变的逆转。根据脑卒中 CISS 分型,形态学上表现为腔梗的病灶可能存在相应供血血管远端闭塞或狭窄,也可能由于某大血管病变或载体动脉斑块堵塞穿支动脉开口或穿支动脉开口斑块形成所致,只有由穿支动脉或皮层动脉末端闭塞或狭窄所导致的腔隙性梗死才属于小血管病范畴,其余几种情况属于大血管病范畴;显然,若显示为病灶相应局部的低灌注改变,提示梗死是由于相应穿支动脉或皮层动脉本身狭窄或闭塞所致。可见,灌注成像是明确小血管病变的重要诊断及鉴别诊断依据。

DSC-PWI 可明确低灌注时,侧支循环形成代偿情况。在急性梗死后,若 rCBF 正常、rCBV 正常、MTT 正常、TTP 正常,提示急性期梗死区域局部血管再通,是通过自己血管再通恢复血供,不是通过侧支循环方式代偿供血,此时不适合溶栓,因为本来梗死区域血管内膜就存在损伤,血管再通后,局部血管内压力较大,用溶栓药物后,很容易引起渗血。若一侧大脑中动脉血管完全闭塞,脑内未见梗死灶形成,提示早期侧支循环建立,代偿良好,这种延迟灌注表明血管狭窄后有良好的侧支循环建立,可以随访,如果随着随访时间延长,CBF 逐渐下降,MTT 逐渐延长,提示脑灌注不足,远端末梢的侧支循环也在陆续闭塞,需要干预治疗。若 rCBF 减低、rCBV 正常或增加、MTT 延长、TTP 延长,提示梗死区域血管代偿扩张,血流速度缓慢,有侧支循环形成,但代偿不良,此时若没有缺血半暗带存在,溶栓就没有意义,否则,溶栓易引起出血。

DSC-PWI 可评价血流再灌注情况,脑梗溶栓或取栓治疗后,若病变区域内见明显的侧支循环征象,提示溶栓未成功,此时侧支循环的存在,也提示临床治疗不能继续升压、扩容,因为会导致出血转化。若溶栓或取栓成功可见血流再灌注,侧支循环会逐渐消退,表现为 rCBF 正常或轻度增加、rCBV 增加、MTT 缩短或正常、TTP 缩短。

DSC-PWI 对过度灌注的评价,当一侧供血血管狭窄或闭塞时,往往会通过侧支循环代偿来满足血供,代偿程度取决于个体灌注储备能力,这对于预后和转归判断具有重要指导意义。若显示为 rCBF 显著增加、rCBV 显著增加、MTT 减低、TTP 减低,提示为过度灌注或过度代偿,这种过度灌注或高灌注易引起出血。比如左侧颈内动脉闭塞,局部烟雾血管形成,可通过左侧颈外动脉向颅内供血代偿,但一般代偿不完全;又比如右侧颈内动脉闭塞,局部烟雾血管形成,右侧大脑后动脉可通过二级侧支循环软脑膜支代偿右侧大脑中动脉供血区域。当一侧颈内动脉或大脑中动脉狭窄时如果有足够的代偿,相应供血区域可能不发生灌注缺损,DSC-PWI 显示为正常。

总之,DSC-PWI 在缺血性脑血管病的应用已成为神经病学研究热点之一,侧支循环的评估对脑缺血患者的病情发生、发展、治疗及预后具有重大指导意义,能为临床个体化治疗手段提供客观影像学依据。DSC-PWI 很好地补充脑 MRI 平扫及 MRA 局限于形态学诊断而对病人的评估及远期风险预估不够的缺陷。

第三十一章　核磁共振波谱图

第一节　^{1}H-MRS 在中枢神经系统的应用

MRI 信号的振幅是随时间变化的函数，而核磁共振波谱图（magnetic resonance spectroscopy，MRS）信号的振幅是随频率分布的函数；MRS 的基础在于化学位移；在相同环境条件（温度、pH 值、均匀外磁场），同一原子核所处分子结构不同，进动频率出现差异；不同化合物之间的频率差具有场强依赖性，比如水分子与脂肪间，1.5 T 是 225 Hz，3.0 T 是 450 Hz，绝对频率差值难以记忆，实际意义并不直观，以"百万分之几"（parts per million，ppm）表示频率差是恒定的（无场强依赖），比如水分子中的氢质子与位于长链脂肪酸中的氢质子的共振频率相差 3.5 ppm（任何外加磁场）。脑白质的^{1}H-MRS 谱线如图 31-1 所示。

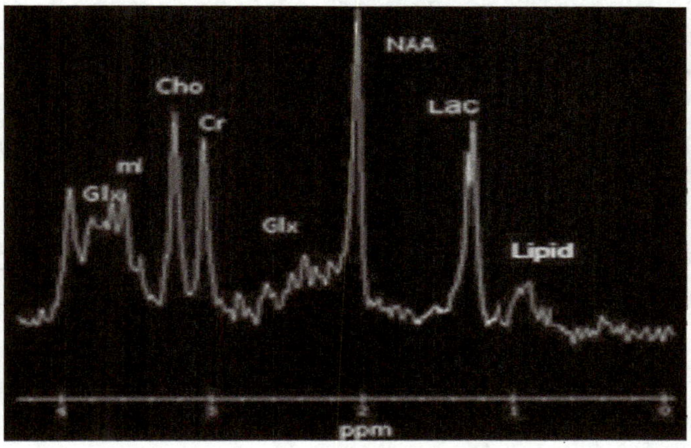

图 31-1　脑白质的^{1}H-MRS 谱线

移动脂肪 0.9～1.3 ppm；乳酸（Lac）1.33 ppm；N-乙酰天冬氨酸（NAA）2.02 ppm；谷氨酸类化合物复合峰（Glu+Gln，Glx）2.1～2.4 ppm 和 3.78 ppm；总肌酸（Cr）3.03 ppm；总胆碱（Cho）3.22 ppm；肌醇（mI）3.56 ppm。

横轴：代表化学位移的大小（频率），以磁共振频率的百万分之一（PPM）表示；所能探测到的化合物表现为在一个或几个特定频率上的峰。

纵轴：代表代谢产物的信号强度，其峰高度或峰下面积与该化合物的浓度成正比。

线宽（linewidth）：即半高全宽（FWHM），化合物最大峰高一半处的谱线宽度，与化合物的 T_2* 弛豫时间和磁场的均匀度有关，决定谱线的频率分辨力。

J 偶联：原子核之间存在共价键，其自旋磁矩之间相互作用形成自旋-自旋偶联，J 值越大，耦合越强，波分离越宽（乳酸双峰、β/γ-Glx 多峰等）

信噪比（SNR）好时，谱线易判读；MRS 噪声来自活体组织中随机运动的带电粒子，造成谱线的波动起伏。对某一特定原子核，需选择一种比较稳定的化学物质作为其相关代谢物进动频率的参照标准物，频率设定为 0 ppm，^{1}H-MRS 选择三甲基硅烷作为参照标准物。不同的系统（1.5 T vs 3.0 T）、不同的序列(PRESS vs STEAM)、不同的参数(如 TE 时间的不同),所得的谱线均会有差别,代谢物比值亦有所不同。可利用波峰的高度(代表共振信号强度)和宽度(代表共振频率)计算波峰下面积。

^{1}H-MRS 常用的有单体素波谱及多体素波谱(图 31-2、图 31-3)。

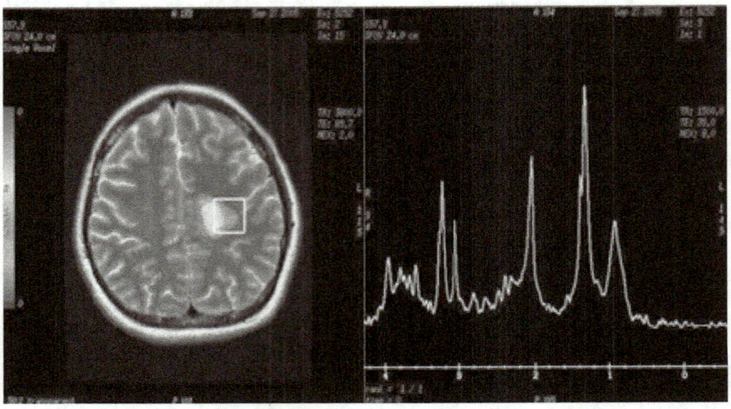

图 31-2 单体素波谱

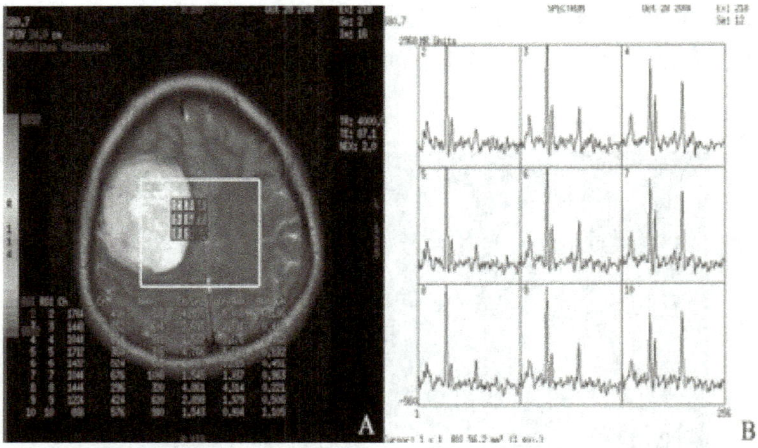

图 31-3 2D 多体素波谱

与^{1}H-MRS 相关的标志物特点:

1. N-乙酰天门冬氨酸(N-acetyl aspartate,NAA),位置在 2.02×10^{-6},正常浓度 6.5 ~9.7 mmol,平均 7.8 mmol,正常神经元的标志物,仅见于神经组织,存在于神经元胞体及其轴索中,确切的生理作用不明,升高见于 Canavan 病,降低见于非特异的神经元脱失或功能异常,如缺血、创伤、炎症、感染、肿瘤、痴呆、胶质增生等。

2. 胆碱化合物(choline,Cho),位置在 3.22×10^{-6},正常浓度 0.8 ~1.6 mmol,平均 1.3 mmol,主要是自由胆碱,胆碱参与细胞膜的合成和降解,与细胞膜磷脂代谢有关,并且是神经递质乙酰胆碱的前体,白质>灰质,Cho 峰升高说明细胞膜更新加快、细胞密度大,通常为肿瘤细胞增殖所致,见于肿瘤、炎症、慢性缺氧,降低见于卒中、脑病(肝性脑病、AIDS)等。

3. 肌酸/磷酸肌酸(creatine,Cr),位置在 3.03×10^{-6},正常浓度 3.4 ~5.5 mmol,平均 4.5 mmol,是能量利用、储存的重要化合物,标志着细胞的能量状态,在肝、胰、肾合成→血液→骨骼肌、心肌、大脑等,婴儿含量低,随年龄升高;病理性升高见于创伤、高渗状态,降低见于缺氧、卒中、肿瘤等。在同一个体脑内不同代谢条件下,Cr+PCr 的总量恒定,即信号较稳定,故常用来作参比值。

4. 肌醇(myo-inositol,ml),位置 3.56 ppm(仅在短 TE 序列可见),正常浓度 2.2 ~6.8 mmol,平均

3.8 mmol，为戊糖，胶质细胞的标志物，反映渗透压的异常，婴儿含量高，升高见于新生儿、阿尔茨海默病、糖尿病、脑病恢复期、低分级胶质瘤、高渗状态；降低见于恶性肿瘤、慢性肝性脑病、卒中等。

5. 谷氨酸类化合物（glu+Gln，称 Glx），位置 β，γ-Glx 2.1～2.4 ppm，A-Glx 3.65～3.8 ppm，正常浓度，Glu 10 mmol，兴奋性神经递质，Gln 5 mmol，抑制性神经递质，Glu 和 Gln 存在复合重叠的 J 偶联共振，常难以分开，升高见于肝性脑病、严重缺氧等。

6. 乳酸（Lactate，Lac），位置 1.33～1.35 ppm，为双峰，偶联常数为 7.35Hz，双峰间距 0.12 ppm，在较长 TE 时表现为正向双峰，在较短 TE 时表现为倒置双峰，正常脑组织中不可见，为无氧呼吸的终产物，升高见于缺血、先天性代谢异常（特别是呼吸链缺损）、各级别的肿瘤、脓肿、炎症等。

7. 移动脂肪（Lipids，Lip），位置 0.9～1.3 ppm（见于短 TE 序列，显著升高时可见于长 TE 序列），正常脑组织不可见，细胞膜崩解时脂滴形成，可能早于组织学所能观察到的坏死出现，升高见于高分级的肿瘤、脓肿、急性炎症、急性卒中等。

8. 琥珀酸盐（sumlinate），位置 2.5 ppm，醋酸盐（acetate），位置在 1.92 ppm，氨基酸（aminno acid）包括亮氨酸（leucine）、异亮氨酸（iso-leucine）和缬氨酸（valine），位置在 0.9 ppm，正常不可探测，为细菌的代谢产物，见于化脓性脓肿。

9. 丙胺酸（alanine），位置 1.47 ppm，为双峰，见于脑膜瘤、脓肿。

10. 乙酰乙酸（acetoacetate）、丙酮（acetone），是中间代谢物，脑先天性发育障碍时病理性升高。

11. 甘露醇（mannitol），位置 3.8 ppm；乙醇（ethanol）在^{1}H-MRS 谱线的多个频率上出现其代谢物峰，位置 1.16 ppm，呈三峰。

12. Lipid Peak（Lip）（脂质峰），出现脂质峰强烈提示组织凝固性坏死，肿瘤和炎症均可表现脂质峰增高，在短 TE 时波峰较明显。

^{1}H-MRS 脑部的临床应用：局灶性病变的定性、代谢性脑病、缺氧脑病（HIE）、癫痫、痴呆、精神疾患的辅助检查等（图 31-4）。

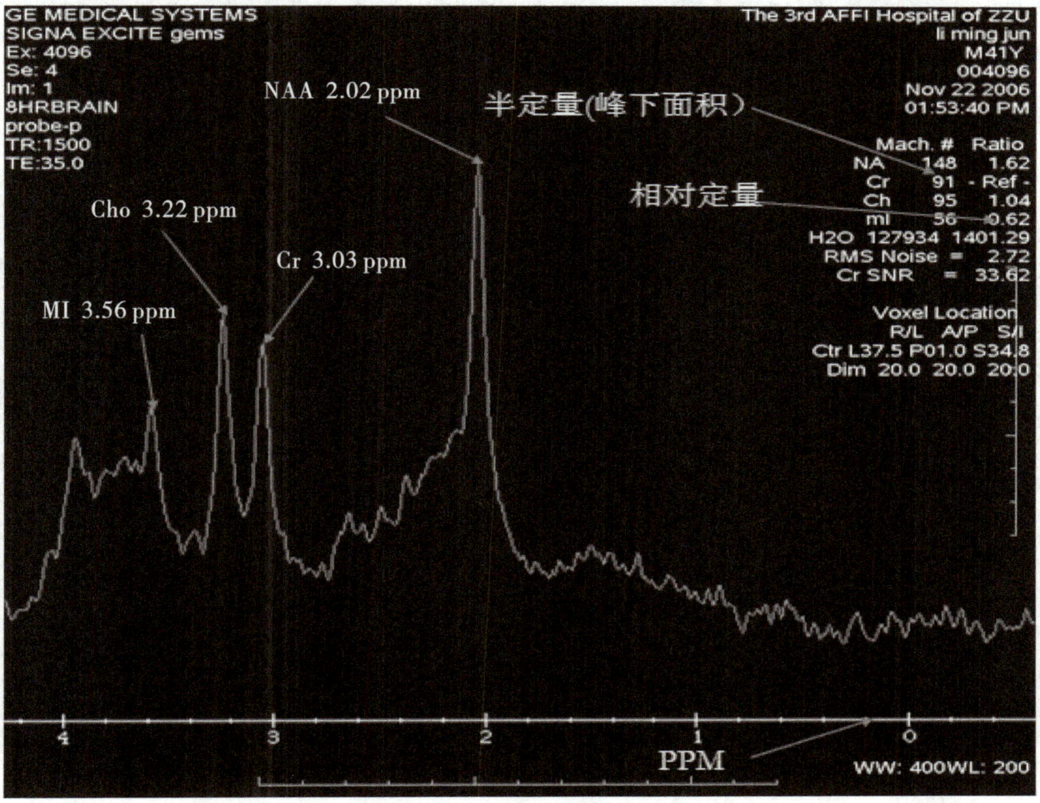

图 31-4　MRS 波峰及位置

第二节 ¹H-MRS 在中枢神经系统疾病的应用

¹H-MRS 在中枢神经系统疾病的应用见图 31-5 ~ 图 31-27。

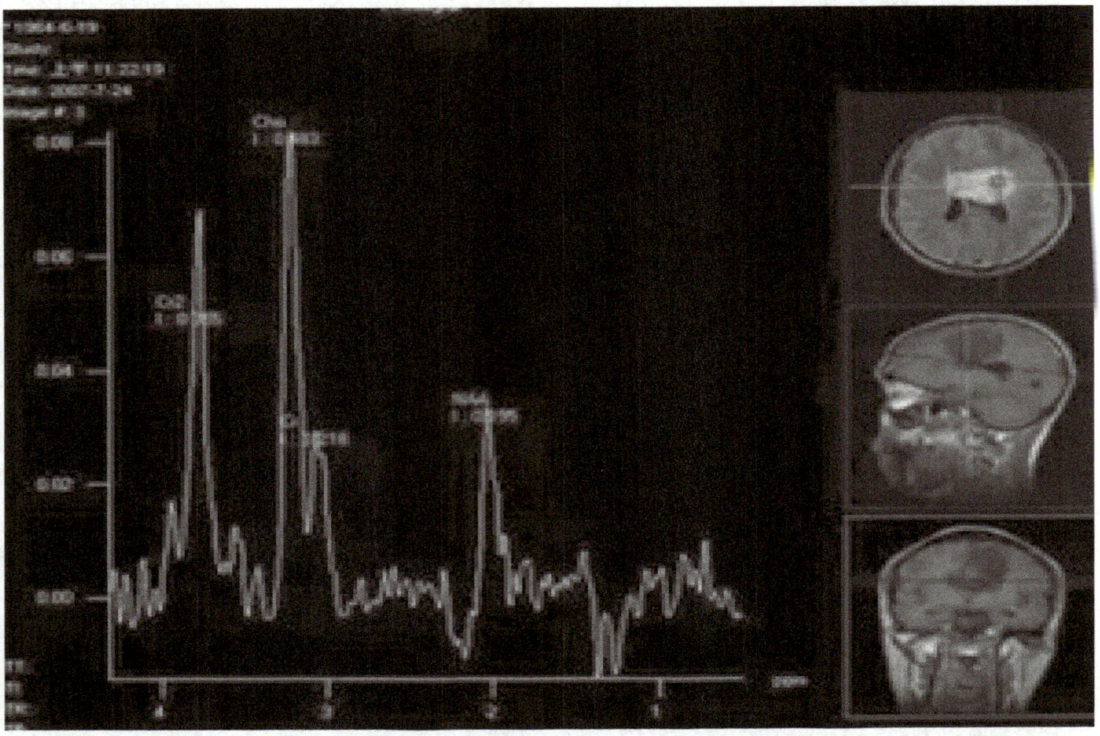

图 31-5 胶质瘤

肿瘤组织侵犯神经组织，神经元减少，神经元的标记物 NAA 减少；Cho 浓度越高，NAA 浓度越低，肿瘤恶性程度越高

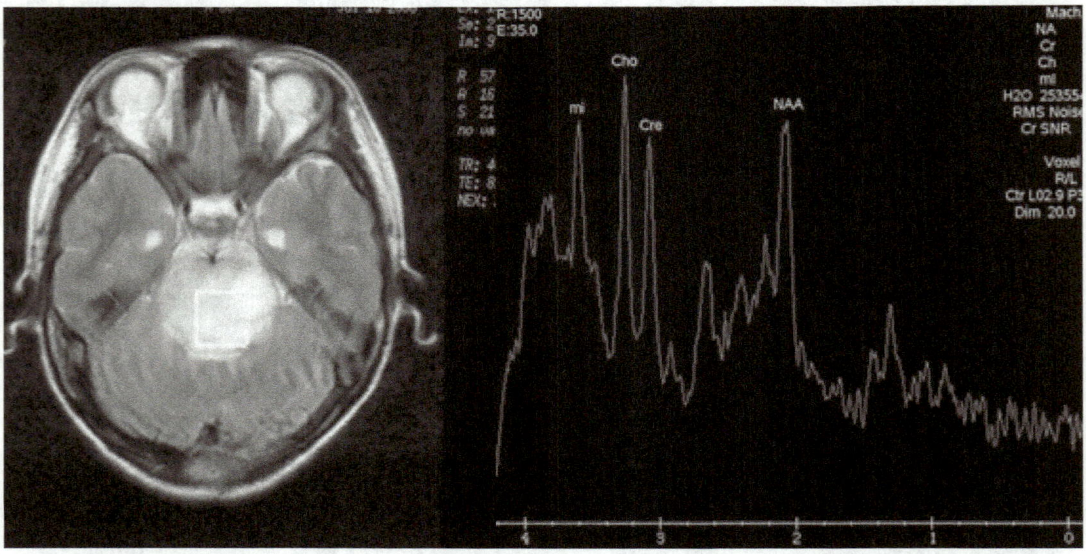

图 31-6 脑干胶质瘤

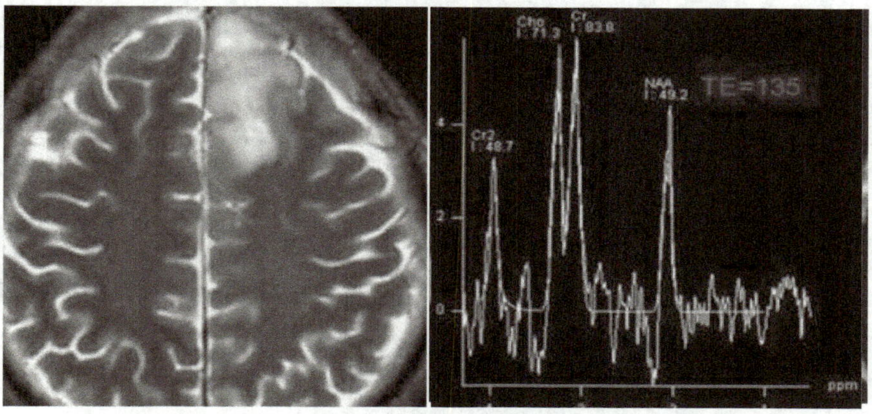

图 31–7　(左额叶)少突星形细胞瘤(WHO Ⅱ级)

男,44 岁,反复发作抽搐

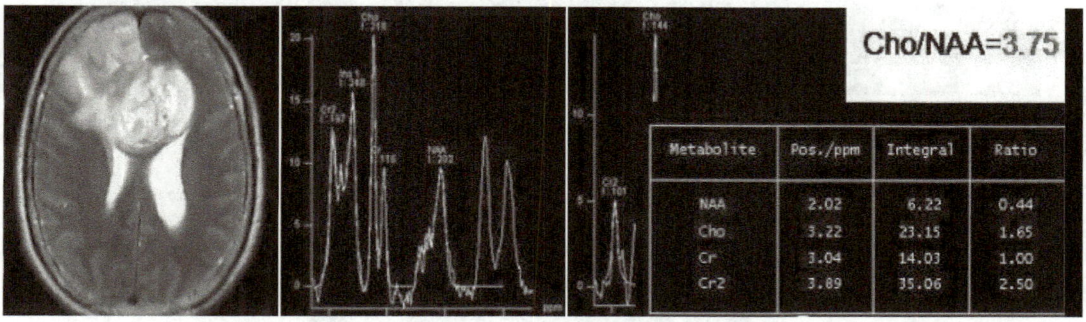

图 31–8　间变性少突胶质细胞瘤(WHO Ⅲ级)

女,56 岁,头部胀痛,Cho/NAA 大于 2.5 时,敏感性 90%,特异性 86%

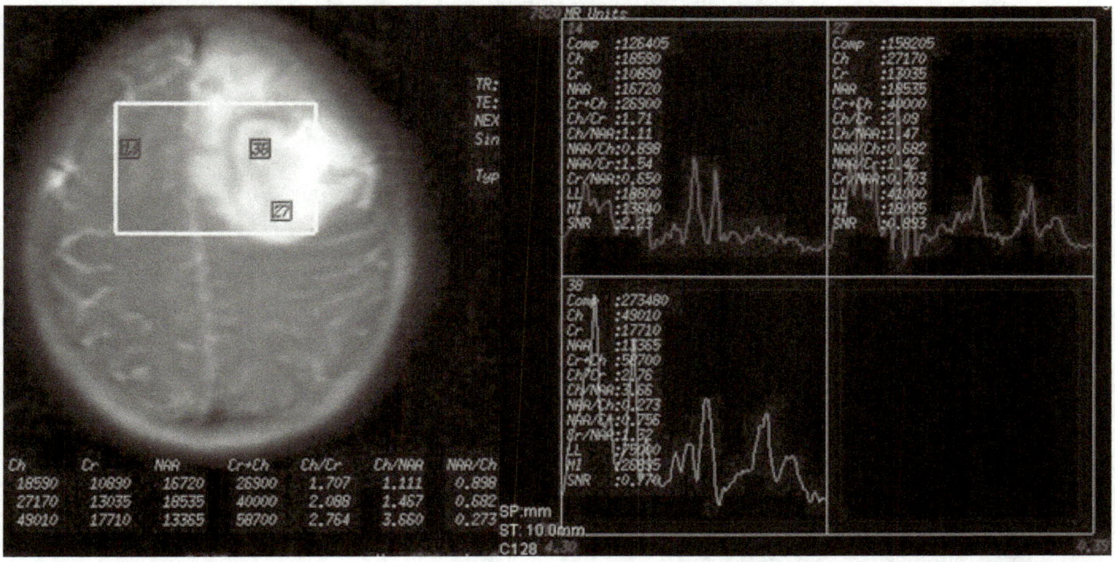

图 31–9　Ⅲ级星形细胞瘤

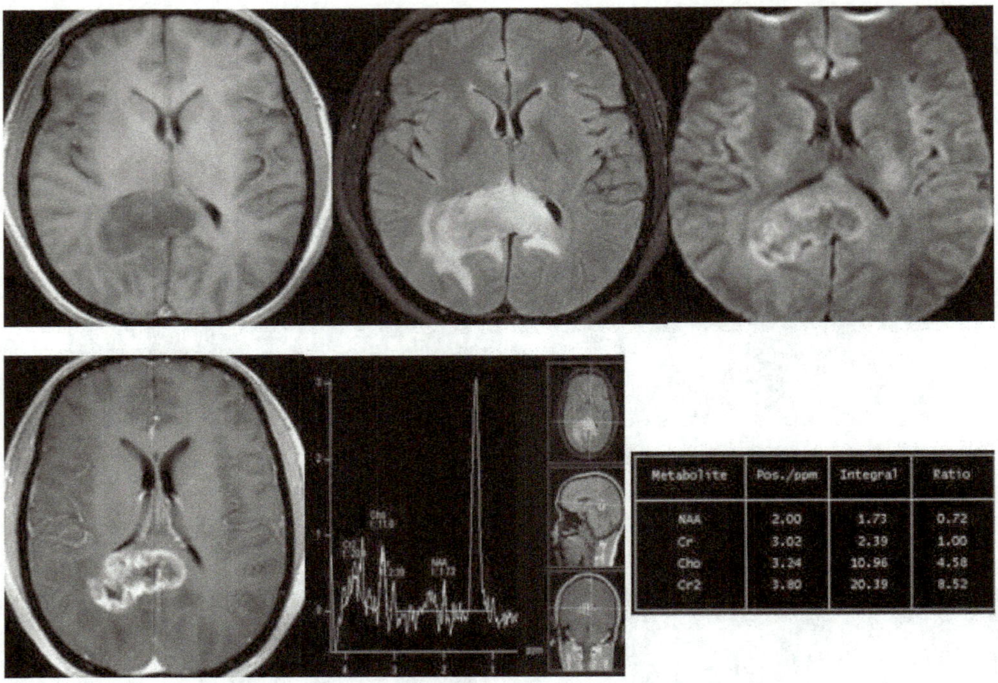

Metabolite	Pos./ppm	Integral	Ratio
NAA	2.00	1.73	0.72
Cr	3.02	2.39	1.00
Cho	3.24	10.96	4.58
Cr2	3.80	20.39	8.52

图 31-10　多形性胶质母细胞瘤伴大片坏死

男,44 岁,反复头痛 20 余天,Cho/NAA = 6.36,Lip 峰见于高度恶性肿瘤伴坏死

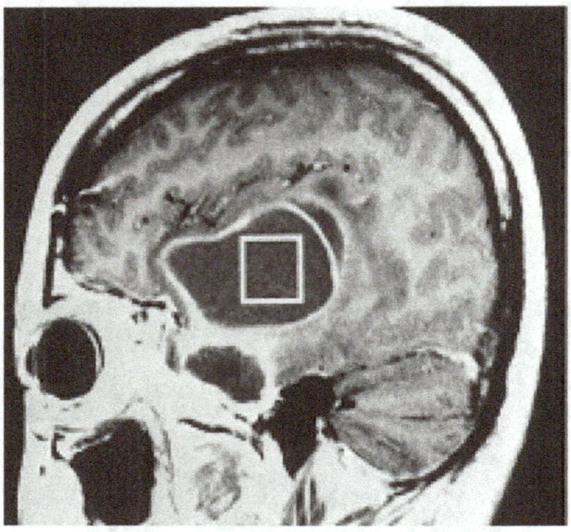

图 31-11　多形性胶质母细胞瘤

高级别肿瘤,Cho 峰升高显著,NAA 和 Cr 降低明显,ml 峰降低,Lac 峰与恶性度相关,Lip 峰见于高度恶性肿瘤伴坏死

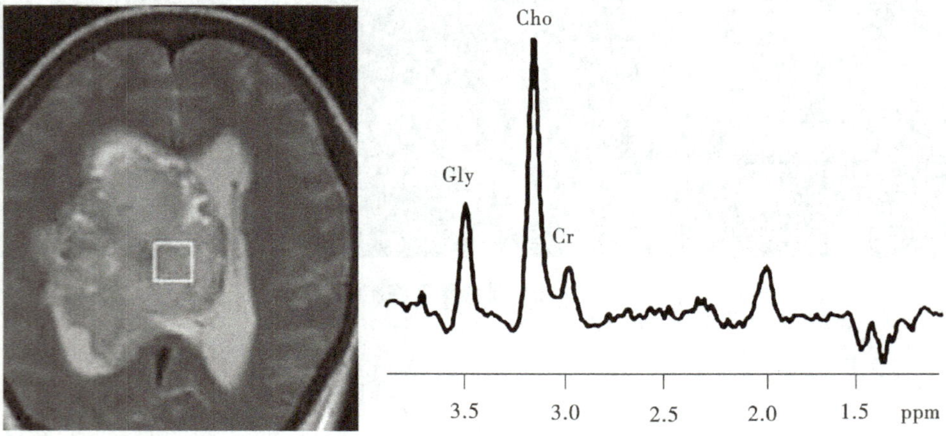

图 31-12　纤维性星形细胞瘤

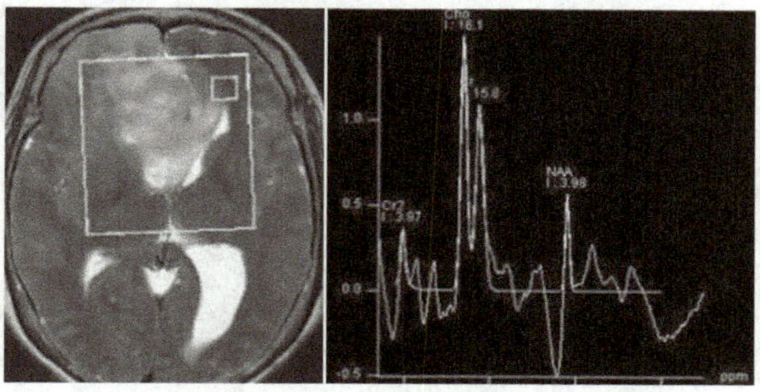

图 31-13　瘤周 Cho 峰升高

代表肿瘤浸润,若无 Cho 峰升高,代表血管源性水肿

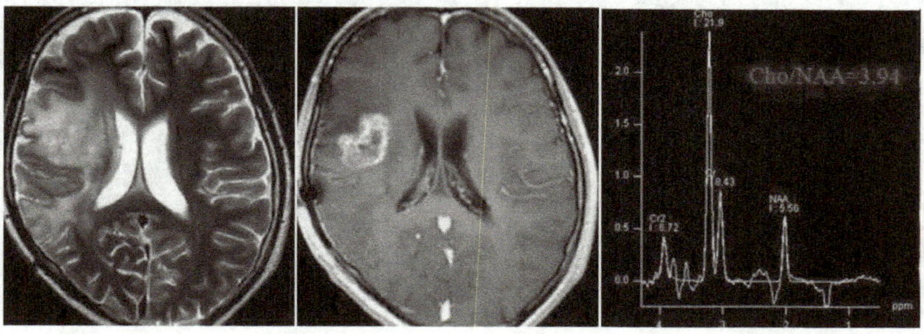

图 31-14　肿瘤复发(Cho 峰升高和 Cho/NAA 比值升高,男,13 岁,右额颞叶胶质瘤术后 7 个月)

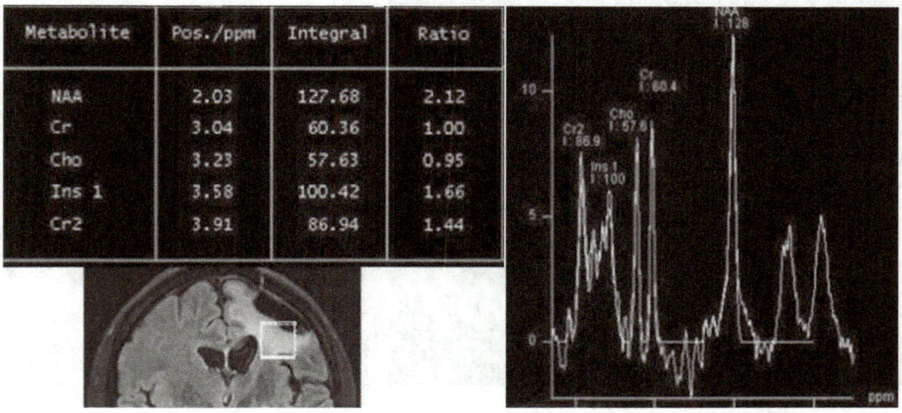

Metabolite	Pos./ppm	Integral	Ratio
NAA	2.03	127.68	2.12
Cr	3.04	60.36	1.00
Cho	3.23	57.63	0.95
Ins 1	3.58	100.42	1.66
Cr2	3.91	86.94	1.44

图 31-15　放射性坏死(Cho 峰降低,Lac 和 Lip 峰增高)

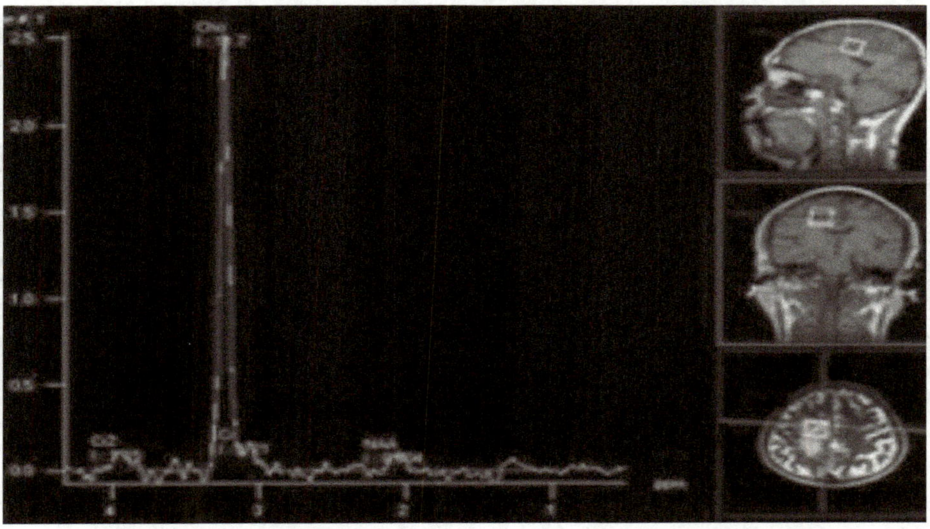

图 31-16　脑转移瘤(为脑外肿瘤,无神经元,因此无 NAA 峰、Cr 峰或极低)

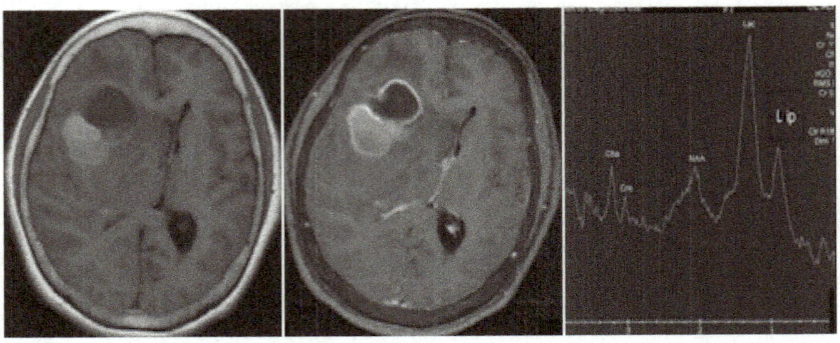

图 31-17 肺癌脑囊性转移并出血

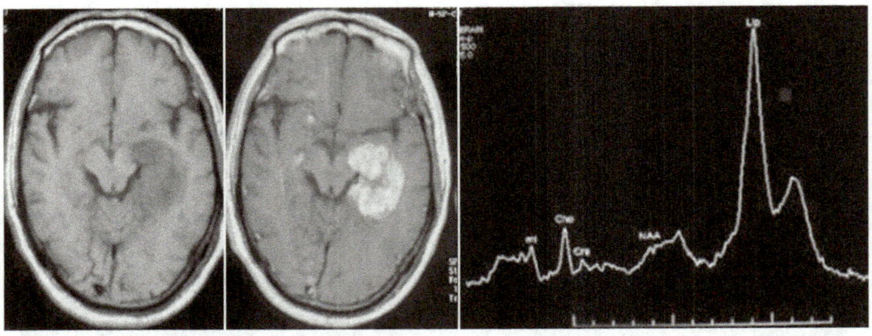

图 31-18 Lip 峰明显升高(男,63 岁,淋巴瘤)

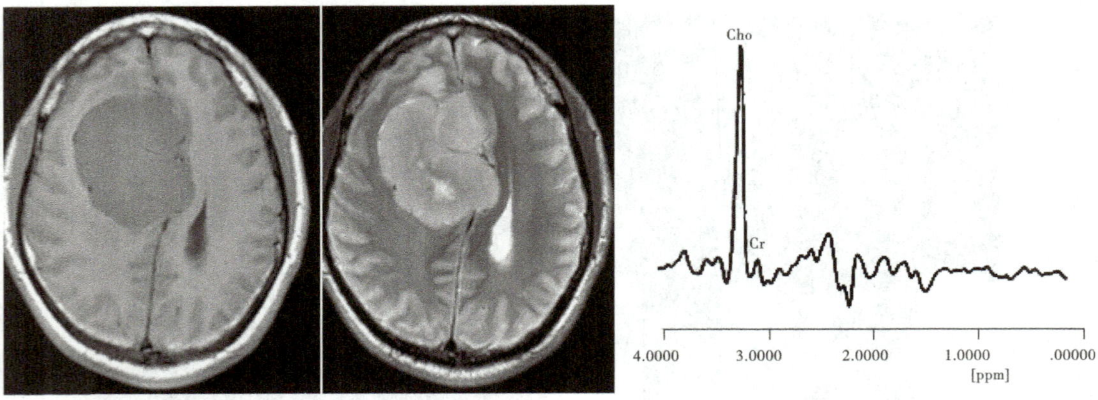

图 31-19 脑膜瘤

Ala(丙胺酸)峰和 Glx(谷氨酸类化合物)峰出现,高度提示

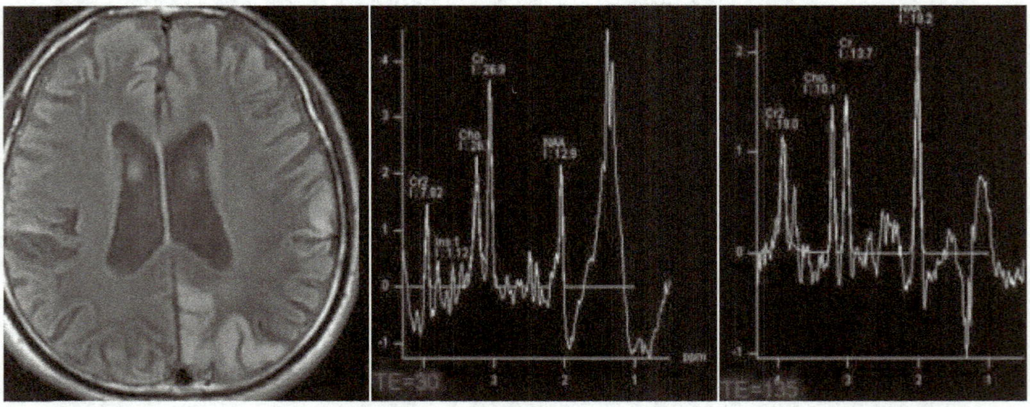

图 31-20 线粒体脑肌病(MELAS 病)

男,37 岁,视物模糊、反应迟钝 8 d,TE=30,Lac 峰升高,TE=135,Lac 峰呈倒置双峰

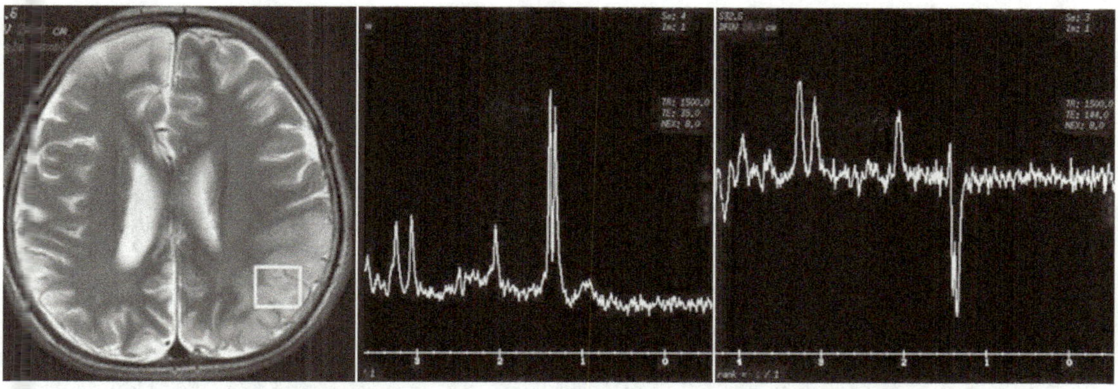

图 31-21　线粒体脑病

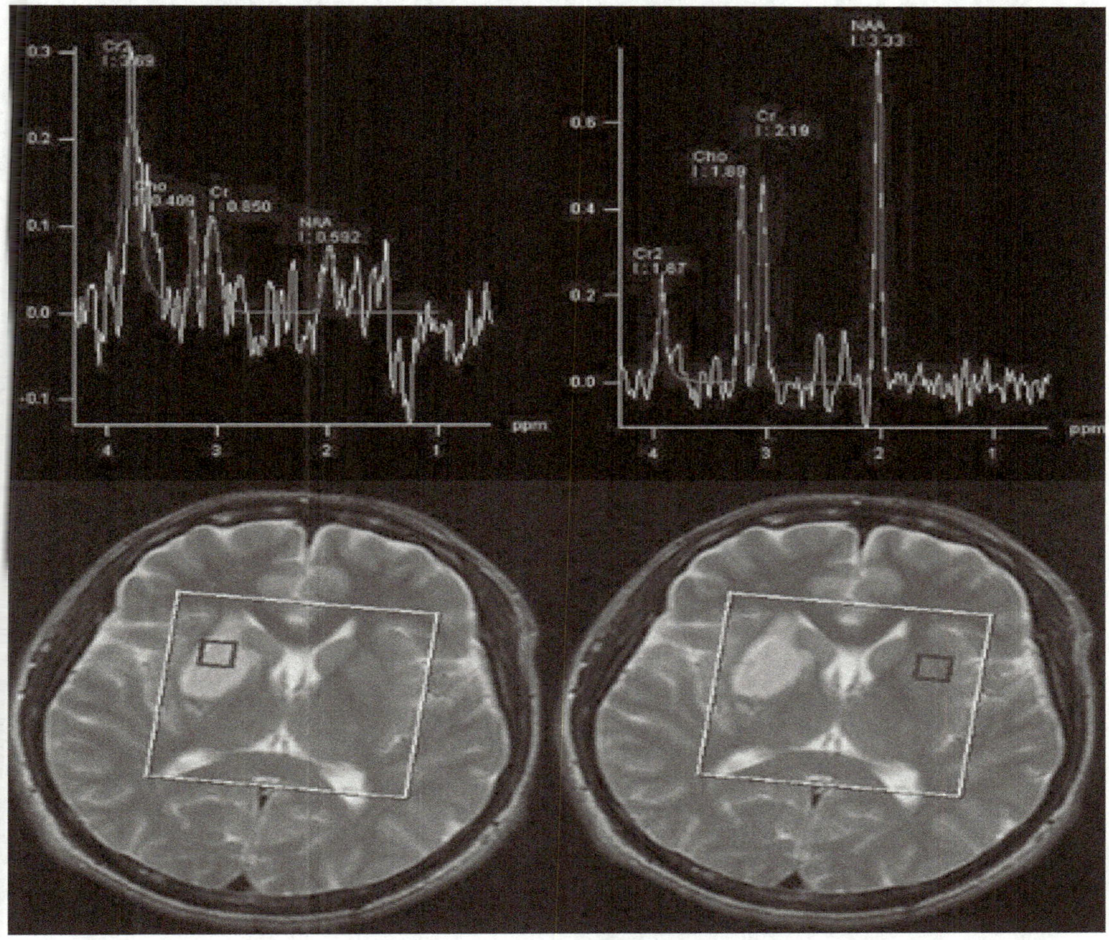

图 31-22　右侧基底节区脑梗死

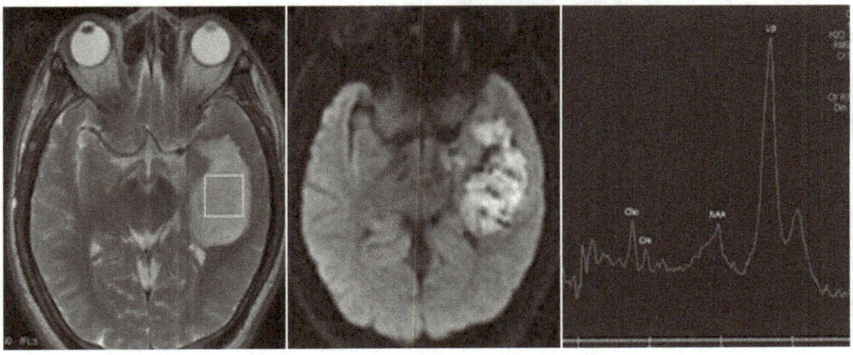

图 31-23　表皮样囊肿

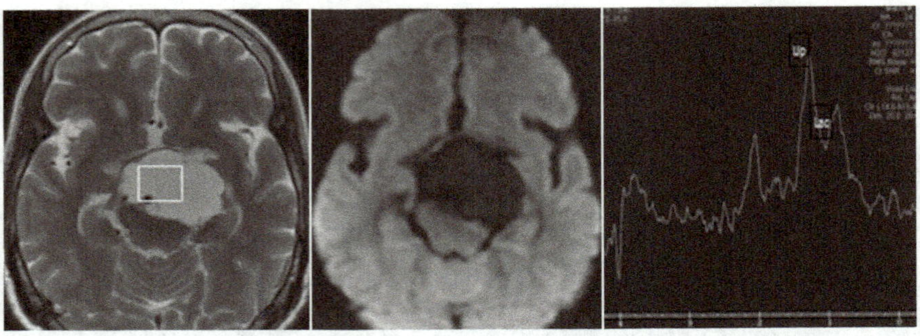

图 31-24 特殊的扩散不受限的表皮样囊肿

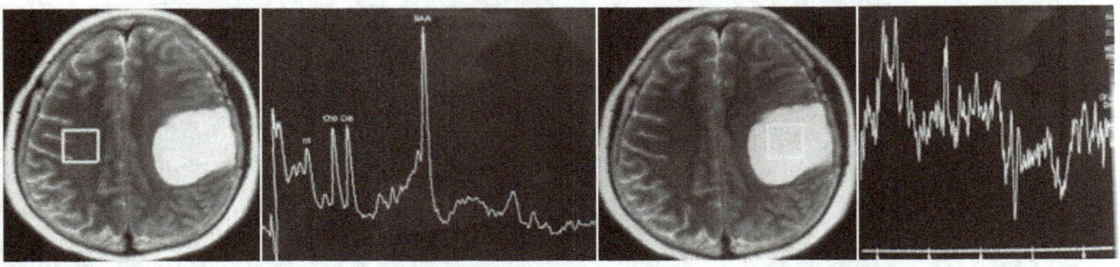

图 31-25 蛛网膜囊肿

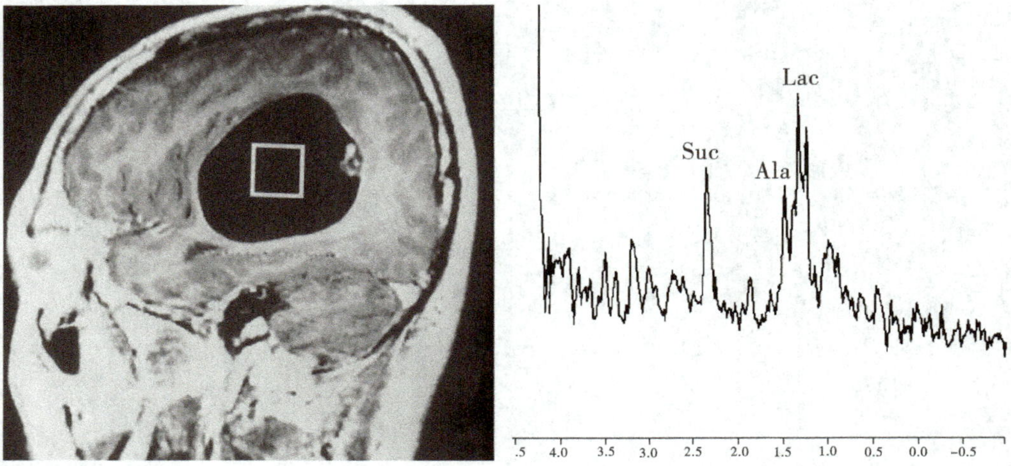

图 31-26 脑囊虫

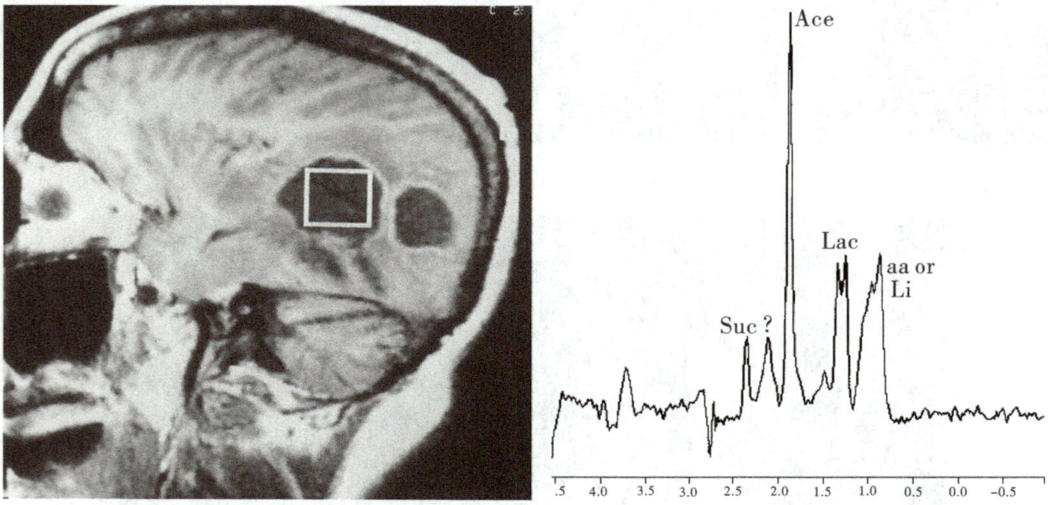

图 31-27 脑脓肿

Ace(醋酸盐)升高

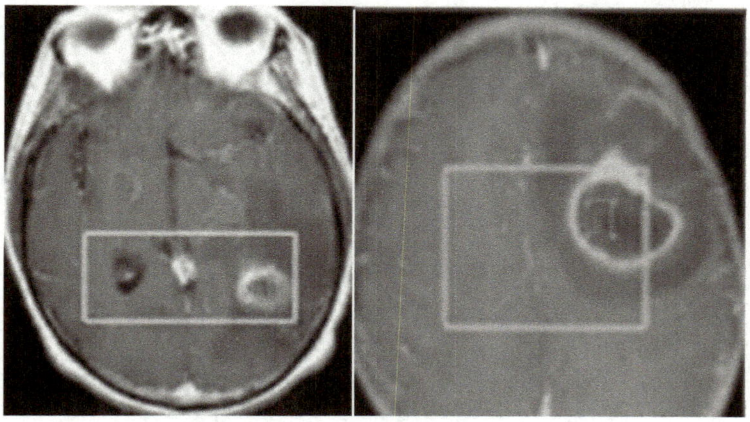

图 31-28 需氧菌、厌氧菌波谱区别

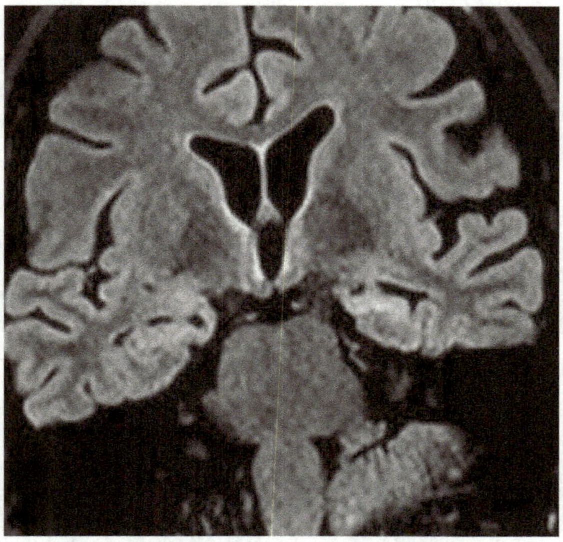

图 31-29 发作性头部及左手异动 26 年(女,41 岁)

病理:(左侧海马癫痫灶)海马神经元轻度减少,部分神经元凋亡,胶质细胞增生。NAA/(Cho+Cr)最低值为 0.72,低于 0.67 提示癫痫

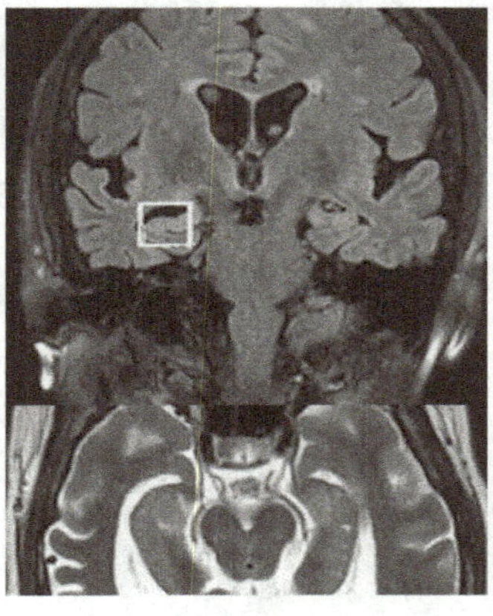

图 31-30 阿尔茨海默病

阿尔茨海默病(Alzheimer disease,AD)即老年性痴呆,是由于大脑皮层神经元丧失及功能障碍而导致的进行性智能障碍性疾病。MRS 显示 NAA 含量下降,肌醇含量升高,肌醇/肌酐大于 0.70 则高度提示 AD

第三十二章　颅骨病变

第一节　颅骨良性病变

颅骨良性病变见图 32-1 ~ 图 32-20。

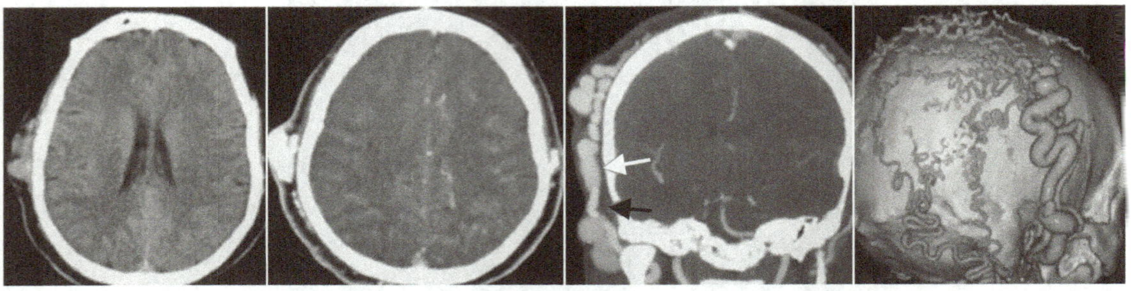

图 32-1　右侧颞浅动脉(黑箭头)和颞浅静脉(白箭头)瘘

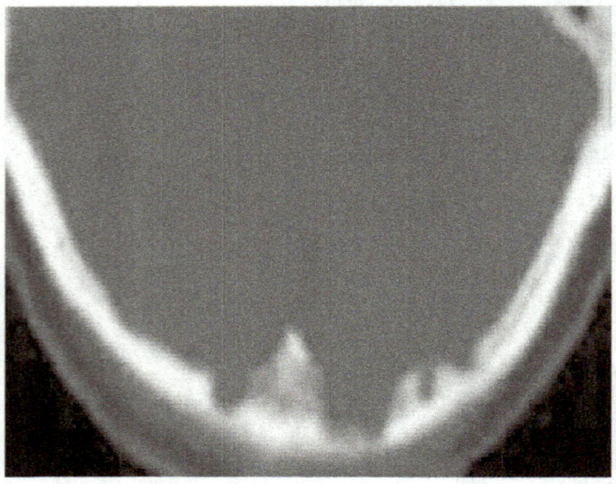

图 32-2　蛛网膜颗粒压迹

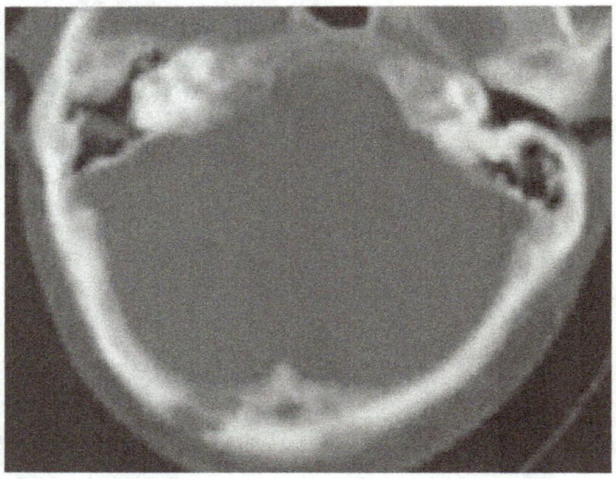

图 32-3　板障静脉池(湖)

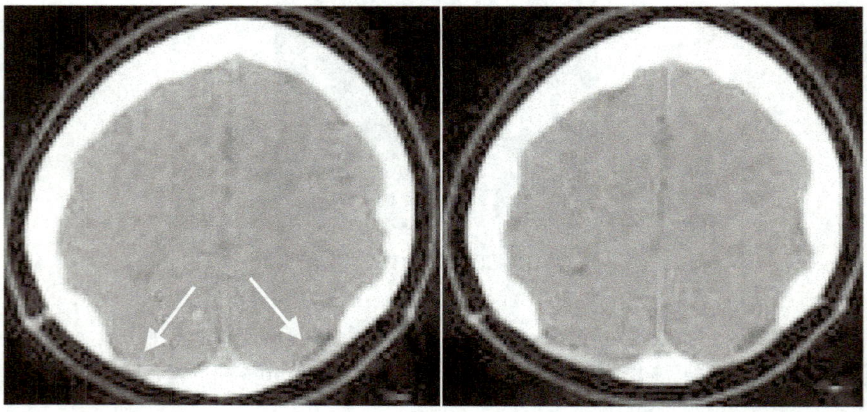

图 32-4　顶骨孔

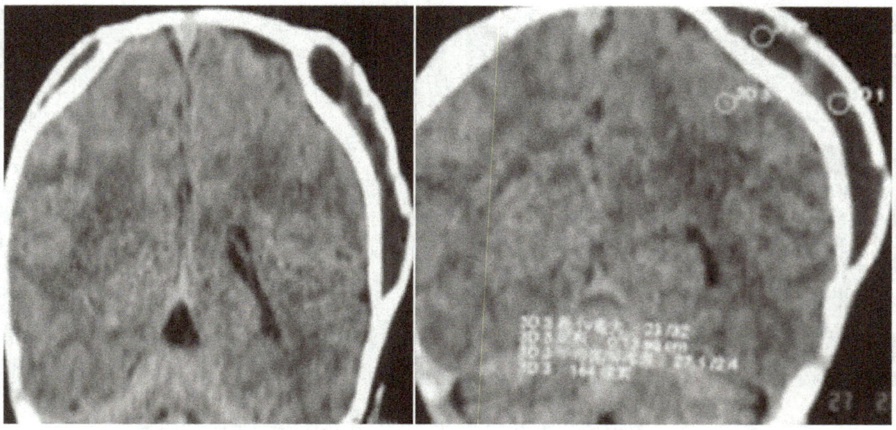

图 32-5 颅骨骨膜下血肿

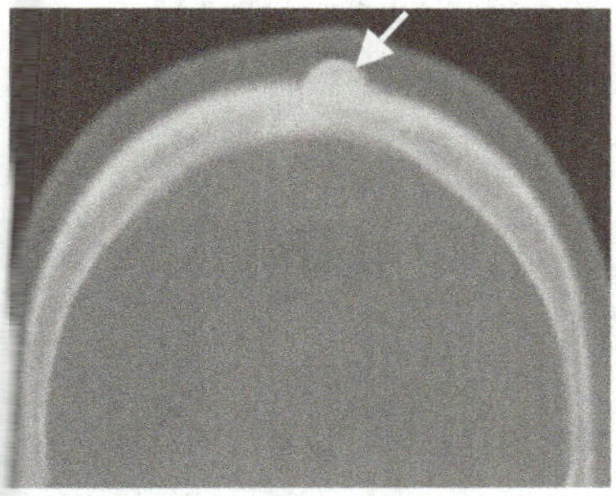

图 32-6 骨瘤（致密型）

颅骨骨瘤可分为致密型（多见，多起源于颅骨外板，内板多保持完整）和疏松型（多起源于板障，呈膨胀型生长）。由于颅骨穹窿部为膜性成骨，颅底部为软骨内成骨，故颅骨穹窿部的骨瘤比颅底部多见，尤其是额骨和顶骨

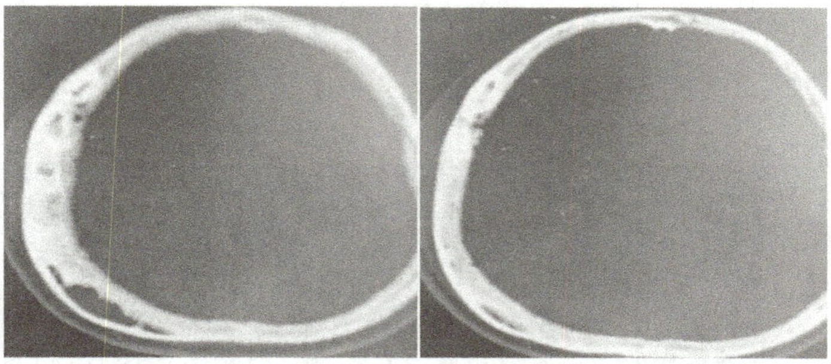

图 32-7 颅骨板障增厚，磨玻璃样，内见低密度，骨瘤（疏松型）

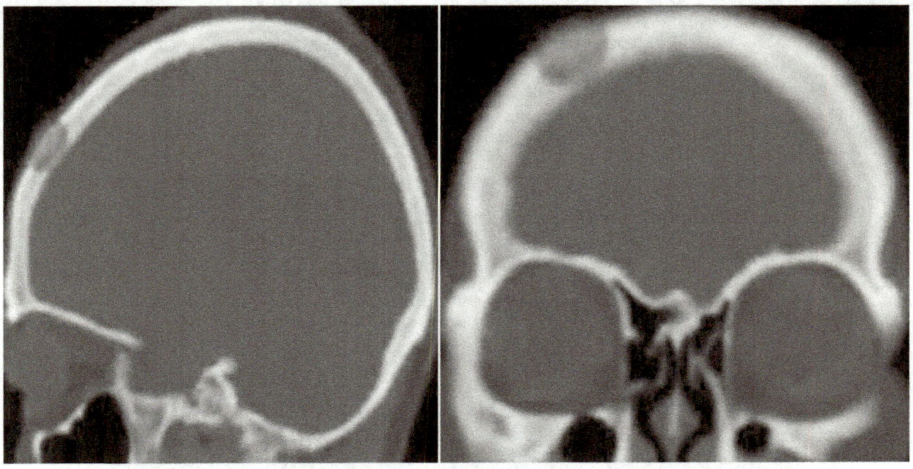

图 32-8 骨瘤

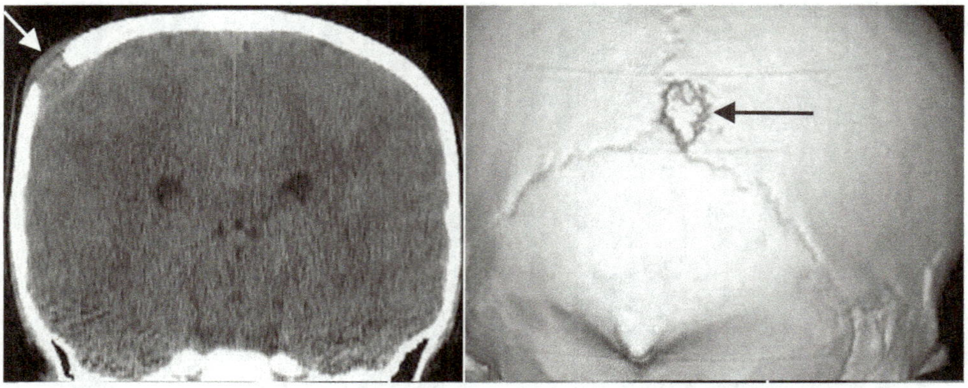

图 32-9　朗格汉斯细胞(Langerhans 细胞)组织细胞增生症

简称 LCH,原称组织细胞增多症 X,是一组原因未明的组织细胞单克隆增殖性疾病,以形成朗格汉斯细胞组织细胞肉芽肿为特征。分莱特勒西韦综合征(Litterer-Siwe 病,L-S 病),汉-薛-柯综合征(Hand-Schuller-Christian 病,H-S-C 病),骨嗜酸肉芽肿(eosinphilic granuloma of bone,EGB)三型,多发生于5 岁以内,均可累及颅骨,前二者预后差,病灶呈穿凿样骨质破坏,圆形或椭圆形,边界较清晰,无硬化边,骨膜反应少见

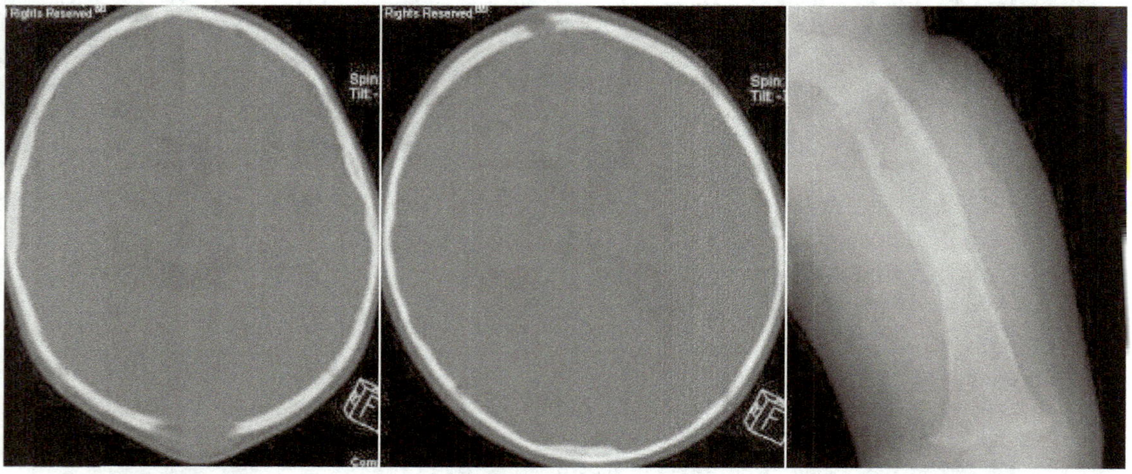

图 32-10　朗格汉斯细胞组织细胞增生症

男,6 岁,多发融骨性病变

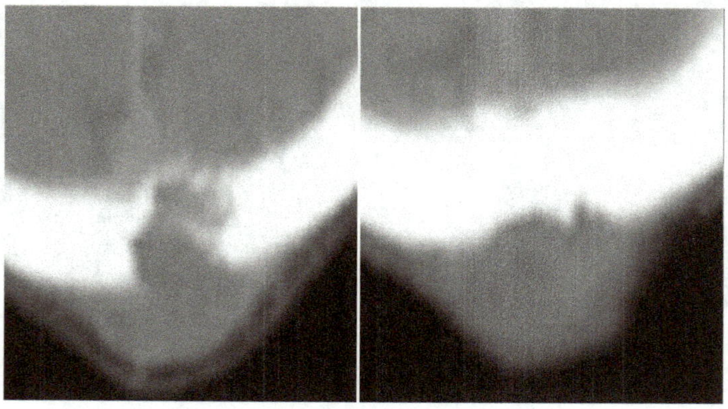

图 32-11　颅骨 LCH

男,12 岁,发现头部肿物 1 周

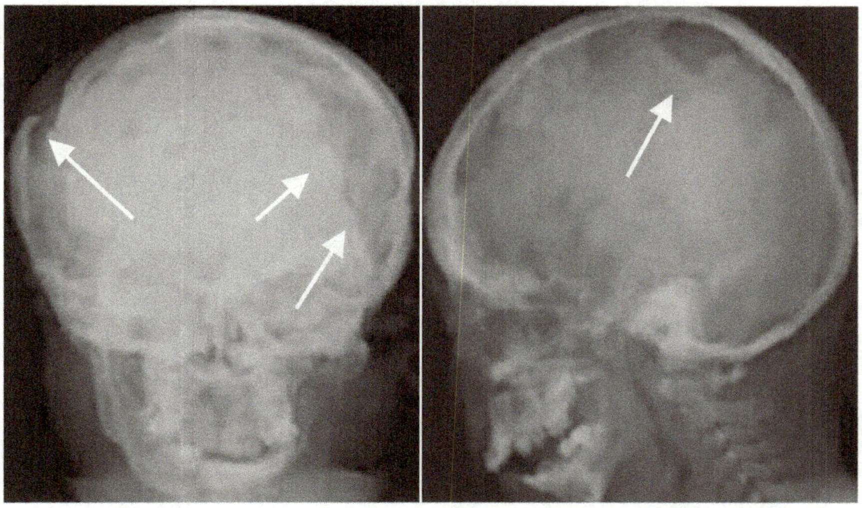

图 32-12　颅骨嗜酸性肉芽肿

儿童及青少年好发，为朗格汉斯细胞组织细胞增生症中的一种，属非肿瘤性质，但具有某些骨肿瘤征象的骨肿瘤样病变，又称朗格汉斯细胞肉芽肿。以骨质破坏，组织细胞增生和嗜酸性粒细胞浸润为特征，颅骨最常见，其次多见于脊柱、骨盆及长骨。本病具有自愈性及多发病变此起彼伏等特点。被认为是一种免疫调节性异常疾病

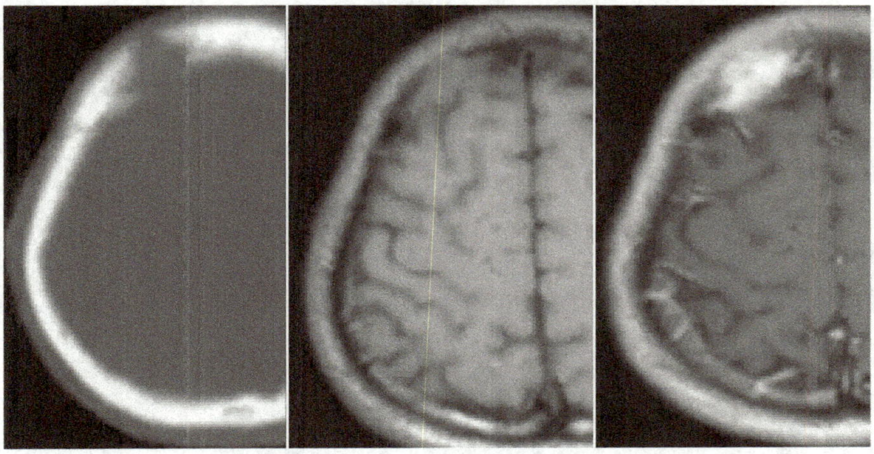

图 32-13　嗜酸性肉芽肿(女，14 岁)

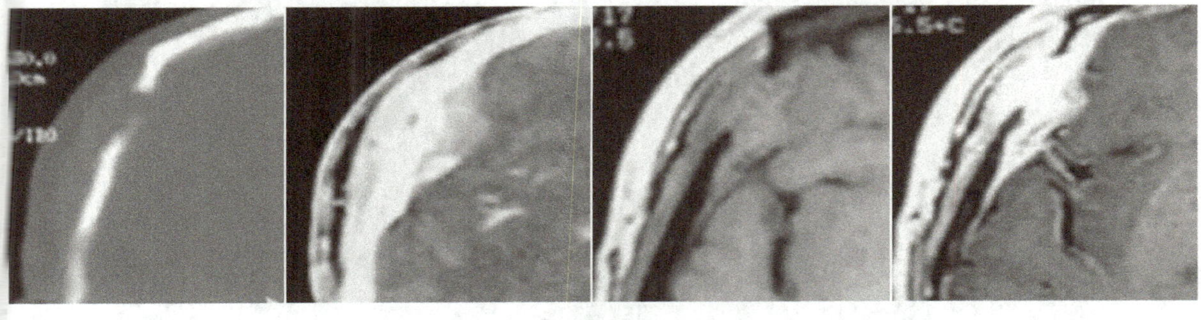

图 32-14　颅骨嗜酸性肉芽肿(男，27 岁)

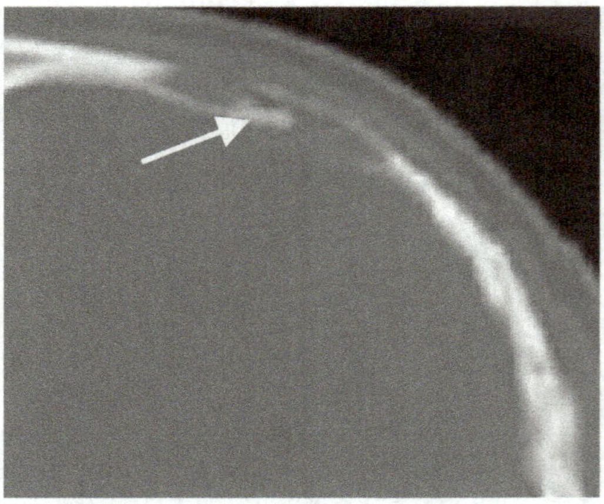

图 32-15　嗜酸性肉芽肿

男,10 岁,溶骨性骨质破坏,内外板残差不齐,板障见“纽扣样”死骨

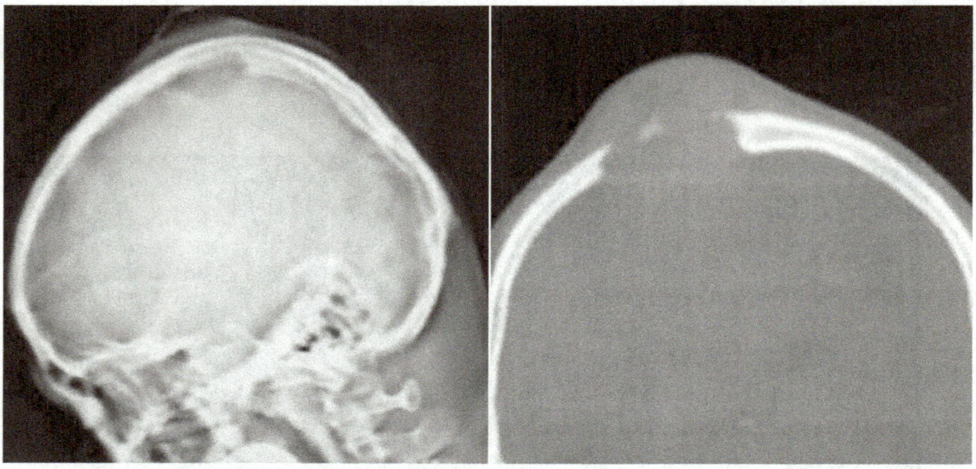

图 32-16　颅骨嗜酸性肉芽肿(1)

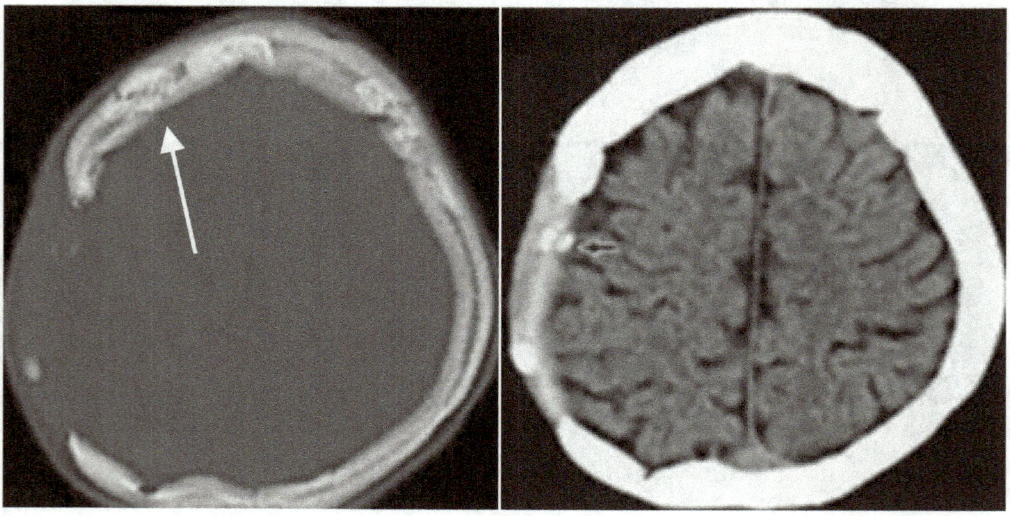

图 32-17　颅骨嗜酸性肉芽肿(2)

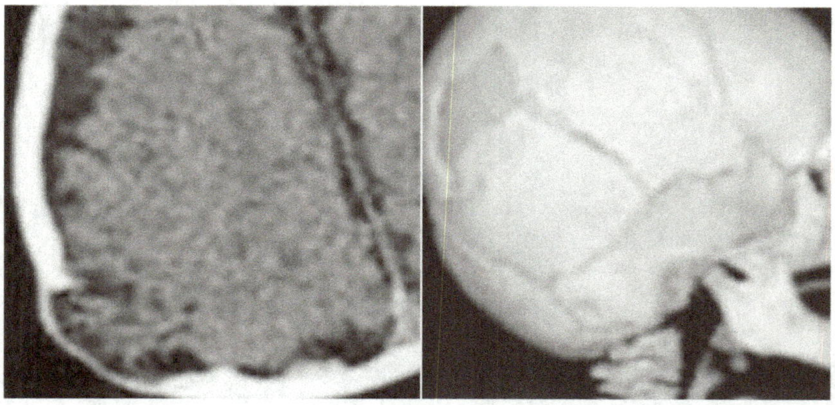

图 32-18 颅骨生长性骨折

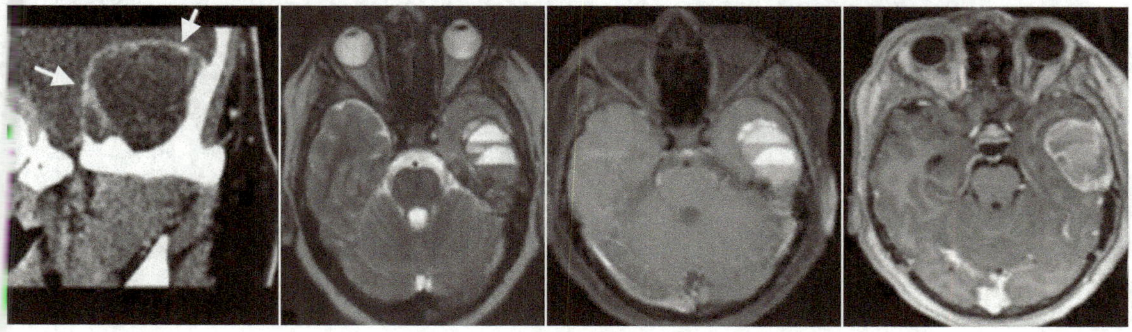

图 32-19 动脉瘤样骨囊肿(1)

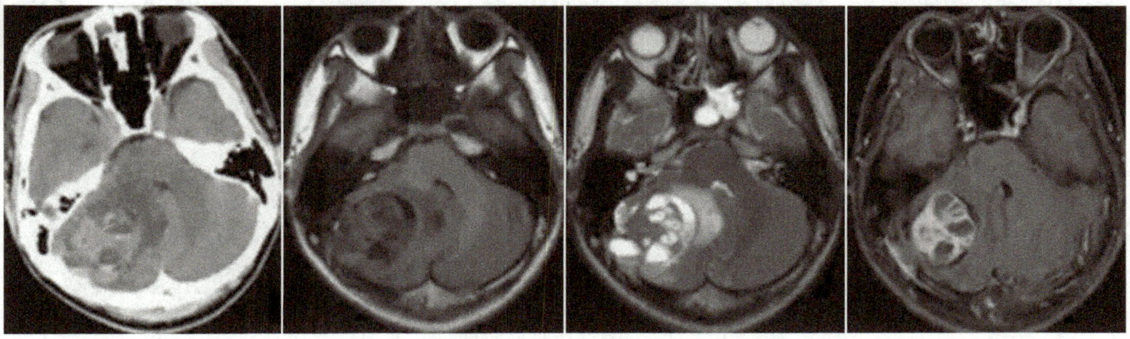

图 32-20 动脉瘤样骨囊肿(2)

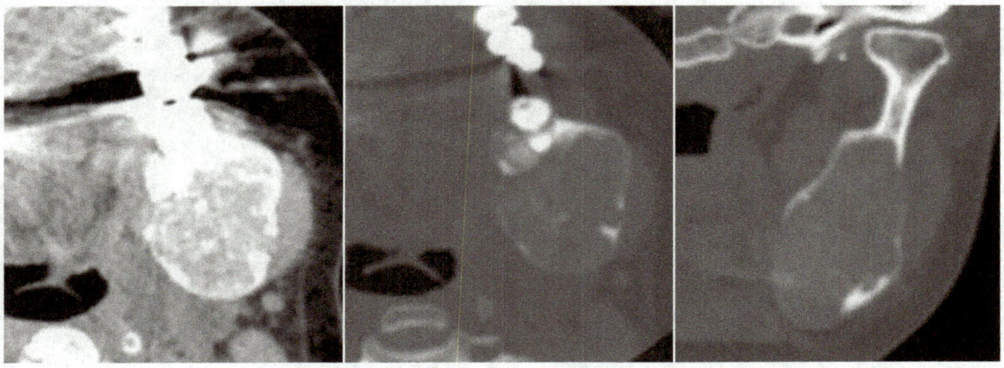

图 32-21 左下颌骨骨化性纤维瘤(女,64 岁)

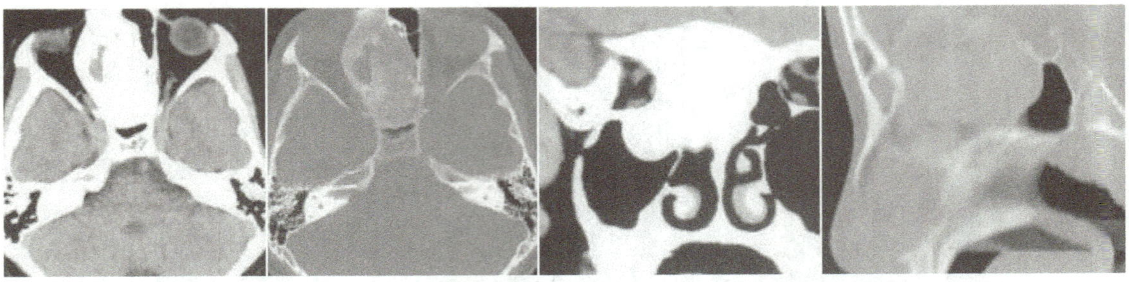

图 32-22　前颅窝底部、筛骨骨化性纤维瘤(30～40 岁女性多见)

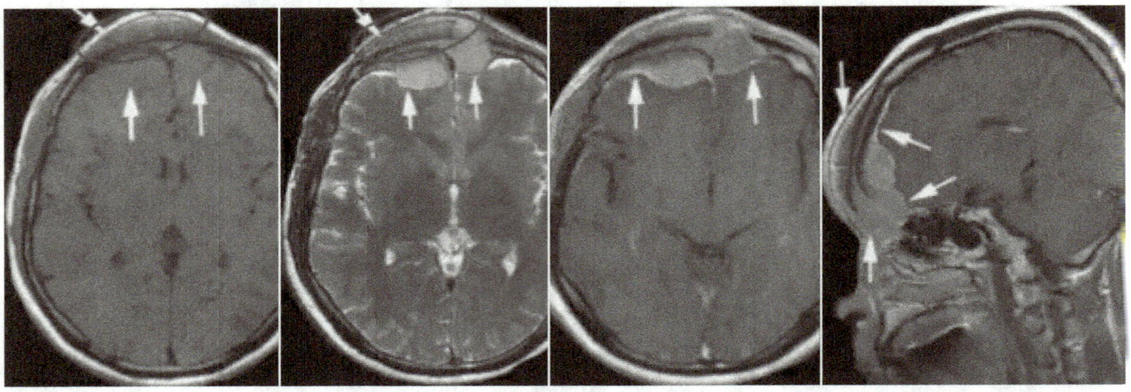

图 32-23　颅骨内异位脑膜瘤(1)

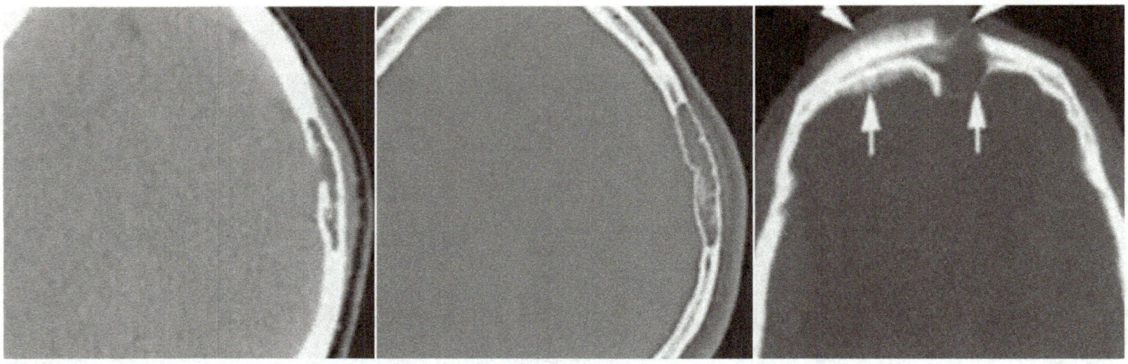

图 32-24　颅骨内异位脑膜瘤(2)

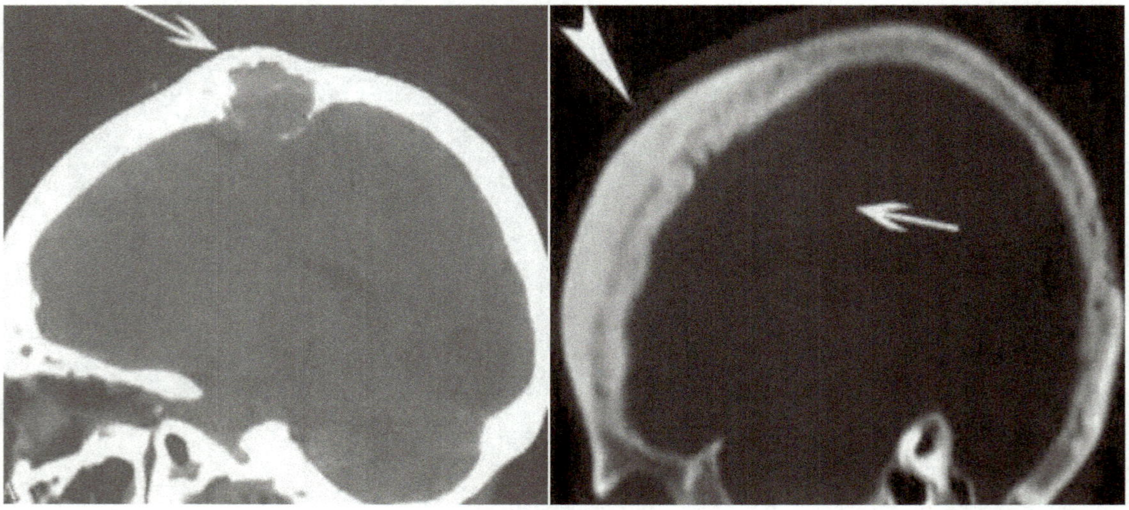

图 32-25　颅骨脑膜瘤

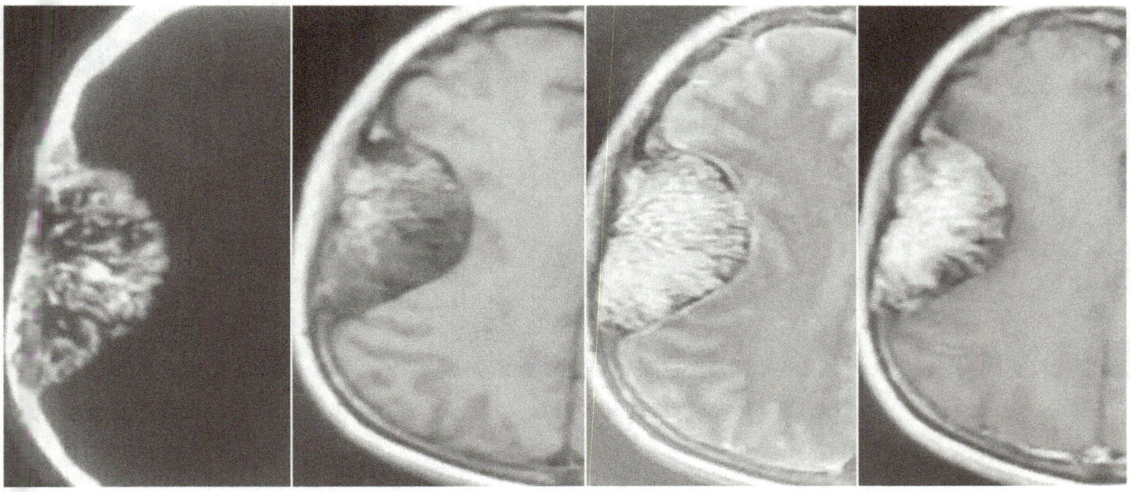

图 32-26 颅骨海绵状血管瘤(女,45 岁)

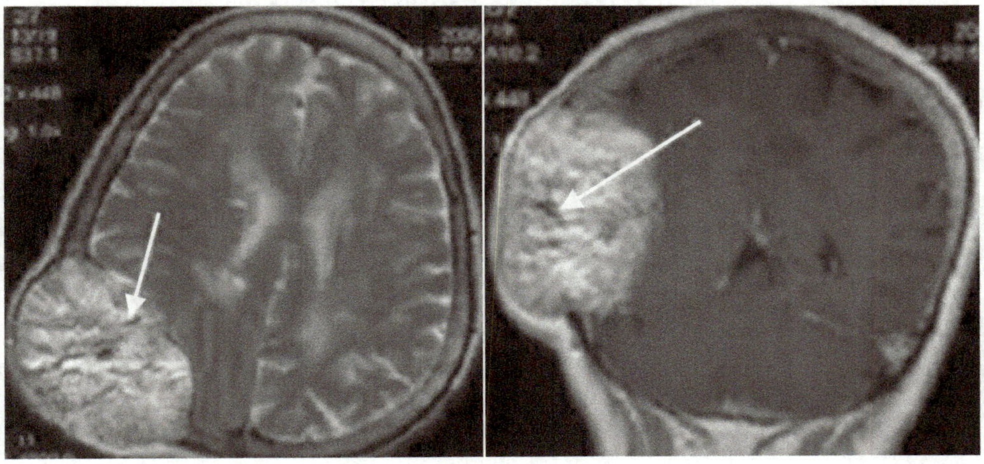

图 32-27 右顶枕骨板障血管瘤(外观呈“车轮状”)

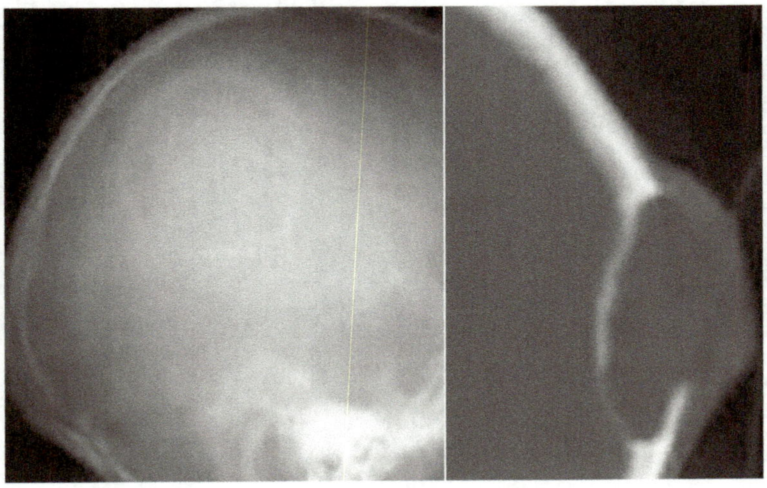

图 32-28 颅骨表皮样囊肿

膨胀性透光区,边缘硬化,MRI 呈长 T1 长 T2 信号,DWI 扩散受限

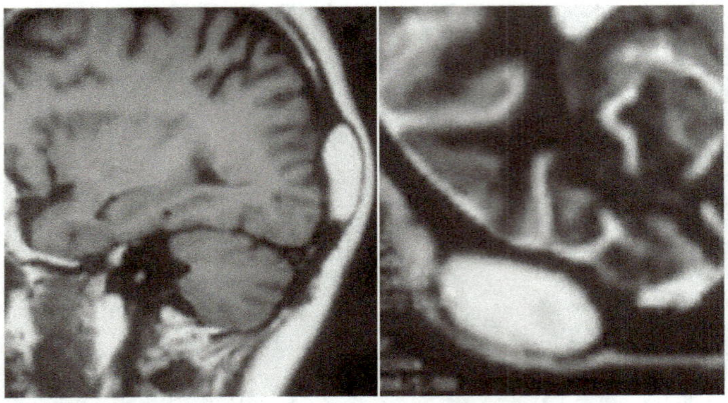

图 32-29　右侧枕骨板障区皮样囊肿

压脂像可呈低信号

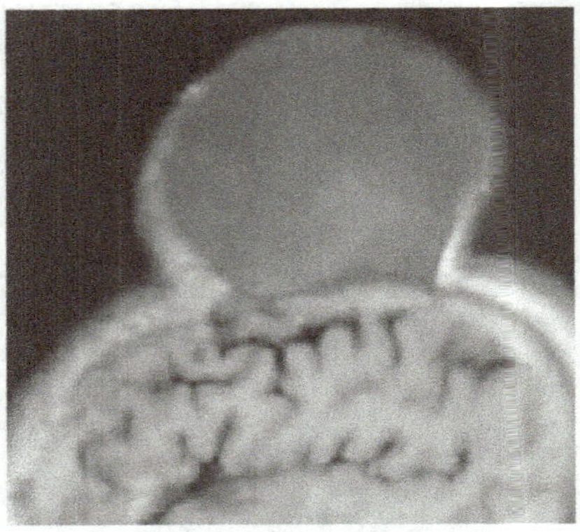

图 32-30　皮下神经纤维瘤病

第二节　颅骨恶性病变

颅骨恶性病变见图 32-31 ~ 图 32-43。

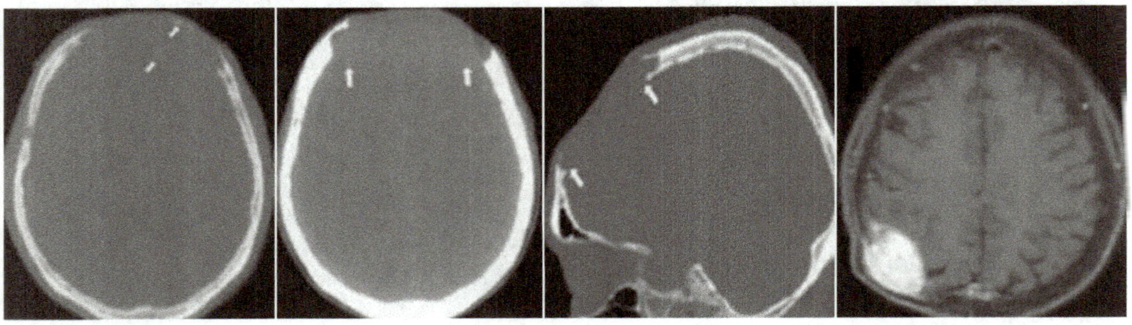

图 32-31　浆细胞瘤(40 ~50 岁好发)

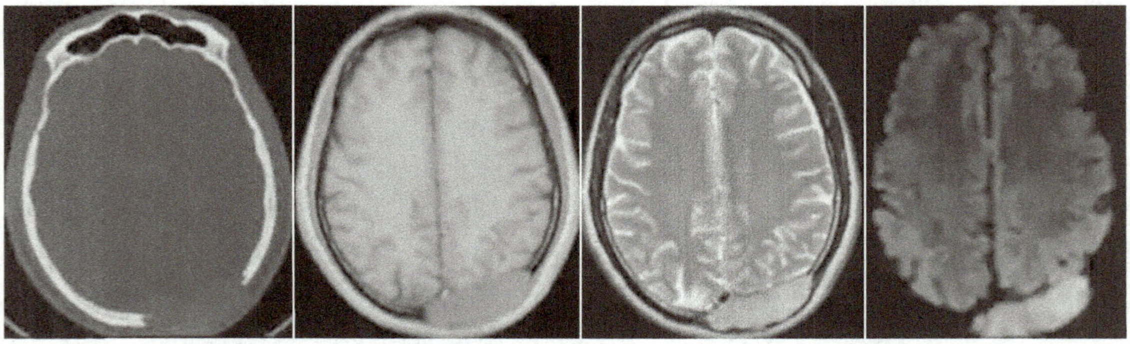

图 32-32　颅骨浆细胞瘤(男,43 岁)

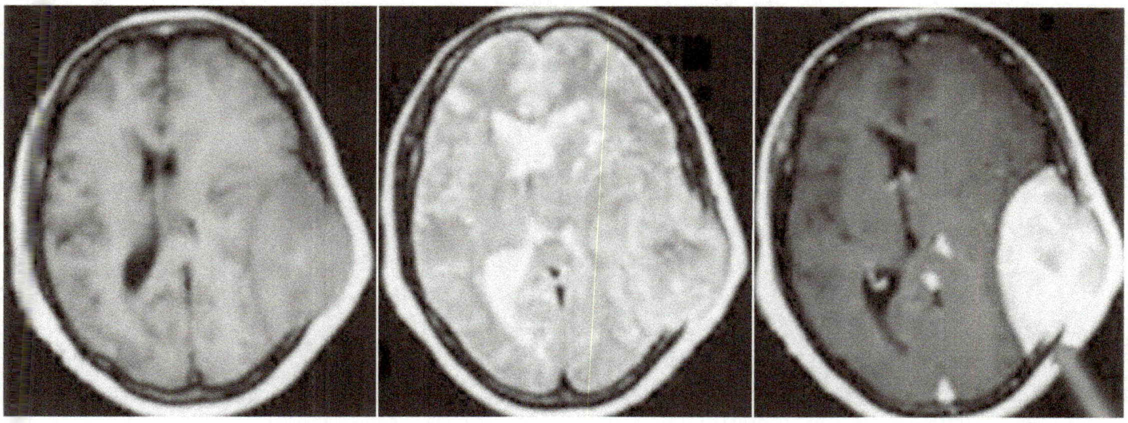

图 32-33　颅骨浆细胞瘤

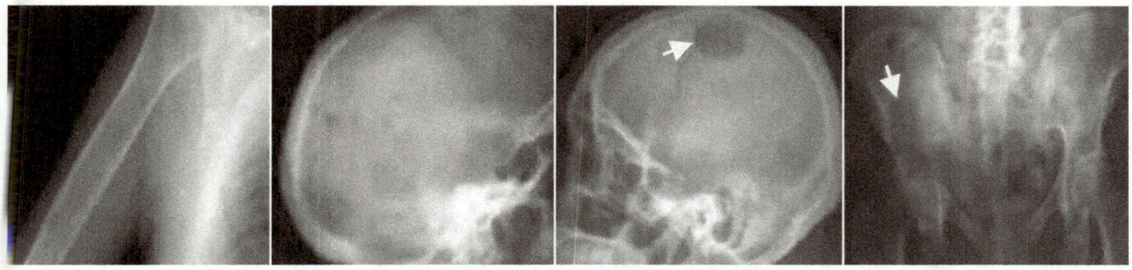

图 32-34　骨髓瘤

骨髓瘤起源于骨髓的原始网状组织，其肿瘤细胞与浆细胞相似，但与浆细胞有所不同。分单发型及多发型两种。

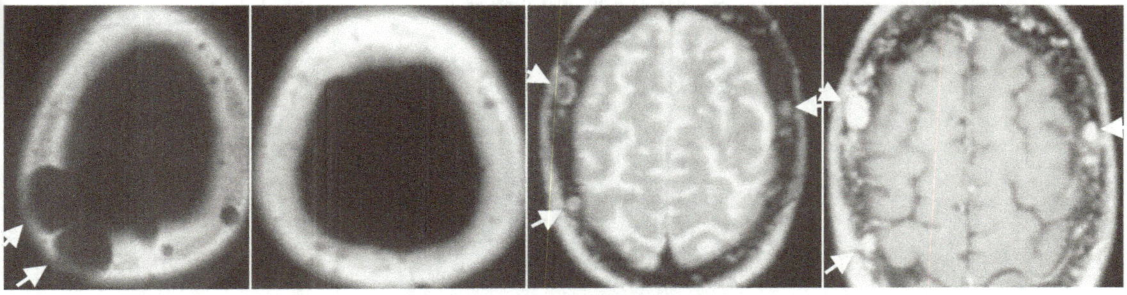

图 32-35　颅骨骨髓瘤

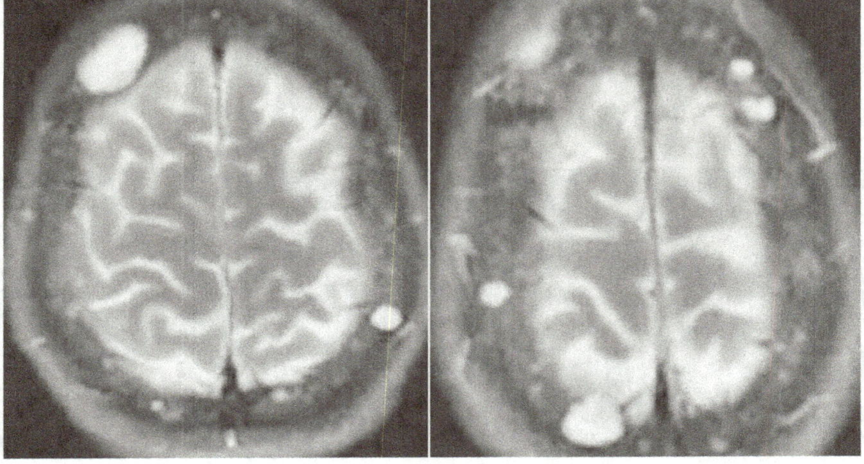

图 32-36　典型多发性骨髓瘤

表现为多发圆形，边界清楚，大小不等，无硬化的骨质缺损

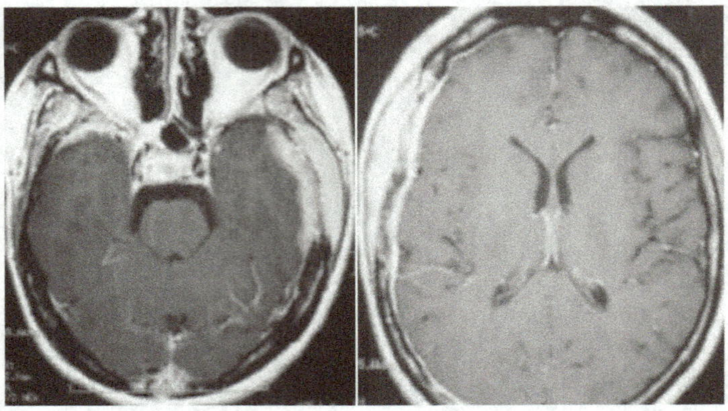

图 32-37　淋巴瘤(1)

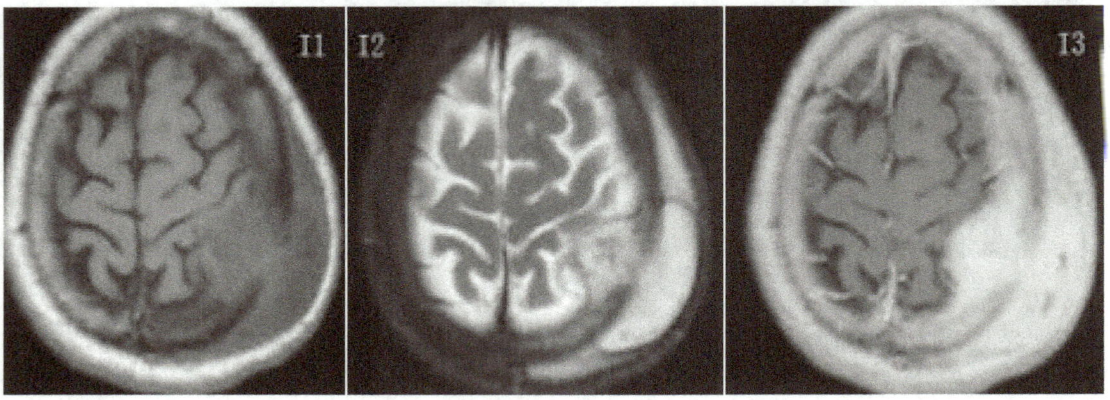

图 32-38　淋巴瘤(2)

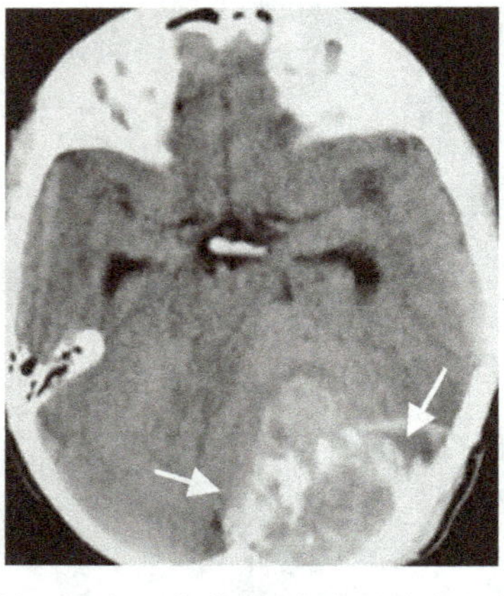

图 32-39　Ewing 肉瘤(多发生于儿童和青少年)

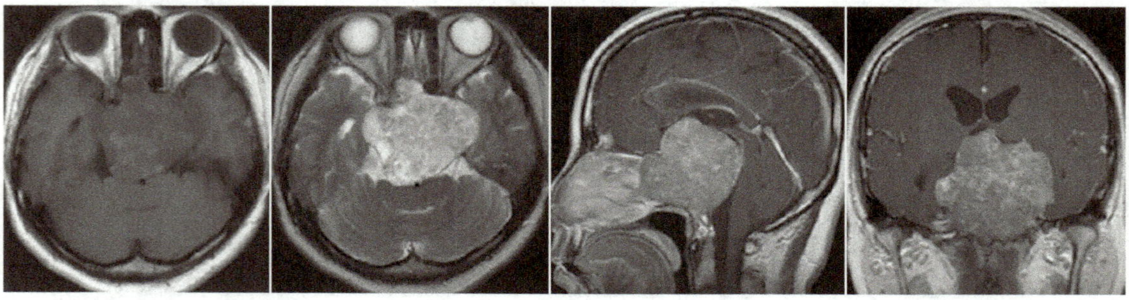

图 32-40　脊索瘤

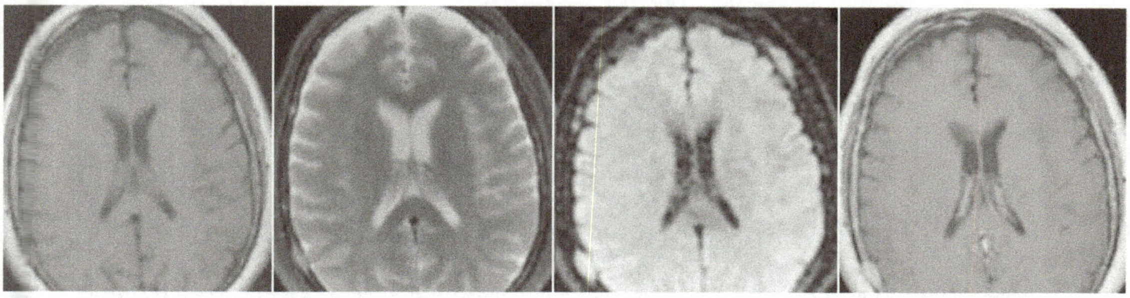

图 32-41　转移瘤

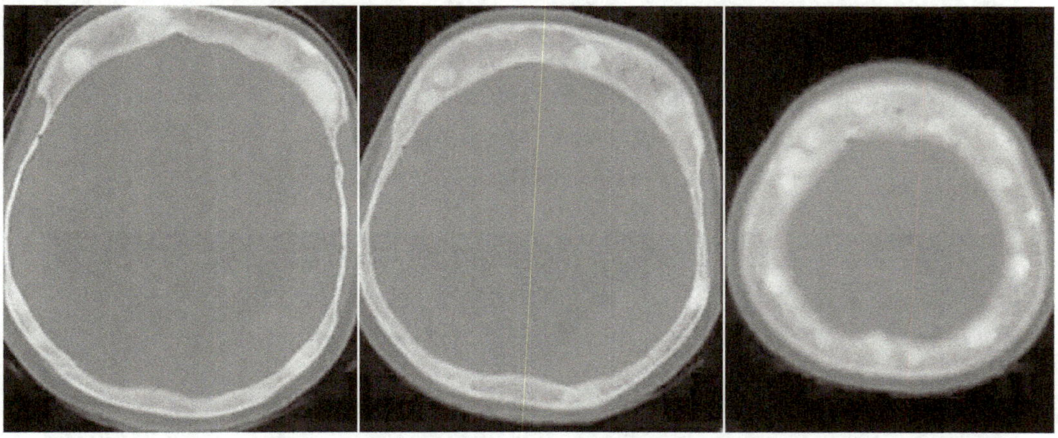

图 32-42　弥漫性转移性病变（女，65 岁，乳腺癌骨转移）

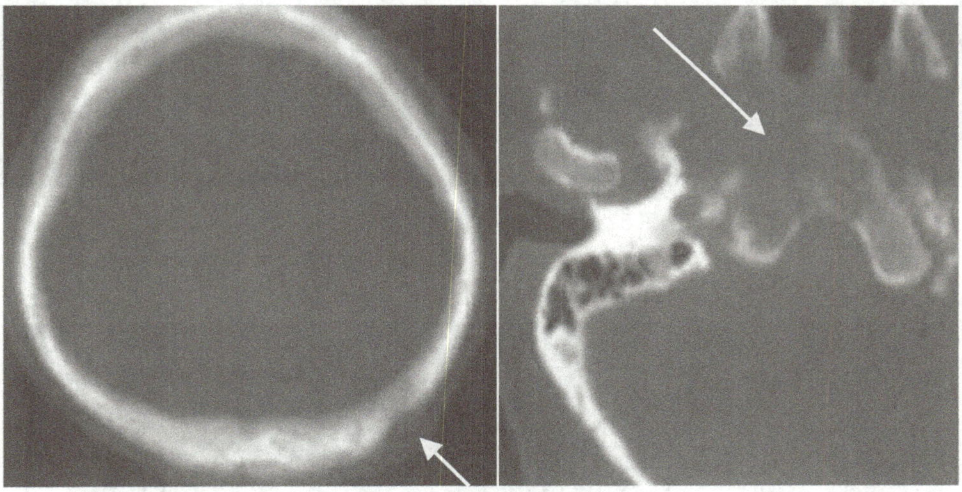

图 32-43　颅骨转移瘤

第三节　颅骨增厚性病变

颅骨增厚性病变见图 32-44 ~ 图 32-60。

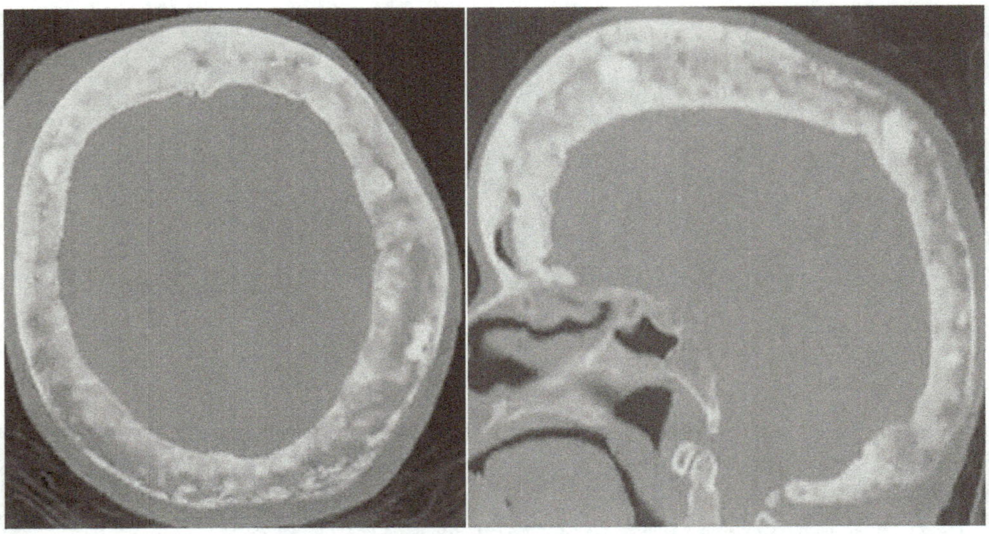

图 32-44 佩吉特骨病

即 Paget 骨病，畸形性骨炎，骨吸收加速并骨形成，老年人多见

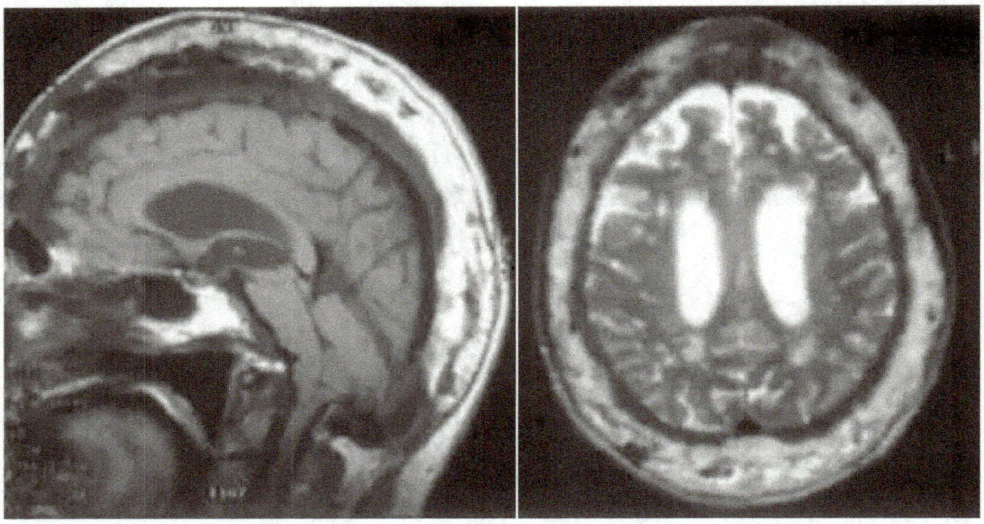

图 32-45 Paget 骨病并颅底凹陷

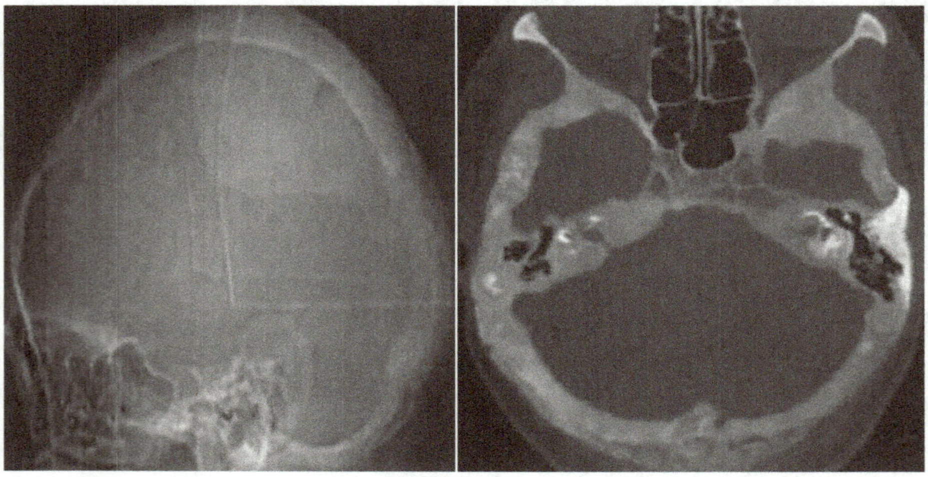

图 32-46 Paget 骨病

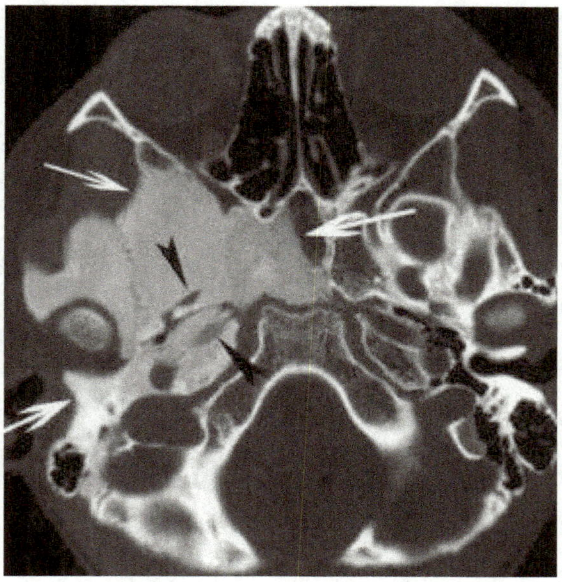

图 32-47　颅骨骨纤维异常增殖症（CFD）（男，8 岁）

蝶骨体右侧及大翼，右颞骨弥漫性肥大及密度增高（白箭头），右侧卵圆孔、棘孔及右侧颈内动脉管狭窄（两个黑箭头）

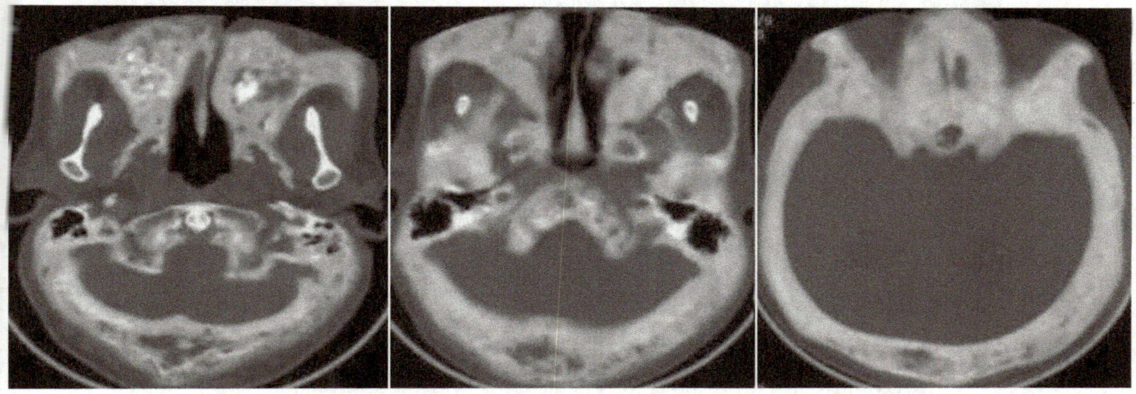

图 32-48　骨纤维异常增殖症（骨性狮面）

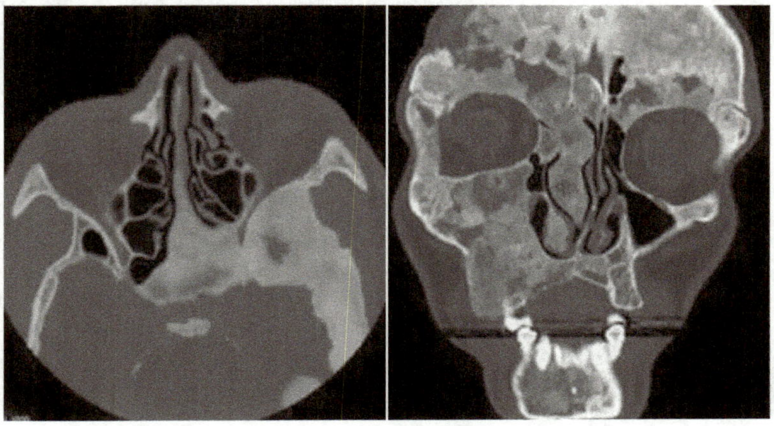

图 32-49　颅骨骨纤维异常增殖症（骨性狮面）

也称骨纤维结构不良，青少年女性多见，分单骨及多骨两型

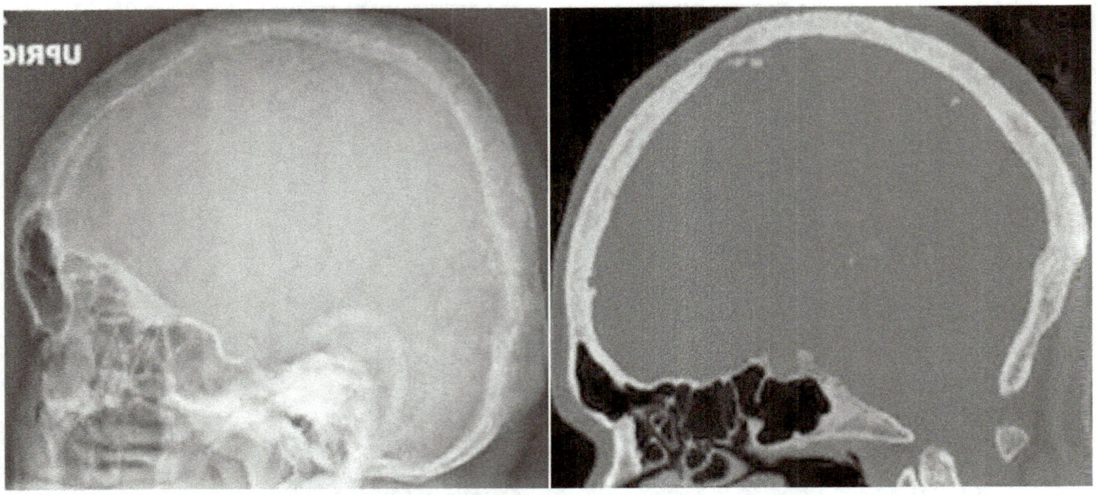

图 32-50 甲状旁腺功能亢进症

PTH 分泌增加，引起高钙、低磷血症

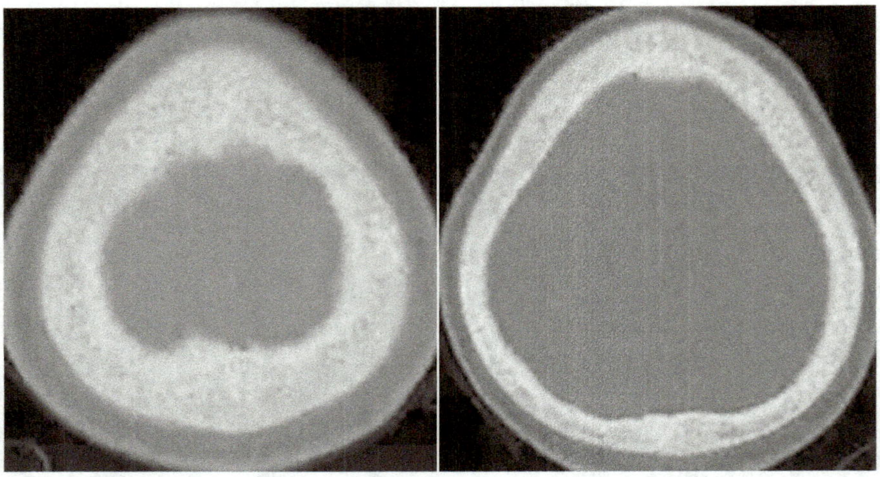

图 32-51 甲状旁腺功能亢进症

可见板障增厚，并有颗粒状脱钙表现，即"盐-胡椒征"，内外板模糊不清

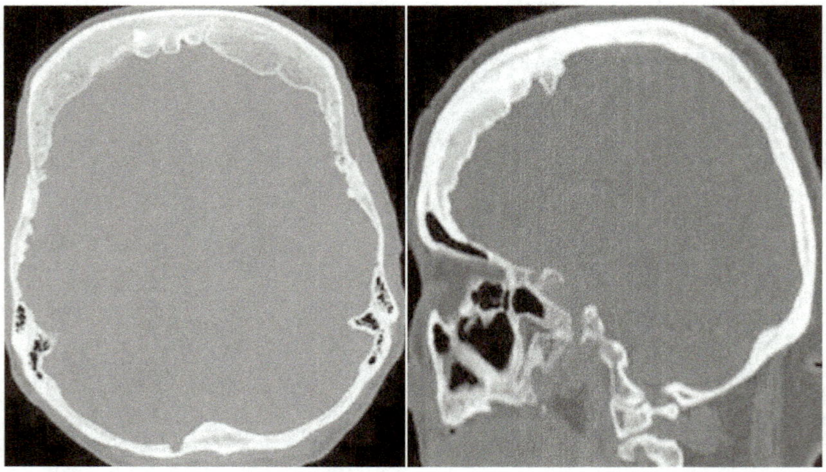

图 32-52 颅骨内板增生症

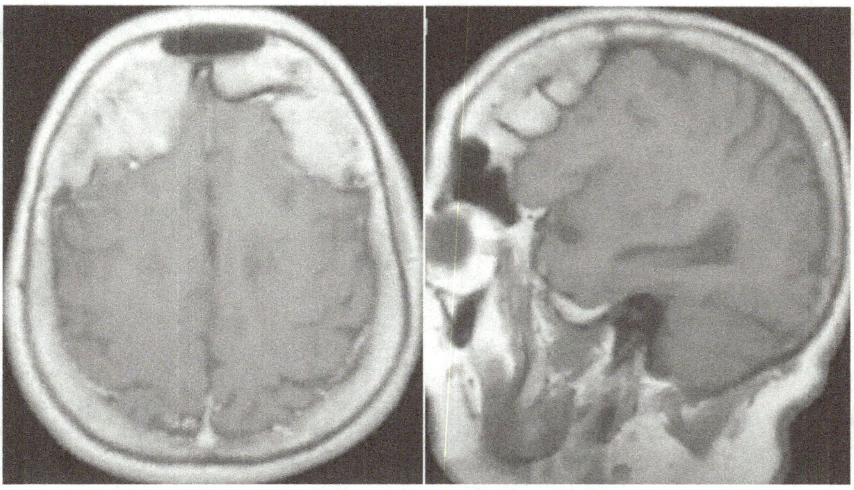

图 32-53 颅骨内板增生症(女,85 岁)

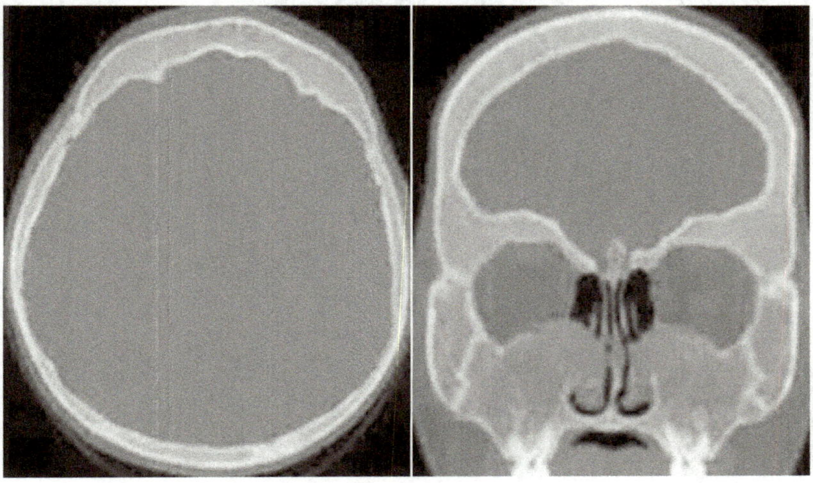

图 32-54 珠蛋白生成障碍性贫血(地中海贫血)

男,6 岁,骨髓造血功能亢进,骨髓腔增宽,皮质变薄

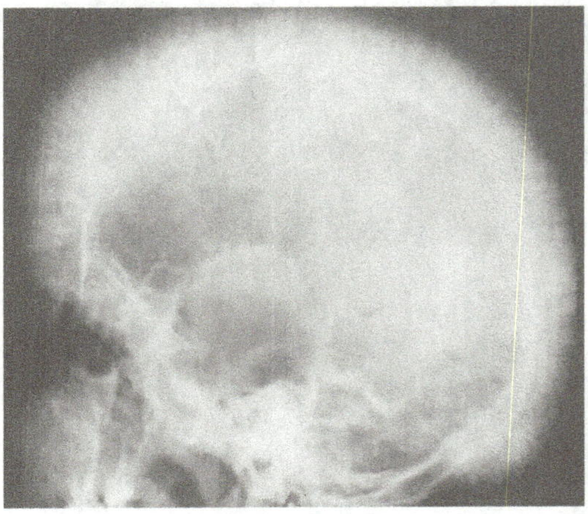

图 32-55 珠蛋白生成障碍性贫血(垂直短发样骨刺)

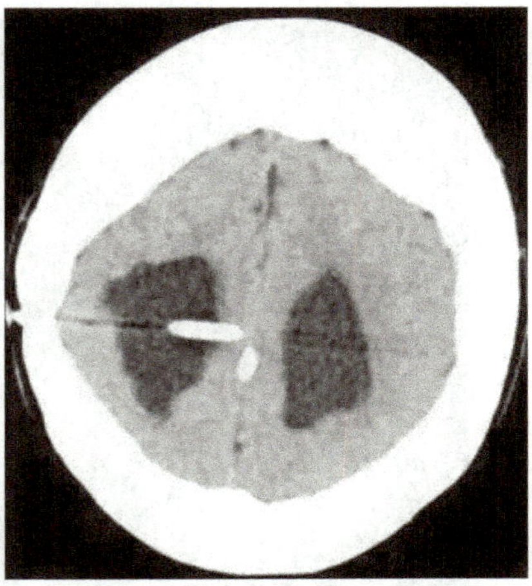

图 32-56 脑小畸形(脑积水行分流后)

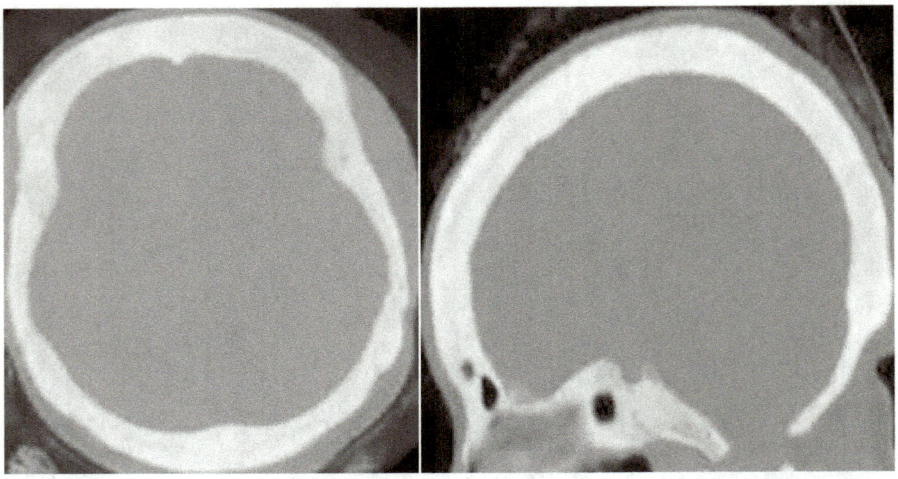

图 32-57　肾性骨营养不良和弥漫性颅骨增厚

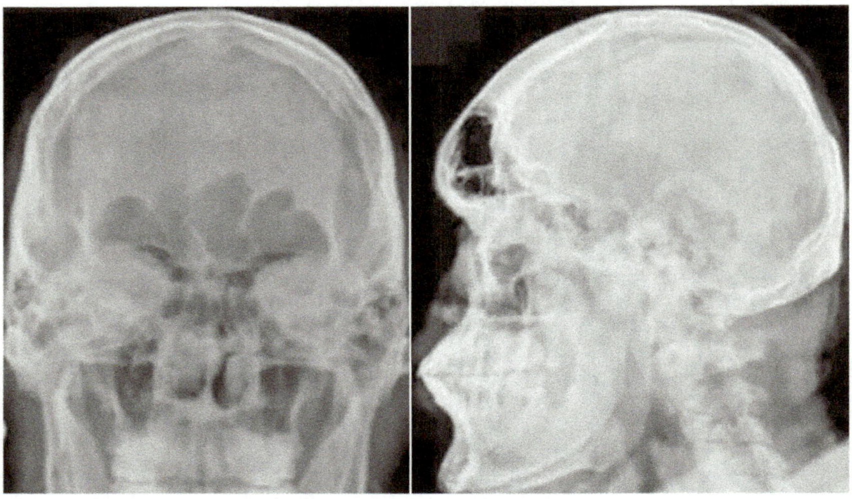

图 32-58　肢端肥大症

系腺垂体分泌过多生长激素(GH)所致,颅板增厚,颌面骨肥大,前突

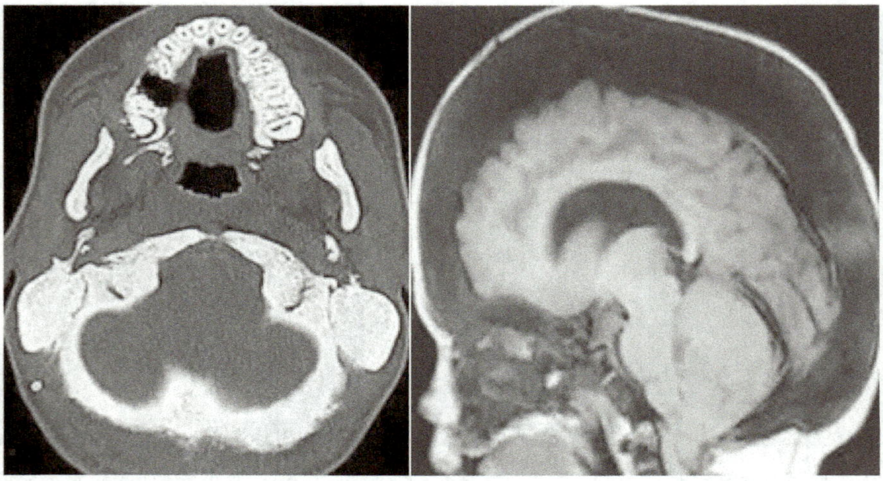

图 32-59　石骨症

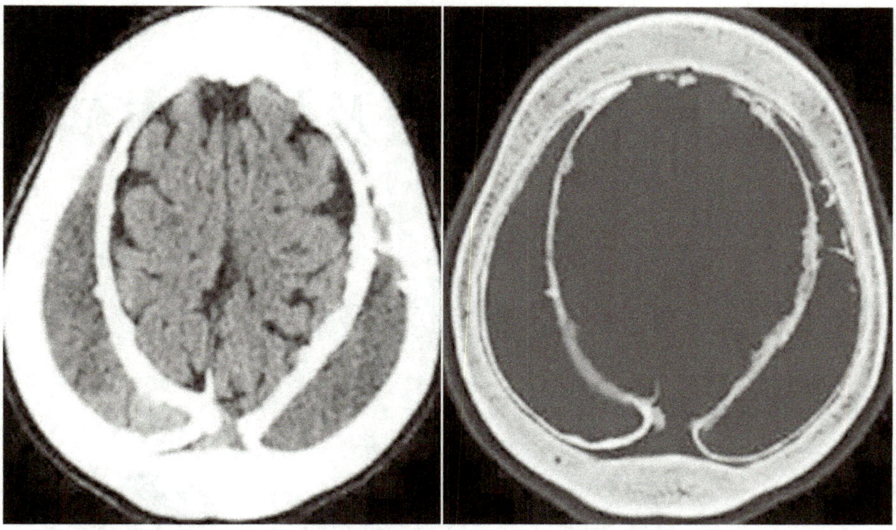

图 32-60　慢性硬膜下血肿

第三十三章　脊髓及椎管内病变

第一节　脊髓解剖及血管畸形

脊髓解剖及血管畸形见图 33-1～图 33-27。

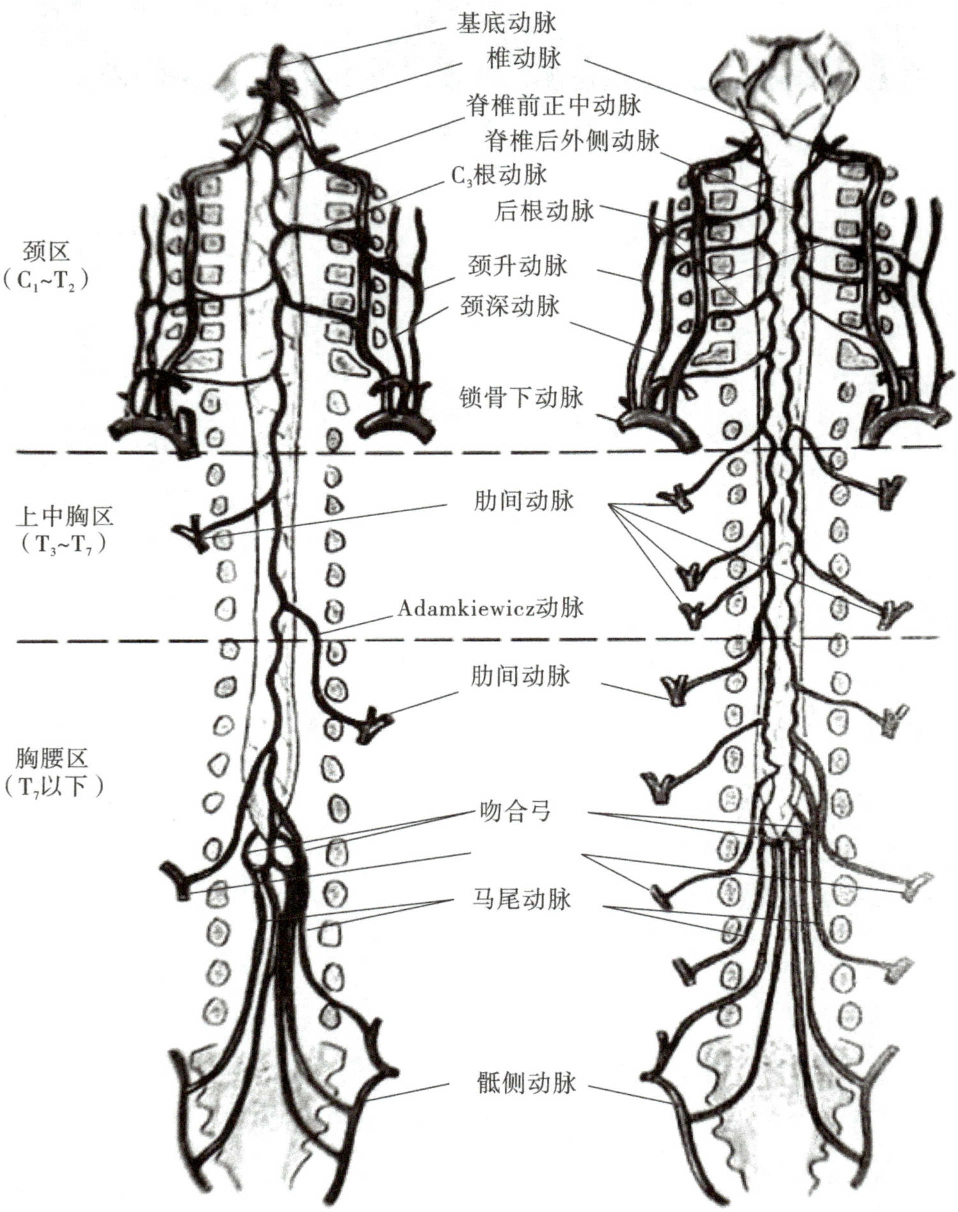

图 33-1　脊髓动脉前面、后面观

脊髓前动脉（脊椎前正中动脉），源自双侧椎动脉，走形于前间沟。脊髓后动脉（脊椎后外侧动脉），成对，源自椎动脉或小脑后下动脉，走形于脊髓后外侧。根髓动脉，分别来自颈升动脉（颈髓）、肋间动脉（胸髓）、腰动脉和骶外侧发出的根动脉（腰髓和圆锥），穿脊膜参与脊髓供血。Adamkiewicz 动脉（AKA），是最大的根髓动脉。根髓动脉和脊髓前、后动脉经动脉冠形成广泛吻合支。根髓动脉之间吻合不充分，以胸 4 和腰 1 最易发生缺血性损害。根髓动脉分前髓动脉（粗大，少，6～8 支）和后髓动脉（细小，多，10～23 支）

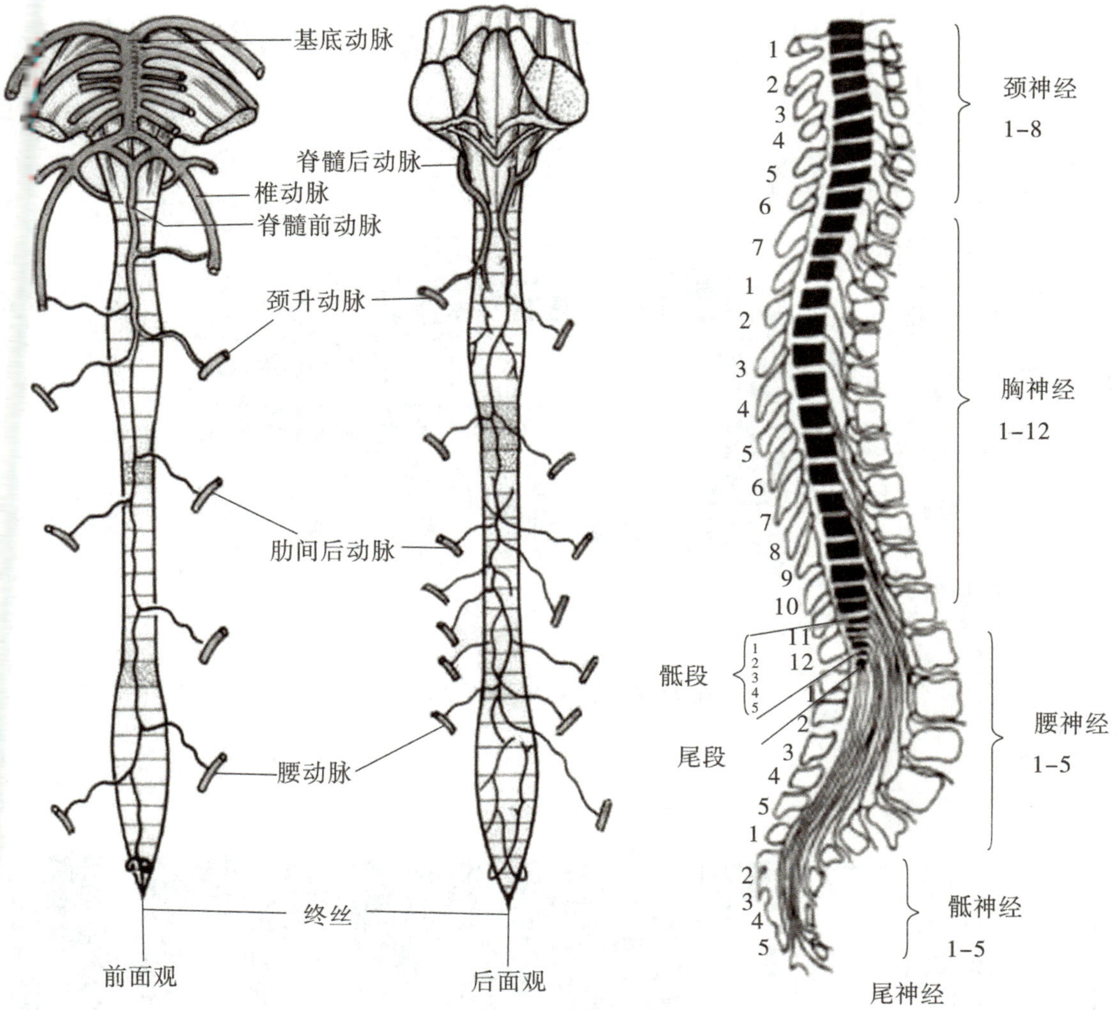

图 33-2 脊髓动脉及脊髓各节段

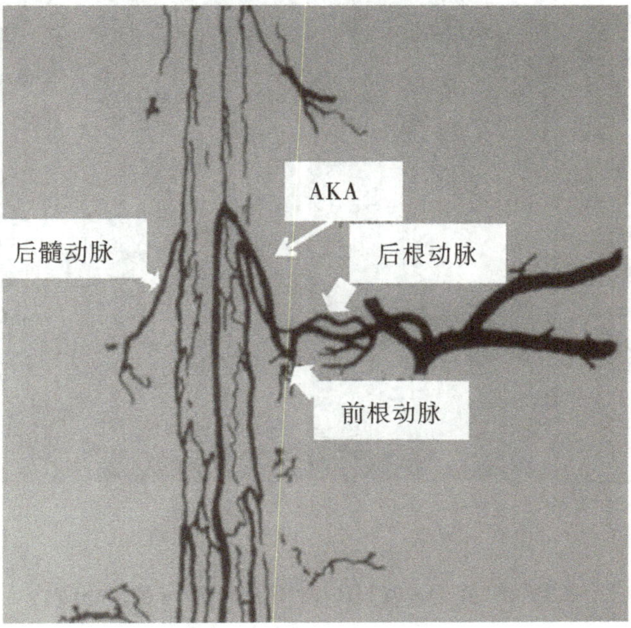

图 33-3 根髓动脉及 AKA

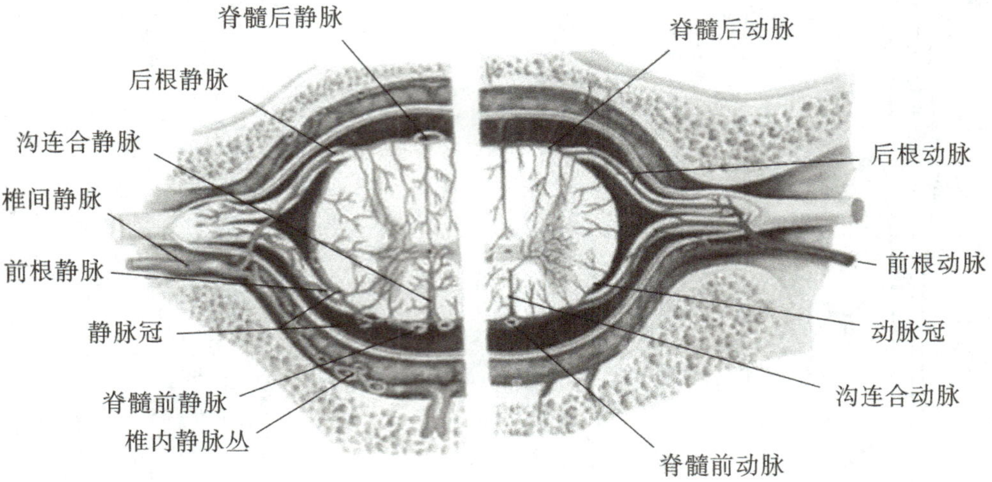

图 33-4 根髓动脉及根髓静脉

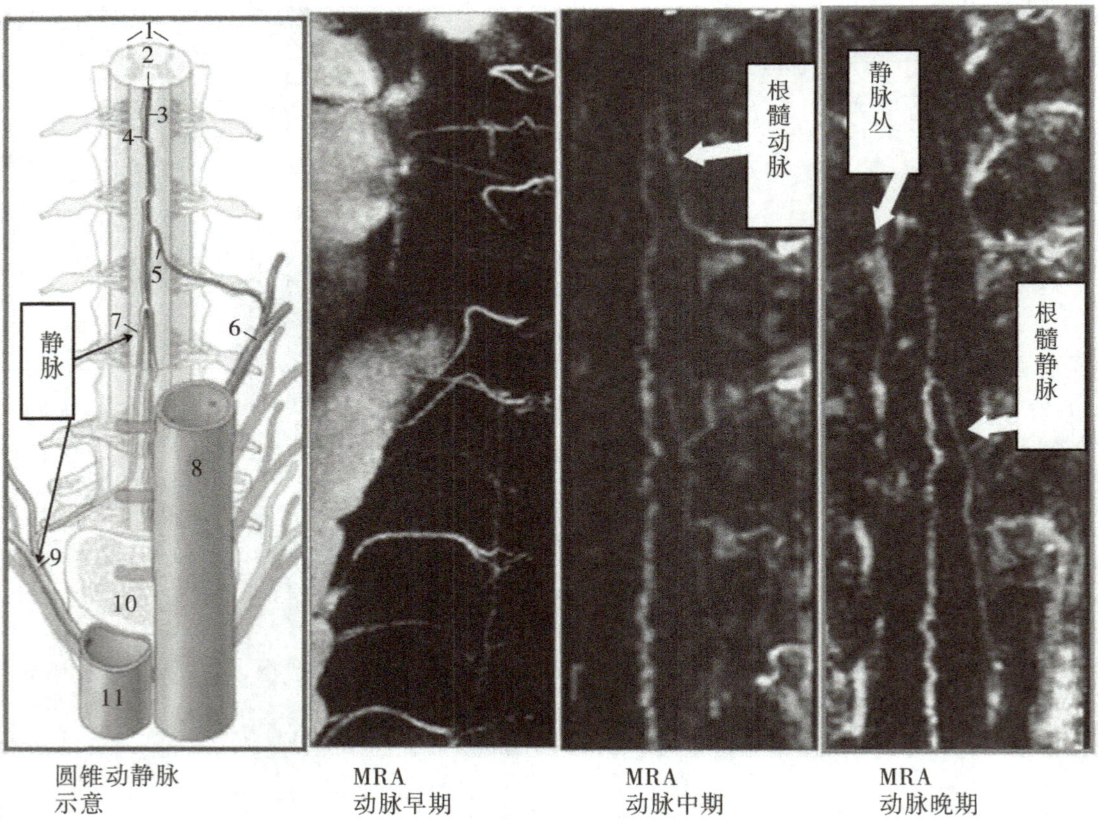

图 33-5 正常脊髓 MRA、AKA 与 GRAV 的区分(1)

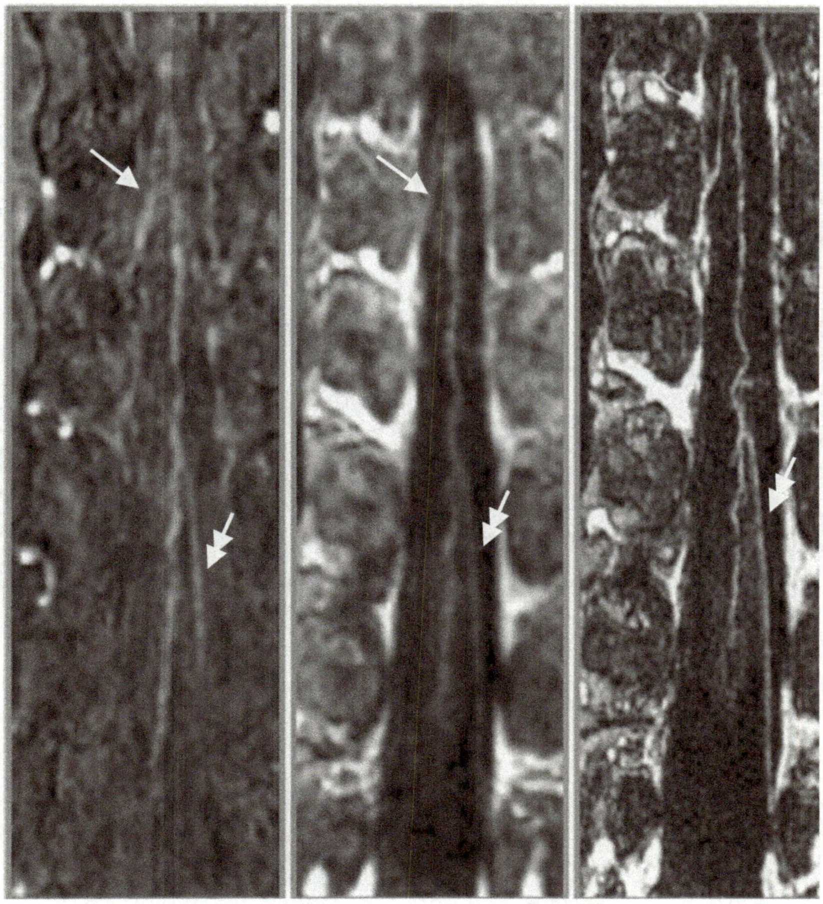

图 33-6　正常脊髓 MRA、AKA 与 GRAV 的区分(2)

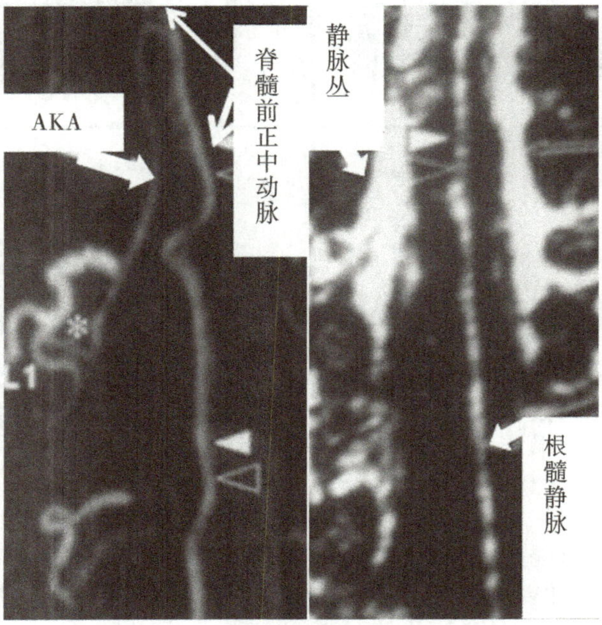

图 33-7　正常脊髓动、静脉(冠状动态像)

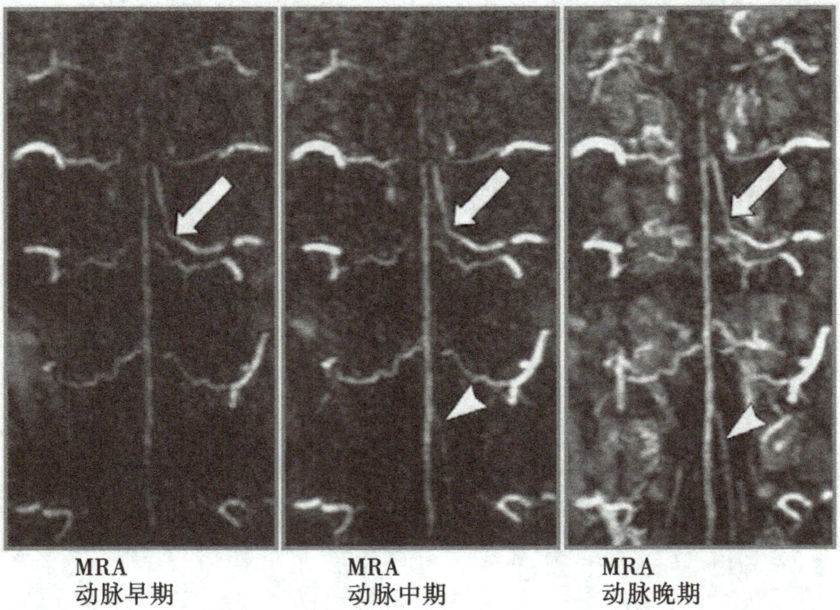

图 33-8 TW1ST 序列显示不同时相的血管

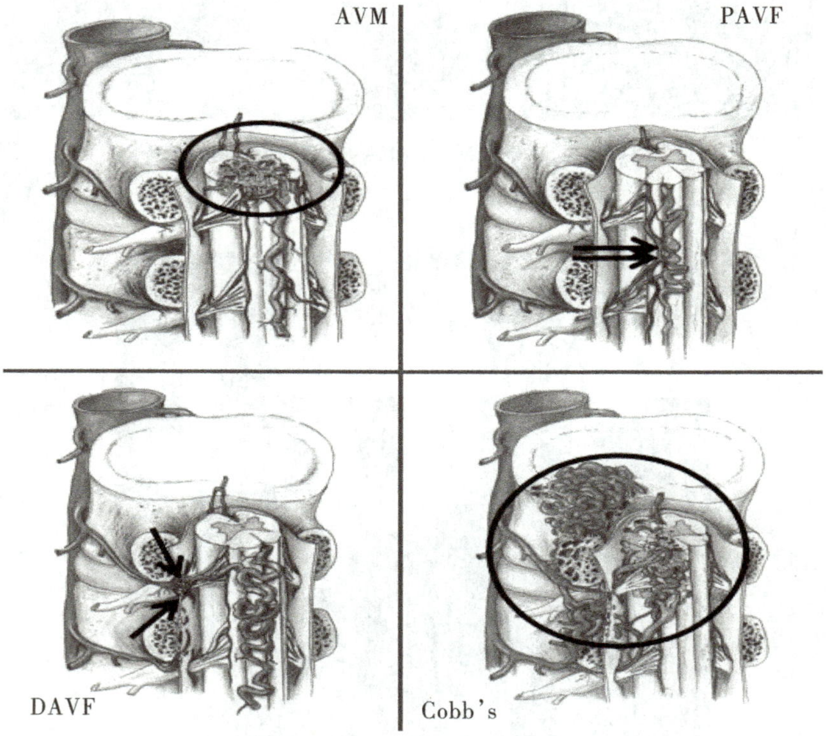

图 33-9 脊髓血管畸形的分类

髓内血管畸形(AVM),位于脊髓内的动静脉畸形,由脊髓前动脉或后动脉供血。髓周动静脉瘘(PAVF),位于硬脊膜内脊髓周围的动静脉之间的直接瘘。硬膜动静脉瘘(DAVF),供血动脉主要来源于根髓动脉的硬膜分支

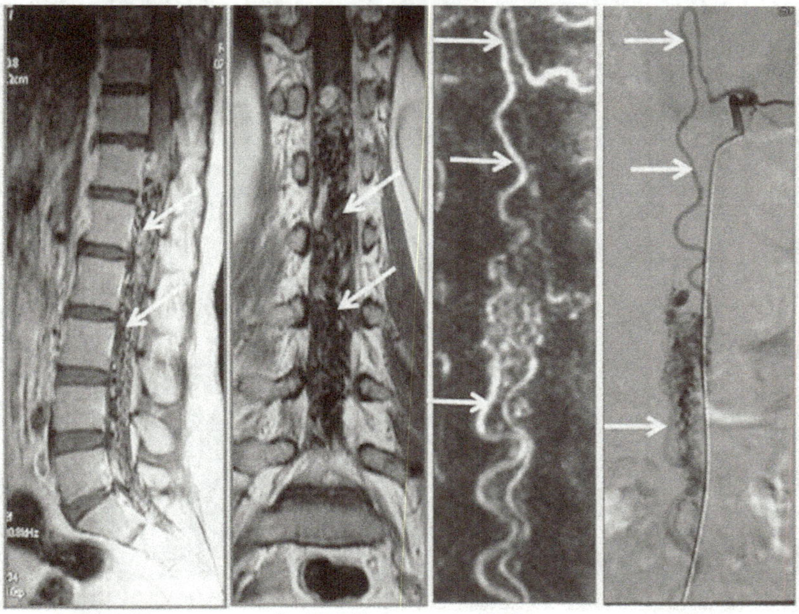

图 33-10　脊髓动静脉畸形(SCAVM)

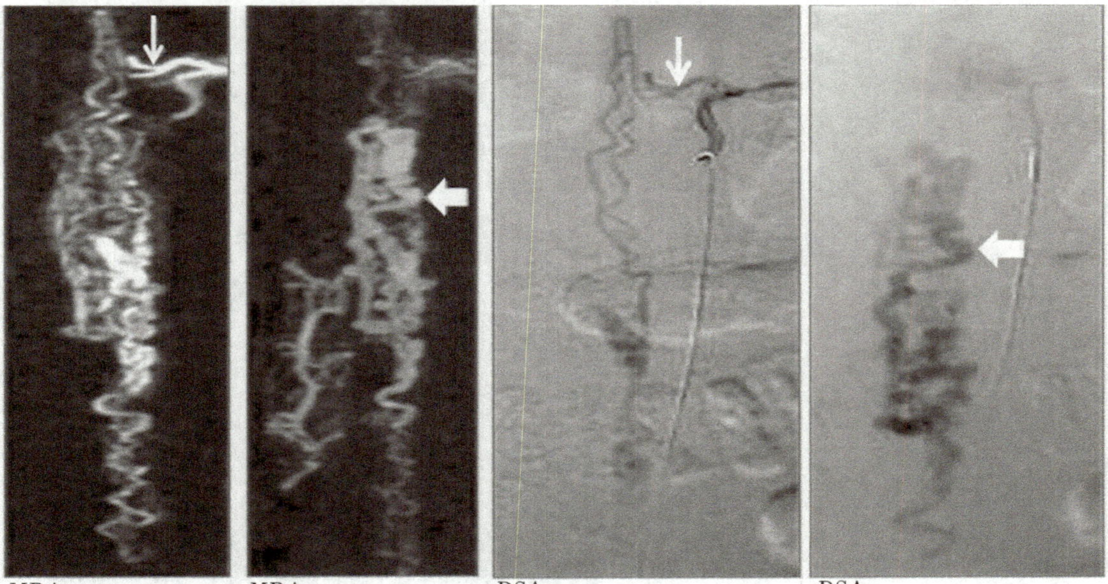

图 33-11　脊髓 AVM

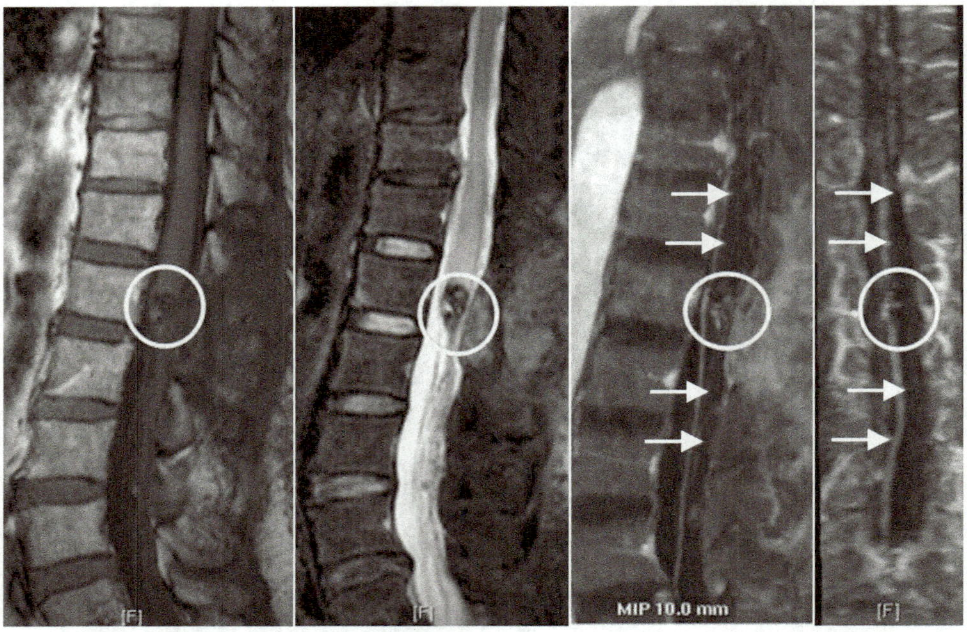

图 33-12　脊髓 AVM

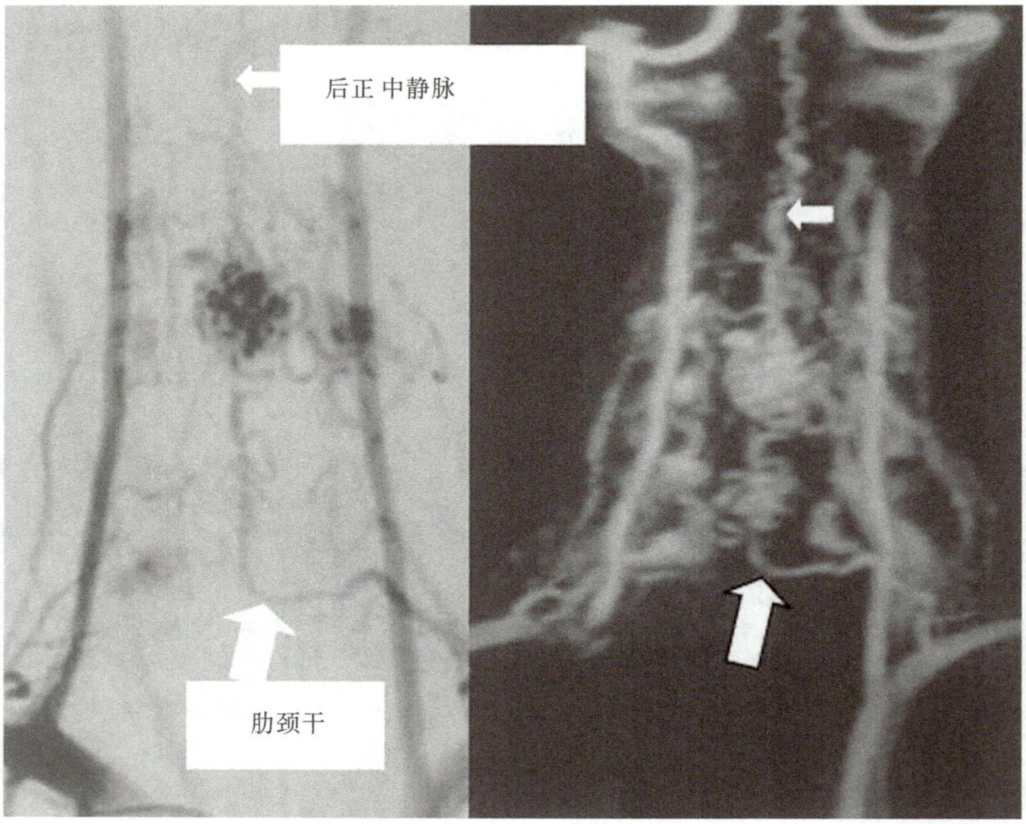

图 33-13　髓内动静脉畸形

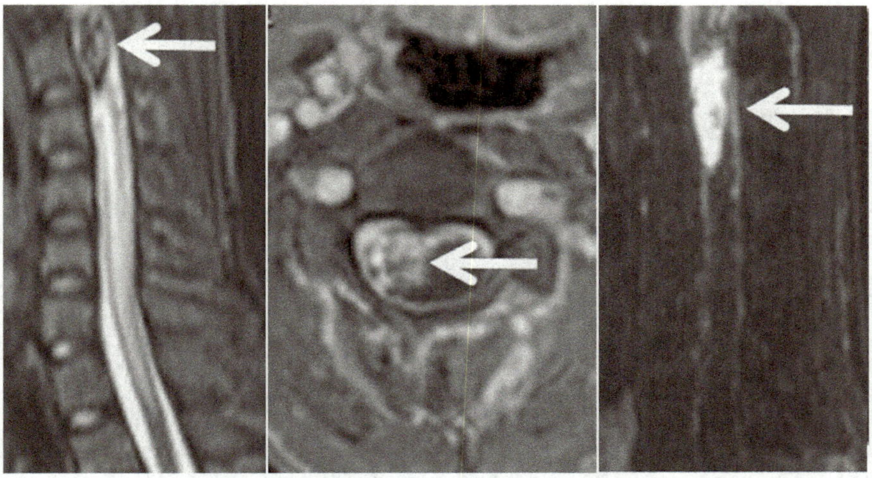

图 33-14 髓内血管畸形(女,19 岁)

突发意识障碍,肌力减退,偏身感觉障碍

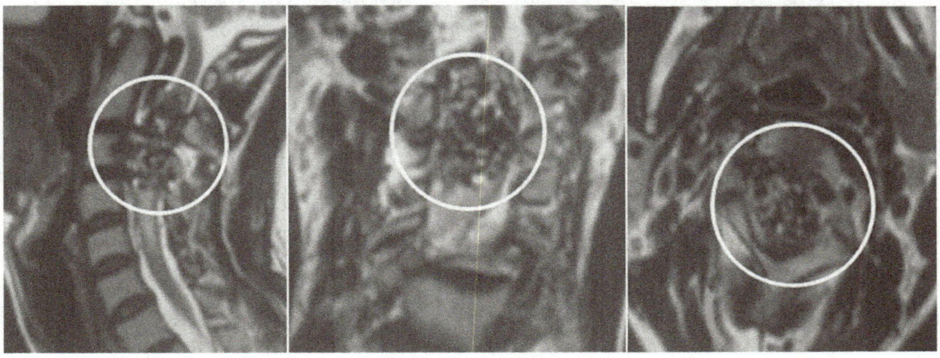

图 33-15 髓内动静脉畸形

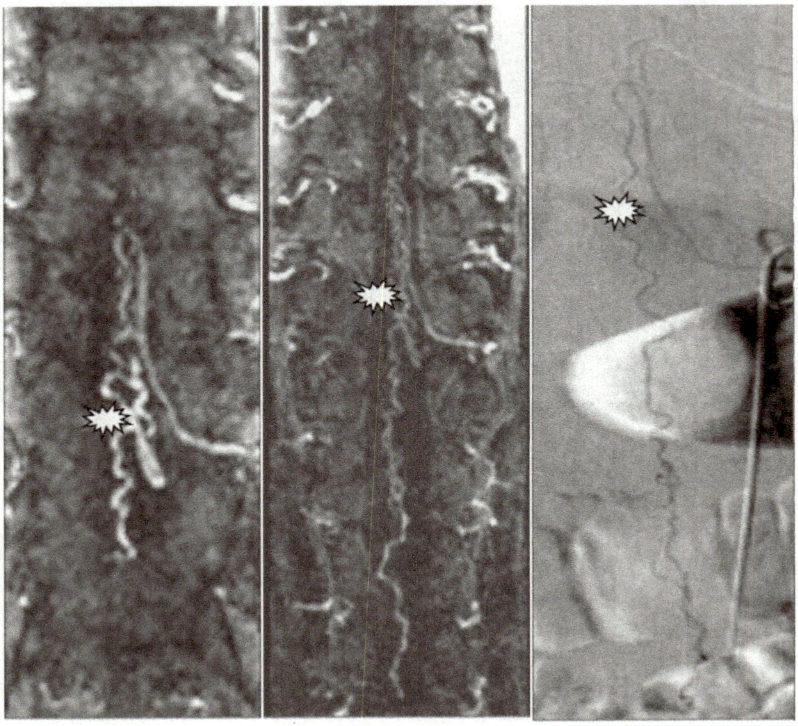

图 33-16 髓周 AVF(单支供养动脉)

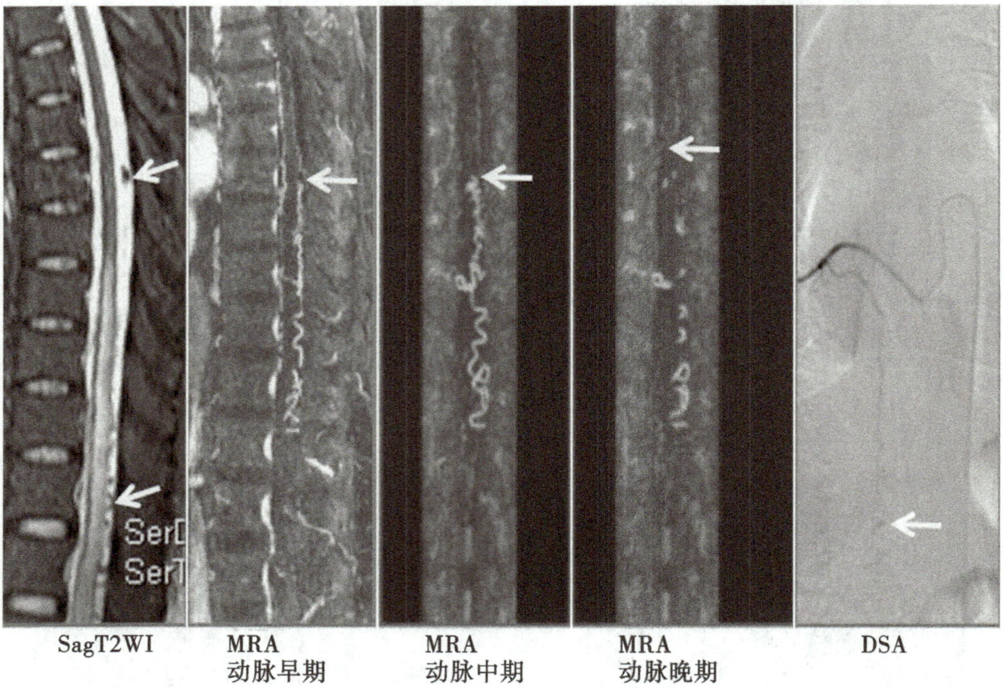

图 33-17　髓周动静脉瘘(PMAVF)(男,45 岁)

下肢麻木进行性加重 3 个月,感觉障碍,肌力减退。脊髓外的软膜动脉与静脉直接交通,常为脊髓前动脉或脊髓后动脉与相应的静脉直接沟通。14～42 岁多发,MRI 一般表现为脊髓前后见血管流空信号

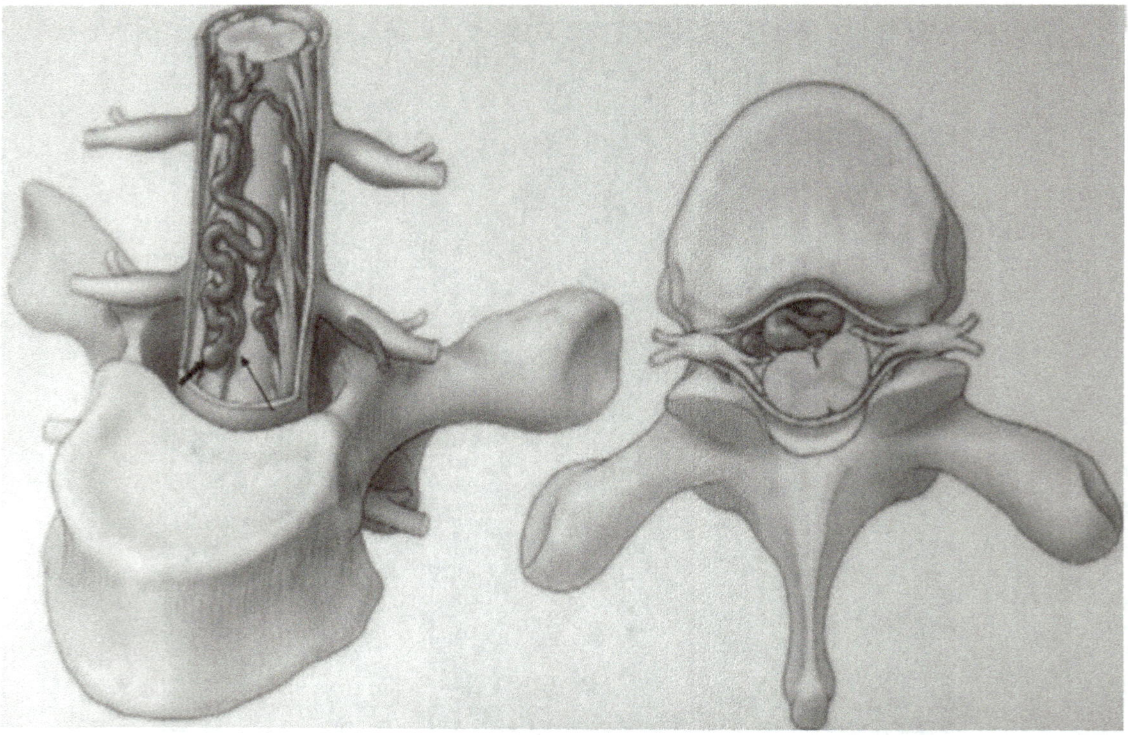

图 33-18　髓周动静脉瘘(1)

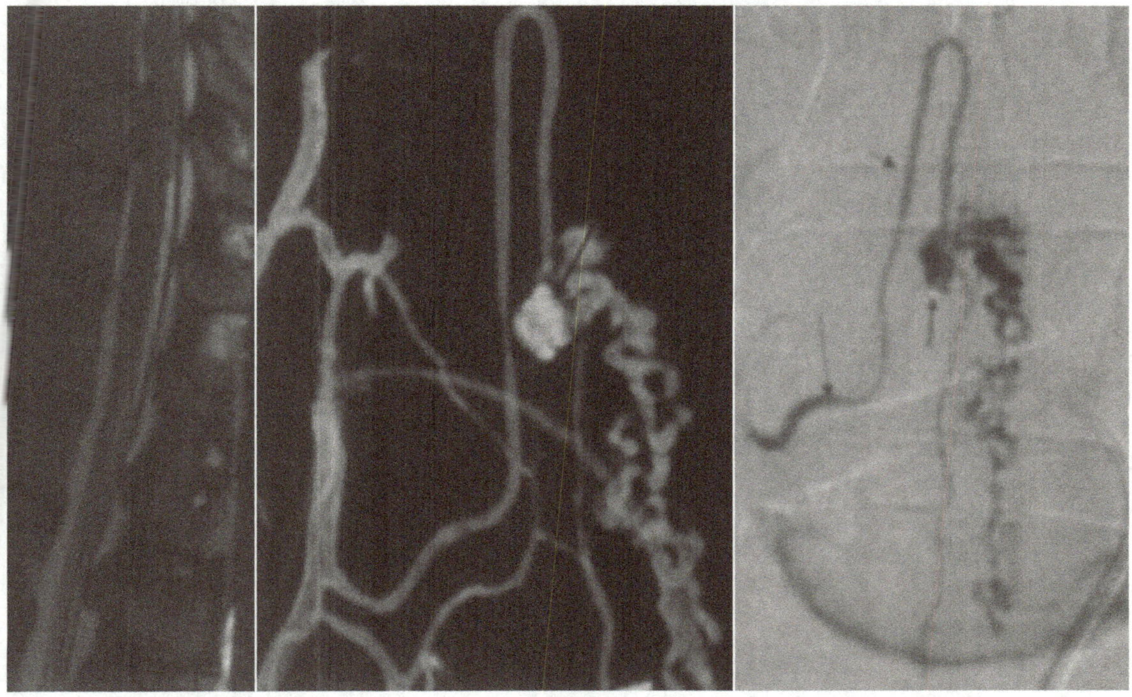

图 33-19　髓周动静脉瘘(2)

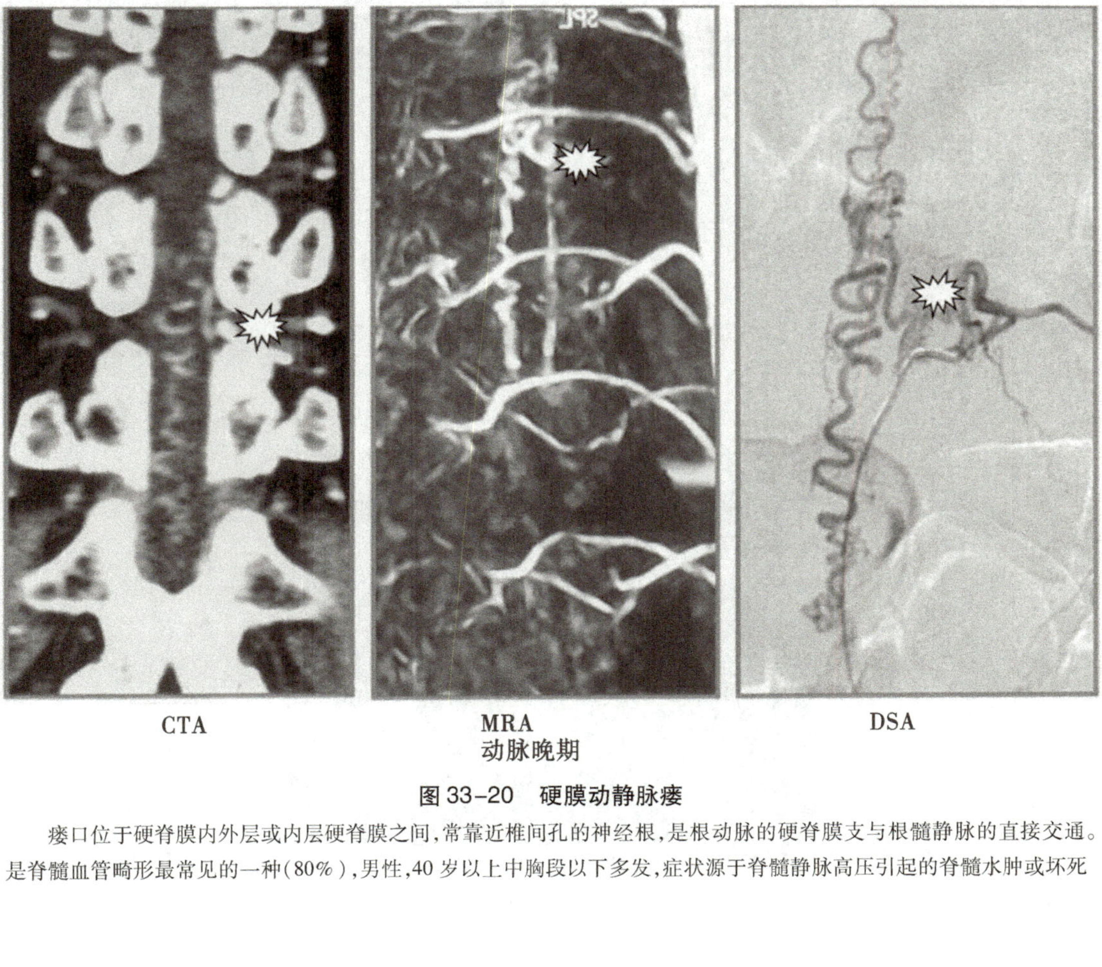

CTA　　MRA 动脉晚期　　DSA

图 33-20　硬膜动静脉瘘

瘘口位于硬脊膜内外层或内层硬脊膜之间，常靠近椎间孔的神经根，是根动脉的硬脊膜支与根髓静脉的直接交通。是脊髓血管畸形最常见的一种(80%)，男性，40 岁以上中胸段以下多发，症状源于脊髓静脉高压引起的脊髓水肿或坏死

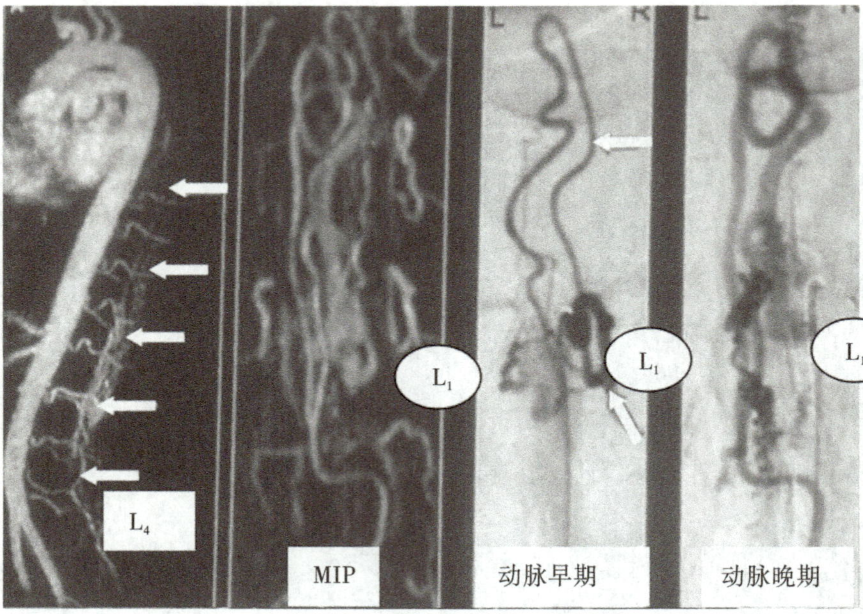

图 33-21 髓周动静脉畸形

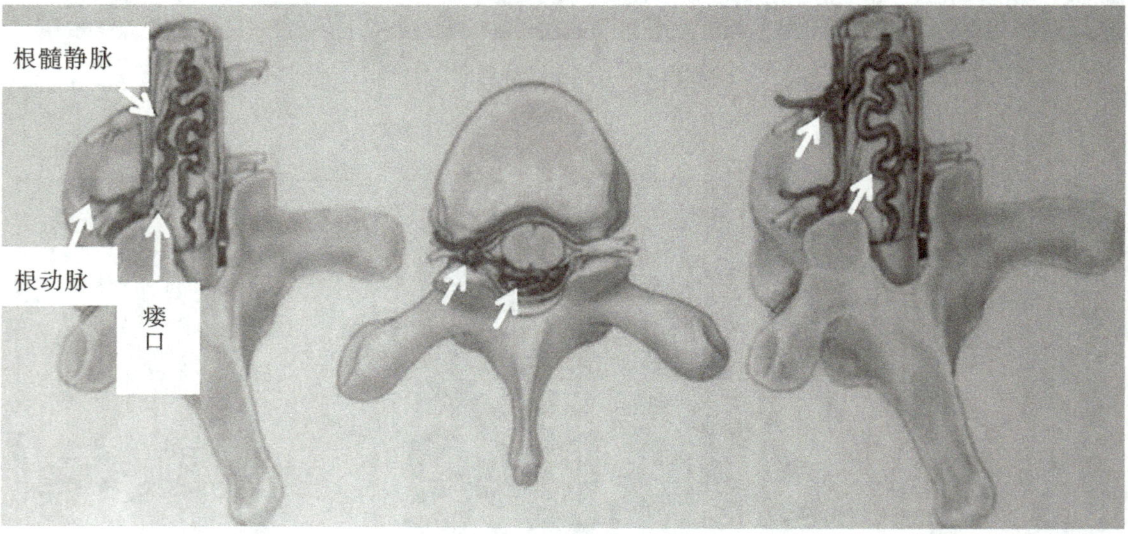

图 33-22 硬膜动静脉瘘

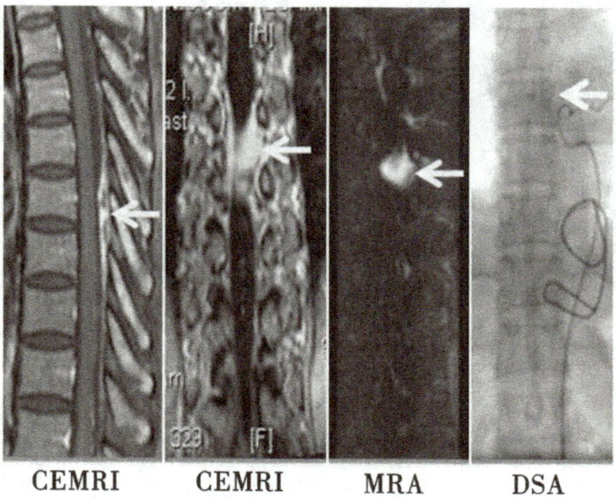

图 33-23 硬膜外血管畸形

女,53 岁,进行性胸背部疼痛,下肢肌力、感觉正常

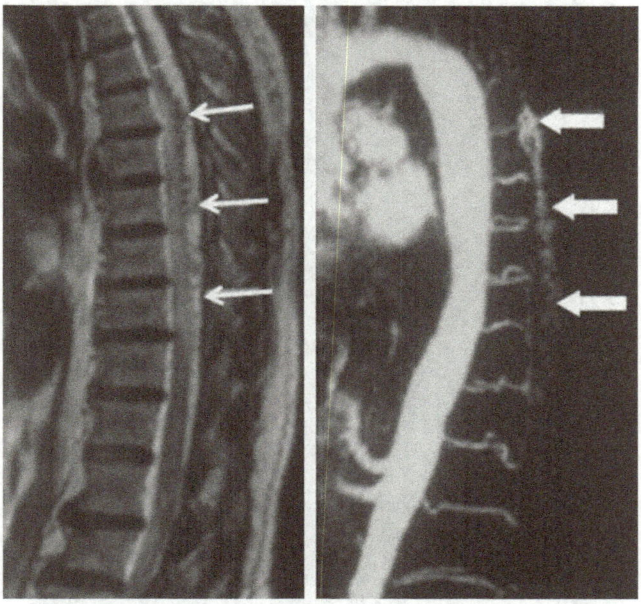

图 33-24　硬膜动静脉瘘(男,61 岁)

T2WI 示异常流空血管影(白色小箭头),增强 MRA 矢状 MIPs 图示扩张静脉(白色粗箭头)

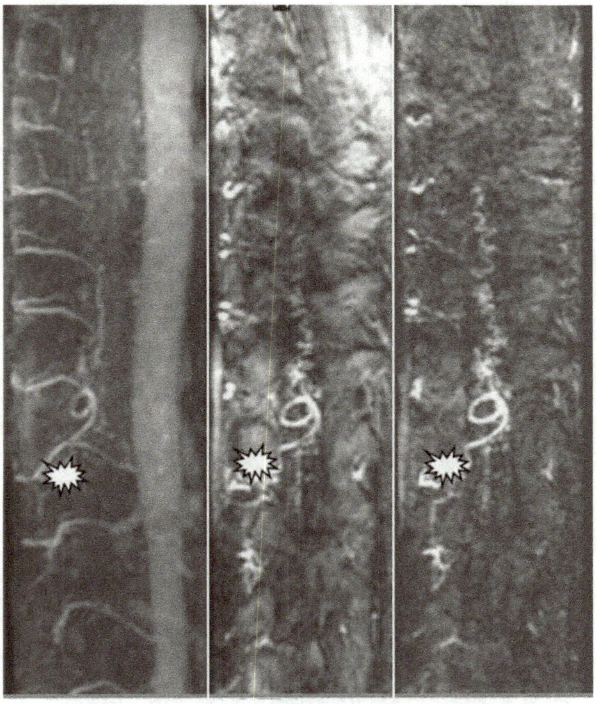

图 33-25　硬膜 AVF

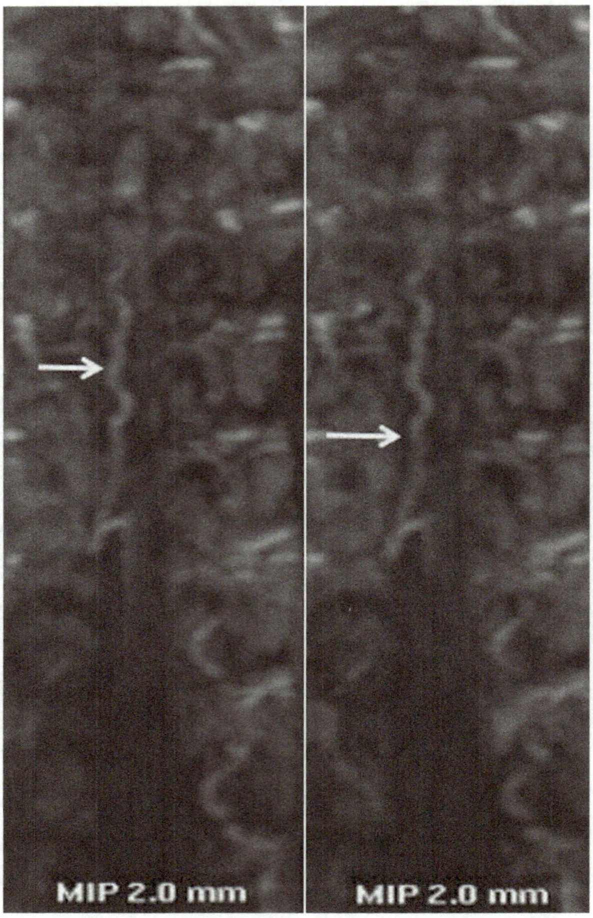

图 33-26 硬膜 AVF(单支供养动脉)

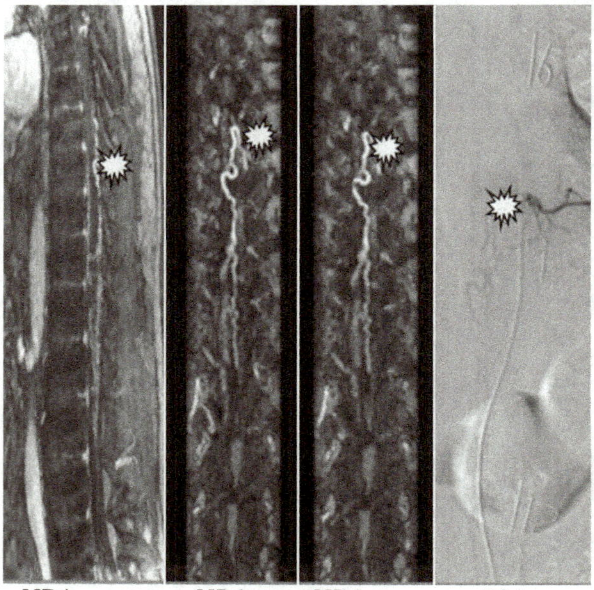

图 33-27 硬脊膜 AVF

男,37 岁,突发下肢瘫痪,感觉及括约肌功能障碍

第二节　脊髓缺血及梗死性病变

脊髓缺血及梗死性病变见图 33-28 ~ 图 33-41。

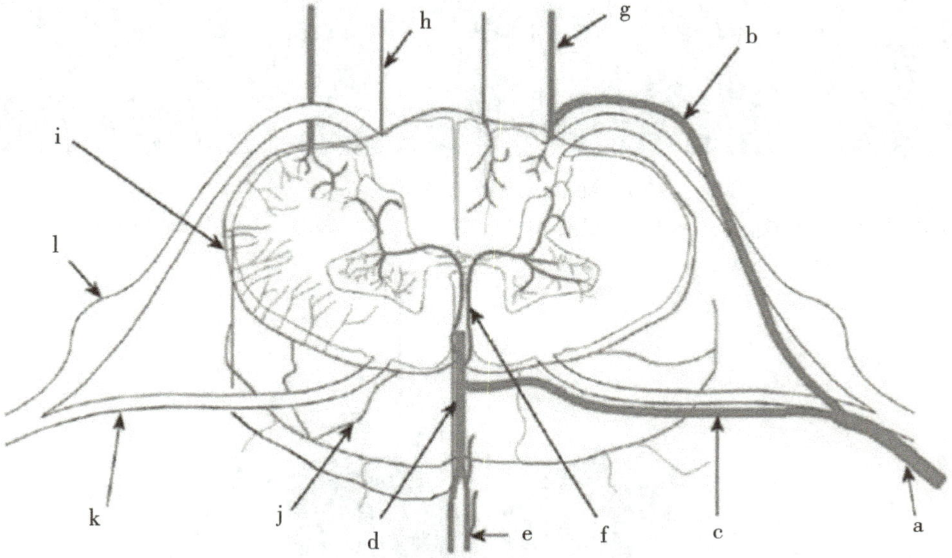

图 33-28　脊髓血管解剖

a. 根髓动脉　b. 后跟动脉　c. 前根动脉　d. 脊髓前动脉（ASA）　e. 复脊髓前动脉　f. 沟动脉　g. 脊髓后外侧动脉　h. 脊髓后动脉（PSA）　i. 动脉冠　j. 横纵连接动脉　k. 前神经根　l. 感觉脊神经节背侧神经根

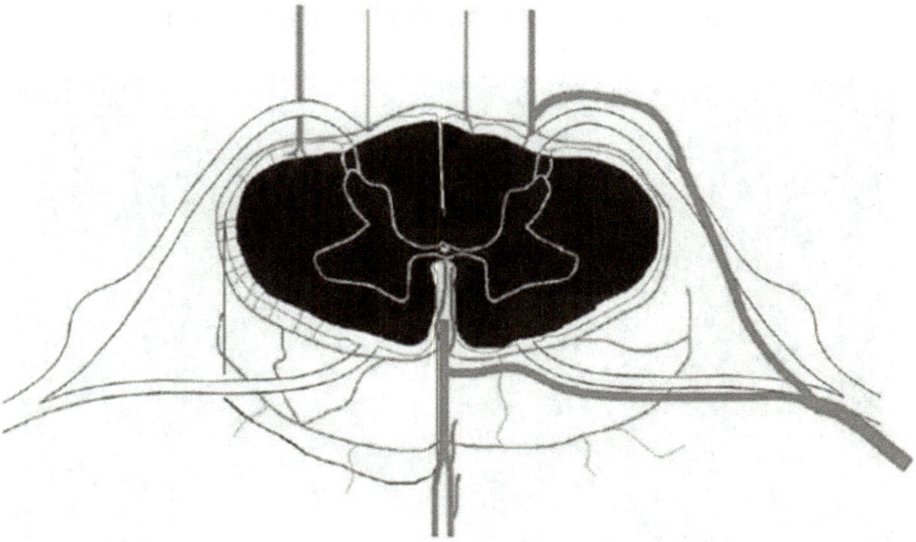

图 33-29　Adamkiewicz 动脉闭塞引起的梗死

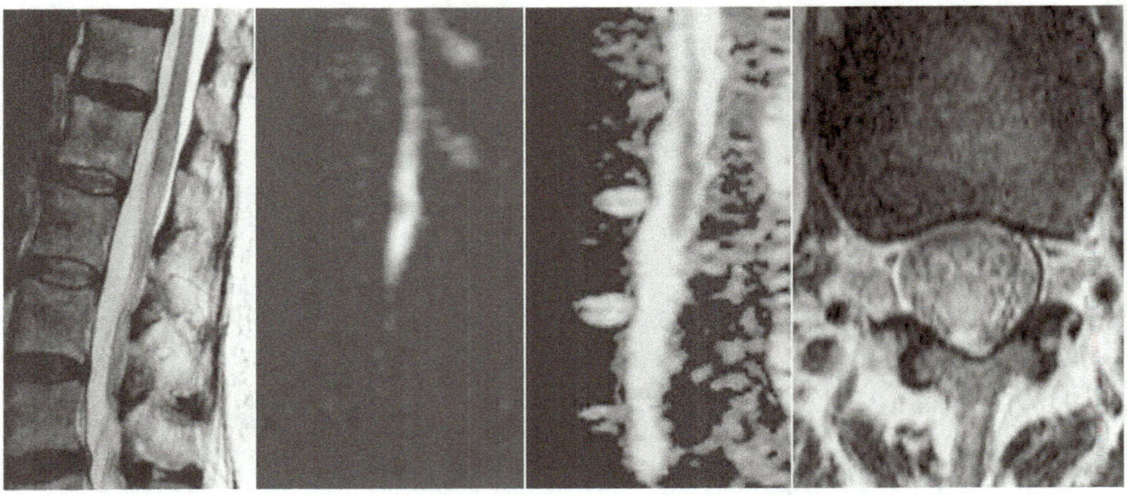

图 33-30　Adamkiewicz 动脉综合征(女,78 岁)

主动脉支架术后 2 d T2 见高信号,DWI 见扩散受限,ADC 呈低信号,轴位 T2 见整个脊髓平面梗死(脊髓前后动脉分布区

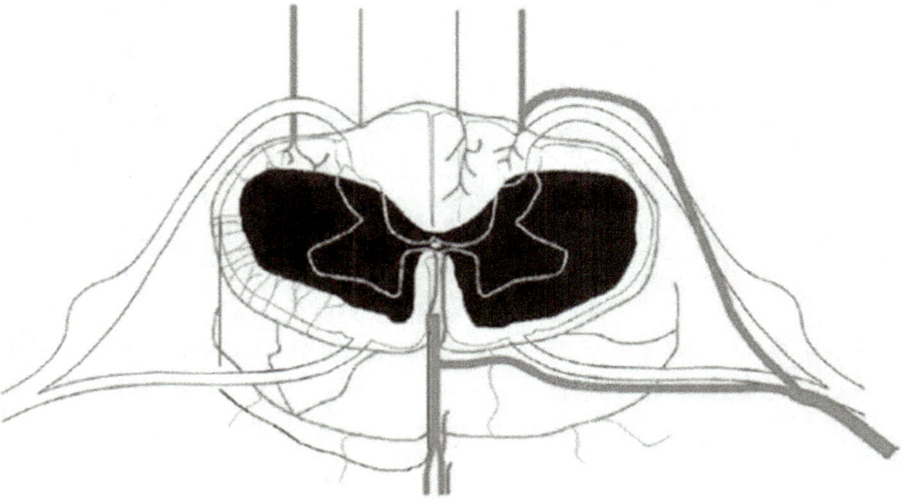

图 33-31　脊髓前动脉分布区梗死(中央髓梗死综合征)

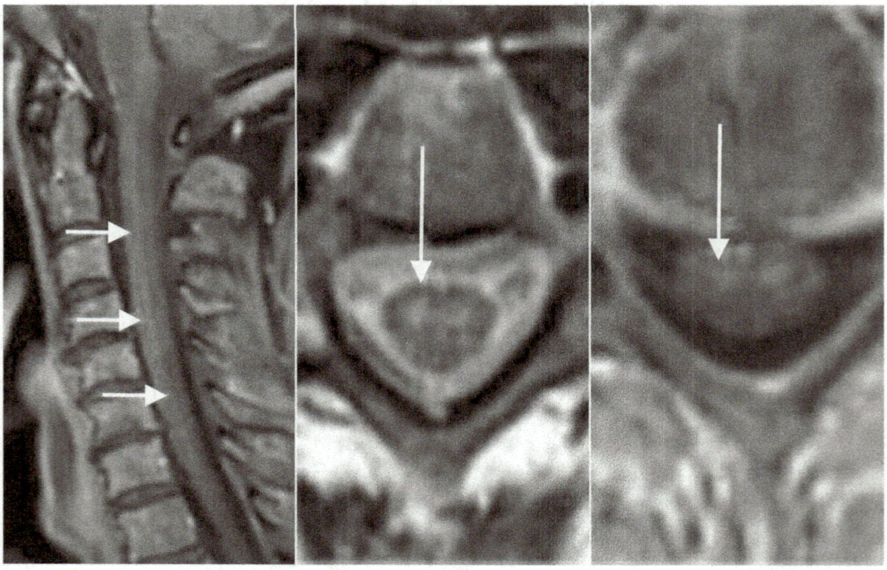

图 33-32　脊髓前动脉综合征(女,77 岁)

进行性四肢瘫,剧烈颈部疼痛向双上肢放射(脊髓腹侧轻度不均匀强化,铅笔画样,蛇眼征)

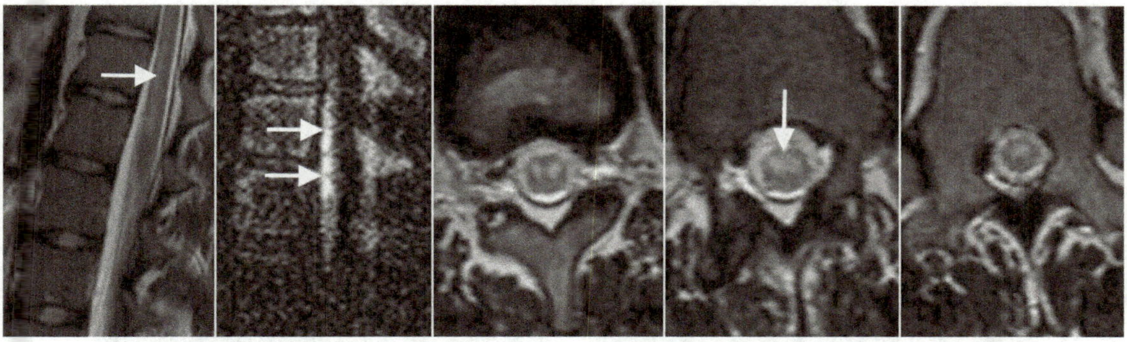

图 33-33　脊髓前动脉分布区梗死(中央髓梗死综合征)

胸 9～12 异常信号,DWI 扩散受限

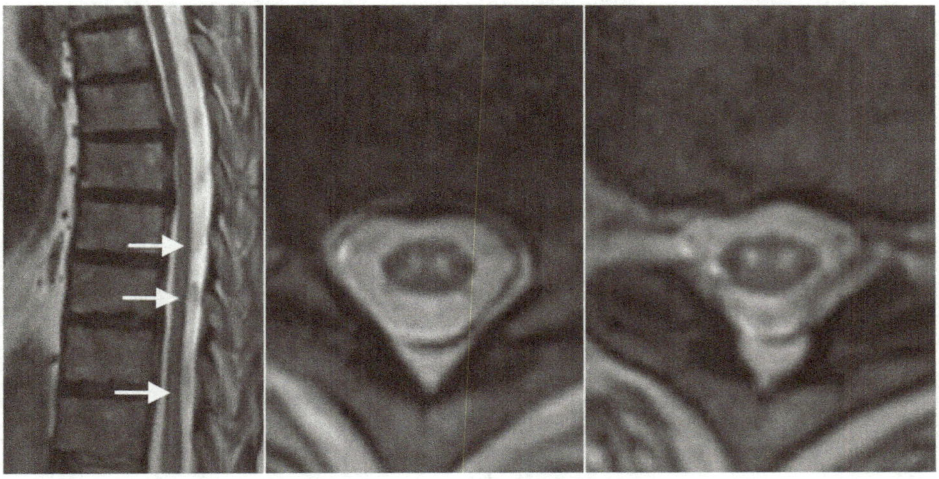

图 33-34　显示铅笔画样高信号及蛇眼征(男,71 岁)

腹部外科手术后在 ICU 发生顽固低血压,导致脊髓前动脉分布区血流动力学性梗死

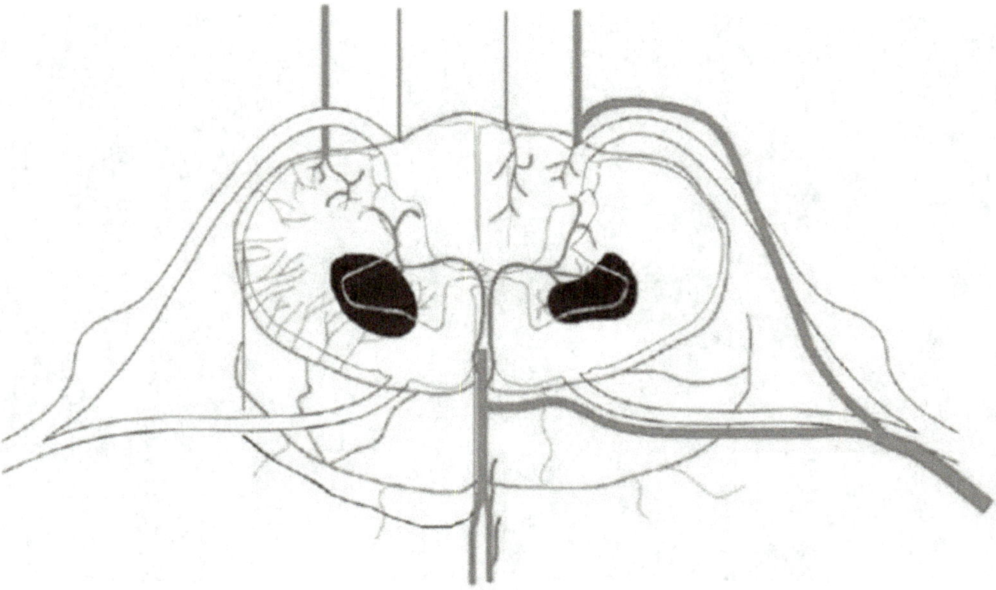

图 33-35　脊髓前角内外系统之间的分水岭区梗死(蛇眼征)

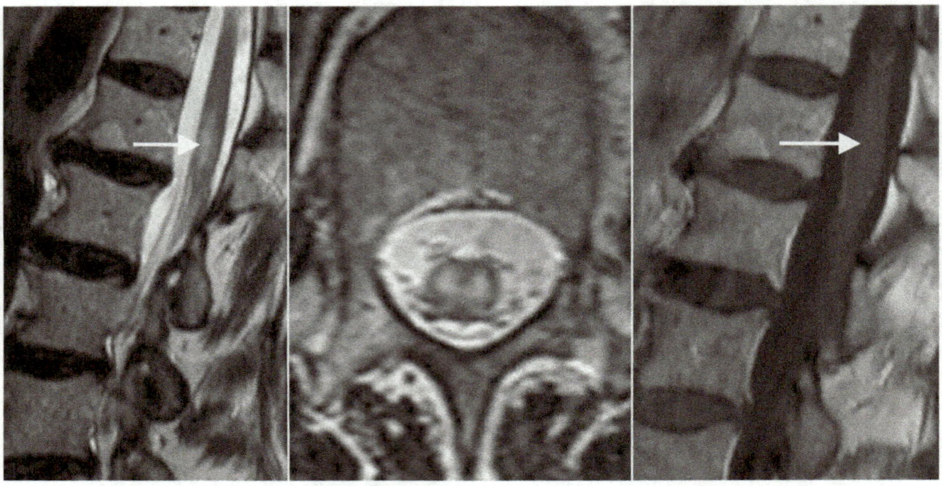

图 33-36　腰膨大和脊髓圆锥梗死(可见轻微强化)

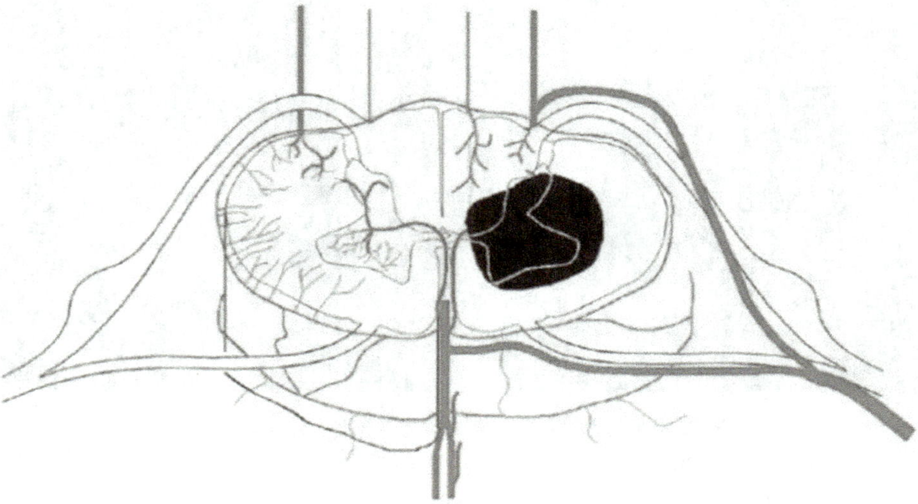

图 33-37　脊髓沟动脉分布区梗死

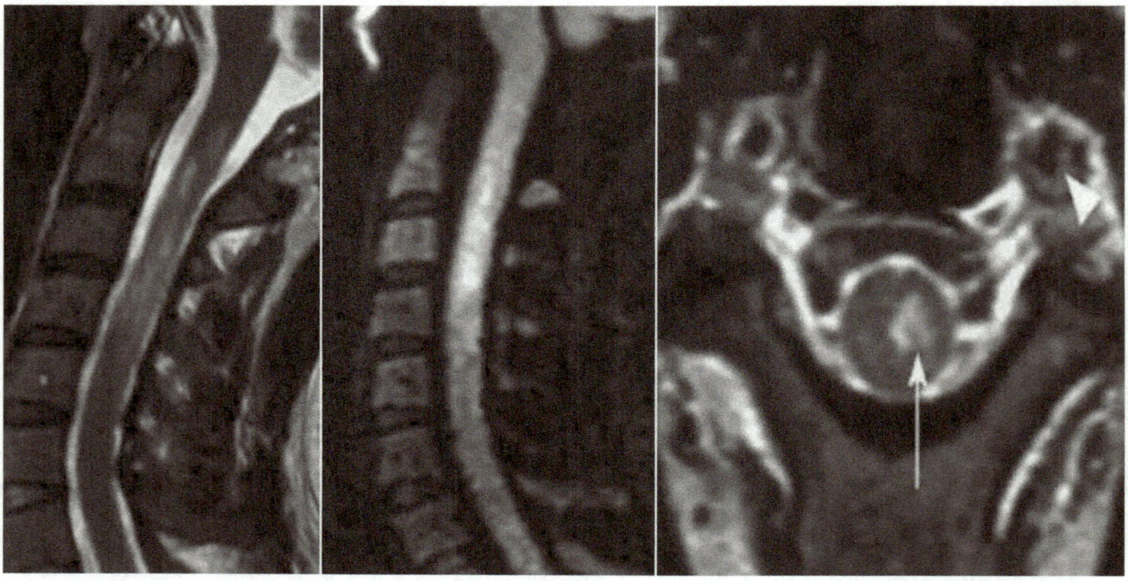

图 33-38　脊髓沟动脉综合征(女,33 岁)

显示左侧髓质梗死及 DWI 扩散受限信号,V2 水平左侧椎动脉夹层(白箭头)

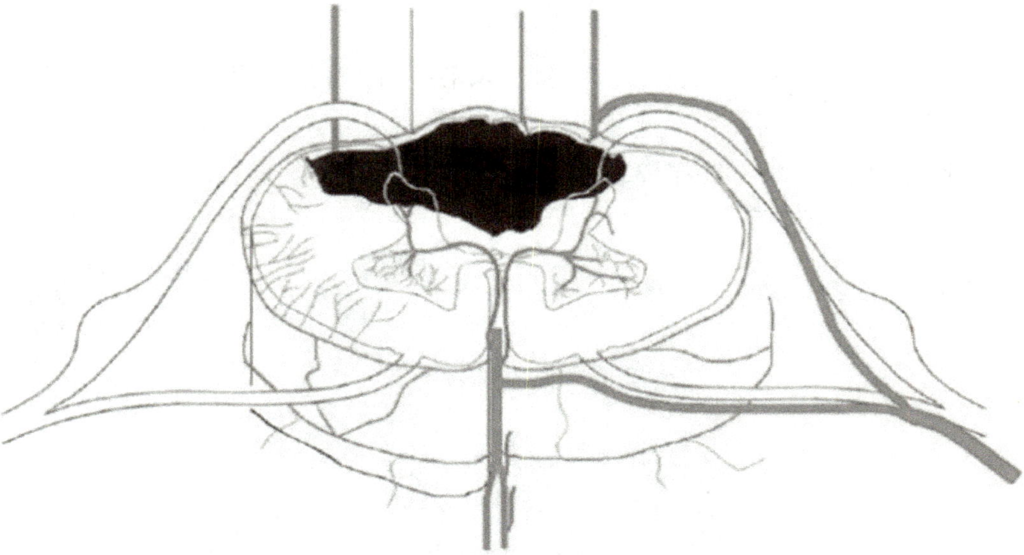

图 33-39　脊髓后动脉和脊髓后外侧动脉分布区梗死

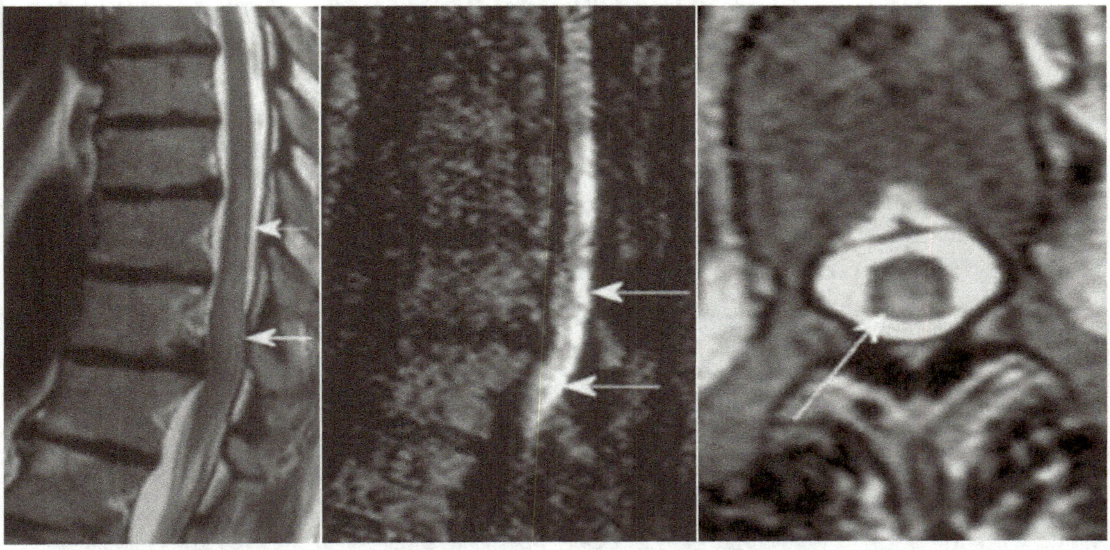

图 33-40　脊髓后动脉和脊髓后外侧动脉分布区梗死(女,57 岁)

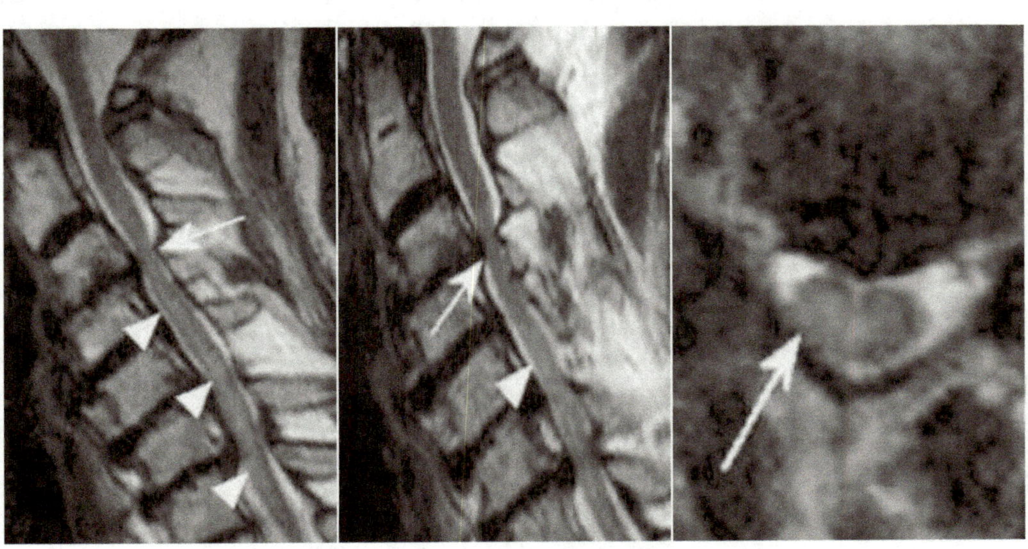

图 33-41　动脉受压导致脊髓缺血

第三节 脊髓及椎管内肿瘤

脊髓及椎管内肿瘤见图 33-42 ~ 图 33-85。

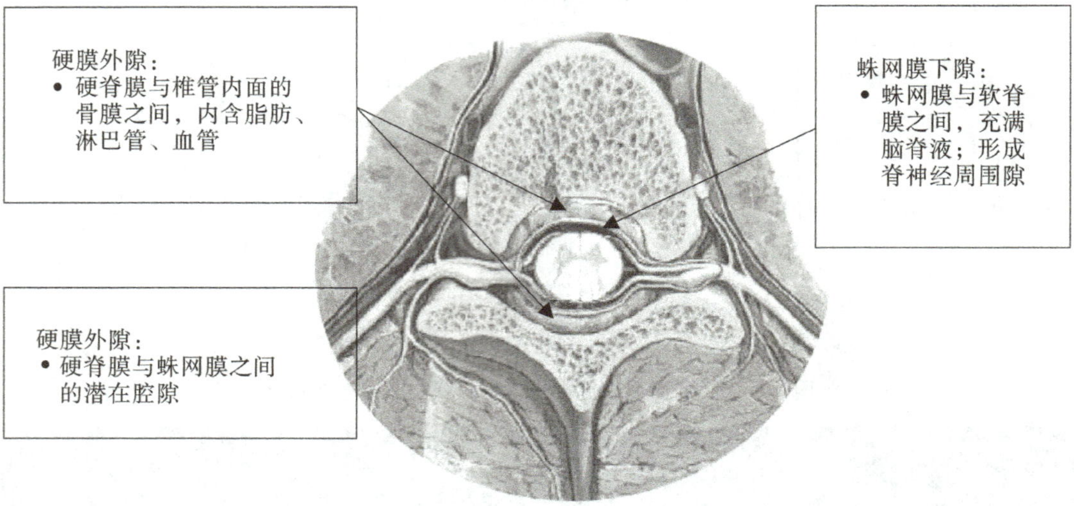

图 33-42 椎管解剖-被膜间隙

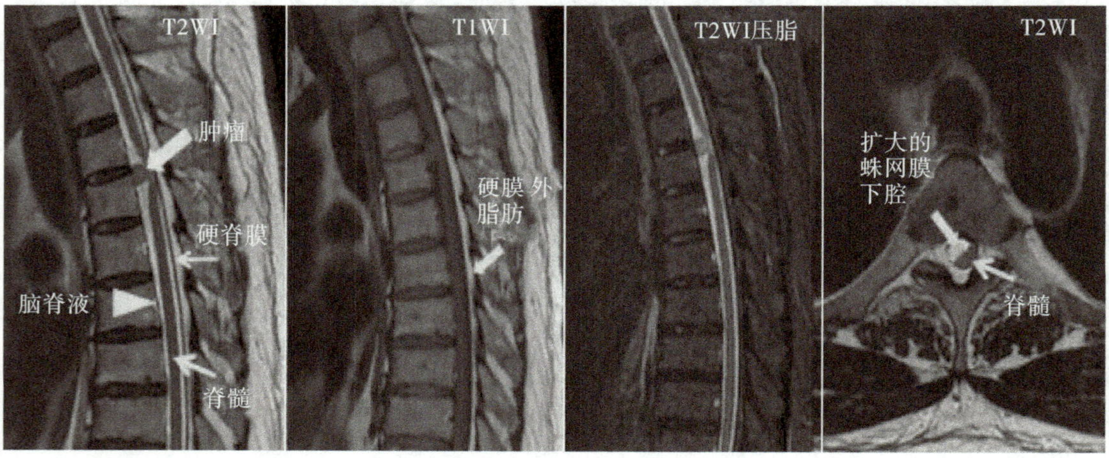

图 33-43 椎管内 MR 解剖

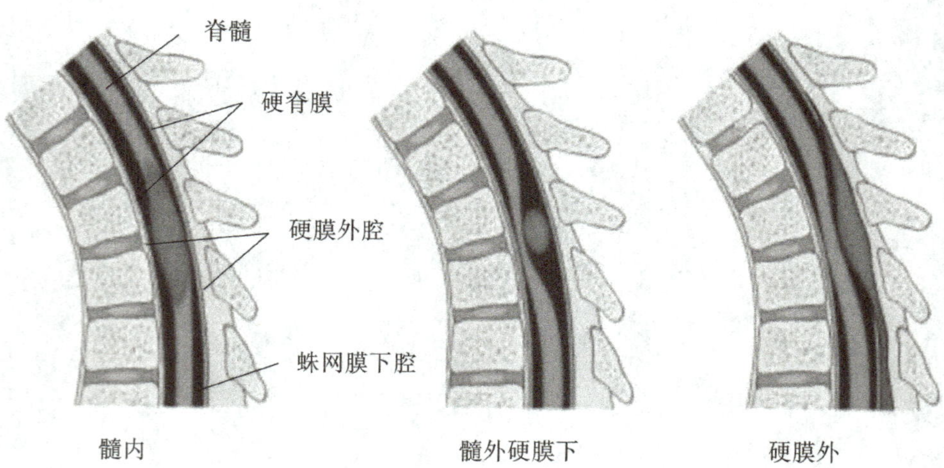

图 33-44 椎管内肿瘤

可以根据与硬膜和脊髓的关系分为硬膜外、髓外硬膜下、髓内肿瘤

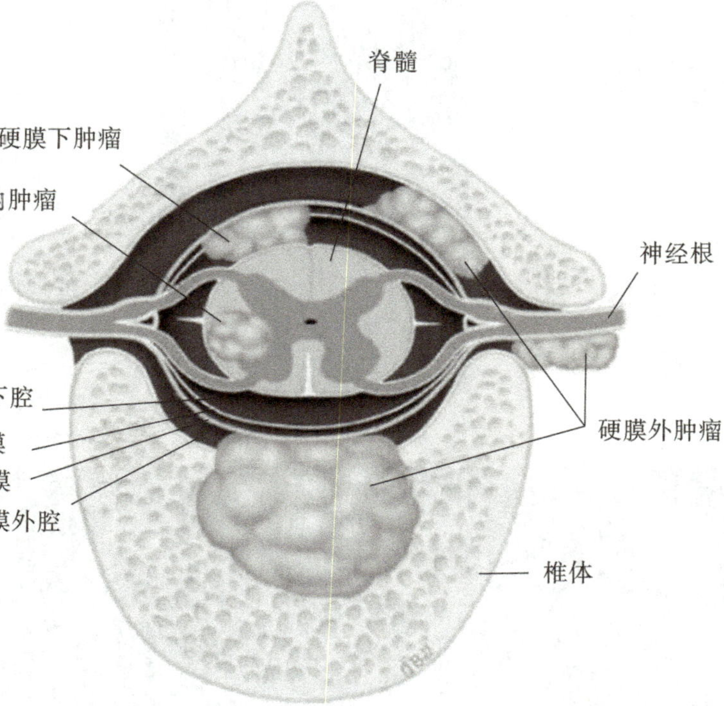

图 33-45　椎管内肿瘤定位示意(1)

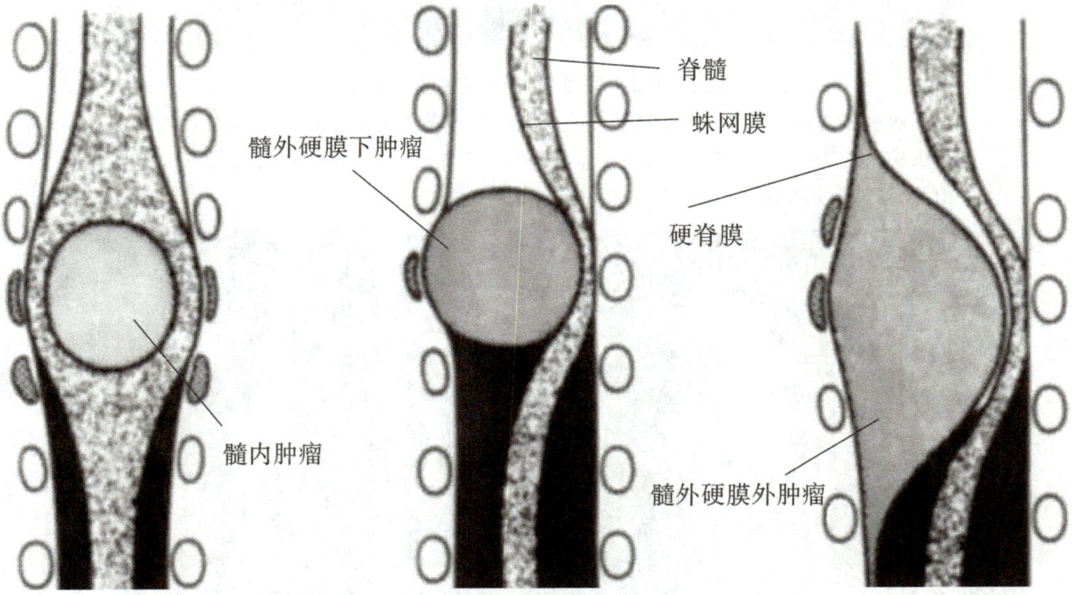

图 33-46　椎管内肿瘤定位示意(2)

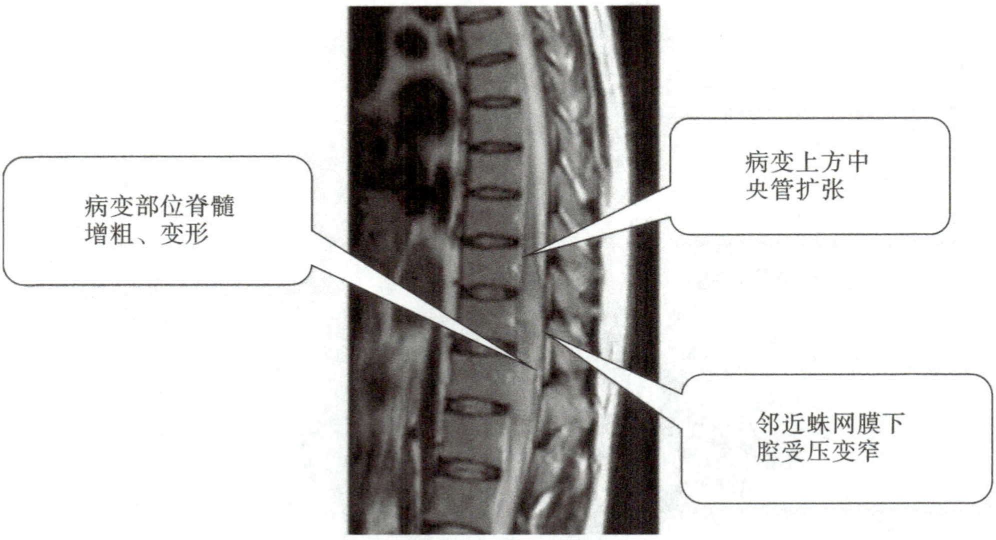

图 33-47　髓内肿瘤

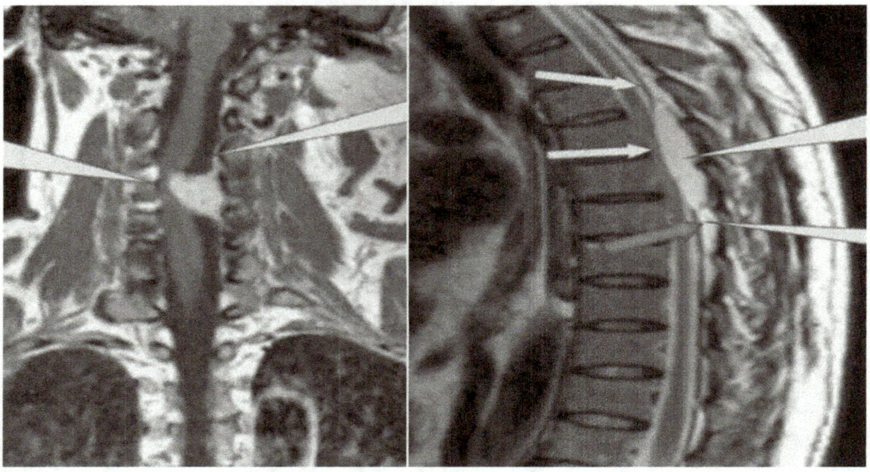

图 33-48　髓外硬膜下与硬膜外肿瘤

前图为髓外硬膜下肿瘤，病变上方硬膜下腔增宽，局部脊髓受压，向对侧移位；后图为髓外硬膜外肿瘤，肿瘤位于椎管内硬膜外，临近蛛网膜下腔及脊髓受压，其内侧可见低信号硬脊膜影，硬膜外脂肪组织受压、推移

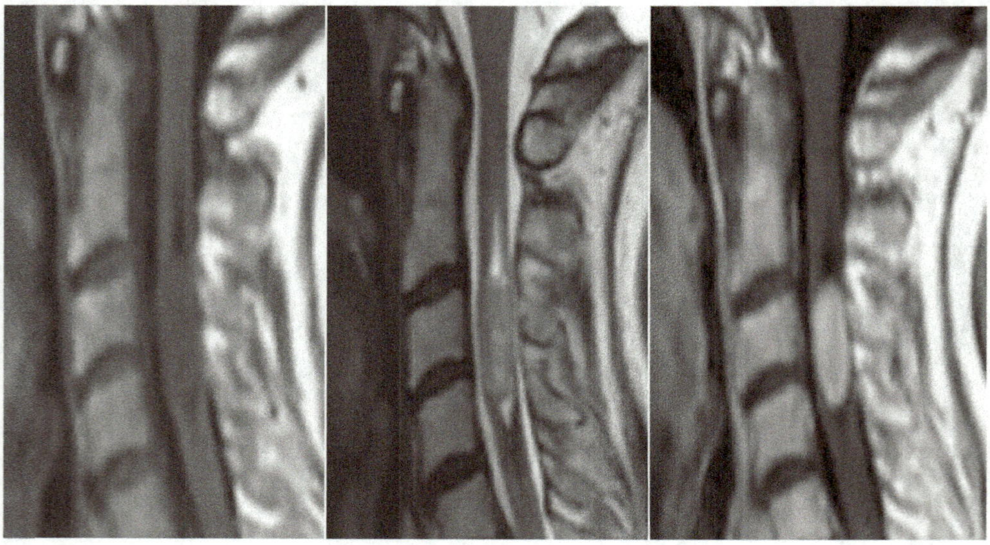

图 33-49　髓内室管膜瘤(1)

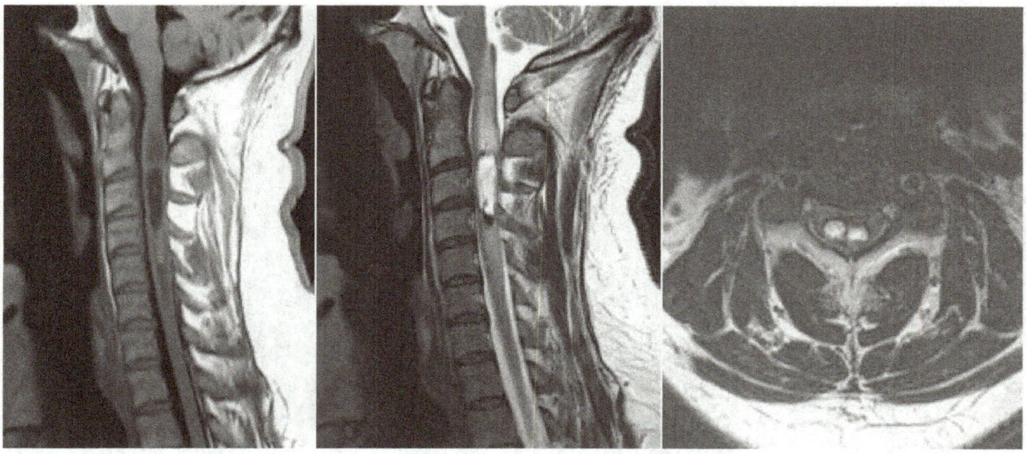

图 33-50　髓内室管膜瘤(2)

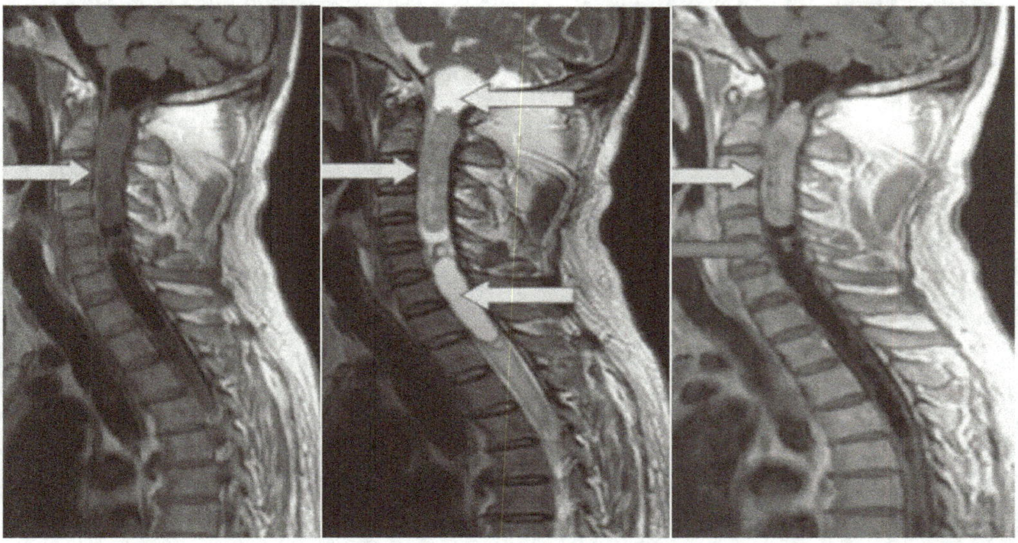

图 33-51　髓内室管膜瘤(3)

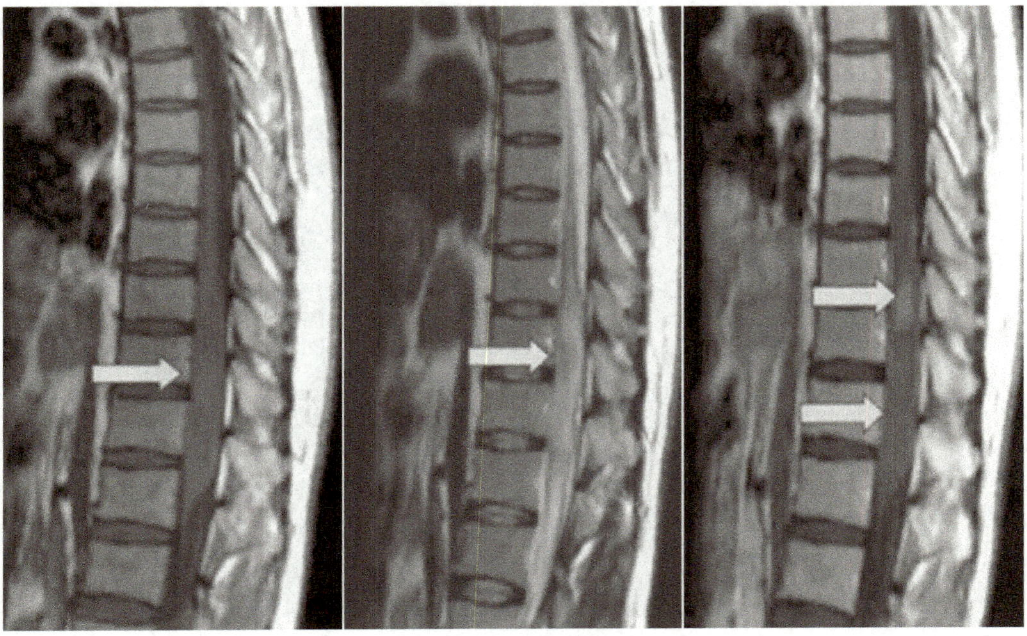

图 33-52　髓内星形细胞瘤

脊髓增粗、变形，病变上方中央管扩张，邻近蛛网膜下腔受压、变窄

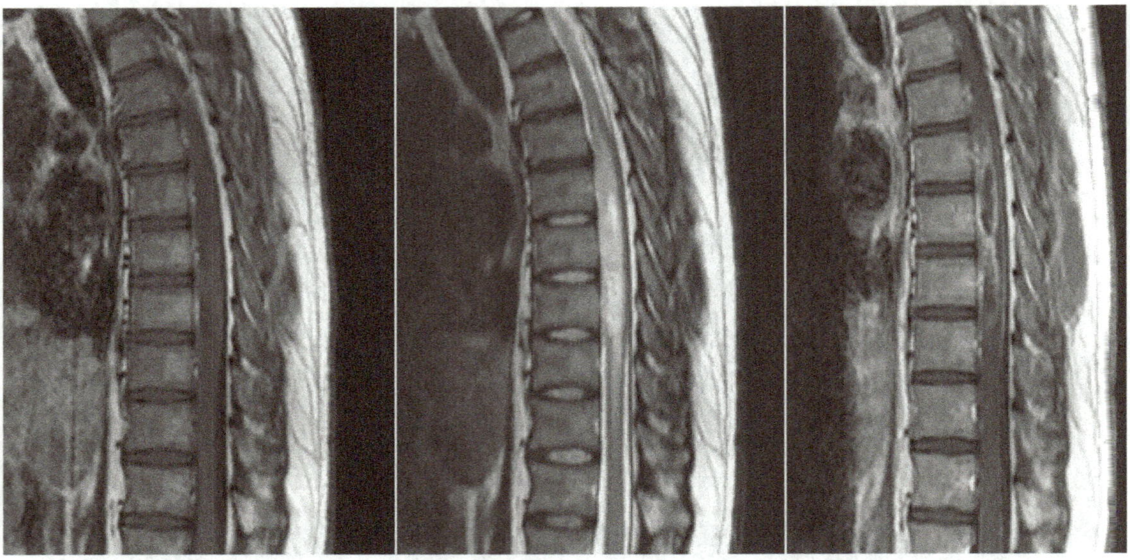

图 33-53 脊髓星形细胞瘤

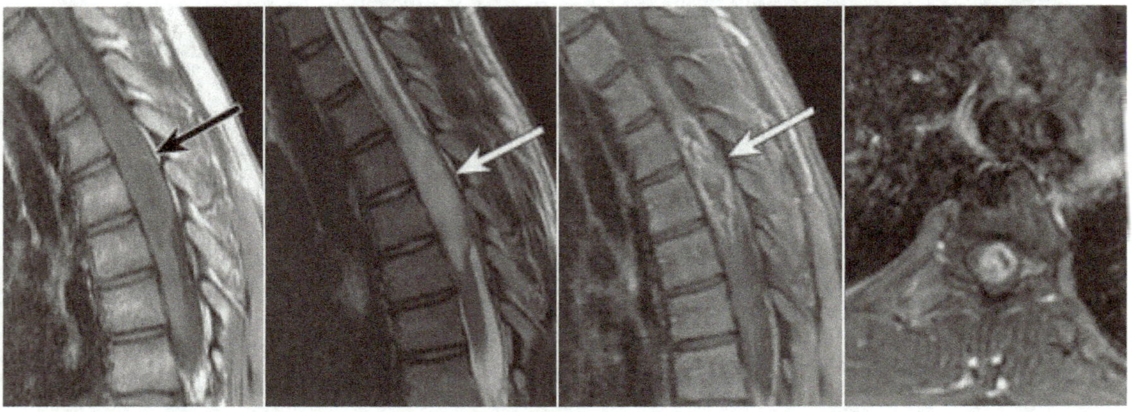

图 33-54 毛细胞型星形细胞瘤(PA)伴脊髓空洞(男,15 岁)

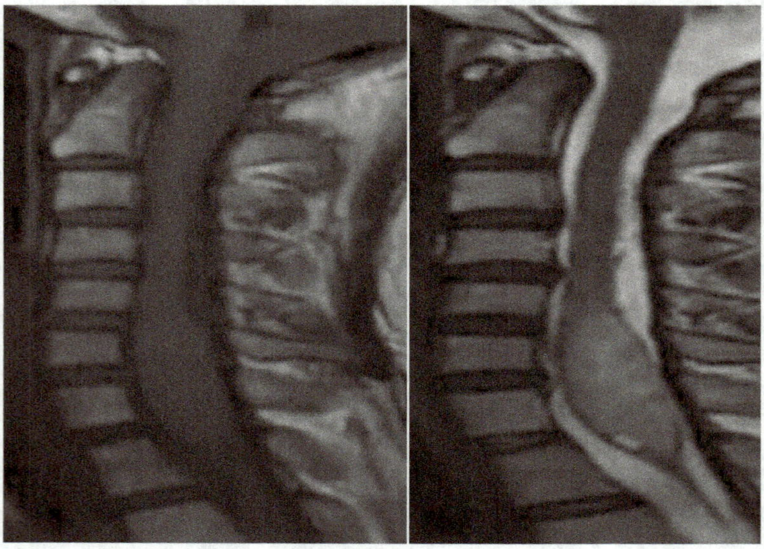

图 33-55 髓内节细胞胶质瘤(女,39 岁)

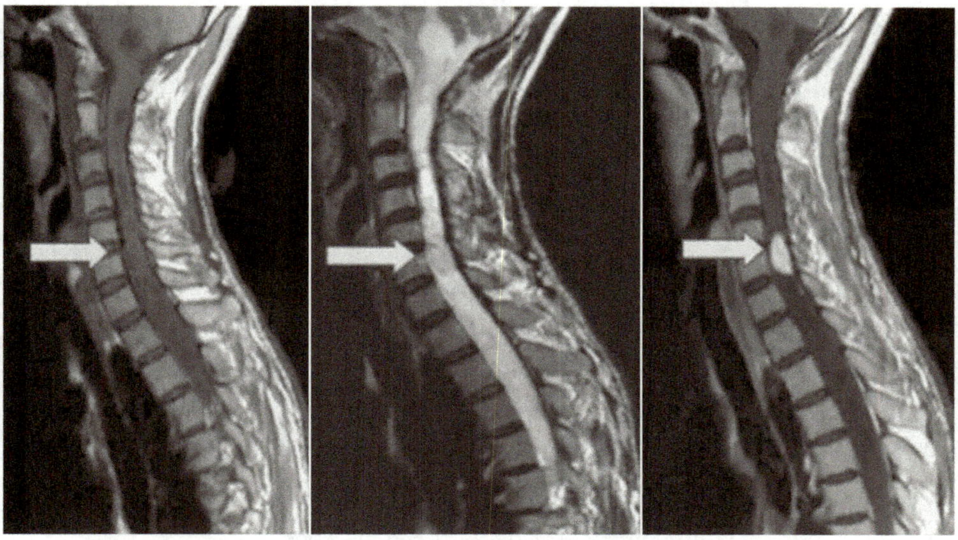

图 33-56　髓内血管母细胞瘤(1)

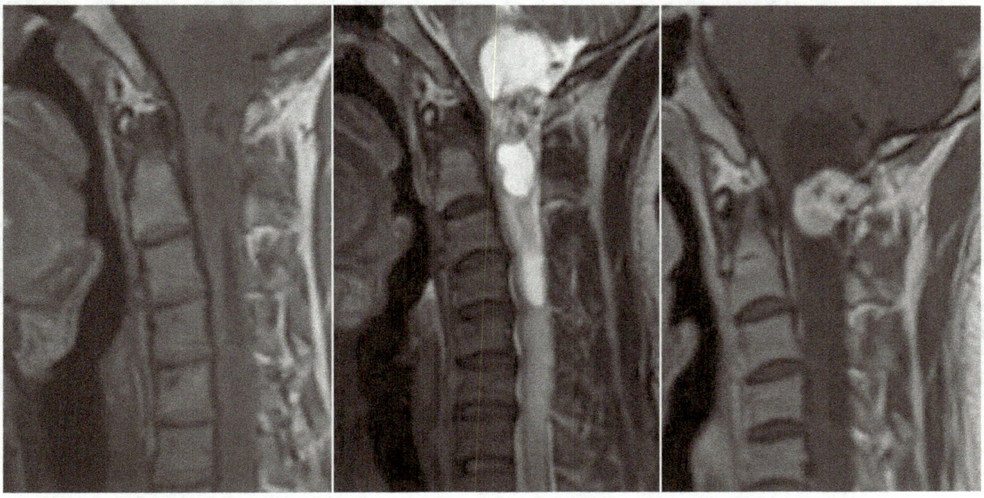

图 33-57　髓内血管母细胞瘤(2)

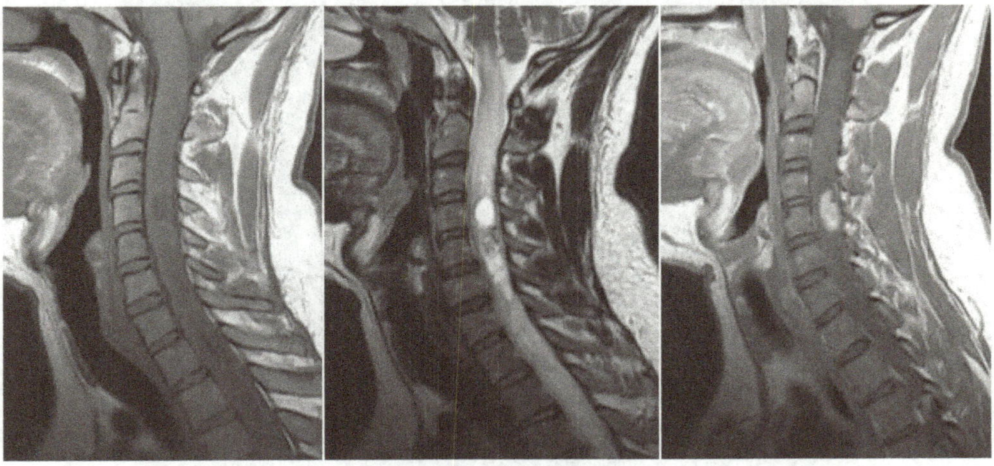

图 33-58　髓内血管母细胞瘤(3)

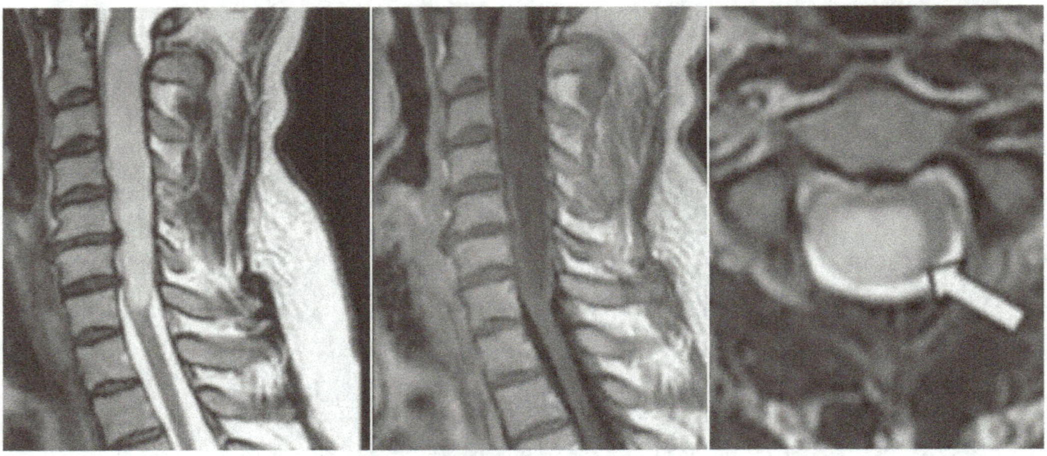

图 33-59 髓内室管膜下瘤

瘤体不强化，偏心性生长，而区别于室管膜瘤

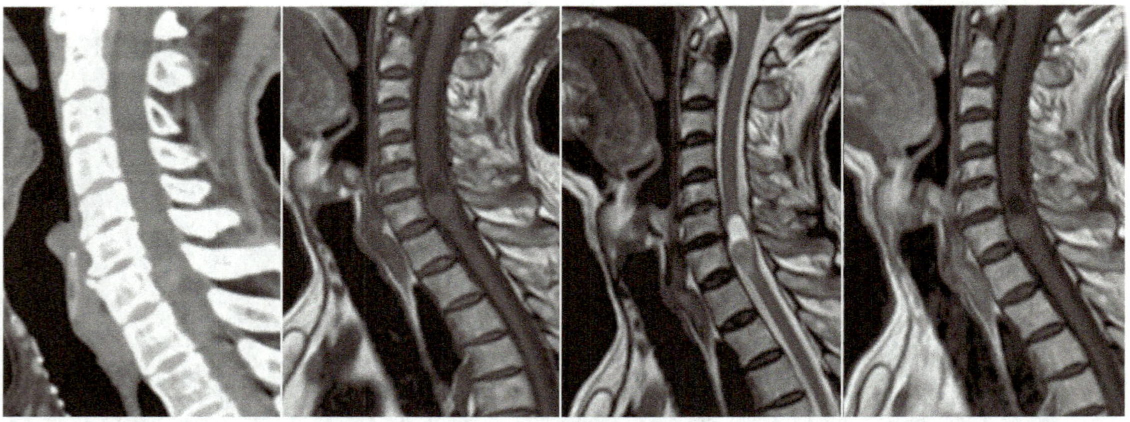

图 33-60 髓内 PNET

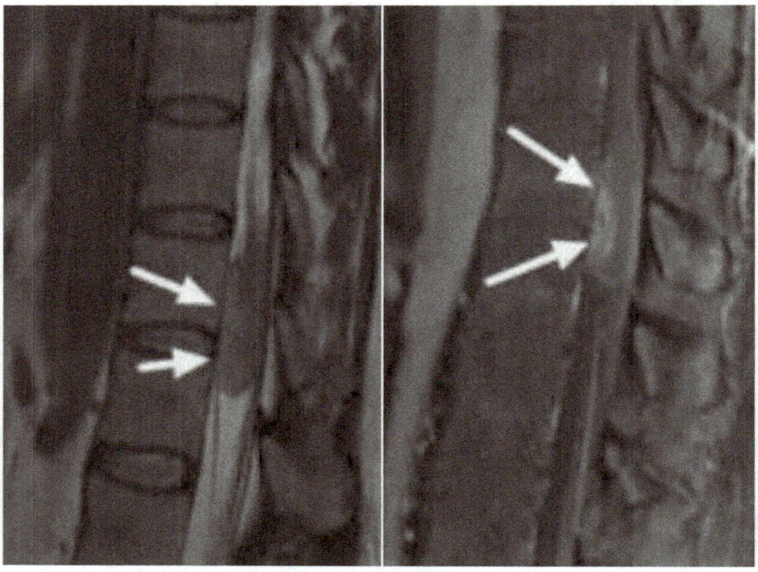

图 33-61 髓内胶质母细胞瘤（男，40 岁）

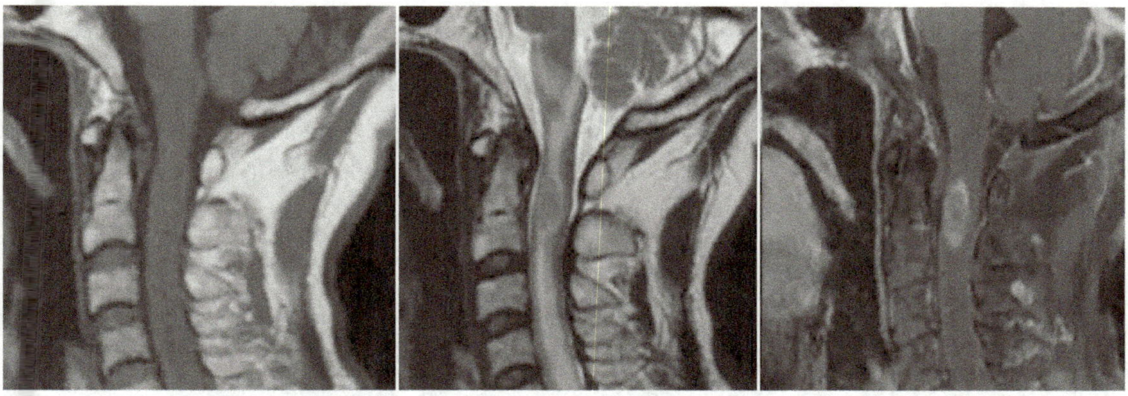

图 33-62　右上肺癌髓内转移瘤(女,62 岁)

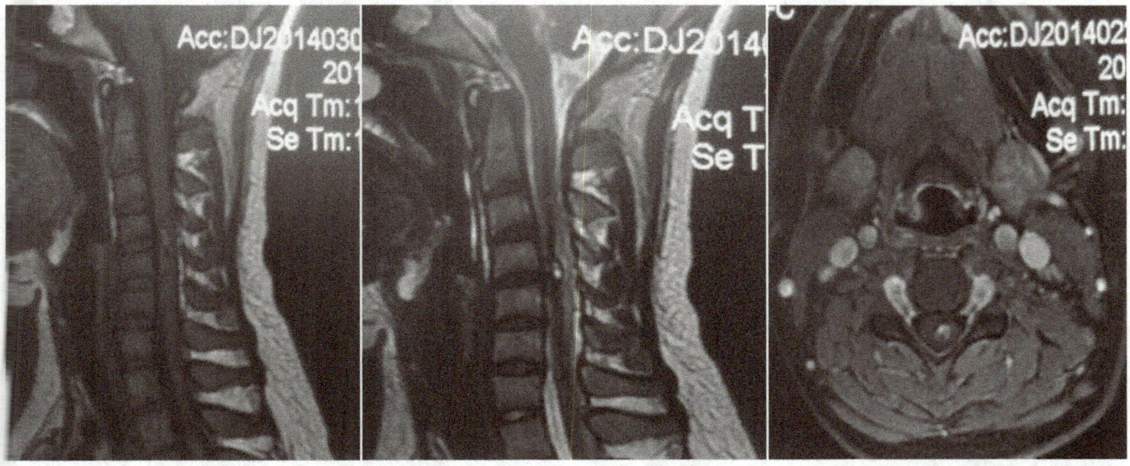

图 33-63　脊髓内血管瘤

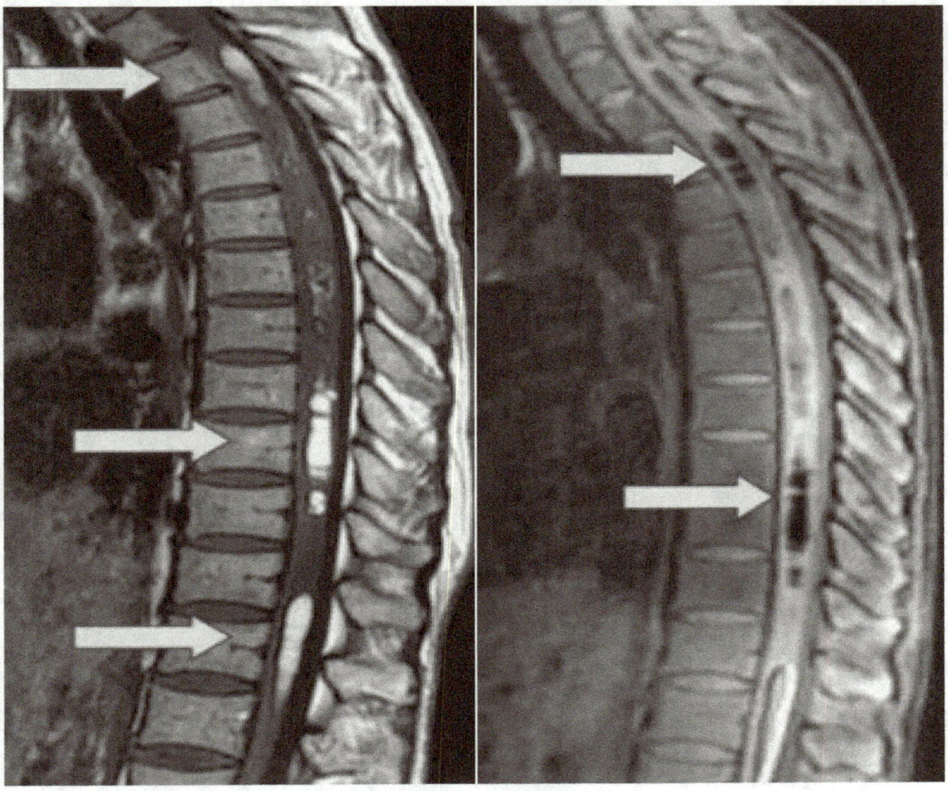

图 33-64　髓内脂肪瘤

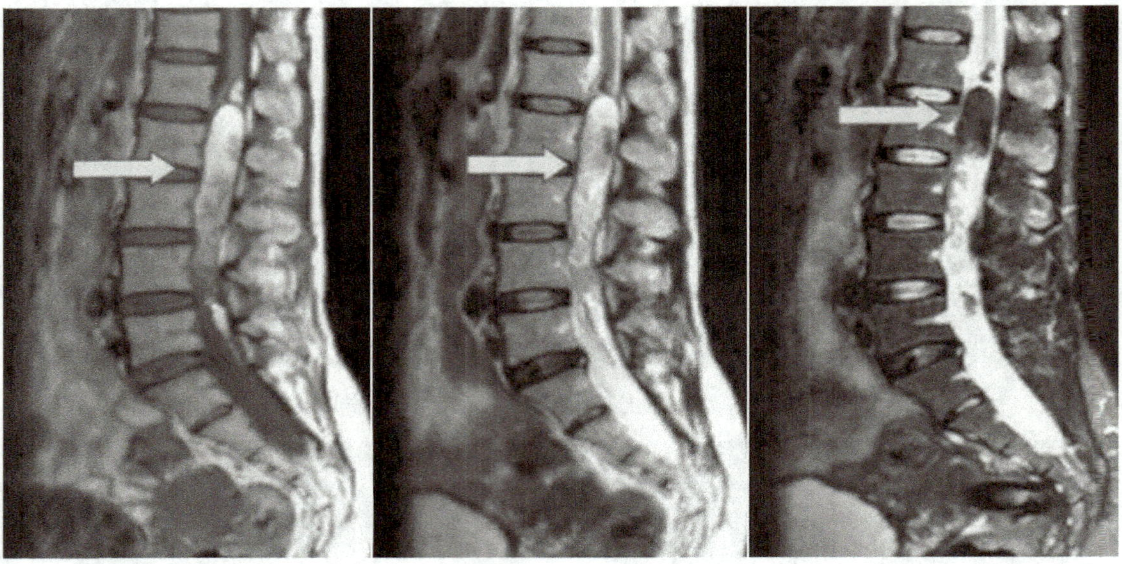

图 33-65　髓内畸胎瘤

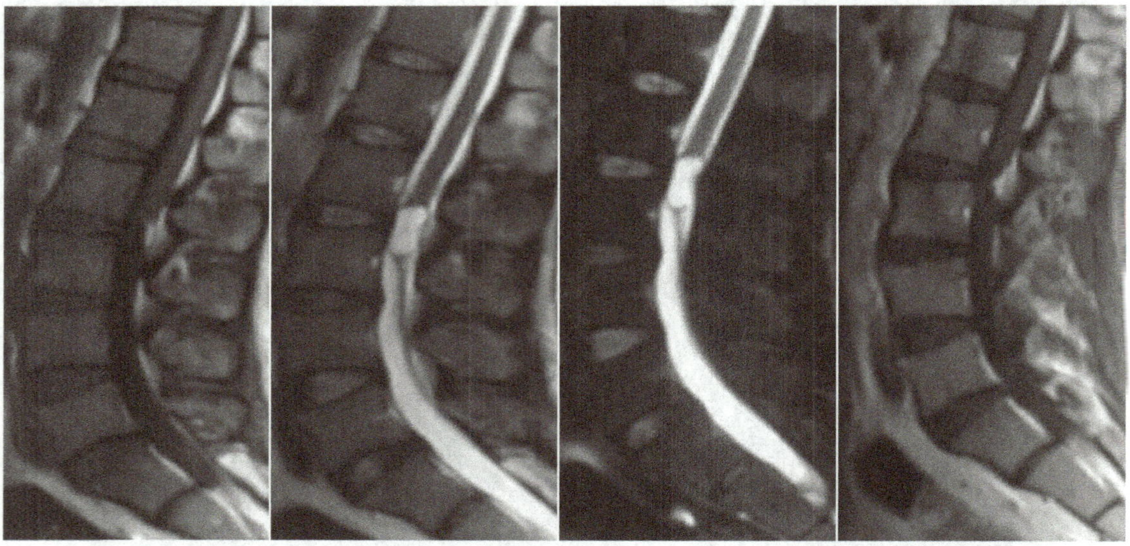

图 33-66　髓内皮样或表皮样囊肿(男,35 岁)

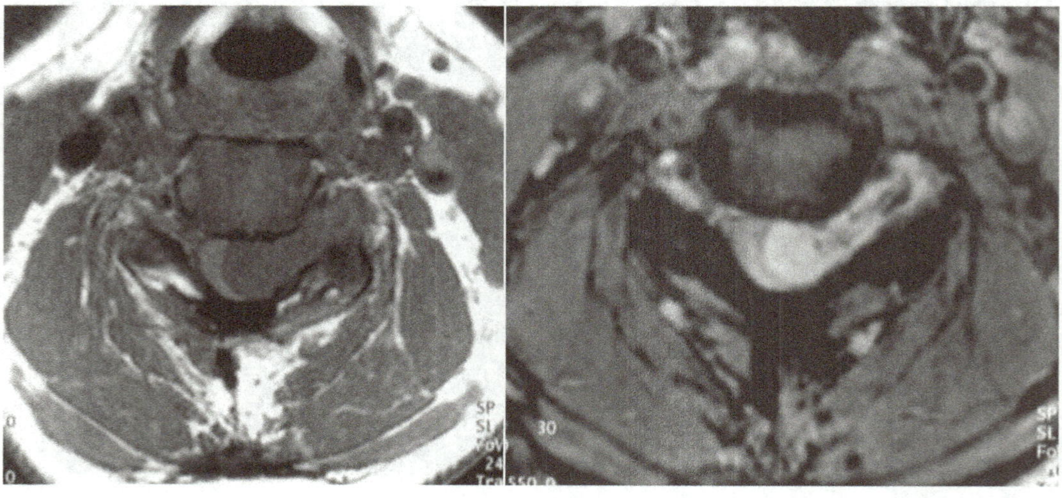

图 33-67　神经鞘瘤

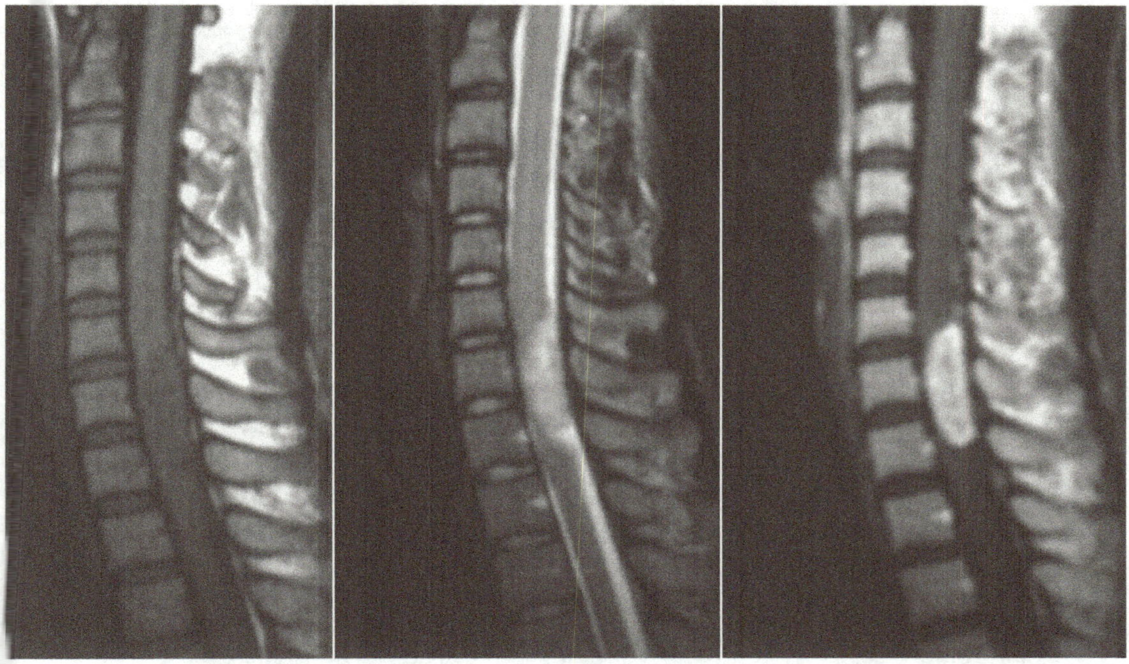

图 33-68 神经鞘瘤(女,24 岁)

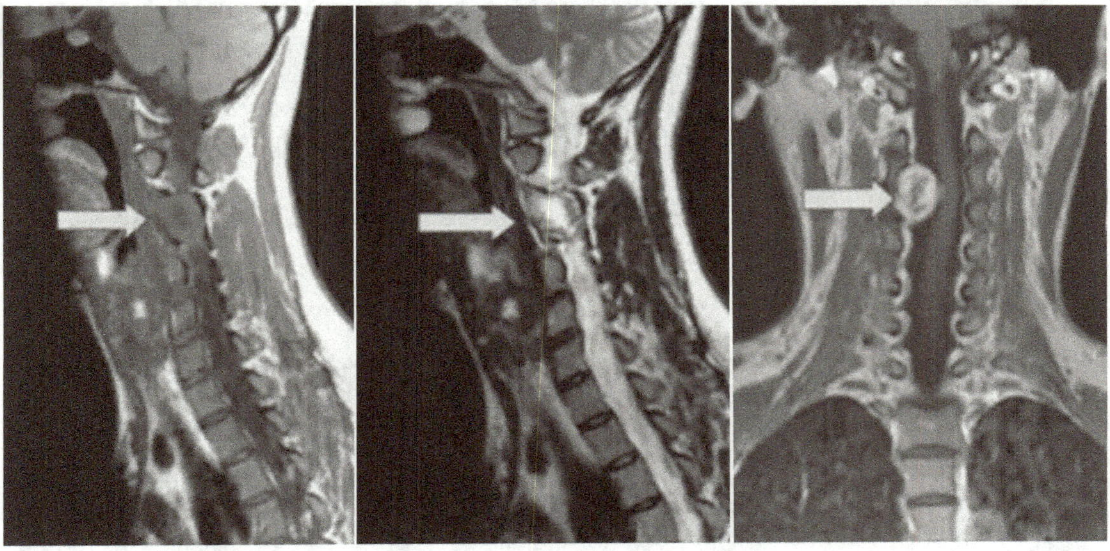

图 33-69 髓外硬膜下神经鞘瘤

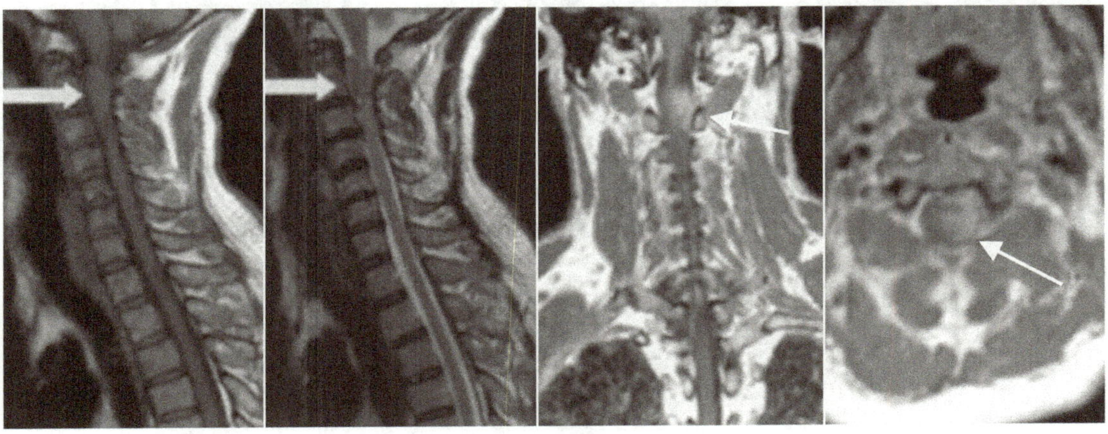

图 33-70 髓外硬膜下神经纤维瘤

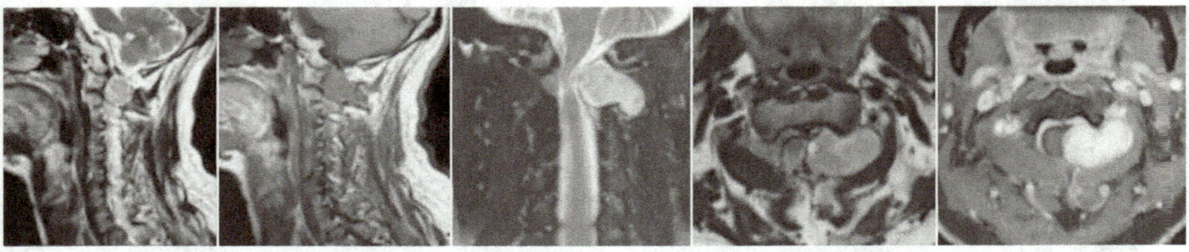

图 33-71 硬膜外的神经纤维瘤(特殊病例)

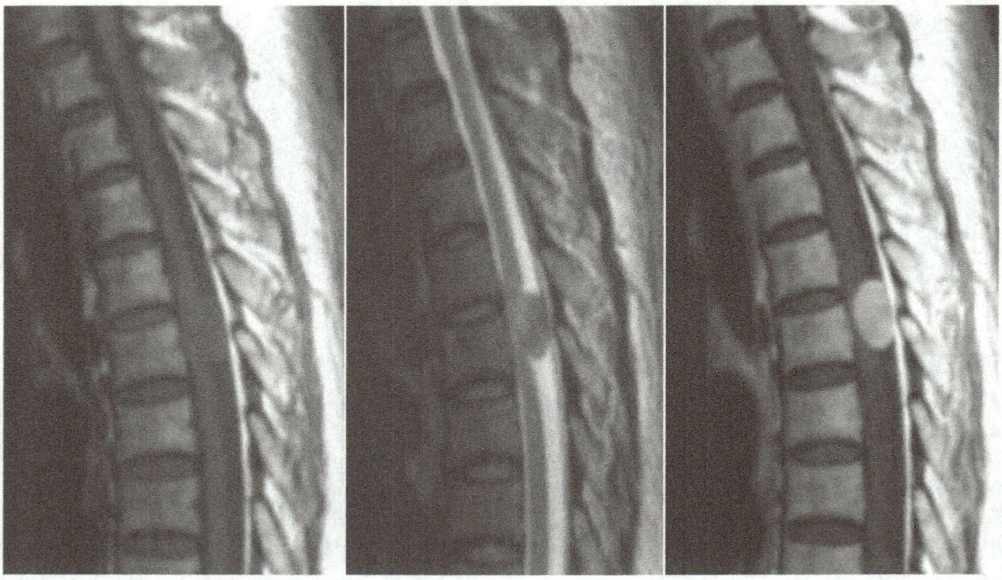

图 33-72 脊膜瘤

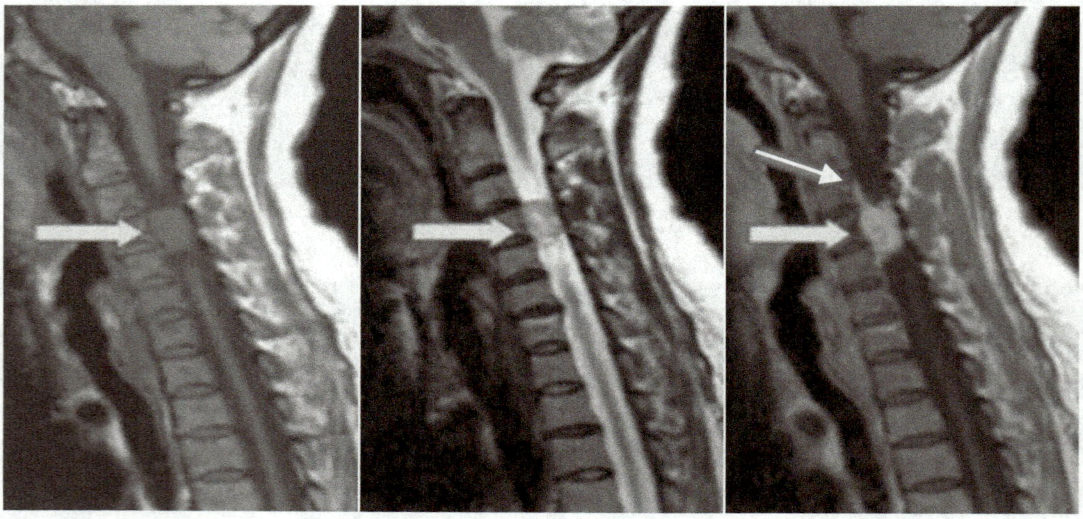

图 33-73 髓外硬膜下脊膜瘤

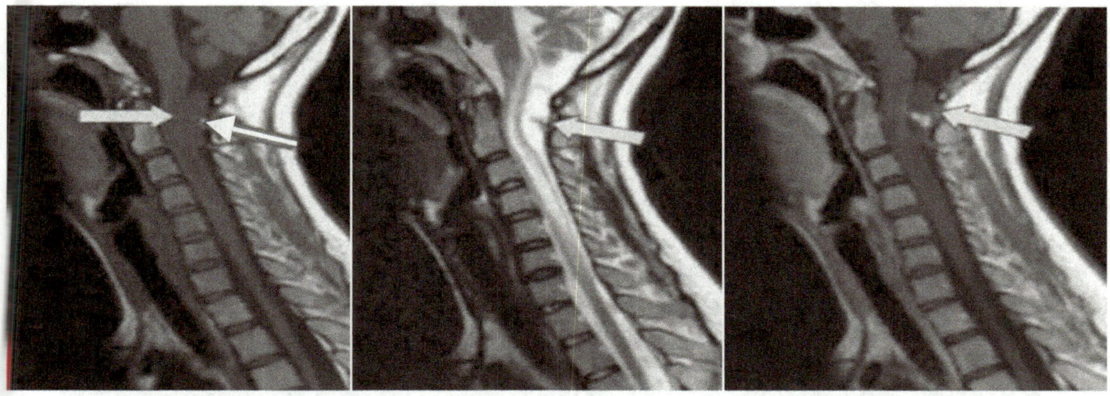

图 33-74　髓外硬膜下畸胎瘤

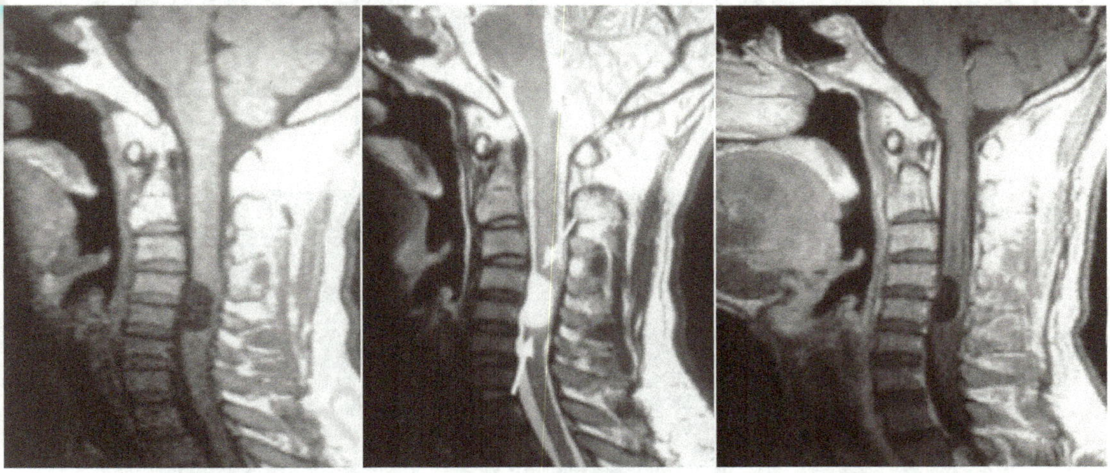

图 33-75　肠源性囊肿(髓外硬膜下)

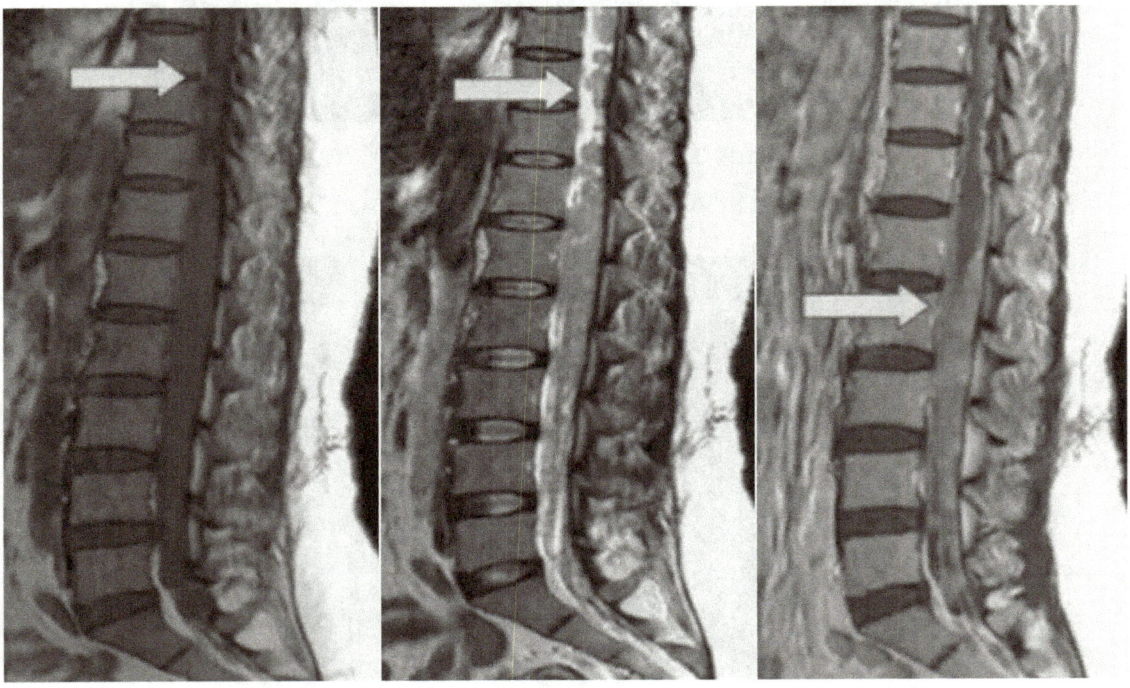

图 33-76　髓外硬膜下转移瘤

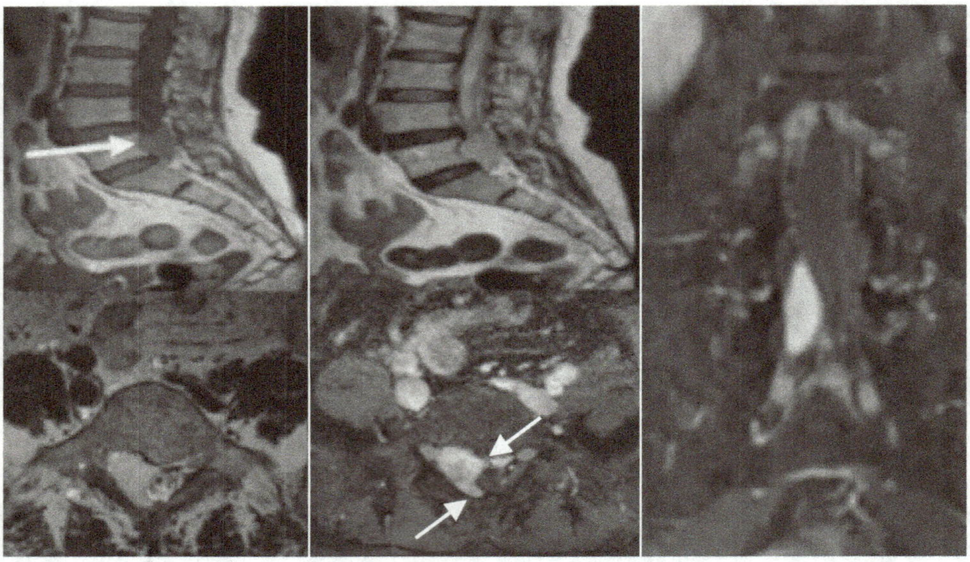

图 33-77 髓外硬膜外海绵状血管瘤

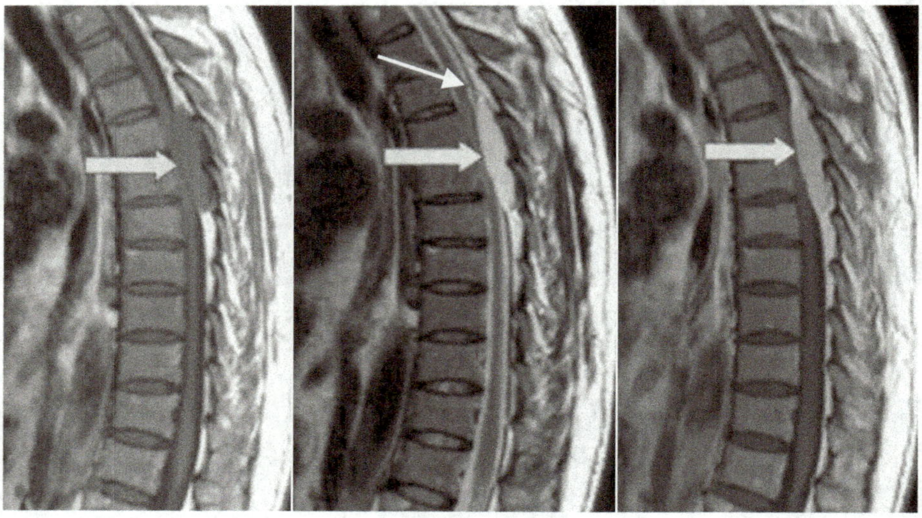

图 33-78 硬膜外海绵状血管瘤

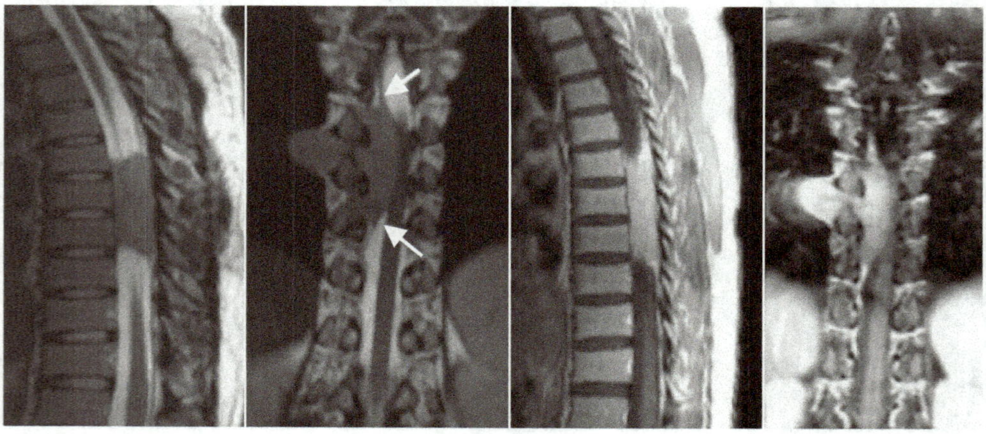

图 33-79 髓外硬膜外淋巴瘤

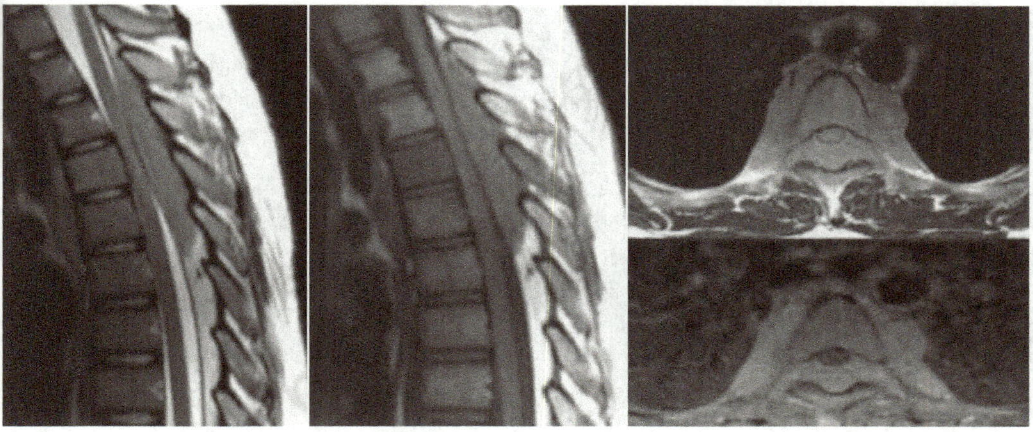

图 33-80　硬膜外淋巴瘤(1)

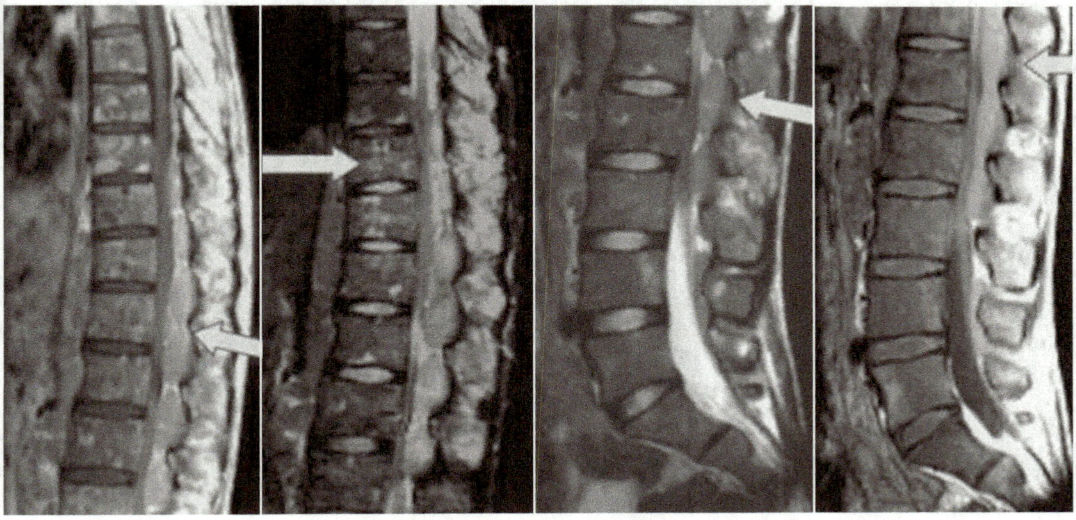

图 33-81　硬膜外淋巴瘤(2)

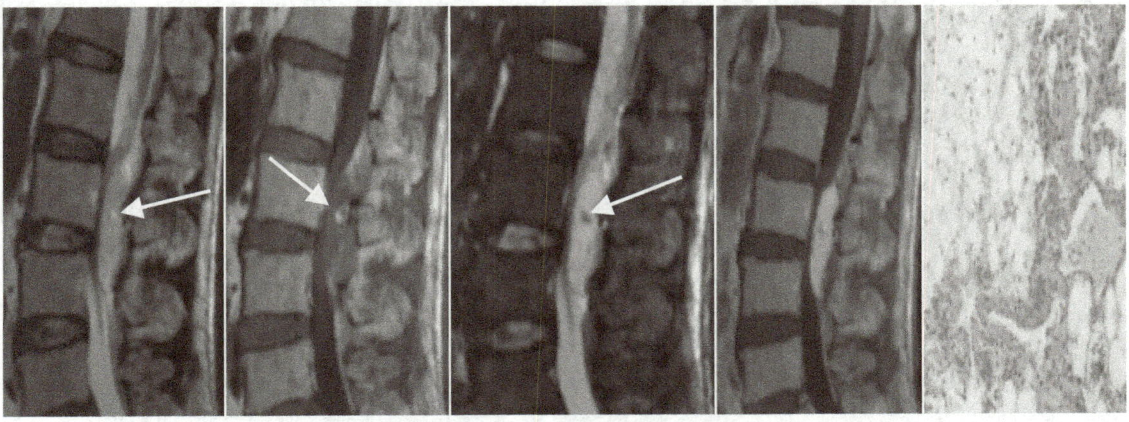

图 33-82　髓外硬膜外血管脂肪瘤(箭头所指为脂肪信号)

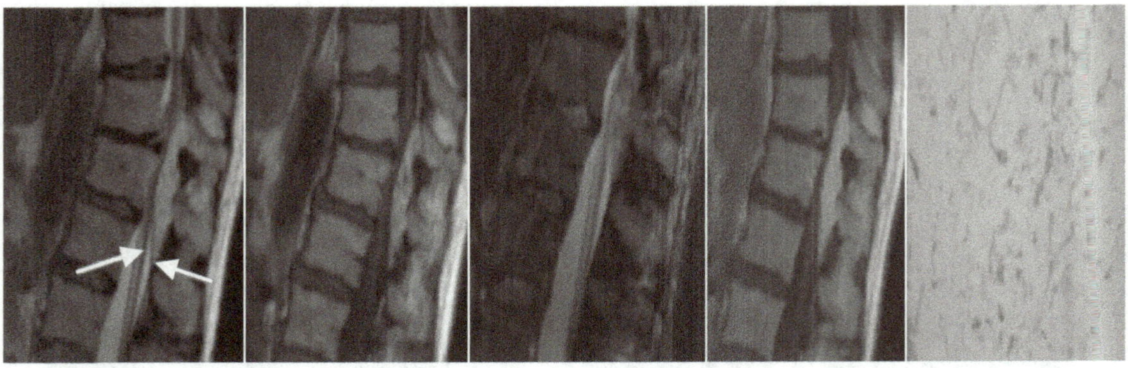

图 33-83 血管脂肪瘤(髓外硬膜外)

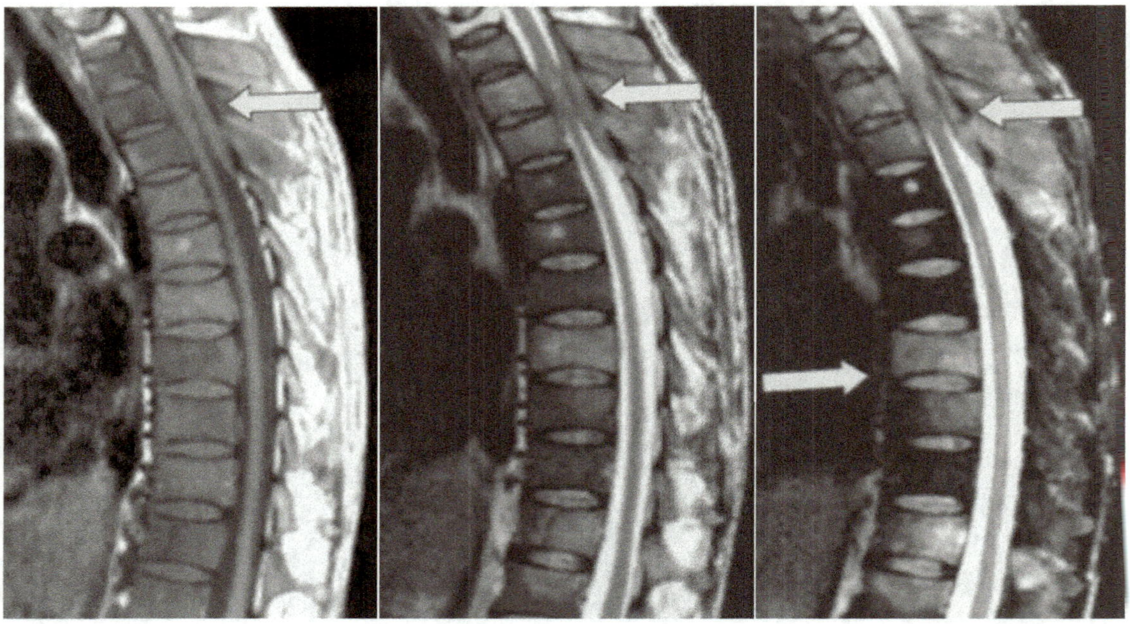

图 33-84 硬膜外转移瘤

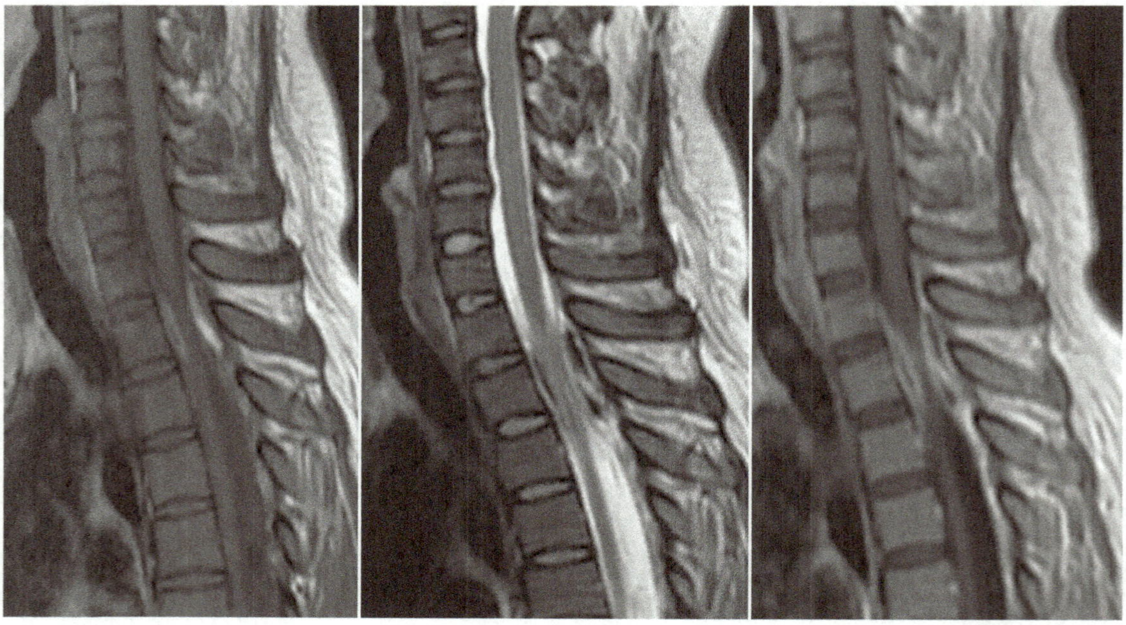

图 33-85 椎管内硬膜外血肿

第四节　脊髓及椎管内病变

脊髓及椎管内病变见图 33-86 ~ 图 33-133。

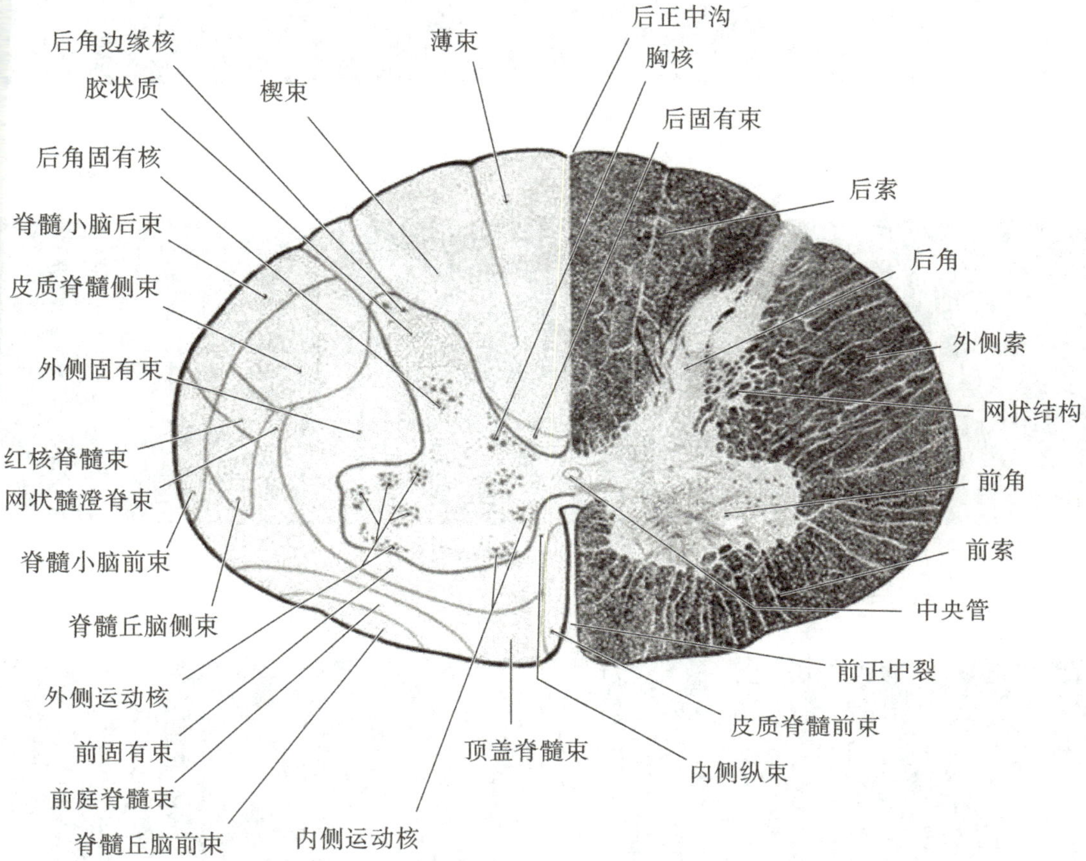

图 33-86　脊髓横断面解剖

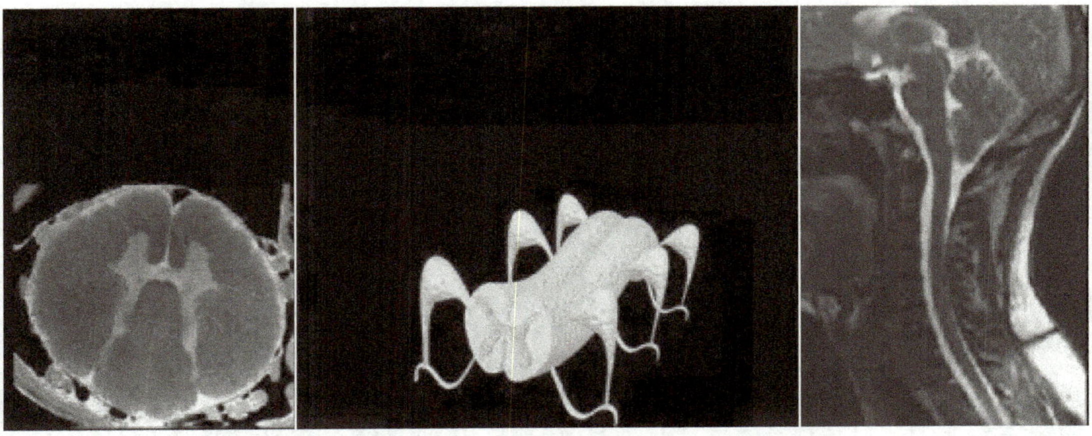

图 33-87　脊髓灰质、白质

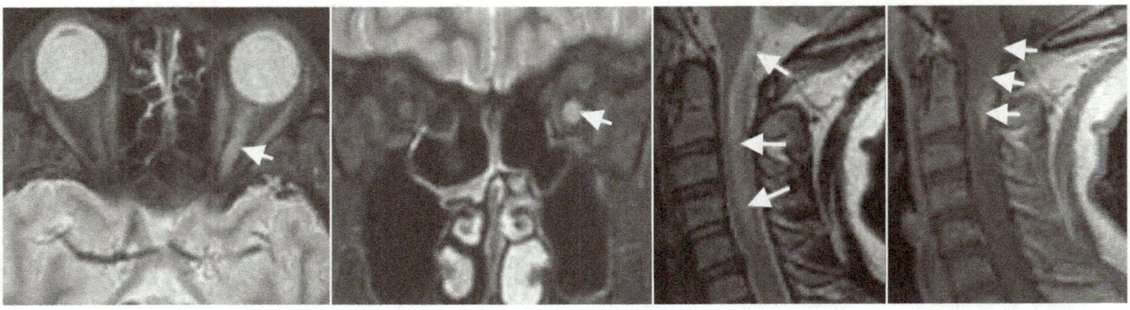

图 33-88　视神经脊髓炎谱系疾病(1)

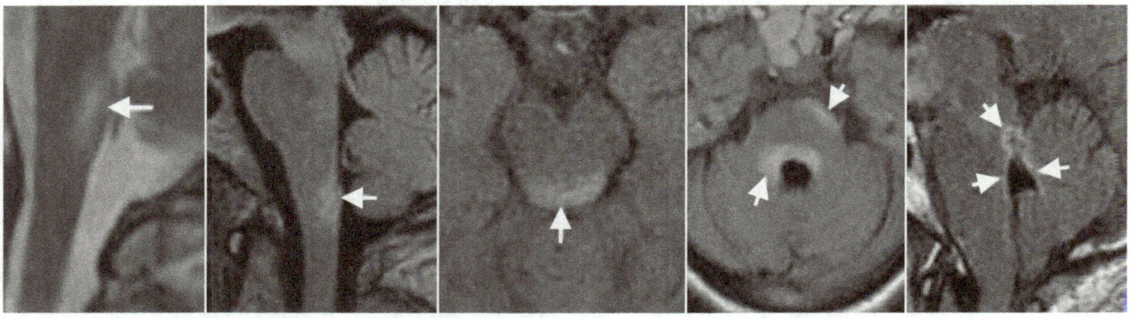

图 33-89　视神经脊髓炎谱系疾病(2)

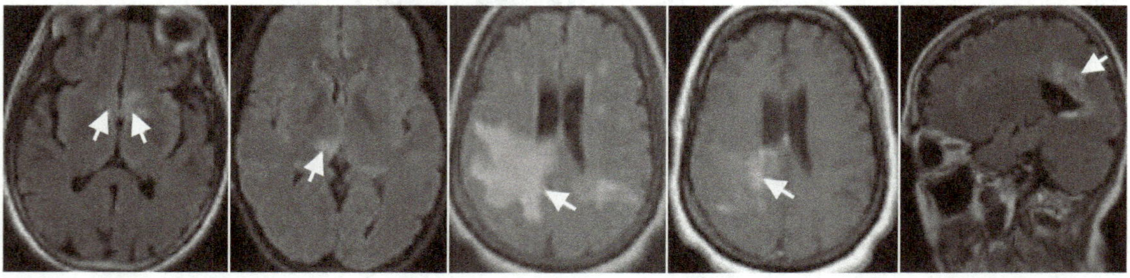

图 33-90　视神经脊髓炎谱系疾病(3)

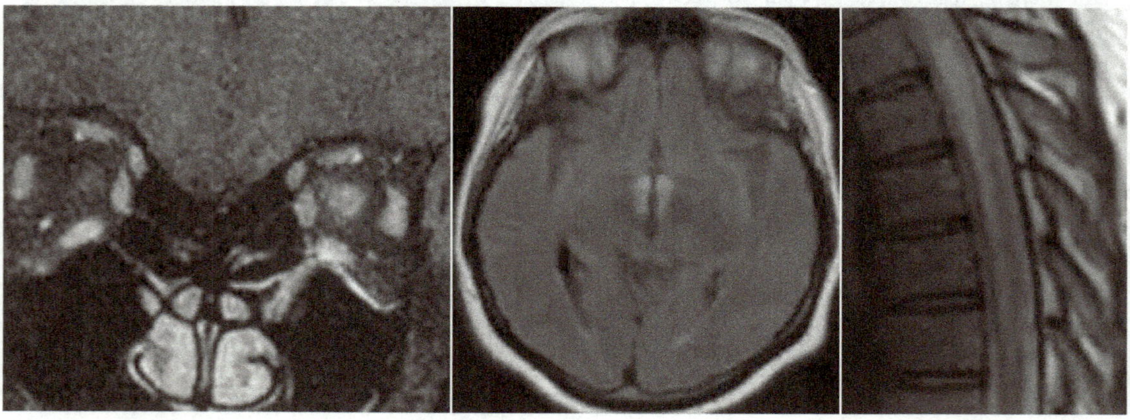

图 33-91　视神经脊髓炎

视神经+脊髓及大脑，NMO 靶抗体-AQP4 阳性，自身免疫性炎症

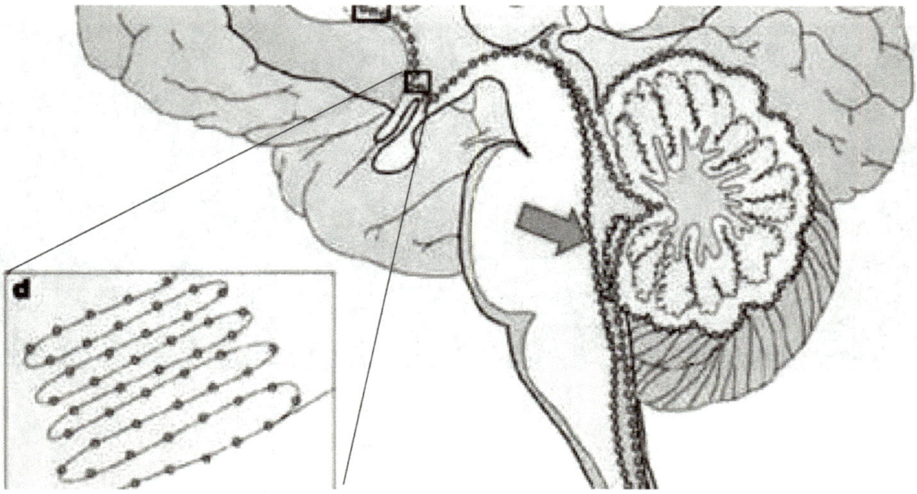

图 33-92 AQP4 高表达

室管膜周围区域，为脑内病灶分布区

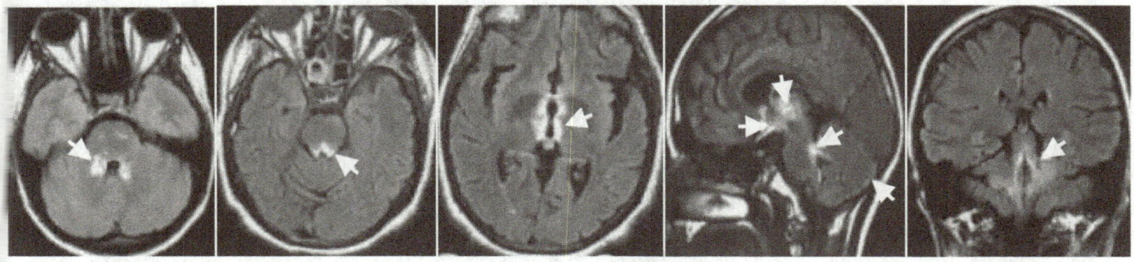

图 33-93 NMO 脑内病灶

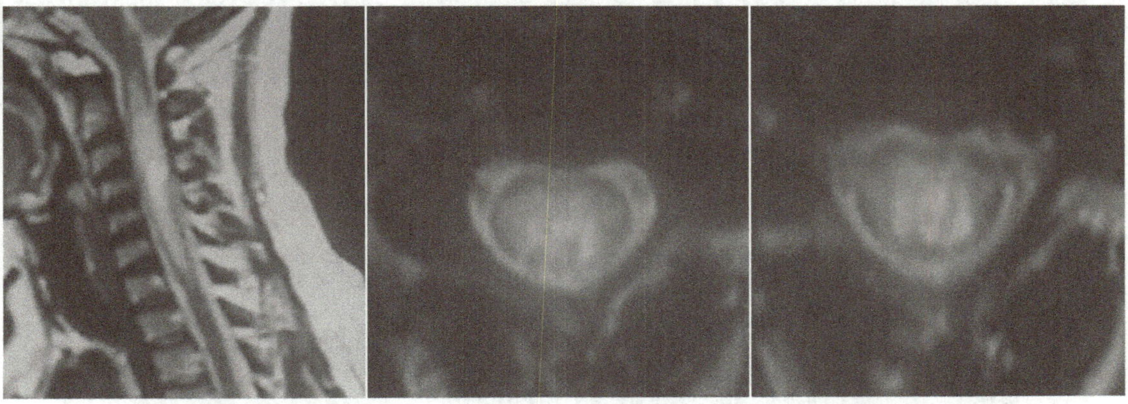

图 33-94 视神经脊髓炎新征象（亮点征，轴位 T2WI 见多发斑点状高信号，高于周围脑脊液信号）

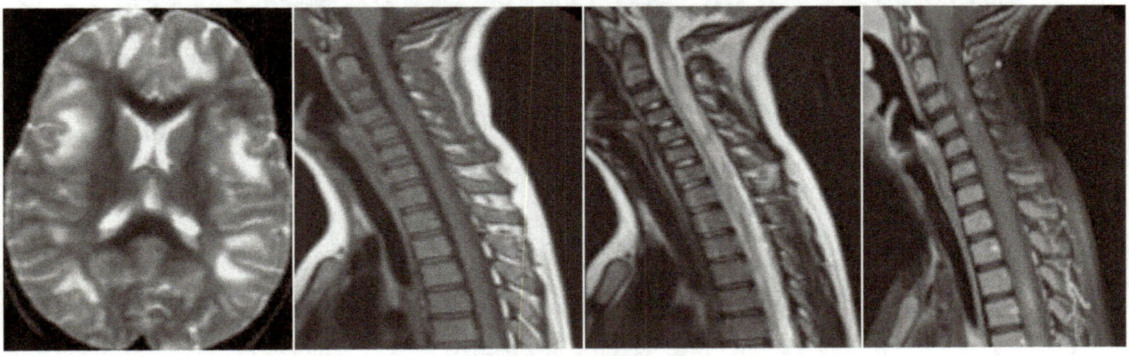

图 33-95 急性播散性脑脊髓炎（ADEM）（男，10 岁，突发乏力）

脊髓病变弥漫，脑内病变位于皮下、较大且边界不清，治疗后随访病变消失，小于 10 岁儿童多发

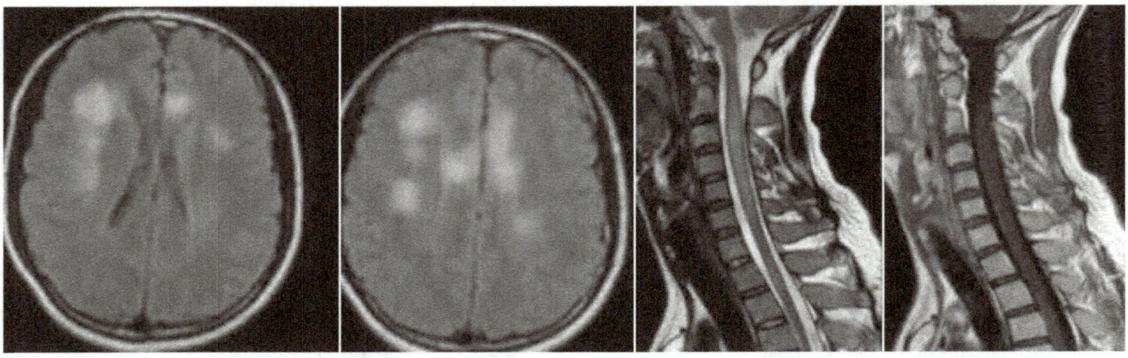

图 33-96 ADEM

男,26 岁,高热伴双下肢无力 1 d,抗 AQP4 抗体(-)

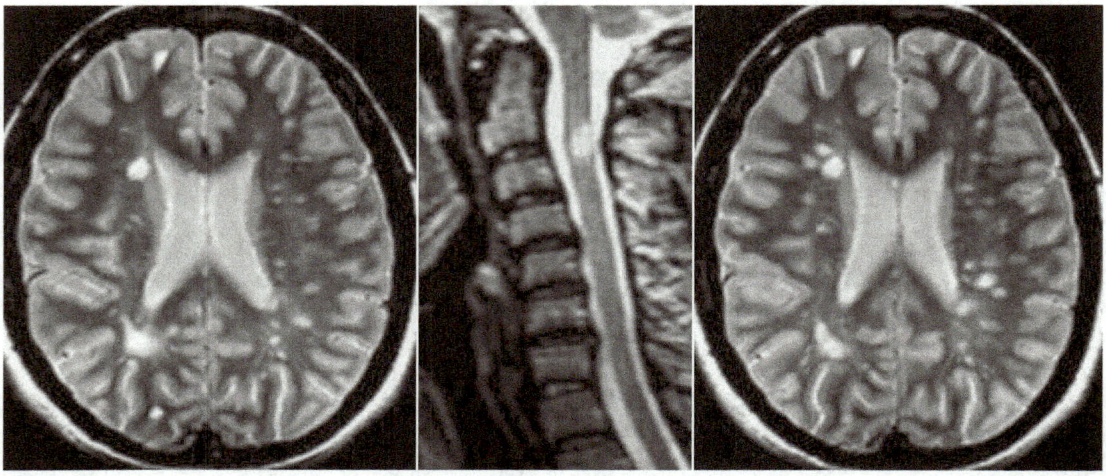

图 33-97 多发性硬化(MS)

年龄多大于 10 岁,症状性脊髓病变通常较小,并脑内亚临床白质病变,随访可见新的病变

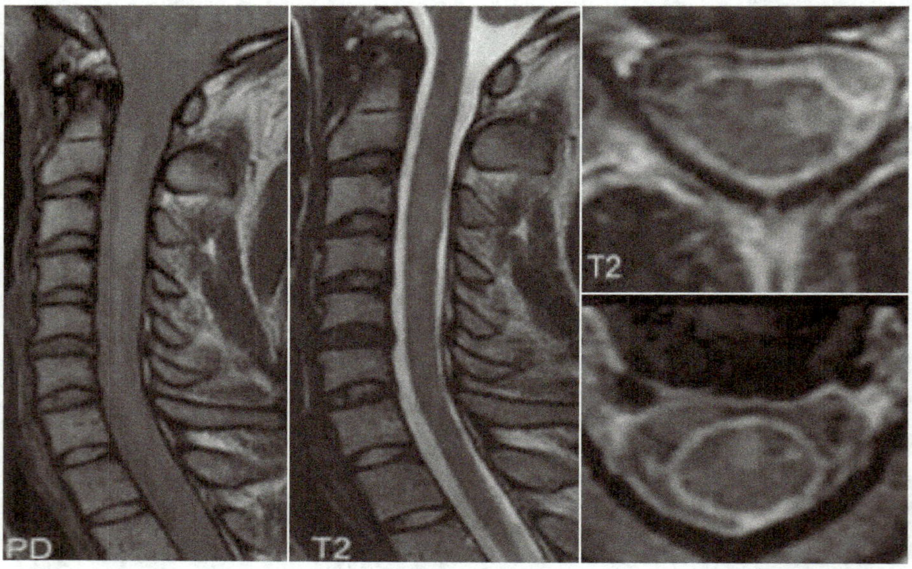

图 33-98 多发性硬化

女,22 岁,双侧手背酸麻

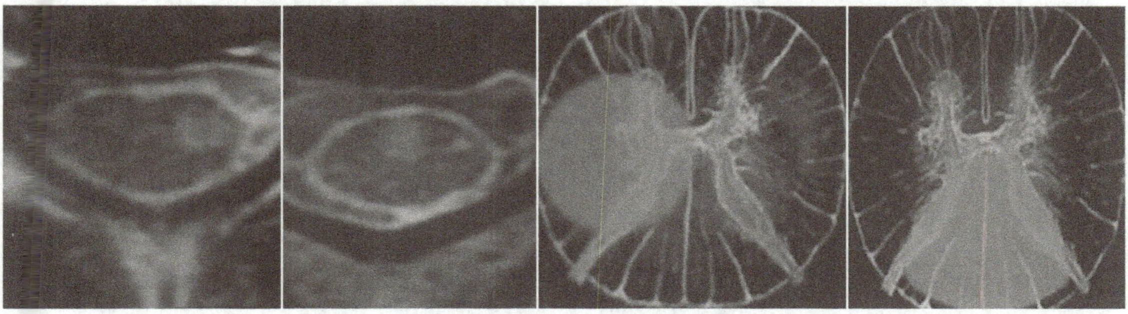

图 33-99　病变在周围

多发性硬化

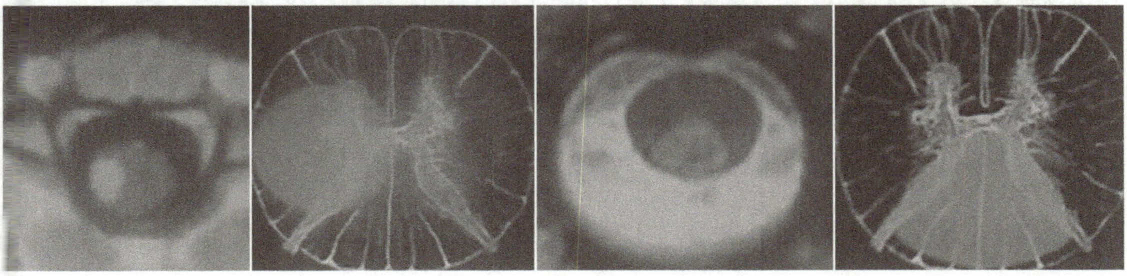

图 33-100　多发性硬化

病变在周围，直径小于脊髓 1/2，长度小于 2 个椎体的局限性病灶

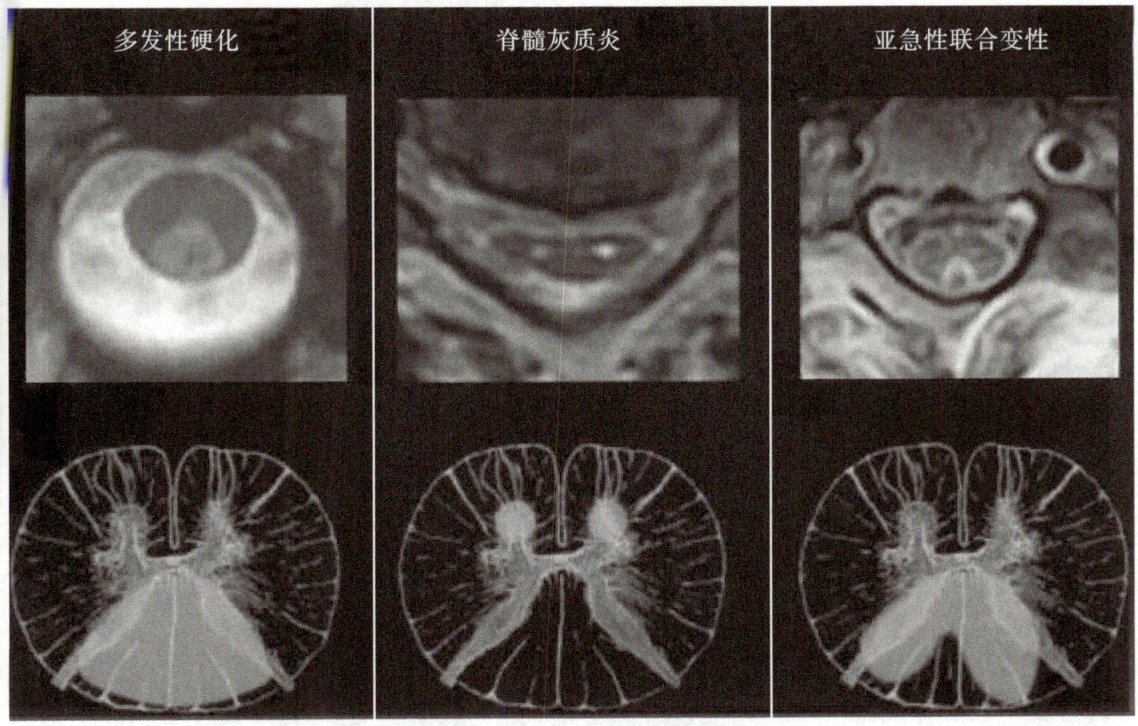

图 33-101　多发性硬化病变在周边

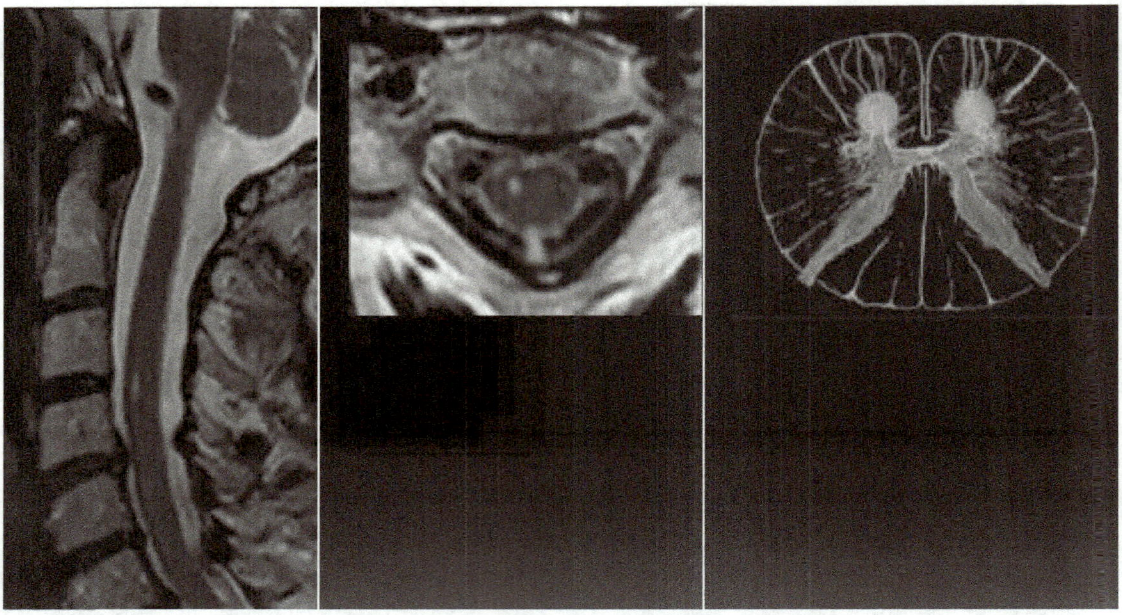

图 33-102　脊髓灰质炎，"眼镜蛇眼征"

男，63 岁，右手臂无力并感觉障碍

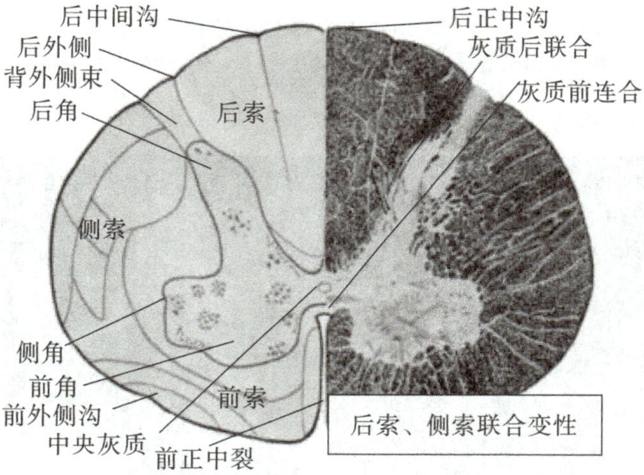

图 33-103　亚急性联合变性（熊猫征），维生素 B_{12} 缺乏所致

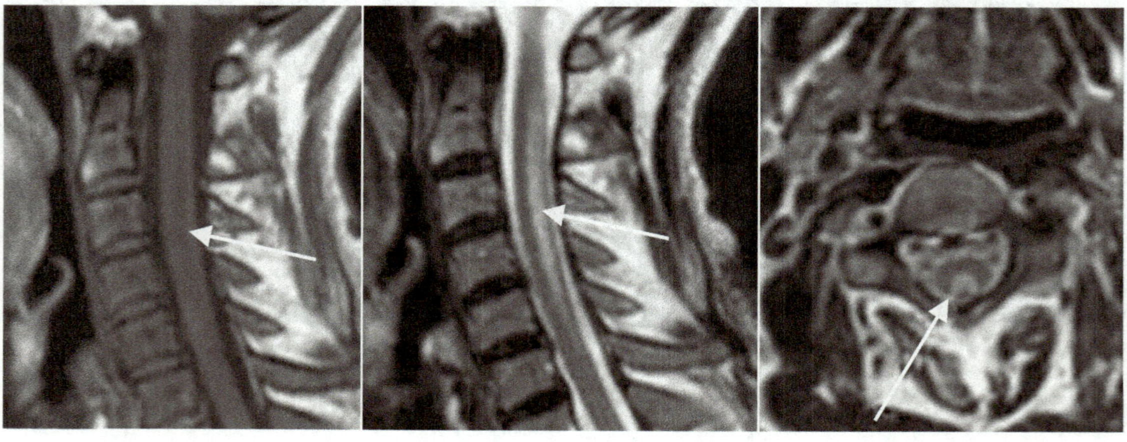

图 33-104　脊髓亚急性联合变性

是由于维生素 B_{12} 摄入、吸收、结合、转运或代谢障碍所致的脊髓变性脱髓鞘病变。特点为对称性分布于脊髓侧索后索，无增粗、无强化或轻度强化，治疗后缩小或消失

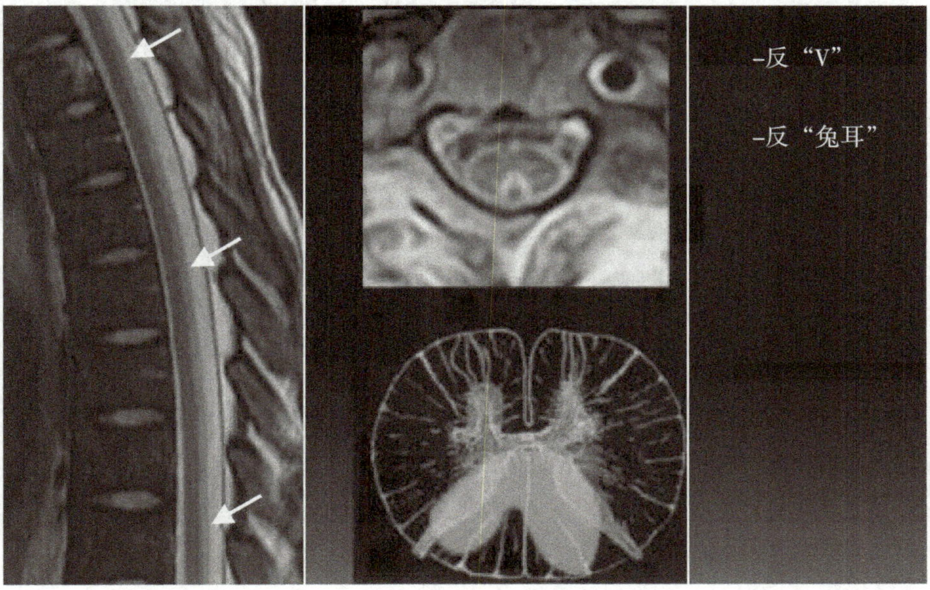

图 33-105 脊髓亚急性联合变性

反"V 字征"或反"兔儿征"。见于维生素 B_{12} 缺乏，一氧化氮中毒，恶性贫血，铜缺乏

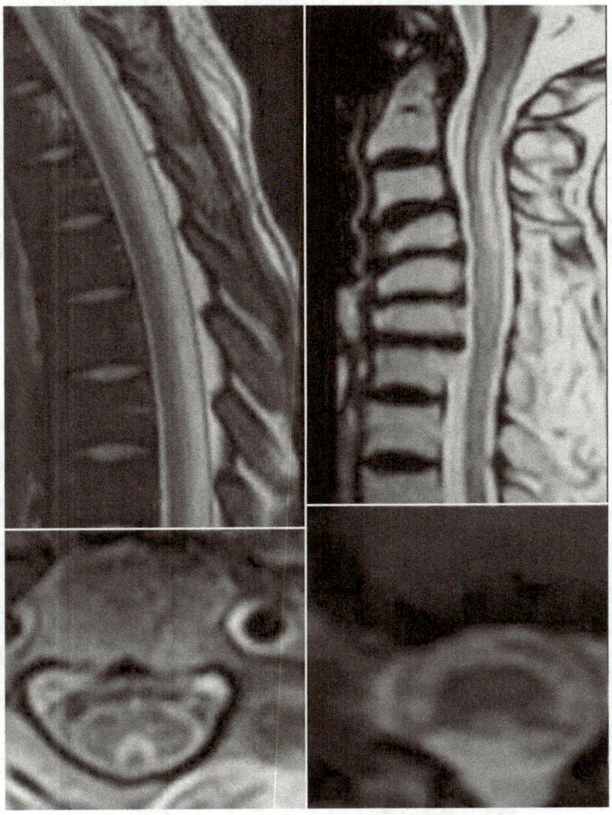

图 33-106 亚急性联合变性及 HIV 脊髓病

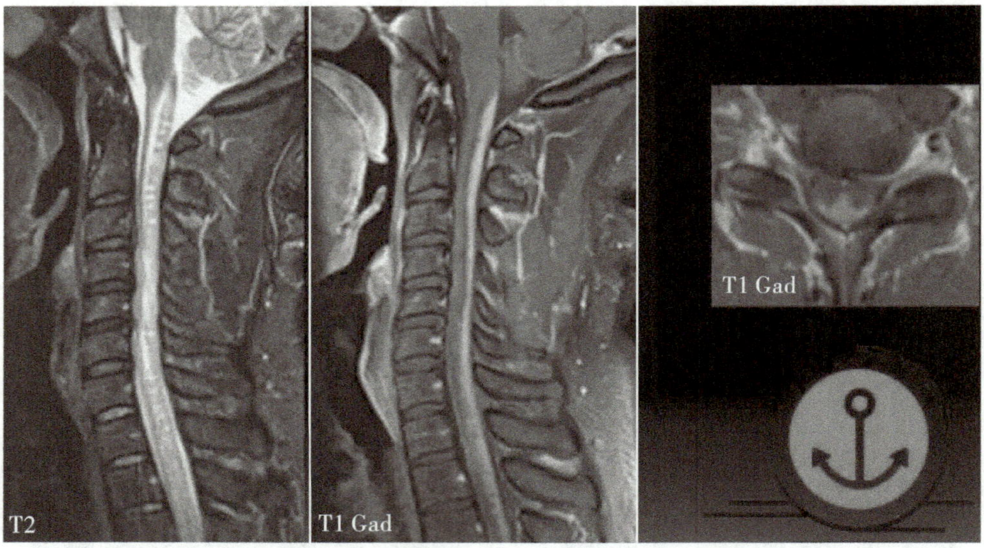

图 33-107　NO_2 中毒

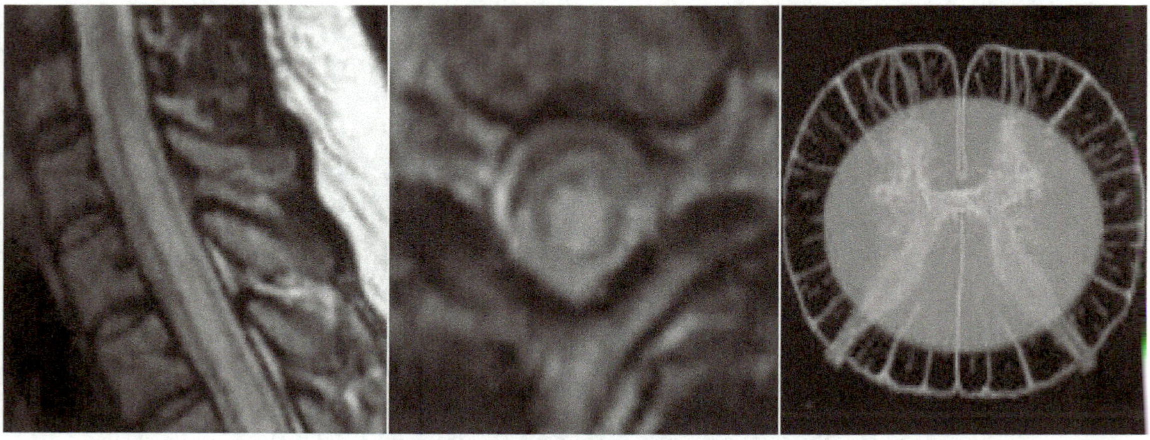

图 33-108　急性横贯性脊髓炎(ATS)

3～4 个脊髓节段以上，T_2 高信号，位于脊髓中心，轴位占脊髓直径 2/3

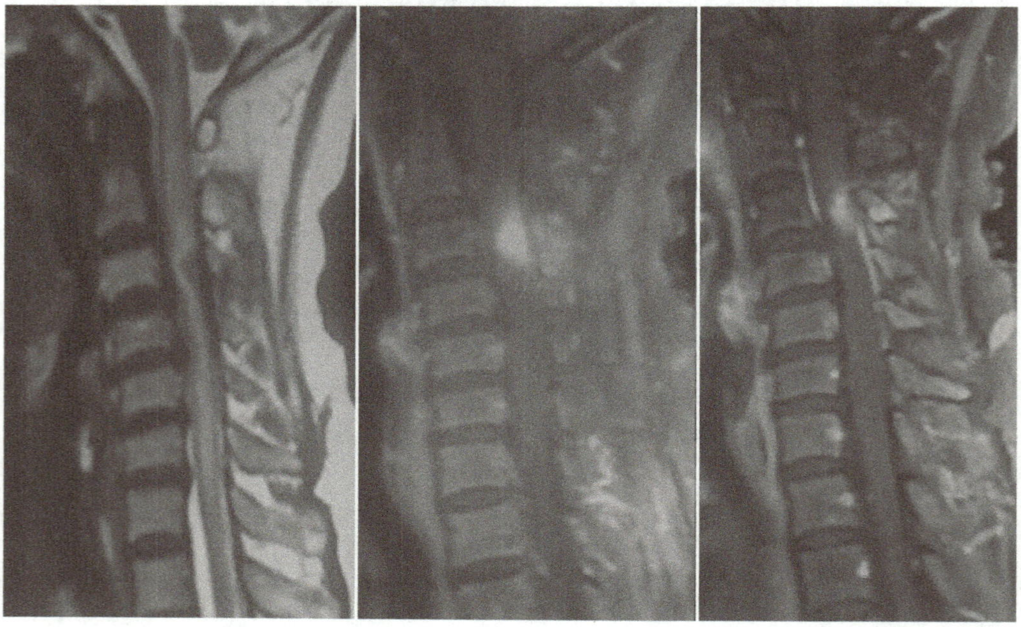

图 33-109　结节病，激素治疗后缩小

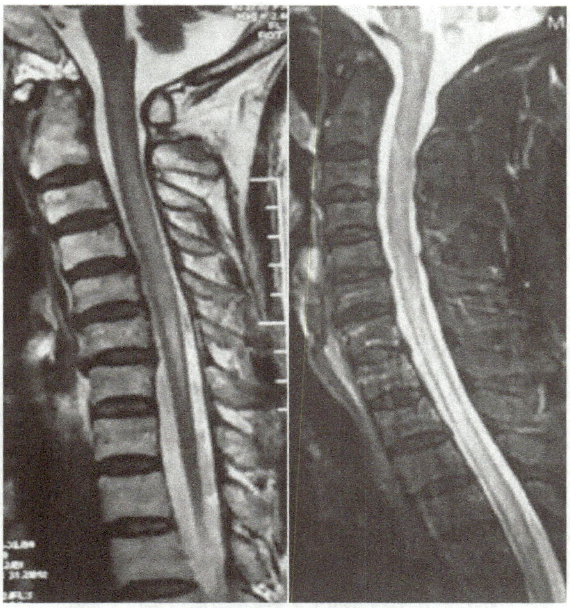

图 33-110　长节段横贯性脊髓炎(LETM)

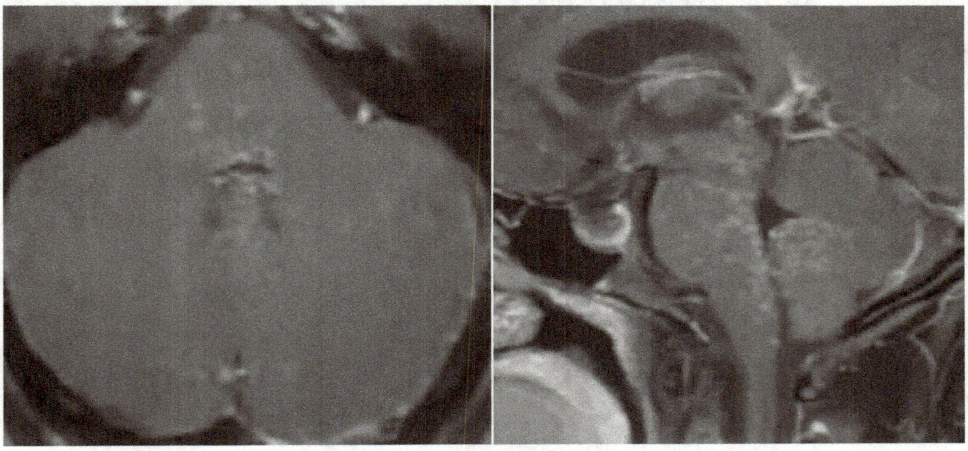

图 33-111　结节病(1)

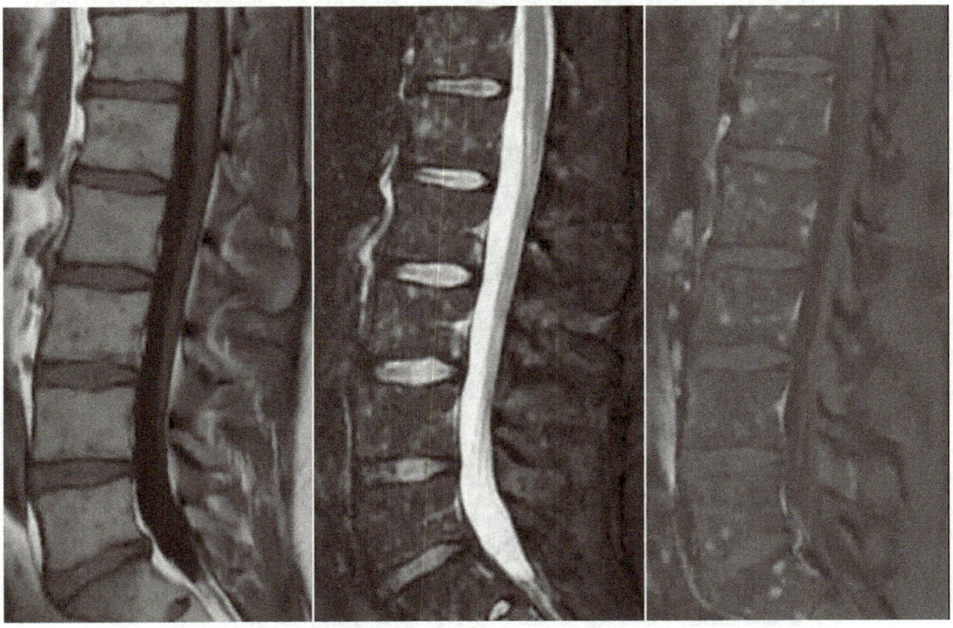

图 33-112　结节病(2)

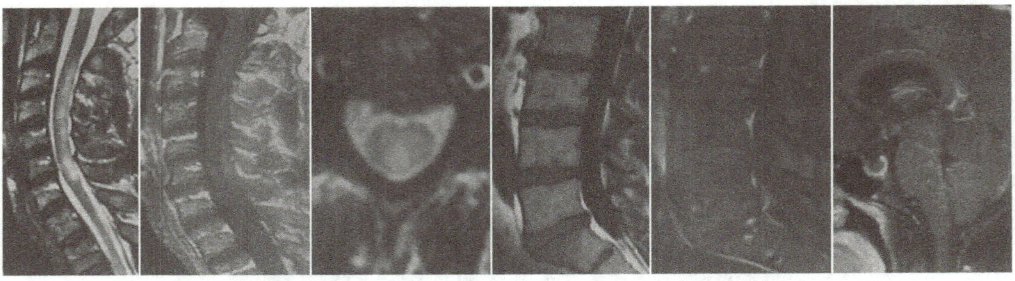

图 33-113　结节病(3)

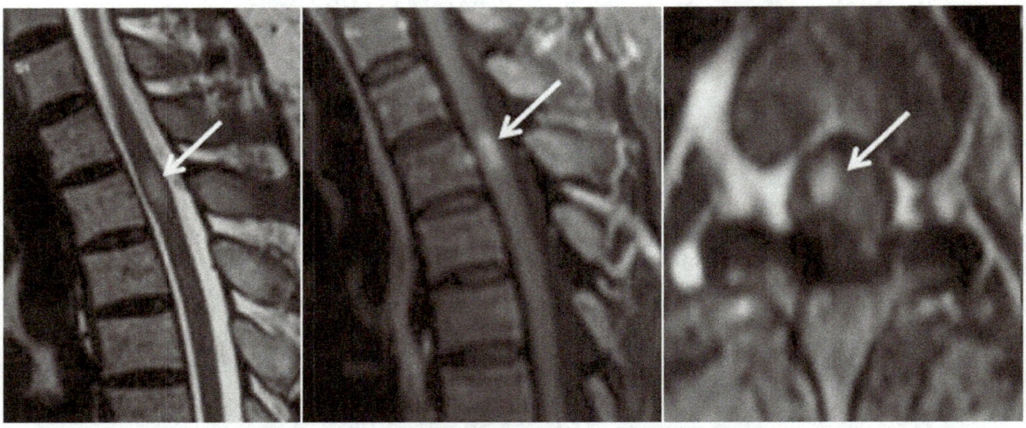

图 33-114　带状疱疹脊髓炎(近期有肋间皮疹病史)

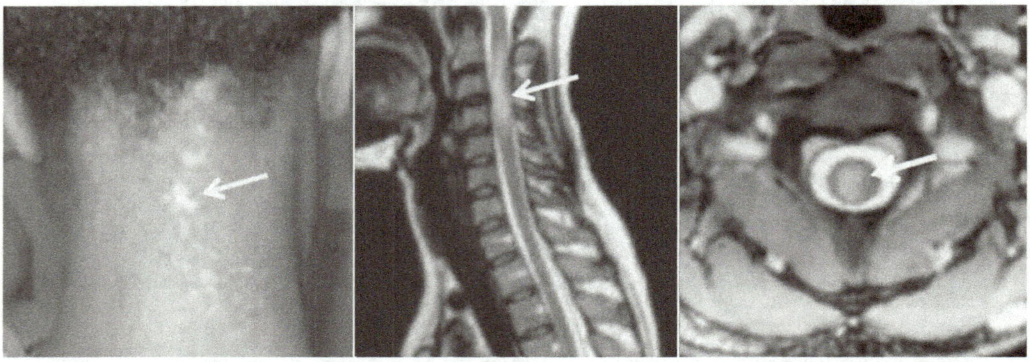

图 33-115　带状疱疹脊髓炎(女,34 岁)

发生带状疱疹皮疹 3 周后,出现右侧肢体无力,主要以单侧脊髓节段受累

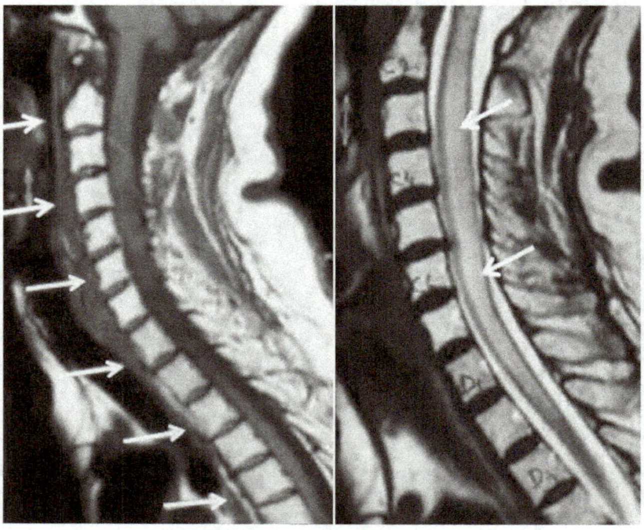

图 33-116　放疗引起的脊髓炎(注意病史及骨髓信号改变)

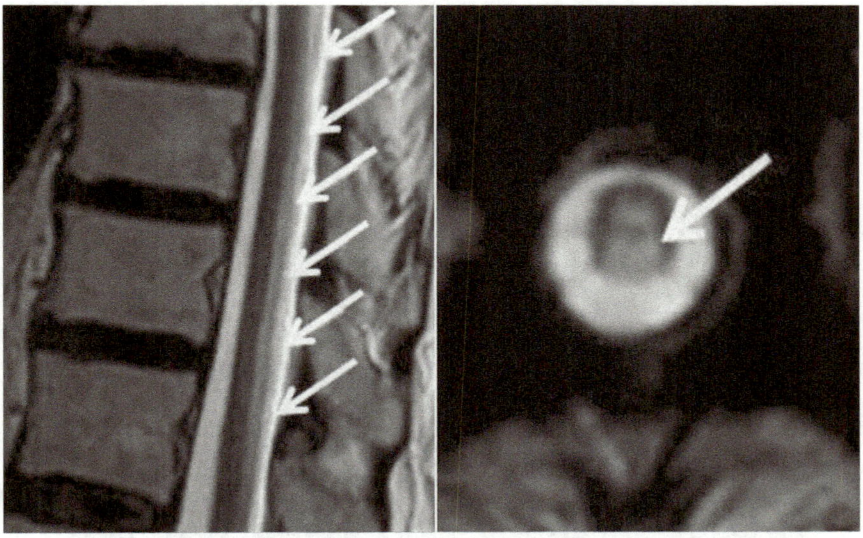

图 33-117 化疗诱发的脊髓炎

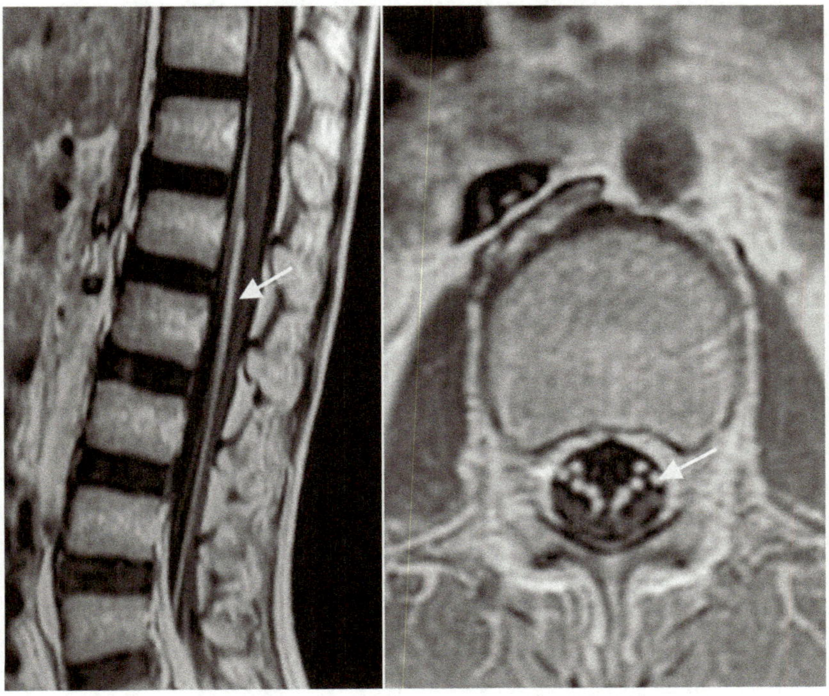

图 33-118 吉兰-巴雷综合征(脊髓圆锥周围脊膜及马尾神经强化)

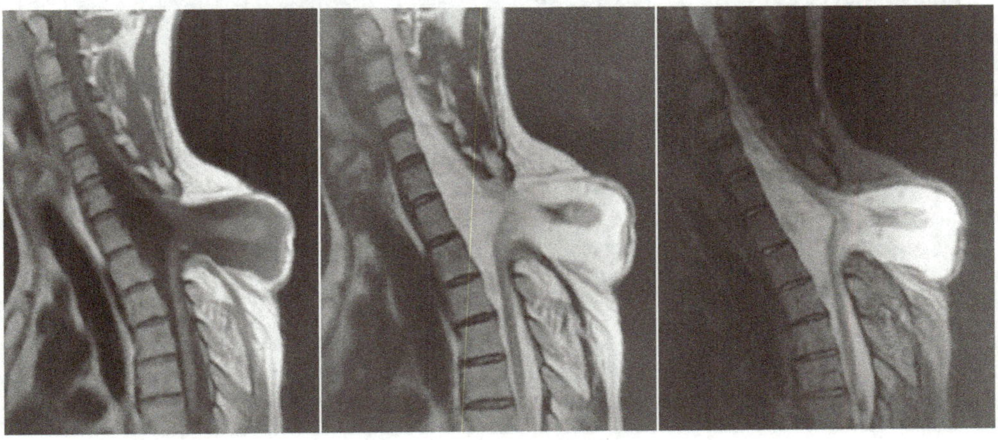

图 33-119 脊髓脊膜膨出

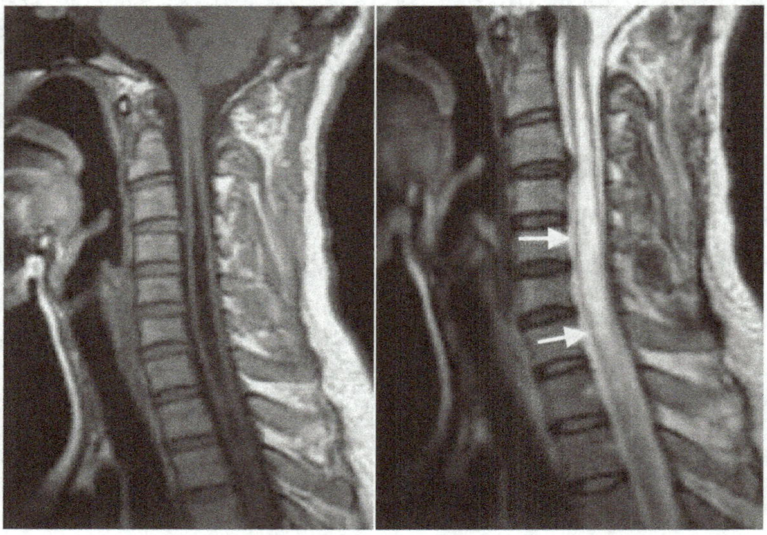

图 33-120　脊髓空洞症

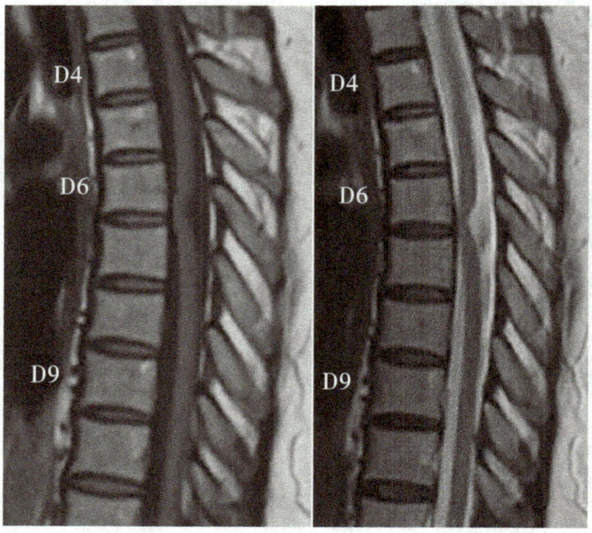

图 33-121　脊髓疝(1)

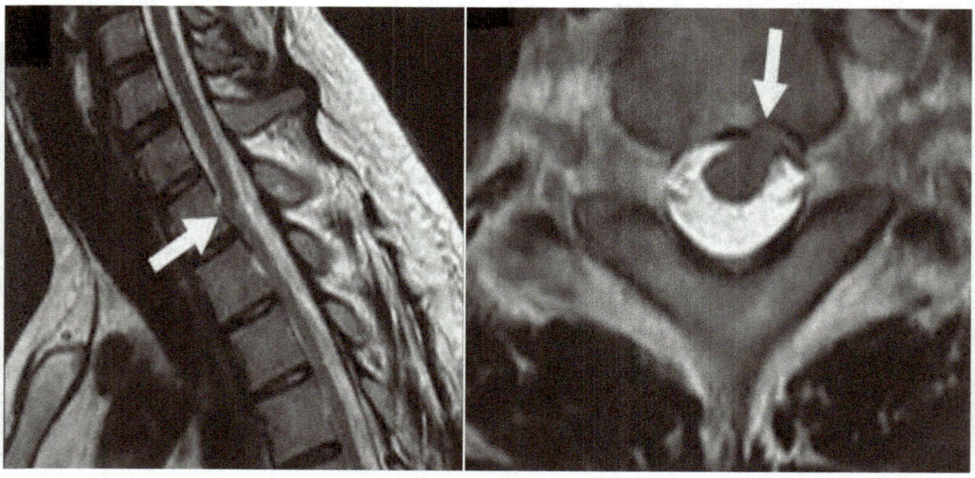

图 33-122　脊髓疝(2)

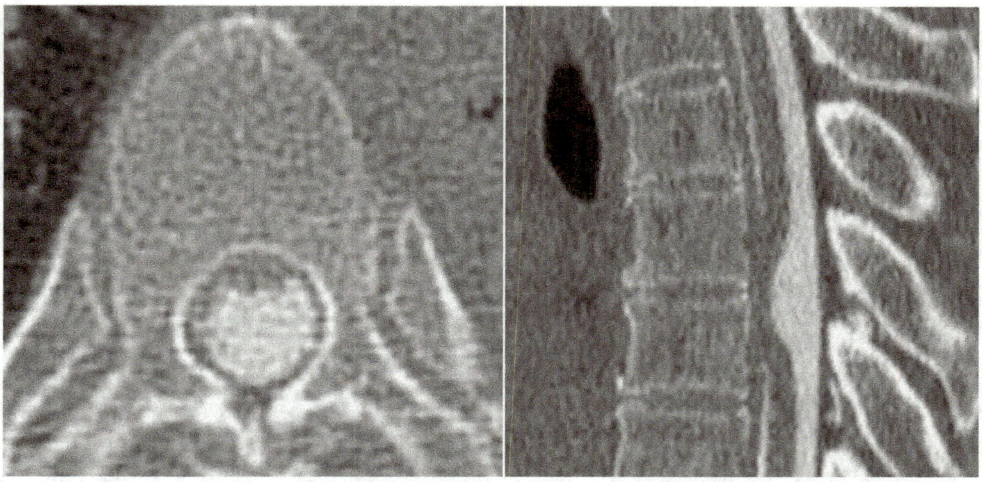

图 33-123 脊髓疝(3)

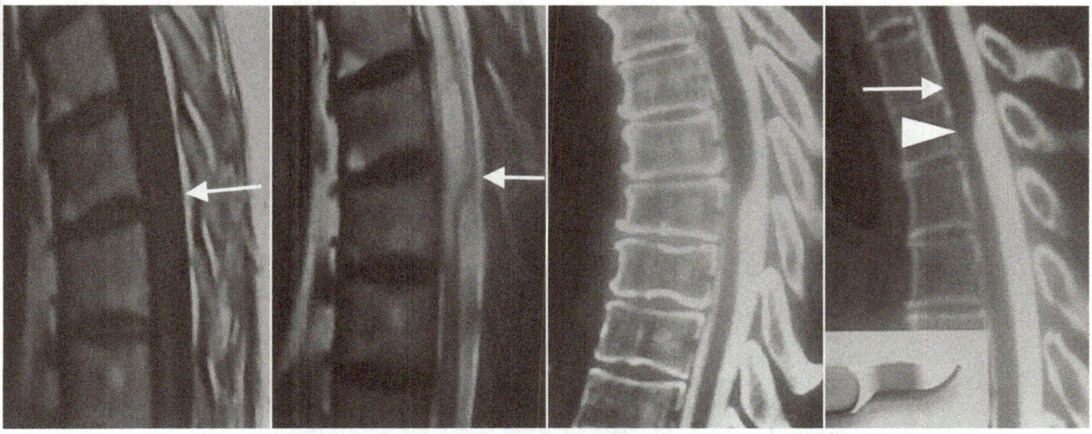

图 33-124 脊髓蛛网膜网(手术刀征)

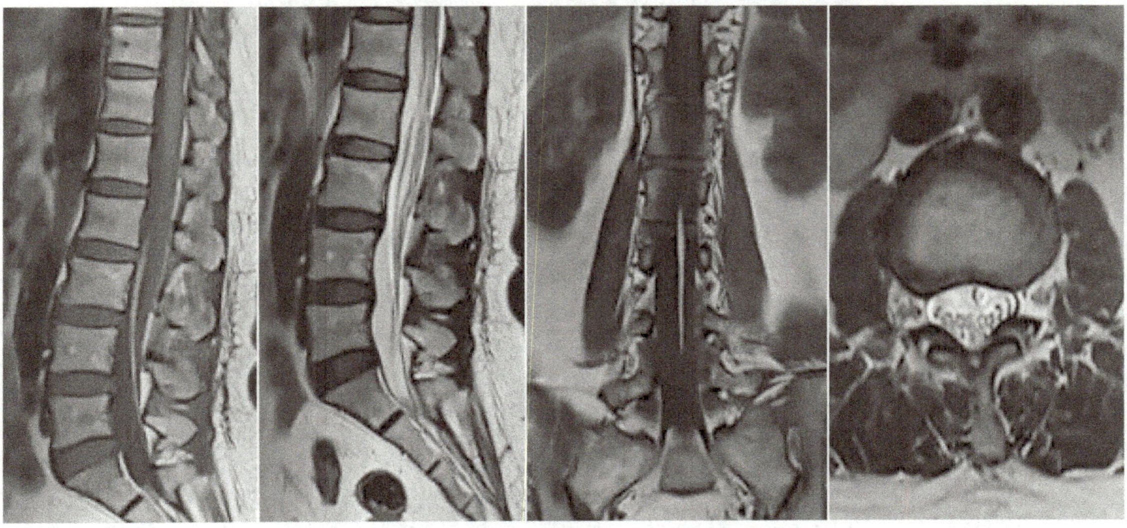

图 33-125 脊髓终丝脂肪沉积

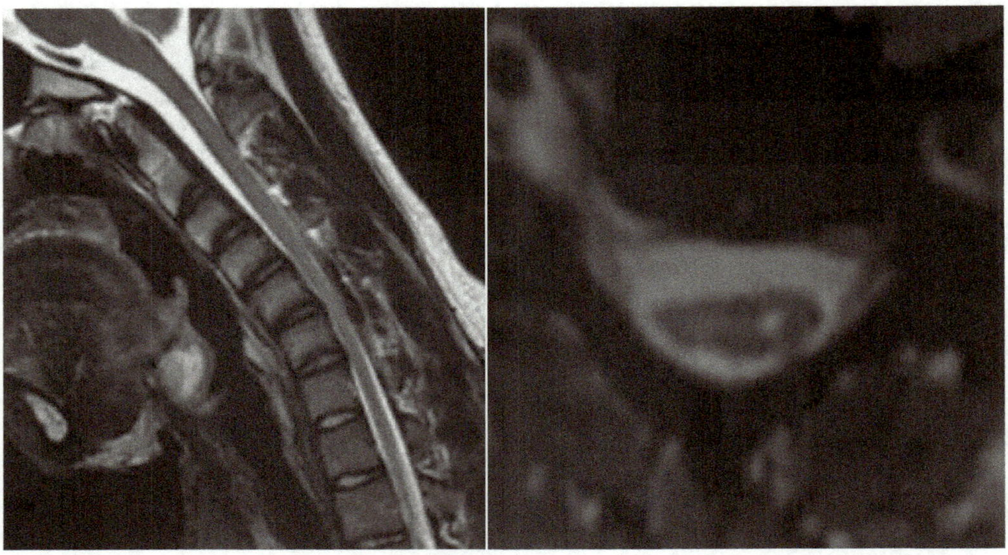

图 33-126　平山病(又称青少年上肢远端肌肉萎缩)

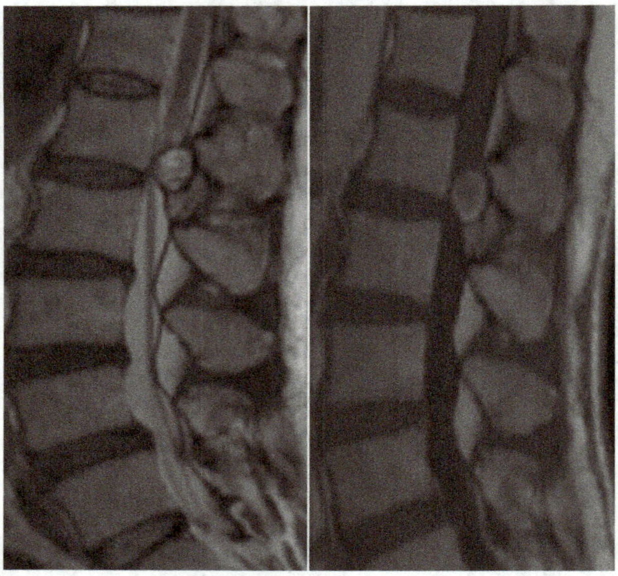

图 33-127　蛛网膜囊肿

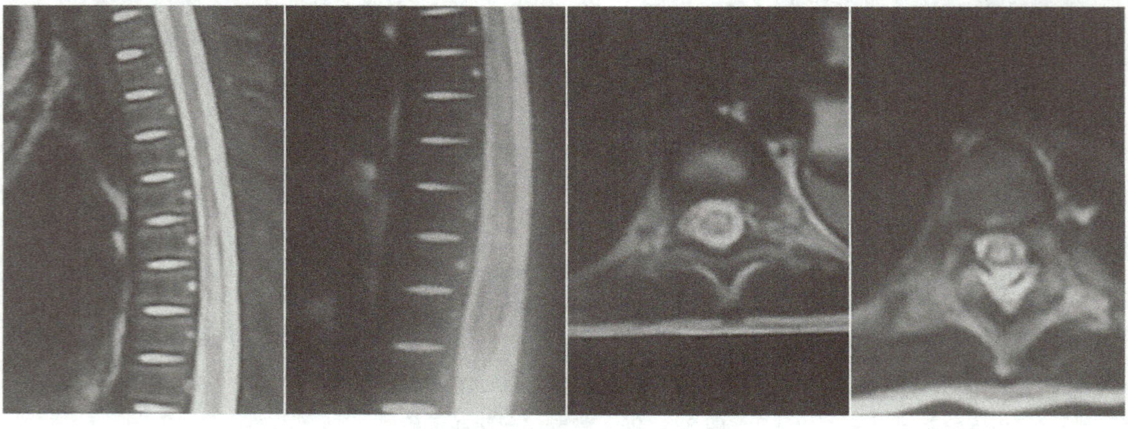

图 33-128　纤维软骨栓塞(FCE)导致的急性脊髓梗死(女,4 岁)

跳舞摔倒后不能站立及尿潴留

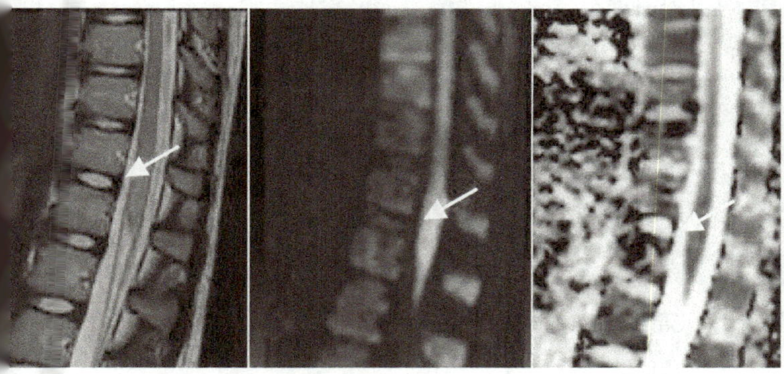

图 33-129　**椎间盘软骨被"注入"椎间盘动脉并逆行入根动脉**

纤维软骨栓塞(FCE)导致的急性脊髓梗死

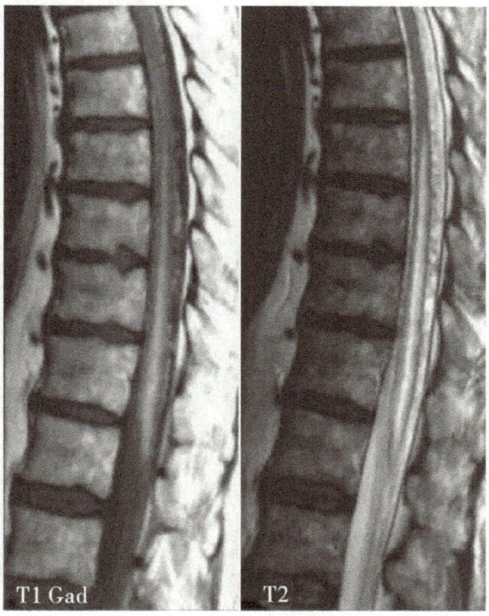

图 33-130　**动静脉瘘**

脊髓强化(慢性静脉充血,血-脊髓屏障破坏)

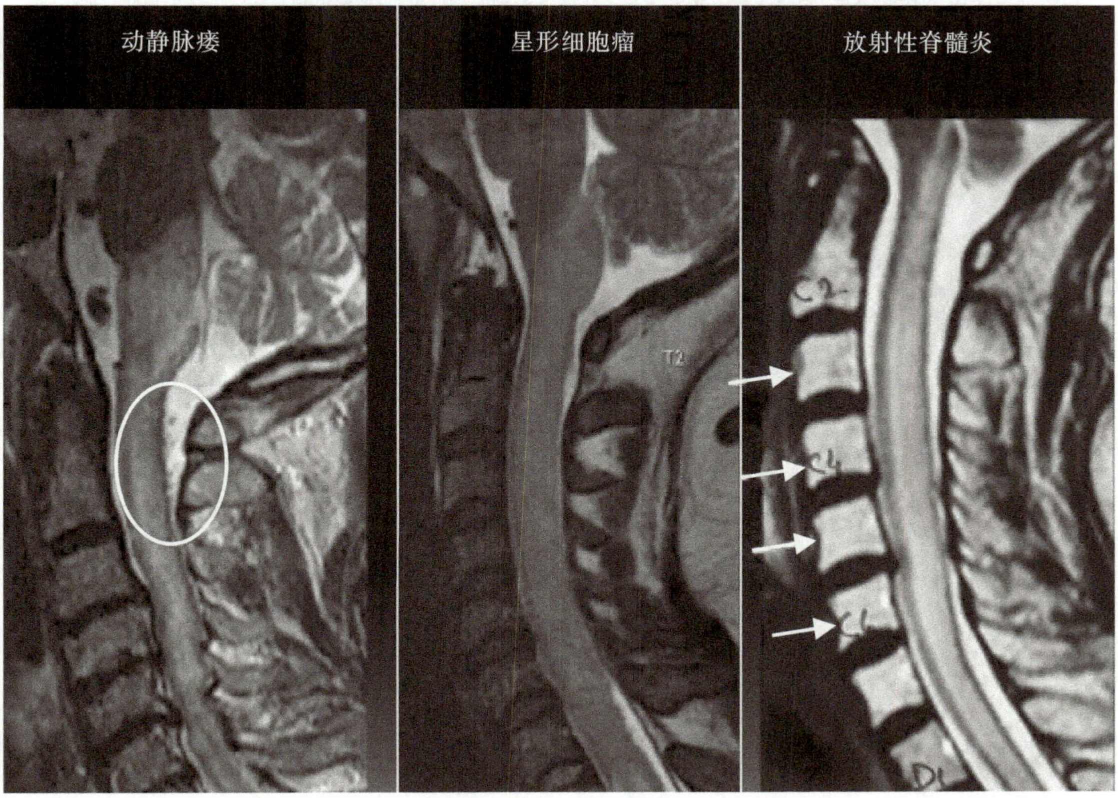

图 33-131　**动静脉瘘、星形细胞瘤、放射性脊髓炎比较**

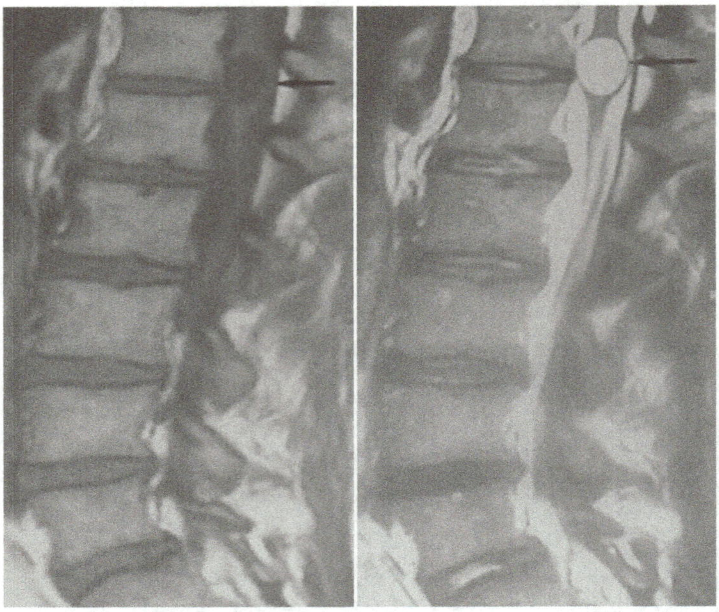

图 33-132　第五脑室(终末腔)

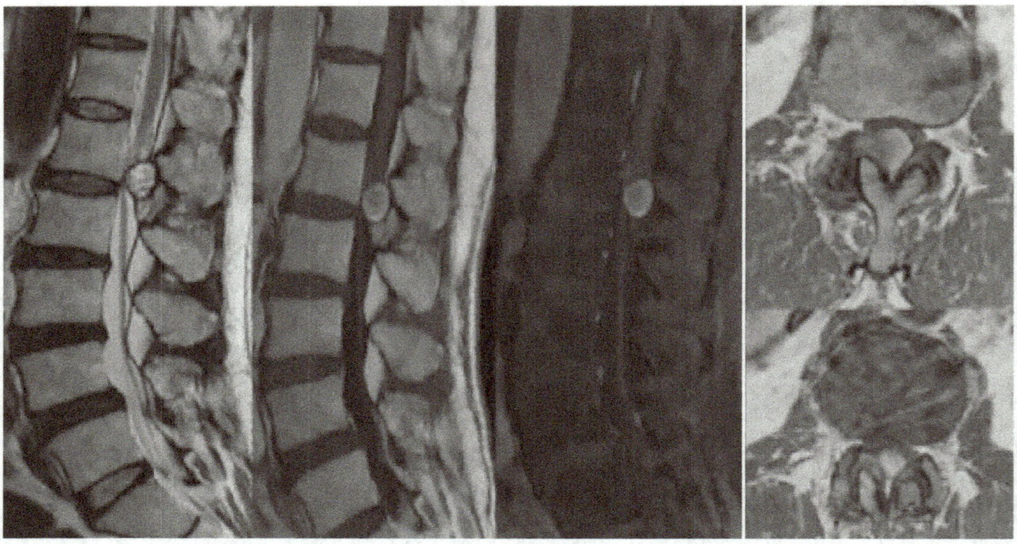

图 33-133　滑膜囊肿伴出血

参考文献

[1] KEVIN Y, MELISSA M, CHRISTIE M, et al. Adult Primary Brain Neoplasm, Including 2016 World Health Organization Classification[J]. Radiologic clinics of North America, 2019, 57(6): 1147-1162.

[2] JUAN A J, FUSTER G E, PEREZ G A, et al. Glioblastoma: vascular habitats detected at preoperative dynamic susceptibility - weighted contrast - enhanced perfusion MR imaging predict survival [J]. Radiology, 2018, 287(3): 944-954.

[3] QI GUANG W, SI Z, JIAN C, et al. Radiologic Features and Surgical Strategy of Hemangioblastomas with Enhanced Cyst Wall[J]. World neurosurgery, 2017, 10(8): 143-150.

[4] 陶琨,张福林,周范民,等. 9 例室管膜下巨细胞星形细胞瘤临床病理观察[J]. 临床与实验病理学杂志,2002,18(3):291-294.

[5] 林燕,高培毅. 成人髓母细胞瘤的 CT、MRI 影像诊断[J]. 中国医学影像技术,2000,16(2):96-98.

[6] 鱼博浪. 中枢神经系统 CT 和 MR 鉴别诊断[M]. 2 版. 西安:陕西科学技术出版社,2005.

[7] LEE K S, SEO E K. Two primary intracranial tumors of different histology: report of a case with a choroid plexus papilloma and a concurrent vestibular schwannoma in the cerebellopontine angle[J]. Yonsei Med J, 2002, 43(1): 133-137.

[8] 方松华,杨风云,金梅,等. 室管膜下室管膜瘤的影像学诊断(附三例分析)[J]. 中华放射学杂志,2000,34(6):383-385.

[9] JIAO L, YUE L, SIQI S, et al. Primitive neuroectodermal tumors: a clinical and radiological analysis of six cases[J]. Quantitative imaging in medicine and surgery, 2019, 9(4): 722-729.

[10] 解中福,靳松,崔世民,等. 少见部位胶质母细胞瘤的 MRI 表现[J]. 临床放射学杂志,2009,28(11):1454-1457.

[11] 张晓丹,金征宇,张燕,等. 脊髓血管母细胞瘤的 MRI 表现[J]. 临床放射学杂志,2005,24(6):475-477.

[12] 周辉,刘路,贾晓峰. 颅内原发弥漫大 B 细胞淋巴瘤 1 例[J]. 实用放射学杂志,2019,35(7):1198-1199.

[13] 梁奕,吕静,李贞,等. 颅内黑色素瘤的影像学表现[J]. 医学影像学杂志,2018,28(10):1759-1761.

[14] FADILI S, LAW-YE B, PYATIQORSKAYA N, et al. Spontaneous hemorrhagic glioblastoma revealed by arterial spin labeling[J]. World Neurosurg, 2017, 108(12): 986-988.

[15] 李新瑜,杨静,王轩轩,等. 4 例孤立皮质静脉血栓的 MRI 表现及文献复习[J]. 临床放射学杂志,2019,38(10):1988-1991.

[16] 闫西刚,翟德忠,徐建林,等. 脑胶质瘤卒中误诊为急性脑出血临床分析[J]. 中国微侵袭神经外科杂志,2014,19(2):82-83.

[17] STRELETZ L J, TERZIC D, SALEM K, et al. CNS lymphoma masquerading as hemorrhagic stroke [J]. Clin Neurol Neurosurg, 2012, 114(3): 262-264.

[18] 王宇新,高培毅. 抗 LGI1 抗体相关脑炎的 MR 影像特征分析[J]. 影像诊断与介入放射学,2019,

28(4):273-276.

[19]KUMAR A,DEOPUJARI C E,KARMARKAR V S. A rare diagnosis of multiple hemorrhagic metastas in brain[J]. J Postgrad Med,2011,57(3):214-217.

[20]尹春红,李玉华. 弥漫性轴索损伤的 MRI 研究进展[J]. 磁共振成像,2011,2(4):300-304.

[21]张艳丽,王天红,郭顺林,等. MRI 在监测一氧化碳中毒脑损伤中的应用[J]. 中国医学影像学杂志 2017,25(8):637-640.

[22]EICHELBERGER B M,KRAFT S L,HALSEY C H,et al. Imaging diagnosis--magnetic resonan imaging findings of primary cerebral hemorrhagic [J]. Vet Radiol Ultrasound,2011,52(2):188-191.

[23]李西峰,段传志,张炘,等. 脑微出血与颅内动脉瘤破裂出血的相关性研究[J]. 中华神经医学杂志 2019,18(9):914-921.

[24]刘小伟,周川,江建东,等. 显微血管减压术治疗椎-基底动脉延长扩张症致三叉神经痛患者的效果分析[J]. 中国脑血管病杂志,2019,16(4):197-203.

[25]赵晓斌,王凯,孔鲁,等. 11C-蛋氨酸 PET/CT 联合 MRI 在弥漫内生型脑干胶质瘤诊断和预后评估中的作用[J]. 中华神经外科杂志,2019,35(9):914-918.

[26]LEBAO Y,HUAN H,JI Z,et al. More Precise Imaging Analysis and Diagnosis of Moyamoya Disease an Moyamoya Syndrome Using High-Resolution Magnetic Resonance Imaging[J]. World neurosurgery 2016,96(1):252-260.

[27]郑贤应,李银官,倪希和,等. 海绵窦病变的 MRI 诊断[J]. 中国临床医学影像杂志,2002,13(3) 153-156.

[28]唐敬,靳秀丽,蒋世明,等. 颅咽管瘤的 CT 和 MRI 诊断[J]. 西部医学,2013,25(4):596-599.

[29]BUDHRAM A,MIRIAN A,LE C,et al. Unilateral cortical FLAIR-hyperintense Lesions in Anti-MOG associated Encephalitis with Seizures (FLAMES): characterization of a distinct clinico-radiograph syndrome[J]. Journal of neurology,2019,266(10):2481-2487.

[30]肖志刚,高平林,包振明. 以急性脑血管病首发的低血糖脑病 32 例临床分析[J]. 中国实用神经疾病杂志,2015,18(23):102-103.

[31]MEYYAPPAN D,GOODWIN J S,MEHTA H B,et al. Circular association of hypoglycemia with dementi [J]. Aging (Albany NY),2017,9(10):2020-2021.

[32]郭军,孟郊,韩彤,等. 磁共振灌注加权成像对脑内脱髓鞘假瘤与星形细胞瘤的鉴别诊断价值[J] 中国医学影像学杂志,2014,22(7):494-498.

[33]黄谋清,姚振威,黄丙仓. 桥小脑角区肿瘤 CT 和 MR 诊断[J]. 中国医学计算机成像杂志,2009 15(3):221-226.

[34]MASCALCHI M,MONTOMOLI M,GUERRINI R,et al. Neuroimaging in mitochondrial disorders[J] Essays Biochem,2018,62(3):409-421.

[35]郑少燕,杨智云,李树荣,等. 颈静脉孔区肿瘤的 CT 和 MR 影像分析及诊断[J]. 中华放射学杂志 2011,45(5):501-503.

[36]WANG Y L,CHEN S,XIAO H F,et al. Differentiation between radiation-induced brain injury ar glioma recurrence using 3D pCASL and dynamic susceptibility contrast-enhanced perfusion weighte imaging [J]. Radiother Oncol,2018,129(1):68-74.

[37]许洋,吕晋浩,马林,等. 多参数动脉自旋标记与动态磁敏感增强脑灌注成像在诊断短暂性脑缺血性发作中的对比[J]. 南方医科大学学报,2016,36(6):768-774.

[38]KIM S,KANG M,CHIO S. A case report of sporadic hemiplegic migraine associated cerebra hypoperfusion: comparison of arterial spin labeling and dynamic susceptibility contrast perfusion MR imaging [J]. Eur J Pediatr,2016,175(2):295-298.

[39]陈雨琪,邹秋婷,尼玛.结核性脑膜炎的 MRI 表现[J].中国中西医结合影像学杂志,2019,17(1):71-73.
[40]程冰雪,周莉,杨晨.多抗 NMDAR 脑炎与边缘性脑炎临床与影像的鉴别要点分析及文献复习[J].实用放射学杂志,2019,35(2):188-192.
[41]PAPADAKI E,FANOURIAKIS A,KAVROULAKIS E,et al. Neuropsychiatric lupus or not? Cerebral hypoperfusion by perfusion-weighted MRI in normal-appearing white matter in primary neuropsychiatric lupus erythematosus [J]. Ann Rheum Dis,2018,77(3):441-448.
[42]秦健,朱建忠,何艳丽,等.脑内环形强化病变的 MRI 诊断[J].实用放射学杂志,2013,29(1):11-14.
[43]张丹,刘珺迪,王金英,等.1H-MRS 定量分析鉴别诊断脑泡型包虫病与脑转移瘤[J].中国医学影像技术,2019,35(5):659-663.
[44]NI L,LI J,LI W,et al. The value of resting-state functional MRI in subacute ischemic stroke:comparison with dynamic susceptibility contrast-enhanced perfusion MRI[J]. Sci Rep,2017,74(1):586-588.
[45]XU Y,LU J H,MA L,et al. Quantitative Measurement of Cerebral Blood Flow in Enhanced Psedo-continuous Arterial Spin Labeling Perfusion Imaging in Patients with Intracranial Atherosclerotic Stenosis [J]. Acta Academiae Medicinae Sinicae,2016,38 (6):679-685.
[46]李舒曼,程敬亮,张勇,等.ASL 与 DSC-PWI 成年烟雾病患者中的对比研究[J].临床放射学杂志,2016,35(10):1458-1461.
[47]白洁,程敬亮,高安康,等.2016 年 WHO 中枢神经系统肿瘤分类解读[J].中华放射学杂志,2016,50(12):1000-1005.
[48]周涛.CT、MRI 及 MRA 诊断颈内动脉海绵窦瘘价值探讨[J].陕西医学杂志,2015,6(1):708-709.
[49]吴宏,赖清泉,李伟程,等.脑肿瘤应用磁共振弥散联合波谱分析技术诊断的临床价值[J].中国 CT 和 MRI 杂志,2018,16(1):25-29.
[50]沈雯,邱士军,伍冬林.颅内不典型血管母细胞瘤 MRI 特征探讨[J].临床放射学杂志,2014,33(6):833-837.
[51]郑红伟,彭晓博,郑凌云,等.颅内血管母细胞瘤的 MRI 表现及病理分析[J].中国介入影像与治疗学,2017,14(10):613-616.
[52]CRISI G,FILICE S,PERTINHEZ T,et al. In vivo and ex vivo magnetic resonance spectroscopy in the characterizationg of hemangioblastoma cyst fluid [J]. J Comput Assist Tomogr,2014,38(1):29-32.
[53]朱庆强,朱文荣,吴正参,等.颅内毛细胞星形细胞瘤的 MRI 诊断[J].中国医学影像学杂志,2012,20(4):274-277.
[54]胡建新,王丽宁,张旭妃,等.原发性中枢神经系统血管炎的 MRI 特征[J].中国医学影像技术,2019,35(2):191-194.
[55]郝跃文,刘燕,印弘.颅内实性血管母细胞瘤的 MRI 表现与病理基础[J].中华神经外科疾病研究杂志,2015,14(4):331-333.
[56]PHI J H,KIM S K,LEE J,et al. The enigma of bifocal germ cell tumors in the suprasellar and pineal regions:synchronous lesions or metastasis [J]. Neurosurg Pediatrics,2013,11(2):107-114.
[57]MEGUMI A,TATSURO A,KEIICHI S,et al. Hematogenous extraneural metastasis of the germinomatous component of a pineal mixed germ cell tumor[J]. Brain Tumor Pathol,2012,29 (4):245-250.
[58]ADAM S,FANG S P,MEYERS. Magnetic resonance imaging of pineal region tumours[J]. Insights Imaging,2013,4(3):369-382.
[59]甘慧,张松,戴书华.颅骨嗜酸性肉芽肿患者 28 例 CT 和 MR 影像分析[J].疑难病杂志,2017,16(11):1156-1159.

[60] WIESMANN M, MAYER T, YOUSRY I, et al. Detection of hyperacute subarachnoidal hemorrhage of th brain by using magnetic resonance imaging[J]. J Neurosurg, 2002, 96(4): 684-689.
[61] DYLEWSKI D A, DEMCHUK A M, MORGENSTERN L B. Utility of magnetic resonance imaging i acute intracerebral hemorrhage[J]. Neuroimaging, 2000, 10(2): 78-83.
[62] 龙淼淼,袁飞,吴胜勇,等. 急性期脑内血肿 3.0 TMRI 扩散加权成像表现[J]. 放射学实践, 2006 21(9): 885-888.
[63] 黄宝和,邵春香,刘玉玲. 28 例脑淀粉样血管病相关性脑出血的影像学及临床特点分析[J]. 中国医师进修杂志, 2014, 37(10): 55-56.
[64] NIGHOGHOSSIAN N, HERMIER, MADELEINE P, et al. Old microbleeds are a potential risk factor fo cerebral bleeding after ischemic stroke: a gradient-echo T2 *-weighted brain MRI study[J]. Stroke 2002, 33(3): 735-742.
[65] 丁亮,刘含秋. 颅颈交界区硬脑膜动静脉瘘的 CT、MRI 表现[J]. 中国医学计算机成像杂志, 2019 25(2): 111-116.
[66] 葛宇曦,徐雷鸣,孙建忠,等. 三维动态增强 MR 血管成像判断硬脊膜动静脉瘘瘘口位置的作用[J]. 中华放射学杂志, 2017, 51(8): 621-624.
[67] 王多姿,郭富强,吴文斌,等. 纤维软骨栓塞性脊髓梗死的临床特点(附 2 例报告)[J]. 临床神经病学杂志, 2019, 32(2): 135-138.
[68] 崔晓,李连翔,呼虹宇,等. 脊髓内室管膜瘤影像学表现及临床病理研究[J]. 陕西医学杂志, 2017, 46(2): 188-192.